髌骨不稳定 处理原则和手术技巧

Patellar Instability Management Principles and Operative Techniques

主　编　（美）希塔尔·N. 帕里克（Shital N. Parikh）
主　审　雷光华
主　译　肖文峰　魏利成　李宇晟

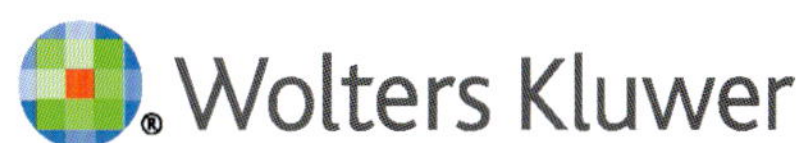

北方联合出版传媒（集团）股份有限公司
辽宁科学技术出版社

This is a translation of Patellar Instability-Management Principles and Operative Techniques
Author: Shital N Parikh MD
ISBN: 9781496380821
Published by arrangement with Wolters Kluwer Health Inc., USA

声明：书中提供了准确指导、不良反应和药物配量表，但有发生变化的可能。读者必须参照所提及药物生产商在包装上印刷的信息数据。

Wolters Kluwer Health did not participate in the translation of this title and therefore it does not take any responsibility for the inaccuracy or errors of this translation.

Wolters Kluwer Health 未参与本书的翻译，对译文中不严谨及错误之处免责。

图书在版编目（CIP）数据

髌骨不稳定处理原则和手术技巧 /（美）希塔尔 · N.帕里克（Shital N. Parikh）主编；肖文峰，魏利成，李宇晟主译. -- 沈阳：辽宁科学技术出版社，2024.12
ISBN 978-7-5591-2900-0

Ⅰ. ①髌… Ⅱ. ①希… ②肖… ③魏… ④李… Ⅲ. ①髌骨–关节疾病–外科手术 Ⅳ. ①R68

中国国家版本馆CIP数据核字（2023）第024686号

出版发行：辽宁科学技术出版社
（地址：沈阳市和平区十一纬路25号　邮编：110003）
印 刷 者：河南瑞之光印刷股份有限公司
经 销 者：各地新华书店
幅面尺寸：210 mm × 285 mm
印　　张：28
插　　页：4
字　　数：600千字
出版时间：2024年12月第1版
印刷时间：2024年12月第1次印刷
责任编辑：吴兰兰
封面设计：顾　娜
版式设计：袁　舒
责任校对：黄跃成

书　　号：ISBN 978-7-5591-2900-0
定　　价：398.00元

投稿热线：024-23284363
邮购热线：024-23284357
E-mail:2145249267@qq.com
http://www.lnkj.com.cn

审译者名单

主　审：

雷光华　中南大学湘雅医院

主　译：

肖文峰　中南大学湘雅医院

李宇晟　中南大学湘雅医院

魏利成　长沙市第四医院（长沙市中西医结合医院）

副主译：

高曙光　中南大学湘雅医院

李良军　南华大学附属长沙中心医院

杨　华　益阳市中心医院

熊依林　中南大学湘雅医院

参译人员（按照姓氏拼音排序）：

白瑞军　苏州大学附属无锡市第九人民医院（无锡市骨科医院）

崔　洋　中南大学湘雅医院

丁　翔　中南大学湘雅医院

付维力　四川大学华西医院

贺雨晨　中南大学湘雅二医院

黄　诚　中日友好医院

吉炳舟　中南大学湘雅医院

蒋石德　永州市中心医院

邝　彪　重庆医科大学附属第二医院

李衡真　中南大学湘雅医院

刘　旭　中南大学湘雅医院

鲁文浩　中南大学湘雅医院

苏大治　株洲市中心医院

王　宁　中南大学湘雅医院

谢东兴　中南大学湘雅医院

谢文清　中南大学湘雅医院

杨　光　中南大学湘雅医院

杨　烨　福建医科大学附属第一医院

张秀瑞　南方医科大学附属广东省人民医院

程　超　益阳市第四人民医院

邓桢翰　温州医科大学附属第一医院

董江涛　河北医科大学第三医院

何　苗　中南大学湘雅二医院

胡　政　长沙市中医医院（长沙市第八医院）

黄　术　湖南省人民医院

姜　未　深圳市人民医院

靳宏福　四川大学华西医院

李　辉　中南大学湘雅医院

林子煊　上海交通大学医学院附属第六人民医院

刘高明　中南大学湘雅医院

潘林媛　中南大学湘雅医院

涂　敏　荆门市第二人民医院

王伊伦　中南大学湘雅医院

谢明晟　南方医科大学附属南方医院

徐　迈　青岛市市立医院

杨　拓　中南大学湘雅医院

曾　超　中南大学湘雅医院

朱鹤远　娄底市中心医院

致我亲爱的妻子 Preeti，感谢她的爱、耐心和支持。

致我的孩子 Ria 和 Rohan，感谢他们允许我抽出宝贵的家庭时间。

致我的父母 Kokila 和 Navnit，感谢他们的祝福与鼓励。

——*Shital N. Parikh*

序言一

Shital Parikh 医生长期致力于髌股关节领域研究，我高度赞赏他为进一步推动髌股关节手术所做的巨大贡献。

髌骨不稳定的成因复杂多样，已有多种手术方案应对这一问题。20 世纪 70 至 80 年代，髌股关节手术的两大主要流派均主张通过“重新对位”来治疗髌骨不稳定或疼痛。一派主张将胫骨结节向内侧移位（由 Elmslie、Trillat、Hauser、Cox 等医生倡导），另一派则提倡内侧髌股支持带紧缩术（由美国的 John Insall 医生倡导）。外科医生通常专注于某一种方法而忽略了具体的适应证。通常经皮外侧广泛松解术常被采用，但可能引发疼痛性关节血肿。对于手术失败的病例，髌骨切除术可能是补救方法。Maquet 医生建议通过胫骨结节前移来减轻髌骨的负荷，但这一手术常伴有并发症。髌股关节置换术的效果不佳，直到 Allan Merchant 医生及其他专家改进手术技术和假体设计后，才逐渐获得认可。

20 世纪 80 年代的美国，髌股关节手术因其结果难以预测而不流行。Allan Merchant、Bob Teitge、Eric Radin、Scott Dye 医生和我，常是美国相关会议上少数几位能够讨论髌股关节手术的专家，而听众寥寥无几。幸运的是，法国里昂的 Alfred Trillat、Henri Dejour 医生以及“里昂学派”其他专家对髌股关节表现出浓厚的兴趣，并提供了合理的髌骨手术方案。他们是现代髌股关节手术的先驱者。

我们于 1995 年成立国际髌股关节研究小组（IPSG），这迅速吸引了约 25 位对髌股关节感兴趣的膝关节外科医生加入。此后，与髌股关节相关的新信息迅速涌现，许多骨外科领域的学者都做出了重要贡献，如 Parikh、Neyret、Dye、Nomura、Espregueira-Mendes、Magnussen、Teitge、Amis、Donell、Mochizuki、Sanchis-Alfonso、Post、Cosgarea、Fithian、Green、Tanaka、Arendt、Dahm、Dejour、Andrish、Biedert、Merchant、Farr、Grelsamer、Shelton、Bicos、Spang、Joseph、Schoettle、Koh、Elias、Servien、Bollier、Hiemstra、Kuroda、Diduch、Sgaglione、Beach、Laprade、Strickland、Almqvist、Albright、Gomoll、Biedert、Edgar、Shubin Stein、Sherman、Munch、Yanke、West、Halbrecht、Silanpaa、Askenberger、Fink、Hinckel、Tompkins、Abdelkafy、Seitlinger、Liebensteiner 以及 Lattermann 医生等。

2002 年，髌股关节基金会（PFF）在 Eric Dahlinger、Peter Jokl 医生以及网球传奇人物 Ivan Lendl 的帮助下成立（www.patellofemoral.org）。在他们以及国际关节镜、膝关节外科和运动医学协会（ISAKOS）的支持下，尤其是 John Bergfeld 和 Philippe Neyret 医生的帮助下，PFF 为来自全球各大洲的骨科医生提供了众多卓越研究奖和髌股关节交流奖学金。许多获奖者也为本书的出版做出了贡献。Parikh 医生作为 2013—2014 年髌股关节交流奖学金的获得者，一直积极参与 PFF 的学术活动。基金会通过其网站以及与 Healio 平台的合作，持续提供髌股关节在线教育资源。在 Beth Shubin Stein 和 Seth Sherman 医生的指导下，PFF 计划于 2020 年推出首个全面的在线髌股关节课程。自 PFF 成立以来，两大公司（DJO 和 Smith & Nephew）每年都为 PFF 提供支持，使得许多项目得以实现。

可以说，Parikh 医生的这本书恰逢其时。髌股关节手术领域的知识发展迅速，若操作得当且适应证选择正确，手术技术将更加可靠。髌股关节疾病复杂多样，每位患者的病情均具独特性，因此几乎没有简单的解决方案。Parikh 医生为此汇集了一批杰出的专家共同撰写本书，我相信这本书将成为希望精通髌股关节手术的医生的宝贵财富。

John P. Fulkerson, MD
Orthopedic Associates of Hartford, P.C.
Clinical Professor, University of Connecticut School of Medicine
President, the Patellofemoral Foundation

序言二

关于髌股关节（PF）不稳定的管理，相关知识在不断发展。人们逐渐认识到各种解剖风险因素对髌骨不稳定的影响，并尝试通过手术来解决部分或全部因素。由于髌骨不稳定的病因复杂且由多因素共同作用，因此单一手术方案无法适用于所有髌骨不稳定的患者。在制订治疗计划和确定最佳手术方式时，临床评估、影像学分析以及治疗理念仍然发挥着重要作用。选择正确的手术技术是确保髌骨稳定手术成功的关键。本书汇集了当前临床实践中的各种手术技术，配以详细的说明和彩色插图。我很荣幸为本书撰写序言，相信它将成为髌股关节领域中不可或缺的资源。

在此序言中，很难逐一向所有为本书做出贡献的人致谢。过去 30 年来，在 John Fulkerson 医生等关键意见领袖和富有远见者的推动下，国际髌股关节研究小组（IPSG）应运而生。数年后，髌股关节基金会（PFF）随之成立。在 Bill Post 和 Jack Farr 医生的鼓励下，充满热情的骨科医生、物理治疗师和生物力学工程师齐聚一堂，组成了致力于解决髌股关节问题的团体。我亦有幸参与其中。向美国同行学习的过程令人激动，同样振奋人心的还有欧洲同行的分享，尤其是“里昂学派”的发展理念。众所周知，Albert Trillat 医生是里昂膝关节外科流派的创始人。他于 20 世纪 60 年代开创了胫骨结节内移术（即 Elmslie-Trillat 手术）。在 20 世纪 80 年代，Henri Dejour 和 Gilles Walch 医生分析了导致髌骨脱位的形态学异常，这一重要贡献随后经 IPSG 广泛传播。Henri 之子 David Dejour 医生在 Elizabeth Arendt 医生的帮助下，成功架起了欧洲和北美洲之间的知识桥梁。Don Fithian 医生提出的“髌骨间歇性脱位”等术语已被广泛接受，而“软骨软化症”等术语则被摈弃。Gresalmer 医生编写的《髌骨》等图书也已出版。每两年还举办一次专门讨论髌股病理的会议。最为重要的是，通过国际化的信息交流，相关知识得到了广泛传播与深化。

髌股内侧韧带重建的部分原始技术，起源于巴西、日本和美国，如今已在全球范围内得到推广。滑车成形术最早在欧洲提出，虽然逐渐获得认可，但仍处于 IPSG 成员的审查中。简而言之，髌骨不稳定的理念和手术技术在过去几十年中经历了显著演变。本书旨在综合这些理念和技术，成为一部权威的参考书。Shital Parikh 医生如今正在搭建印度、美国和欧洲之间新的桥梁。Parikh 医生在印度接受骨科基础培训，在美国接受高级培训并从事临床实践，还作为 ISAKOS/PFF 资助的髌股关节学术交流学者走访了欧洲。他成功汇集了来自世界各地的髌股关节专家，赋予本书独特价值。本书的大多数贡献者都是 IPSG 成员。本书共分为八部分，共 40 个章节，涵盖“髌骨不稳定手术技术”的最新进展，帮助读者做出最佳决策并掌握手术的核心技术。我希望每位骨科住院医师、研究员及外科医生都能阅读这本卓越前沿的著作，汲取推动手术技术发展过程中积累的宝贵经验。

Philippe Neyret, MD
EFORT Second Vice President
Secretary General of EFORT Foundation

前言

当我第一次了解到“治疗髌骨不稳定的手术方法超过 100 种”时，我感到非常好奇。当某种疾病存在多种治疗方法时，通常意味着尚无公认的最佳手术方案，且该疾病的性质必然是多因素的。我回顾了这些手术方式，以更好地理解其历史背景和当前技术的发展。在回顾这些历史时，我深感敬佩（有时甚至惊叹）早期外科医生的敏锐观察力、深思熟虑的手术理念以及他们帮助患者的热忱！然而，他们的手术理念往往超越了当时的技术水平，因而导致了较高的并发症发生率和患者死亡率。

最早的髌骨不稳定手术实际上并非旨在稳定髌骨，而是用于复位难以复位的髌骨脱位。在 Astley Cooper 爵士于 1844 年撰写的著作《关节脱位和骨折论》中，记录了几例髌骨脱位病例，几乎全部采用保守治疗。其中最早的一例开放复位手术病例书中也有描述。1823 年，一位名叫 Daniel Steinbach 的绅士因马匹突然起跑引发剧烈颠簸，导致髌骨发生无法复位的垂直脱位。虽然他接受了开放复位手术的尝试，但不幸未能成功，与当时其他开放手术一样，最终因伤口感染引发败血症而不幸去世。1857 年，Joseph-François Malgaigne 在 John Erichsen 爵士的《外科学与艺术》中报告首例髌骨内侧脱位病例；随后，Ratton 在 1869 年又报告了一例创伤后髌骨内侧脱位的病例。经典医学文献中建议，对于复发性髌骨脱位的治疗方法是终生使用绷带固定。

1888 年，Cesar Roux 描述了最早的复发性髌骨脱位手术之一，他为一名 13 岁的女孩 Fanny Lavanchy 实施了股外侧肌腱松解术和髌腱内移手术。1899 年，Joel Goldthwait 报告了一例 30 岁双侧髌骨脱位固定的女性病例。对于一侧髌骨，他采用了与 Roux 类似的手术方式，对另一侧则进行了外侧关节囊松解、内侧收紧及胫骨结节内移术治疗。他更倾向于后者的手术方案。

膝外翻和股四头肌外侧牵拉普遍被认为是导致髌骨不稳定的主要原因。1853 年，Mayer 提出了膝外翻的矫正方法，随后，Joseph Lister 的学生 William Macewen 于 1879 年描述了远端股骨内侧楔形截骨术来矫正膝外翻。一些外科医生倾向于先矫正膝外翻，必要时再进行髌骨稳定手术。滑车成形术的起源可追溯到 19 世纪。Just Lucas-Championniere 在股骨内侧髁上切出一条沟槽，并通过缝合将髌骨固定在其中。1891 年，Bilton Pollard 描述了在股骨软骨和股骨滑车沟上凿出沟槽，形成宽而深的滑车面，以便与髌骨相互作用。当时，髌骨切除术已被认为是一种“有害”的手术。1900 年，John M'Laren 总结了他的观点——“通过切断外侧收缩结构，并将髌骨缝合固定到内侧结构上，这似乎是合理且有效的。在某些情况下，扩大髌骨沟槽的手术可能是必要的。如果腿部外旋明显，合理的做法是将髌股韧带分离并向内固定。”这些早期的髌骨稳定手术为后续手术技术的发展奠定了基础。

随着对髌骨不稳定病理解剖学基础的深入研究，手术技术不断改进和创新，以解决相关问题。20 世纪 60 年代，里昂膝关节外科学派的 Albert Trillat 和 Henri Dejour 提出了系统分析髌股关节病变的实践方法。他们确定了髌骨不稳定的四大主要风险因素，即滑车发育不良、高位髌骨、髌骨倾斜角增大和胫骨结节外移，并描述了相应的矫正手术技术。1992 年，首次报道了内侧髌股韧带（MPFL）重建术，其起源可追溯到 20 世纪 20 年代，当时类似手术被称为“近端横向支持带重建术”。因此，髌骨不稳定的手术治疗分为两大流派：一派主张在髌骨稳定手术中矫正所有潜在的风险因素，这种“菜单式”方法根据每位患者的具体情况量身定制；另一派则采用标准化的手术方法（如 MPFL 重建术），为所有患者提供相同的手术方案，但这可能会忽略一些风险因素。随着时间的推移，这两种观点逐渐融合，MPFL 重建术可结合一到两处主要解剖异常的矫正，如胫骨结节截骨术。目前，支持或比较这些治疗理念的证据较为有限，MPFL 重建的标准化方法或许能弥补轻微或少数风险因素，但在某些情况下可能存在不足。

近年来，关于髌股关节不稳定的研究取得了显著进展。成像技术、电子通信、器械和假体的改良以及多中心合作的推动，使这一领域的发展进一步加速。然而，目前尚无一本系统性的“操作指南”参考书为髌骨稳定手术提供全面的指导。本书旨在填补这一空白，介绍解决髌骨不稳定的最新手术技术。这不仅为初学者提供多种手术选择的参考，也为资深外科医生提供了技术提升的机会。我邀请了相关技术的权威专家，向他们学习具体操作步骤。非常感谢这些贡献者，在繁忙的工作中依然慷慨地分享了大量宝贵的知识和经验，极大地推动了我们对手术技术的理解。

本书共分为八部分，感谢各部分的编者（Fithian、Magnussen、Fulkerson、Arendt、Hui、Teitge、Shubin Stein）对内容的监督和编辑。第一部分概述了髌骨稳定的历史背景，并讨论了相关的解剖学和手术考量。随后两部分介绍了近端（包括 MPFL 重建术）和远端稳定手术的基本技术。接下来的各部分章节涵盖了滑车成形术、软骨及骨软骨损伤、骨骺发育不成熟患者的治疗及力线矫正的高级技术等相关内容。每一章节都涉及适应证与禁忌证、手术技巧的优劣分析及潜在并发症的介绍。部分章节还介绍了处理病变的替代技术。最后一部分重点探讨了髌骨稳定手术的并发症及其应对策略。

手术技术和技巧本身并不足以确保成功。患者的选择、临床评估、良好的判断力和临床经验，才是制订最佳治疗方案的关键。此外，掌握手术技巧不完全依赖于阅读本书或观看视频，尸体或模型操作的练习也是掌握高级手术技术的必要前提。某些技术只在少数中心开展，技术要求较高，且缺乏长期结果的研究。因此，读者在采用某一特定手术前，应充分权衡这些因素。

我要特别感谢我的导师 Alvin Crawford 和 Frank Noyes 医生，他们在我的职业生涯中给予了宝贵的指导和支持。2013—2014 年 ISAKOS/PFF 髌股关节学术交流奖学金激发了我对髌股关节领域的兴趣，拓宽了我的视野，并促成了与欧洲的同行建立宝贵的友谊。本书的贡献者几乎都是国际髌股关节研究小组的成员，能够成为其中一员，我深感自豪。我还要感谢 Cincinnati 儿童医院的同事，他们的智慧和建设性批评总是使我受益匪浅。我还要对我们的患者及其家属深表感谢，感谢他们将亲人的健康托付给我们。最后，我要感谢 Brian Brown、Elizabeth Schaeffer、Wolters Kluwer 的工作人员，以及 Silverwood 编辑与传播公司的 Andrea Klingler，他们的帮助确保了本书能够按时完成。最重要的是，我要感谢我的家人，正是他们持续的支持使我能够完成这项工作。

——*Shital N. Parikh*

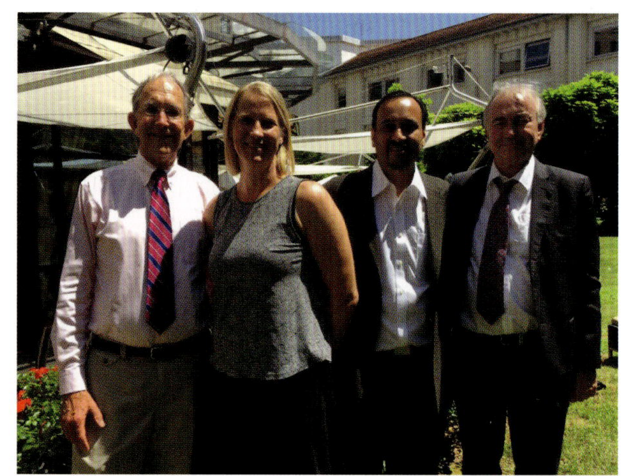

（由左至右） John Fulkerson（President of Patellofemoral Foundation），Laurie Hiemstra（Patellofemoral traveling fellow），Shital Parikh, and Philippe Neyret（ISAKOS President）after thePatellofemoral Fellows Symposium，ISAKOS Congress，Lyon，France，June 2015

编者名单

Moneer Abouljoud, BS
Clinical Research Assistant
Department of Sports Medicine
The Ohio State University Wexner Medical Center
Columbus, Ohio

Andrew Amis, PhD
Professor
Department of Mechanical Engineering
Faculty of Engineering
Imperial College London
London, United Kingdom

Jack Andrish, MD
Staff Surgeon
Department of Orthopaedic Surgery
Cleveland Clinic
Cleveland, Ohio

Elizabeth A. Arendt, MD
Professor and Vice Chair
Department of Orthopaedic Surgery
University of Minnesota
Minneapolis, Minnesota

Giuseppe La Barbera, MD
SC Ortopedia e Traumatologia
Ospedale di Circolo
Varese, Italy

Cecile Batailler, MD
Orthopedic Surgeon
Orthopedic Surgery Department
Croix-Rousse Hospital, Civil Hospices of Lyon
Lyon, France

William R. Beach, MD
Tuckahoe Orthopaedic Associates
Orthopedic Research of Virginia
Richmond, Virginia

Roland M. Biedert, MD
Associate Professor
Department of Orthopaedic Surgery and Sports Traumatology
University of Basel
Chief
SportsClinic#1 AG
Bern, Switzerland

Lars Blønd, MD
Department of Orthopaedic Surgery
The Zealand University Hospital of Koege
Koge, Denmark
Senior Consultant
Department of Orthopaedic Surgery
Aleris-Hamlet Hospital
Copenhagen, Denmark

Jacqueline M. Brady, MD
Assistant Professor
Department of Orthopaedics and Rehabilitation
Oregon Health and Science University
Portland, Oregon

Christopher Butcher, MBBS, FRCS, FCS(Orth)SA, MCh
Consultant Orthopaedic Surgeon
Department of Orthopaedics
Healthpoint Hospital
Abu Dhabi, United Arab Emirates

Simone Cerciello, MD
Orthopedic Surgeon
Casa di Cura Villa Betania
Rome, Italy
Marrelli Hospital
Crotone, Italy

Diane L. Dahm, MD
Department of Orthopedic Surgery
Mayo Clinic
Rochester, Minnesota

David Dejour, MD
Head Director
Orthopaedic and Sport Medicine Department
Lyon Ortho Clinic
Clinique de la Sauvegarde
Lyon, France

Guillaume Demey, MD
Orthopaedic Knee Surgeon
Service de chirurgie orthopédique et traumatologie
Lyon-Ortho-Clinic
Clinique de la Sauvegarde
Lyon, France

Vishal S. Desai, BS
Department of Orthopedic Surgery
Mayo Clinic
Rochester, Minnesota

Simon Donell, BSc, FRCS(Orth), MD
Consultant Orthopaedic Surgeon
Norfolk and Norwich University Hospital
Norwich, United Kingdom

Jack Farr, MD
Professor
Department of Orthopedic Surgery
Indiana University School of Medicine
Indianapolis, Indiana
Medical Director
Knee Preservation and Cartilage Restoration Center of Indiana
OrthoIndy Hospital
Greenwood, Indiana

Christian Fink, MD
Head
Research Unit for Orthopedic Sports Medicine and Injury Prevention, ISAG/UMIT
Hall in Tirol, Austria
Professor and Chief
Gelenkpunkt—Sports and Joint Surgery
Innsbruck, Austria

Donald Fithian, MD
Associate Surgeon
Torrey Pines Orthopaedic Medical Group
La Jolla, California

David C. Flanigan, MD
Professor
Department of Orthopedics
Director
Cartilage Restoration Program Team Physician
Ohio State Athletics, Columbus
Crusaders, Village Academy
The Ohio State University Wexner Medical Center
Department of Orthopedics
Division of Sports Medicine Jameson Crane Sports Medicine Institute
Columbus, Ohio

Todd J. Frush, MD
Assistant Professor
Department of Orthopedic Surgery
Wayne State University School of Medicine
West Bloomfield, Michigan
Orthopaedic Surgeon
Department of Orthopedic Surgery
Detroit Medical Center, Huron Valley-Sinai Hospital
Commerce, Michigan

John P. Fulkerson, MD
Clinical Professor
Department of Orthopedic Surgery
School of Medicine, University of Connecticut
Farmington, Connecticut
Hartford, Connecticut

Andreas H. Gomoll, MD
Department of Orthopaedic Surgery
Hospital for Special Surgery
New York, New York

Daniel W. Green, MD, MS, FACS
Professor of Clinical Orthopedic Surgery
Department of Orthopedic Surgery
Weill Cornell Medical College
Attending Orthopedic Surgeon
Division of Pediatric Orthopedic Surgery
Hospital for Special Surgery
New York, New York

Mirco Herbort, MD
Professor
Department of Trauma Surgery
Westfaelian-Wilhelms University
Muenster, Germany
Consultant
Department of Surgery
OCM Munich
Munich, Germany

Laurie A. Hiemstra, MD, PhD, FRCSC
Associate Professor
Department of Surgery
University of Calgary
Calgary, Alberta, Canada
Orthopedic Surgeon
Banff Sport Medicine
Banff, Alberta, Canada

Betina B. Hinckel, MD, PhD
Orthopaedic Surgeon
Department of Orthopaedic Surgery
Brigham and Woman's Hospital
Harvard Medical School
Boston, Massachusetts

Sheeba Joseph, MD
Sports Medicine Fellow
Department of Orthopedic Surgery
University of Connecticut School of Medicine
Farmington, Connecticut

Sarah Kerslake, MSc, BPhty
Research Director
Banff Sport Medicine
Banff, Alberta, Canada

Sean Keyes, DO
Pediatric Orthopaedic Surgery & Sports Medicine
Florida Hospital Medical Group
Florida Hospital for Children
Maitland, Florida

Najeeb Khan, MD
Orthopedic Surgeon
Sports Medicine
Kaiser Permanente
San Marcos, California

Jason Koh, MD, MBA
Clinical Professor
Department of Orthopaedic Surgery
Pritzker School of Medicine—University of Chicago
Chicago, Illinois
Mark. R. Neaman Family Chair of Orthopaedic Surgery
Department of Orthopaedic Surgery
NorthShore University HealthSystem
Evanston, Illinois

Marios G. Lykissas, MD, PhD
Assistant Professor of Orthopaedic Surgery
Chief
Department of Orthopaedic Surgery
Metropolitan Hospital
Athens, Greece

Robert A. Magnussen, MD, MPH
Associate Professor
Sports Medicine Research Institute
Department of Orthopaedics
The Ohio State University
Columbus, Ohio

Iain McNamara, MA (Cantab), MRCP,FRCS (Tr & Orth), MD
Consultant Orthopaedic Surgeon
Department of Trauma and Orthopaedics
Norfolk and Norwich University Hospital
Honorary Professor
University of East Anglia
Norwich, United Kingdom

Joan Carles Monllau, MD, PhD
Professor and Chairman
Department of Orthopaedic Surgery and Traumatology
Hospital del Mar
Universitat Autònoma de Barcelona
Barcelona, Spain

Manfred Nelitz, MD
Professor
Academic Hospital
University of Ulm
Chief
Department of Orthopaedic Surgery
Orthopaedic Specialty Clinic
Oberstdorf, Germany

Philippe Neyret, MD
Professor
University of Lyon
Lyon, France
Department of Orthopedics Sports Medicine
Hospital Burjeel
Abu Dhabi, United Arab Emirates
EFORT First Vice President
Secretary General of EFORT Foundation
ISAKOS President 2015-2017
ACL Study Group President 2014-2016

Peters T. Otlans, MD, MPH
Orthopaedic Surgery Resident
Oregon Health and Science University
Portland, Oregon

Shital N. Parikh, MD
Professor of Orthopaedic Surgery
University of Cincinnati College of Medicine
Co-Director
Orthopaedic Sports Center
Cincinnati Children's Hospital Medical Center
Cincinnati, Ohio

Hui James Hoi Po, MBBS, FRCS, MD
Head of Paediatric Orthopedics
Department of Orthopaedic Surgery
University Orthopaedic, Hand and Reconstructive Microsurgery Cluster
National University Health System (NUHS)
Singapore, Singapore

William R. Post, MD
Mountaineer Orthopedic Specialists, LLC
Morgantown, West Virginia

Meghan Price, BS
Research Assistant
Hospital for Special Surgery
New York, New York

Cristina Ramírez-Fuentes, MD, PhD
Radiologist
Hospital Universitario y Politécnico La Fe and Biomedical Imaging Research Group (GIBI230)
IIS La Fe Research Group
Valencia, Spain

Iván Sáenz, MD, PhD
Associate Professor
Laboratory of Arthroscopy and Surgical Anatomy
Department of Human Anatomy and Embryology
Faculty of Medicine
University of Barcelona
Barcelona, Spain

Javier Coloma Saiz, MD
Orthopaedic Surgeon
Department of Orthopaedic Surgery
Hospital Arnau de Vilanova
Valencia, Spain

Vicente Sanchis-Alfonso, MD, PhD
Staff Orthopaedic Surgeon
Department of Orthopaedic Surgery
Hospital Arnau de Vilanova
Valencia, Spain

Michael G. Saper, DO, ATC, CSCS
Assistant Professor of Orthopedics and Sports Medicine
Seattle Children's
University of Washington School of Medicine
Seattle, Washington

Elliot Sappey-Marinier
Resident
FIFA Medical Center of Excellence
Orthopaedics Surgery and Sports Medicine Department
Croix-Rousse Hospital, Civil Hospices of Lyon
Lyon, France

Steffen Schröter, MD
Assistant Professor
Managing Consultant
Department of Orthopedics and Reconstructive Surgery
BG Trauma Center, University of Tübingen
Tübingen, Germany

Elvire Servien, MD, PhD
Professor
Department of Orthopaedic Surgery
University of Lyon
Chief
Department of Orthopaedic Surgery
Croix Rousse Hospital, Hospices Civils de Lyon
Lyon, France

Tan Si Heng Sharon, MBBS
Department of Orthopaedic Surgery
University Orthopaedic, Hand and Reconstructive Microsurgery Cluster
National University Health System (NUHS)
Singapore, Singapore

Petri Sillanpää, MD, PhD
Chief Surgeon
Department of Orthopedics and Trauma
Pihlajalinna Koskisairaala Hospital
Tampere, Finland

Scott Smith, MD
Orthopaedic Surgeon
The Ohio State University Wexner Medical Center
Columbus, Ohio

Beth E. Shubin Stein, MD
Associate Professor
Department of Sports and Shoulder Surgery
Hospital for Special Surgery
New York, New York

Joanna M. Stephen, PhD
Honorary Lecturer
Department of Mechanical Engineering
Imperial College
Director of Biomedical Research
Department of Orthopaedics
Fortius Clinic
London, United Kingdom

Robert Stewart, MD
Sports Medicine Fellow
Department of Orthopaedic Surgery
Kaiser Permanente
San Marcos, California

Robert A. Teitge, MD
Professor
Department of Orthopaedic Surgery
Wayne State University
Staff Surgeon
Department of Orthopaedic Surgery
Detroit Medical Center
Detroit, Michigan

Marco Valoroso, MD
SC Ortopedia e Traumatologia
Ospedale di Circolo
Varese, Italy

Ronald J. Van Heerwaarden, MD, PhD
Director
Centre for Deformity Correction and Joint Preserving Surgery
Kliniek ViaSana
Mill, The Netherlands

Eric J. Wall, MD
Professor
Director of Sports Medicine
Cincinnati Children's Hospital
University of Cincinnati
Cincinnati, Ohio

Robin V. West, MD
Associate Professor
Department of Orthopaedics
Georgetown University Medical School
Washington, District of Columbia
Chairman of Sports Medicine
Department of Orthopaedics
Virginia Commonwealth University Medical School, Inova Campus
Inova Health System
Fairfax, Virginia

Nathan White, MD
Fellowship
FIFA Medical Center of Excellence
Orthopaedics Surgery and Sports Medicine Department
Croix-Rousse Hospital, Civil Hospices of Lyon
Lyon, France

Colleen Wixted, BS
Research Assistant
Division of Pediatric Orthopedic Surgery
Hospital for Special Surgery
New York, New York

Anthony Yu, MD
Orthopaedic Sports Medicine
The Permanente Medical Group
Kaiser Fresno Medical Center
Kaiser Permanente
San Marcos, California

目录

第一部分

总论

Donald Fithian

第一章

髌骨不稳定理论与实践的演进

William R. Post

历史观点

- 多种手术方法被推荐用于治疗髌骨不稳定，这说明暂无公认的最好方法。但也意味着对于髌骨不稳定的潜在病理已经有一种潜移默化的概念，必须通过外科手术来恢复髌骨的稳定性和功能。
- 既往观点认为在膝关节伸直时可发生髌骨外侧脱位，可能的原因是髌骨内侧受到直接应力，或者是由于肌肉收缩产生必需的力量负荷而导致脱位的间接机制。
- 内侧髌骨旁软组织通常必须撕裂才能使髌骨发生外侧脱位。1885 年，Pick 最早提到这一点，他指出："Steubel 教授思考髌骨脱位的机制，并由尸体研究中得出结论，这种脱位只能发生在韧带先前松弛的关节中。"
- 1924 年，Gallie 和 Lemesurier 在一篇发表的文章中提出恢复髌骨稳定的必要性。他们认为内侧软组织修复不如用移植组织重建有效，他们的文章描述了 6 例采用阔筋膜重建内侧髌股韧带（MPFL）和 1 例采用自体跟腱重建的病例。他们还在文章中提到，潜在的对位不良和骨发育畸形在髌股不稳定中起重要作用。图 1.1 所示的病例治疗与当代 MPFL 重建非常相似。
- 有学者主张关节力线和肌力力线不一致是髌骨不稳定的主要诱因，他们认为设计手术来重新对齐肢体和平衡肌肉向量是有意义的。
- 通过手术可解决多种解剖因素，比如冠状面上外翻、髌骨高度过高、股四头肌过度外翻、股骨和胫骨旋转畸形等。已经有多种研究和措施来区分正常范围，并试图将这些因素与髌骨不稳定联系起来。当确定解剖学因素与髌骨不稳定事件增加有关联后，假设矫正这些因素应该可以解决这些症状。然而，这并不意味着必须纠正这些危险因素才能有效地解决该问题。

演变

- Henri Dejour 等于 1994 年对髌骨不稳定进行了一项里程碑式的研究，记录了滑车发育不良、高位髌骨、髌骨倾斜和胫骨结节—滑车沟（TT—TG）距离增加。所有这些因素在他们研究的急性和复发性髌骨不稳定的患者中更为常见。对于一些患者来说，这已经成为一种定义这些因素的定式，并在需要手术时以"按菜单点菜"的方式处理每个因素。
- 通过髌骨内侧软组织手术恢复其限制作用来解决上述因素，矫正股四头肌排列的感知异常，并松解或者延长髌骨外侧软组织。
- 骨性手术已经被设计和推广，以重塑滑车（滑车成形术）和解决高位髌骨，并通过胫骨结节转移术来增加胫骨结节—滑车沟距离。然而作为外科医生，我们仍然缺乏明确的数据来知晓哪些因素如何组合，以及必须在何时对任何单个患者进行治疗。
- 既往通过内侧重叠缝合和外侧松解来平衡股四头肌的开放手术很受欢迎。其次是胫骨结节内侧移位术。随着关节镜检查和微创手术的出现，外科医生仅使用外侧松解术，但被证实不足以解决问题，因此同时增加了关节镜下内侧紧缩术。
- 关于松弛的讨论现在被认为是评估和治疗髌骨不稳定的关键概念，但 20 世纪早期的治疗主要集中在力线对齐和解剖因素矫正上。
- 随着骨科医生对前交叉韧带损伤导致创伤性引起

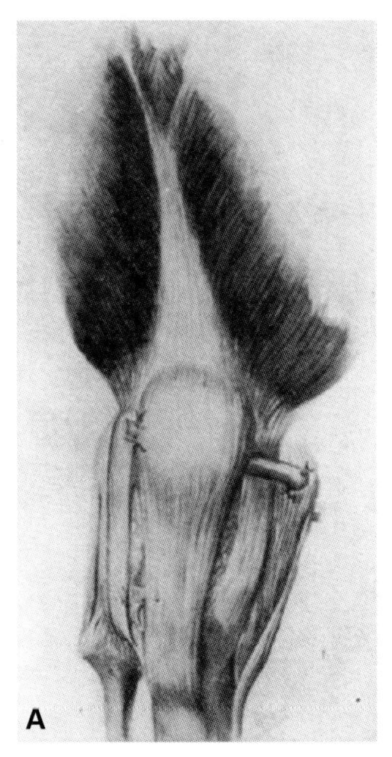

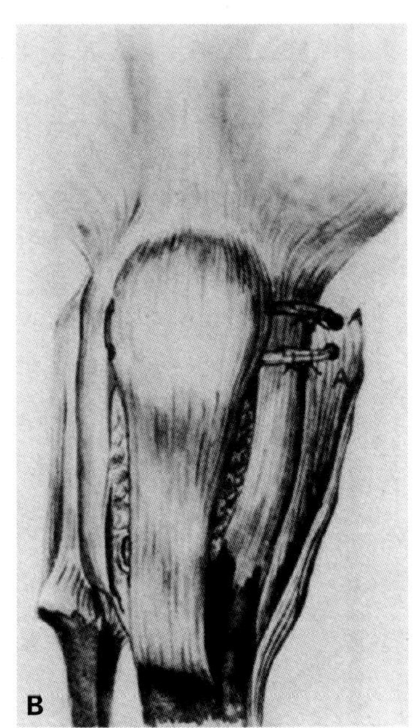

图 1.1 采用自体跟腱移植（A）和自体阔筋膜移植重建内侧髌股韧带（B），与 Gallie 和 Lemesurier 在 1924 年描述的类似

关节松弛的认识和治疗越来越重视，Fithian 和 Teitge 首先将这些理念应用于髌股关节，他们在 1996 年的一项里程碑式的研究中通过应力 X 线片评估了髌骨的不稳定性（图 1.2）。目前，通过器械或 X 线片来测量髌股松弛度仍不常见。

- 自此以后，多个研究探索了 MRI 中内侧撕裂的位置，并表明撕裂可能发生在股骨或髌骨附着部位。除了矫正潜在的解剖危险因素外，通常还使用软组织的修复或重建。
- 尽管有证据表明 MPFL 修复术是成功的，但大家的注意力又转向了最初由 Gallie 描述的 MPFL 重建术。
- 20 世纪 90 年代初，Avikainen 和 Ellera-Gomes 分别描述了利用自体内收肌腱和人工韧带恢复髌骨内侧限制（图 1.3）。随后人们对各种修复内侧韧带稳定性的技术和移植物的选择给予了广泛关注。尽管 MPFL 重建术越来越普及，但对患者来说移植物位置不准确和张力引起的并发症是难以避免的，而且难以修正。
- Bob Teitge 博士“关于 MPFL 重建的思考”附在本章“参考文献”之后。
- 其他作者只是处理了对线不齐的危险因素，没有包括任何内侧韧带修复或重建。一些学者倾向于主要解决内侧韧带松弛，而不是解决一些或全部潜在的“风险因素”。对这些研究和相关意见的详细叙述超出了本章的范围。
- 许多临床研究将这些手术合并到不统一的回顾性

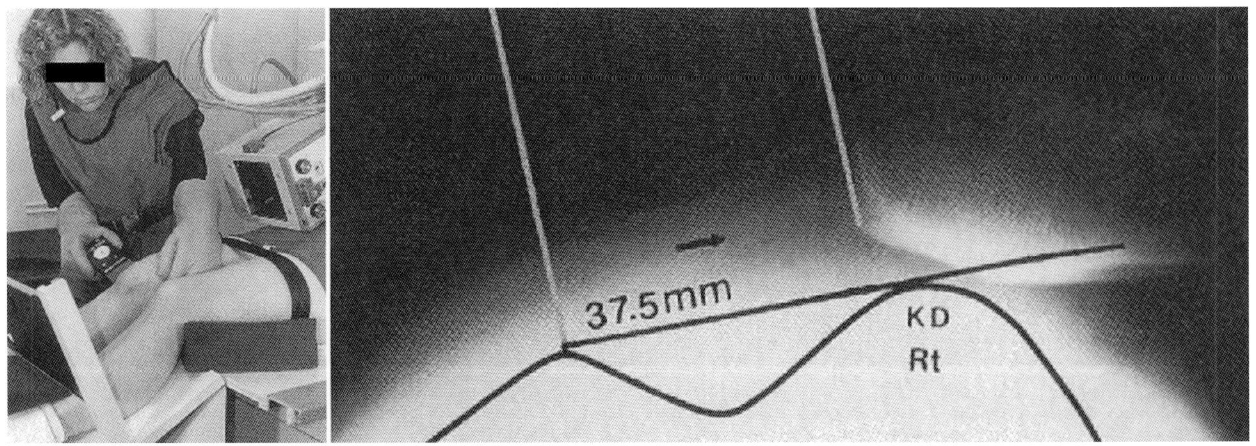

图 1.2 应用应力轴位片作为使用弹簧加载标尺客观测量病理性松弛的方法。与无症状的对侧膝关节相比，髌骨偏移增加 4 mm 是髌骨不稳定的重要原因

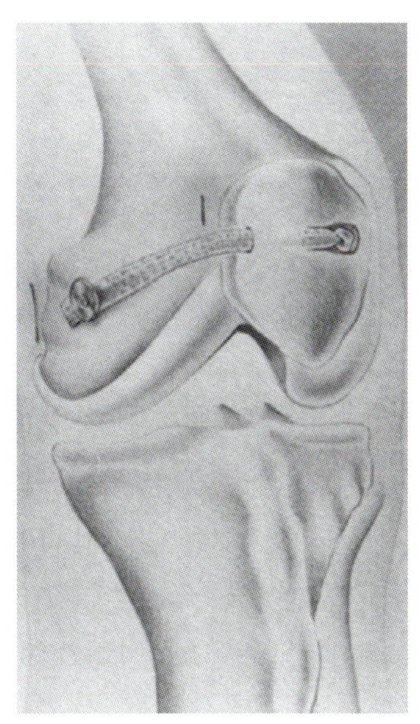

图 1.3 按照 Ellera-Gomes 在 1992 年的描述，使用合成聚酯韧带重建内侧髌股韧带

报告中，但并不能帮助我们准确地理解有效治疗所需的最低限度。

共识声明

- 作为临床医生，我们现在应该站在什么位置，可以为可能因这个问题而严重残疾的患者做些什么呢？在严格定义必要的解剖学变量时，如果还没有科学证明的数据将特定的手术与特定的结果联系起来，我们只能将专家意见作为我们的“金标准”。
- 为了尽可能地回答这些问题，并考虑到我们目前的理解范围，美国骨科运动医学学会和髌股基金会资助了一个研讨项目，旨在寻求来自骨科手术、物理治疗和基础科学领域的一群学术经验丰富且得到广泛认可髌股专家们的共识和意见。该小组花了 1 年多的时间就各种问题达成共识，目的是就当前专家意见的状况向外科医生提供简明的指导。
- 专家组提出了髌股稳定和不稳定的定义：
  - 髌股稳定定义为软组织和软骨 / 骨几何结构的限制，它们与肌肉力量一起引导髌骨进入滑车沟，并使其在膝关节屈曲和伸展时保持在滑车沟内。
  - 髌骨不稳定定义为上述被动限制（病理性松弛）的缺失，使得髌骨可能在应力的影响下部分或完全脱离其相对于股骨滑车的无症状位置。这种应力可以由肌肉张力、运动和（或）外部作用力产生。
  - 髌骨不稳定是一种症状，需要病理性松弛才能使髌骨部分或完全脱离其无症状的稳定位置。有症状的髌骨不稳定只有在病理性松弛时才会发生。
  - 髌股不稳定的症状可能是偶发性的，因为即使在存在病理性松弛的情况下，神经肌肉的控制和关节间的协调也可以保持髌骨和滑车沟处于正常的生理位置。
- 维持髌骨稳定的重要因素包括完整的髌骨内侧和外侧支持带（软组织限制）、髌骨和滑车的关节形状、正常的髌骨高度、正常的轴向和冠状位骨骼对线。
- 导致髌骨不稳定的因素有髌骨内侧和（或）外侧软组织限制的病理性松弛，由于髌骨和（或）滑车形状异常（通常是滑车发育不良）导致的限制减少，高位髌骨，骨骼对线异常外翻和（或）扭转（如股骨前倾过度、胫骨外扭转、足内旋和膝外翻），以及近端肌肉力量和控制不足导致的下肢运动学异常。
- 专家组还对髌骨不稳症状患者的病史、体格检查要点和影像学要点进行了仔细的辨证（表 1.1~ 表 1.3）。对这些建议的全面讨论超出了这本介绍性图书章节的范围，需强调的是，细致的临床评估是做好这些患者护理的基石。
- 在任何旨在恢复松弛的手术之前，记录病理性松弛是很重要的。专家组提出了以下建议：
  - 非手术治疗失败后，如果病史采集和体格检查结果与诊断明确一致，且麻醉下检查显示完全伸直及屈曲 30°时出现病理性松弛，可推荐手术治疗。
- 总结当前关于外科治疗的意见，以下是最重要的建议的总结：
  - 屈膝早期的髌骨外侧不稳定是最常见的需要手术的适应证。
  - 单独的外侧支持带松解术或延长术不推荐用于治疗髌骨不稳定。
  - 当仅有轻度滑车发育不良，且病史、体格检查和麻醉下检查有明确证据表明存在病理性松弛时建议进行内侧支持带重建伴或不伴外侧支持带松解 / 延长。一些无滑车发育不良、无高位髌骨、无全身性活动过度的患者可能需要内侧

支持带修复术 / 紧缩术。

- 当存在病理性的外侧支持带紧张时，除重建 MPFL 外，还需松解或延长外侧支持带。单靠影像学检查并不能证实外侧韧带紧张。体格检查时，当无法手动将移位的髌骨矫正到中间时则怀疑外侧支持带紧张。CT 检查显示渐进性倾斜伴膝关节屈曲，提示外侧支持带紧张。类似地，屈曲时不在滑车中心的髌骨可能有固定的外侧组织缩短，必须加以矫正才能使髌骨完全复位。
- 胫骨结节内侧化通常不包括在矫正不稳定的手

表 1.1　病史采集要点

首次损伤	• 外伤史：高能损伤或低能损伤？ • 最初受伤后不久出现了多严重的肿胀？ • 感觉描述（受伤时是什么感觉？） • 是否观察到髌骨错位？ • 是否需要复位？ • 是否有髌骨不稳定和（或）全身性活动过度的家族史？
复发性损伤	• 见上述对于初始伤害相同的问题 • 哪些活动引发了症状反复？ • 对先前的治疗的反应？ • 此次疼痛和肿胀有多严重？ • 不稳定的次数？ •［疼痛和（或）感觉到的不稳定］发作间歇期的膝关节功能是否正常？ • 回顾初始事件（高能损伤或低能损伤）的历史记录？ • 发病年龄？ • 双侧的损伤？ • 疼痛或不稳定？ • 患者和家庭的目标和期望？ • 家庭支持？

表 1.2　体格检查要点

急性髌骨不稳定发作（首次发作或复发发作）的患者	• 髌骨伸展滑动和不同程度的早期屈曲（如果耐受），评估移位量和终点（对力的反应） • 如果可以忍受，则在 30° 处进行恐惧试验（移位是否会产生恐惧反应？） • 沿内侧髌骨和（或）MPFL 的压痛 • 积液方面，大量积液的话，需考虑骨软骨骨折 • 旋转对齐包括股骨前倾、胫骨扭转和过度旋前 • 关节过度松弛（Beighton 评分）强调存在膝关节过伸 • ACL 和 MCL 检查 • 包括 ROM 韧带 / 半月板病理 / 牵涉性疼痛和神经损害的一般检查 • 如果患者由于剧烈的疼痛和肿胀而不能进行有意义的检查，应在几周内计划再次评估 • 全部检查均与健侧对比
非急性患者就诊检查（疑似反复不稳定）	• 站立对齐，步态（特别注意观察外翻和旋转异常） • 单腿站立、蹲下或耐受性下降（髋关节力量和核心控制的筛选评估） • 髌骨在伸展和不同程度的屈曲中滑动，评估移位量（松弛度）和终点 • 横向不稳定的牵引力测试（位移是否会产生牵引力反应以及屈曲的程度？） • 主动伸膝 / 屈膝的 J 形征 • 固定侧向跟踪（当髌骨随着屈曲增加而不能居中时）（仅凭体检可能很难确认） • 积液 • 旋转对齐，包括股骨前倾、胫骨扭转和过度旋前 • 关节过度松弛（Beighton 评分） • 痛觉过敏 • ROM 韧带（特别是 ACL 和 MCL）的一般检查 / 半月板病理 / 牵涉性疼痛和神经损害 • 全部检查均与健侧对比
复杂情况或以前做过手术的患者	• 重力半脱位试验（重力诱发的卧位内侧半脱位） • 内侧恐惧测试（从滑车内侧移位髌骨，观察恐惧反应） • 重新定位试验（将髌骨向内侧移动，然后快速屈膝，观察这是否可以重现髌骨从内侧向滑车沟移动过远的症状）

缩写：ACL，前交叉韧带；MCL，内侧副韧带；MPFL，内侧髌股韧带；ROM，关节活动范围

表 1.3 影像学检查要点

初始损伤	• X 线片：正位、标准侧位、髌骨轴位（屈曲 45°或以下）X 线片。如果可能的话，需要较小的屈曲角 • MRI 可以排除骨软骨损伤，但并非对于所有病例都有必要（如病史采集和体格检查明确诊断，并且没有大量积液或放射学证据表明骨软骨损伤时） • 急性损伤的初步评估不常需要 CT/ 骨扫描 /SPECT
复发不稳定	• 上面的影像学观点：评估高位髌骨、滑车形态和关节损伤或关节病的要点 • 正确的侧位片对评估髌骨和滑车形态特别重要，这有助于了解是否需要进一步的影像学检查，如 CT 或 MRI • 轴向应力 X 线片应考虑记录负荷下的内侧和侧向位移 • MRI 扫描或 CT 检查用于评估高位髌骨、滑车形态、胫股旋转和关节损伤或关节。渐进屈曲 0°、15°和 30°的 CT 图像可能有助于识别髌骨是否或何时位于滑车的中心 • MRI 扫描以伸展扫描效果最好，可用于评估股骨和胫骨扭转，具有避免电离辐射、成像软骨完整性和形态学优于 CT 的优点。利用 MRI 上的髌滑车指数和 CD 比值可以很好地测量高位髌骨，以了解关节伸展时的重叠情况。注意：如果 MRI 扫描是在轻微弯曲的情况下进行的，那么当测量髌骨接合时可能会影响对高位髌骨的评估 • MRI 或 CT 检查的三维成像有助于了解滑车发育不良的复杂性 • 骨扫描 /SPECT 扫描的作用是针对疼痛或疑似局灶性关节过载的病例，需要进一步明确以指导治疗 • 在 CT 或 MRI 上对胫骨结节—滑车沟距离的测量是常规的，但人们担心这种测量的可重复性及其不确定的临床意义

术中。

- 许多外科医生都很谨慎，考虑到远端相关的发病率，不想一定要通过手术解决髌骨问题。当 Caton–DesChamps 比值 ≥ 1.2，PTI < 15%~20% 时，可考虑手术矫正高位髌骨。在理解髌骨与近端滑车的接合时，近端滑车的形态（凹陷程度和近端范围）也是一个重要的考虑因素。
- 滑车成形术并不常用。当出现以下所有情况时，可考虑滑车加深成形术：J 形征、凸起骨块、滑车上凸起 ≥ 5 mm 以及滑车近端凸起。外科医生可以根据这些指导建议进行滑车成形术，作为初次手术或翻修手术的一部分。
- 需要进一步的研究来评估在任何具有可辨别的客观解剖病理的不同组合的患者中，必须手术处理多少“解剖”因素。同时作为临床医生的我们，必须权衡提议的治疗方法的发病率和有效性。

- 虽然关于髌骨不稳定的评估和治疗已经有了很多经验、讨论和意见，但仍有很多问题需要研究。随着时间的推移我们还必须考虑改进髌股关节不稳定的非手术治疗。然而为了受到这个问题限制的患者获益，我们必须完善我们的手术决策、手术技术和我们重复这些工作的能力。
- 本书中遵循的方法借鉴了前人的经验和智慧。让我们在缅怀和借鉴前人的同时清醒地思考。Primum non nocere：“首先，不要造成伤害。”

参考文献

[1] Hamilton F. A Practical Treatise of Fractures and Dislocations. Philadelphia, PA: Henry C. Lea; 1866.

[2] Pick T. Fractures and Dislocations. New York, NY: Cassell and Co; 1885.

[3] Gallie WE, Lemesurier AB. Habitual dislocation of the patella. J Bone Joint Surg. 1924;6:575-582.

[4] Dejour H, Walch G, Nove-Josserand L, Guier C. Factors of patellar instability: an anatomic radiographic study. Knee Surg Sports Traumatol Arthrosc. 1994;2(1):19-26.

[5] Daniel DM, Malcom LL, Losse G, Stone ML, Sachs R, Burks R. Instrumented measurement of anterior laxity of the knee. J Bone Joint Surg Am. 1985;67(5):720-726.

[6] Fithian DC, Mishra DK, Balen PF, Stone ML, Daniel DM. Instrumented measurement of patellar mobility. Am J Sports Med. 1995;23(5):607-615.

[7] Teitge RA, Faerber WW, Des Madryl P, Matelic TM. Stress radiographs of the patellofemoral joint. J Bone Joint Surg Am. 1996;78(2):193-203.

[8] Garth WP Jr, DiChristina DG, Holt G. Delayed proximal repair and distal realignment after patellar dislocation. Clin Orthop Relat Res. 2000;(377):132-144.

[9] Ahmad CS, Stein BE, Matuz D, Henry JH. Immediate surgical repair of the medial patellar stabilizers for acute patellar dislocation. A review of eight cases. Am J Sports Med. 2000;28(6):804-810.

[10] Avikainen VJ, Nikku RK, Seppanen-Lehmonen TK. Adductor magnus tenodesis for patellar dislocation. Technique and preliminary results. Clin Orthop Relat Res. 1993;(297):12-16.

[11] Ellera Gomes JL. Medial patellofemoral ligament reconstruction for recurrent dislocation of the patella: a preliminary report. Arthroscopy. 1992;8(3):335-340.

[12] Post WR, Fithian DC. Patellofemoral instability: a consensus statement from the AOSSM/PFF patellofemoral instability workshop. Orthop J Sports Med. 2018;6(1): 2325967117750352.

[13] Nonweiler DE, DeLee JC. The diagnosis and treatment of medial subluxation of the patella after lateral retinacular

release. Am J Sports Med. 1994;22(5):680-686.
[14] Hughston JC, Deese M. Medial subluxation of the patella as a complication of lateral retinacular release. Am J Sports Med. 1988;16(4):383-388.
[15] Fulkerson J. A clinical test for medial patella tracking (medial subluxation). Tech Orthop. 1997;12:144.
[16] Sargent JP, Teipner WA. Medial patellar retinacular repair for acute and recurrent dislocation of the patella – a preliminary report. J Bone Joint Surg Am. 1971;53:386.
[17] Tietge RA. Radiology of the Patellofemoral Joint. Princeton, NJ: Continuing Professional Education Center; 1985. Orthopedic Surgery Update Series; vol 3, lesson 37.
[18] Minkoff J, Fein L. The role of radiography in the evaluation and treatment of common anarthrotic disorders of the patellofemoral joint. Clin Sports Med. 1989;8(2):203-260.
[19] Desio SM, Burks RT, Bachus KN. Soft tissue restraints to lateral patellar translation in the human knee. Am J Sports Med. 1998;26(1):59-65.
[20] Teitge RA. Treatment of complications of patellofemoral joint surgery. Oper Tech Sports Med. 1994;4:317-333.
[21] Tietge R, Torga-Spak R. Medial patellofemoral ligament reconstruction. Orthopedics. 2004;27:1037.
[22] Teitge RA, Torga-Spak R. Lateral patellofemoral ligament reconstruction. Arthroscopy. 2004;20:998-1002.
[23] Steiner TM, Torga-Spak R, Teitge RA. Medial patellofemoral ligament reconstruction in patients with lateral patellar instability and trochlear dysplasia. Am J Sports Med. 2006;34(8):1254-1262.
[24] Gallie WE, Lemesurier AB. Habitual dislocation of the patella. J Bone Joint Surg. 1924;6(3):575-582.

关于 MPFL 重建的思考（Bob Teitge 博士）

我应编辑 Shital N. Parikh 的邀请，就 John Fulkerson 博士在 2017 年美国矫形外科医师学会（AAOS）教学课程讲座后提出的一个问题发表评论："我是第一个进行 MPFL 重建的人吗？" 我不知道其他人是否一直在想同样的事情，但我回答问题 "MPFL 重建是不是一个原创的想法？" 的答案是一个明确的 "是"。

我在 20 世纪 80 年代初开始了 MPFL 重建。这一想法可能起源于 20 世纪 70 年代初南加利福尼亚州大学矫形外科主席 J.Paul Harvey Jr 博士提出的规则："任何关节不稳定的诊断都必须通过显示病理性移位的应力 X 线片进行验证。" 这条规则几乎适用于所有关节及其内容物，即肩关节、肩锁关节、肘关节、拇指、前交叉韧带、内侧副韧带、后交叉韧带、外侧副韧带、外侧踝关节、内侧踝关节和距下关节等，但不适用于髌骨。因此我试图设计出用应力 X 线片来量化疑似髌骨不稳定的方法。唯一合乎逻辑的是，位移的最有效的阻力是一个与位移力矢量相反的约束。这种想法阻止了我采用 Galeazzi 手术。

当过住院医师和军人后，我和 Peter Indelicato 博士一起成为 Kerlan–Jobe 研究员。在那几年里 Jeff Mast 博士加入了 Reno Orthopaedic 小组。我拜访过他很多次，在此期间我与 Bill Teipner 博士和 Jack Sargent 博士成了朋友，他们都是非常细心的外科医生。Jack Sargent 是 Bob Kerlan 的同学。Sargent 和 Teipner 建议并提出内侧髌股韧带撕脱的一期和延迟性修复，这种撕脱通常包含髌骨碎裂。我和他们一起多次观察了这一过程。这是一种非常合理的方法，在看到我自己在 Insall 近端和远端复位和 Elmsle–Trillat 移位术中失败后，我在接下来的 4~5 年里多次执行了这一手术。

1980 年，我受聘于 Henry Ford 医院建立运动医学部。我接诊了许多髌股手术失败的病例。正是这些经历激发了我从另外的角度思考。我获取了所有患者的应力 X 线片，并找出一组患者，他们在外侧支持带松解术后病情严重，在应力 X 线片上记录有髌骨内侧脱位，并且未能通过胫骨结节移位术或修复已松解的外侧支持带来改善。1982 年我用股四头肌腱重建了我的第一例外侧髌股韧带（LPFL）。临床改善非常显著，所以我将同样的技术应用于内侧髌股韧带（MPFL）来治疗外侧脱位。

到了 20 世纪 80 年代中期，我经常同时做 MPFL 和 LPFL 的重建。2003 年我的同事 Roger Torga–Spak 博士开始对此产生兴趣并最终发表了这项技术。他找到了我在他到来之前进行的 176 次 MPFL 重建的记录。最初我的 MPFL 重建都是用髌骨股四头肌腱，但在几年内我开始使用内收肌腱。在 20 世纪 70 年代末，在做解剖时我注意到内上髁与后交叉韧带（PCL）的起始处非常一致，我可以将内收肌腱向下翻转，通过一个钻孔来重建 PCL。虽然由于内收肌腱尺寸较小，我从未在病人身上做过该手术，但在使用股四头肌腱后，我认为内收肌腱是足够的（我曾见过髌骨钻孔和获取髌骨移植物而引起的横向髌骨骨折）。我开始专门使用内收肌腱重建 MPFL。

Peter Indelicato 医学博士知道我对髌股关节疾病很感兴趣。1985 年他让我为骨科最新系列撰写《髌股关节放射学》，强调应力 X 线片对诊断髌骨不稳定的重要性。我提交的关于髌骨内侧脱位的摘要在几次会议上都被拒绝，从而让我意识到髌骨内侧不稳定是一个太陌生的概念，因此将标题改为"应力 X 线片诊断髌骨不稳定"，不过在那些报告中包括髌股韧带重建。1987 年 1 月在加利福尼亚州旧金山举行的第 54 届 AAOS 年会上举办了一个名为"应力 X 线片诊断髌骨半脱位"的科学展示。其中包括内侧脱位和 LPFL 重建以及相反的情况。Jack Hughston

博士花了一些时间研究这个展示，并告诉我应该把它写下来。不久之后他写下了他的“内侧半脱位系列”。这一系列的主要区别是我们的系列对所有脱位都进行了放射学验证。在那次会议上我告诉很多人，MPFL 重建是我治疗髌骨外侧不稳定的首选方法。一位来自巴西的学者花了相当长的时间研究这个展示，并与我进行了讨论。我想应该是 Ellera-Gomes 博士，他在 1992 年发表了使用合成移植物的技术，但我不确定，我也没有问过他。1987 年我在圣地亚哥举办的 Dale Daniel 和 Cliff Colwell 的会议上展示了 LPFL 重建。

1988 年 5 月在荷兰阿姆斯特丹举行的第三届欧洲膝关节外科大会上，展示了应力 X 线片和支持带重建的海报。Jeffrey Minkoff 博士在一篇非常详细的髌骨 X 线片回顾性分析报告中，提出了我对应力 X 线片和髌骨位置的看法。1990 年我在瑞士恩格尔伯格的前交叉韧带研究组展示了这份材料。Ejnar Eriksson 教授对此非常兴奋，邀请我作为他的总统嘉宾在同年在斯德哥尔摩举行的欧洲膝关节手术和关节镜学会（ESKA）会议上展示这份材料。

Bob Burks 博士在 20 世纪 80 年代末前往犹他州之前曾在韦恩州立大学（Wayne State University）学习，他对这种方法很感兴趣。这促使他于 1996 年在美国运动医学矫形外科学会（AOSSM）上介绍了髌骨约束的生物力学研究，这项工作是在 1996 年之前完成的。可能是在 20 世纪 80 年代末，Bob 告诉我他正在使用“我的方法重建 MPFL”。

1991 年在阿纳海姆举行的 AAOS 年会上，一个有影像学记录的 70 例医源性髌骨内侧脱位患者的病例系列被选为“会场发言”，当时主流观点批评这是一种治疗通过未经验证的测试（应力 X 线片）诊断的不存在的情况（内侧脱位）的手术（LPFL 重建）。“与健侧相比，大的内侧滑移确实代表了一种充分和成功的外侧松解。”“适当的等长练习解决了外侧松解失败的问题，不需要再进行类似的手术。”然而 Arbeitsgemeinschaft für OsteSyntheefragen（AO，德语中“内固定研究协会”的意思）的创始人之一，Martin Allgöwer 教授听说了这篇论文，走过来说了一句：“祝贺你，现在你知道（AO）在获得认可之前忍受了多少年。”当我把这篇文章提交给《骨与关节外科杂志》（*JBJS*）时被拒绝了，我在评论中认可了讨论者的一些评论。取而代之的是，我提交了应力位 X 线片。评审者拒绝了它，但 Henry Cowell 博士推翻了反对意见，告诉我：“我的办公桌上几乎没有什么新的东西；这是一种全新且重要的方法，评价者显然不理解这个主题，所以你必须向他们说明。”我将永远感激他的这句话。这篇论文真正表明的是髌骨可能有（A）外侧脱位、（B）内侧脱位或（C）多方向（内侧和外侧）脱位。现在看来很明显，但在 1990 年这是“异端邪说”。

当 Avikainen 的论文出来时，我耸了耸肩认为“这里没有什么新东西”，尽管这是一篇非常好的论文。1994 年，Bruce Reider 博士向我索要一份论文，其中我描述了 LPFL 和 MPFL 的重建。

在此之前我从来没有写过关于 MPFL 或 LPFL 重建的论文，因为我知道髌骨不稳定的问题是多因素的，MPFL 重建并不是完全的解决方案。LPFL 重建一直只是一次性抢救。然而 Roger Torga-Spak 博士对我使用这两种技术的经验感到兴奋，并发表了这些技术。他还鼓励 Tim Steiner 博士随访一组已知的滑车发育不良患者，并使用内收肌腱移植重建 MPFL。

2007 年，我应邀为埃德蒙顿卡尔加里的 AOSSM 展示 MPFL 重建的操作（视频 1.1）。韧带重建的原则从未改变。一个移植物需要有足够的材料属性，放置在适当的位置，设置足够的张力，用足够的固定物固定以保持所需的张力，并放置在不会伤害它的环境中。现在关于这 5 个要求中的每一个都有大量的文献描述。我认为这段视频中最重要的是高质量的等高仪，由 AO 委员会于 1988 年开发，它可以精确地评估移植物附着点之间的长度变化。

虽然在我自己看来，我是首位例行执行 MPFL 重建的现代医生，但令人羞愧的是 1924 年 Gallie 在《骨与关节外科杂志》上发表了“单束和双束重建”（非手术病例为单束重建，失败手术为双束重建）。94 年来只有结构名称和细节的完善发生了变化。许多人可能在我之前就完善了同样的手术，但我只是对他们的工作一无所知。

第二章

髌股关节不稳的解剖与生物力学

Joanna M. Stephen, Andrew Amis

概述

髌股关节是一种高度复杂的滑膜关节，由滑车沟、髌骨与股骨髁共同构成（图 2.1）。髌股关节表面形态形成较早，在能站立和行走之前的胎儿时期就已经成形。不对称的几何结构突出了其复杂的功能，也反映了对其的要求，通过相对于其尺寸的大范围运动，承受身体重量数倍的压力和张力负荷。

髌股关节的最佳功能是由许多局部和总体因素的复杂相互作用实现的，包括静态（韧带和结缔组织）、动态（肌肉）和骨性结构（髌骨和滑车沟、股骨和胫骨扭转）。这些结构中任何一个发生异常都可能导致髌股关节功能障碍，临床表现为疼痛或不稳定。

骨性结构

髌骨

髌骨是人体最大的籽骨，位于滑车的前部和近端。它被股四头肌腱向前包裹，肌腱向远端伸出髌腱止于胫骨。髌骨拥有所有关节中最厚的关节软骨，最厚处约为 9 mm，这反映了髌骨在相对较小的表面积上必须承受巨大的压力。髌骨软骨位于在髌骨下表面近端 2/3 的关节面上，软骨作为支撑面，但无感觉作用。

髌骨通过髌骨中央嵴将其软骨分为内侧面和外侧面，但其位置具有广泛的个体差异。据报道，仅有 15% 的病例髌骨中央嵴位于正中，60% 位于外侧，25% 位于内侧；有些病例中几乎看不见髌骨中央嵴，而另一些则非常明显。髌骨上有 3 个内侧面和 3 个外侧面，它们在屈膝过程中与滑车下方表明的关节面软骨一致。第 7 个奇面位于内侧边缘，在膝关节深屈时，髌骨跨过髁间切迹时与股骨内侧髁构成一个小关节。

髌骨有丰富的血液供应，包括 6 条动脉，在髌骨前方形成一个血管吻合环，它由膝降动脉、膝内侧下动脉、膝内侧上动脉、膝外侧下动脉（连同胫骨前回发动脉）、膝外侧上动脉组成。下髌骨具有丰富的血管供应，然而，髌骨边缘的血液供应很差，髌神经由隐神经髌下支和大腿内侧、中间、外侧皮神经的分支支配。这些神经均与位于大腿前和髌骨的皮神经髌丛相连。骨膜和髌骨周围的疏松结缔组织中也可见神经，起源于内侧的神经血管束对这些功能的充分理解仍有待建立。

髌骨是由隐神经的髌下支和大腿的内侧、中间和外侧皮神经支配的。这些神经在大腿的前侧和髌骨之间构成了皮神经髌丛。在髌骨周围的骨膜和疏松结缔组织中也发现了源于内侧的神经血管束神经，目前对这些神经功能的全面了解仍有待进一步探究。

根据髌骨中央嵴的位置及其髌骨内侧面和外侧面的大小和形状，以“天际线”横向解剖面为界提出了一个分类系统来对髌骨进行亚分类。Ⅰ型是最不常见的形态（约 10%），髌骨中央嵴在髌骨正中，凹陷的内侧面和外侧面大小几乎相等。Ⅱ型是最常见的类型（65%），其嵴状突起略微偏向髌骨内侧边缘，内侧面扁平或稍凸，其大小小于外侧面。Ⅲ型髌骨（25%）中央脊向内侧移位，几乎没有任何空间留给内侧关节突，均为凸起的内侧关节面较小而外侧关节面较大。因此，内侧面发育不全和Ⅲ型髌骨的患者中，髌骨脱位是极其常见的。

股骨远端和滑车

股骨远端分裂成两个不对称的股骨髁，两者之间连接处在其前方远端形成一个凹槽，称为股骨滑车沟（图 2.1）。股骨滑车形成于胎儿时期，胎检时即可见明显的滑车形状。新生儿的股骨干是垂直的，随着儿童早期下肢开始负重，股骨倾斜角增大，在膝关节的伸肌机制上产生外翻力。

滑车为髌骨在膝关节屈伸运动时提供了滑动的表面。当膝关节屈曲时，滑车继续向后方和远端延伸，止于髁间切迹，即一个非关节沟处（图 2.1）。与髌骨相似，滑车的软骨反映出其需要所承受的压力分布。据报道，与外侧滑车相比，关节软骨在沟中央更厚。滑车沟角是滑车结构的一种常用测量参数，可以通过磁共振成像（MRI）或膝关节屈曲 30°时拍摄的轴位片来获得。测量为滑车斜坡内侧和外侧的切线之间的角度（正常范围：135° ~145°）（图 2.2）。滑车深度是根据 MRI 测量出来的，股骨内、外侧髁的最大前后（A–P）距离和滑车沟最深点与平行于股骨髁后轮廓线的最小前后距离（图 2.2），其用公式

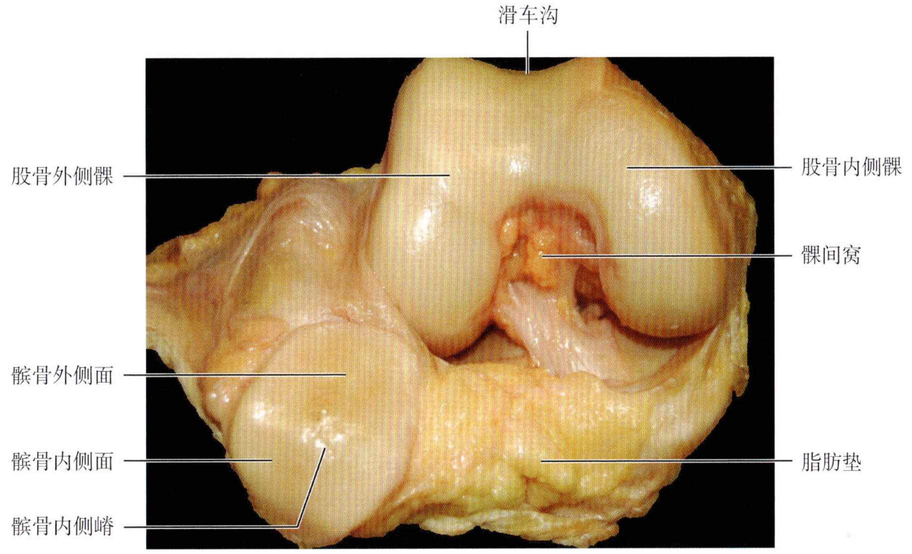

图 2.1　屈曲 90°时右髌股关节的前视图。髌骨和滑车的主要解剖特征明显，髌骨从股骨远端离断并偏向外侧

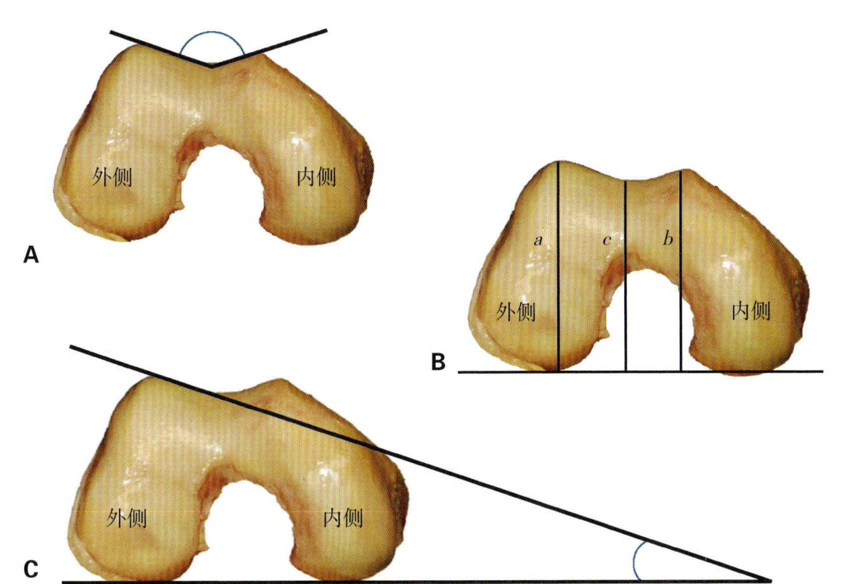

图 2.2　滑车沟弯曲 90°的远侧近侧视图：滑车沟角（A）、滑车深度（B）和外倾角（C）。滑车深度（B）由公式（[a+b] /2）– c 计算，其中 a 和 b 分别表示股骨外侧髁和内侧髁的最大前后径，c 为滑车沟最深点距后髁切线的最小前后距离

[(a+b)/2]–c 计算。在滑车解剖正常的人群中，滑车深度的平均大小为 5~6 mm。

股骨髁和滑车的结构和大小显示出广泛的个体差异。从轴向上看，通常外侧髁较大，滑车槽的外侧部分通常较内侧髁宽且较前。当屈曲膝关节时，因天际线向远端及外侧移动，内侧关节面变得更突出。伸膝时，髌骨位于滑车沟的近端，大约屈膝 30°与滑车沟接合。因此，当膝关节屈曲时，滑车外侧面的形状有助于引导髌骨进入滑车沟内。据报道，由于髌骨上的横向作用力作用于较大的那一关节面上，使得髌骨接触压力相对均匀。通过 MRI 测量股骨髁的外侧滑车倾斜角（LTI），以计算滑车外侧关节软骨面的切线与股骨后髁相切的切线之间的角度（图 2.2）。在正常人群中，其 LTI 平均为 17°。

在复发性髌骨脱位的人群中，最常见的病理学特征是滑车发育不良，股骨滑车变平或凸起，失去其凹形与髌骨的融合。Tecklenburg 等研究表明，在这种情况下，滑车沟角＞150°且 LTI＜11°。有研究证明，滑车发育不良人群的滑车深度在 –0.6~2.7 mm 之间。此外，多达 96% 的髌骨脱位患者存在滑车发育不良。

下肢轴线

解剖轴是指在冠状面上沿着股骨轴中心到膝关节中心的连线，机械轴为负重时从股骨头的中点到膝关节的中心与内外踝中心的连线（图 2.3）。这两轴之间的角度为 5°~7°。

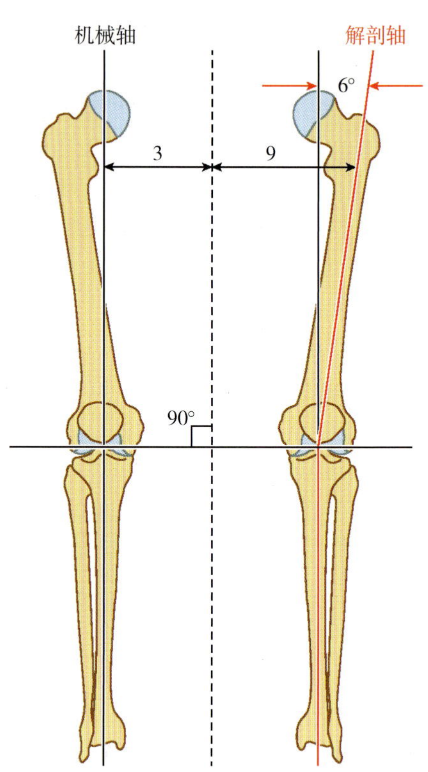

图 2.3 股骨的机械轴和解剖轴（折线），显示两者之间形成的 6°角

Q 角对准

髌骨与股骨远端相连并起到支点的作用，在整个膝关节屈曲过程中使负荷从股四头肌传递到胫骨结节。由于与股骨干在冠状面上形成一个自然的 6°角，因此使得股四头肌收缩时都会向髌骨施加连续的横向力。

股四头肌角度（Q 角）最初是用来测量髌骨稳定性的指标。它是由髂前上棘至髌骨中心的连线以及髌骨中心至胫骨结节的连线形成的（图 2.4）。由于膝关节的螺旋复位机制，它在完全伸直时最大。Q 角被用来量化膝关节和髋关节的对位情况，并反映作用在髌骨上的接触压力。因此，在存在下肢对位不良的情况下，Q 角增大被认为会使关节容易发生髌骨外侧移位和不稳定。此外，一项早期尸体研究发现，由于 Q 角的变化，髌股关节的接触压力发生显著变

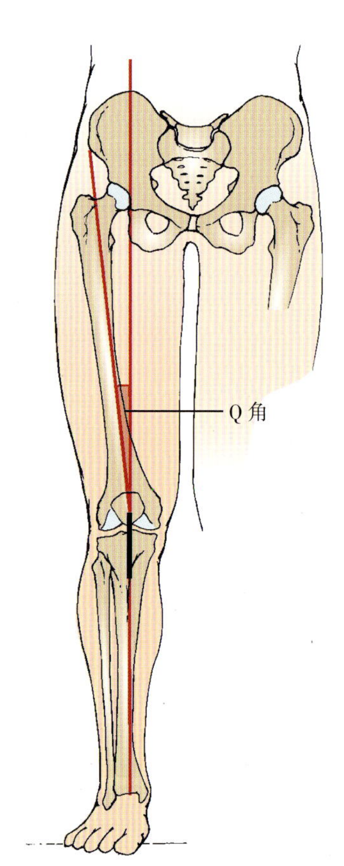

图 2.4 股四头肌角度（Q 角）：髂前上棘至髌骨中心的连线与髌骨中心至胫骨结节的连线之间的角度

化。关于“正常”Q 角测量值目前存在争议，但其测量值近似为 10°~15°。然而，由于其测量的组间和组内一致性较差，导致近年来其使用量减少。此外，其不足还体现在静态特性不能反映肌肉在动态活动过程中的状态，增大的 Q 角和髌股测量值之间的直接相关性尚未建立，并且高于“正常”值的角度并不总是等同于表明髌骨不稳定存在。

股骨近端结构

如前所述，冠状面上的下肢力线需常规进行评估。然而，尽管医学技术有了进步，包括计算机断层扫描（CT）和磁共振成像（MRI）的出现，但通常不考虑横向面对齐。目前研究证明股骨近端结构与滑车形态密切相关。一项 CT 研究发现股骨前倾与滑车深度、滑车沟角和 LTI 之间存在显著相关性。此外，一项尸体测试表明，股骨前倾增加 30° 导致髌骨外侧面的压力负荷增加 30%，但当股骨外扭转增加时，则会有相反的效果。股骨前倾处理失败与胫骨结节移位术后预后较差有关。因此，准确测量旋转力线对确保患者群体的良好预后至关重要。

软组织解剖学

内侧支持带

髌骨内侧的皮下软组织即内侧支持带，由 3 层组成，可稳定髌骨的侧向运动（图 2.5）。浅筋膜层与股内斜肌筋膜关系密切，但对髌骨稳定性影响不大，其在靠近髌骨内侧缘的近端和远端与第二层相连。第二层由浅层内侧副韧带、横切面处于水平位的内侧髌股韧带（MPFL）以及与第一层相连的内侧髌胫韧带（MPTL）的纤维组成。在此之下，第三层由深层内侧副韧带、内侧髌半月板韧带（MPML）和关节囊构成。由于支持带紧密地附着在髌骨内侧，因此可以对髌骨施加内侧抑制力以增强髌骨的稳定性，特别是在髌骨进入滑车之前的早期屈膝运动期间。

除髌腱外，髌骨通过更小的 MPTL 和 MPML 与胫骨远端相连，且两个韧带都比 MPFL 薄。MPTL 插入髌骨下缘和内侧缘及髌骨近端肌腱，穿过前内侧关节线并附着于胫骨边缘。MPML 从髌骨下部和内侧延伸，连接到内侧半月板的前缘。

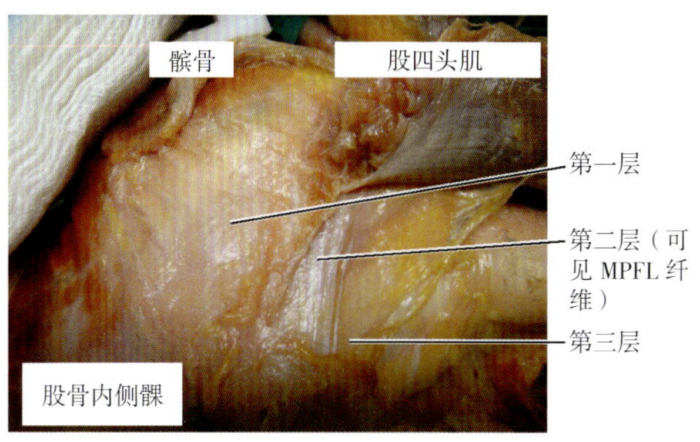

图 2.5 右膝内侧支持带的 3 层解剖，股内侧肌被离断并抬高。标本的末端在左边。MPFL，内侧髌股韧带

外侧支持带

膝关节外侧有多层支持带，由薄韧带组成，对髌骨提供被动约束。然而，该作用不如内侧韧带明显。外侧支持带由 3 层组成（浅层、中层、深层），顾名思义，位于膝关节外侧。层的顺序和精确排列以及带的尺寸和附件一直存在争议，传统上很难描述其收敛的多层结构。浅层直接位于皮下且构成深筋膜，不附着于髌骨，但横向增厚形成髂胫束附着于外侧髁的近端并与股四头肌腱膜混合。正由于没有直接附着髌骨，浅层很容易与髌骨分离；但是，它也的确为髌骨提供了一个侧向运动约束力。中间层是最坚韧的一层，其构成髂胫束和股四头肌腱膜。髂胫束纤维主要插入 Gerdy 结节远端，部分前纤维与股四头肌腱膜完全融合，附着于髌骨外侧和髌远端。虽然这些纤维没有直接附着在股骨上，但是它们的方位和位置表明它们在提供髌骨外侧约束方面起到了作用。其下面是深层，主要构成关节囊。对于髌股外侧韧带形成一股深关节囊的报道并不一致，但与内侧韧带相比，它并不被认为是髌骨内侧运动的主要限制因素。相反，尽管髂胫束、插入髌骨的纤维缺乏股骨附着点，但它们作为一个一致的短节段而表现得更为坚固，并在横向平面上对齐；还有报道称其从外侧髌骨到外侧半月板的进一步附着。外侧支持带的主要作用是抑制髌骨相对于股骨的内侧位移，有助于髌股关节啮合和髌骨的内、外侧压力分布。

髌下脂肪垫

髌下脂肪垫（Infrapatellar Fat Pad，IFP）位于关节囊内，位于股骨髁、胫骨平台和髌腱之间，其后缘为膝关节内滑膜（图 2.6）。最近的一项解剖学研究强调了其复杂的解剖学附着体：在 36 个样本中，IFP 始终通过半月板股韧带附着于髌下极、股骨髁间切迹、近端髌腱、内侧韧带、半月板和胫骨前部；在 30 个样本中，IFP 通过黏膜韧带附着在前交叉韧带前纤维上；在 29 个样本中，IFP 直接附着在胫骨前中央，其余 7 个样本中没有直接附着于胫骨。几乎所有样本的内侧端及 83% 的外侧段，在髌骨旁可发现近端 IFP 延长。

传统上，这种可变形脂肪组织被认为仅仅占据了前膝的未填充空间。然而，在极度消瘦的情况下，皮下脂肪组织被耗尽，但 IFP 则不会，证明 IFP 大小与所接受的体重之间没有关系。另外，我们发现当关节腔体积减小时，IFP 中的压力在膝关节屈曲和伸展末期显著升高，提示其可能具有本体感受作用。此外，IFP 的切除改变了膝关节的运动和髌骨的接触压力，这意味着它也可能具有生物力学的作用。由此表明，IFP 可能比目前所理解的更重要。

肌肉组织

髌骨的主要稳定因素是股四头肌群，它插入髌骨近端，继续向远端覆盖髌骨前面，与髌腱远端融合。股四头肌群由许多不同方向的肌肉组成，有助于满足膝关节的各种功能需求。股直肌位于股中间肌中央，其浅层位于关节外，平行于股骨，插入髌骨（图 2.7）。股中间肌以股四头肌腱最深的位置插入髌骨近端，后层远端附着于关节滑膜。股内侧肌，根据其名称，插入髌骨的上内侧 1/3，通常根据其纤维的角度分为两部分。股内侧长肌的矢状面呈 15° 方向，占股四头肌总截面积的 15%；股内侧斜肌呈 47°，占 10%（图 2.7）。同时，由于股外侧肌从外侧插入髌骨近端，也被定义为与其结构相关的两个独立组。股外侧长肌的报告横截面积为 34%，角度为 14°；股外侧斜肌的报道横截面积为 10%，角度为 35°。股四头肌腱由 3 层组成：浅层为股直肌，中层为股内侧和外侧肌，深层为股中间肌。股四头肌的失用性萎缩可导致股四头肌各部分的转位角改变超过 5°。

髌股关节生物力学

髌骨是伸膝机制的重要组成部分，它能将股四头肌张力传递到髌腱。它的关节表面和软骨使髌股关节能够以低摩擦力承受很高的压力载荷，从而使其能够有效地分流接触的压力。这确保了保护髌骨和滑车沟内神经分布活跃的软骨下骨起到关键作用，如果受损，可能导致疼痛。

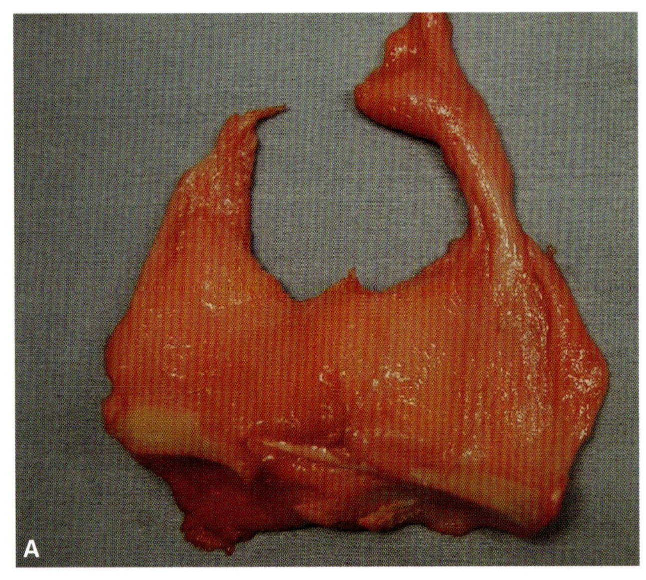

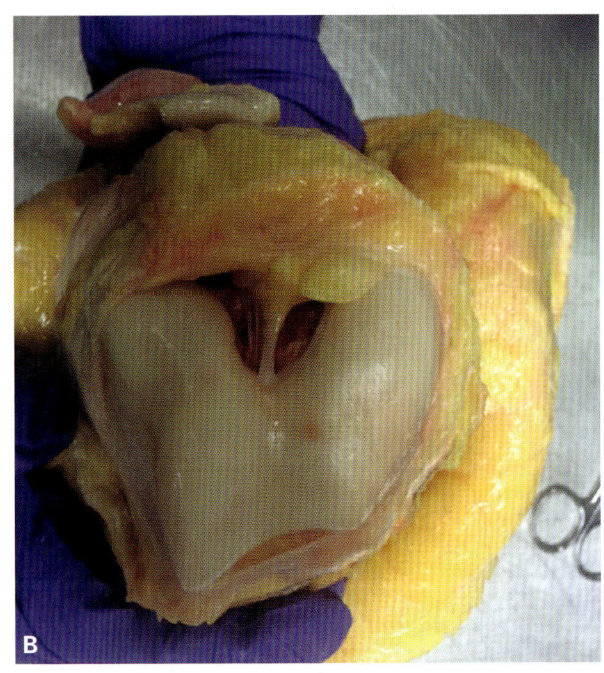

图 2.6　A. 从后向前看，左膝关节解剖的髌下脂肪垫（IFP）。可以观察到 IFP 主体的近端延伸，它包裹着髌骨。B. 膝关节屈曲 90° 时股骨远端，且髌骨后翻。IFP 可通过韧带黏液附着于股骨髁间切迹的顶部

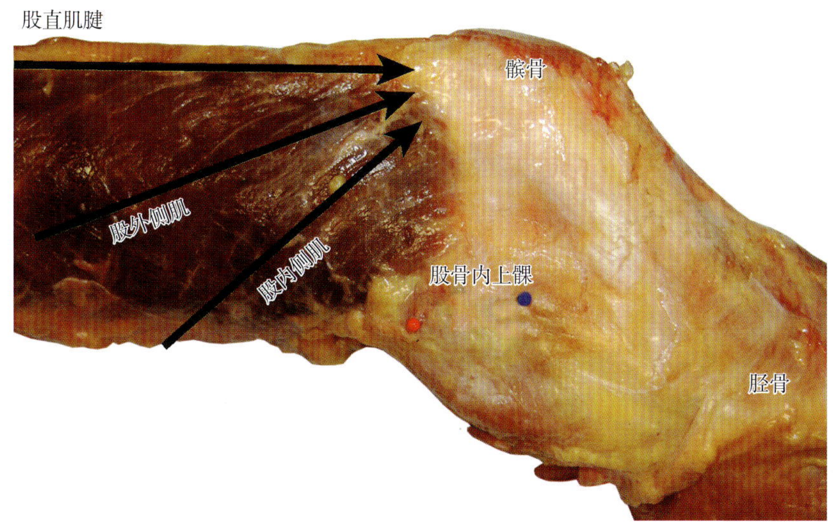

图 2.7 膝关节屈曲 45°的左侧膝关节从内侧到外侧的图片，显示内侧四头肌及其沿髌骨内侧边缘的成角方向。股中间肌位于股直肌的深处

髌骨的第二个作用是通过提高髌腱张力线远离股骨来提高股四头肌的有效伸展能力，同时起到保护作用。力矩臂是指从关节旋转中心到髌腱张力作用线的垂直距离。髌骨的存在增加了 40% 的力矩臂，并且，由于膝关节伸展力矩为髌腱张力和力矩臂的乘积，因此减少了产生给定膝关节伸展力矩所需的髌腱张力。

髌骨运动

髌骨可以在股骨远端大范围活动，有 6 个自由度：3 个线性平移和 3 个旋转。膝关节屈曲时髌骨的远端和后部平移，随着髌骨的屈曲，是它进行的最大的运动，这意味着大部分运动发生在矢状面。在髌骨开始绕股骨屈曲之前，胫股屈曲发生在髌骨屈曲前 20%~30%，这是由于髌骨在滑车上的位移和膝关节屈曲时髌腱方向的改变所导致的。

可以说，髌骨次重要运动是内侧 – 外侧平移和倾斜，因为这允许髌骨从滑车槽中偏移。因此，这些被认为是临床上对位不良或半脱位的原因。最初，在膝关节屈曲的前 10° ~20°，髌骨通常在与滑车接触时稍微向内侧移动；随后进行相对于股骨解剖轴的侧向平移，最多可使膝关节屈曲 80° ~90°。髌骨倾斜通常为相对较小的运动弧度，一些膝关节的运动角度被认为接近于 0°；然而，在病理性膝关节中，这个值往往显著增加。髌骨绕垂直于髌骨平面的轴旋转，个体间显示出广泛的差异性，其没有什么临床意义。定义髌骨运动时的术语和运动轴的差异在文献综述中很明显，这可能导致在体内和体外研究中相矛盾。

通常，大多数髌股关节疾病发生在膝关节屈曲初期，即屈曲 30°之前。这是因为髌骨通常在这个范围的某个阶段进入滑车沟内，由于其只依赖于软组织和肌肉的约束，因此在与滑车接触之前更容易受到伤害。

髌股关节接触压力

由于髌骨和滑车不协调，髌股关节的接触面积往往较小，尤其是在早期屈膝时，髌骨上的接触区从远端移动到近端（图 2.8），而滑车的接触区则随着屈曲角度的增加从近端移动到远端。

当膝关节完全伸展时，髌骨通常不与滑车沟接触。膝关节初屈时，髌骨远端与滑车沟近端外侧接触面积小，当它与滑车沟在大约 20°处接合时，迅速

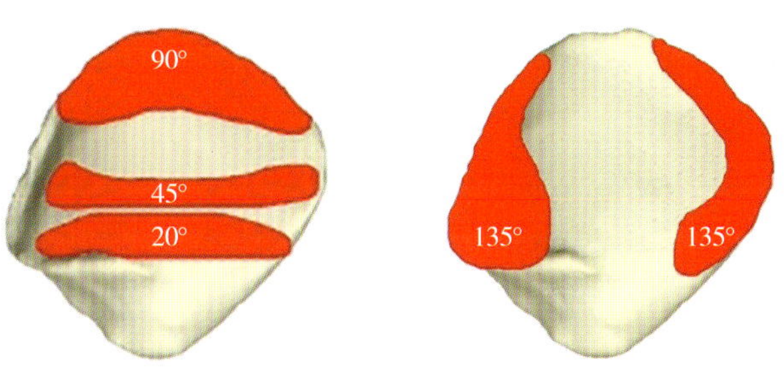

图 2.8 膝关节进行屈曲时，髌骨后表面的接触面积

扩散到髌骨远端的宽度。该接触区起始于髌骨内侧关节面的内侧缘，然后在髌骨上以一条宽的带延伸到外侧关节面的外侧。随着髌骨和滑车一致性的增加，接触区随着更深的屈曲而向近侧移动。当膝关节屈曲 30°~60°时，接触中心位于髌骨中部，当接触区向髌骨近端移动时，髌股关节接触面积最大时出现在 90°处。当膝关节屈曲超过 90°时，髌骨通常向外侧移动，内侧关节面主要以副面接触，该面紧靠内侧髁突的外侧。

滑车上的接触面积随着膝关节的屈曲呈线性增加直到大约 60°，当至屈膝 90°后，滑车的接触面积保持不变，然后随着髌骨跨过髁间切迹，滑车的接触面积在更深的屈曲中减小。屈膝 30°时，19% 的髌骨承载面与滑车接触；在 60°时增加到 29%，在 90°时增加到 28%。髌骨在整个屈曲过程中外侧关节面有更大的接触面积，与股外侧沟表面的接触面积比内侧大 60%。由于 Q 角的存在，这对应于它的横向矢量。通常，负重姿势的接触面积通常大于非负重姿势。

膝关节屈曲过程中，当髌骨和滑车的表面接触时，可以测量关节接触压力和软骨变形。髌股关节接触压力是髌股关节接触力学的一个方面，它是髌股关节合力对股四头肌和髌腱力反应的直接结果。

髌股关节受力

髌股关节承受高压缩应力反映在髌骨软骨的厚度上。虽然最初作为负重关节并不明显，但施加在髌股关节上的压力可以超过胫股关节。如前所述，关节的简化模型已经被列出来，以检查作用在髌股关节矢状面上的力（图 2.9）。考虑到膝关节的伸展运动，髌骨收到 3 种力的作用：股四头肌腱张力（F_Q）、髌腱张力（F_{PT}）和髌股关节合力（F_{PFJ}）。该模型不考虑较小的力，如由支持带张力产生的力，也假设髌股关节具有低摩擦力，消除任何明显的剪切力，主要导致压缩的 F_{PFJ}。当膝关节接近伸展时，F_Q 和 F_{PT} 相互对抗，导致关节受力较小（图 2.9）。然而，当屈曲膝关节时，F_Q 和 F_{PT} 之间的夹角减小，也就是说，它们的张力矢量地结合在一起，形成一个更大的 F_{PFJ}，将髌骨拉到股骨上做同样的 F_{PT}（图 2.9）。而且，对于同样的 F_{PT}，需要更大的 F_Q，因为当膝关节屈曲时，股四头肌腱张力并没有向髌腱张力的方向拉；这就是临床上为什么当膝关节屈曲超过 90°时，股四头肌较弱的老年患者可能会发现从较低的椅子高度站起来会更加困难的原因。

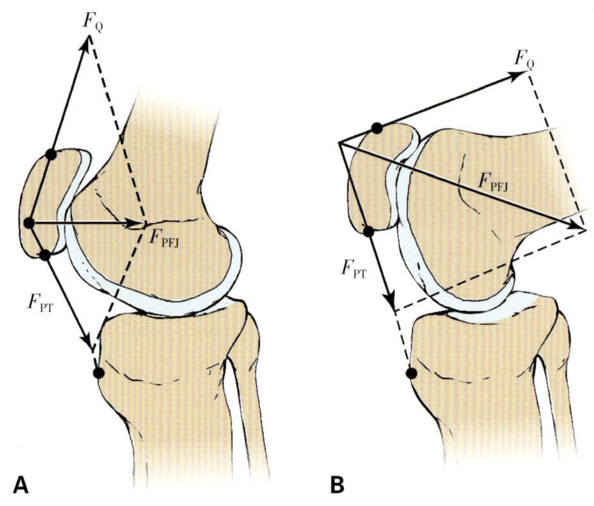

图 2.9 髌股关节合力（F_{PFJ}）的计算。示意图比较了接近完全伸展时（A）的膝关节和较深屈曲时（B）的膝关节的 F_{PFJ}。由于膝关节屈曲增加，F_{PFJ} 明显增加。F_{PT}，髌腱张力；F_Q，股四头肌腱张力

在闭合链运动中，屈膝更深时，F_{PFJ} 由于屈曲时围绕膝关节屈曲轴的负荷增加而增加，这需要股四头肌更有力的收缩来抵抗由体重施加的屈曲力矩。屈肌力矩的计算方法为使关节弯曲的力（每条腿为体重的一半）乘以其作用线的距离［力线与膝关节瞬间旋转中心之间的垂直距离（图 2.10 中的 d_1）］。因此为了达到平衡，膝关节必须受到由髌腱张力引起的相等且相反的伸展力矩的作用。作用于膝关节所需的髌腱张力按 0.5 倍体重（BW）乘以距离 d_1，除以髌腱作用线与膝关节瞬间旋转中心之间的垂直距离（图 2.10 中的 d_2）。可以看到由于膝关节屈曲使得 d_1 变得更大，由此导致更大的 F_Q 和 F_{PT}。

在大多数活动中，最大 F_{PFJ} 发生在膝关节屈曲 70°~80°之间。当股四头肌环绕股骨远端时，在更深的屈曲中股腱接触点减轻了 F_{PFJ}，限制了 F_{PFJ} 的进一步增加。

F_{PFJ} 因不同的活动而变化很大。一般而言，步行可产生高达 0.8 倍 BW 的力，而上楼梯和下楼梯可产生比之高达 5 倍 BW 的力，蹲下可增加比之高达 8 倍 BW 的力。

髌股关节的稳定性

目前已知有 3 个系统协同工作，为了确保髌股关节在整个屈膝过程中的稳定性：髌骨的骨性结构、滑车沟和股骨提供了静态稳定性；股四头肌以及臂

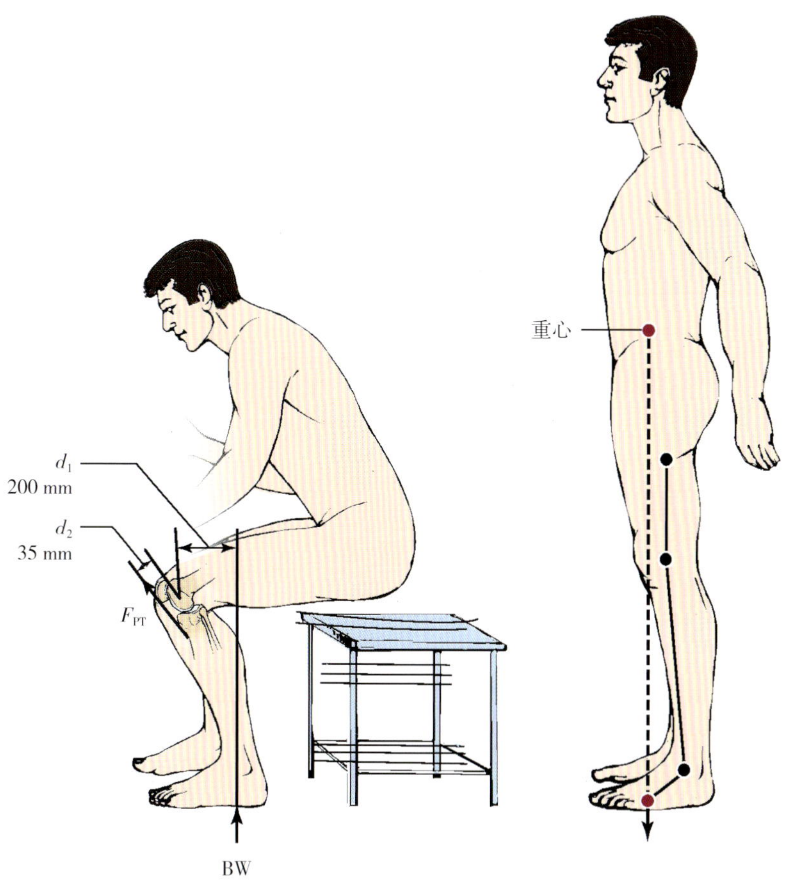

图 2.10 受试者从椅子上站起来的自由体图（闭合链式运动）。为了保持平衡，髌腱（PT）必须施加与体重（BW）相等且相反的力矩，所以（0.5 倍 BW）$\times d_1=F_{PT}\times d_2$

肌和其他肌肉一定程度上起到了动态稳定的作用；而韧带和支持带提供了被动关节约束力。

既往文献中发现，个体在股骨远端和髌骨的结构和关节上存在广泛的差异性，容易导致髌骨脱位。这些细微的差异已经被详细地研究过，其为目前治疗髌骨脱位患者的诸多外科干预手段提供了基本的理论基础。另外，MPFL 已被确定为早期膝关节屈曲（0° ~30°）中最重要的被动髌股关节稳定器在这个范围内对阻止髌骨外侧移位做出了 50%~60% 的贡献。此外，滑车形状和胫骨结节位置也被认为是导致髌骨不稳定发生率增加的因素；高位髌骨也是如此。由此，现在我们将更详细地讨论这些病理学。

胫骨结节 – 滑车沟距离

在正常的膝关节解剖中，胫骨结节位于股骨沟的远端和稍外侧，在膝关节屈曲时引导下外侧力沿着髌腱作用于髌骨。因此，相对于滑车沟而言，胫骨结节的过度向外移位导致作用于髌骨的侧向力增加。在髌骨脱位后接受检查的患者中，有很大一部分已经证实了这种病理。

Goutallier 等首次将胫骨结节—滑车沟（TT—TG）距离描述为在 30° 屈曲时使用（即髌骨轴位）X 线进行测量，以此来量化伸肌机制的冠状线。后来采用这种方法，通过 CT 取两个断面，一个穿过滑车近端，另一个穿过胫骨结节近端，然后测量滑车沟最深处与胫骨结节前之间的内、外侧距离（图 2.11）。最近，MRI 已经被用来进行这些测量，因其能包含软骨，使其比 CT 更准确。TT—TG 距离的正常值不一致，9~10 mm、9.4 mm、13.6 mm 和 13 mm 都被定义为正常范围，而 > 20 mm 是提供外科干预指征的基础。

滑车发育不良

如前所述，股四头肌收缩后应用的横向力通常被侧缘凸起的滑车沟抵消。髌骨的凸形轮廓是为了

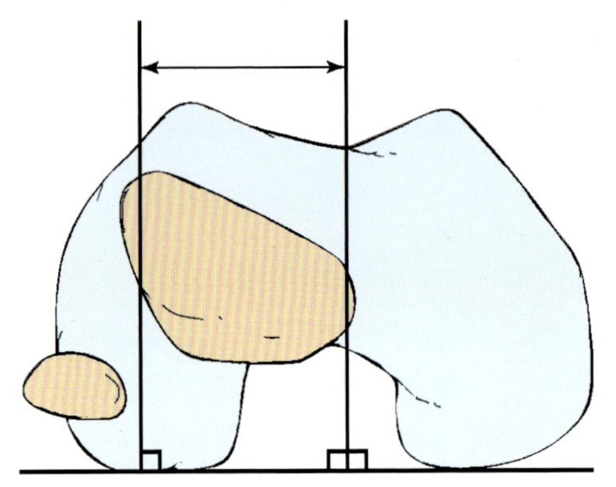

图 2.11 胫骨结节—滑车沟（TT—TG）距离：横截面 CT 切片示意图中进行 TT—TG 距离测量

沿着滑车沟运动，在整个髌骨宽度上提供相对均匀的接触压力。当滑车沟有扁平的近端关节区和浅的远端关节区，或者在最坏的情况下有凸出的近端关节面时，就出现滑车发育不良。因此，在滑车发育不良的患者中，由于膝关节屈曲对横向作用力失去侧向约束，通常会出现高水平的脱位。尽管既往最初低估了滑车沟存在，但术中确实发现存在扁平或凸出的滑车沟，这也为滑车成形术的手术干预提供了理论依据。滑车发育不良的诊断标准通常是交叉征阳性（滑车沟底穿过两个股骨髁的前缘）通过在膝关节屈曲 30°时拍摄的侧位 X 线片以确定。

髌骨高度

高位髌骨

高位髌骨存在于髌骨接近其正常位置的地方，由于早期屈膝导致滑车约束丧失，使髌骨容易脱位。它常与滑车发育不良或髌腱过长等异常并存，既往报道称，在 24% 的髌骨不稳定患者中和 3% 的正常患者中存在高位髌骨。

高位髌骨导致髌骨和滑车接触减少，导致髌股关节压力升高，并有可能随后发展为骨关节炎。由于滑车沟的外侧骨约束对作用在髌骨上的股四头肌拉力的丧失，导致髌骨侧移阻力降低，特别是在膝关节屈曲早期时更明显。目前有临床研究报道了手术治疗合并胫骨结节移位的复发性髌骨脱位的成功经验。

与外伤性髌骨脱位相比，无外伤或轻微外伤导致髌骨脱位的患者更容易发生高位髌骨脱位，其病理学与复发性髌骨脱位、疼痛和关节积液有关。这些临床发现强调了在临床中评估膝关节解剖结构，尤其是在疼痛或关节不稳的患者中，评估髌骨的位置尤为重要。

低位髌骨

当髌骨位于低于解剖学典型的位置时，就会发生低位髌骨。它通常被分为先天性的、后天性的或两者结合性的。后天性低位髌骨可能是创伤或手术导致股四头肌活动改变、髌腱收缩或关节力学改变的结果，如全膝关节置换术中膝关节线抬高。低位髌骨可能是先天性的，也可能由脊髓灰质炎等疾病引起。疼痛和活动范围丧失是低位髌骨患者常见的症状，但它并不是髌骨不稳定的诱因。

髌骨高度测量

髌骨高度的测量一直存在争议，文献中提出了许多方法。最常用的定义是使用一系列的髌骨—胫骨指数。最常见的情况如下：

- Insall-Salvati 比值：髌腱长度与髌骨最长矢状径的比值（比值＞ 1.2 表明高位髌骨）。
- 改良 Insall-Salvati 比值：髌腱长度与髌骨关节面长度的比值（比值＞ 2.0 表明高位髌骨）。
- Blackburne-Peel 比值：髌骨关节面下极与胫骨平台切线的垂直线长度与髌骨关节面长度的比值（比值＞ 1.0 表明高位髌骨）。
- Caton-Deschamps 比值：髌骨关节面下缘距胫骨前上角与髌骨关节面长度的比值（比值＞ 1.2 表明高位髌骨）。

这些指标都不是基于更基本的髌骨与滑车接合度的测量，这也允许滑车近端的变化，而不仅仅受髌腱长度的影响。另外，Biedert 在膝关节完全伸展时引入了髌骨 - 滑车重叠比，但尚未得到广泛应用。

结论

髌股关节是构成膝关节复合体一部分的滑膜关节。它允许 6 个自由度的运动，并通过韧带、肌肉和骨骼的相互作用来稳定。任何一个系统的缺陷或异常都会增加个体对髌股关节病变的易感性。因此，掌握相关的接触力学和髌骨运动学知识有助于对髌股关节疾病患者的诊断和后续治疗。

参考文献

[1] Fulkerson JP. Diagnosis and treatment of patients with patellofemoral pain. Am J Sports Med. 2002;30(3):447.

[2] Doskocil M. Formation of the femoropatellar part of the human knee joint. Folia Morphol (Praha). 1985;33(1):38.

[3] Gray DJ, Gardner E. Prenatal development of the human knee and superior tibiofibular joints. Am J Anat. 1950;86(2):235-287.
[4] Brechter J, Powers C. Patellofemoral joint stress during stair ascent and descent in persons with and without patellofemoral pain. Gait Posture. 2002;16(2):115.
[5] Tecklenburg K, Dejour D, Hoser C, Fink C. Bony and cartilaginous anatomy of the patellofemoral joint. Knee Surg Sports Traumatol Arthrosc. 2006;14(3):235-240.
[6] Senavongse W, Amis AA. The effects of articular, retinacular, or muscular deficiencies on patellofemoral joint stability: a biomechanical study in vitro. J Bone Joint Surg Br. 2005;87(4):577-582.
[7] Staubli HU, Dürrenmatt U, Porcellini B, Rauschning W. Anatomy and surface geometry of the patellofemoral joint in the axial plane. J Bone Joint Surg Br. 1999;81(3):452.
[8] Hungerford DS, Barry M. Biomechanics of the patellofemoral joint. Clin Orthop Relat Res. 1979;(144):9-15.
[9] Fulkerson JP. Disorders of the Patellofemoral Joint. 3rd ed. Baltimore, MD: Williams & Wilkins; 1997.
[10] Grelsamer RP, Weinstein CH. Applied biomechanics of the patella. Clin Orthop Relat Res. 2001;(389):9-14.
[11] Wiberg G. Roentgenography and anatomical studies on the femoropatellar joint: with special reference to chondromalacia patellae. Acta Orthop Scand. 1941;12(1-4):319-410.
[12] Tria AJ, Alicea J. Embryology and anatomy of the patella. In: Scuderi GR, ed. The Patella. New York, NY: Springer; 1995:11-23.
[13] Dye SF, Vaupel GL, Dye CC. Conscious neurosensory mapping of the internal structures of the human knee without intraarticular anesthesia. Am J Sports Med. 1998;26(6):773-777.
[14] Goodfellow J, Hungerford D, Zindel M. Patello-femoral joint mechanics and pathology. 1. Functional anatomy of the patello-femoral joint. J Bone Joint Surg Br. 1976;58(3):287-290.
[15] Kirschner MH, Menck J, Nerlich A, Walser R, Bühren V, Hofmann GO. The arterial blood supply of the human patella. Surg Radiol Anat, 1997;19(6):345-351.
[16] Nemschak G, Pretterklieber ML. The patellar arterial supply via the infrapatellar fat pad (of hoffa): a combined anatomical and angiographical analysis. Anat Res Int. 2012;2012:713838.
[17] Scapinelli R. Blood supply of the human patella: its relation to ischaemic necrosis after fracture. J Bone Joint Surg Br. 1967;49(3):563-570.
[18] Kennedy JC, Alexander IJ, Hayes KC. Nerve supply of the human knee and its functional importance. Am J Sports Med. 1982;10(6):329-335.
[19] Barton RS, Ostrowski ML, Anderson TD, Ilahi OA, Heggeness MH. Intraosseous innervation of the human patella: a histologic study. Am J Sports Med. 2007;35(2):307-311.
[20] Servien E, Ait Si Selmi T, Neyret P. Study of the patellar apex in objective patellar dislocation [in French]. Rev Chir Orthop Reparatrice Appar Mot. 2003;89(7):605-612.
[21] Fulkerson JP. Disorders of patellofemoral alignment. J Bone Joint Surg Am. 1990;72(9):1424.
[22] van Huyssteen AL, Hendrix MRG, Barnett AJ, Wakeley CJ, Eldridge JDJ. Cartilage-bone mismatch in the dysplastic trochlea: an MRI study. J Bone Joint Surg Br. 2006;88(5):688-691.
[23] Carson WG, James SL, Larson RL, Singer KM, Winternitz WW. Patellofemoral disorders: physical and radiographic evaluation. Part II: Radiographic examination. Clin Orthop Relat Res. 1984;(185):178-186.
[24] Hughston JC. Subluxation of the Patella. J Bone Joint Surg Am. 1968;50(5):1003-1026.
[25] Pfirrmann CWA, Zanetti M, Romero J, Hodler J. Femoral trochlear dysplasia: MR findings. Radiology. 2000;216(3):858-864.
[26] Malghem J, Maldague B. Depth insufficiency of the proximal trochlear groove on lateral radiographs of the knee: relation to patellar dislocation. Radiology. 1989;170(2):507-510.
[27] Shih YF, Bull AJ, Amis A. The cartilaginous and osseous geometry of the femoral trochlear groove. Knee Surg Sports Traumatol Arthrosc. 2004;12(4):300-306.
[28] Christian SR, Anderson MB, Workman R, Conway WF, Pope TL. Imaging of anterior knee pain. Clin Sports Med. 2006;25:681-702.
[29] Hehne HJ. Biomechanics of the patellofemoral joint and its clinical relevance. Clinical Orthop Relat Res. 1990;(258):73-85.
[30] Carrillon Y, Abidi H, Dejour D, Fantino O, Moyen B, Tran-Minh VA. Patellar instability: assessment on MR images by measuring the lateral trochlear inclination—initial experience. Radiology. 2000;216(2):582-585.
[31] Dejour H, Walch G, Nove-Josserand L, Guier C. Factors of patellar instability: an anatomic radiographic study. Knee Surg Sports Traumatol Arthrosc. 1994;2(1):19-26.
[32] Bull A, Katchburian M, Shih Y, Amis A. Standardisation of the description of patellofemoral motion and comparison between different techniques. Knee Surg Sports Traumatol Arthrosc. 2002;10(3):184-193.
[33] Yoshioka Y, Siu D, Cooke TD. The anatomy and functional axes of the femur. J Bone Joint Surg Am. 1987;69(6):873-880.
[34] Brattström H. Patella alta in non-dislocating knee joints. Acta Orthop Scand. 1970;41(5):578-588.
[35] Hallen L, Lindahl O. The "screw-home" movement in the knee-joint. Acta Orthop Scand. 1966;37(1):97-106.
[36] Powers CM. The influence of altered lower-extremity kinematics on patellofemoral joint dysfunction: a theoretical perspective. J Orthop Sports Phys Ther. 2003;33(11):639-646.
[37] Grelsamer RP. Patellar malalignment. J Bone Joint Surg Am. 2000;82(11):1639.
[38] Lieb FJ, Perry J. Quadriceps function: an anatomical and mechanical study using amputated limbs. J Bone Joint Surg Am. 1968;50(8):1535-1548.
[39] Huberti H, Hayes W. Patellofemoral contact pressures. The influence of q-angle and tendofemoral contact. J Bone Joint Surg Am. 1984;66(5):715-724.
[40] Greene CC, Edwards TB, Wade MR, Carson EW. Reliability of the quadriceps angle measurement. Am J Knee Surg. 2000;14(2):97-103.
[41] Biedert RM, Warnke K. Correlation between the Q angle and the patella position: a clinical and axial computed tomography evaluation. Arch Orthop Trauma Surg. 2001;121(6):346-349.
[42] Cooney A, Kazi Z, Caplan N, Newby M, St Clair Gibson A, Kader D. The relationship between quadriceps angle and tibial tuberosity–trochlear groove distance in patients with patellar instability. Knee Surg Sports Traumatol Arthrosc. 2012;20(12):2399-2404.
[43] Wright SJ, Boymans TA, Grimm B, Miles AW, Kessler O. Strong correlation between the morphology of the proximal

femur and the geometry of the distal femoral trochlea. Knee Surg Sports Traumatol Arthrosc. 2014;22(12): 2900-2910.

[44] Liebensteiner MC, Ressler J, Seitlinger G, Djurdjevic T, El Attal R, Ferlic PW. High femoral anteversion is related to femoral trochlea dysplasia. Arthroscopy. 2016;32(11):2295-2299.

[45] Teitge RA. Does lower limb torsion matter? Tech Knee Surg. 2012;11(3):137-146.

[46] Franciozi CE, Ambra LF, Albertoni LJ, et al. Increased femoral anteversion influence over surgically treated recurrent patellar instability patients. Arthroscopy. 2017;33(3):633-640.

[47] Warren LF, Marshall JL. The supporting structures and layers on the medial side of the knee: an anatomical analysis. J Bone Joint Surg Am. 1979;61(1):56-62.

[48] Baldwin JL. The anatomy of the medial patellofemoral ligament. Am J Sports Med. 2009;37(12):2355-2361.

[49] Thawait S, Soldatos T, Thawait G, Cosgarea A, Carrino J, Chhabra A. High resolution magnetic resonance imaging of the patellar retinaculum: normal anatomy, common injury patterns, and pathologies. Skeletal Radiol. 2012;41(2):137-148.

[50] Dirim B, Haghighi P, Trudell D, Portes G, Resnick D. Medial patellofemoral ligament: cadaveric investigation of anatomy with MRI, MR arthrography and histologic correlation. Am J Roentgenol. 2008;191(2):490-498.

[51] Last RJ. The popliteus muscle and the lateral meniscus. J Bone Joint Surg Br. 1950;32(1):93-99.

[52] Merican AM, Amis AA. Anatomy of the lateral retinaculum of the knee. J Bone Joint Surg Br. 2008;90(4):527-534.

[53] Recondo JA, Salvador E, Villanúa JA, Barrera MC, Gervás C, Alústiza JM. Lateral stabilizing structures of the knee: functional anatomy and injuries assessed with MR imaging. Radiographics. 2000;20(suppl 1):S91-S102.

[54] Gallagher J, Tierney P, Murray P, O'Brien M. The infrapatellar fat pad: anatomy and clinical correlations. Knee Surg Sports Traumatol Arthrosc. 2005;13(4):268-272.

[55] Stephen JM, Sopher R, Tullie S, Amis A, Ball S, Williams A. The infrapatellar fat pad has proximal extensions which wrap around the patella and is a dynamic and mobile structure which deforms during knee motion. Knee Surg Sports Traumatol Arthrosc. 2018. doi:10.1007/s00167-018-4943-1.

[56] Havers C. Osteologia Nova, or Some New Observations of the Bones, and the Parts Belonging to Them, With the Manner of Their Accretion and Nutrition. London, England: Samuel Smith; 1691.

[57] MacConaill M. The movements of bones and joints. J Bone Joint Surg Br. 1953;35-B(2):290-297.

[58] Chuckpaiwong B, Charles HC, Kraus VB, Guilak F, Nunley JA. Age-associated increases in the size of the infrapatellar fat pad in knee osteoarthritis as measured by 3T MRI. J Orthop Res. 2010;28(9):1149-1154.

[59] Davies D, White J. The structure and weight of synovial fat pads. J Anat. 1961;95(Pt 1):30.

[60] Bohnsack M, Hurschler C, Demirtas T, Rühmann O, Stukenborg-Colsman C, Wirth CJ. Infrapatellar fat pad pressure and volume changes of the anterior compartment during knee motion: possible clinical consequences to the anterior knee pain syndrome. Knee Surg Sports Traumatol Arthrosc. 2005;13(2):135-141.

[61] Bohnsack M, Wilharm A, Hurschler C, Rühmann O, Stukenborg-Colsman C, Wirth CJ. Biomechanical and kinematic influences of a total infrapatellar fat pad resection on the knee. Am J Sports Med. 2004;32(8):1873-1880.

[62] Waligora A, Johanson N, Hirsch B. Clinical anatomy of the quadriceps femoris and extensor apparatus of the knee. Clin Orthop Relat Res. 2009;467(12):3297-3306.

[63] Staubli HU, Bollmann C, Kreutz R, Becker W, Rauschning W. Quantification of intact quadriceps tendon, quadriceps tendon insertion, and suprapatellar fat pad: MR arthrography, anatomy, and cryosections in the sagittal plane. AJR Am J Roentgenol. 1999;173(3):691-698.

[64] Terry G. The anatomy of the extensor mechanism. Clin Sports Med. 1989;8(2):163.

[65] Farahmand F, Senavongse W, Amis AA. Quantitative study of the quadriceps muscles and trochlear groove geometry related to instability of the patellofemoral joint. J Orthop Res. 1998;16(1):136-143.

[66] Bleakney R, Maffulli N. Ultrasound changes to intramuscular architecture of the quadriceps following intramedullary nailing. J Sports Med Phys Fitness. 2002;42(1):120-125.

[67] Biedert RM. Patellofemoral Disorders: Diagnosis and Treatment. Chichester, England: Wiley; 2005.

[68] Amis AA, Senavongse W, Bull AMJ. Patellofemoral kinematics during knee flexion-extension: an in vitro study. J Orthop Res. 2006;24(12):2201-2211.

[69] van Kampen A, Huiskes R. The three-dimensional tracking pattern of the human patella. J Orthop Res. 1990;8(3):372-382.

[70] Laurin CA, Lévesque HP, Dussault R, Labelle H, Peides JP. The abnormal lateral patellofemoral angle: a diagnostic roentgenographic sign of recurrent patellar subluxation. J Bone Joint Surg Am. 1978;60(1):55-60.

[71] Katchburian MV, Bull AM, Shih YF, Heatley FW, Amis AA. Measurement of patellar tracking: assessment and analysis of the literature. Clin Orthop Relat Res. 2003;(412):241.

[72] Amis AA, Oguz C, Bull AMJ, Senavongse W, Dejour D. The effect of trochleoplasty on patellar stability and kinematics: a biomechanical study in vitro. J Bone Joint Surg Br. 2008;90(7):864-869.

[73] Feller JA, Feagin JA, Garrett WE. The medial patellofemoral ligament revisited: an anatomical study. Knee Surg Sports Traumatol Arthrosc. 1993;1(3):184-186.

[74] Smidt GL. Biomechanical analysis of knee flexion and extension. J Biomech. 1973;6(1):79-92.

[75] Besier TF, Draper CE, Gold GE, Beaupré GS, Delp SL. Patellofemoral joint contact area increases with knee flexion and weight-bearing. J Orthop Res. 2005;23(2):345-350.

[76] Powers C, Lilley J, Lee T. The effects of axial and multi-plane loading of the extensor mechanism on the patellofemoral joint. Clin Biomech (Bristol, Avon). 1998;13(8):616-624.

[77] Leszko F, Sharma A, Komistek RD, Mahfouz MR, Cates HE, Scuderi GR. Comparison of in vivo patellofemoral kinematics for subjects having high-flexion total knee arthroplasty implant with patients having normal knees. J Arthroplasty. 2010;25(3):398-404.

[78] Matthews L, Sonstegard D, Henke J. Load bearing characteristics of the patello-femoral joint. Acta Orthop Scand. 1977;48(5):511-516.

[79] Salsich GB, Ward SR, Terk MR, Powers CM. In vivo assessment of patellofemoral joint contact area in individuals who are pain free. Clin Orthop Relat Res. 2003;(417):277-284.

[80] Feller JA, Amis AA, Andrish JT, Arendt EA, Erasmus PJ, Powers CM. Surgical biomechanics of the patellofemoral

joint. Arthroscopy. 2007;23(5):542-553.
[81] Amis AA, Farahmand F. Extensor mechanism of the knee. Curr Orthop. 1996;10(2):102-109.
[82] Sanchis-Alfonso V, Prat-Pastor J, Atienza-Vicente C, Puig-Abbs C, Comin-Clavijo M. Biomechanical bases for anterior knee pain and patellar instability in the young patient. In: Anterior Knee Pain and Patellar Instability. 1st ed. London, England: Springer; 2006.
[83] Bandi W. Die Retropatellaren Kniegelenksschäden (Retro-Patellar Derangement of the Knee). Bern, Switzerland: Verlag Hans Nuber; 1982.
[84] Masouros SD, Bull AMJ, Amis AA. Biomechanics of the knee joint. Orthop Trauma. 2010;24(2):84-91.
[85] Mason JJ, Leszko F, Johnson T, Komistek RD. Patellofemoral joint forces. J Biomech. 2008;41(11):2337-2348.
[86] Trepczynski A, Kutzner I, Kornaropoulos E, et al. Patellofemoral joint contact forces during activities with high knee flexion. J Orthop Res. 2012;30(3):408-415.
[87] Senavongse W, Farahmand F, Jones J, Andersen H, Bull AMJ, Amis AA. Quantitative measurement of patellofemoral joint stability: force–displacement behavior of the human patella in vitro. J Orthop Res. 2003;21(5):780-786.
[88] Powers C, Ward S, Fredericson M, Guillet M, Shellock F. Patellofemoral kinematics during weight-bearing and non-weight-bearing knee extension in persons with lateral subluxation of the patella: a preliminary study. J Orthop Sports Phys Ther. 2003;33(11):677.
[89] Desio SM, Burks RT, Bachus KN. Soft tissue restraints to lateral patellar translation in the human knee. Am J Sports Med. 1998;26(1):59-65.
[90] Panagiotopoulos E, Strzelczyk P, Herrmann M, Scuderi G. Cadaveric study on static medial patellar stabilizers: the dynamizing role of the vastus medialis obliquus on medial patellofemoral ligament. Knee Surg Sports Traumatol Arthrosc. 2006;14(1):7-12.
[91] Fithian DC, Paxton EW, Stone ML, et al. Epidemiology and natural history of acute patellar dislocation. Am J Sports Med. 2004;32(5):1114-1121.
[92] Simmons E, Cameron JC. Patella alta and recurrent dislocation of the patella. Clin Orthop Relat Res. 1992;(274):265-269.
[93] Goutallier D, Bernageau J, Lecudonnec B. The measurement of the tibial tuberosity. Patella groove distanced technique and results (author's transl) [in French]. Rev Chir Orthop Reparatrice Appar Mot. 1978;64(5):423-428.
[94] Wagenaar FB, Koëter S, Anderson PG, Wymenga AB. Conventional radiography cannot replace CT scanning in detecting tibial tubercle lateralisation. Knee. 2007;14(1):51-54.
[95] Schoettle PB, Zanetti M, Seifert B, Pfirrmann CWA, Fucentese SF, Romero J. The tibial tuberosity–trochlear groove distance; a comparative study between CT and MRI scanning. Knee. 2006;13(1):26-31.
[96] Pandit S, Frampton C, Stoddart J, Lynskey T. Magnetic resonance imaging assessment of tibial tuberosity–trochlear groove distance: normal values for males and females. Int Orthop. 2011;35(12):1799-1803.
[97] Wittstein JR, Bartlett EC, Easterbrook J, Byrd JC. Magnetic resonance imaging evaluation of patellofemoral malalignment. Arthroscopy. 2006;22(6):643-649.
[98] Alemparte J, Ekdahl M, Burnier L, et al. Patellofemoral evaluation with radiographs and computed tomography scans in 60 knees of asymptomatic subjects. Arthroscopy. 2007;23(2):170-177.
[99] Dejour H. La dysplasie de la trochlée femorale. Rev Chir Orthop Reparatrice Appar Mot. 1990;76:45-54.
[100] Donell ST, Joseph G, Hing CB, Marshall TJ. Modified Dejour trochleoplasty for severe dysplasia: operative technique and early clinical results. Knee. 2006;13(4):266-273.
[101] Von Knoch F, Böhm T, Bürgi M, Von Knoch M, Bereiter H. Trochleaplasty for recurrent patellar dislocation in association with trochlear dysplasia. A 4-14 year follow up study. J Bone Joint Surg Br. 2006;88(10):1331-1335.
[102] Caton J, Mironneau A, Walch G, Levigne C, Michel CR. Idiopathic high patella in adolescents. Apropos of 61 surgical cases [in French]. Rev Chir Orthop Raparatrice Appar Mot. 1990;76(4):253-260.
[103] Luyckx T, Didden K, Vandenneucker H, Labey L, Innocenti B, Bellemans J. Is there a biomechanical explanation for anterior knee pain in patients with patella alta? Influence of patellar height on patellofemoral contact force, contact area and contact pressure. J Bone Joint Surg Br. 2009;91(3):344-350.
[104] Stefanik JJ, Guermazi A, Zhu Y, et al. Quadriceps weakness, patella alta, and structural features of patellofemoral osteoarthritis. Arthritis Care Res (Hoboken). 2011;63(10):1391-1397.
[105] Ward SR, Powers CM. The influence of patella alta on patellofemoral joint stress during normal and fast walking. Clin Biomech. 2004;19(10):1040-1047.
[106] Singerman R, Davy DT, Goldberg VM. Effects of patella alta and patella infera on patellofemoral contact forces. J Biomech. 1994;27(8):1059-1065.
[107] Magnussen R, Simone V, Lustig S, Neyret P, Flanigan D. Treatment of patella alta in patients with episodic patellar dislocation: a systematic review. Knee Surg Sports Traumatol Arthrosc. 2014;22(10):2545-2550.
[108] Geenen E, Molenaers G, Martens M. Patella alta in patellofemoral instability. Acta Orthop Belg. 1989;55(3):387.
[109] Insall J, Falvo KA, Wise DW. Chondromalacia patellae. A prospective study. J Bone Joint Surg Am. 1976;58(1):1-8.
[110] Insall J, Goldberg V, Salvati E. Recurrent dislocation and the high-riding patella. Clin Orthop Relat Res. 1972;(88):67-69.
[111] MØller BN, Krebs B, Jurik AG. Patellar height and patellofemoral congruence. Arch Orthop Trauma Surg. 1986;104(6):380-381.
[112] Chonko D, Lombardi Jr A, Berend K. Patella baja and total knee arthroplasty (TKA): etiology, diagnosis, and management. Surg Technol Int. 2004;12:231-238.
[113] Giori NJ, Lewallen DG. Total knee arthroplasty in limbs affected by poliomyelitis. J Bone Joint Surg Am. 2002;84(7):1157-1161.
[114] Saggin PRF, Dejour D. Patella infera and patella alta. In: Sanchis-Alfonso V, ed. Atlas of the Patellofemoral Joint. London, England: Springer; 2013:223-227.
[115] Insall J, Salvati E. Patella position in the normal knee joint. Radiology. 1971;101(1):101-104.
[116] Grelsamer RP, Meadows S. The modified Insall-Salvati ratio for assessment of patellar height. Clin Orthop Relat Res. 1992;(282):170-176.
[117] Blackburne J, Peel T. A new method of measuring patellar height. J Bone Joint Surg Br. 1977;59(2):241-242.
[118] Caton J. Method of measuring the height of the patella [in French]. Acta Orthop Belg. 1989;55(3):385.

第三章

髌骨不稳定的分型及处理原则

Shital N. Parikh, Marios G. Lykissas

概述

随着膝关节伸直成为双足行走的一个重要特征以增加步幅和步行效率，髌骨便变得不受滑车的限制。人类髌股关节进化特征的缺陷就是髌骨不稳定，这在其他灵长类动物（如黑猩猩）中没有出现过，因为它们的膝关节一直处于屈曲状态。

人类的另一个表观遗传特征是股骨倾斜或膝外翻的形成以帮助促进膝关节在旁矢状平面屈伸，并有助于在行走过程中使膝关节靠近身体重心。但这会导致作用于髌骨外侧向量和力量增加，并且在股四头肌收缩时可能会使髌骨向外侧移位。而在其他的灵长类动物中则没有这种股骨倾斜的情况。

髌骨是人体内最大的籽骨，并且其关节软骨也是最厚的。其主要功能是作为股四头肌的机械滑轮，由于股四头肌对膝关节施加伸展力。它作为机械滑轮的作用随着膝关节的逐渐伸展而增强，并且在最后 30° 的伸直过程中最为关键。在膝关节完全伸直时，髌骨提供了 31% 的伸膝力矩，而在屈曲 90° ~ 120° 时，它只提供了 13% 的力矩。由于髌骨不稳定在伸膝最后 30° 的过程中更容易发生，其结果是导致患者在该角度更为脆弱。

以方向为依据的髌骨不稳定类型

- 髌骨外侧不稳定是髌骨不稳定的最常见形式，本章稍后将进一步描述。在默认情况下，髌骨不稳定意味着髌骨外侧不稳定。
- 髌骨内侧不稳定是罕见和致残的，并且几乎都是外侧支持带松解医源性造成的。第十一章描述了这种不稳定性及其治疗措施。过度的股骨前倾，髌骨将表现为处于向内（内侧）的位置，这不应被误诊（或看作）为髌骨内侧不稳定（图 3.1）。
- 髌骨上下脱位已被描述，骨赘或髌骨下端可锁定滑车近端（上脱位），或髌骨上端可锁定髁间切迹（下脱位）。在这些脱位中，髌骨的关节面将面向滑车（图 3.2）。
- 髌骨关节内脱位是围绕纵轴或横轴旋转的脱位。对于垂直脱位，髌骨会绕纵轴向内侧或外侧旋转，

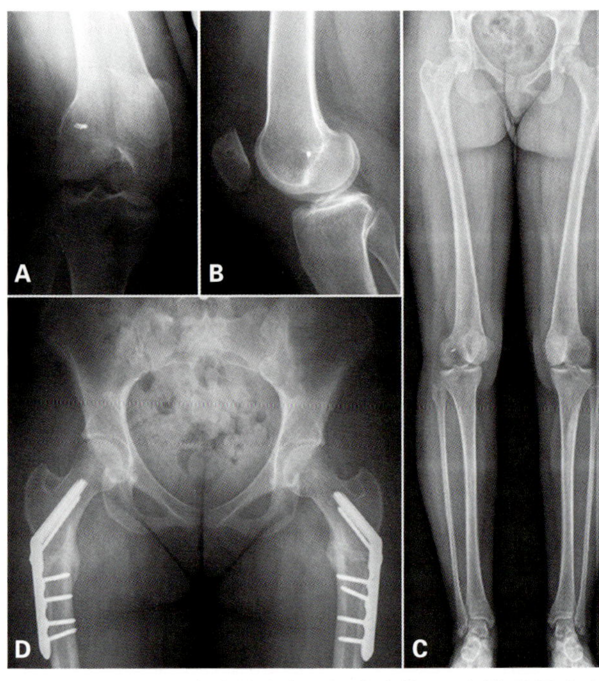

图 3.1 A、B. 15 岁女性患者，经膝关节正、侧位片误诊为特发性髌骨内侧脱位，经外侧髌股韧带重建治疗，未能缓解症状。C. 双下肢全长站立正位 X 线片显示股骨明显内旋。计算机断层扫描显示双侧股骨前倾 40° 并伴有髌骨内旋。D. 经双侧股骨去旋转截骨术，症状缓解

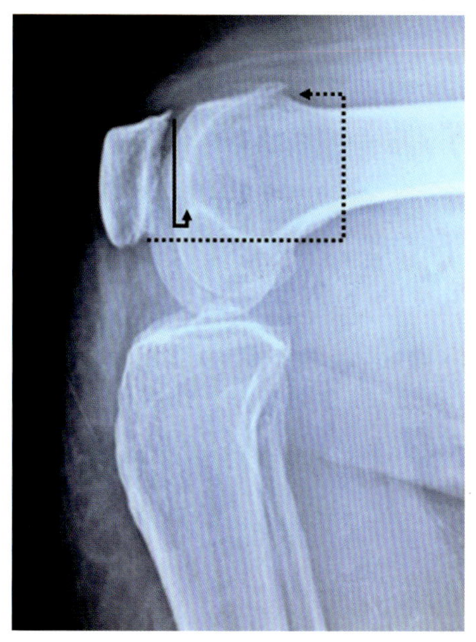

图 3.2 髌骨脱位示意图：上脱位（虚线箭头）和下脱位（实线箭头）

使关节面朝外。对于水平脱位，髌骨会绕横轴向上或向下旋转，这样关节面会朝上（近侧）或朝下（远侧）。可能会或可能不会破坏伸膝装置（图 3.3）。在这种复杂的髌骨脱位模式中，可以近端追踪髌腱，以帮助正确定位髌骨。

- 多向不稳定是非常罕见的，但可以在严重韧带松弛或严重滑车发育不良的患者中看到。髌骨可以从内侧和外侧脱位。治疗这种不稳定，需要内侧和外侧的重建（图 3.4）。

定义

- 髌骨脱位是指髌骨从滑车中脱出，使其之间没有关节接触。在文献中，用于鉴别“真正”髌骨脱位患者的标准包括（1）需要复位的脱位髌骨或（2）有明确的髌骨脱位病史，伴有膝无力感、膝关节积液、内侧支持带压痛和恐惧试验阳性。其他提示髌骨外侧脱位的间接征象包括从横轴位观察到的髌骨内侧撕脱骨折，磁共振成像中髌骨内侧和股骨外侧髁外侧面的特征性骨挫伤。
- 髌骨半脱位是指髌骨部分从滑车脱出，但两者之间存在关节接触。它是一个复杂的术语，可以用来表示几种不同的情况。这可能是放射学 / 磁共振检查的结果，打软腿的主观症状 / 髌骨脱出滑车沟、与对侧相比增加的髌骨位移或者恐惧试验阳性是髌骨半脱位的客观征象。因此每当使用“半脱位”这个术语时，必须阐明其含义。
- 髌骨不稳定包括髌骨脱位和髌骨半脱位。
- 髌骨运动轨迹不良是指膝关节屈伸过程中髌骨偏离正常轨迹的异常现象。人们曾试图定义正常的髌骨轨迹，但也有一些变化。Amis 等将正常的髌骨轨迹定义为当膝关节从 0° 屈曲至 20° 时，髌骨内侧平移约 4 mm；此后，髌骨将与滑车接合，在屈曲 90° 时，外侧平移将持续增加至约 7 mm。此接合路径对应于滑车凹槽的远侧轴。髌骨运动轨迹不良的一个例子是“J 形征”，在膝关节伸展终末期时，髌骨从外侧滑出，类似于倒 J 形路径，当膝关节从伸直位置稍微屈曲时，髌骨跳回内侧滑车槽。如后文所述，“髌骨运动轨迹不良”一词由于其含义不明确而不常被使用。

命名法

- Grelsamer 报告了几个术语用于描述与髌股关节相

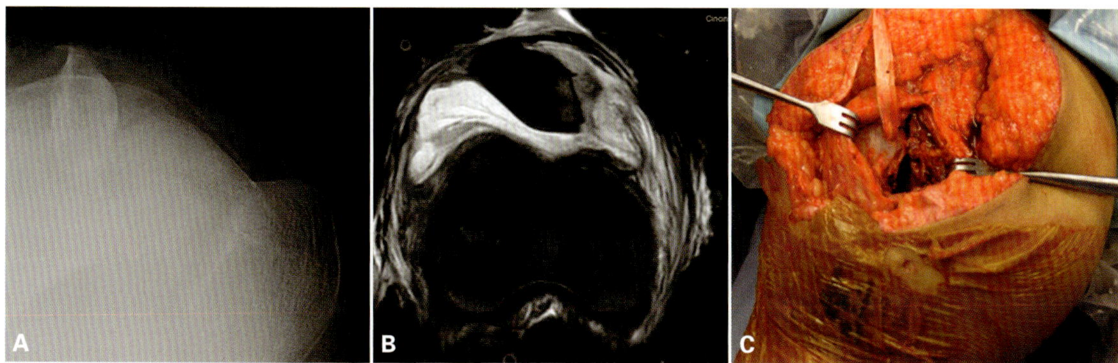

图 3.3 A. 初始 X 线片显示髌骨垂直旋转脱位。B. 复位后，磁共振成像显示股四头肌装置从髌骨背面脱离，使髌骨向外侧旋转脱位，使关节面向外。C. 在手术过程中，可以看到髌骨裸露的背面和股四头肌装置的剥离。髌股内侧韧带重建及股四头肌装置复位恢复了髌骨稳定性

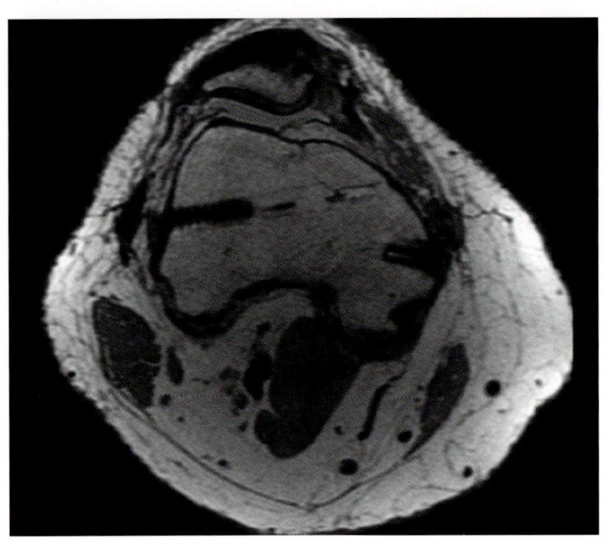

图 3.4 15 岁女性患者，多向髌骨不稳定，经内侧和外侧髌股韧带重建治疗

关的病理，但缺乏适当的定义。除非精确定义，否则不建议使用术语，如软骨软化症、半脱位、运动轨迹不良、对线不良、重新排列、髌股综合征和前膝关节疼痛，因为它们对不同的读者意味着不同的情况，通常取决于具体情况。

- 由于缺乏描述各种髌骨不稳定类型的标准术语，有关髌骨不稳的文献也可能令人混淆。例如，文献中使用了“轻度”髌股关节不稳定一词，但没有对“轻度”或不稳定严重程度正式定义。同样，“慢性”髌骨不稳定一词既可指发生髌骨不稳定的时间，也可指复发性髌骨不稳定。
- 文献中不同类型的髌骨稳定性已合并在一起，这可能提供错误的信息。例如，一项针对习惯性髌骨脱位的研究纳入了复发性髌骨脱位的患者，导致了误导性治疗建议。
- 关于 J 形征与伸直位习惯性脱位的区别存在争议。它们可能代表同一不稳定范围的两端，每次膝关节从屈曲至伸直时，髌骨就会发生横向脱位。Chotel 等认为 J 形征是一种轻度的伸直位习惯性脱位。它可以定义为髌骨在膝关节伸直位到 30° 的逐渐侧向“滑动”（视频 3.1）。相比之下，伸直位习惯性脱位的膝关节屈曲程度较高（＞ 30°），当膝关节从屈曲位置伸直时，髌骨向外侧“跳跃”，然后在进一步伸直时向外侧滑动（刺刀征）（视频 3.2）。更严重的表现形式为髌骨脱位接近完全屈曲，随着膝关节的伸直仍然脱位。
- 表 3.1 包括本章中用于描述各种不稳定形式的术语。

髌骨外侧不稳定的分类

- 年龄与不稳定（不同年龄段表现不同形式的不稳定）。
  - 10 岁以下儿童的髌骨不稳定不常见，表现为一些更为严重或复杂的不稳定模式。如果这些儿童时期不稳定模式被错过或者忽视，那么患者可能在年龄更大的时候出现髌骨不稳定。
  - 青少年年龄组的髌骨不稳定发生率最高，这可能是继发于快速生长的刺激、青春期激素的影响、活动水平的增加以及由于逐渐的骨化和生长引起的骨骼的变化。青少年时期髌骨不稳定的发病率达到高峰，以后随着年龄的增长每年下降 8%。
  - 在成年人中，关节炎可能与髌骨不稳定共存。
- 根据临床和影像学特点，已提出了多种髌骨外侧不稳定的分类系统。没有一个单一的分类体系被认为

表 3.1 髌骨外侧不稳定的术语

术语	说明
初次髌骨脱位	第一次髌骨脱位发作但脱位已被复位或者自行复位
复发性髌骨脱位	第二次或随后的髌骨脱位发作但脱位已被复位或者自行复位
被动髌骨脱位	在被动的外向力下或膝关节在特殊的位置出现髌骨脱位，无恐惧感
习惯性髌骨脱位	在每一个膝关节屈伸周期，髌骨出现自发的脱位和复位。更常见于屈膝时，但也可能是伸膝时
先天性髌骨脱位	子宫内髌骨脱位伴特征性的肢体屈曲、外展和外旋畸形
后天性髌骨脱位	髌骨不稳定不是出生时出现的，而是在后天形成的
主动髌骨脱位	髌骨脱位和移位，可以通过选择性肌肉收缩来证明，而膝关节没有明显的活动变化
综合征性髌骨脱位	髌骨脱位与神经肌肉疾病、运动过度或遗传综合征有关

是"金标准"。我们将现有的分类系统总结如下。

Dejour 等分类

- Dejour 等提出了基于疼痛或不稳定或两者一起的髌股关节疾病分类系统。
- 该分类基于广泛的放射学研究用以鉴别 4 个主要的解剖异常，包括滑车发育不良、高位髌骨（Caton-Deschamps 指数＞1.2）、髌骨倾斜（＞20°）和胫骨结节—股骨滑车沟（TT—TG）距离增加（＞20 mm）。所述的 3 种模式如下：
  - 客观的髌骨不稳定（至少有一次脱位史和至少存在一个解剖学异常；术语"客观"表示"明显"）。
  - 潜在的髌骨不稳定（无脱位史，但伴有髌骨疼痛和解剖学异常）。
  - 髌股疼痛（无脱位史或解剖学异常，但有髌骨疼痛）。
- 这些模式不包括其他类型的不稳定，如习惯性或永久性髌骨脱位。

Garin 等分类

- Garin 等在对 50 例儿童和青少年（平均年龄为 11 岁，年龄范围 5~15 岁）髌骨不稳的膝关节进行研究的基础上，提出了将髌骨脱位分为主要脱位和复发性脱位的分类系统。
  - 主要脱位分为永久性脱位或屈曲时习惯性脱位。
  - 复发性脱位分为客观脱位和潜在脱位。

Chotel 等分类

- Chotel 等没有像 Dejour 等和 Garin 等所描述的那样看待潜在的髌骨不稳定，他们认为这是一种模糊且有争议的情况。
- 作者提出一个更详细的分类系统，以区分 5 种临床模式，更常见于儿童。他们的分类系统不包括外伤性脱位。
- 按发病年龄划分的临床分型如下：
  - 先天性脱位——发生在出生前，表现为不可恢复的固定膝关节挛缩，并伴有其他永久性相关畸形。
  - 脱位——儿童一开始走路就出现，但出现在 5 岁之前。
  - 习惯性髌骨脱位——多在 5~8 岁的这个年龄段，当屈膝时易出现；膝关节伸直时也可以出现习惯性脱位。
  - 偶然的、暂时的或复发性脱位——与客观髌骨不稳定相似，并出现在青春期前或青春期。这是最常见和最温和的不稳定形式。

Sillanpaa 分类

- 首次出现髌骨脱位时，Sillanpaa 首选术语"初次髌骨脱位"，出现复发性脱位时首选术语"再次髌骨脱位"。
- 不建议使用术语"急性髌骨脱位"，因为它不能区分初次脱位和复发性脱位。

Hiemstra 等分类

- Hiemstra 等将他们的分类系统建立在 TUBS（外伤、单侧、Bankart 损伤、手术）和 AMBRI（无外伤、多向、双侧、康复、下移）的肩关节不稳定类别上。
  - 31 例年龄超过 14 岁且有髌骨不稳定史的患者，根据评分系统 WARPS（虚弱、无外伤、危险解剖因素、疼痛、半脱位）或 STAID（强壮、外伤、解剖正常、不稳定、脱位）分为两大组。
  - 如果患者有股四头肌肌力、核心肌力和神经肌肉的控制减弱，非外伤或轻微外伤引起的髌骨不稳定，数个解剖危险因素，以及更明显的疼痛或者半脱位而不是脱位情况，则将其归为 WARPS 组。
  - 患者具有强壮的股四头肌、外伤引起的髌骨脱位、髌股关节解剖正常和明显的脱位情况，则将其归为 STAID 组。
  - 在 31 例患者中，11 例患者属于 WARPS 组，16 例患者属于 STAID 组，4 例患者 2 种情况均有。该分类系统是作者唯一经过有效性和可靠性研究的系统。但是，它并没有包含儿童的髌骨不稳定模式。

Frosch 和 Schmeling 分类

- 2015 年，Frosch 和 Schmeling 推荐了一种基于髌骨不稳定标准的分类系统，以及基于临床和放射学分析髌骨运动轨迹不良和丢失的分析。他们报告了 5 种类型的髌骨不稳定和运动轨迹不良的模式，以及治疗建议（图 3.5）：

- Ⅰ型是外伤性髌骨脱位，没有髌骨运动轨迹不良和不稳定，再脱位的风险较低。较为罕见，以保守治疗为主。
- Ⅱ型在初次髌骨脱位后具有较高的再脱位风险，但没有不良运动轨迹。内侧髌股韧带重建将是治疗的首选。
- Ⅲ型同时有不稳定和运动轨迹不良。髌骨运动轨迹不良是由如下因素导致的：（a）软组织挛缩或肌肉不平衡，（b）高位髌骨，（c）病理TT—TG 距离，（d）膝关节外翻，或（e）扭转畸形。仅内侧髌股韧带重建可能不足以治疗髌骨运动轨迹不良情况下的髌骨不稳定。可能需要额外的矫形手术来实现生理性的髌骨运动轨迹和防止再脱位。
- Ⅳ型具有高度不稳定的“浮髌”，伴有严重的滑车发育不良所导致的完全失去运动轨迹。选择的治疗方法是滑车成形术，并结合其他骨和软组织手术。
- Ⅴ型具有无髌骨不稳定的不良运动轨迹；例如，

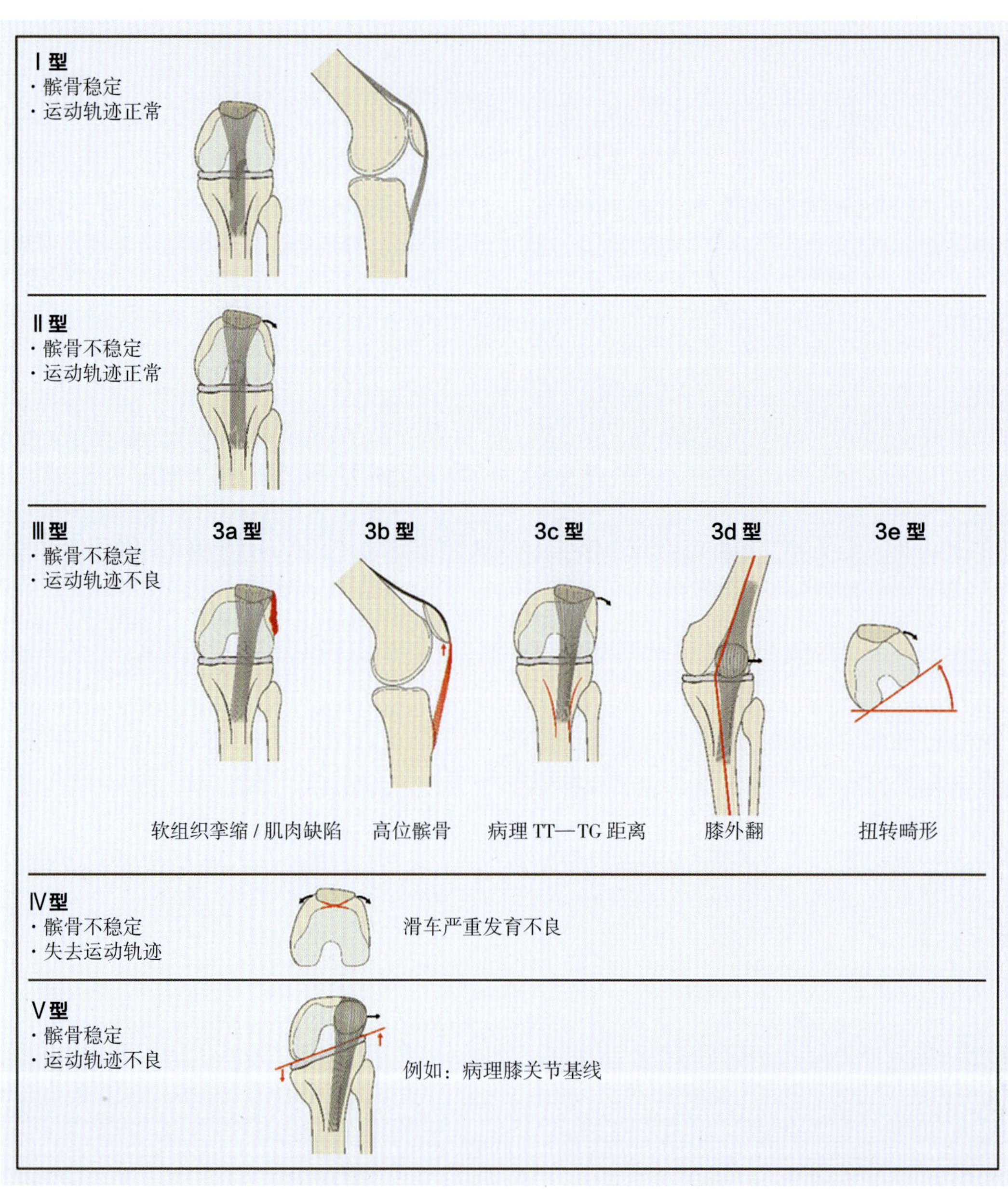

图 3.5 Frosch 和 Schmeling 描述的运动轨迹不良和髌骨不稳定。TT—TG 距离：胫骨结节—滑车沟距离

由于下肢扭转畸形而导致的髌骨内旋，但没有明显的髌骨脱位。这需要对股骨和（或）胫骨进行旋转截骨矫形手术。

- 对于没有表现出不稳定特定类型中特征性表型的患者，或具有两种不同类别特征的边缘性病例，采用更高级的分级。

其他分类

- Donell 等报道了几种髌骨轨迹改变的模式（图 3.6）。
- Tanaka 等采用动态运动学计算机断层扫描（CT）对膝关节不同屈曲程度的髌骨失稳进行量化。在 50 个发生髌骨不稳定的膝关节中，41 个在伸直时髌骨的横向平移增加（J 形征），4 个正常，4 个在整个膝关节活动范围内有髌骨的横向平移，1 个在屈曲时髌骨的横向平移增加（反向 J 形征）。有 2 个以上象限横向平移的 J 形征与髌骨不稳定存在相关。

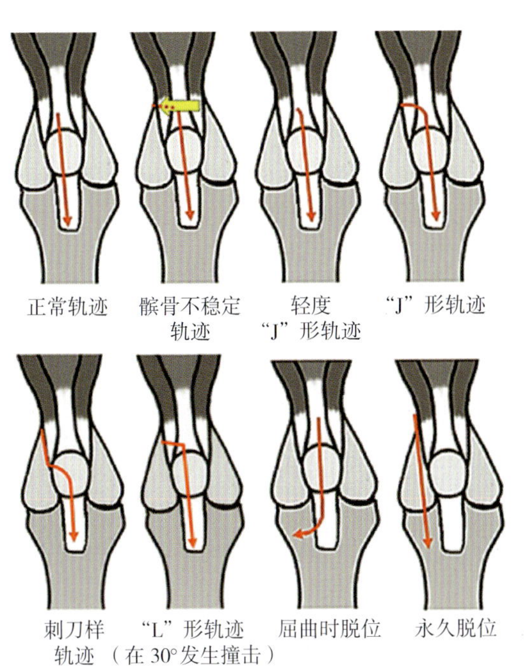

图 3.6 Donell 等描述的髌骨运动轨迹

髌骨不稳定的类型和治疗指南

- Parikh 和 Lykissas 根据文献回顾和 300 例髌骨不稳定病例分析并报告了一项分类系统。分类并不新颖，也不是为了记忆，目的是将不同的不稳定模式分组，以帮助指导医疗决策。所有患者包括儿童（< 10 岁）、青少年和年轻人，都被分配入 4 组中的一组（表 3.2）。一些形式的不稳定（自发不稳、被动髌骨脱位和发育脱位）在过去没有被描述为单独的类型。最有可能的是，这些不稳定模式与其他常见模式一起出现。
- Ⅰ型脱位是指初次髌骨脱位，Ⅱ型是指第二次或随后的髌骨脱位或在初始稳定期后的持续症状。这些模式常见于青少年。Ⅲ型（可脱位的髌骨）和Ⅳ型（髌骨脱位）不稳定是儿童常见的诊断类型。
- 治疗的难度随不稳定类型的增加而增加：Ⅰ型不稳定患者通常是非手术治疗，而大多数Ⅳ型不稳定患者需要复杂的复位手术，如股四头肌成形术。
- 后面将详细描述每种类型的髌骨不稳定。

Ⅰ型：初次髌骨脱位

- 髌骨脱位的第一次发作可能是外伤性的（不太常

表 3.2　基于治疗方案的髌骨不稳定分类

不稳定的类型	建议的治疗	治疗的复杂性增加
Ⅰ. 初次髌骨脱位	主要治疗方法：保守治疗（除非需要治疗软骨骨折）	↓
A. 软骨骨折		
B. 无软骨骨折		
Ⅱ. 复发性髌骨不稳定（最常见的模式）	主要治疗方法：MPFL 重建术 ± 软组织 / 骨手术	
A. 复发性髌骨半脱位		
B. 经常性（≥ 2）髌骨脱位		
Ⅲ. 可脱位的髌骨		
A. 被动髌骨脱位或伸直位习惯性脱位		
B. 屈曲时习惯性髌骨脱位	主要治疗方法：股四头肌成形术 ± 软组织 / 骨手术	
Ⅳ. 髌骨脱位		
A. 可复位的		
B. 不可复位的		

见），并可能导致膝关节出血。这些患者经常出现骨软骨或软骨骨折（ⅠA型）。骨折通常累及髌骨内侧，并且较少发生在外侧股骨髁的中间1/3处。

- 在存在关节腔积血的情况下，建议使用MRI来确定是否存在骨软骨骨折或其他相关的关节内损伤。髌骨的骨软骨骨折需要与髌骨的内侧边缘撕脱骨折区分开来，这种情况无须特殊处理。
- 存在骨软骨骨折或软骨碎片的，可能需要手术治疗，根据碎片的大小（15 mm）和软骨片的状态来移除或固定碎片。如果需要手术治疗骨软骨骨折或软骨碎片，则可以同时或分阶段地进行髌骨稳定操作，以防止随后发生不稳定，如第二十四章所述。
- 与外伤性脱位相比，非外伤性初次髌骨脱位或轻微外伤后脱位（如下台阶、日常活动中转动或旋转的动作）更为常见，且常与潜在的解剖异常相关，很少伴随有骨软骨骨折（ⅠB型）。
- 在比较初次髌骨脱位的非手术治疗和手术治疗的系统综述中，内侧一期修复（非MPFL重建）术后再脱位率降低，但长期主观或功能结果的改善不明显。
- 一项随机对照研究显示，与非手术治疗相比，MPFL重建对初次髌骨脱位的疗效较好。
- 一些研究者试图通过对人口统计学和解剖学因素的评估来确定第一次髌骨脱位后的高危患者。Balcarek等编制了髌骨不稳定严重程度评分，其中包含髌骨再脱位的6个危险因素：年龄、两侧不稳定、滑车发育不良、髌骨高度、TT—TG距离和髌骨倾斜；总得分为7分（表3.3）。对于得分为4分或以上的患者，其复发性脱位的比值比是得分为3分或更低的患者的5倍（P=0.006 4）。
- Lewallen等报道，骨骼发育不成熟的滑车发育不良患者在初次髌骨脱位后非手术治疗的复发率为69%。
- Jaquith和Parikh明确了初次髌骨脱位后复发的4个危险因素：对侧髌骨脱位、高位髌骨（Caton-Deschamps指数＞1.45）、滑车发育不良和骨骼发育不成熟。结合上述4个危险因素建立预测模型，估计复发风险（表3.4）。在有3~4个危险因素的情况下，初次髌骨脱位后可考虑手术进行稳定，因为复发脱位的可能性比较大（≥75%）。

表3.3 髌骨不稳定严重程度评分（均为磁共振成像测量值）

危险系数	评分/分
年龄/岁	
＞16	0
≤16	1
两侧不稳定	
否	0
是	1
滑车发育不良	
无	0
轻微型（Dejour A型）	1
严重型（Dejour B~D型）	2
髌骨高度（Insall-Salvati指数）	
≤1.2	0
＞1.2	1
胫骨结节—滑车沟（TT—TG）距离/mm	
＞16	0
≤16	1
髌骨倾斜/°	
≤20	0
＞20	1
总得分	7

表3.4 基于风险因素的复发性脱位预测模型

明显的危险因素：对侧髌骨脱位、高位髌骨（Caton-Deschamps指数＞1.45）、滑车发育不良和骨骼发育不成熟

危险系数	预测复发风险的平均值/%
0	13.8
1	30.1
2	53.6
3	74.8
4	88.4

Ⅱ型：复发性髌骨不稳定

- 这是临床实践中最常见的髌骨不稳定类型，通常发生在青春期。
- 初次脱位后，部分患者可能没有直接的再脱位，但可能继续出现疼痛、间歇性髌骨滑脱的感觉，或其他提示复发性髌骨半脱位的伤残症状（ⅡA型）。
- 复发性髌骨半脱位（ⅡA型）的患者通常呈恐惧试验阳性（视频3.3）。结构化康复计划将是治疗的首选。使用使稳定髌骨的支具可能有一定效果。一旦对ⅡA型患者进行保守治疗无效，建议进行

外科手术治疗。

- 复发性髌骨脱位（ⅡB 型）患者常见危险因素，可能包括高位髌骨、滑车发育不良、股内斜肌不全、髌骨外侧倾斜和外侧结构紧缩、股四头肌排列不齐或短缩、关节过松、下肢力线不齐以及 TT—TG 距离过大。这些危险因素大部分是通过 X 线片和 CT/MRI 测量得到的。尽管一些外科医生认为有必要在髌骨稳定手术过程中解决几个或所有的解剖学危险因素，但另一些医生却忽略了部分或大部分的危险因素，只进行单独的 MPFL 重建。有低质量的证据支持每种治疗原理。只进行 MPFL 重建可以弥补低程度或少量的危险因素，但是超过特定阈值可能失败。

Ⅲ型：可脱位的髌骨

- 首先，可脱位的髌骨会有滑车关节，然后通过动作在侧面脱位，一旦使其脱位的力量停止，最终会在滑车沟中重新复位。髌骨脱位所需的动作可以是侧向力、肌肉收缩或膝关节的动态运动。
- 被动髌骨脱位（ⅢA 型）是指髌骨可以通过侧推髌骨或将膝关节置于一定位置而脱位（视频 3.4）。它是偶然性的，无严重的恐惧感。可见于有明显内侧结构不全或松弛的患者，如关节过度松弛综合征患者，如 Ehlers–Danlos 综合征或唐氏综合征（表 3.5）。关节松弛度的测量采用 Beighton–Horan 评分法，包括 5 项测试的评分：小指被动背屈 > 90°，拇指被动对立前臂外侧面，肘部过度伸展 > 10°，膝关节过伸 > 90°，身体向前弯曲手掌可以触及地面（视频 3.5）。
- 转诊给遗传学家可能有助于诊断潜在的综合征，尤其是双侧髌骨脱位患者。旋转和冠状面力线应用来评估膝外翻或股骨前倾。MPFL 重建将有助于髌骨的稳定，尽管较硬的移植物（自体股四头肌腱或同种异体软组织移植物）可以防止过度松弛综合征患者随着时间的推移出现拉伸和失败，腘绳肌腱移植也可以用于这些患者的 MPFL 重建，但应谨慎，特别是如果患者可以将其手掌放在地上而不屈曲膝关节，这表明腘绳肌腱具有明显的柔韧性。在这类患者中进行外侧支持带松解可能导致医源性内侧不稳定，应当避免。
- 习惯性髌骨脱位是指膝关节每一个屈曲或伸直运动周期导致的髌骨脱位。与伸直时的习惯性脱位相比，屈曲时的习惯性脱位更为常见，并且与之相关的病变也更多。髌骨习惯性脱位是膝关节运动的结果。文献中用来描述这一病症的其他术语之一是强制性髌骨脱位（Obligatory Dislocation of the Patella），再次说明这种脱位是不受患者控制的。
- 习惯性伸直脱位（ⅢA 型）指当膝关节伸直时髌骨会脱位，并随着膝关节屈曲而重新复位（视频 3.2）。通常与高位髌骨或短滑车有关。当患者试图从屈曲的位置伸直膝关节时，髌骨会从发育不良的外侧滑车上脱出，从而导致外侧脱位。髌骨脱位时膝关节屈曲程度与病情的严重程度呈正比，也就是说在严重的情况下，髌骨会在接近完全屈曲的情况下脱位，并且在膝关节从屈曲到伸直的过程中保持脱位（刺刀征）。有些患者由于害怕髌骨脱位而避免膝关节伸直，这些患者走路时膝关节屈曲或呈马蹄足步态（图 3.7）。
- 病情的严重程度也取决于潜在的发育不良程度，因为程度较轻的可能具有正常的滑车形态，并在接近膝关节完全（< 30°）伸直时呈 J 形征阳性。
- 单纯 MPFL 重建可恢复髌股关节的稳定性，但必须评估所有解剖学危险因素。外侧支持带延长或松解、股四头肌成形术和（或）远端重排术可能需要与 MPFL 重建相结合，以帮助其恢复稳定性。
- 在习惯性屈曲脱位（ⅢB 型）中，膝关节屈曲时髌骨自发脱位，膝关节伸直时髌骨复位（视频 3.6）。髌骨脱位时膝关节屈曲程度与病情严重程度呈反比，也就是说，在严重的情况下，髌骨在早期屈曲时会脱位，在进一步屈曲时仍会脱位。髌骨与

表 3.5 综合征性髌骨不稳定类型

综合征性髌骨脱位	Rubinstein–Taybi 综合征 Kabuki 综合征 唐氏综合征 Ellis–Van Creveld 综合征 Turner 综合征
过度松弛 / 过度运动综合征	Ehlers–Danlos 综合征 唐氏综合征 Larsen 综合征 Marfan 综合征
髌骨发育不全 / 过度发育	Nail–patella 综合征 Genitopatellar 综合征 小髌骨综合征 Meier–Gorlin 综合征 RAPADILINO 综合征
神经系统疾病	脑瘫 脊髓灰质炎

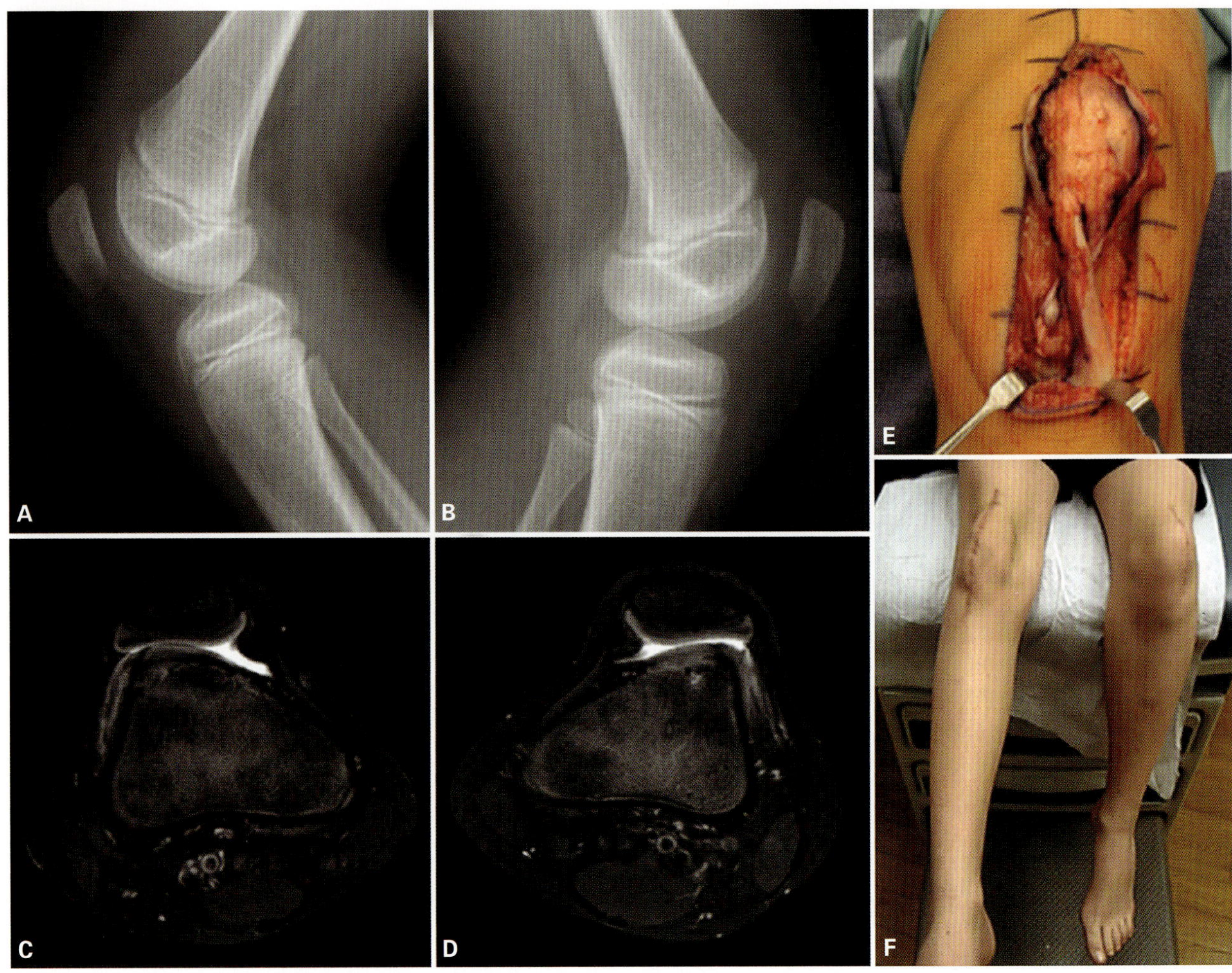

图 3.7　10 岁男童，双侧习惯性髌骨脱位。由于对髌骨脱位的恐惧，他以屈膝和马蹄步态行走。他的膝关节和踝关节没有任何挛缩。A~D. 侧位 X 线片和轴向磁共振成像显示滑车高度发育不良伴内髁发育不全和滑车上肿块。E. 手术治疗方式包括双侧股四头肌成形术、外侧支持带延长术和 Roux–Goldthwait 手术。F. 术后 1 年的临床评估显示正常的髌骨追踪和恢复正常的脚跟 – 脚趾步态模式

外侧结构（股外侧肌、髂胫束、外侧支持带）之间常有挛缩或瘢痕，股四头肌装置缩短并向外旋转。短股四头肌腱可以通过髋部屈曲和髋部伸展来评估髌骨运动轨迹（视频 3.7）。伴有短股四头肌腱和滑车发育不良的侧腱束向外侧牵拉髌骨，使膝关节屈曲。一旦脱位，伸膝装置起膝关节屈肌的作用，因此一旦髌骨脱位，患者可能很难或不可能主动地伸直膝关节。如果不允许髌骨在外力作用下发生外侧脱位，那么膝关节的屈曲将受到限制，因为膝关节前部伸膝装置较短。

- 外科治疗的主要方法是外侧支持带松解和用股四头肌成形术使伸膝装置减少旋转和（或）延长。文献中已经描述了几种类型的股四头肌成形术，包括 Thompson 手术、Judet 手术、Stanisavljevic 术和 V–Y 股四头肌成形术。作者更倾向于 Insall 的“管道”股四头肌成形术的改良方法，如第三十章所述，可能需要或可能不需要 MPFL 重建。由于骨骼发育不全的患者禁止行胫骨结节截骨术，如果胫骨结节明显位于外侧，则可能需要内移髌腱外侧的半部（Roux–Goldthwait 手术）或整个髌腱内侧移位。股四头肌装置转向后，至少应实现 90° 的膝关节屈曲。如果没有，需要延长股四头肌。
- 早期治疗（10 岁之前）的基本原理复位髌骨，并且伸膝装置有助于滑车塑形并防止症状恶化。

Ⅳ型：髌骨脱位

- 髌骨脱位是指膝关节永久性的髌骨外侧脱位，与滑车不形成关节（图 3.8）。它可以是可复位的

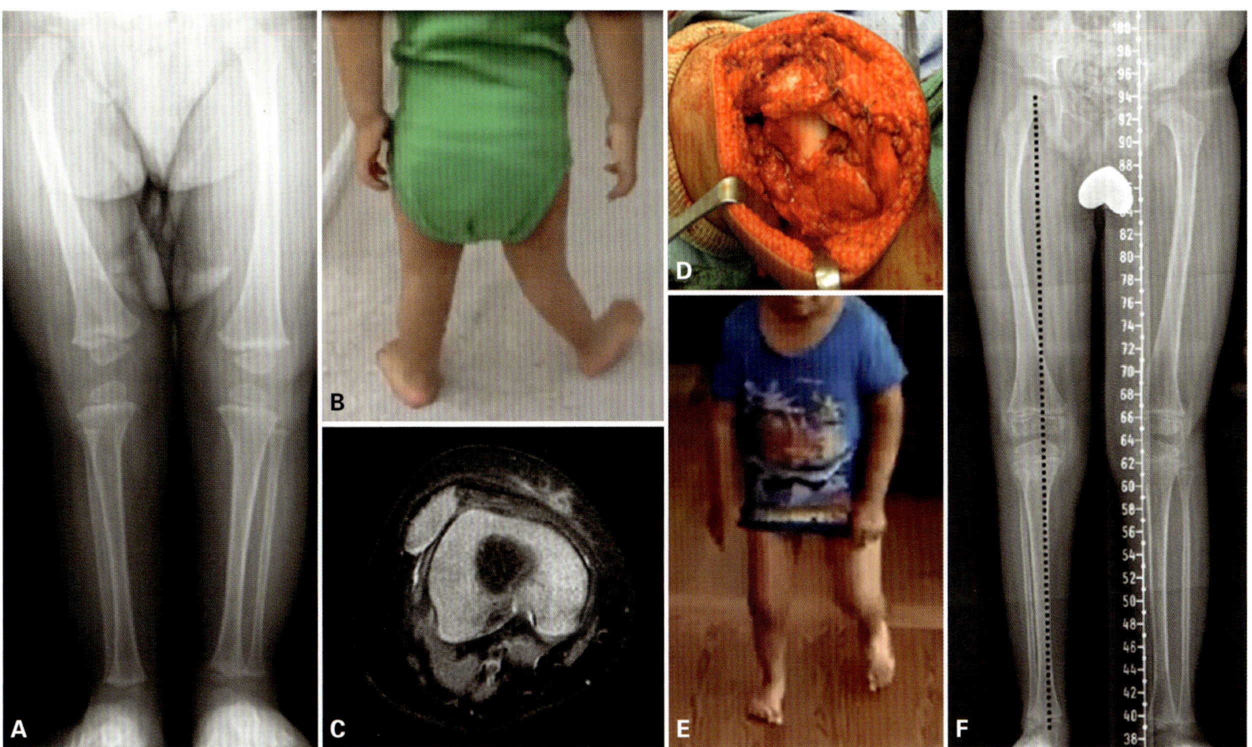

图 3.8　2 岁男童，右侧发育性髌骨脱位及同侧畸形足。双下肢全长 X 线片（A）、临床外观（B）和磁共振成像（C）显示膝外翻和僵硬步态伴髌骨脱位。髌骨被动复位（ⅣA 型）。髌骨未骨化，因此不能在 X 线片上看到。D. 手术时行股四头肌成形术、外侧支持带延长术和 Roux-Goldthwait 手术。在 3 年的随访中，患者的步态（E）有所改善（仍未达到正常），外翻得以纠正（F）

（ⅣA 型）或不可复位的（ⅣB 型）。髌骨脱位可能在出生时出现（先天性髌骨脱位），也可能在儿童早期出现（发育性髌骨脱位）。由于这两种分类之间缺乏明确的区分以及经常同时出现，故相应的文献描述也比较混乱。许多后天性髌骨脱位的儿童被不恰当地描述为先天性髌骨脱位。真正的先天性髌骨脱位是很少见的。它是由于在子宫内下肢旋转失败引起的，导致了不可恢复的髌骨脱位，伴有膝关节屈曲挛缩、下肢外旋和膝外翻。由于髌骨小而不易触摸检查，如果畸形不严重，早期可能容易漏诊。由于髌骨尚未骨化，而 X 线检查正常，因此超声或 MRI 有助于诊断。与此不同，后天性髌骨脱位见于行走年龄后，并不伴有先天性髌骨脱位所致的严重肢体畸形（视频 3.8）。在一些病例中，患者由于跌倒频繁、步态异常、发育畸形、肢体发育差异等原因由家属带到医院检查。起初，髌骨可能是可复位的，但随着时间的推移，髌骨变得不可复位。

- 虽然不常见，但永久性脱位可能是外伤后的。股骨骨折、膝关节脱位或漏诊的外伤性髌骨脱位经固定后可发展为永久性脱位（视频 3.9）。
- 髌骨脱位的儿童应进行遗传条件或综合征筛查。治疗时应进行外科治疗，其理由是早期手术可防止进一步的挛缩和畸形，并可能有助于重建滑车。手术治疗包括扩大范围的外侧松解或延长、股四头肌成形术、髌腱移位、内侧重建，或这些手术的组合。股四头肌成形术是手术成功的关键，因为必须旋转伸膝装置以对抗其外旋和屈曲力，并且可能需要延长。髌骨移位后，在髌骨脱位处会留下一个较大的外侧缺损。这种缺损可以单独存在，也可以用加长的外侧支持带、阔筋膜、脱细胞真皮或类似的人工或同种异体移植补片来修复。
- 除了这些不稳定类型之外，自发性和综合征性髌骨不稳定因其独有的特征和因需考虑的因素而值得单独讨论。

自发性髌骨脱位

- 罕见情况下，患者可以通过选择性收缩股四头肌来自发地使髌骨半脱位或脱位（视频 3.10）。患者是一名青春期女性，可以表现出自发性的髌骨不稳定，没有任何疼痛或焦虑。患者会屈曲膝关节来拉紧股四头肌，然后通过选择性的肌肉收缩来使髌骨脱位。它可以是单侧的，也可以是双侧的（视频 3.11）。恐惧试验通常呈阴性。

- 这与习惯性髌骨脱位不同，习惯性脱位是不自主的，是膝关节运动的结果。
- 自发性髌骨不稳定类似于自发性肩关节脱位。治疗是非手术的，包括观察、物理治疗和安慰。

综合征性髌骨不稳定

- 综合征性髌骨不稳定包括神经肌肉疾病（如脑瘫）、结缔组织疾病（如 Ehlers–Danlos 综合征）或其他综合征患者，如指甲 – 髌骨综合征（图 3.9 和表 3.5）。值得注意的是，髌骨不稳定可能是综合征性髌骨不稳定患者的第一个症状，在这种情

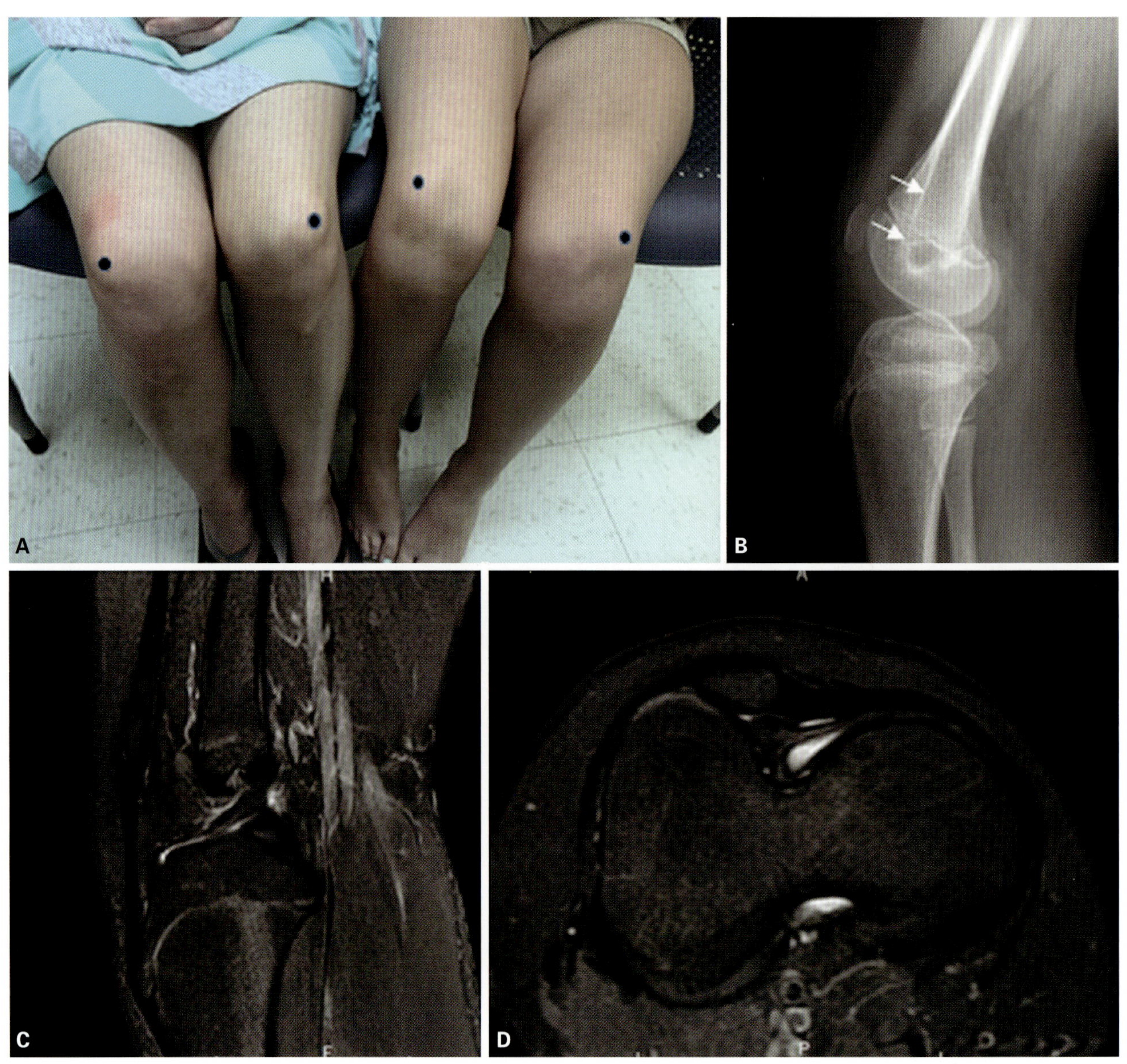

图 3.9 患者及其母亲，均患有指甲 – 髌骨综合征。A. 临床外观显示高位及外侧髌骨（点）。X 线片（B）和磁共振成像（C、D）显示滑车深裂（白色箭头）、发育不全的髌骨、上髌骨和膝前隔。患者接受保守治疗，并在 5 年随访中维持稳定

况下，矫形外科医生需适当地将患者转诊给遗传学家进行综合征鉴定，或进行心脏、眼科或泌尿学检查以明确患者的症状。

- 这些患者可以出现任何类型的髌骨不稳定（Ⅰ～Ⅳ型），尽管大多数患者有复合不稳定（Ⅲ型和Ⅳ型）类型。
- 患有关节过度松弛的患者，如 Ehlers-Danlos 综合征患者，可能会出现初次（Ⅰ型）或复发（Ⅱ型）髌骨脱位，如果不被识别，可能会影响他们的髌骨不稳定的处理，因为可能会有较高的手术失败率，会有较多的疼痛处理问题和临床并发症。
- 同样，唐氏综合征或 Ellisvan-Creveld 综合征患者可能有明显的膝关节疼痛和髌骨不稳定需要解决（图 3.10 和视频 3.12）。
- 一些遗传综合征与髌骨发育不良或再生障碍性髌骨有关，但患者不一定有髌骨不稳定，也不需要任何治疗。

结论

- 髌骨不稳定是由多因素造成的。
- 每个患者都是独特的。评估髌骨不稳定的危险因素对于预测预后（未来脱位的风险）和管理（治疗失败的风险）具有重要意义。
- 一个综合的分类系统可以帮助对不稳定类型进行分类，有助于医疗决策。
- 儿童（年龄< 10 岁）通常有更复杂的不稳定模式，尽管这些模式需要在长大后被关注到。早期手术治疗可能有所帮助，因为生长和重塑能帮助塑造关节。
- 青少年患者通常以复发性髌骨不稳最常见。一旦非手术治疗无效，则选择包括 MPFL 在内的外科手术治疗或为解决解剖危险因素的个性化治疗方案。

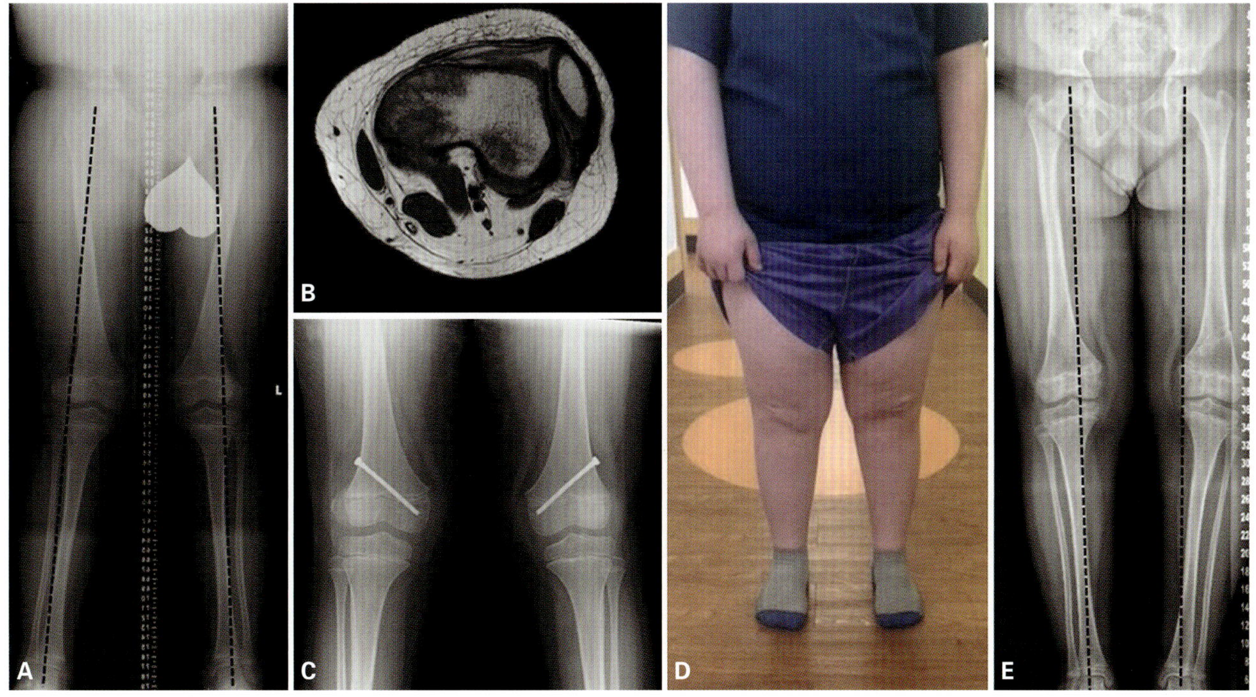

图 3.10　7 岁男孩，患有唐氏综合征和双侧髌骨伸直脱位。术前下肢全长 X 线片（A）和磁共振成像（B）显示双侧膝外翻和髌骨外侧脱位。C. 手术治疗方式包括双侧髌股内侧韧带重建和双侧股骨内侧 – 远端半骨骺固定术。术后 1 年左右，当下肢矫正过度时取出螺钉。在 3 年的随访中，临床评估（D）和 X 线片（E）显示髌骨复位和稳定，力线对齐可接受。对骨骺和关节线方向改变的影响尚不清楚，患者必须接受长期随访或至少随访至骨骼成熟

参考文献

[1] Tardieu C, Glard Y, Garron E, et al. Relationship between formation of the femoral bicondylar angle and trochlear shape: independence of diaphyseal and epiphyseal growth. Am J Phys Anthropol. 2006;130(4):491-500.

[2] Maquet PGJ. Biomechanics of the Knee. Berlin, Germany: Springer; 1984.

[3] Hughston JC, Deese M. Medial subluxation of the patella as a complication of lateral retinacular release. Am J Sports Med. 1988;16(4):383-388.

[4] Saper MG, Shneider DA. Simultaneous medial and lateral patellofemoral ligament reconstruction for combined medial and lateral patellar subluxation. Arthrosc Tech. 2014;3(2):e227-e231.

[5] Fithian DC, Paxton EW, Stone ML, et al. Epidemiology and natural history of acute patellar dislocation. Am J Sports Med. 2004;32(5):1114-1121.

[6] Elias DA, White LM, Fithian DC. Acute lateral patellar dislocation at MR imaging: injury patterns of medial patellar soft-tissue restraints and osteochondral injuries of the inferomedial patella. Radiology. 2002;225(3):736-743.

[7] Grelsamer RP. Patellar nomenclature: the Tower of Babel revisited. Clin Orthop Relat Res. 2005;(436):60-65.

[8] Hughston JC. Subluxation of the patella. J Bone Joint Surg Am. 1968;50(5):1003-1026.

[9] Amis AA, Senavongse W, Bull AM. Patellofemoral kinematics during knee flexion-extension: an in vitro study. J Orthop Res. 2006;24(12):2201-2211.

[10] Halbrecht JL. Mild patellar instability: arthroscopic reconstruction. In: Fulkerson JP, ed. Common Patellofemoral Problems. Rosemont, IL: American Academy of Orthopaedic Surgeons; 2005:29.

[11] Batra S. Recurrent dislocation is different from habitual dislocation of patella. Int Orthop. 2014;38:2223.

[12] Chotel F, Bérard J, Raux S. Patellar instability in children and adolescents. Orthop Traumatol Surg Res. 2014;100(1 suppl):S125-S137.

[13] Lewallen L, McIntosh A, Dahm D. First-time patellofemoral dislocation: risk factors for recurrent instability. J Knee Surg. 2015;28(4):303-309.

[14] Dejour H, Walch G, Neyret P, Adeleine P. Dysplasia of the femoral trochlea [in French]. Rev Chir Orthop Reparatrice Appar Mot. 1990;76(1):45-54.

[15] Garin C, Chaker M, Dohin B, Kohler R. Permanent, habitual dislocation and recurrent dislocation of the patella in children: surgical management by patellar ligamentous transfer in 50 knees [in French]. Rev Chir Orthop Reparatrice Appar Mot. 2007;93:690-700.

[16] Sillanpaa PJ. Terminology of patellar dislocation. In: Traumatic Patellar Dislocation. Saarbrücken, Germany: Lambert Academic Publishing; 2010:16-18.

[17] Hiemstra LA, Kerslake S, Lafave M, Heard SM, Buchko GM. Introduction of a classifcation system for patients with patellofemoral instability (WARPS and STAID). Knee Surg Sports Traumatol Arthrosc. 2014;22: 2776-2782.

[18] Frosch KH, Schmeling A. A new classifcation system of patellar instability and patellar maltracking. Arch Orthop Trauma Surg. 2016;136(4):485-497.

[19] Donell ST, Shepherd K, Ali K, McNamara I. The inferomedial patellar protuberance and medial patellar ossicle in patellar instability. Knee Surg Sports Traumatol Arthrosc. 2017;25(9):2682-2687.

[20] Tanaka MJ, Elias JJ, Williams AA, Demehri S, Cosgarea AJ. Characterization of patellar maltracking using dynamic kinematic CT imaging in patients with patellar instability. Knee Surg Sports Traumatol Arthrosc. 2016;24(11):3634-3641.

[21] Parikh SN, Lykissas MG. Classifcation of lateral patellar instability in children and adolescents. Orthop Clin North Am. 2016;47(1):145-152.

[22] Sillanpää PJ, Salonen E, Pihlajamäki H, Mäenpää HM. Medial patellofemoral ligament avulsion injury at the patella: classifcation and clinical outcome. Knee Surg Sports Traumatol Arthrosc. 2014;22:2414-2418.

[23] Smith TO, Donell S, Song F, Hing CB. Surgical versus non-surgical interventions for treating patellar dislocation. Cochrane Database Syst Rev. 2015;(2):CD008106.

[24] Longo UG, Ciuffreda M, Locher J, Berton A, Salvatore G, Denaro V. Treatment of primary acute patellar dislocation: systematic review and quantitative synthesis of the literature. Clin J Sport Med. 2017;27(6):511-523.

[25] Bitar AC, Demange MK, D'Elia CO, Camanho GL. Traumatic patellar dislocation: nonoperative treatment compared with MPFL reconstruction using patellar tendon. Am J Sports Med. 2012;40:114-122.

[26] Balcarek P, Oberthür S, Hopfensitz S, et al. Which patellae are likely to redislocate? Knee Surg Sports Traumatol Arthrosc. 2014;22(10):2308-2314.

[27] Lewallen LW, McIntosh AL, Dahm DL. Predictors of recurrent instability after acute patellofemoral dislocation in pediatric and adolescent patients. Am J Sports Med. 2013;41(3):575-581.

[28] Jaquith BP, Parikh SN. Predictors of recurrent patellar instability in children and adolescents after frst-time dislocation. J Pediatr Orthop. 2017;37(7):484-490.

[29] Dejour H, Walch G, Nove-Josserand L, Guier C. Factors of patellar instability: an anatomic radiographic study. Knee Surg Sports Traumatol Arthrosc.1994;2(1):19-26.

[30] Schneider DK, Grawe B, Magnussen RA, et al. Outcomes after isolated medial patellofemoral ligament reconstruction for the treatment of recurrent lateral patellar dislocations: a systematic review and meta-analysis. Am J Sports Med. 2016;44(11):2993-3005.

[31] Dugdale TW, Renshaw TS. Instability of the patellofemoral joint in Down syndrome. J Bone Joint Surg Am. 1986;68:405-413.

[32] Beighton P, Horan F. Orthopaedic aspects of the Ehlers-Danlos syndrome. J Bone Joint Surg Br. 1969;51(3):444-453.

[33] Benoit B, Laflamme GY, Laflamme GH, Rouleau D, Delisle J, Morin B. Long-term outcome of surgically-treated habitual patellar dislocation in children with coexistent patella alta. Minimum follow-up of 11 years. J Bone Joint Surg Br. 2007;89:1172-1177.

[34] Insall J, Bullough PG, Burstein AH. Proximal "tube" realignment of the patella for chondromalacia patellae. Clin Orthop Relat Res. 1979;(144):63-69.

[35] Goldthwait JE. Slipping or recurrent dislocation of the patella. With the report of eleven cases. Boston Med Surg J. 1904;150:169-174.

[36] Grammont PM, Latune D, Lammaire IP. Treatment of subluxation and dislocation of the patella in the child. Elmslie technic with movable soft tissue pedicle (8 year review) [in German]. Orthopade. 1985;14(4):229-238.

[37] Ghanem I, Wattincourt L, Seringe R. Congenital dislocation of the patella. Part I: pathologic anatomy. J Pediatr Orthop. 2000;20:812-816.

[38] Bongers EM, van Kampen A, van Bokhoven H, Knoers NV. Human syndromes with congenital patellar anomalies and the underlying gene defects. Clin Genet. 2005;68:302-319. Copyright © 2019 Wolters Kluwer, Inc. Unau

第四章

髌股关节手术解剖：解剖标志与定位

Vicente Sanchis-Alfonso, Cristina Ramírez-Fuentes, Iván Sáenz, Javier Coloma Saiz, Joan Carles Monllau

概述

- 目前，治疗拥有两次及以上髌骨脱位病史的慢性髌骨不稳的标准手术方法是内侧髌股韧带（MPFL）重建术。MPFL 是防止髌骨外侧脱位的关键解剖结构，所以 MPFL 重建是治疗髌骨外侧脱位的常用术式。
- MPFL 重建术成功率不一，其中一个导致失败的原因即为术中韧带附着点选择不恰当。因此建议在原有的 MPFL 附着点的基础上进行解剖重建。
- 在股骨和髌骨这两个附着点中，股骨附着点更为重要。为了获得移植物满意的长度变化模式以及满意的长期临床结果，保证重建的股骨附着点为解剖附着点是一种相对容易和可重复的方法。
- 本章意在评估 MPFL 重建术中，哪些参考点能够更好地帮助定位 MPFL 的附着点。

股骨附着点的放射影像学标志与解剖标志

- 几项研究表明，MPFL 重建术中股骨隧道容易出现附着点的非解剖定位，错位率达 31%~64%，从而导致内侧髌股关节压力增大以及膝关节屈曲减弱。在 MPFL 重建术中，股骨附着点的确定非常重要，因为这能决定移植韧带的长度变化模式，从而影响在膝关节屈曲过程中移植韧带的松紧以及髌股关节压力。不正确的股骨附着点的选择将增加髌股关节压力，更容易导致移植韧带等长收缩能力的退化以及 MPFL 重建术的失败。
- 目前有很多在 MPFL 重建术中确定正确股骨附着点的方法，正因为存在如此多的方法，说明最理想的方法目前还没有找到。
- 利用放射影像学标志来定位股骨附着点是其中一种选择。应用放射影像方法的目的在于简化手术操作和减小股骨侧切口（2~3 cm），同时也可以辅助术后评估韧带附着点的情况。
- Schöttle 等在 2007 年首次报道了在 MPFL 重建术中利用放射影像学标志来定位股骨附着点解剖标志的方法。首先在膝关节侧位片上以股骨后侧骨皮质的切线作为参考线，分别通过内侧髁顶点和 Blumensaat 线最末端作两条垂直于参考线的垂线，在参考线前 1 mm，在离两条垂线 2.5 mm 的范围即为股骨附着点的影像学标志（图 4.1 A）。Redfern 等利用人尸体膝关节研究也证实影像学标志能够帮助正确定位 MPFL 股骨附着点的解剖学标志。
- 尽管 Schöttle 等的方法可重复性很强，但股骨后侧骨皮质线可能会随着不同人负重活动的不同而变得弯曲程度也不同。因此 Stephen 等认为以股骨后侧骨皮质线作为参考线来确定股骨附着点的方法并不稳定。随后他们提出利用标准化的股骨内侧髁图像来辅助确定股骨附着点的解剖标志。以股骨内侧髁前后全长为 100%，在距内侧髁前缘 60%、后缘 40%、下缘 50% 的部位即为 MPFL 的附着点（图 4.1 B）。然而 Stephen 方法很难在手术室环境下应用，这也是相比于 Schöttle 方法来说 Stephen 方法在临床上应用较少的原因。
- 放射影像学标志能够帮助在术中确定移植韧带固定位置。Schöttle 等建议在术中利用透视机来确定韧带股骨解剖附着点，并强调必须使用膝关节侧位片（图 4.1）。然而，在手术室中通常很难获得标准侧位片。同时，Balcarek 等也证实即使很小角度的偏移，也能使最终定位出的附着点偏离真正的韧带附着点。例如，5°的角度偏移，可使定

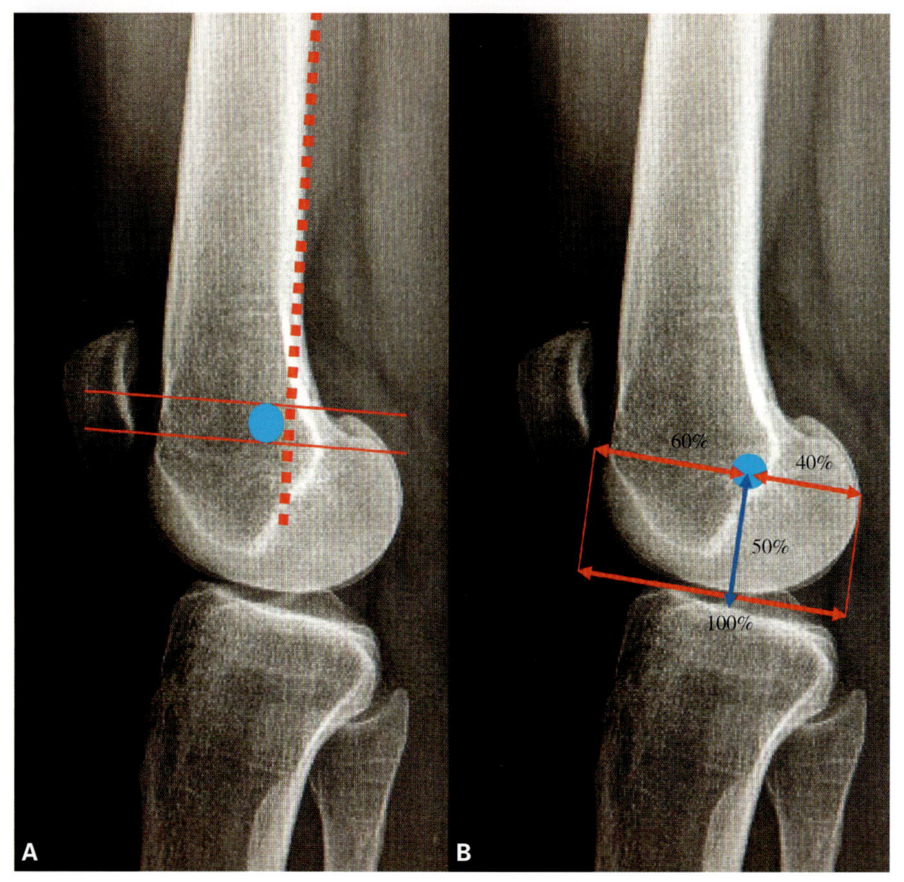

图 4.1 A. Schöttle 方法。B. Stephen 方法。评估的 X 线片必须为膝关节纯侧位片（股骨内侧髁和外侧髁完全重合）。蓝色点即为股骨附着点

位的附着点偏离 5 mm。在手术中很难得到真正的侧位片，也部分解释为何在 MPFL 重建术中韧带附着点有那么高的偏移率。

- Schöttle 点已成为在术中确定影像学的股骨附着点的基准。然而，放射影像学标志能否真正准确地定位解剖附着点?
- 最近，Ziegler 等报道，即使严格按照 Schöttle 方法获取标准侧位片，最终根据图像定位出的附着点依然偏离实际 MPFL 的解剖附着点。定位出的 Schöttle 点与实际附着点平均偏离 4.1 mm。如果透视机偏离一定角度，误差会变得更大。透视机旋转 5°，定位出的附着点将偏离实际解剖附着点更大的距离（7.5~9.2 mm）。
- 同理，Sanchis-Alfonso 等发现用影像学方法来定位总体来说也不太准确，以实际附着点为中心，利用标准侧位片影像定位出的 Schöttle 点偏移（3.73 ± 1.86）mm（0.37~8.04 mm）。且在患有严重滑车发育不良的女性患者中，Schöttle 方法定位更为不准确。因此，在 MPFL 重建术中，利用放射影像来确定股骨附着点的方法只能用来估计实际韧带附着点的位置，而不能作为确定附着点的唯一证据。
- 尽管如此，X 线透视仍是帮助经验较少的外科医生在术中能够获得实时图像，从而减少在 MPFL 重建术中股骨附着点定位错误的方法。从中短期临床结果来看，股骨隧道位置的选择与预后并没有直接关系。当重建的附着位点不是特别偏离时，动力学上，重建韧带几乎和原始韧带一样，临床预后依然良好。
- 本章讨论的重点不在于 MPFL 重建股骨附着点未严格定位解剖位点的利弊，而是在于是否能通过放射影像学标志来定位 MPFL 实际的股骨附着点。答案是否定的，实际上仅凭影像学资料是不足以准确定位 MPFL 的附着点的，因此还需要研究更多的方法来进行定位。
- 通过确定骨性标志来辅助定位股骨附着点是其中一种方法（图 4.2）。MPFL 的股骨插入点在内收

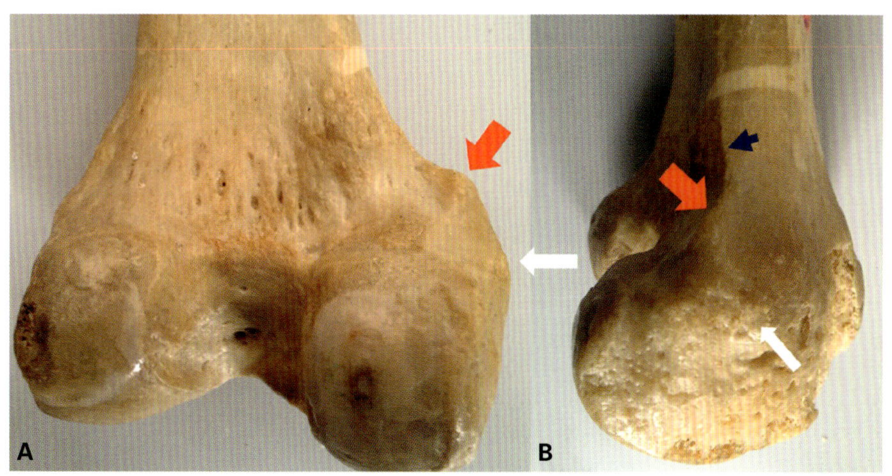

图 4.2 股骨内侧骨性标志。A. 后视图。B. 侧视图。股骨内上髁（MFE）是位于股骨内侧髁内面的最前和最远的骨性凸起（白色箭头）。内收肌结节（AT）（红色箭头），在 MFE 的近后侧，位于被称为内侧髁上线（蓝色箭头）的薄骨嵴的远端边缘，此线沿着股骨远端内侧走行。内侧髌股韧带（MPFL）的股骨附着点位于 AT 的远端 MFE 的后面。MPFL 股骨附着点的中心位于 MFE 和 AT 之间的凹槽中

肌结节（AT）的远端和股骨内上髁（MFE）的近后端。MPFL 股骨附着点的中心位于 MFE 和 AT 之间的凹槽中（图 4.3）。

- 有少数医生在 MPFL 重建术中已经使用 MFE 作为股骨插入点定位的解剖学标志。然而，也有人主张使用 AT 作为 MPFL 重建的标志，而不是 MFE，

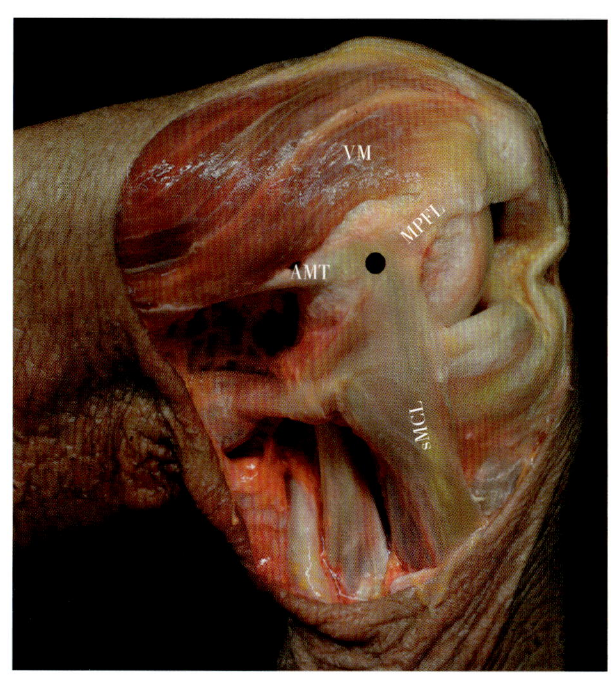

图 4.3 尸体解剖显示内侧髌股韧带（MPFL）、内侧副韧带浅层（sMCL）和大收肌腱（AMT）。黑点表示 MPFL 股骨附着点中心，位于骨凹陷或鞍区。VM，股内侧肌

因为 AT 与 MPFL 股骨插入点之间的距离要远小于 MFE 与 MPFL 股骨插入点之间的距离。此外，MFE 通常不能很好地定义。它看起来像一个 C 形的嵴，有一个中央沟来插入内侧副韧带浅层。并且其宽大的解剖结构使它更难以准确定义。然而，AT 是一个很好定义的解剖学标志，因此更容易识别。

- 根据 Viste 等的研究，AT 与 MPFL 的股骨插入点之间的距离是恒定的（≤ 10 mm）。Smirk 和 Morris 发现 MPFL 的股骨插入位置最常位于距 AT 1 cm 处。Fujino 等的研究发现，MPFL 股骨解剖附着点位于 AT 远端 10.6 mm 处，并且在两膝之间是一致的。Wijdicks 等报道 MPFL 的附着点距离 AT（8.9 ± 2.0）mm。AT 位置的巨大异质性解释了 MPFL 股骨插入位置的巨大异质性（图 4.4），这意味着 MPFL 对每个人来说都是独一无二的。
- Siebold 等的研究表明，在关节镜下，经过关节外入路，通过滑膜层的窗口可直接观察股骨 MPFL 的插入点。这允许外科医生找到个体化特异的 MPFL 附着点。
- 因此，最佳股骨附着点的位置取决于患者特异的解剖结构，即是个体化的。因此，术中必须仔细评估 MPFL 移植物的等距性。大多数研究者认为在整个屈伸范围内不存在等距。Sanchis-Alfonso 等观察到，在大多数病例（83%）中，膝关节在屈伸 0°~60° 时，MPFL 保持着 Smirk 和 morris 提出的等距标准。超出 60° 后，移植物将会逐渐变

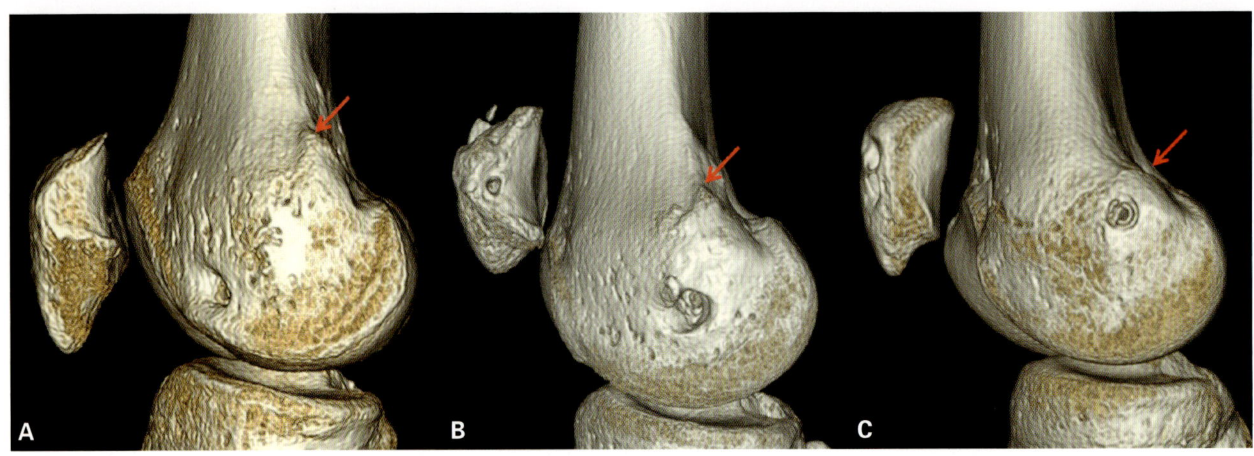

图 4.4 A~C. 内收肌结节的解剖位置存在很大的个体化差异（红色箭头）

得松弛，失去等距性。

- 一些作者已经证明，髌骨在膝关节屈曲 30°时最容易脱位。因此，如果移植物在屈曲 0° ~30°之间保持等距，髌骨将不会发生外侧位脱出；随着膝关节屈曲程度的进一步增加，移植物是否失去张力并不重要。因此，对于患有慢性髌骨外侧不稳定的患者，保证移植韧带在屈曲 0° ~30°时保持等距性是必要的。Thaunat 和 Erasmus 将其称为“有利等距（Favorable Anisometry）”。
- 在 MPFL 重建术中确定股骨附着点的另一种方法是触诊前面提到的解剖标志。然而，Herschel 等证明，无论手术经验如何，“触诊法”都是不够的。他们的研究表明，大约 25% 的触诊确定的位置会偏离正确区域超过 5 mm，这就可能导致非解剖性的 MPFL 重建。
- Koh 等的研究表明，一位经验丰富的髌股外科医生能够通过触诊以可接受的准确性（距原始插入点＜ 5 mm）识别 82% 病例的解剖性股骨远端韧带附着点。因此，建议做一个足够大的切口来识别连接着 AT 顶点的大收肌腱（AMT），如前所述，AT 是定位 MPFL 股骨附着点最重要的标志。
- 进行小切口手术的另一种选择是使用三维计算机断层扫描（3D-CT）来定位解剖性股骨附着点。使用 3D-CT 可以准确地确定 AT 的位置（图 4.5）。因为它提供了前面所提到的骨性标志的真实图像。3D 重构图像与真实手中看到的视野非常相近。
- 一些研究者已经证明，从 AT 到 MPFL 股骨附着点的距离在不同的膝关节之间是比较恒定的，大约是 1 cm。在此基础上，3D-CT 允许外科医生定位每个膝关节的 MPFL 解剖股骨附着点（图 4.6 A）。附着点在 3D-CT 图像中可以精确地定位出来（图 4.6 A），也可以通过特殊的软件投射到二维（2D）图像中（图 4.6 B），类似于用 C 臂透视机得到的图像。因此，通过在手术室中使用 C 臂透视机和严格膝关节侧位 X 线图像，再结合预先由 3D 图像投射出二维图像，就可以定位股骨附着点。因此，大切口定位股骨附着点是没有必要的。1~1.5 cm 的切口对于 MPFL 移植物的股骨附着点来说已经足够了，这实际上将手术技术转变为经皮的精小手术。
- 总之，应采用多种方法来定位解剖股骨附着点，包括触诊骨性标志、术中透视和等距检查。由于所做的股骨附着点定位的研究是基于正常的尸体膝关节，但患有复发性脱位的膝关节解剖结构与正常的膝关节不同，因此在手术中评估等距性非常重要。在术中股骨附着点的确定必须以解剖学知识为基础。此外，3D 成像可能有助于确定正确的位置。

儿科患者膝关节特异性

- 内侧髌股韧带（MPFL）重建术的患者中，有些是股骨远端骺板未闭合患者。在儿科患者中，异常的股骨附着点位置不仅会产生髌股关节不良导致的后果，而且还可能会损伤远端股骨骨骺。那么，医源性生长停滞是一个极大的风险，可能导致膝关节畸形。因此为儿科患者进行 MPFL 重建术时，选取正确的股骨附着点位置将会是骨科医生的极大挑战。

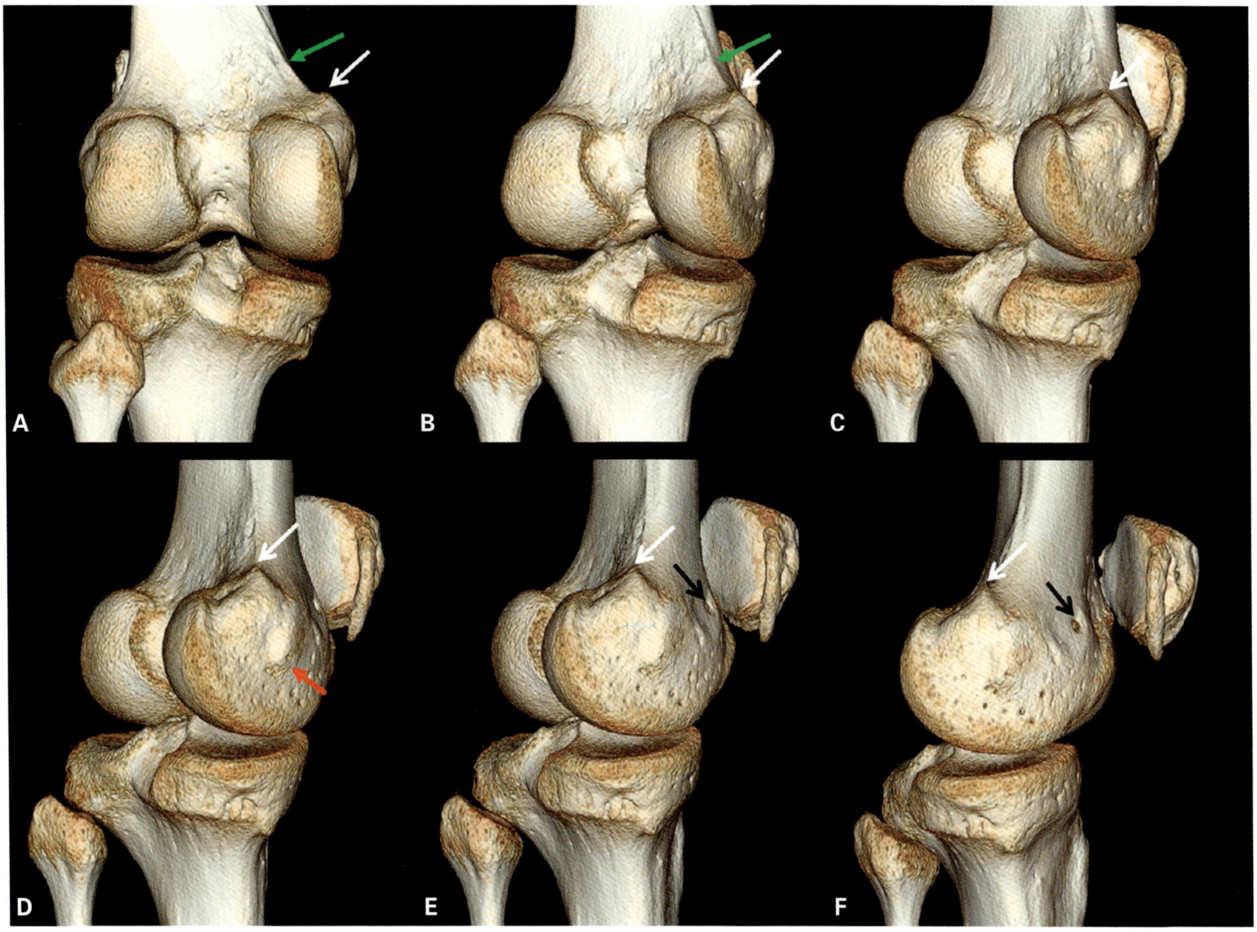

图 4.5　A~F. 3D-CT 显示内收肌结节位置（白色箭头）。黑色箭头指示非解剖型股骨隧道位置；绿色箭头指示内侧髁上线；红色箭头指示股骨内上髁

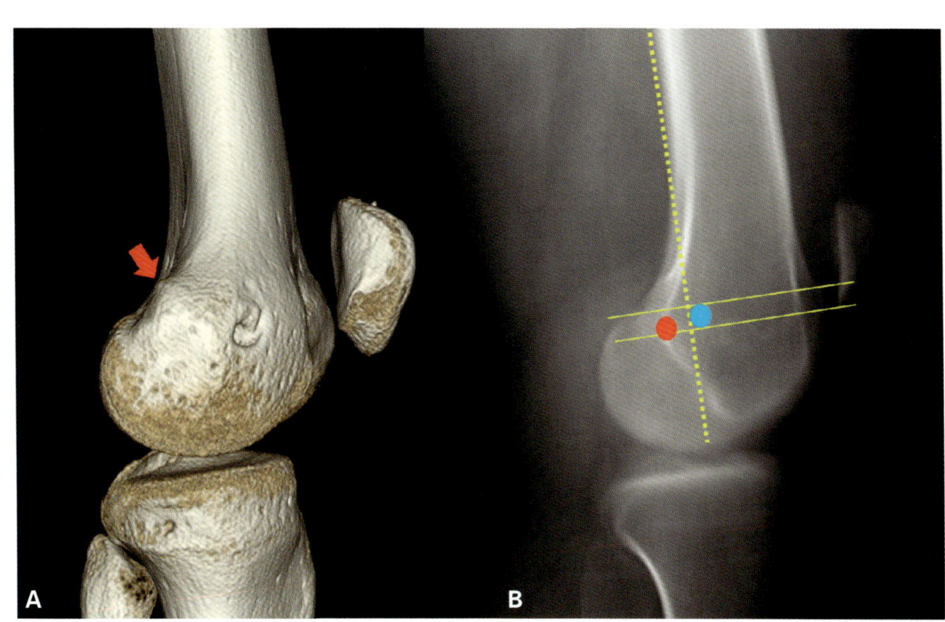

图 4.6　对于放射科医生以及外科医生而言，内收肌结节（AT）都是决定髌股内测韧带股骨附着点位置的重要标志。利用软件分析，3D-CT 图像（A）中计算出的附着点可以转换到二维图像上（B）。根据 AT（红色箭头）确定的解剖隧道（红色点）。根据 Schöttle 等描述的利用放射性图像方法建立的隧道（蓝色点）

- Schöttle 在 MPFL 重建术中定位附着点的方法最初是为了骨发育成熟患者设计的。因此，这项方法并不适用于儿科患者。MPFL 股骨附着点与远端股骨骨骺很接近。Farrow 等表明 MPFL 股骨附着点与远端股骨骨骺的中点相距较远（图 4.7 和图 4.8），但是从侧位片来看却很接近（图 4.8）。这种现象可能是由远端股骨骨骺起伏不平的特点造成的（图 4.7）。此外，研究者们还表示 AT 和 MFE 都距离股骨骨骺较远。
- 根据 Farrow 等研究，横向股骨隧道深度超过 10 mm 可能会损伤股骨远端的凹陷部分。因此，他们建议在为儿科患者进行 MPFL 重建术时，股骨隧道向远侧和前侧倾斜更为安全。同样，Greenrod 等表示 MPFL 插入点总是在距离股骨骺板远端较远的地方，平均 10 mm 左右（范围 2~16 mm）。因此，在 MPFL 重建术中利用在之前描述的解剖标志（如 AT）来定位，将不会威胁到远端股骨骺板。所以，儿童与青少年可以使用和

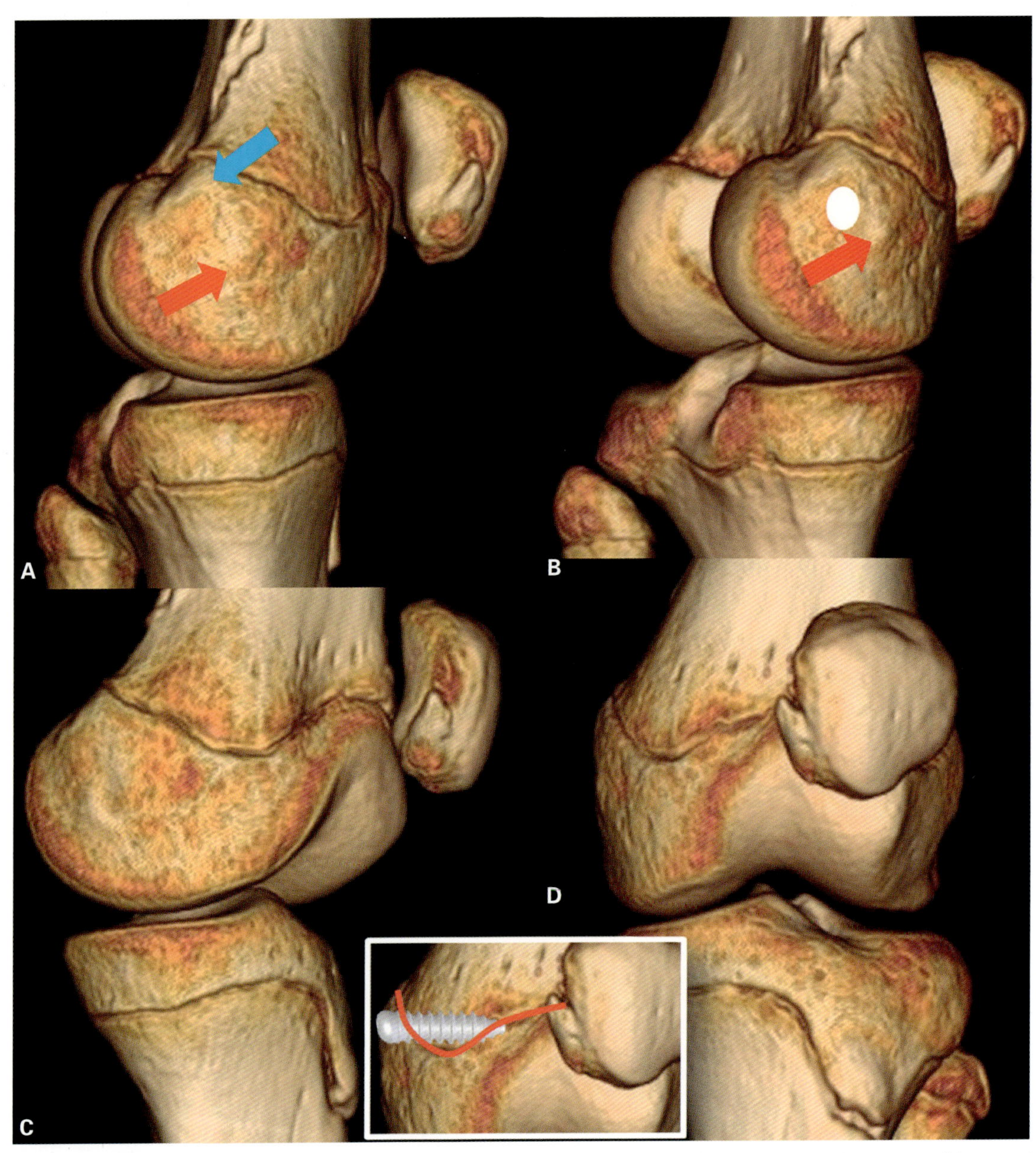

图 4.7 3D-CT，内侧髌股韧带股骨附着点（白色圆圈）位于股骨远端内侧面。A. 侧视图。B、C. 斜视图。D. 前视图。内收肌结节（蓝色箭头）和股骨内上髁（红色箭头）位于股骨骨骺远端。小图，平行于股骨关节线的干扰螺钉将侵犯股骨远端骨骺，并可能导致骨骺板的生长停滞

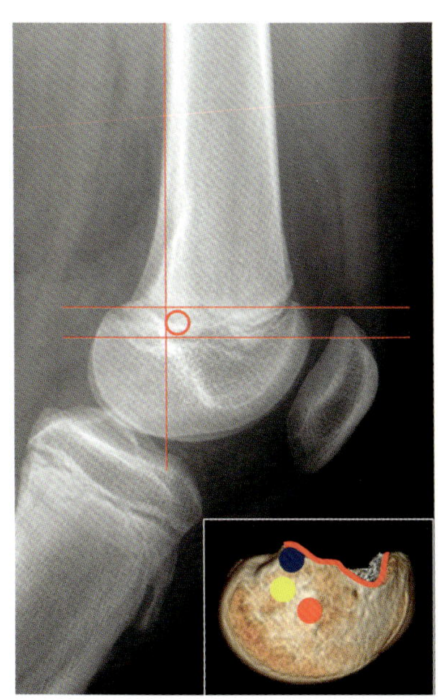

图 4.8 内侧髌股韧带（MPFL）在侧位透视下股骨隧道的影像学标志具有误导性，并引起了对 MPFL 股骨附着点与股骨远端骨骺的位置关系的误判。用 Schöttle 方法，股骨的锚点破坏了骨骺。以内收肌结节为参照点（蓝色圆圈），股骨附着点（黄色圆圈）位于骨骺下方。红色圆圈表示股骨内上髁

成人一样的参考点。

- 问题所在并不是附着点而是固定移植物股骨端的螺钉的方向。使用经典的平行螺钉（图 4.7），在 64% 案例中存在了生长停滞的风险。如果股骨隧道向远端倾斜 45°，那么预计 98% 的患者重建将会是安全的。总体来说，儿科患者的问题不是锚固点而是股骨隧道方向。
- 儿童和青少年的另一种选择是使用 AMT 作为股骨固定滑轮进行近似解剖 MPFL 重建：这项方法取得了良好的临床效果（图 4.9）。在此技术中，外科医生必须识别和分离出 AMT，来作为定位股骨附着点的标志。在 AMT 结束部分沿着 AMT 远端，竖向在皮肤上做一个 3 cm 的切口。这种近似解剖重建之后表现的运动行为与原生 MPFL 相似。

髌骨附着点：放射影像学标志与解剖标志对比

- MPFL 的髌骨附着点受到的关注要比股骨附着点少得多，这可能是因为这种附着点的重建要比股骨附着点更为容易。因此，移植物的固定位置有许多可接受的选项。
- Barnett 等描述了在 MPFL 重建术中用于定位解剖性髌骨附着点可靠的放射影像学标志。根据他们的报告，髌骨附着点位于髌骨后皮质线前方 7.4 mm 并距髌骨关节面近缘远端 5.4 mm 处。此外，MPFL 髌骨附着点约占髌骨总长度的 33%，位于髌骨近端 1/3 和长轴远端 2/3 的交界处。然而，放射学方法不足以确定一个真正的解剖性髌骨附着点。
- 在 MPFL 重建术中，移植物合适的髌骨固定位置目前尚未完全明确。一种可能的解释是髌骨和股中间肌腱的解剖学和附着体的宽度差异很大。解剖研究表明，MPFL 插入点占髌骨近半部分、髌骨近 2/3，位于股内侧肌腱下侧，以及股中间肌腱上侧（图 4.10~ 图 4.12）。
- 为了在髌骨上重建 MPFL 广泛的附着部位，Farr

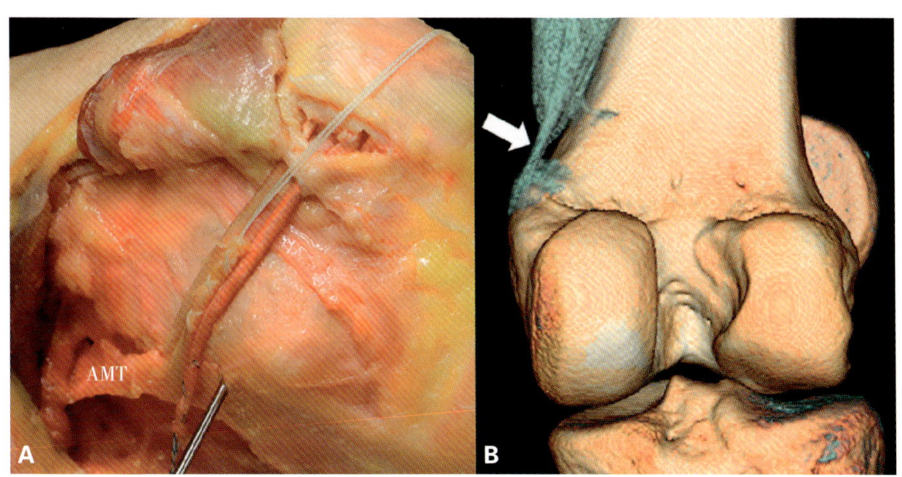

图 4.9 A. 尸体解剖。钉子在内收肌结节上。移植物在大收肌腱（AMT）周围形成环状，然后穿过大收肌腱。B. 3D-CT。白色箭头指示 AMT

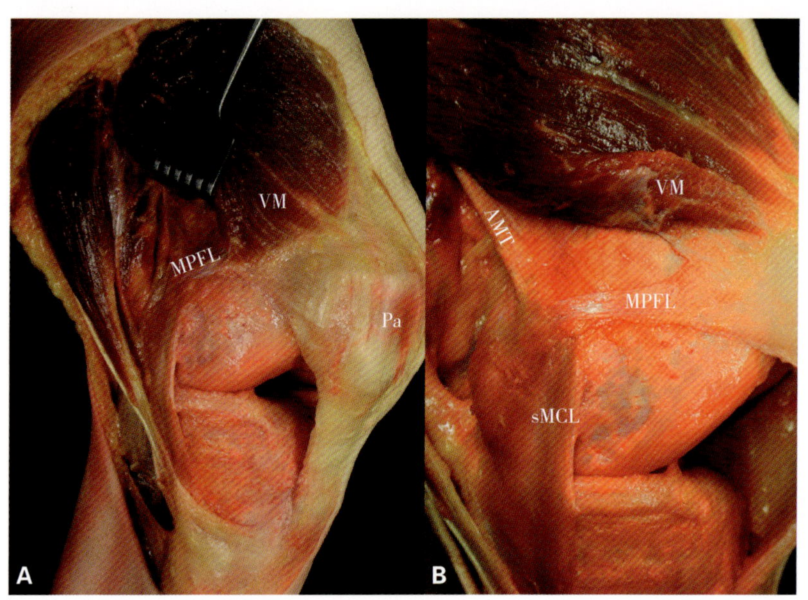

图 4.10 A、B. 尸体解剖显示内侧髌股韧带（MPFL）插入股内侧肌（VM）的下方。AMT，大收肌腱；Pa，髌骨；sMCL，内侧副韧带浅层

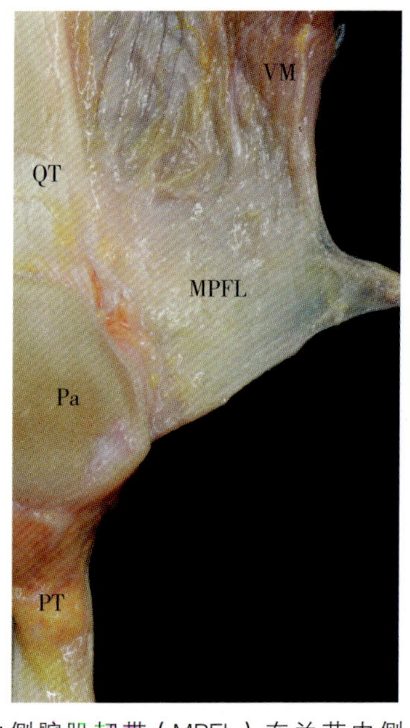

图 4.11 内侧髌股韧带（MPFL）在关节内侧。Pa，髌骨；PT，髌韧带；QT，股四头肌腱；VM，股内侧肌

和 Schepsis 建议使用双半腱肌移植物（"解剖性"放置）。然而，要重建髌骨附着点的真实解剖结构，需要使用两个束：一个近端束附着于股中间肌，另一个远端束附着于髌骨近端 1/3。

- Tanaka 等描述了 MPFL 最可靠的解剖附着点中点，它接近股中间肌腱和髌骨关节边界的交界处。他们认为，相比于髌骨，移植物附着于股中间肌腱可能更具解剖学性。这个位置很容易被观察到，可以作为 MPFL 重建中移植物放置潜在的解剖标志。鉴于 MPFL 指的是仅附着于髌骨的纤维，Tanaka 等建议使用"内侧髌股复合体"这一术语。

结论

- MPFL 的股骨起始位置和髌骨插入位置均有显著个体差异。
- 透视检查的结果不一，容易出错。因此，仅使用放射学方法很容易被迷惑。基于这种方法，用 C 臂透视机确定的移植物股骨放置位置仅是一个参考，不应该是确定股骨附着点的唯一手段。
- 最后的放置位置必须基于对相关解剖的透彻理解。
- 建议做一个足够大的切口来识别通向 AT 顶点的 AMT，AT 是在 MPFL 重建术中定位股骨附着点最重要的解剖标志。
- 另一种定位股骨附着点的方法是使用 3D-CT，只需一个小的皮肤切口。
- 解剖性股骨附着点的位置应采用多种方法来确定，包括触诊骨性标志、术中透视和等距检查。此外，确定髌骨附着点的位置也必须以解剖学为基础。与前交叉韧带重建术一样，了解解剖结构是至关重要的。正如 Jack Hughston 所说："骨科手术就是解剖学加上一点儿常识。"

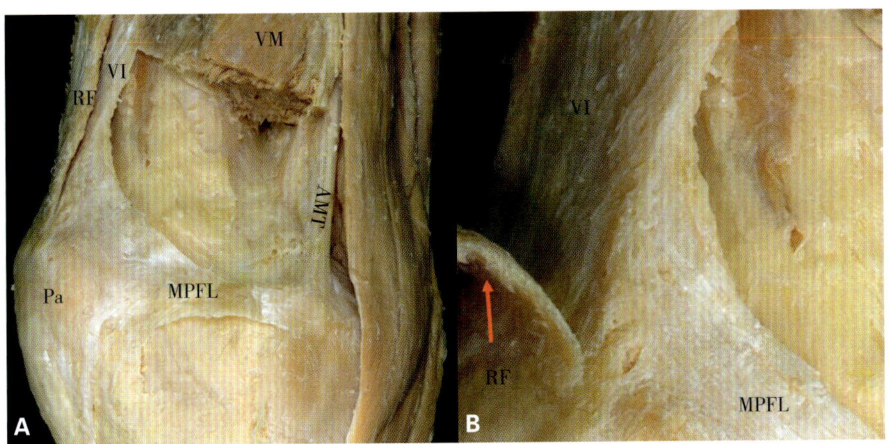

图 4.12　A. 股内侧肌远端切除后，内侧髌股韧带（MPFL）呈扇形。MPFL 向近端延伸并附着于股中间肌的内侧边缘。MPFL 远端纤维与附着于髌腱内侧缘的内侧支持带的深层相互交织。B. 将股直肌从股中间肌剥离，以便更清楚地观察。AMT，大收肌腱；Pa，髌骨；RF，股直肌；VI，股中间肌；VM，股内侧肌

参考文献

[1] Sanchis-Alfonso V. Guidelines for medial patellofemoral ligament reconstruction in chronic lateral patellar instability. J Am Acad Orthop Surg. 2014;22:175-182.

[2] Sanchis-Alfonso V. How to deal with chronic patellar instability: what does the literature tell us? Sports Health. 2016;8(1):86-90.

[3] Burrus MT, Werner BC, Cancienne JM, Diduch DR. Correct positioning of the medial patellofemoral ligament: troubleshooting in the operating room. Am J Orthop (Belle Mead NJ). 2017;46(2):76-81.

[4] Sanchis-Alfonso V, Ramirez-Fuentes C, Montesinos-Berry E, Domenech J, Martí-Bonmatí L. Femoral insertion site of the graft used to replace the medial patellofemoral ligament influences the ligament dynamic changes during knee flexion and the clinical outcome. Knee Surg Sports Traumatol Arthrosc. 2017;25(8):2433-2441.

[5] McCarthy M, Ridley TJ, Bollier M, Wolf B, Albright J, Amendola A. Femoral tunnel placement in medial patellofemoral ligament reconstruction. Iowa Orthop J. 2013;33:58-63.

[6] Servien E, Fritsch B, Lustig S, et al. In vivo positioning analysis of medial patellofemoral ligament reconstruction. Am J Sports Med. 2011;39(1):134-139.

[7] Elias JJ, Cosgarea AJ. Technical errors during medial patellofemoral ligament reconstruction could overload medial patellofemoral cartilage: a computational analysis. Am J Sports Med. 2006;34(9):1478-1485.

[8] Sanchis-Alfonso V, Montesinos-Berry E, Ramirez-Fuentes C, Leal-Blanquet J, Gelber PE, Monllau JC. Failed medial patellofemoral ligament reconstruction: causes and surgical strategies. World J Orthop. 2017;8(2):115-129.

[9] Barnett AJ, Howells NR, Burston BJ, Ansari A, Clark D, Eldridge JD. Radiographic landmarks for tunnel placement in reconstruction of the medial patellofemoral ligament. Knee Surg Sports Traumatol Arthrosc. 2012;20(12):2380-2384.

[10] Fujino K, Tajima G, Yan J, et al. Morphology of the femoral insertion site of the medial patellofemoral ligament. Knee Surg Sports Traumatol Arthrosc. 2015;23(4):998-1003.

[11] Herschel R, Hasler A, Tscholl PM, Fucentese SF. Visual-palpatory versus fluoroscopic intraoperative determination of the femoral entry point in medial patellofemoral ligament reconstruction. Knee Surg Sports Traumatol Arthrosc. 2017;25(8):2545-2549. doi:10.1007/ s00167-016-4057-6.

[12] Redfern J, Kamath G, Burks R. Anatomical confrmation of the use of radiographic landmarks in medial patellofemoral ligament reconstruction. Am J Sports Med. 2010;38(2):293-297.

[13] Sanchis-Alfonso V, Ramirez-Fuentes C, Montesinos-Berry E, Elia I, Martí-Bonmatí L. Radiographic location does not ensure a precise anatomic location of the femoral fxation site in medial patellofemoral ligament reconstructions. Orthop J Sports Med. 2017;5(11):2325967117739252.

[14] Schöttle PB, Schmeling A, Rosenstiel N, Weiler A. Radiographic landmarks for femoral tunnel placement in medial patellofemoral ligament reconstruction. Am J Sports Med. 2007;35(5):801-804.

[15] Siebold R, Borbon CA. Arthroscopic extraarticular reconstruction of the medial patellofemoral ligament with gracilis tendon autograft—surgical technique. Knee Surg Sports Traumatol Arthrosc. 2012;20(7):1245-1251.

[16] Stephen JM, Lumpaopong P, Deehan DJ, Kader D, Amis AA. The medial patellofemoral ligament: location of femoral attachment and length change patterns resulting from anatomic and nonanatomic attachments. Am J Sports Med. 2012;40(8):1871-1879.

[17] Viste A, Chatelet F, Desmarchelier R, Fessy MH. Anatomical study of the medial patello-femoral ligament: landmarks for its surgical reconstruction. Surg Radiol Anat. 2014;36(8):733-739.

[18] Wijdicks CA, Griffth CJ, LaPrade RF, et al. Radiographic identifcation of the primary medial knee structures. J Bone Joint Surg Am. 2009;91(3):521-529.

[19] Balcarek P, Walde TA. Accuracy of femoral tunnel placement in medial patellofemoral ligament reconstruction: the effect of a nearly true-lateral fluoroscopic view. Am J Sports Med. 2015;43(9):2228-2232.

[20] Ziegler CG, Fulkerson JP, Edgar C. Radiographic reference points are inaccurate with and without a true

lateral radiograph: the importance of anatomy in medial patellofemoral ligament reconstruction. Am J Sports Med. 2016;44(1):133-142.

[21] Sanchis-Alfonso V, Ramirez-Fuentes C, Montesinos-Berry E, Aparisi-Rodriguez F, Martí-Bonmatí L. Does radiographic location ensure precise location of the femoral fxation site in medial patellofemoral ligament surgery? Knee Surg Sports Traumatol Arthrosc. 2016;24(9):2838-2844.

[22] Hiemstra LA, Kerslake S, Lafave M. Medial patellofemoral ligament reconstruction femoral tunnel accuracy: relationship to disease-specifc quality of life. Orthop J Sports Med. 2017;5(2):2325967116687749. doi:10.1177/2325967116687749.

[23] Kang HJ, Wang F, Chen BC, Su YL, Zhang ZC, Yan CB. Functional bundles of the medial patellofemoral ligament. Knee Surg Sports Traumatol Arthrosc. 2010;18(11):1511-1516.

[24] Nomura E, Inoue M, Osada N. Anatomical analysis of the medial patellofemoral ligament of the knee, especially the femoral attachment. Knee Surg Sports Traumatol Arthrosc. 2005;13(7):510-515.

[25] Smirk C, Morris H. The anatomy and reconstruction of the medial patellofemoral ligament. Knee. 2003;10(3):221-227.

[26] Blatter SC, Fürnstahl P, Hirschmann A, Graf M, Fucentese SF. Femoral insertion site in medial patellofemoral ligament reconstruction. Knee. 2016;23(3):456-459.

[27] Steensen RN, Dopirak RM, McDonald WG III. The anatomy and isometry of the medial patellofemoral ligament: implications for reconstruction. Am J Sports Med. 2004;32(6):1509-1513.

[28] Victor J, Wong P, Witvrouw E, Sloten JV, Bellemans J. How isometric are the medial patellofemoral, superfcial medial collateral, and lateral collateral ligaments of the knee? Am J Sports Med. 2009;37:2028-2036.

[29] Thaunat M, Erasmus PJ. The favourable anisometry: an original concept for medial patellofemoral ligament reconstruction. Knee. 2007;14:424-428.

[30] Koh J, Zimmerman T, Post W, Farr J. Pin the tail on the MPFL: how accurate are we in identifying the origin of the MPFL by palpation. Abstract. Presented at: International Meeting of the Patellofemoral Study Group; September 13-16, 2017; Munich, Germany.

[31] Seitlinger G, Moroder P, Fink C, Wierer G. Acquired femoral flexion deformity due to physeal injury during medial patellofemoral ligament reconstruction. Knee. 2017;24(3):680-685.

[32] Farrow LD, Alentado VJ, Abdulnabi Z, Gilmore A, Liu RW. The relationship of the medial patellofemoral ligament attachment to the distal femoral physis. Am J Sports Med. 2014;42(9):2214-2218.

[33] Greenrod W, Cox J, Astori I, Baulch J, Williams J. A magnetic resonance imaging study of the signifcance of the distal femoral physis during medial patellofemoral ligament reconstruction. Orthop J Sports Med. 2013;1(4). doi:10.1177/2325967113502638.

[34] Monllau JC, Masferrer-Pino A, Ginovart G, Pérez-Prieto D, Gelber PE, Sanchis-Alfonso V. Clinical and radiological outcomes after a quasi-anatomical reconstruction of medial patellofemoral ligament with gracilis tendon autograft. Knee Surg Sports Traumatol Arthrosc. 2017;25(8):2453-2459.

[35] Pérez-Prieto D, Capurro B, Gelber PE, et al. The anatomy and isometry of a quasi-anatomical reconstruction of the medial patellofemoral ligament. Knee Surg Sports Traumatol Arthrosc. 2017;25(8):2420-2423.

[36] Mochizuki T, Nimura A, Tateishi T, Yamaguchi K, Muneta T, Akita K. Anatomic study of the attachment of the medial patellofemoral ligament and its characteristic relationships to the vastus intermedius. Knee Surg Sports Traumatol Arthrosc. 2013;21(2):305-310.

[37] Feller JA, Feagin JA Jr, Garrett WE Jr. The medial patellofemoral ligament revisited: an anatomical study. Knee Surg Sports Traumatol Arthrosc. 1993;1(3-4):184-186.

[38] Tanaka MJ, Voss A, Fulkerson JP. The anatomic midpoint of the attachment of the medial patellofemoral complex. J Bone Joint Surg Am. 2016;98(14):1199-1205.

[39] Farr J, Schepsis AA. Reconstruction of the medial patellofemoral ligament for recurrent patellar instability. J Knee Surg. 2006;19(4):307-316

第五章

重建髌骨稳定术的外科思考

Najeeb Khan, Robert Stewart, Donald Fithian

概述

本章主要介绍髌骨稳定术的手术注意事项，包括内侧髌股韧带（MPFL）重建术、胫骨结节截骨术（TTO）、外侧支持带松解 / 延长和滑车成形术。同时还总结了体格检查和影像学研究的相关内容，以帮助制订手术计划。

内侧髌股韧带重建术的适应证

- MPFL 重建术适用于治疗因髌骨内侧支持带过度松弛所致的间歇性髌骨外侧不稳定。
- 最适合的手术对象为处在髌骨不稳定发作间期疼痛轻微的患者，寻求治疗方法解决偶发脱位或半脱位的患者。
- 在进行 MPFL 重建之前，外科医生必须通过体格检查确认 MPFL 松弛情况。在临床上，为避免患者的恐惧和不安，所以有必要在检查之前进行麻醉。该检查通常在重建手术之前进行，但罕见情况下当诊断不明确时，也可以单独进行检查。

内侧髌股韧带重建术的禁忌证

- MPFL 重建术不推荐用于治疗髌股关节疼痛，髌骨稳定术对不是由髌骨不稳定直接引起的疼痛并无确切治疗作用。
- 初次脱位患者更推荐采取保守治疗。一项由作者所在机构开展的自然病程研究表明，只有 17% 的初次脱位患者在随后的 2~5 年内发生了第二次脱位。其他人则报告了高达 71% 的复发率；在这些报告中，MPFL 修复或“紧缩”并不能有效地降低复发率。一些 1 级和 2 级的前瞻性研究表明，初次髌骨脱位后，与非手术治疗相比，MPFL 修复没有任何益处。但至少一项前瞻性随机试验表明急性髌骨脱位时，与非手术治疗相比，MPFL 重建后患者临床评分提高，再脱位率降低，预后更好。
- 是否通过手术治疗相对于 MPFL 的初次髌骨脱位仍存在争议。目前对于这个时期的处理标准仍是系列的非手术治疗。而再次脱位及通过康复治疗仍无法消除的主观不稳定感是 MPFL 重建的指征。

辅助措施的作用

复发性髌骨脱位最主要的病理解剖学特征为 MPFL 断裂、高位髌骨、滑车发育不良、旋转或其他排列异常［股骨前倾、胫骨结节相对于滑车或后交叉韧带（PCL）外移］。当存在时，这些病理解剖学特征需要被矫正。这些特征的独立及联合预测价值在本书第三章中提及。矫正这些解剖特征的手术方法在本书对应章节有详细介绍。

关节镜

- 诊断性关节镜检查适用于需要手术治疗或探查的软骨损伤病例。虽然关节表面损伤很常见，但大多不伴有明显移位的游离体。
- 移位骨软骨碎片只要足够大或包含足够的骨组织时，不管是通过关节镜还是开放手术，都推荐固定。
- 一些较小的不能固定的游离体只有在有症状时才

需要治疗。

胫骨结节截骨术

- 当患者胫骨结节—滑车沟距离（TT—TG 距离或 TT—PCL 距离）增大或存在高位髌骨时，TTO（远端重排）可以和 MPFL 重建联合应用。
- 胫骨结节前内侧移位主要用于减轻关节远端和外侧的损伤，其次是与韧带重建相结合用于稳定。
- 胫骨结节远端移位术经常与 MPFL 重建联合应用于高位髌骨造成髌骨延迟进入滑车时。当 Caton 指数≥ 1.2 时，高位髌骨需要通过手术矫正。通过远端移位，屈膝时髌骨可以更早地进入滑车，改善向外侧移位的骨性限制力。
- 施行远端截骨术时需小心避免过度内移，因为远端截骨术通常会导致一定程度的内移和 TT—TG 距离减小。
- 滑车发育不良矫治术（滑车成形术）可避免内移手术的需要。但这需要更进一步的研究。

外侧松解或延长术

- 外侧松解或延长术不再被推荐作为单一术式来治疗髌骨不稳定。
- 与外侧延长不同，外侧松解术是外侧支持带的全层横断，不应再作为单一的手术或辅助手术进行，因为其无效且有医源性内侧髌骨不稳定的危险。单一的外侧松解术也降低了对侧向移位的抵抗力，增加了复发侧向不稳定的风险。
- 在已报道的治疗髌骨不稳定的无数手术中，单一的外侧支持带松解治疗髌骨不稳定是唯一被证实无效的方法。在一系列因髌骨不稳定接受外侧松解的患者中，100% 的患者继续经历脱位。单一的外侧松解术治疗髌骨不稳定的不良效果可能是由于它不能使髌骨向中间排列，以及有医源性内侧髌骨不稳定的风险。
- 附加的外侧延长术推荐应用于当外侧组织挛缩或即使从外侧向内侧方向施加手动压力髌骨依然无法在股骨滑车沟中正常滑动时。
- 有些人主张在手术前尝试用捆绑带和髌骨稳定支架来尝试模拟外侧延长。
- 总结，不再推荐使用外侧松解术，极少推荐外侧延长术，使用时应特别小心避免潜在的医源性内侧不稳定的风险。

滑车成形术

- 滑车成形术的主要指征是矫正滑车上隆起，通常与 MPFL 重建同时进行。在大多数情况下，为了避免增加外侧髌股关节受力的风险，首选滑车成形术加深滑车沟，而不是外侧髁抬高术。
- 一项针对滑车成形术及非滑车成形术治疗滑车发育不良引起的髌骨脱位的系统回顾表明，滑车成形术组的再脱位率较低，但活动度减小率较高。
- 髌股关节纤维粘连的后期并发症在接受滑车成形术的患者中并不少见，并且从术后功能锻炼开始时就需要注意，以预防关节活动度的丢失。
- 大多数施行滑车成形术的外科医生在治疗髌股疾病方面都有丰富的经验，由于其技术要求高，所以在向患者推荐滑车手术时，应该非常谨慎。

评估

病史

- 一份详尽的病史应该包括总脱位次数，第一次脱位的年龄、机制，以及发生脱位时的症状。
- 病史影响治疗计划。有对侧髌骨脱位的病史，脱位复发风险增加 6 倍，先前脱位发生在受伤过的膝关节的患者一样有如此高的脱位复发风险。
- 非接触性及复发性脱位比初次创伤性脱位更需要手术治疗。
- 交锁症状可能与骨软骨游离体有关，小的游离体可以直接摘除，大的则需要固定。
- 既往的手术史可以极大影响我们对疾病的认知。特别是，既往的外侧松解史能够降低外侧脱位的力量，并增加医源性内侧脱位的风险。

体格检查

- 每位患者都应该接受一个全面的膝关节检查，包括步态评估、双侧髋关节、膝关节韧带检查以及所有平面的力线检查。髌股关节检查的目的是验证和了解髌骨由于缺乏限制而过度活动的情况。
- 对于髌骨不稳患者，应评估关节松弛 / 过度活动程度。Carter 和 Wilkinson 最初定义广义关节松弛症，当以下试验中超过 3 项为阳性时：
  - 拇指能被动触碰前臂掌侧。

- 小指被动过伸至能与前臂背侧平行。
- 肘关节过伸＞10°。
- 膝关节过伸＞10°。
- 踝关节过度被动背伸及足外翻。
- Beighton–Horan 关节过度活动标准是以这些试验为基础修改的 9 分标准（表 5.1 和图 5.1）
- 根据研究人群的不同，构成关节松弛 / 高活动度的“临界值”为 5~7 分不等。这些标准的有效性及其与特定疾病（如髌骨不稳定）的相关性还没有得到很好的证实，尤其是在生理性关节松弛而非病理性松弛的儿童人群中。

表 5.1　Beighton–Horan 全身关节松弛 / 过度活动标准

试验	左 / 分	右 / 分
小指被动背伸＞90°	0 或 1	0 或 1
拇指能被动触碰前臂	0 或 1	0 或 1
肘关节过伸＞10°	0 或 1	0 或 1
膝关节过伸＞10°	0 或 1	0 或 1
膝关节伸直时手掌能触地	0 或 1	
总计	0~9	

能完成动作计 1 分，反之则计 0 分。总分为 0~9 分

- 膝关节检查从确保髌骨回位开始。对于急性初次脱位，典型阳性体征是内侧支持带肿胀并伴随压痛。少数情况下，如果积液量大且张力高，关节腔穿刺抽吸可以作为一种保守治疗的方法，也有助于诊断骨软骨骨折。
- 其他重要检查包括：
  - 在完全伸直位和屈膝 30° 时髌骨内外侧推移：松弛度用象限或以毫米为单位来测量。病理性松弛是出现恐惧感及在屈膝 30° 时外侧推移缺少终末感。在完全伸直时，病理性膝关节的平移是不对称的，没有确切的终末感。
  - J 形征：膝关节完全伸直时，髌骨突然横向平移，运动模式像一个颠倒的 J 形。
  - 髌骨关节面触诊：压痛可能提示有挫伤、骨软骨骨折或撕脱损伤。

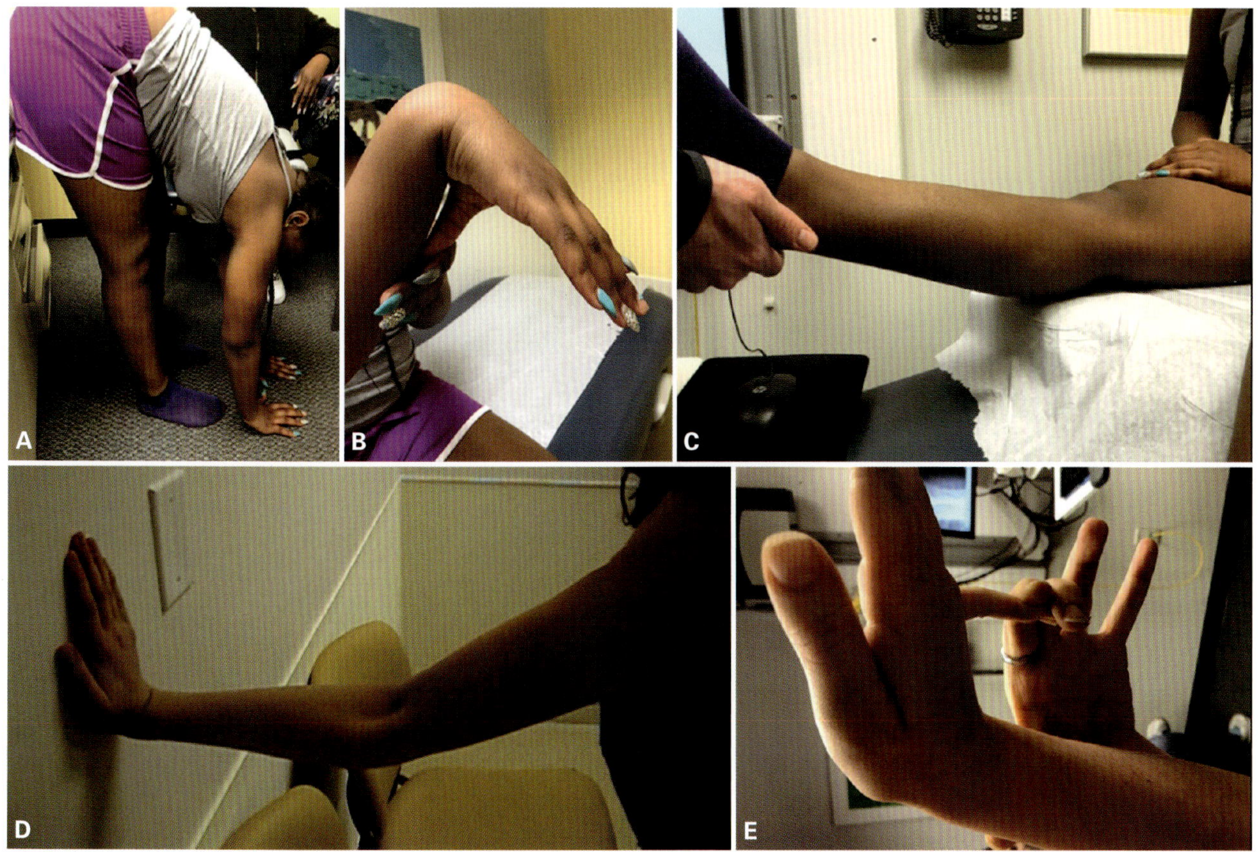

图 5.1　评估关节过度活动和组织松弛的 Beighton–Horan 标准的 5 个组成部分（如表 5.1 所述）

影像学检查

- 正侧轴位 X 线片分别用于确认髌骨位置、是否存在骨软骨骨折和髌股关节对位关系。
- 在常规 X 线片上可见的骨软骨骨折可能是一个明显的损伤，随后应该进行磁共振检查（MRI），甚至有可能需要手术去除或固定。
- 屈膝 30°的侧位片能帮助确定髌骨的高度。Caton-Deschamps 比值> 1.2，就可以诊断高位髌骨，高位髌骨在屈膝早期易向外侧脱位。
- 一张标准的侧位片（内外侧后髁对齐）可评价滑车发育不良（图 5.2）。“交叉”征是指滑车沟的曲线穿过股骨外侧髁的前缘，代表了滑车沟较浅，缺乏限制髌骨脱位的骨性力量。滑车突起（也称为滑车“突”“凸”或“棘”）是由滑车面的最前点与沿着股骨皮质前方以远 10 cm 之间的连线距离表示。X 线侧位片上滑车突出度与滑车发育不良的严重程度相关。
- 虽然 MPFL 重建并不直接针对滑车发育不良，但对于术中了解造成髌骨不稳定的力量是有帮助的。
- 作者推荐对所有初次脱位的患者进行 MRI 检查，主要目的是评估骨软骨或软骨损伤是否需要外科介入。
- MRI 检查的次要目的是明确 MPFL 损伤的部位，对预后判断有一定的价值。原发性创伤性髌骨脱位中股骨附着处的 MPFL 撕脱，预示着随后的髌骨不稳定。Sillanp 等建议在计划治疗原发性创伤性髌骨脱位时应考虑 MPFL 损伤部位。
- MRI 轴位像也被用来确定 TT—TG 距离或 TT—PCL 距离，这决定了除 MPFL 重建之外，是否需要行 TTO。

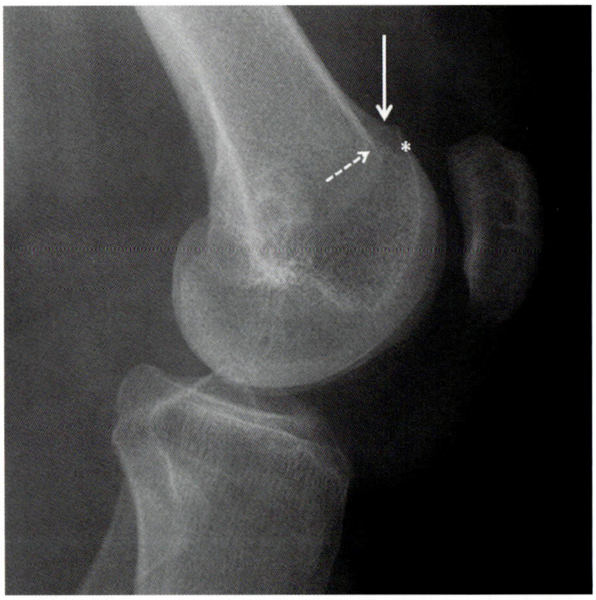

图 5.2 滑车发育不良在膝关节侧位片的征象包括滑车突起（白色实线箭头）、内髁发育不全的双轮廓征象（白色虚线箭头）和交叉征象（*）

术前准备

- 理想情况下，手术前术侧膝关节在临床上应该是没有症状的。
- 与患者进行全面详尽的术前讨论非常重要，让患者了解潜在的风险、获益、目标和术后恢复过程。
- 患者应对术后疼痛、积极参与治疗、康复和返回运动的需要抱有理性的预期。被动地接受手术然后等待期望的结果，可能导致移植物的失败或恢复日常生活和体育活动的延迟。
- 患者应与工作单位协调做出适当的休假安排。当疼痛控制及止痛药物很少使用后，术后 5~7 天通常可以恢复坐位办公。在术后康复期间，家人和（或）朋友应该给予帮忙。
- 不需要服用止痛药物，负重没有不适感，远端神经肌肉控制达到正常的反应时间，方可允许驾驶。

参考文献

[1] Bassett FH. Acute dislocation of the patella, osteochondral fractures, and injuries to the extensor mechanism of the knee. Instr Course Lect. 1976;25:40-49.

[2] Fithian DC, Paxton EW, Stone ML, et al. Epidemiology and natural history of acute patellar dislocation. Am J Sports Med. 2004;32(5):1114-1121.

[3] Palmu S, Kallio PE, Donell ST, Helenius I, Nietosvaara Y. Acute patellar dislocation in children and adolescents: a randomized clinical trial. J Bone Joint Surg Am. 2008;90(3):463-470.

[4] Sillanpää PJ, Mattila VM, Mäenpää H, Kiuru M, Visuri T, Pihlajamäki H. Treatment with and without initial stabilizing surgery for primary traumatic patellar dislocation: a prospective randomized study. J Bone Joint Surg Am. 2009;91(2):263-273.

[5] Christiansen SE, Jakobsen BW, Lund B, Lind M. Isolated repair of the medial patellofemoral ligament in primary dislocation of the patella: a prospective randomized study. Arthroscopy. 2008;24(8):881-887.

[6] Camanho GL, Viegas Ade C, Bitar AC, Demange MK, Hernandez AJ. Conservative versus surgical treatment for repair of the medial patellofemoral ligament in acute dislocations of the patella. Arthroscopy. 2009;25(6): 620-625.

[7] Sillanpää PJ, Peltola E, Mattila VM, Kiuru M, Visuri T, Pihlajamäki H. Femoral avulsion of the medial

patellofemoral ligament after primary traumatic patellar dislocation predicts subsequent instability in men: a mean 7-year nonoperative follow-up study. Am J Sports Med. 2009 Aug;37(8):1513-1521

[8] Nikku R, Nietosvaara Y, Kallio PE, Aalto K, Michelsson JE. Operative versus closed treatment of primary dislocation of the patella: similar 2-year results in 125 randomized patients. Acta Orthop Scand. 1997;68(5):419-423.

[9] Sillanpaa PJ, Mäenpää HM, Mattila VM, Visuri T, Pihlajamäki H. Arthroscopic surgery for primary traumatic patellar dislocation: a prospective, nonrandomized study comparing patients treated with and without acute arthroscopic stabilization with a median 7-year follow-up. Am J Sports Med. 2008;36(12):2301-2309.

[10] Bitar AC, Demange MK, D'Elia CO, Camanho GL. Traumatic patellar dislocation: nonoperative treatment compared with MPFL reconstruction using patellar tendon. Am J Sports Med. 2012;40(1):114-122.

[11] Colvin AC, West RV. Patellar instability. J Bone Joint Surg Am. 2008;90(12):2751-2762.

[12] Dejour D, Le Coultre B. Osteotomies in patello-femoral instabilities. Sports Med Arthrosc Rev. 2007;15(1):39-46.

[13] Desio SM, Burks RT, Bachus KN. Soft tissue restraints to lateral patellar translation in the human knee. Am J Sports Med. 1998;26(1):59-65

[14] Kolowich PA, Paulos LE, Rosenberg TD, Farnsworth S. Lateral release of the patella: indications and contraindications. Am J Sports Med. 1990;18(4):359-365.

[15] Lattermann C, Toth J, Bach BR Jr. The role of lateral retinacular release in the treatment of patellar instability. Sports Med Arthrosc Rev. 2007;15(2):57-60.

[16] Fulkerson JP. Diagnosis and treatment of patients with patellofemoral pain. Am J Sports Med. 2002;30(3):447-456.

[17] Song GY, Hong L, Zhang H, et al. Trochleoplasty versus nontrochleoplasty procedures in treating patellar instability caused by severe trochlear dysplasia. Arthroscopy. 2014;30(4):523-532.

[18] Stefancin JJ, Parker RD. First-time traumatic patellar dislocation: a systematic review. Clin Orthop Relat Res. 2007;455:93-101.

[19] Nonweiler DE, DeLee JC. The diagnosis and treatment of medial subluxation of the patella after lateral retinacular release. Am J Sports Med. 1994;22:680-686.

[20] Sanchis-Alfonso V, Merchant AC. Iatrogenic medial patellar instability: an avoidable injury. Arthroscopy. 2015;31(8):1628-1632.

[21] Hughston JC, Deese M. Medial subluxation of the patella as a complication of lateral retinacular release. Am J Sports Med. 1988;16(4):383-388.

[22] Merican AM, Kondo E, Amis AA. The effect on patellofemoral joint stability of selective cutting of lateral retinacular and capsular structures. J Biomech. 2009;42(3):291-296.

[23] Carter C, Wilkinson J. Persistent joint laxity and congenital dislocation of the hip. J Bone Joint Surg Br. 1964;46(1):40-45.

[24] Beighton P, Horan F. Orthopaedic aspects of the Ehlers-Danlos syndrome. J Bone Joint Surg Br. 1969; 51(3):444-453.

[25] Beighton P, Solomon L, Soskolne CL. Articular mobility in an African population. Ann Rheum Dis. 1973;32:413-418.

[26] Chen V, Chacko AT, Costello FV, Desrosiers N, Appleton P, Rodriguez EK. Driving after musculoskeletal injury. Addressing patient and surgeon concerns in an urban orthopaedic practice. J Bone Joint Surg Am. 2008;90(12):2791-2797.

第二部分

髌骨近端稳定技术

Robert A. Magnussen

第六章

内侧髌股韧带重建：经骨道技术

Najeeb Khan, Anthony Yu, Donald Fithian

概述

- 本章主要讨论经骨道内侧髌股韧带（MPFL）重建术。
- 首先进行髌股内侧副韧带移植物的股骨固定，然后行髌骨固定。而第二十七章中介绍的是先行髌骨固定，再行股骨固定。
- 第五章概述了 MPFL 的手术适应证和术前计划，还涵盖了相关体格检查和影像学结果。
- 表 6.1 列举出 MPFL 重建术的适应证和禁忌证。

手术治疗

术前准备

- 术前准备包括确保有透视机器和相关技术人员，标准关节镜和仪器（如果需要关节镜），移植物获取器械（如果自体肌腱移植），钻具（3.2 mm、3.5 mm 和 4.5 mm 钻头），一种弯曲的缝合装置（作者用 18 号线制成），以及缝线（2 号不可吸收缝线作为拉出段，0-Vicryl 缝线将移植物固定在髌骨上，并用于复位和闭合韧带，锥形针上有多根 0 号可吸收缝线，用于固定游离和环状移植物末端）。
- 首选自体半腱肌移植，但也可以选择其他移植物。

设备和外科植入物

- 标准大型 C 臂透视机。
- 用于获取移植物的肌腱剥离器（如果选择自体肌腱移植）。
- 3.2 mm、3.5 mm 和 4.5 mm 钻头。
- 18 号线或专用缝线传送器。
- 7 mm 和 8 mm 铰刀。
- 喙针。

手术视频（视频 6.1）

- MPFL 重建手术前内侧的示意图（图 6.1）和轴向的示意图（图 6.2）。

麻醉和体位

- 常规使用全身麻醉，也可使用局部麻醉。
- 优选内收肌管阻滞，因其通常不会影响股四头肌的运动功能。
- 患者仰卧位，脚位于手术台末端，便于观察和控制术侧下肢。
- 常规使用止血带，以保证干净的手术区域。

表 6.1　MPFL 重建术的适应证和禁忌证

适应证	禁忌证
• 髌骨内侧支持带过度松弛导致的发作性髌骨外侧不稳定 • 介于髌骨不稳定和患者因偶然的髌骨脱位或半脱位引起的轻微疼痛 • 体格检查发现内侧髌股韧带松弛	• 首次髌骨脱位（通常保守治疗） • 髌股关节痛，无髌骨不稳定 • 髌股关节炎

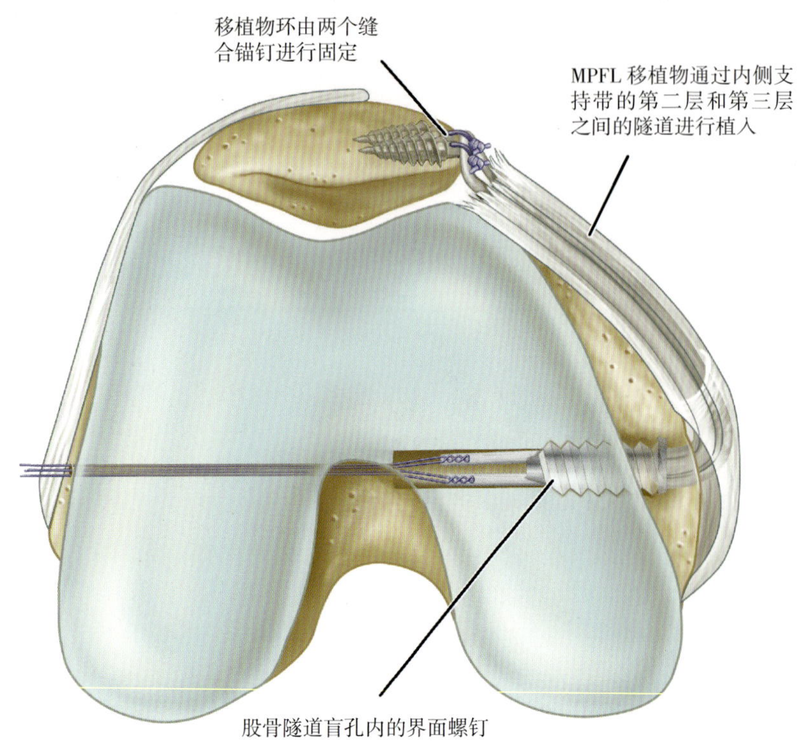

图 6.1 右膝的前内侧示意图。显示内侧髌股韧带（MPFL），MPFL 和内收肌腱附着于股骨内侧。MPFL 起源于连接内收肌结节和上髁的嵴。MPFL 在向前和向外运动时，插入到髌骨内侧边缘的近端 2/3 处。MPFL 通过在股骨附件处形成一个盲隧道并且在髌骨上的两个隧道进入重建，所述隧道进入内侧关节边缘并且在前（腹侧）髌骨表面上离开

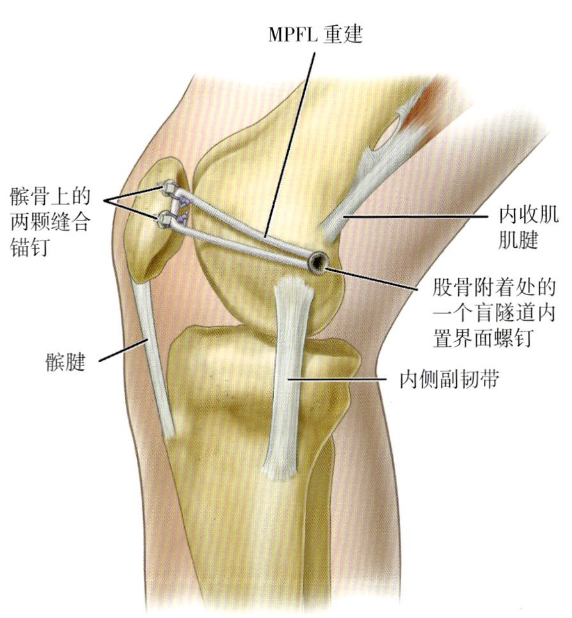

图 6.2 内侧髌股韧带重建后右膝的轴向示意图

- 抬高对侧髋部，以便通过此处进入前膝和内膝。
- 在足部使用沙袋使膝关节保持轻微屈曲（理想为 30°）有利于对移植物进行荧光检查和等长测试。如果该手术与胫骨结节截骨术一起进行，该体位还可以帮助张紧髌腱。
- 外科医生可以站在手术台末端或者手术部位旁边。
- 在止血带充气并制作切口的 30 min 内预防性注射抗生素。

麻醉 / 关节镜下检查

- 麻醉下，对髌骨活动性进行评估。髌骨不稳的诊断要求髌骨外侧在完全伸展时存在较弱或者甚至没有终末感，髌骨的活动度足以使其在膝关节屈曲 30° 时脱离滑车沟。
- 诊断性关节镜检查可以诊断并治疗任何软骨损伤。但除非存在关节积液和（或）游离体或软骨损伤的证据，否则不能常规使用诊断性关节镜检查。
- 如如果进行关节镜检查，为了更好地了解滑车发育不良的程度和类型，外科医生应该从上外侧或超外侧的视角进行观察。如果遇到股骨外侧髁突起平坦，只能看到髌骨，则考虑滑车成形术。

获取移植物和准备

- 在胫骨前嵴和胫骨后内侧边缘之间的中间做一个

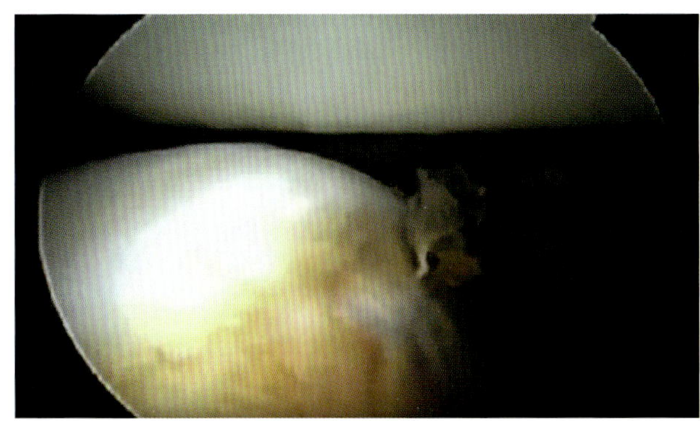

图 6.3 来自超外侧视角的关节镜检查

3 cm 的垂直切口。暴露缝匠肌筋膜，通过筋膜触摸股薄肌和半腱肌腱。小心切开筋膜，避免损伤腘绳肌腱和 MPFL。

- 股薄肌不受干扰，半腱肌腱低于股薄肌，随后从胫骨上立刻剥离。股薄肌和半腱肌腱远端聚结，近端更易识别半腱肌。
- 用组织剪剪开从半腱肌到下面结构的粘连，并使筋膜滑脱。
- 因为获得的肌腱将大大超过自体 MPFL 的报告的生物力学特征，所以移植物的直径不需要担心，而长度是值得关注的问题。理想的移植物长度应该不短于 240 mm。股薄肌通常不满足上述长度要求，因此不选择用来做移植物。
- 使用取腱器取下半腱肌后再使用 0 号可吸收缝线将半腱肌腱的游离端锁边缝合。
- 修剪后的双重或环状移植物应至少为 120 mm（总移植物长度为 240 mm）。较长的移植物不会造成问题，但较短的移植物牢固固定。
- 用 0 号可吸收缝线固定移植物的两侧，将移植物对折形成肌腱环，将不可吸收的编织缝线穿过该环。用于将折叠移植物拉入股骨道。两个自由端应准备好穿过各个内侧髌骨骨道。在移植物肌腱环处应用 2–0 可吸收缝线用对折缝合法缝合 20 mm，几乎能适合 7 mm 或 8 mm 的股骨隧道（图 6.4）。
- 或者，使用半腱肌同种异体移植物。对于选择半腱肌同种异体移植的患者，长度要求至少保持 240 mm。根据我们的经验，大多数半腱肌同种异体移植物太厚，需要剥离或剪薄每个移植物端部 15~20 mm 的末端，以使同种异体移植物适合髌骨隧道。用于 7 mm 股骨隧道盲孔的环形部分通过测量，很少需要进行修整。

切口和暴露

- 设计两个切口。髌骨长度的纵向切口在髌骨的内侧和中间 1/3 的交界处。第二个切口设计在内侧髁上方（图 6.5）。
- 首先制作前切口，显露深筋膜（第二层）并解剖暴露髌骨内侧的天然 MPFL 纤维。MPFL 的横向纤维可指示正确的位置。轻轻地通过该层进行解剖以暴露关节囊（第三层）。
- 瘢痕组织可能使得该间隙难以找到，因此可选择，从切口向内侧解剖，在骨膜下方暴露内侧髌骨。如果已经穿过关节囊，则可以看到关节空间，通常外科医生解剖这层太远。如果无意中进行了关节切开术，请务必在手术结束时关闭。
- 在髌骨处稍向外侧面延伸解剖，以帮助观察钻探隧道。
- 然后使用长弯钳来分离内侧支持带和关节囊之间的间隙，一直到内侧股骨上髁，使得移植物最终位于 MPFL 和关节囊之间（第二层和第三层之间）。

髌骨隧道

- 在髌骨近端 2/3 处，钻开两个直角隧道。
- 因为每个隧道设计为半腱移植物的一端，所以应根据移植物选择钻头的大小。通常，上部隧道为 3.5 mm，下部隧道为 3.5 mm 或 4.5 mm。
- 如果隧道太小，移植物则不易通过或被夹在内侧髌骨处。如果隧道太大，则存在隧道联合或骨桥断裂的风险。

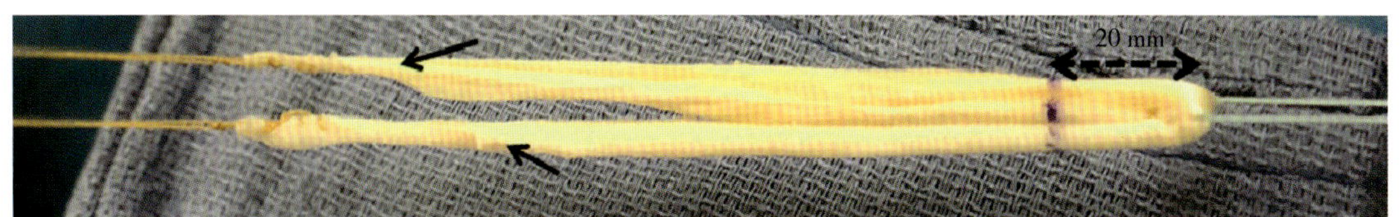

图 6.4 半腱肌移植物通过缝合其每个末端，将其环绕在另一根缝线上以形成折叠移植物，然后将环状末端缝合 20 mm 长度（虚线箭头）。双重移植物的总长度约为 120 mm。移植物的两端是锥形的（黑色箭头），以便更容易通过髌骨隧道

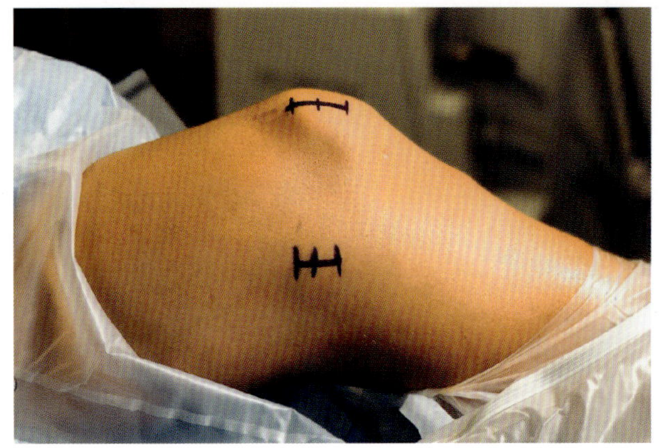

图 6.5 左膝设计皮肤切口（未显示移植物获取切口）

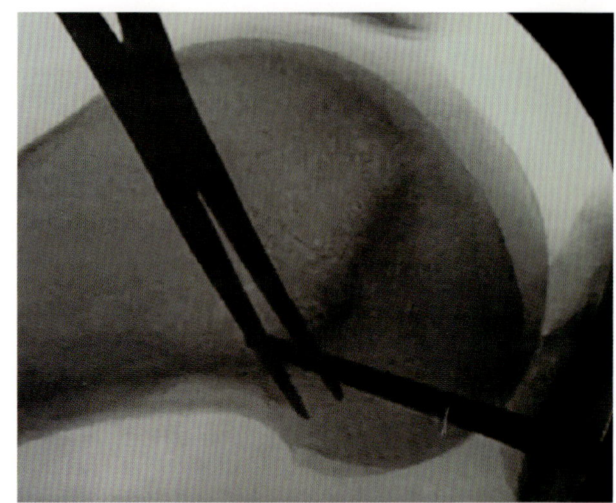

图 6.6 完美的侧面透视图像，以确认股骨隧道的适当放置

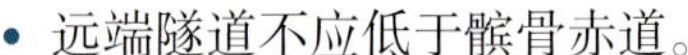

- 远端隧道不应低于髌骨赤道。
- 近端隧道通常放置在髌骨中央和上部的中间位置。近端隧道应该与远端隧道有一定的距离。然而，它也需要放置在具有足够骨量的区域中以提供周围有骨的隧道。如果骨桥骨折，可以在外侧制造另一个前隧道。
- 可以先制作内侧或前侧钻孔路径。
- 内侧钻头起始点位于髌骨的前半部分，其位于囊外（在第三层之上）和关节面之外。用软组织导向器控制，助手在外侧髌骨处提供反向压力。使得轨迹平行于桌子。标记钻头，确保内外侧钻头不超过 1 cm 深。
- 将钻头插入该孔有助于测量并连接前隧道。
- 为确保足够的骨桥，前隧道的起点应朝向髌骨的中间和内侧 1/3 的交界处。
- 虽然没有规定骨桥的长度，但短桥有可能被打开。而长桥可能难以拉动移植物，并且难以将移植物端部连接并固定。
- 仅突破前部皮质，钻头笔直上直下或略微向内侧隧道倾斜。
- 用小型弯曲刮匙来刮平隧道的角落，以便于移植物通过。

股骨隧道

- 在内上髁上做一个短切口。MPFL 股骨附着位于内上髁的后部和近端，内上髁和内收肌结节之间的骨上。在向下解剖到骨膜后，在预定的 MPFL 股骨插入中钻出一个喙针。
- 荧光检查用于参考 MPFL 起点，位于远端后皮质稍微向前（0.5 mm）的一点，距离顶点近端（3 mm），与股骨髁间窝顶线相遇（图 6.6）。可以使用荧光检查对起点进行调整。
- 钳子夹住定位针与骨界面接触的根部以帮助定位荧光透视图像上的起始点。
- 定位针可以双皮质穿透，穿过大腿外侧的皮肤，或者仅穿到远端皮质（但不穿透）。这取决于选择的移植物通道和固定方法。

等距评估

- 在拟定的股骨隧道附着处部位，对移植物进行力学测试来评估等距。
- 在定位针根部穿过缝线，然后沿着第二层和第三层之间的路径穿过，并将它们穿过两条髌骨隧道中的任何一条。
- 30° 屈曲位置设定缝线长度。
- 当膝关节完全伸展时，评估缝线末端是否收紧或松弛。
- MPFL 的作用是在屈曲 0° ~30° 之间限制髌骨的侧向移位。它在整个活动度（ROM）中，如膝关节伸展髌骨侧向移动，具有相对较低的静息张力。因此，它起到防止脱位的作用，并引导髌骨进入滑车。
- 随着膝关节屈曲的增加，MPFL 会松弛。因此，缝线不应该在屈曲角度较大时（> 30°）时收紧。如果是这样，股骨隧道偏前或偏近端，应放置另一个喙针（图 6.7）。
- 相反，缝线在延伸时也不应过于收紧，因为这会导致僵硬、关节病和内侧不稳定。在这种情况下，

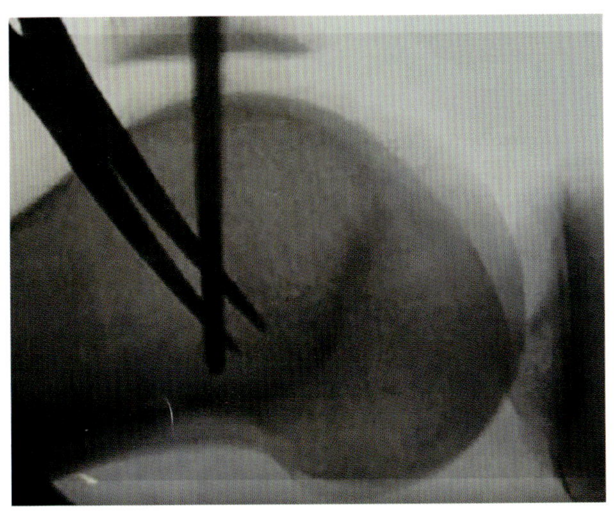

图 6.7 定位点偏近端的 beath 针示例。在这个位置的股骨隧道将导致内侧髌股韧带移植物张力随着膝关节屈曲的增加。定位针位置被修改

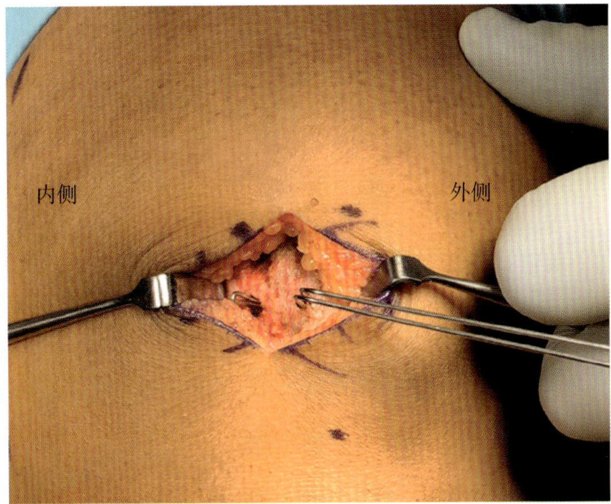

图 6.8 不锈钢线圈是弯曲的，用作穿过髌骨隧道（左膝）的缝线穿引器

股骨隧道偏或偏远端，应放置另一个喙针并再次进行等长评估。

移植通道和固定

- 一旦对等长评估满意，从喙针周围移除缝线环并将尾端从髌骨隧道中取出，但将缝线留在伤口中，因为它可用于移植物通过。
- 在股骨上使用橡皮铰刀在喙针上做直径为 7 mm 或 8 mm 的插孔，深度为 25 mm。
- 将通过环状的缝线穿过定位针孔眼并从大腿外侧完全拉出。
- 或者无须拉出缝线，使用肌腱界面螺钉固定装置进行股骨侧移植物固定。
- 利用穿过的缝线，将移植物的环状端部放入股骨窝中，并且在通过缝线穿过大腿外侧的同时保持张力，用 7 mm 的螺钉固定移植物。
- 将先前用于等长测试的缝线将移植物端部穿过第二层和第三层并进入髌骨伤口。
- 使用缝线穿过装置将移植物末段穿过每个髌骨隧道（图 6.8 和图 6.9）。
- 再次将膝关节放在适当位置以评估移植物的等长度。确保髌骨在中央。
- 当髌骨在膝关节屈曲 30° 的滑车槽中央时，移植物需既不松弛也不张紧。
- 将移植物的每个自由端重叠并缝合。
- MPFL 可以与移植物联系在一起。
- 进行常规的层状闭合，包括在移植物上覆盖支持带。

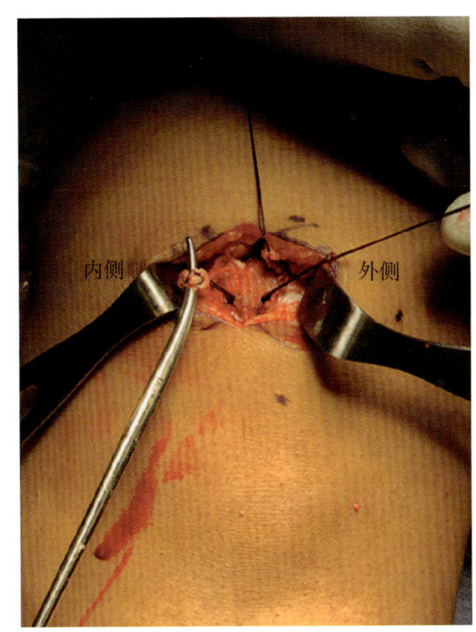

图 6.9 使用缝线穿引器（左膝）将每个移植物端的缝线拉过髌骨隧道

- MPTL 重建术的经验与教训见表 6.2。

术后管理

- 常规门诊管理。
- 疼痛管理：口服止痛药，辅以术前放置的内收肌管神经阻滞。
- 允许在支具保护中伸展。

- MPFL 重建后的康复原则与前交叉韧带（ACL）重建术后的康复相似。
- 目标是解除疼痛，恢复 ROM，股四头肌强化和近端下肢制动。
- 在恢复的早期阶段，强调完整 ROM 的恢复和从支撑进展到完全负重。
- 力量训练和功能活动根据移植物坏死、重塑和隧道内向生长的证据进行变化，这些证据常见于 ACL 重建。
- 早期开始，控制 ROM 以减轻疼痛，防止瘢痕形成和囊膜收缩，并重新建立完整的 ROM（特别是扩展）。
- 通过针对髋关节外展肌、外旋肌和伸肌进行非负重锻炼来增强近端控制。
- 鼓励患者最早在 6 个月后恢复运动或活动，并且一旦表现满意，就能实现单肢动态控制。

结果和并发症

- 在用 MPFL 重建治疗 56 例膝关节患者中，Fithian 等报道未发现复发性脱位，6 例半脱位（11%），并且影像学退行性变化在平均随访 4.3 年时评定为无或轻度。
- 其他人使用与相同原则相关的技术报告了类似的结果，只存在一些细微差别。
- Schöttle 等报道了自体半腱肌移植术后随访 47 个月的 15 例行 MPFL 重建患者，86% 良好和优异的结果，1 例复发性不稳定。
- Steiner 等报道 34 例患者选择各种移植物的 MPFL 重建，平均随访 66.5 个月，91.1% 良好或优异的结果，无复发性脱位。
- Shah 等对与 MPFL 重建相关的并发症进行了 Meta 分析。在 629 个膝关节中，有 164 个并发症（26.1%）。并发症包括髌骨骨折、僵硬、伤口并发症和疼痛。26 例患者接受了额外的手术。
- Parikh 等报道他们的 179 个膝关节组的并发症发生率为 16.2%。主要并发症包括复发性侧向不稳定（8 个），膝关节僵硬伴屈曲不足（8 个），髌骨骨折（6 个）和髌股关节疼痛（5 个）。在 38 例并发症中，18 例（47%）继发于作者认为可预防的

表 6.2　MPFL 重建术的经验与教训

	经验	教训
适应证	• 在麻醉下进行检查以确认髌骨外侧移动过度	• 运用关节镜检查对关节软骨病变分级评估，排除先前存在的关节炎、MPFL 重建的禁忌证
移植物准备	• 准备半腱肌移植物并修整匹配髌骨隧道	• 如果移植物末端 20 mm 未被锥形化 / 缝合处理，则移植物很难通过骨道
髌骨隧道准备	• 对于每个隧道来说，首先钻出内侧到外侧部分。在钻头上标记，确保钻入深度不超过 1 cm。空闲钻头保持在内侧到侧面的隧道中，并且后部隧道的前部朝向内侧 / 外侧隧道的尖端钻出。钻头仅攻破前方皮质 • 直线和弯曲的刮匙用于准备隧道边缘并清除 90°隧道的任何骨碎片。这种对细节的关注将使移植物通道更加平滑	• 在准备两条髌骨隧道期间或在超大移植物通过较窄髌盂隧道时，可能会发生髌骨桥断裂。如果发生这种情况，则在髌骨前表面上横向钻出第二个孔 • 避免在髌骨上钻一条隧道，因为这会带来髌骨骨折的风险
股骨隧道放置	• 股骨隧道附着处的位置对于移植后膝关节功能稳定至关重要 • 为确保屈伸和重建等长，移植行为的顺利，需要调整隧道位置 • 使用透视检查确切的隧道放置。常规 C 臂透视机比迷你 C 臂透视机更精确	• 如果移植物太紧，将导致髌股关节炎 • 股骨隧道附着处偏近端会导致移植物在屈曲时收紧，而对于偏远端的移植物则相反 • 太偏前的股骨隧道在所有屈曲角度捕获膝关节
无张力设定 MPFL 移植物长度	• 将髌骨置于髌骨沟中心，确保 MPFL 移植物在整个 ROM 中松弛，只有当髌骨从其中心位置横向移位时才会变紧 • 当膝关节弯曲时，髌骨应从侧面进入滑车	• 移植物不应张紧，因为它可作为检查绳使用。它应设置为不允许过度松弛和无张力的长度。移植物过度张紧会导致内侧约束 • 如果膝关节屈曲时髌骨从内侧进入滑车，或者膝关节屈曲 30°时用手指推动髌骨＜ 5 mm 的侧滑，提示移植物过度张紧。应移除缝线，再次设置移植物长度

技术因素。

- Smith 等回顾了 8 篇报道总共 186 例 MPFL 重建结果的文章。所有文章都是使用各种方法和适应证的病例系列。仅有 6 例髌骨脱位或半脱位报告。46 例重建术中共发生 4 例术后脱位或半脱位。报告术后并发症的有 5 篇文章，共 109 例，并发症 20 例：1 例关节纤维化，1 例关节出血，1 例伤口裂开，1 例血肿，1 例移植物进展，2 例轻微伤口感染，13 例患有疼痛的硬件。其中有一项研究报告了 1 例患疼痛性功能障碍的病例，术后使用了支具固定。

结论

- 本章介绍了 MPFL 重建术的适应证、目标和技术及其背后的考虑因素。
- 这项手术的目标是恢复对髌骨外侧运动的引导作用，并重建正常的被动髌骨外侧运动限制作用。
- 与适当的术后康复计划相结合，患者继续恢复活动和运动，疼痛极小甚至没有疼痛，也没有进一步的不稳定发作。
- 根据文献综述和作者的经验，MPFL 重建是治疗髌骨不稳定的有效和安全的方法。然而，由于并发症并不简单，该手术方式需要较高手术技能和术前详细规划。

参考文献

[1] Mountney J, Senavongse W, Amis AA, Thomas NP. The medial patellofemoral ligament: tensile strength, repair and reconstruction. J Bone Joint Surg Br. 2005;87(suppl II):150.

[2] Redfern J, Kamath G, Burks R. Anatomical confirmation of the use of radiographic landmarks in medial patellofemoral ligament reconstruction. Am J Sports Med. 2010;38(2):293-297.

[3] Parikh SN, Wall EJ. Patellar fracture after medial patellofemoral ligament surgery: a report of five cases. J Bone Joint Surg Am. 2011;93(17):e97.

[4] Csintalan RP, Latt LD, Fornalski S, Raiszadeh K, Inacio MC, Fithian DC. Medial patellofemoral ligament (MPFL) reconstruction for the treatment of patellofemoral instability. J Knee Surg. 2014;27(2):139-146. doi:10.1055/s-0033-1360652.

[5] Schöttle PB, Fucentese SF, Romero J. Clinical and radiological outcome of medial patellofemoral ligament reconstruction with a semitendinosus autograft for patella instability. Knee Surg Sports Traumatol Arthrosc. 2005;13(7):516-521.

[6] Steiner TM, Torga-Spak R, Teitge RA. Medial patellofemoral ligament reconstruction in patients with lateral patellar instability and trochlear dysplasia. Am J Sports Med. 2006;34(8):1254-1261.

[7] Shah JN, Howard JS, Flanigan DC, Brophy RH, Carey JL, Lattermann C. A systematic review of complications and failures associated with medial patellofemoral ligament reconstruction for recurrent patellar dislocation. Am J Sports Med. 2012;40(8):1916-1923.

[8] Parikh SN, Nathan ST, Wall EJ, Eismann EA. Complications of medial patellofemoral ligament reconstruction in young patients. Am J Sports Med. 2013;41(5):1030-1038.

[9] Smith TO, Walker J, Russell N. Outcomes of medial patellofemoral ligament reconstruction for patellar instability: a systematic review. Knee Surg Sports Traumatol Arthrosc. 2007;15(11):1301-1314.

[10] Deie M, Ochi M, Sumen Y, Adachi N, Kobayashi K, Yasumoto M. A long-term follow-up study after medial patellofemoral ligament reconstruction using the transferred semitendinosus tendon for patellar dislocation. Knee Surg Sports Traumatol Arthrosc. 2005;13(7):522-528.

[11] Nomura E, Horiuchi Y, Kihara M. A mid-term follow-up of medial patellofemoral ligament reconstruction using an artificial ligament for recurrent patellar dislocation. Knee. 2000;7(4):211-215.

第七章

内侧髌股韧带重建：缝线锚钉技术

Moneer Abouljoud, David C. Flanigan, Robert A. Magnussen

概述

发病机制

- 髌骨脱位通常发生于运动时受到严重外力创伤的情形，但对于具有先天解剖发育异常的患者，即使轻微的外力也可发生脱位。
- 髌骨脱位会导致内侧髌股支持带撕裂或拉伤，使其丧失正常功能。
- 内侧髌股支持带的功能是限制髌骨外移，由多种软组织结构组成。其中在膝关节接近完全伸直时，内侧髌股韧带（MPFL）是最重要的限制结构，提供了 50%~60% 的外侧移位对抗力。
- MPFL 始于股骨内收肌结节和内上髁之间的凹槽，止于髌骨的近端内侧缘，其中一些纤维向近端延伸，与股中间肌腱融合。

分类

- 目前髌骨不稳定有多种分类方法。从手术角度来说，须考虑两个主要问题：（1）患者是第一次脱位还是复发性脱位；（2）患者是否合并骨性结构的发育异常。若无明显异常，可以采用单纯的 MPFL 重建术；若合并明显的骨性结构异常，则需要同时进行相关骨性结构的矫正手术。

评估

病史

- 患者有复发性髌骨外侧脱位病史或单次脱位，但随后伴发外侧半脱位和不稳感。
- 初次急性髌骨脱位很少需要进行 MPFL 重建（表 7.1）。当存在既往对侧膝关节因髌骨脱位需要手术稳定或需要修复骨软骨碎片的情形时，才考虑该手术。

体格检查

- 手术前需进行髌骨恐惧试验检查。当膝关节接近完全伸直时，外推髌骨可诱发患者的恐惧感，称为恐惧试验阳性。而随着屈膝角度增加，髌骨进入滑车沟，有了骨性稳定支持，则恐惧感减轻。若患者的恐惧感在屈膝超过 30°，尤其是 60°时仍然存在，则表明有滑车发育不良、高位髌骨或两者都有，此时应考虑行相关的解剖矫正手术。

表 7.1 运用带线锚钉进行内侧髌股韧带重建术的适应证和禁忌证

适应证	禁忌证
• 复发性髌骨外侧脱位 • 一次髌骨脱位病史，但经过充分的非手术治疗仍然有持续的不稳定症状 • 髌骨外侧推移距离增大，体格检查时恐惧试验阳性	• 髌股关节疼痛但没有不稳定表现 • 髌股关节炎

- 患者膝关节在接近完全伸直时，同时还有髌骨外侧移位增加的体征，否则需慎重考虑是否进行 MPFL 重建术。
- 在患者屈伸膝关节时，动态地观察髌骨活动轨迹，若髌骨在膝关节接近完全伸直时出现外侧移位情况（J 形征），这也是提示骨结构异常的一个体征。如果没有矫正，则可能导致单纯的 MPFL 重建手术失败。
- 通过髌骨内侧推移和外翻倾斜髌骨来评估髌骨外侧支持带的紧张度。如果内侧平移小于髌骨宽度的 1/2 或者髌骨不能被外翻至中立位，那么在行 MPFL 重建时，还应考虑行髌骨外侧支持带延长或部分松解术。
- 评估患者韧带松弛程度。使用 Beighton 评分标准或其他类似标准评估患者是否存在韧带过度松弛（多发关节松弛症），此类患者任何类型的软组织修复手术，失败风险都是很高的，可以适当放宽行骨性矫正手术的适应证。同时应当避免使用自体移植物行重建手术。

影像学评估

- 每位患者都要有 X 线片影像资料，包括一张屈膝 20° ~30° 的标准侧位片，以计算 Caton-Deschamps 指数或 Insall-Salvati 比值来评估髌骨高度。接近完全伸膝（Merchant 位）时的轴向 X 线片可以观察髌骨倾斜角度。而高屈膝时的轴向 X 线片可以评估髌股关节炎的情况。
- 双下肢全长 X 线片可以评估下肢整体力线情况。适用于骨骼未发育成熟的患者，或体格检查时发现有膝内外翻畸形的患者。
- 计算机断层扫描（CT）或磁共振成像（MRI）有助于进一步评估滑车的解剖形态（滑车沟角、滑车近端突起是否存在及其位置），并且可以测量胫骨结节—滑车沟（TT—TG）距离。
- MRI 还可以评估关节软骨情况和髌股关节软骨重叠的程度（髌骨滑车指数）。

鉴别诊断

- 急性髌骨脱位可以通过自发复位或手法复位。复位后患者常出现膝关节疼痛和积液，同时伴有关节活动受限。
- 排除其他存在相似临床表现的损伤，包括膝关节内交叉韧带的损伤，骨软骨骨折或全层软骨损伤，以及伸肌装置的损伤。
- 一些损伤情形常常伴发于髌骨脱位损伤，如软骨和骨软骨的损伤以及内侧副韧带拉伤。
- 复发性髌骨脱位患者疼痛和肿胀症状不明显，主要表现为不稳定。因此需排除其他导致关节不稳定的因素，包括韧带损伤、肌无力和关节活动机械阻碍，例如关节内游离体。

非手术治疗

- 对于初次急性脱位的患者，非手术治疗是主要的治疗方式。
- 非手术治疗包括：在患者可耐受范围内逐渐从休息、部分负重过渡到完全负重，同时配合使用一个防髌骨脱位护具（外侧有垫块）以减轻疼痛和脱位恐惧感。规范的物理治疗可以帮助减轻疼痛和肿胀，恢复正常步态，并使肌肉力量和关节运动正常化以逐渐恢复功能活动。
- 出现复发性脱位则意味着非手术治疗失败，可见于 30%~50% 的保守治疗患者。也有一些患者虽然没有复发性脱位的出现，但是有复发性不稳定的症状。
- 出现复发性脱位的患者通常需要手术治疗，因为这种不稳定很可能持续，并导致新的脱位。非手术治疗仅限于那些因病情严重难以接受手术或存在其他手术禁忌证的患者（表 7.1）。

手术治疗

术前准备

- 虽然 MPFL 重建术在恢复膝关节稳定性和功能方面成功率很高，但一些患者可能需要额外的手术来矫正与不稳定相关的其他解剖学因素。术前必须评估好这些因素，并根据需要计划相关的手术。后续章节将详细讨论相关风险因素及相关的手术方法。
- MPFL 重建有多种技术和移植物选择，每种方法各有其优缺点。在实施之前必须先评估髌骨和股骨有无既往存在的骨隧道或金属内植物，这将使重建移植物的放置更加复杂。
- 在进行术前谈话时，还应与患者讨论移植物的选择。可选择一条自体腘绳肌移植物或同种异体移植物（如腓骨长肌、半腱肌或股薄肌）。

设备、手术内植物和肌腱移植物

- 大型 C 臂透视机。
- 一根用于移植物通过的引导线。
- 两种不同颜色用于固定标记移植物末端的不可吸收高强度缝线［例如，2 号 Fiberwire 和 2 号 Tigerwire（Arthrex）］。
- 两个用于髌骨的可吸收缝合锚钉。
  - 常用直径为 2.3~4.75 mm 的缝合锚钉。由于髌骨的移动性较大，使得在硬质骨面放置敲击式的锚钉比较困难，因此选择旋入式的锚钉。
  - 末端较小的锚钉（例如 3.0 mm DePuy Mitek Gyphon 锚钉）可用于较薄的髌骨，但另一方面抗牵拉的强度会降低。
  - 较厚的髌骨可以选择较大的锚钉（例如 4.75 mm Smith Nephew Healicoil 锚钉）。较大的锚钉还可以用来增加骨质较差者的拔出强度，或者髌骨内侧皮质有撕脱需要依赖松质骨来固定的情况。
- 用于股骨的可吸收界面螺钉（例如 DePuy Mitek Milagro Advanced）。
  - 如果移植物直径为 7 mm，则选择 8 mm × 23 mm 螺钉。
  - 如果移植物直径为 6 mm，则选择 7 mm × 23 mm 螺钉。
  - 如果移植物直径为 5 mm，则选择 6 mm × 23 mm 螺钉。
- 软组织移植物。
  - 折叠后的移植物直径在距两个末端 5 cm 内必须达到 5~7 mm。
  - 根据患者体型和膝关节大小，移植物折叠后的总长度为 10~12 cm。

移植物选择

- 由于韧带处于关节外，因此可以考虑使用同种异体移植物进行 MPFL 重建。
- 腓骨长肌腱、半腱肌和股薄肌同种异体移植物都是很不错的选择。
- 腘绳肌自体移植物也是很好的选择，虽然有一些术后并发症的报道。
- 作者更倾向使用腓骨长肌或半腱肌同种异体移植物，这样可以降低供区相关并发症的发病率；此外，对于多发关节松弛症患者也强烈建议进行同种异体移植物。

手术操作

体位

- 患者仰卧于手术台上，在大腿外侧放置立柱以辅助关节镜手术。
- 在手术台放置足部固定架或沙袋以辅助足部固定。
- 调整大腿外侧支柱和足部固定架的位置，使下肢保持 75° 屈膝状态。在手术大部分操作过程中，术肢都将保持该体位。
- 根据实际需求放置止血带，但通常不会给止血带充气。如果过度出血干扰手术视野，可以在术中给止血带加压。也可以根据外科医生的偏好在切皮之前给止血带加压。如果在手术期间使用止血带，在评估髌骨轨迹时应该降低止血带充气压力，因为充气的止血带可能会干扰髌骨轨迹的评估。
- 必要时在手术侧臀部下方放置衬垫以确保髌骨朝向正上方。
- 使用 C 臂透视机时确保可以获得准确的膝前后位片和侧位片。

麻醉下体格检查

- 关节镜检查之前先进行麻醉下的体格检查。
- 推移髌骨检查髌骨向内侧及外侧的偏移程度，以及外侧支持带的紧张程度。
- 然后进行诊断性膝关节镜检查，并处理相关的关节内病变。

移植物准备

- 修剪移植物，总长度一般要求为 20~24 cm，具体取决于患者的体型大小。通过 MRI 也可以估计所需移植物的长度。通常大约 2 cm 的移植物用于髌骨附着，10~13 cm 的用于从髌骨到股骨的连接，最多 10 cm 的放置在股骨隧道中。
- 移植物过长可能会在股骨隧道中“触底”，需要进行缩短以便为髌骨外移提供足够约束。相反，过短的移植物可能缺乏足够的股骨端固定长度。
- 修剪移植物的两端，使两端可以重叠通过 5 mm、6 mm 或 7 mm 直径大小的骨道。
- 移植物的中心不需要修剪，因为它将位于髌骨内侧的骨槽中而不会穿过任何骨性隧道。

- 在移植物的中心标记一条线，以确保它在髌骨骨槽内居中。
- 使用不可吸收的高强度缝线固定移植物的两端。
- 使用不同的颜色的缝线来固定标记两个末端，确保移植物在通过股骨隧道后没有相互缠绕。
- 对移植物的末端进行修剪，使得它们不是肿胀的球形，以利于移植物通过股骨隧道（图 7.1）。

手术步骤

- 通过大腿外侧支柱和足部固定架使膝关节在放松状态下也能保持屈曲 75°体位。必要时在大腿和大腿柱之间放置毛巾来帮助膝关节保持正确旋转位置。
- 在髌骨近端内侧缘标记 3~4 cm 长的纵向切口。触诊并标记股骨内侧髁区域（图 7.2）。
- 打开前方切口，切开皮肤，皮下，直到可见髌骨内侧支持带。第一层用 15 号刀片锐性切开，与皮肤切口平行，在髌骨内侧缘留下 2~3 mm 的支持带袖套，以便闭合。
- 使用止血钳固定保持已切开层面的张力，以便更好地锐性剥离支持带的第二层结构（图 7.3）。
- 确认支持带第二层和第三层之间的间隙。可以注意到第三层（关节囊）通常呈浅灰色，并且在第二层和第三层之间常存在少量脂肪组织。
- 使用大弯钳向先前标记的股骨内髁方向钝性分离第二层和第三层之间的间隙。如果解剖层面正确，该步骤应该很容易。在弯钳的尖端上方做一个 2 cm 的纵向切口，弯钳尖端穿破切口后，打开弯钳以扩大移植物通过的路径（图 7.4）。然后通过

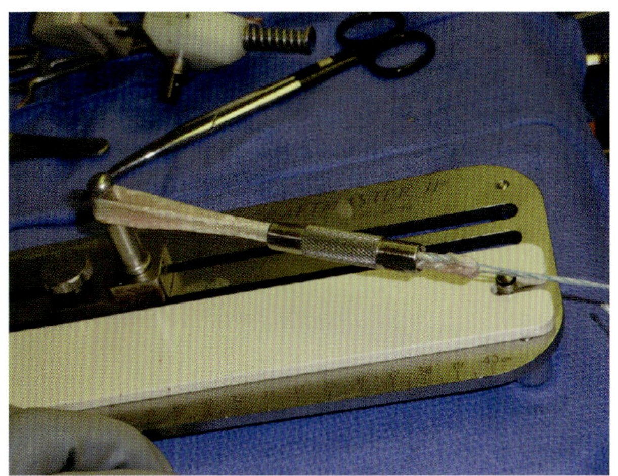

图 7.1 准备好用于内侧髌股韧带重建的移植物。对折后两端重叠的末端 5 cm 部分能顺利通过 6 mm 的测量器

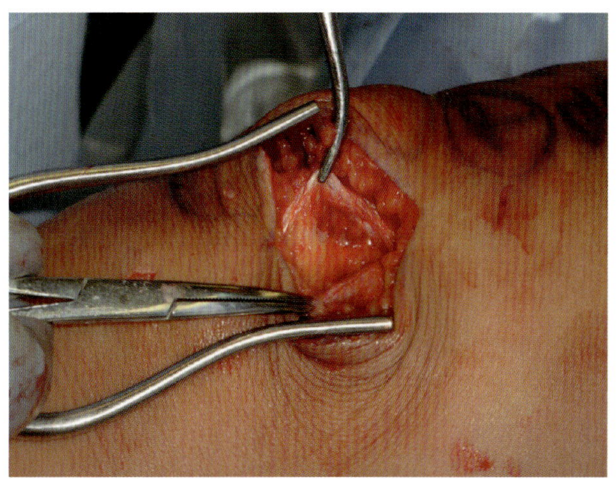

图 7.3 确定髌骨内侧支持带第二层和第三层之间软组织间隙（用于制作移植物的软组织通道）

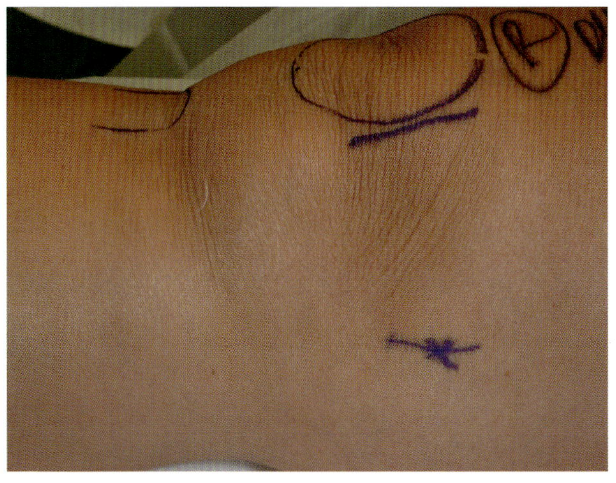

图 7.2 用于内侧髌股韧带重建的切口包括髌骨内侧面近端 3 cm 切口以及左膝股骨内髁处的小切口（图片中右侧为近端）

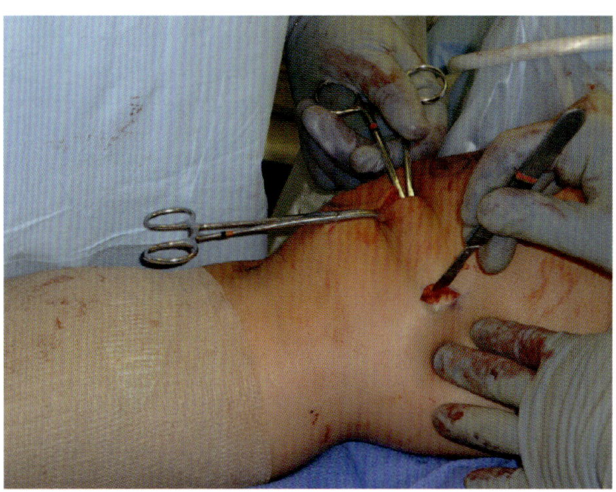

图 7.4 弯钳经第二层和第三层之间的间隙向内侧穿过，至标记的内上髁位置，撑起皮肤并在此处切开一个 2 cm 的切口，将弯钳末端穿出皮肤，形成用于移植物通过的软组织通道

弯钳置入缝线，作为移植物通过隧道的引导线。

- 用新的 15 号手术刀片在前方切口的髌骨内侧向下切。创建两个 2~3 mm 的骨膜下皮瓣，露出髌骨的上半部分。暴露髌骨的内侧缘后，用刮匙或咬骨钳来制作一个小骨槽（至骨面渗血），骨槽将用于放置移植物（图 7.5）。
- 锚钉置入的目标是再现 MPFL 在髌骨内侧缘近端 40%~50% 的附着。第一个缝线锚钉置于髌骨内缘中点附近，同时要刚好偏离髌骨软骨面（图 7.6）。第二个缝线锚钉放置在第一个锚钉近端 13~15 mm 处（图 7.7）。在置入固定锚钉之前，使用 C 臂透视机确认锚钉位置（图 7.8）。
- 部分锚钉在置入前可能需要根据骨质和选用植入物的需要，提前进行攻丝至一定深度。如果在攻丝过程中发现骨质异常坚硬，须检查攻丝方向以确保钻头不会钻到骨皮质，否则可能导致应力上升和骨折。
- 将移植物放置在髌骨内缘缝线锚钉的中央，并使用锚钉上的缝线将其固定在髌骨上（图 7.9）。如果缝线锚钉上有双重缝线，则使用其中一根将移植物固定到髌骨内缘的上 1/3 处，第二根缝线可以用于修复在剥离过程中无意损伤的关节囊。
- 之后通过内侧切口触诊定位 MPFL 的股骨附着点。股骨附着点位于内收肌结节和股骨内髁之间的凹槽。通过内收肌腱可以帮助定位内收肌结节。
- 通过透视也可有助于移植物附着点的定位。获取准确的侧位片后可确定 Schöttle 点，其在 Blumensaat 线后部的近端，位于股骨后方皮质线前 1 mm，距股骨内髁 2.5 mm（图 7.10）。
- 将引导的克氏针放置在股骨定位点，偏向近侧及前方进针（图 7.11）。
- 此时，需要进行股骨定位点的等长测试。将缝线锚钉上的缝线穿过软组织隧道，缠绕固定在引导的克氏针上，随后屈伸膝关节，髌骨和引导克氏针之间的距离应在整个活动中保持恒定，或者表现出少许距离变异，其特征为两点距离在屈膝时略微减小（缝线松弛）。如果屈膝时缝线收紧，则表明两点间的距离增加，这种情况将导致屈膝困难和髌股关节内侧压力过大，需避免这种情况。如果发生这种情况，导针须重新定位，通常需向远侧或后方调整定位。
- 然后将引导的克氏针穿透股骨外侧皮质并从大腿外侧皮肤穿出。使用空心钻来钻一个比移植物直

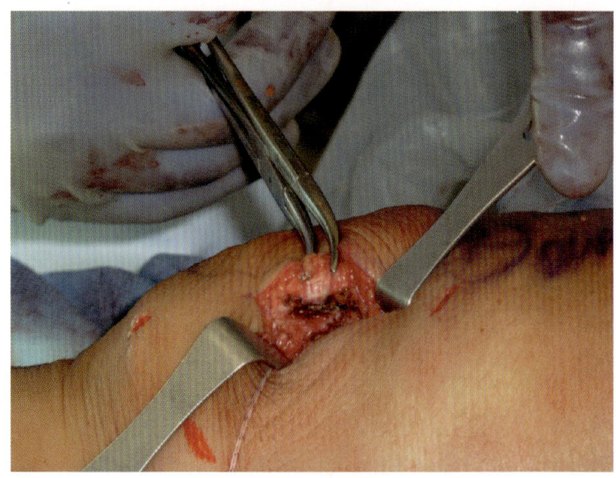

图 7.5 牵拉髌骨内侧骨膜以暴露髌骨内侧近端骨质，在需要置入锚钉的两个位点之间制作一个小骨槽

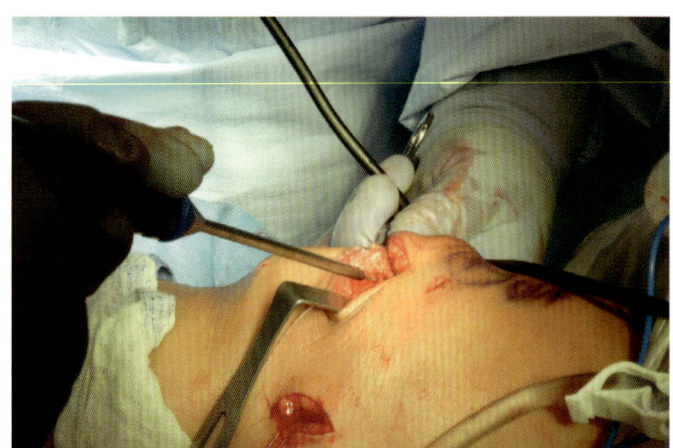

图 7.6 锚钉固定于髌骨内侧缘近端

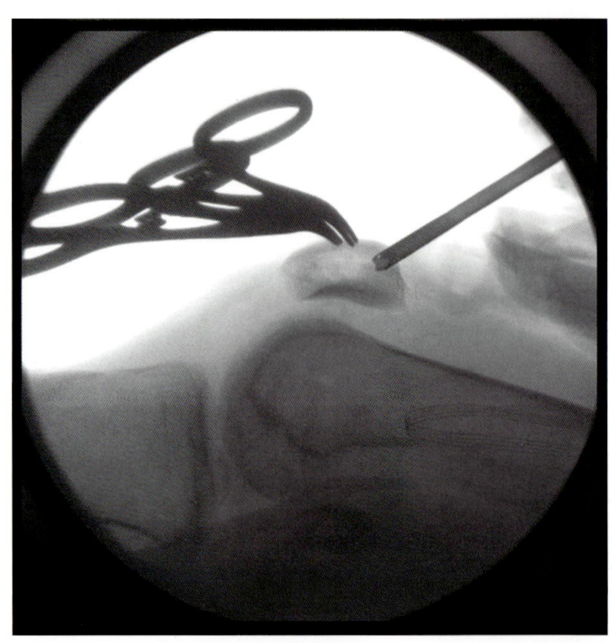

图 7.7 通过透视确认髌骨锚钉位置

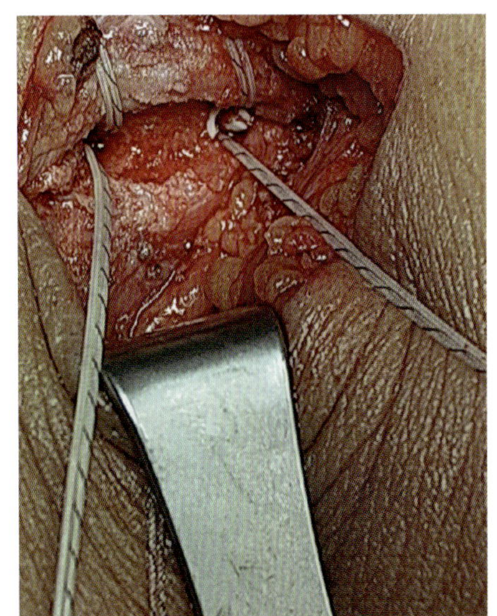

图 7.8 缝合锚钉已固定在髌骨内侧缘近端

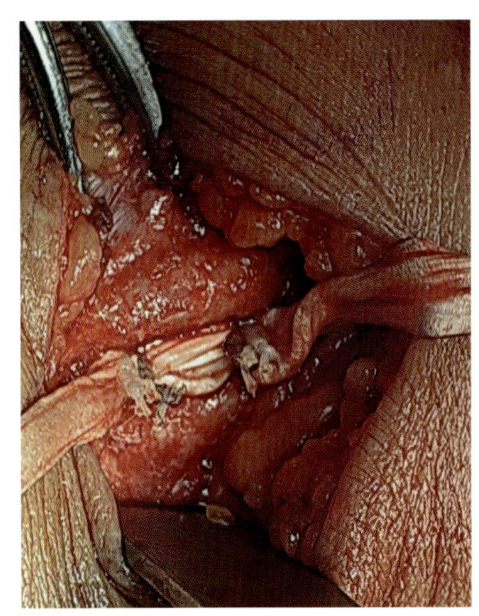

图 7.9 通过锚钉上的缝线固定移植物

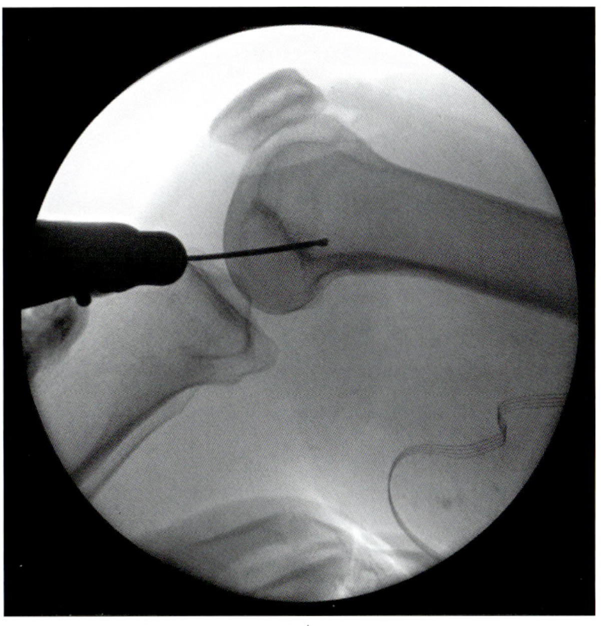

图 7.10 术中透视可以帮助定位股骨侧的固定点。Schöttle 点在 Blumensaat 线后部的近端，在股骨后缘皮质线前 1 mm，距股骨内髁 2.5 mm

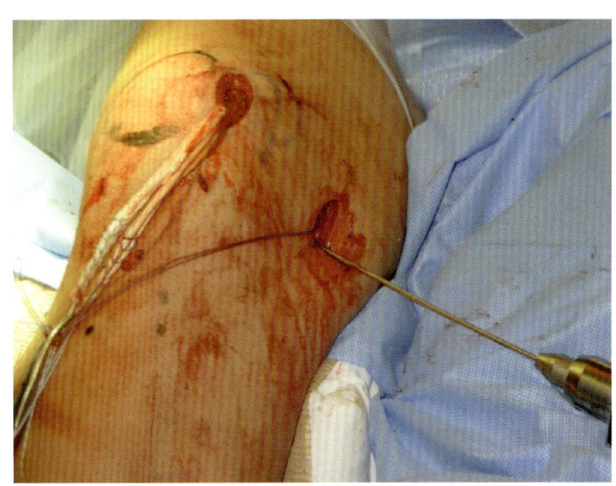

图 7.11 准确定位股骨隧道位置后，置入克氏针作为引导

径大 1 mm 的股骨隧道，穿过内侧皮质，到达但不穿破远端皮质，以容纳各种长度的移植物。

- 利用电刀和咬骨钳来清除股骨内侧皮质上导针周围的软组织，保证钻孔处术野清晰。通过引导用的缝线将移植物尾部引导穿过软组织隧道，同时确保尾部缝线不在隧道中交叉缠绕。
- 用于引导肌腱固定螺钉的导针与之前的导针相邻放置。移植物两端的缝线通过导针末端的孔眼固定，然后导针从外侧穿出，同时将缝线引出穿过骨隧道。直视下拉动末端缝线，一次一个地将移植物两端拉入骨隧道中。
- 充分活动膝关节以调整移植物长度，并置入生物型可吸收界面螺钉（图 7.12）。固定的最佳角度目前仍有争议，但应该放在足够的屈膝角度，以使髌骨在滑车的沟槽中（通常需至少屈膝 30°）。大多数学者建议在 30°~75°之间置入界面螺钉。
- 重新全范围活动膝关节检查运动情况很重要，并确保髌骨在伸膝时有大约 3/8~1/2 髌骨宽度的外侧移动距离。有时在拧紧螺钉时会将额外的移植物推入隧道，导致移植物过紧。这种情况下应将螺钉退出，充分活动膝关节，在重新固定螺钉时，给予髌骨向外侧的推力以避免移植物过度紧张。

- 逐层缝合切口。内侧组织结构需要以其原有长度进行缝合（端端缝合），避免缝合过紧。
- 术后复查 X 线片以确认移植物在恰当的位置（图 7.13）。
- MPFL 重建手术技术的经验与教训描述见表 7.2。

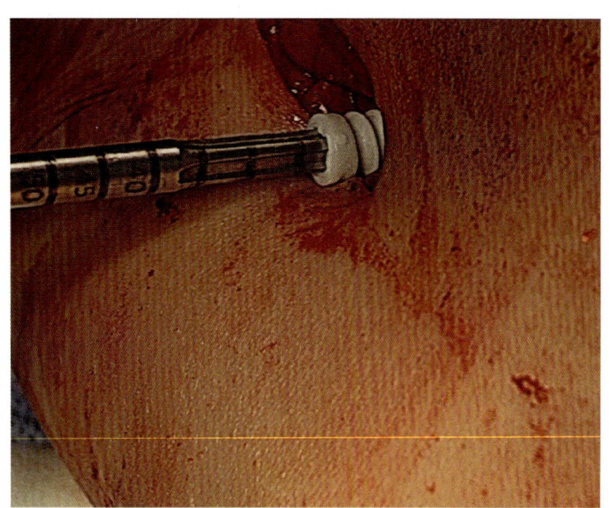

图 7.12　使用界面螺钉在股骨侧对移植物进行固定

替代技术

- 当髌骨较小时，可能希望尽量减少钻孔数量。此时可以在髌骨内侧近端置入单个带线锚钉，使用该锚钉固定移植物，而更加近端的部分则通过股四头肌腱进行软组织固定。

术后管理

- 患者术后可以在耐受范围内进行负重活动，但是需要拄拐直到股四头肌恢复良好控制并可屈膝至少 90°。患者没有跛行也是脱拐的一个经验指征。
- 不限制膝关节术后的活动范围，并且在术后早期就要鼓励患者屈膝活动。
- 单纯的 MPFL 重建术后通常不需使用支具。
- 术后 2 周内需重点关注髌骨上下推移的活动训练，但在此期间绝不能进行髌骨外侧推移的训练。

表 7.2　MPFL 重建术的经验与教训

经验	教训
• 术中透视可以避免在进行髌骨、股骨附着点定位时犯严重错误 • 髌骨钻入锚钉时应当很轻松，如发现骨质坚硬，则可能顶到了皮质骨，可能造成前方皮质应力增加或髌骨软骨损伤 • 通过合适的隧道放置可以避免移植物张力过高。通过全范围活动膝关节以调整移植物长度。在置入界面螺钉时也要避免造成移植物紧张	• 过分依赖透视，尤其是在股骨端附着点定位时，可能会导致定位不准，尤其在不能获得标准侧位片的情形下。最终都要通过等长测试来确定骨道位置 • 如果移植物末端在通过软组织通道时发生扭转或缠绕，抑或软组织通道太紧，则可能造成移植物不等长活动和（或）该区域的术后疼痛 • 如果不能很好地清除股骨隧道周围的软组织或者移植物末端过于松散膨大，将导致移植物置入骨隧道困难 • 股骨隧道定位不准确或者移植物张力过大都将导致术后疼痛、活动受限，同时因为髌骨内侧面压力过大，将引起软骨磨损

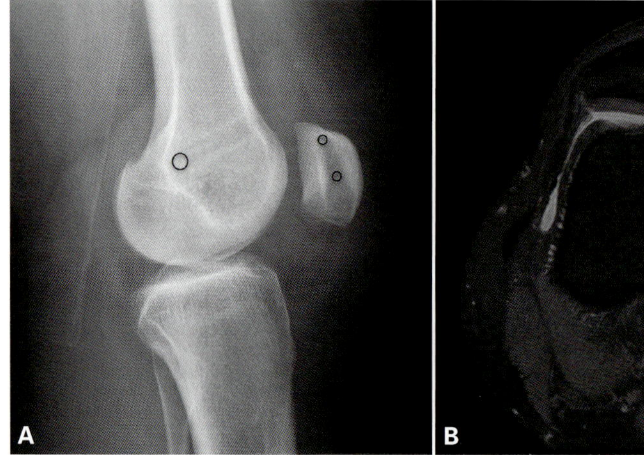

图 7.13　（A）术后侧位 X 线片显示股骨隧道定位（大圆圈）和髌骨锚钉置入位置（小圆圈）正确。（B）MRI 轴位片显示股骨界面螺钉和移植物

- 术后 6 周，康复一般侧重于肌力训练和活动控制，最终目标是在术后 16~24 周内恢复体育活动，具体康复进度因人而异。

结果

- 单纯的 MPFL 重建术后效果良好。复发性脱位的风险非常低，一篇最近的系统综述显示总体再脱位风险为 1.2%，且患者报告的主观效果也很好。
- 另外一篇系统综述显示，接受了单纯 MPFL 重建术的运动员恢复到伤前活动水平的比例也相对较高。
- 最近发表的一篇运用类似技术进行髌骨端缝线锚钉固定的病例系列报告也显示出良好的手术效果，且没有固定相关的并发症发生。

并发症

- MPFL 重建后可能发生并发症。
  - 髌骨骨折：避免破坏髌骨前方皮质和使用小的锚钉可降低相关风险。大多数髌骨骨折发生于制作髌骨横贯骨髓道的情形或前方皮质破裂时。
  - 髌骨内侧高压疼痛和软骨磨损：确保在股骨隧道定位时移植物等长，以及避免移植物张力过高，可以降低这两种并发症的风险。
  - 关节僵硬：正确的等长点隧道位置，控制移植物张力以及早期的术后康复锻炼可以避免出现屈膝受限。
  - 复发性髌骨脱位：术前如果对患者进行了良好的评估和选择，则很少出现这种并发症。必须确定患者是否存在其他解剖学不稳定因素，并在 MPFL 重建术基础上矫正这些因素，以最大限度降低这种风险。
  - 髌骨锚钉固定不稳定：特别是使用较小的锚钉时，锚钉可能会从髌骨中拉出。这种并发症最常发生在髌骨内侧缘有皮质骨块撕脱的情况，由于松质骨固定强度不够，可能需要使用更大的锚钉。我们建议在缝合固定移植物前，先牵拉测试锚钉的固定强度，如果拔出则更换更大的锚钉。

结论

- 单纯 MPFL 重建术已被证明可以有效地解决符合手术条件患者的复发性髌骨外侧不稳定。
- 注意细节，特别是准确的股骨隧道定位，避免移植物张力过大，置入锚钉时避免破坏髌骨前方皮质，可以有效降低并发症风险。

参考文献

[1] Desio SM, Burks RT, Bachus KN. Soft tissue restraints to lateral patellar translation in the human knee. Am J Sports Med. 1998;26(1):59-65.

[2] Tanaka MJ. The anatomy of the medial patellofemoral complex. Sports Med Arthrosc. 2017;25(2):e8-e11.

[3] Ceder LC, Larson RL. Z-plasty lateral retinacular release for the treatment of patellar compression syndrome. Clin Orthop Relat Res. 1979(144):110-113.

[4] Caton J, Mironneau A, Walch G, Levigne C, Michel CR. Idiopathic high patella in adolescents. Apropos of 61 surgical cases [in French]. Rev Chir Orthop Reparatrice Appar Mot. 1990;76(4):253-260.

[5] Insall J, Salvati E. Patella position in the normal knee joint. Radiology. 1971;101(1):101-104.

[6] Goutallier D, Bernageau J, Lecudonnec B. The measurement of the tibial tuberosity. Patella groove distanced technique and results (author's transl). Rev Chir Orthop Reparatrice Appar Mot. 1978;64(5):423-428.

[7] Biedert RM, Albrecht S. The patellotrochlear index: a new index for assessing patellar height. Knee Surg Sports Traumatol Arthrosc. 2006;14(8):707-712.

[8] Cofield RH, Bryan RS. Acute dislocation of the patella: results of conservative treatment. J Trauma. 1977;17(7):526-531.

[9] Hawkins RJ, Bell RH, Anisette G. Acute patellar dislocations. The natural history. Am J Sports Med. 1986;14(2): 117-120.

[10] Dejour H, Walch G, Nove-Josserand L, Guier C. Factors of patellar instability: an anatomic radiographic study. Knee Surg Sports Traumatol Arthrosc. 1994;2(1):19-26.

[11] Schottle PB, Schmeling A, Rosenstiel N, Weiler A. Radiographic landmarks for femoral tunnel placement in medial patellofemoral ligament reconstruction. Am J Sports Med. 2007;35(5):801-804.

[12] Schneider DK, Grawe B, Magnussen RA, et al. Outcomes after isolated medial patellofemoral ligament reconstruction for the treatment of recurrent lateral patellar dislocations: a systematic review and meta-analysis. Am J Sports Med. 2016;44(11):2993-3005.

[13] Matic GT, Magnussen RA, Kolovich GP, Flanigan DC. Return to activity after medial patellofemoral ligament repair or reconstruction. Arthroscopy. 2014;30(8):1018-1025.

[14] Song SY, Kim IS, Chang HG, Shin JH, Kim HJ, Seo YJ. Anatomic medial patellofemoral ligament reconstruction using patellar suture anchor fixation for recurrent patellar instability. Knee Surg Sports Traumatol Arthrosc. 2014;22(10):2431-2437.

[15] Shah JN, Howard JS, Flanigan DC, Brophy RH, Carey JL, Lattermann C. A systematic review of complications and failures associated with medial patellofemoral ligament reconstruction for recurrent patellar dislocation. Am J Sports Med. 2012;40(8):1916-1923.

第八章

股四头肌腱内侧髌股韧带重建

Christian Fink, Mirco Herbort

概述

发病机制

- 95%~100% 的急性髌骨脱位患者都伴有内侧髌股韧带（Medial Patellofemoral Ligament，MPFL）的撕裂。因此，在过去的几年里，单纯的 MPFL 重建术，或者 MPFL 重建联合胫骨结节移位术、滑车成形术或旋转截骨术治疗髌骨不稳定，越来越受到运动医学科医生的关注。
- MPFL 重建术能有效增强髌骨稳定性，具有很高的成功率。然而，在对 MPFL 重建的系统回顾中，Shah 等报告的总体并发症发生率为 26.1%。在此项评价中，有 4 例经髌骨隧道发生髌骨骨折的病例，22 例有残余屈曲活动度损失，其中 9 例在麻醉下接受手术。同样，Parikh 等报告在进行 MPFL 重建的 179 例膝关节中，总体并发症发生率为 16.2%，包含了 6 例髌骨骨折，8 例僵硬伴屈曲受限。
- 这些并发症有两个潜在的原因。首先，MPFL 的股骨骨道的位置不准确可能导致髌股关节过度负荷和屈曲活动度丧失。其次，与自体 MPFL 相比，重建 MPFL 更高的刚度会导致髌股关节的应力增加。
- 与股四头肌腱（Quadriceps Tendon，QT）移植相比，腘绳肌腱移植更常用于 MPFL 重建。在一项生物力学研究中，Lenschow 等发现腘绳肌腱结构的刚度大约是自体 MPFL 的 3 倍。因此，即使移植物的最小错位或过度拉伸也可能导致髌股关节面的应力增加。在一项人类尸体研究中，作者研究了 3 mm 厚、10 mm 宽的 QT 移植物的生物力学特性，发现其最大失效负荷、屈曲负荷和刚度与自体 MPFL 相似。
- 尽管使用 QT 移植物进行 MPFL 重建具有潜在的生物力学和解剖学优势，但下肢取腱处的纵向瘢痕（图 8.1）以及在获得均匀的 2~3 mm QT 条带方面的技术困难等因素可能阻碍了这项技术的广泛应用。
- 目前很少有临床研究集中在使用一条 QT 进行 MPFL 重建。在这些研究中，采用了开放式 QT 获取技术。使用从髌骨上极向近端延伸约 6 cm 的纵向皮肤切口进行取腱。据报道，使用 QT 进行

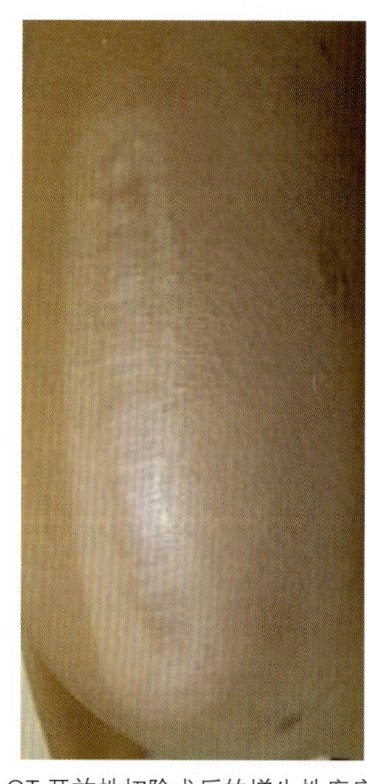

图 8.1　传统 QT 开放性切除术后的增生性瘢痕

MPFL 重建时，效果良好，且并发症最少。

- 为了进一步降低发病率并方便获取肌腱，作者开发了一种用于 QT 获取的微创手术技术。
- 使用 QT 进行 MPFL 重建还有其他几个优点：它可以避免在髌骨内植入物置入或钻取骨道，因而可以避免髌骨骨折的风险。由于不使用植入物，所以手术费用较低。这种技术适用于生长板还存在的青少年患者，并且可以作为失败的腘绳肌腱 MPFL 重建的补救方案。它还将保留腘绳肌腱，以备将来在韧带重建手术中使用（表 8.1）。

手术解剖

- MPFL 是扁平的带状结构。与管状腘绳肌腱移植物相比，QT 带的大体形态更接近于自体 MPFL（图 8.2）。
- 股四头肌通过 3 层排列的共同肌腱止于髌骨。浅层纤维来自股直肌，最深层来自股中间肌，中间层来自股外侧肌和股内侧肌。骨板融合在髌骨上极附近的 13~90 mm 区域（平均 44 mm）内，具有一定程度的个体差异。
- QT 通过穿过髌骨前部的扩张止于髌骨，最常见的是由股直肌部分肌腱的纤维组成的。通过识别邻近髌骨 2~3 cm 的 QT（股直肌）浅层，可获得部分厚度的移植物，这是获取 QT 的首选区域。

手术治疗

术前准备

- 患者的体格检查应包括膝关节运动的髌骨轨迹、髌骨内侧和外侧软组织约束的评估、Q 角和冠状平面对齐以及胫骨和股骨的旋转对齐。
- 应完成放射学和磁共振成像评估，以评估滑车发育不良、胫骨结节—滑车沟（Tibial Tuberosity—Trochlear Groove，TT—TG）距离、髌骨高度、髌骨倾斜和内侧结构。

表 8.1 使用 QT 进行 MPFL 重建的适应证和禁忌证

适应证	禁忌证
• 急性或复发性髌骨不稳定 • 联合滑车成形术的理想选择，因为不需要额外的皮肤切口 • 在指数手术中使用腘绳肌腱的修改设置 • 修改设置以前的骨道或硬件将排除髌骨固定 • 不宜钻孔的小髌骨或骨折髌骨	• QT 和（或）其髌骨的置入口的先前损伤 • 股四头肌无力或萎缩 • 如果忽视合并存在的严重扭转错位或滑车发育不良等危险因素，则单纯的 MPFL 重建更容易失败

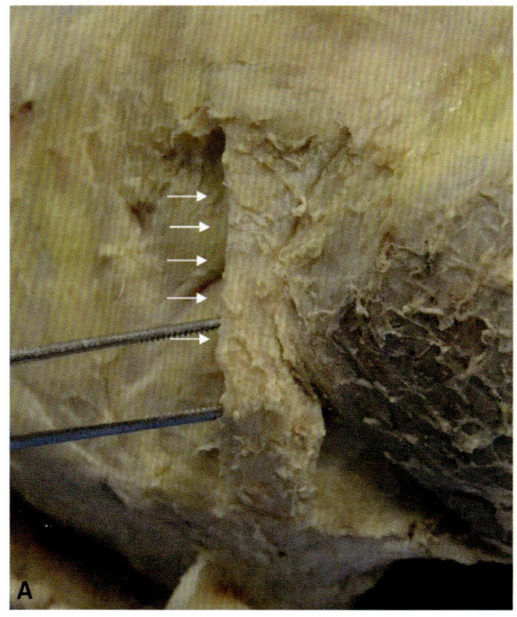

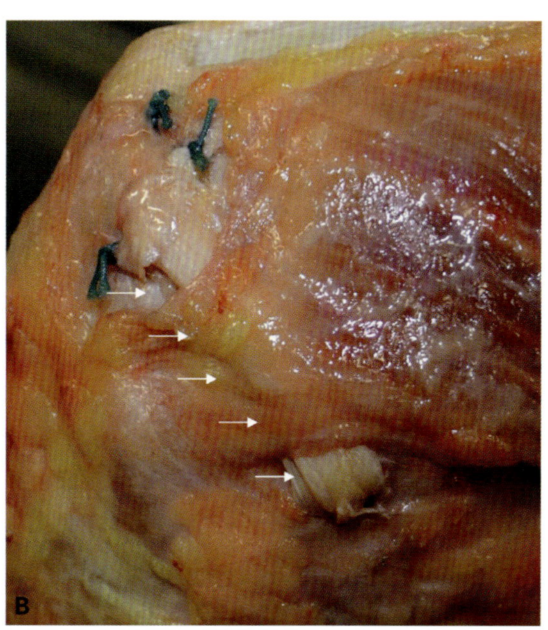

图 8.2 自体内侧髌股韧带（MPFL）（白色箭头）（A）与右膝标本中使用 QT（白色箭头）（B）进行的 MPFL 重建的尸体解剖

外科手术（视频 8.1）

定位和关节镜

- 患者的体位必须允许膝关节在 0° ~120°之间自由屈伸活动。使用填充良好的止血带。
- 在麻醉下进行检查以评估髌骨的内侧和外侧移位情况，并评估是否合并髌骨脱位。
- 术中 C 臂透视机能够进入手术区域是非常重要的，铺单之前应该核查，作者更喜欢将患肢放在电动腿部支架上，方便调节（图 8.3）。
- 关节镜最初用于检查髌股关节的关节软骨并评估髌骨轨迹。后者最好通过建立上外侧入路置入关节镜便于观察。

移植物获取

- 膝关节屈曲 90°时，在髌骨的内侧上缘做一个 3 cm 的横向皮肤切口（图 8.4）。
- 纵向切开髌前滑囊，小心暴露 QT。置入一个长的 Langenbeck 牵开器，QT 沿其长度并在髌骨附近皮下暴露。
- 步骤 1：然后将 10 mm 或 12 mm 宽的双刀（Karl Storz，Tuttlingen，Germany）引入，开始获取 QT。按仪器上的标记测量，将其推进到 8 cm 的最小距离（图 8.5）。
- 步骤 2：然后用 3 mm 的肌腱分离器（Karl Storz）确定 3 mm 厚的移植物。分离器的角度约为 30°，并向近端推动至与双刀相同的距离（图 8.6）。
- 步骤 3：最后用肌腱分离器（Karl Storz）经皮切割肌腱条（图 8.7）。
- 股四头肌的缺陷是部分厚度且未闭合。

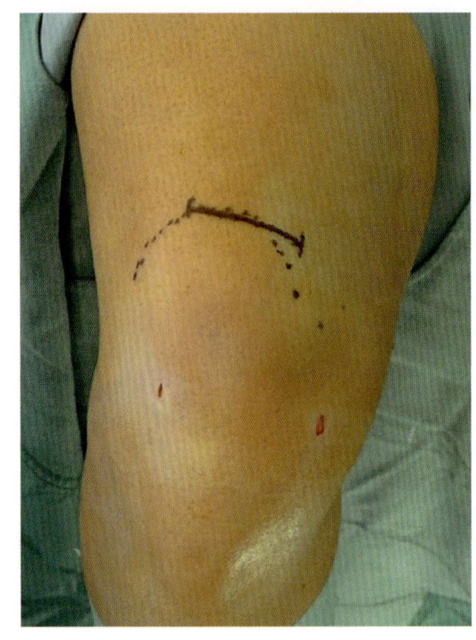

图 8.4　皮肤横切口用于小面积 QT 获取

髌骨准备

- QT 的游离近端通过可吸收缝线进行编织缝合，使游离端固定（图 8.8）。

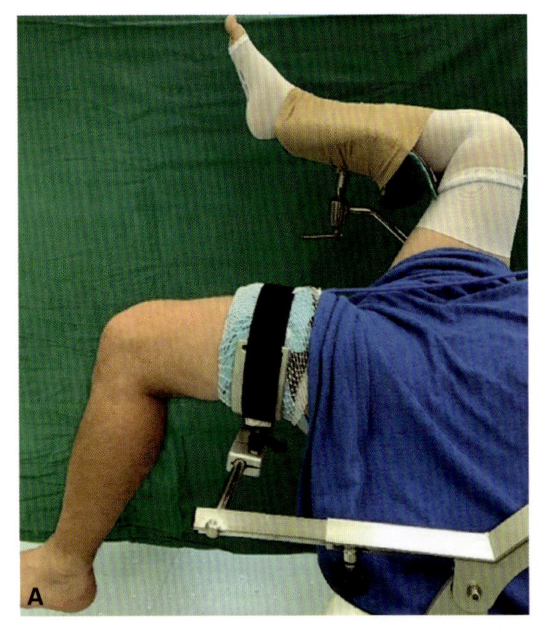

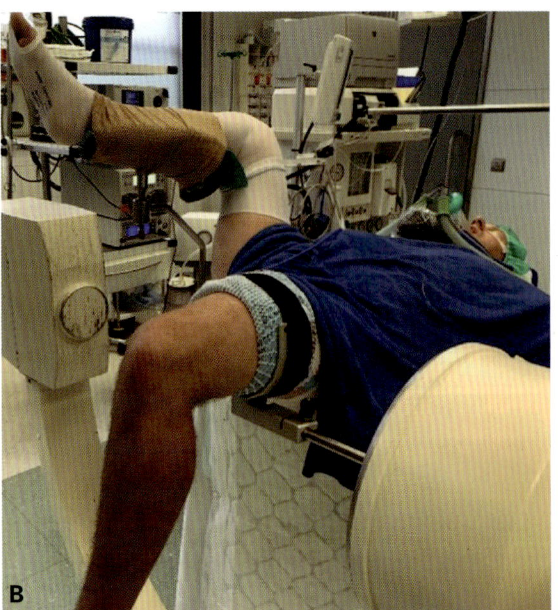

图 8.3　患者的定位。A. 术中左膝被放在一个电动腿部支架上。B. 铺单前确认 C 臂透视机的通行性和可视性

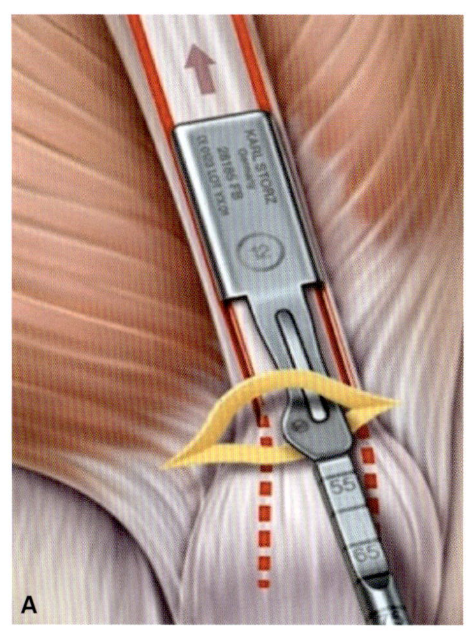

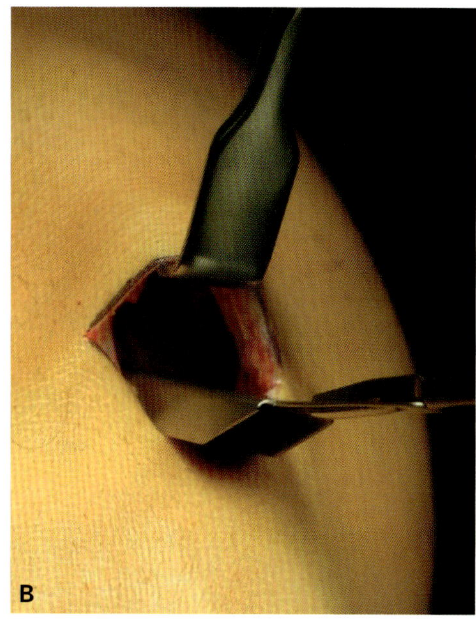

图 8.5 移植获取——步骤 1：将 10 mm 或 12 mm 的双刀向上推至髌骨上缘上方 8~10 cm。A. 示意图。B. 手术流程

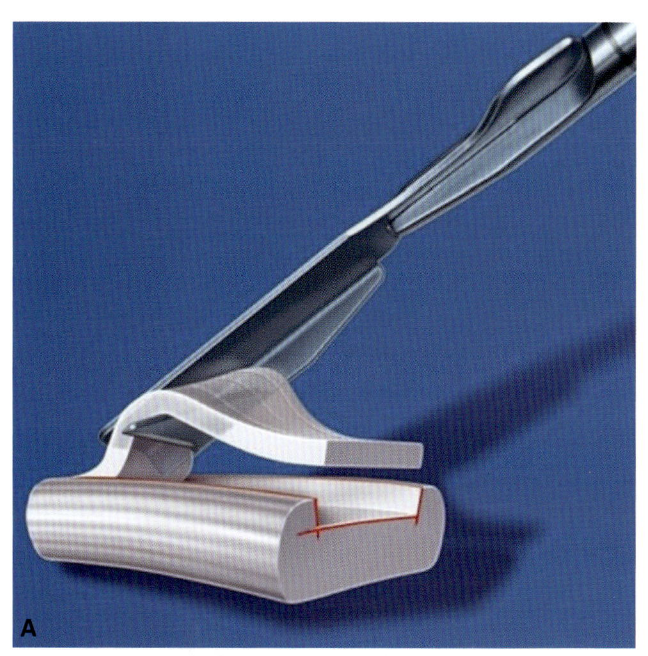

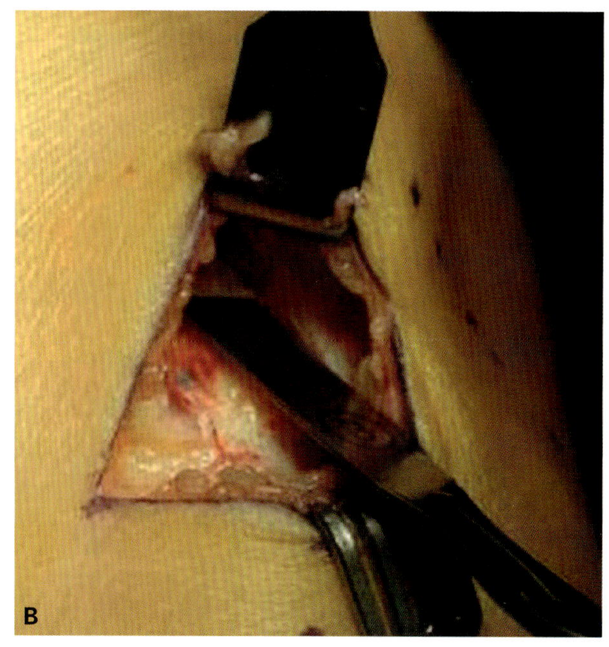

图 8.6 移植获取——步骤 2：将 3 mm 的肌腱分离器向近侧推至相同长度（8~10 cm）。示意图（A）描绘了游离股四头肌腱（QT）移植物的获取，但对于 MPFL 重建（B），髌骨远端 QT 附着保持完整

- 远端，用手术刀在髌骨表面上以相同的宽度（10 mm 或 12 mm）继续纵向切开。这些切口向远侧外侧延伸约 1.5~2 cm，内侧约 0.5~1 cm。QT 带从髌骨表面潜行抬高（图 8.9）。
- 然后暴露髌骨内侧缘的近端 1.5 cm。使用骨膜剥离器抬高髌前组织，形成骨膜下隧道，从髌骨内侧缘侧向获取 QT（图 8.10 A）。手术钳从内侧到外侧插入隧道。抓住移植物的缝线，使移植物穿过隧道（图 8.10 B）。
- 将移植物旋转 90°，左侧附着在髌骨骨膜上（图 8.11）。
- 使用 1 号可吸收缝线（相当于自体 MPFL 的附件）

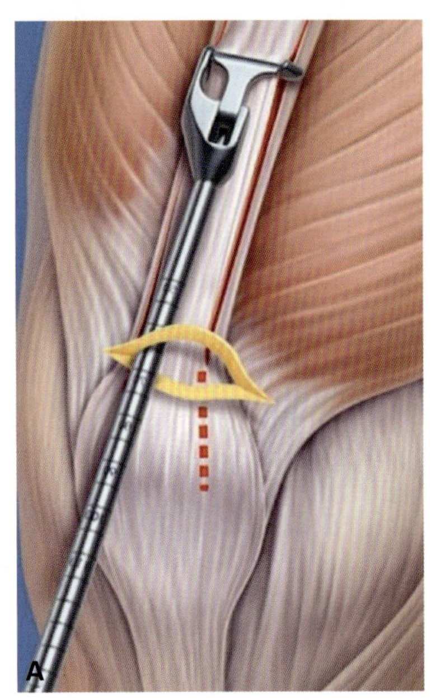

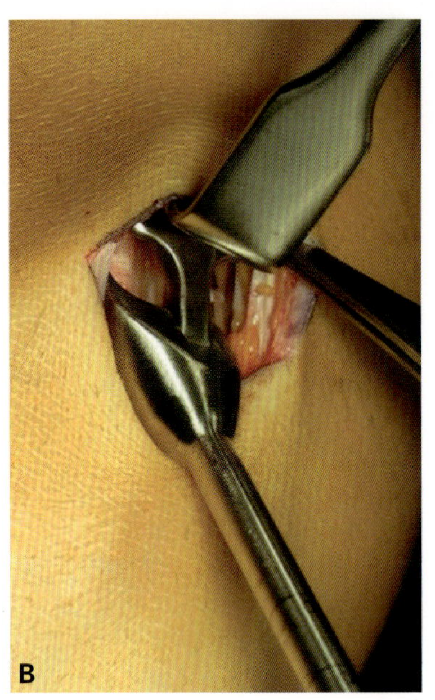

图 8.7 移植获取——步骤 3：用肌腱分离器将肌腱条切割成所需长度（8~10 cm）。A. 示意图。B. 手术流程

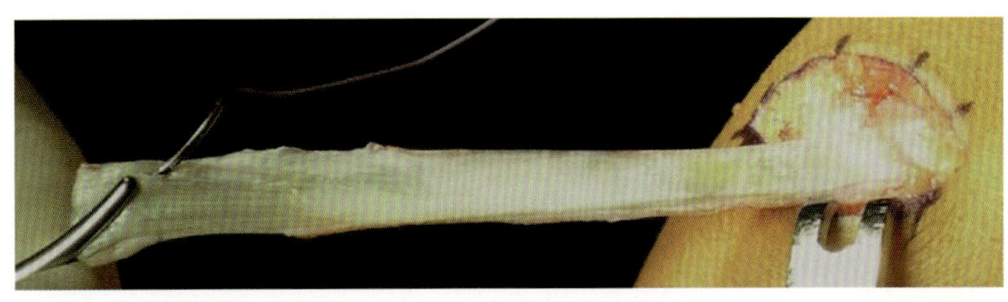

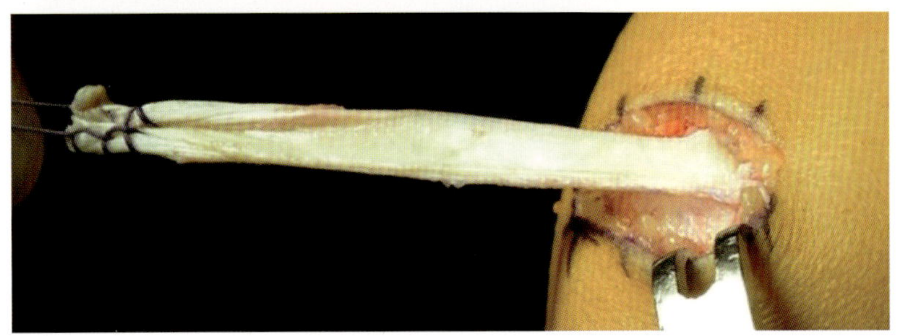

图 8.8 通过编织缝合技术用可吸收缝线将获取的 QT 的游离近端进行管状化

将其固定在髌骨内侧缘。

股骨准备

- 然后在内收肌结节上做一个 1.5 cm 的皮肤切口。
- 如 Schöttle 等所述，在透视引导下，在 MPFL 的解剖附着点插入一根 2.4 mm 的导针（图 8.12）。
- 它被引导至前外侧，在股骨外上髁近端外侧皮质退出股骨。
- 根据移植物的直径（6~8 mm），用空心钻钻取 30 mm 深度的骨道。
- 从髌骨的内侧缘开始，使用弯钳在股内侧和膝关节内侧关节囊（第二层和第三层）之间的间隙中建立骨道。然后将缝合环穿过骨道。该环用于将移植物带入骨道，然后通过股骨切口退出（图 8.13）。
- 然后将移植物拉入股骨隧道。中度张力下做膝关节屈伸活动 5 次。重要的是要确保在固定移植物之前已将所有的骨屑清理干净。
- 然后用最小张力固定移植物，使髌骨的外侧缘与滑车沟的外侧缘齐平。使用生物可吸收螺钉将股骨隧道固定在膝关节屈曲 30° 的位置。螺钉的尺寸与股骨隧道的直径相同（图 8.14 A）。
- 另一种替代方法，针对骨骺未闭合的儿童患者，

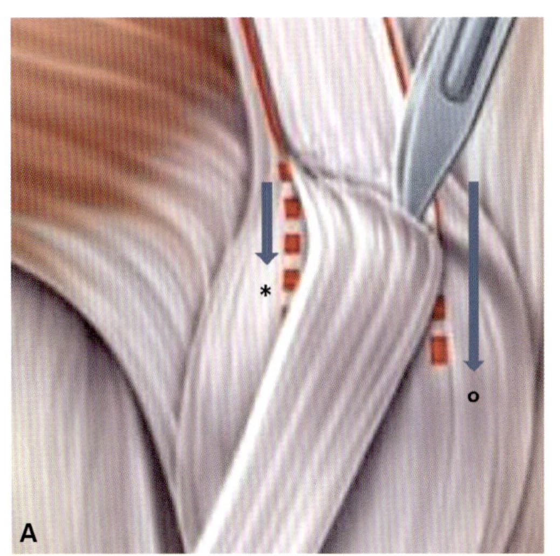

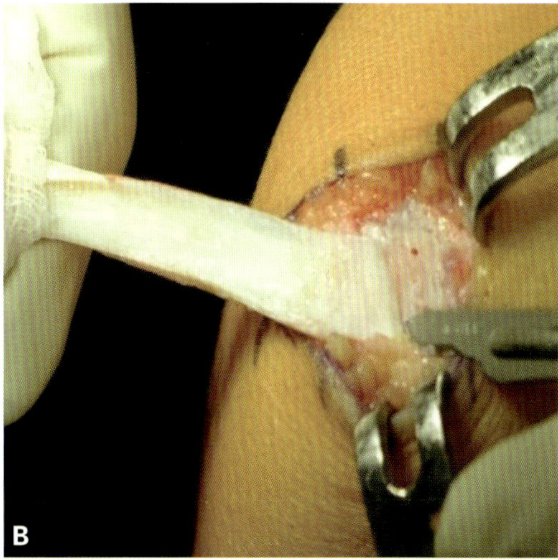

图 8.9 获取的肌腱条在髌骨上向远侧延伸约 1.5~2 cm（°），内侧约 0.5~1 cm（*）。A. 示意图。B. 左膝关节手术流程

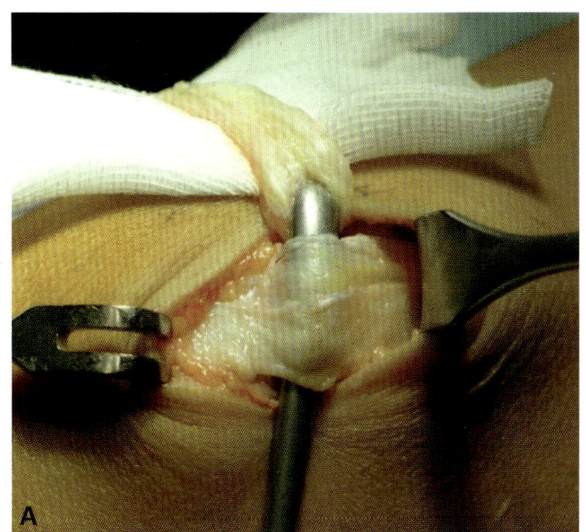

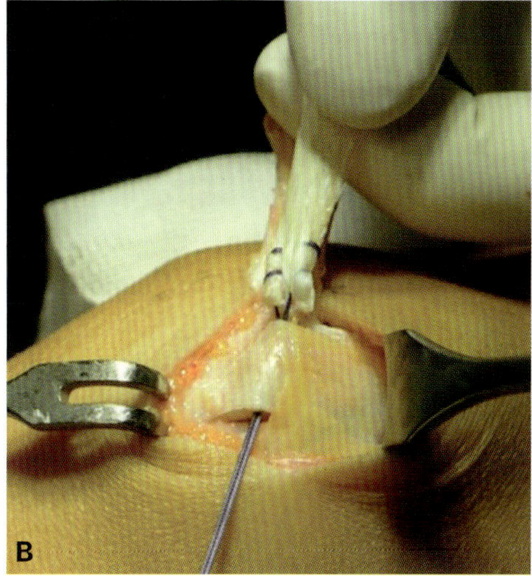

图 8.10 A. 使用剥离器将髌前组织（右膝）从髌骨内侧缘抬高至 QT 带。B. 腱带被拉到软组织间桥下方

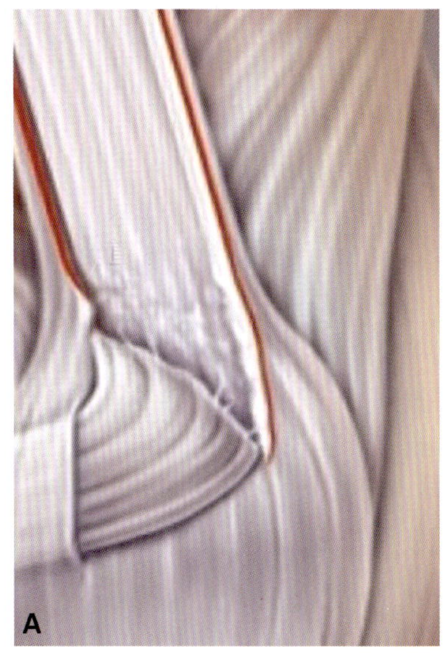

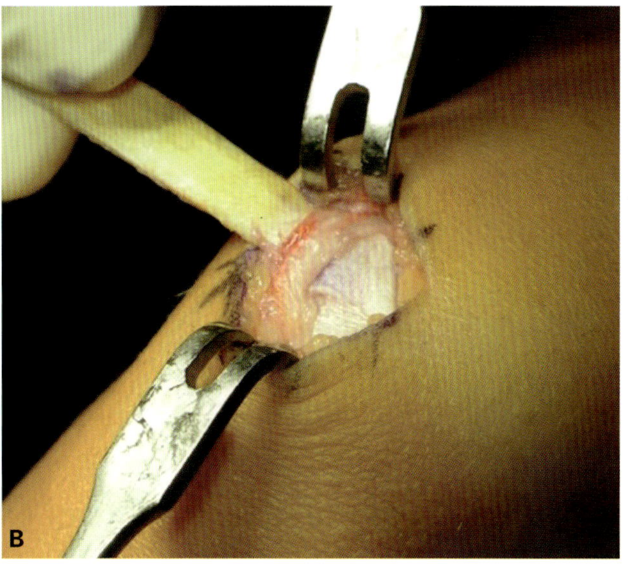

图 8.11 QT 带旋转 90°，左侧附着在髌骨骨膜上。A. 示意图。B. 左膝关节手术流程

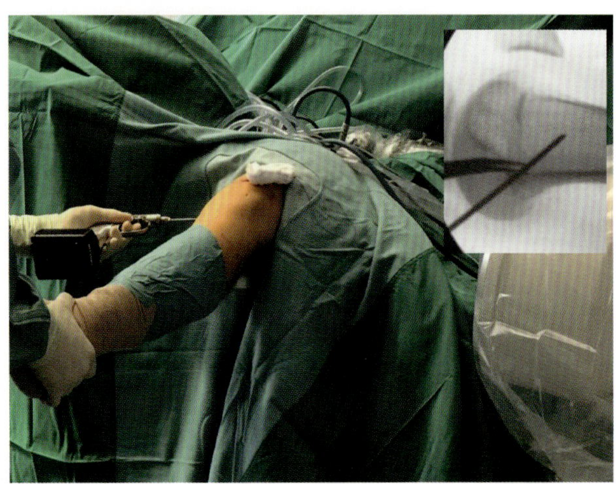

图 8.12 在荧光镜引导下，在股骨连接点放置一根导针

用缝合锚钉和其他缝线固定移植物（图 8.14 B），将带线锚钉置于股骨骨骺的远端。

- 因此，使用 QT 移植物可实现 MPFL 的解剖重建（图 8.15）。
- QT 重建 MPFL 的经验与教训见表 8.2。

替代技术

- Steensen 等首先描述了将 QT 固定在髌骨上的 MPFL 重建。QT 移植物的前束，即股直肌腱，在髌骨近端 2~3 cm 处与中层分离（在髌骨近端因为束支汇聚难以分离）并获取。通过抬高厚的骨膜，将远端解剖延伸到髌骨前部。通过从外侧比内侧更远的解剖，形成对角线为 45°的铰接点，从而使移

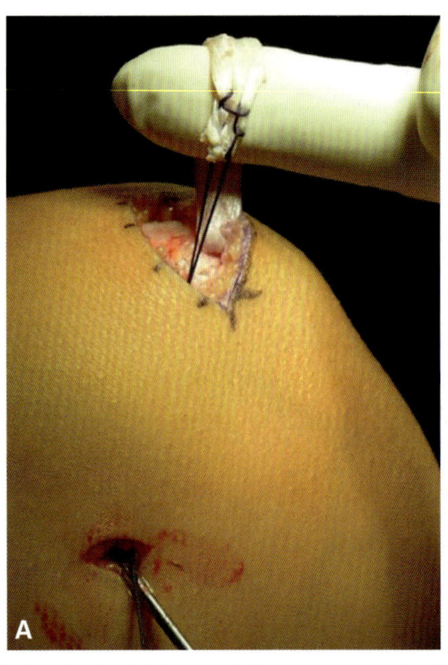

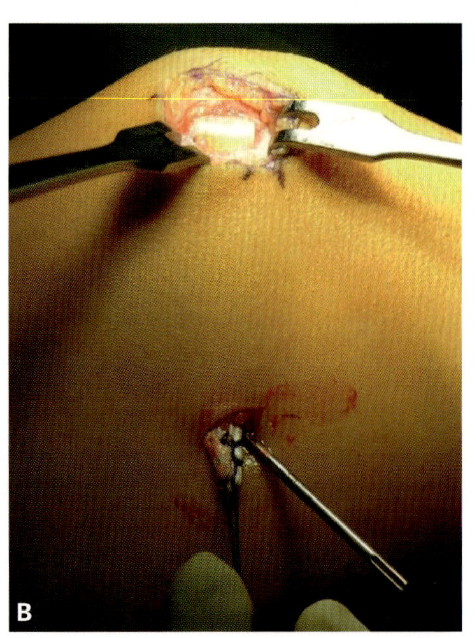

图 8.13 A. 将移植物放置在膝关节内侧的第二层和第三层之间。B. 然后从股骨切口取出移植物

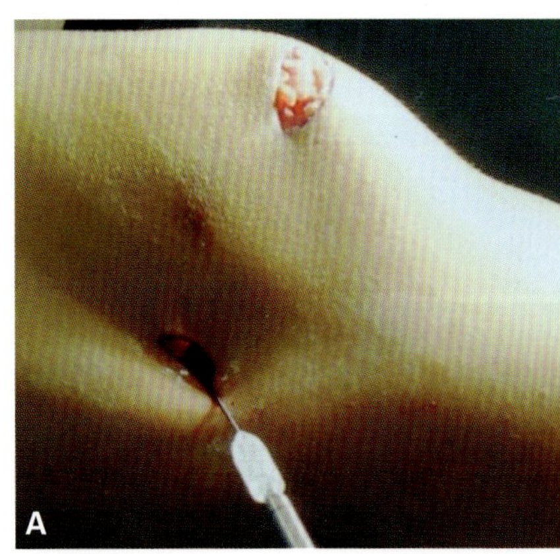

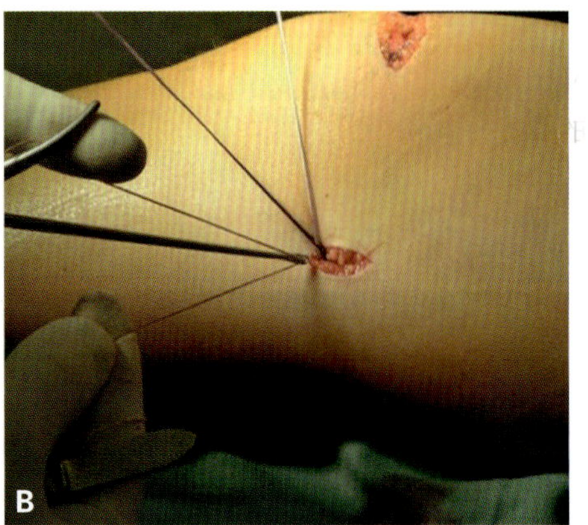

图 8.14 A. 将膝关节屈曲至 30°，并使用可吸收的生物螺钉固定移植物，螺钉尺寸与股骨隧道的直径相同。B. 在儿童患者手术中，用缝合锚钉固定移植物

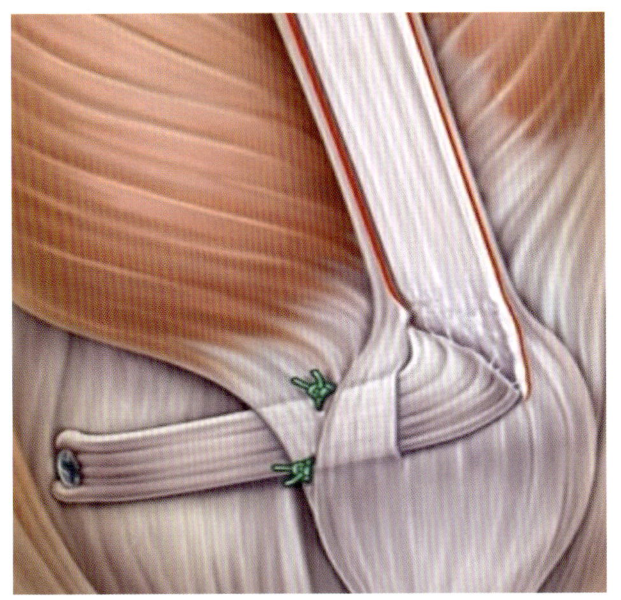

图 8.15　使用 QT 移植物重建 MPFL 的示意图

植物折叠到完整带蒂骨膜的内侧。然后将移植物置于内侧皮下，与当前作者的技术相比，移植物以骨膜下方式在髌骨前内侧。骨膜下路径可能有利于骨移植愈合和减少髌骨内侧倾斜。

- 所有其他 QT 获取技术都使用开放术式获取移植物，这需要在大腿上切开 5~8 cm 的纵向皮肤切口，影响美观。
- 使用特殊的仪器（Quadcut，Karl Storz）不仅可以最大限度地减少皮肤切口的长度，还可以获取厚度一致的 QT 条。可以使用“徒手操作”的技术来获取移植物，尽管这种方法可能前后不一致并且有时很困难。
- 总而言之，文献中的各种技术在以下方面有所不同：
  - 方法：开放中线，开放辅助医疗或微创。
  - 移植获取位置：QT 移植物中部或内侧。
  - 移植尺寸：宽度和长度；长度至少部分取决于所选择的股骨端固定方式。
  - 移植深度（厚度）：全厚度，部分厚度，表层。
  - 内侧移植物路径：皮下，Subretinacular 肌腱下，或骨膜下。
  - 股骨固定技术：缝合在骨上，缝合在软组织上，界面螺钉固定和带线锚钉。

术后管理

- 前 2 周使用活动范围从 0°~90°的铰链式膝关节支具。
- 术后立即开始被动运动锻炼。
- 患者前 3 周允许承受 20 kg 的部分重量。然后开始全负荷承重。
- 静止循环约 6 周开始。
- 手术后 4~5 个月内完全恢复旋转运动。

结果

- 2011 年 3 月—2013 年 3 月，2 名外科医生采用微创 QT 技术对 32 例患者（男 14 例，女 18 例；平均年龄 22.9 ± 4.2 岁）进行了单纯的 MPFL 重建手术。
- 所有患者均有 2°以上的髌骨脱位，TT—TG 距离 < 20 mm，且无晚期（国际软骨修复学会Ⅲ B 级）髌股软骨损伤。
- 术前和术后 6 个月、12 个月和 24 个月对所有患者进行临床评估（活动度、恐惧试验）和主观问卷调查 [Lysholm 评分，Tegner 评分和视觉模拟（Visual Analog Scale，VAS）评分]。
- 术前平均 Lysholm 评分为（72.9 ± 6.5）分，Tegner 评分为（4.6 ± 2.3）分，VAS 评分为（3.2 ± 1.3）分。
- 术后 Lysholm 评分分别为（83.6 ± 15.1）分（6 个月）、（88.1 ± 11.1）分（12 个月）和（88.8 ± 9.1）分（24 个月）。Tegner 得分分别为（4.6 ± 2.0）分（6 个月）、（4.9 ± 1.7）分（12 个月）和（5.2 ± 1.7）分（24 个月）。VAS 评分下降至（1.4 ± 0.7）分（6 个月）、（1.1 ± 0.6）分（12 个月）和（0.8 ± 0.5）分（24 个月）。在 24 个月的随访期间，没有患者出现再脱位。

表 8.2　使用 QT 进行 MPFL 重建的经验与教训

经验	教训
• 仔细解剖是必要的，以便通过去除所有关节囊和表层来暴露 QT • 当从髌骨中心稍外侧开始时，肌腱最长 • 可以在获取前使用关节镜检查肌腱 • 确保你有足够的移植长度（平均身材的患者至少 8 cm）	• QT 带可以从髌骨的骨表面剥离。为了避免剥离，需要仔细解剖以保持附着并防止移植物变薄 • 获取的 QT 带可能太短。将肌腱分离器向下倾斜大约 30°，以避免向前“切出”，这一点很重要 • 移植物过度拉伸

并发症

- QT带可以从髌骨的骨表面剥离。如果是这样，那么QT可以作为游离移植物而不是一个带蒂的移植物。缝合锚钉可用于将QT带固定到髌骨的内侧，或者如果移植物足够长，则可穿过髌前组织并缝合到自身。
- 获取的QT带可能太短。在这样一种情况下，QT带被剪得太短（仅5 cm），作者从QT处获取了第二条3 cm的条带，然后将其缝合到第一条。

结论

- 用微创技术获取的QT带进行MPFL重建获得了良好的短期临床效果。该技术需要仔细解剖，以保持髌骨附着处完整，并获取适当长度和厚度的QT带。当髌骨中存在之前手术残留的骨道或硬物时，这种技术对于儿童和成人的首次MPFL重建以及MPFL翻修手术有效，是腘绳肌腱技术之外的一种有价值的替代方法。

参考文献

[1] Amis AA, Firer P, Mountney J, Senavongse W, Thomas NP. Anatomy and biomechanics of the medial patellofemoral ligament. Knee. 2003;10(3):215-220.

[2] Arendt EA, Moeller A, Agel J. Clinical outcomes of medial patellofemoral ligament repair in recurrent (chronic) lateral patella dislocations. Knee Surg Sports Traumatol Arthrosc. 2011;19(11):1909-1914.

[3] Guerrero P, Li X, Patel K, Brown M, Busconi B. Medial patellofemoral ligament injury patterns and associated pathology in lateral patella dislocation: an MRI study. Sports Med Arthrosc Rehabil Ther Technol. 2009;1(1):17.

[4] Christiansen SE, Jacobsen BW, Lund B, Lind M. Reconstruction of the medial patellofemoral ligament with gracilis tendon autograft in transverse patellar drill holes. Arthroscopy. 2008;24(1):82-87.

[5] Fisher B, Nyland J, Brand E, Curtin B. Medial patellofemoral ligament reconstruction for recurrent patellar dislocation: a systematic review including rehabilitation and return-to-sports efficacy. Arthroscopy. 2010;26(10):1384-1394.

[6] Hapa O, Aksahin E, Ozden R, et al. Aperture fixation instead of transverse tunnels at the patella for medial patellofemoral ligament reconstruction. Knee Surg Sports Traumatol Arthrosc. 2012;20(2):322-326.

[7] Schoettle PB, Schmeling A, Romero J, Weiler A. Anatomical reconstruction of the medial patellofemoral ligament using a free gracilis autograft. Arch Orthop Trauma Surg. 2009;129(3):305-309.

[8] Shah JN, Howard JS, Flanigan DC, Brophy RH, Carey JL, Lattermann C. A systematic review of complications and failures associated with medial patellofemoral ligament reconstruction for recurrent patellar dislocation. Am J Sports Med. 2012;40(8):1916-1923.

[9] Parikh SN, Nathan ST, Wall EJ, Eismann EA. Complications of medial patellofemoral ligament reconstruction in young patients. Am J Sports Med. 2013;41(5):1030-1038.

[10] Bollier M, Fulkerson J, Cosgarea A, Tanaka M. Technical failure of medial patellofemoral ligament reconstruction. Arthroscopy. 2011;27(8):1153-1159.

[11] Lenschow S, Schliemann B, Gestring J, Herbort M, Schulze M, Kösters C. Medial patellofemoral ligament reconstruction: fixation strength of 5 different techniques for graft fixation at the patella. Arthroscopy. 2013;29(4):766-773.

[12] Herbort M, Hoser C, Domnick C, et al. MPFL Reconstruction using a quadriceps tendon graft. Part 1: Biomechanical properties of QT MPFL reconstruction in comparison to the intact MPFL. A human cadaveric study. Knee. 2014;21(6):1169-1174.

[13] Goyal D. Medial patellofemoral ligament reconstruction: the superficial quad technique. Am J Sports Med. 2013;41(5):1022.

[14] Macura M, Veselko M. Simultaneous reconstruction of ruptured anterior cruciate ligament and medial patellofemoral ligament with ipsilateral quadriceps grafts. Arthroscopy. 2010;26(9):1258-1262.

[15] Noyes FR, Albright JC. Reconstruction of the medial patellofemoral ligament with autologous quadriceps tendon. Arthroscopy. 2006;22(8):904.e1-904.e7.

[16] Steensen, RN, Dopirak RM, Maurus PB. A simple technique for reconstruction of the medial patellofemoral ligament using a quadriceps tendon graft. Arthroscopy. 2005;21(3):365-370.

[17] Fink C, Veselko M, Herbort M, Hoser C. MPFL reconstruction using a quadriceps tendon graft. Part 2: Operative technique and short term clinical results. Knee. 2014;21(6):1175-1179.

[18] Fink C, Veselko M, Herbort M, Hoser C. Minimally invasive reconstruction of the medial patellofemoral ligament using quadriceps tendon. Arthrosc Tech. 2014;3(3): e325-e329.

[19] Andrikoula S, Tokis A, Vasiliadis H, Georgoulis A. The extensor mechanism of the knee joint: an anatomical study. Knee Surg Sports Traumatol Arthrosc. 2006;14:214-220.

[20] Grob K, Manestar M, Filgueira L, Ackland T, Gilbey H, Kuster MS. New insight in the architecture of the quadriceps tendon. J Exp Orthop. 2016;3(1):32.

[21] Iriuchishima T, Shirakura K, Yorifuji H, Fu FH. Anatomical evaluation of the rectus femoris tendon and its related structures. Arch Orthop Trauma Surg. 2012;132:1665-1668.

[22] Schottle PB, Schmeling A, Rosenstiel N, Weiler A. Radiographic landmarks for femoral tunnel placement in medial patellofemoral ligament reconstruction. Am J Sports Med. 2007;35(5):801-804.

[23] Nelitz M, Dreyhaupt J, Williams SRM. Anatomic reconstruction of the medial patellofemoral ligament in children and adolescents using a pedicled quadriceps tendon graft shows favourable results at a minimum of 2-year follow-up. Knee Surg Sports Traumatol Arthrosc. 2018;26(4): 1210-1225.

[24] Tegner Y, Lysholm J. Rating systems in the evaluation of knee ligament injuries. Clin Orthop Relat Res. 1985;(198): 43-49.

第九章

内收肌腱内侧髌股韧带重建

Petri Sillanpää

概述

发病机制

- 急性髌骨外侧脱位与内侧髌股韧带（MPFL）损伤有关；创伤性首次髌骨脱位导致的 MPFL 损伤接近 100%。
- 在适当的非手术治疗失败后，建议进行手术来稳定髌骨。
- MPFL 重建的目标是恢复髌骨内侧软组织相关的稳定结构，原本的稳定结构大多因髌骨外侧脱位而受伤和（或）长期松弛。
- 特别是在膝关节骨骼发育不成熟的情况下，使用内收肌腱（AMT）进行 MPFL 重建是一种首选的手术技术，因为它不需要在股骨远端骨骺附近钻孔，故不会对生长板造成破坏。
- 在骨骼发育成熟的患者中，大多数 MPFL 重建技术仍可使用替代移植物和股骨固定的方法，但是也可以使用 AMT 进行 MPFL 重建。
- 使用 AMT 进行 MPFL 重建是一种解剖学重建的方法，其扁平带状移植物类似于原生 MPFL（图 9.1）。
- 表 9.1 列出了使用内收肌腱的 MPFL 重建的适应证和禁忌证。

评估

病史

- MPFL 重建的适应证一般是有多次髌骨外侧脱位病史的患者。
- 髌骨半脱位，定义为髌骨外翻时没有完全从股骨滑车中脱出，有时这可能表明患者属于骨骼发育不成熟人群，这是儿童髌骨不稳定发作的无创伤性病因。

体格检查和影像学检查

- 如果在体格检查或影像学检查时出现严重的滑车发育不良或髌骨位置过高（高位髌骨），不适合单独进行 MPFL 重建手术。
- 应评估股骨和胫骨的旋转和冠状面畸形，并且可能需要在 MPFL 重建术之前或术中同时加以处理。

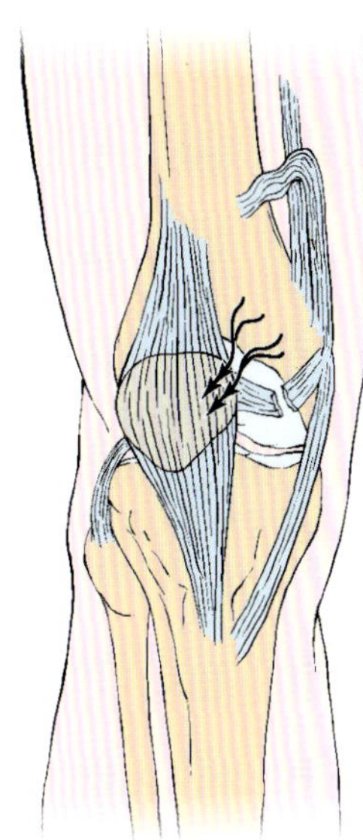

图 9.1 右膝内侧示意图。内收肌腱被切断并转向髌骨（箭头）以重建内侧髌股韧带

表 9.1 使用内收肌进行 MPFL 重建的适应证和禁忌证

适应证	禁忌证
• 复发性髌骨外侧脱位 • 有症状的复发性髌骨半脱位 • 骨骼发育不成熟的患者	• 髌股关节疼痛不合并髌骨不稳定 • 存在高度滑车发育不良或显著的高位髌骨 • 严重的旋转和冠状面畸形 • 屈曲时永久性脱位或习惯性脱位

单独的 MPFL 重建不能补偿伸肌机制的极端物理改变。

- 由于主要的解剖因素包括骨和下肢力线畸形，在永久性脱位或习惯性脱位的情况下，或屈曲时出现的髌骨脱位时，不适合单独进行 MPFL 重建术，因为其不太可能解决这种异常的髌骨轨迹。

手术治疗

手术解剖学

- MPFL 被描述为对髌骨外翻最重要的内侧约束。
- MPFL 的作用好比股骨内侧髁和髌骨之间的缰绳。
- MPFL 是垂直走向的韧带，与内侧副韧带位于同一层。在 Warren 和 Marshall 用 3 层结构表示膝关节囊外结构的描述中，它属于第二层结构。
- MPFL 附着于股骨内上髁上方 10 mm 和后方 2 mm 处的股骨，位于股骨内上髁和内收肌结节之间的鞍状浅凹中（图 9.2）。
- 内收肌结节是一个易于触及的骨性突起和一个独立的解剖点，它可能是在手术过程中定位 MPFL 股骨止点的首选标志。MPFL 大约附着于内收肌结节前方 2 mm 和远端 4 mm 处。
- MPFL 在股骨止点的宽度约为 10 mm。
- MPFL 的髌骨附着点大约在髌骨近端和中间 1/3 的交界处，通常位于髌骨周边变得更垂直的位置。
- MPFL 髌骨附着点的平均宽度为 28 mm，比股骨附着点宽。

术前准备

- 在进行 MPFL 重建之前，应仔细分析并记录导致髌骨不稳定的多种因素，包括韧带松弛、肌肉无力、滑车过浅、高位髌骨和（或）其他不良的身体状况。其中一些因素可以通过专业的康复锻炼来解决，有些则可能需要通过手术矫正与 MPFL 重建术相结合。

手术技术

体位

- 患者处于仰卧位，暴露双下肢；建议医生站于患膝对侧，以便在手术过程中检查正常侧膝关节的髌骨移动程度。

麻醉状态下的体格检查

- 麻醉状态下的体格检查用于记录过度的髌骨外翻。
- 在麻醉状态下使用向外滑动测试验证髌骨外翻的程度，该测试使用象限（髌骨宽度的 1/4）作为单位来测量髌骨的平移程度。

关节镜

- 关节镜检查用于给关节软骨病变分期，以及用于清理和修复软骨损伤、骨软骨骨折和处理游离体。
- 关节镜检查可以显露由内侧支持带松弛引起的过度髌骨外翻。可以使用关节镜前入路和上入路来观察整个髌骨和滑车表面，以及观察被动髌骨轨迹。

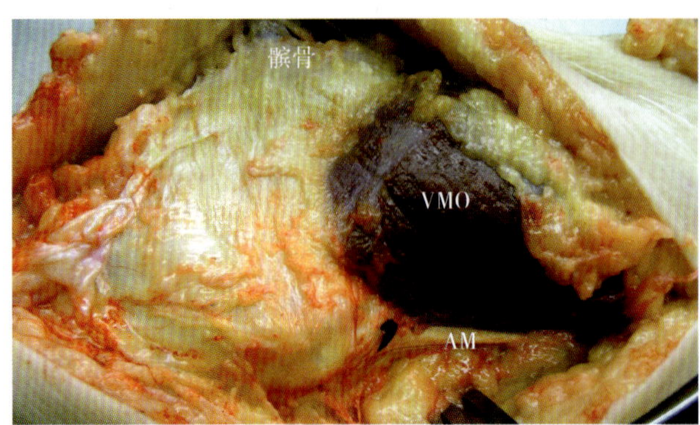

图 9.2 右膝尸体标本内侧的内收肌（AM）肌腱。脚朝向左侧，臀部朝向右侧。内侧髌股韧带（MPFL）股骨附着点位于 AM 肌腱的远端以及内收肌结节和内上髁（用墨水标记部分）之间。AM 肌腱位于股内斜肌（VMO）肌腱的后部和内侧。VMO 肌肉覆盖在 MPFL 表面

- 当膝关节接近完全伸直时，髌骨位置在股骨滑车的近端可能表示高位髌骨。由于在磁共振成像（MRI）期间伸肌结构处于松弛状态，MRI 上的髌骨高度可能相对正常，但有时可能会在关节镜下看到异常，即髌骨位置在滑车近端。

手术暴露

- 从内收肌结节向近端延伸，做一个 3~4 cm 的纵向皮肤切口。
- 钝性分离皮下组织，触及内收肌结节。
- 然后切开浅表筋膜，辨认 AMT（图 9.2）。

获取移植物

- 钝性分离后，辨认 AMT 远端附着点。
- 肌腱的内侧 2/3 用于移植；由于肌腱远端止点的粗细存在解剖变异，有时可能需要取下整条肌腱。
- 理想情况下，应保留一些肌腱远端组织，从而最大限度地减少供体部位的并发症（即肌腱止点部分保持完整）（图 9.3）。
- 对于体型较小患者的膝关节，可以在直视下用手术剪剪断肌腱近端。或者，可以使用开放式取腱器来获取肌腱，保持远端止点完整（图 9.4）。
- 根据患者的年龄和体型，所需的移植物长度为 80~100 mm。移植物长度取决于从内收肌结节到髌骨内侧缘的距离；通常 80~100 mm 的移植物长度是一个安全长度，超过了原生 MPFL 长度（53 mm），可以确保牢固固定到髌骨。
- 在肌腱切取期间，取腱器应该被置于内侧，以避免损伤隐神经的分支和从股内斜肌（VMO）到大腿收肌管的穿支血管。
- 采用锁边缝合的方法，使用 0 号可吸收缝线缝合移植物的游离端的两个角（图 9.5）。

移植通道

- 保持 AMT 的远端附着，但是将其与相邻组织分离，以便于将肌腱向髌骨转 90°；使用肌腱的最远端部分向髌骨转位。
- 然后将移植物的游离端穿过深入到 VMO 远端及关节囊表面的隧道（图 9.6）。该层（第二层）是原生 MPFL 所在的位置，原生 MPFL 的髌骨止点可以被清楚地显露，以评估和确认正确的髌骨附着点。
- 使移植物穿过 MPFL 和 VMO 组织联合处，在靠近髌骨骨膜、髌骨内侧近端的 2/3 处插入髌骨。

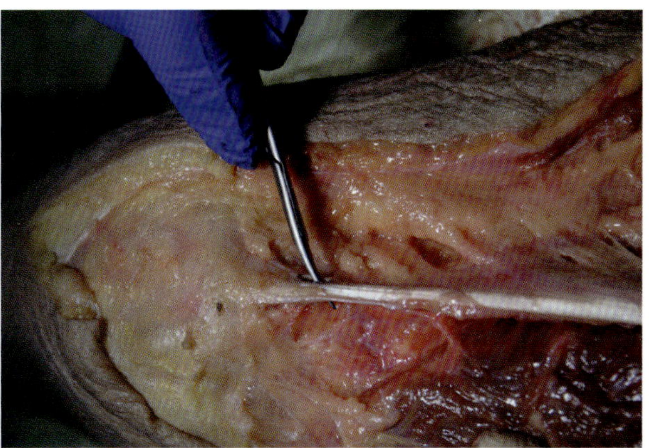

图 9.3 右膝标本内收肌腱的解剖的内侧视角。脚朝向左侧，臀部朝向右侧。肌腱被分开，使得外侧（内侧）1/3 保持完整，并且内侧（外侧）2/3 被切取用于内侧髌股韧带重建

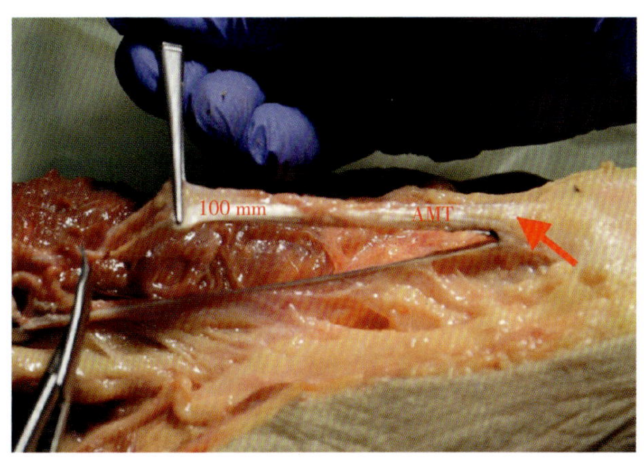

图 9.4 右膝标本的前方视角。臀部朝向左侧，脚部朝向右侧。内收肌腱（AMT）在内收肌结节附近被切取 80~100 mm（红色箭头）。请注意，肌腱内部 1/3 是完整的

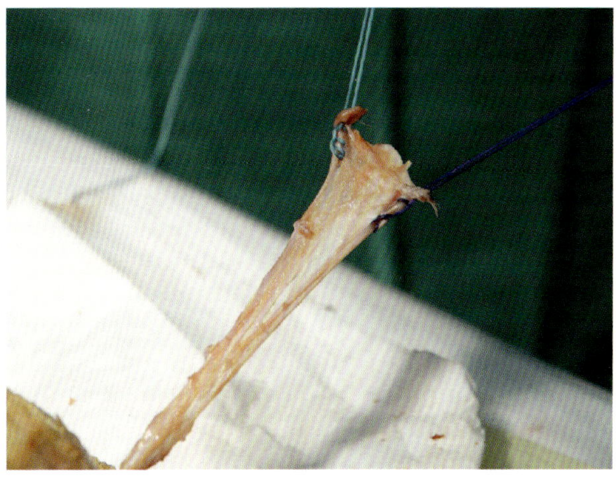

图 9.5 分别用锁边缝合固定切下的内收肌腱移植物自由端的两个角。股骨附着点保持完整

- 此时，带有两根缝线的移植物的游离端将从 VMO 远端下方、髌骨内侧缘近端的骨膜区域中出现，在更浅表的组织下滑动，恰好位于髌骨的骨膜上方。这重建了 MPFL 移植物与髌骨的解剖附着。然后将移植物的游离端拉到髌骨骨膜和浅表组织之间，靠近髌骨的外侧缘（图 9.7）。

移植物调整和固定

- 直到移植物长度调整到合适的长度后才固定移植物。
- 通过反复的膝关节屈曲—伸展活动使移植物在软组织隧道中滑动，以调整移植物的正确长度（视频 9.1）。
- 适当调整移植物长度后，收紧髌骨缝线。
- 髌骨固定的第一步是通过在髌骨内侧缘缝合扁平 AMT 移植物的边缘（两根骨膜 1 号不可吸收缝线）。
- 然后，在髌骨外侧缘使用锁边缝合固定移植物（图 9.8）。
- 最后，在屈膝 30° 时，使用骨膜 1 号可吸收缝线在股骨附着点进行移植物的固定。在原生 MPFL 股骨止点处 90° 转弯，这使得移植物可以稍稍向更远端延伸——在收肌结节和股骨内上髁之间的浅凹周围。
- 需要注意避免移植物固定过紧；髌骨外翻的程度应与对侧髌骨相似（在稳定的情况下）。

最终检查和关闭切口

- 移植物固定后，外科医生应观察膝关节被动运动的弧度，特别是在屈曲初始阶段。
- 在膝关节屈曲 0° 时整体结构应该处于松弛状态，但是手动使髌骨横向移位时会出现终末感（就像有缰绳在限制往外脱位）。在膝关节屈曲 30° 时，轻轻地施加作用力时，应该出现髌骨可向外移动约 8 mm 的情况。
- 如果移植物太紧张或髌骨位置过于靠内，则应通过重新在髌骨固定来延长移植物。

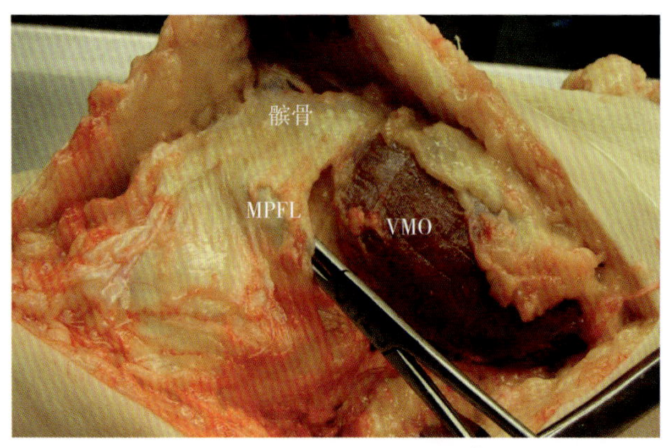

图 9.6　右膝标本的内侧视角。臀部朝向左侧，脚部朝向右侧。移植物穿过深入到股内斜肌（VMO）肌肉远端并且位于关节囊表面的隧道。该层是原生内侧髌股韧带（MPFL）所在的位置

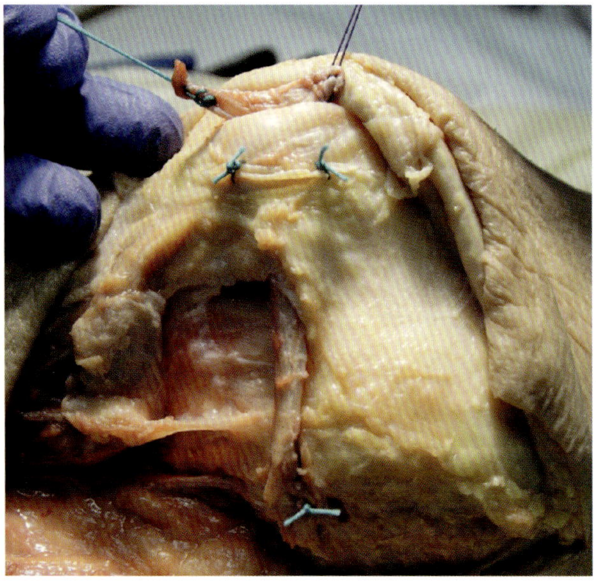

图 9.7　左膝标本的内侧视角。臀部朝向左侧，脚部朝向右侧。首先用锁边缝线带着移植物在髌骨前面穿过软组织隧道。然后用缝线将移植物固定在髌骨内侧缘的骨膜上。将安全缝线系在股骨附着点骨膜上，以使移植物尽可能远离

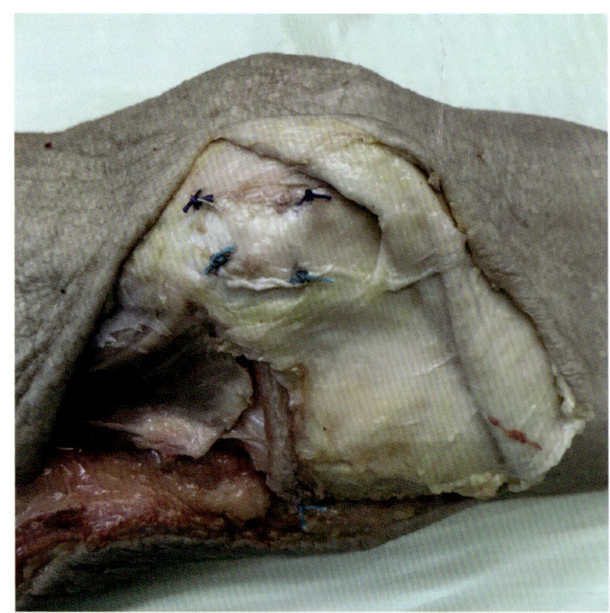

图 9.8　左膝标本的前内侧视角。臀部朝向左侧，脚部朝向右侧。将缝线固定在髌骨外侧缘的骨膜上。使用内收肌腱进行的内侧髌股韧带重建术就完成了

- 如果髌骨可以在滑车沟中处于中立位，则不必进行其他的手术，如外侧支持带松解。
- 最后，逐层缝合筋膜、皮下组织和皮肤。
- 使用内收肌进行 MPFL 重建的经验与教训见表 9.2。

术后管理

- 术后，在疼痛和股四头肌功能允许的范围内患者可以完全负重。
- 允许膝关节在可忍受的程度下屈曲，通常可在 3~4 周内达到屈曲 90°。
- 允许立即进行股四头肌锻炼；鼓励闭链运动。
- 可在儿童中使用膝关节支具以确保安全，直到他们对股四头肌的控制和力量恢复。在成人中，膝关节支具不是必需的，应在物理治疗师监督下进行力量训练。
- 正常日常活动中的功能通常在 6 周后恢复，此时允许连续爬楼梯。
- 恢复全部体育活动取决于运动和个人术后锻炼情况。在完全恢复全部活动之前，肌肉力量应当达到与对侧相当的程度。这通常是在 4~6 个月后。

结果

- 据报道，一般情况下，成人 MPFL 重建可提供良好的术后髌骨稳定性，再次脱位的发生率低于 10%。使用基于结果的临床评分工具进行评价，通常会获得高分。
- 使用 AMT 进行 MPFL 重建或本章所述方法的结果主要报告在开放生长板患者的特殊队列中，结果与其他 MPFL 重建术的结果类似。
- 这种软组织技术在儿童中是首选方案，因为开放生长板的存在不利于设计股骨隧道或进行其他辅助骨性手术。
- 一些已发表的报告中的年龄范围患者包括骨骼发育不成熟患者和骨骼发育成熟患者。

并发症

- 与所有 MPFL 重建技术一样，该技术的学习曲线很高，最重要的是，外科医生应避免过度收紧 MPFL 移植物。
- 外科医生应熟悉解剖标志，以避免在内收肌结节周围进行不必要的切割，这样是为了保留小的皮肤感觉隐神经分支。潜在的小神经分支损伤可能导致局部区域的皮肤麻木。
- 在收肌裂孔附近广泛暴露后外侧方向可能存在风险，并可能导致血肿、血管损伤或更广泛的神经损伤（腿部内侧麻木）。

表 9.2 使用内收肌进行 MPFL 重建的经验与教训

经验	教训
移植物获取	• 内收肌腱平坦而结实；切下内侧 2/3，以实现 MPFL 重建的解剖扁平带状移植。剪刀或取腱器的切入点从内侧进入并远离股骨，以保护神经血管结构
移植物定位	• 内收肌腱将保持附着于股骨，并且向髌骨转 90°，股骨止点端将在解剖学 MPFL 股骨附着点向内侧上髁滑动 • 让移植物的游离端滑入关节囊和内侧支撑结构之间形成的软组织隧道中 • 将软组织隧道一直延伸到髌骨的外侧边缘
移植物调整和固定	• 该过程最重要的步骤是髌骨固定前的移植物调整——它是通过反复的膝关节屈曲—伸展活动使移植物在软组织隧道中滑动。这将调整正确的移植物长度，然后用骨膜缝线进行髌骨固定

参考文献

[1] Sillanpää P, Mattila VM, Iivonen T, Visuri T, Pihlajamaki H. Incidence and risk factors of acute traumatic primary patellar dislocation. Med Sci Sports Exerc. 2008;40:606-611.

[2] Sillanpää PJ, Maenpaa HM, Mattila VM, Visuri T, Pihlajamaki H. A mini-invasive adductor magnus tendon transfer technique for medial patellofemoral ligament reconstruction: a technical note. Knee Surg Sports Traumatol Arthrosc. 2009;17:508-512.

[3] Avikainen VJ, Nikku RK, Seppanen-Lehmonen TK. Adductor magnus tenodesis for patellar dislocation. Technique and preliminary results. Clin Orthop Relat Res. 1993;(297):12-16.

[4] Jacobi M, Reischl N, Bergmann M, Bouaicha S, Djonov V, Magnussen RA. Reconstruction of the medial patellofemoral ligament using the adductor magnus tendon: an anatomic study. Arthroscopy. 2012;1:105-109.

[5] Sillanpää PJ, Maenpaa HM, Arendt EA. Treatment of lateral patella dislocation in the skeletally immature athlete. Oper Tech Sports Med. 2010;2:83-92.

[6] Hautamaa PV, Fithian DC, Pohlmeyer AM, Kaufman KR, Daniel DM. The medial soft tissue restraints in lateral patellar instability and repair. Clin Orthop Relat Res. 1998;349:174-182.

[7] Conlan T, Garth WP, Lemons JE. Evaluation of the medial soft-tissue restraints of the extensor mechanism of the knee. J Bone Joint Surg Am. 1993;75:682-693.

[8] Warren RF, Marshall JL. The supporting structures and layers on the medial side of the knee. J Bone Joint Surg Am. 1979;61:56-62.

[9] Aframian A, Smith TO, Tennent TD, Cobb JP, Hing CB. Origin and insertion of the medial patellofemoral ligament: a systematic review of anatomy. Knee Surg Sports Traumatol Arthrosc. 2017;12:3755-3772.

[10] Dejour H, Walch G, Nove-Josserand L, Guier C. Factors of patellar instability: an anatomic radiographic study. Knee Surg Sports Traumatol Arthrosc. 1994;2:19-26.

[11] Fithian DC, Mishra DK, Balen PF, Stone ML, Daniel DM. Instrumented measurement of patellar mobility. Am J Sports Med. 1995;23:607-615.

[12] Schneider DK, Grawe B, Magnussen RA, et al. Outcomes after isolated medial patellofemoral ligament reconstruction for the treatment of recurrent lateral patellar dislocations: a systematic review and meta-analysis. Am J Sports Med. 2016;11:2993-3005.

[13] Sillanpää P. Treatment of pediatric patellar instability. Presented at: 10th Biennial ISAKOS Congress; 2015; Lyon, France.

[14] Nikku R, Nietosvaara Y, Aalto K, Kallio P. Operative treatment of primary patellar dislocation does not improve medium-term outcome. Acta Orthop. 2005;76:699-704.

[15] Alm L, Krause M, Mull C, Frosch KH, Akoto R. Modified adductor sling technique. A surgical therapy for patellar instability in skeletally immature patients. Knee. 2017;6:1282-1288.

[16] Malecki K, Fabis J, Flont P, Niedzielski KR. The results of adductor magnus tenodesis in adolescents with recurrent patellar dislocation. Biomed Res Int. 2015;2015:456858.

[17] Yercan HS, Erkan S, Okcu G, Ozalpt RT. A novel technique for reconstruction of the medial patellofemoral ligament in skeletally immature patients. Arch Orthop Trauma Surg. 2011;8:1059-1065.

[18] Lind M, Enderlein D, Nielsen T, Christiansen SE, Fauno P. Clinical outcome after reconstruction of the medial patellofemoral ligament in pediatric patients with recurrent patella instability. Knee Surg Sports Traumatol Arthrosc. 2016;3:666-671.

第十章

内侧股四头肌股骨韧带（MQTFL）重建术

John P. Fulkerson, Sheeba Joseph

概述

发病机制

- 复发性髌骨不稳定的外科手术治疗中通常需要重建髌股关节内侧支持带。
- 近年来，内侧髌股韧带（Medial Patellofemoral Ligament，MPFL）及其重建受到较多关注，但内侧髌股韧带只是复杂的内侧支持带的一部分。当髌骨向外脱位后，多数甚至全部的支持带都会严重受损。已有多位学者关注内侧支持带的这种高度复杂性。Tanaka 等称之为内侧髌股复合体（Medial Patellofemoral Complex，MPFC），这是为了更加充分地了解内侧髌股关节的多方面支持作用。
- 因 MPFL 重建需要在髌骨上进行钻孔从而将移植物固定到髌骨骨结构中，所以可能会出现髌骨骨折这种特别严重的并发症。
- 故作者发明了一种用于重建 MPFC 最近端的组成部分——股内侧肌股骨韧带（Medial Quadriceps Tendon-Femoral Ligament，MQTFL）的术式（图 10.1）。
- MQTFL 的股骨附着至关重要，进行解剖重建需熟悉 MQTFL 股骨附着体与大收肌腱、内收肌结节、内上髁和股内斜肌的关系（图 10.2 和图 10.3）。
- 股内侧肌股骨韧带重建术的适应证与禁忌证见表 10.1。

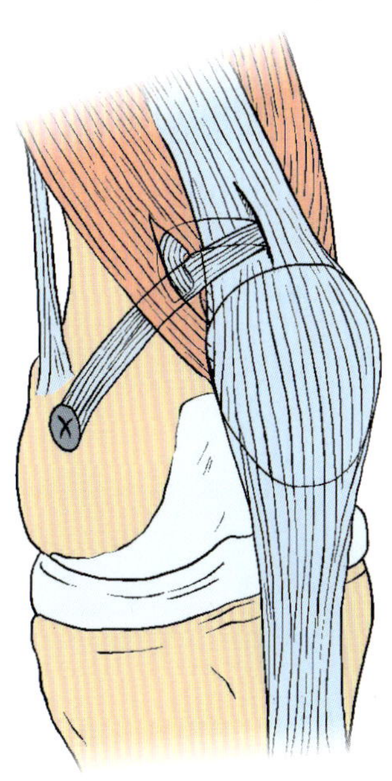

图 10.1 左膝前内侧观察股内侧肌股骨韧带移植物最终定位以及其穿过股内斜肌和股四头肌内侧肌腱的示意图

手术治疗

术前准备

- 在进行 MQTFL 重建之前，髌骨必须与滑车达到最佳匹配。平衡的运动轨迹是内侧髌股关节稳定的先决条件，在某些情况下，为了满足这个先决条件需要进行胫骨结节移位。
- 如果患者髌骨外侧轨迹上具有远端和（或）外侧

表 10.1　股内侧肌股骨韧带重建术的适应证与禁忌证

适应证	禁忌证
• 任何需要恢复 MPFC（通常是 MPFL 重建）以缓解髌骨外侧不稳定的患者 • 失败的 MPFL 重建进行翻修 • 优于任何涉及髌骨钻孔或皮质骨破坏的手术，以减少骨折的风险 • 对于骨骼未成熟患者优于髌骨钻孔 • 任何先前手术涉及髌骨皮质破坏（骨腱骨前交叉韧带重建）的患者为首选 • 股四头肌腱自体移植重建（Fink 术式见第八章）。	• 通过 MPFC 覆盖或修复术可恢复令人满意的髌骨稳定性的患者 • 单独进行胫骨结节移位（内侧移位、前内侧移位、远端移位）的患者恢复了良好的稳定性

关节面破裂，在对齐髌股关节的同时，建议对胫骨结节进行前内侧移位来减少与受损或疼痛的髌骨关节软骨接触。

- 在一些高位髌骨患者中，可在胫骨结节移位时实施轻微的远移。但此操作并不是必需的，最新的证据表明，远移可能会有增加早期屈曲时髌骨关节负荷的风险。
- 一旦对线平衡，则很少需要行滑车成形术，且滑车成形术有导致早期关节炎的风险。对于复发性髌骨不稳定，滑车凸起和韧带松弛的患者，若先前的对线或是稳定手术失败，则可能需要行滑车成形术。

移植物的选择

- 可以使用股四头肌腱、半腱肌腱或同种异体肌腱重建 MQTFL。
- 在 Fink 术式中，股四头肌腱通常附着于髌骨近端，近端切开合适的内侧 / 中间肌腱组织带，并确保足够的长度，使其能够到达内收肌结节水平的 MQTFL 股骨原点，用于股骨侧固定。
- 游离的同种异体肌腱或半腱肌通常附着在远端内收肌结节处，游离端被带至股内侧肌下的前方，使得它可以固定在近端髌骨内侧水平的股内侧肌和中间肌腱中（图 10.2 和图 10.3）。

手术技术

- 在内收肌结节上方做膝关节内侧切口（图 10.4）。
- 该区域可以通过放射照相标准进行定位，但熟悉膝关节内侧形态解剖结构的经验丰富的膝关节外科医生在大多数情况下可以在没有放射照相辅助的情况下找到内收肌结节。Sanchis Alfonso 和

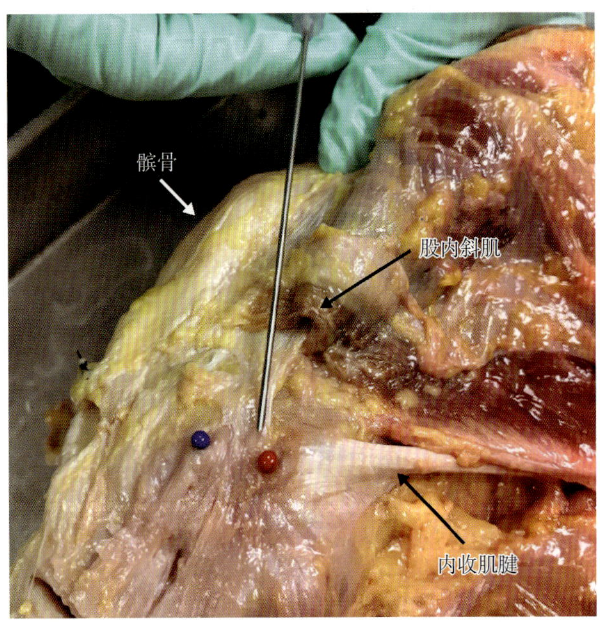

图 10.2　右膝，内侧：红球位于内收肌结节的最远端，注意近端股内侧肌股骨韧带（MQTFL）纤维（针头轨迹与之平行）从此处发出，是进行股骨端固定的部位，以重建髌股关节内侧复合体中的近端 MQTFL 部分。蓝球位于股骨内上髁

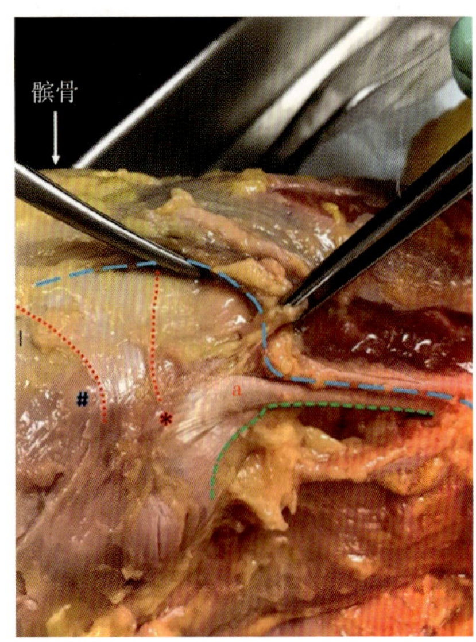

图 10.3　右膝，内侧：标记出内收肌结节（a），内收肌结节最远端（*），股骨内上髁（#）。注意近端股内侧肌股骨韧带（MQTFL）纤维（用红色虚线勾勒）从此位置发出，需将股骨固定装置定位在此处，才能再现髌股关节内侧复合体的 MQTFL 部分。蓝色虚线勾勒出内收肌的内侧边缘，绿色虚线勾勒出内收肌腱的后侧边缘

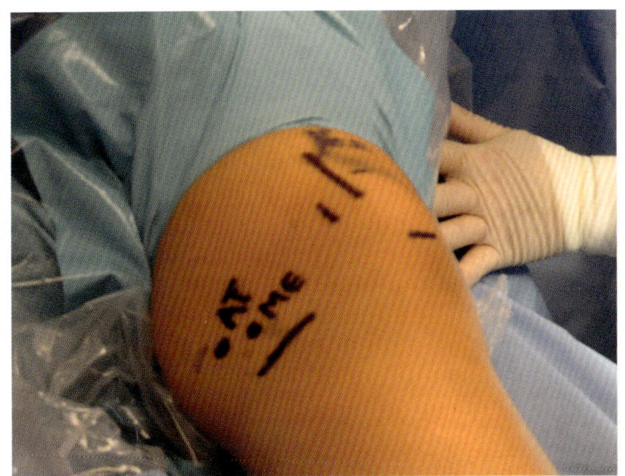

图 10.4　左膝皮肤标记参考点和皮肤切口位置：# 标记勾勒出髌骨的上缘、内侧缘和下缘。在髌骨上缘和内缘之间的纵向标记处展示了皮肤切口，该切口用于获取股内斜肌和股四头肌内侧肌腱。AT 和 ME 的远端线确定了内侧关节线的水平位置。AT，内收肌结节；ME，内上髁

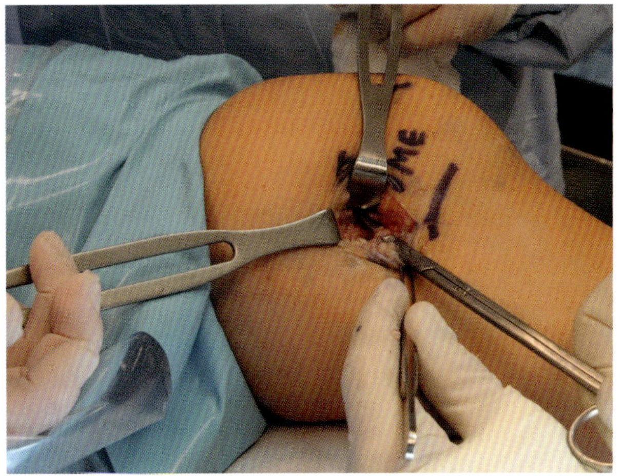

图 10.5　左膝，内侧：确认隐神经的髌下支

Ziegler 等已经证明射线照相标准有不一致性且较易出错的倾向。尽管如此，放射照相标准还是有助用于定位内收肌结节区域，尤其是在肥胖患者中。

- 由于隐神经损伤是 MPFL 重建中已经注意到的问题，故应格外注意避免隐神经髌下支的损伤（图 10.5）。股内侧肌腱的后缘就位于内收肌腱的前方，是一个实用的解剖学参考结构。
- 未实现解剖点原位固定的微小偏差导致髌骨负荷显著增加，所以手术的要点是通过手术确定内收肌结节，并在内收肌结节处实现移植物的解剖学放置。
- 内收肌结节的最佳指南是大收肌腱，在大多数情况下，通过仔细解剖和触诊可以很容易识别该肌腱（图 10.6）。内侧切口应足够大，以明确识别大收肌腱、收肌腱结节和内侧上髁。
- 完全暴露内收肌结节后，在其远端置入一枚导针并套入一根 8 mm 的套管（图 10.7）。然后使用肌腱固定器将游离肌腱移植物固定到骨槽或者使用缝线、锚钉甚至 U 形钉将移植物固定在该位置。
- 根据先前的标记切开前切口（图 10.4）。
- 通过该切口，将肌腱移植物在股内侧下方牵拉至远端股四头内侧肌腱的水平，并通过在髌骨近端水平的股内侧斜肌腱上的一个 1.5 cm 纵向切口，使移植物可以固定在 MPFC 的中点（图 10.8）。
- 在第一切口外侧约 1 cm 处的股四头肌腱上做第二个 1.5~2 cm 的纵向切口，其使得术者可将肌腱移

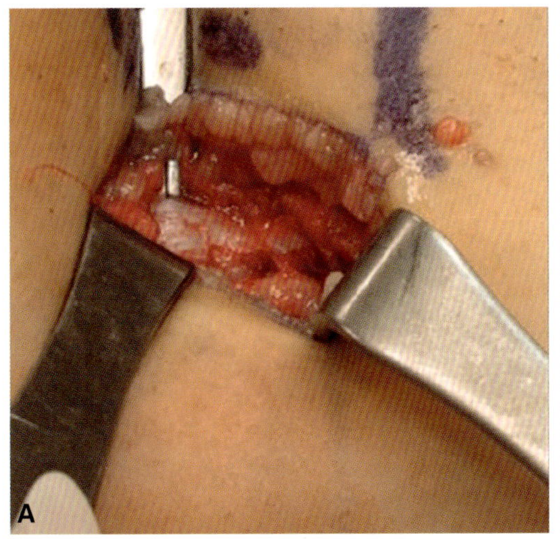

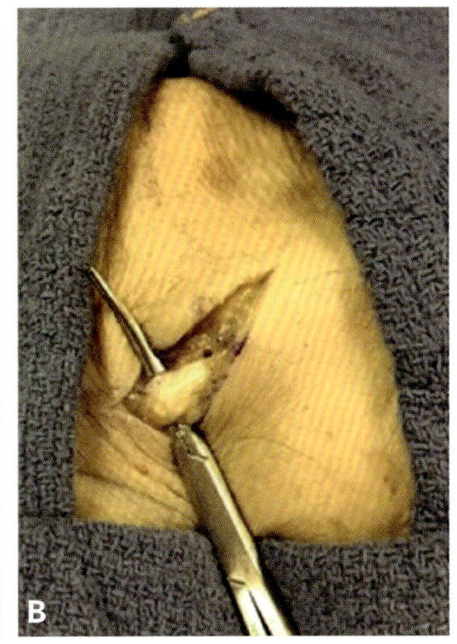

图 10.6　在手术过程中（A）和尸体标本模拟手术解剖（B），左膝内侧视图，近端在左，远端在右，髌骨在上。应明确界定内收肌腱，以便在其止点处找到内收肌结节

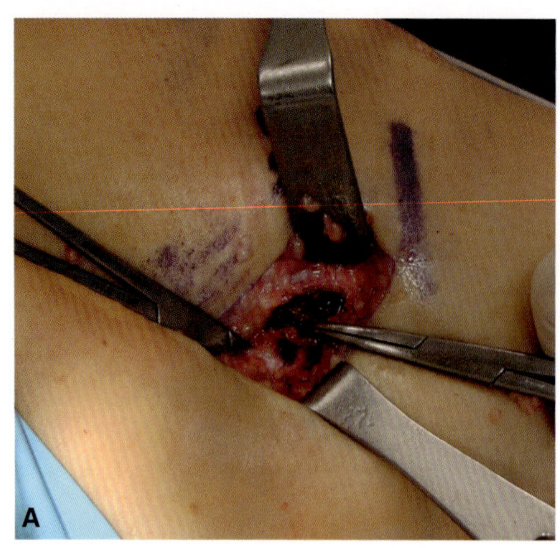

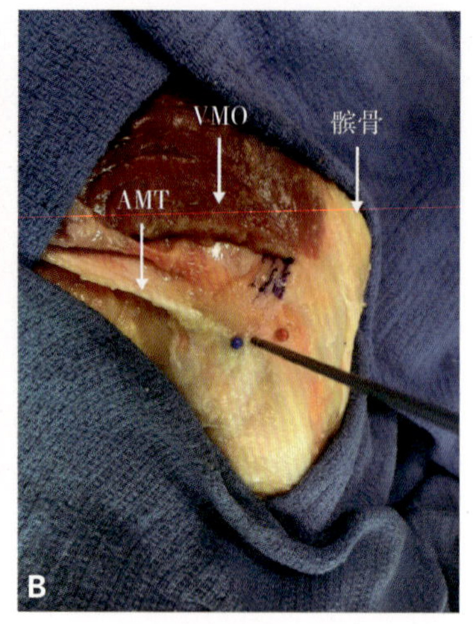

图 10.7 A. 术中左膝，图像右侧为远端，髌骨位于图像顶部。股骨隧道的位置（止血钳的尖端）正好位于内收肌结节前远端边缘（紫色皮肤标记位于止血钳的左侧）。B. 尸体解剖——蓝色球标示内收肌结节，导针位于股骨隧道位置，红色球标示股骨内侧髁

植物从以肌腱环的方式绕过股内侧肌向下拉出股四头肌处的第一切口，使得肌腱移植物从股内侧斜肌下方绕到其上端，并牢固地固定在远端的内侧股四头肌腱上（图 10.8）。

- 拉紧移植物相对简单，膝关节经过几次屈伸后，通过关节镜监测髌骨相对于滑车的位置，术者最终“确定移植物的长度”。
- 移植物在屈曲弧的任何一点都不能过紧，为了在解剖位置将髌骨送至股骨滑车中，必须仔细调节移植物的张力，在任何情况下均不能发生内侧偏移。通过移植物的适当解剖学放置，可以检测到最小的长度变化（如果有的话），但移植物应该设置在最大长度以实现平滑的运动轨迹而没有内侧偏移。通常髌骨在完全伸展时会轻微地向外侧移动，但在膝关节屈曲时将迅速移入滑车。
- 在膝关节屈曲约 30°时，用 2 号不可吸收缝线将移植物固定，并在关节镜下确认合适的运动轨迹后关闭切口。
- 股四头肌股骨韧带重建术的经验与教训见表 10.2。

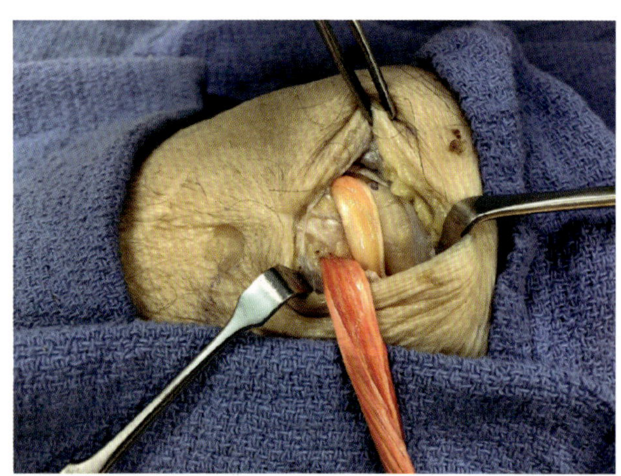

图 10.8 尸体左膝标本一膝关节前侧视图，图片右侧为膝关节远端和小腿，图片下方为膝关节内侧。股内侧肌股骨韧带移植物穿过并绕过股四头肌腱远端，固定在股四头肌中间带，移植物在设置张力后被牢固地缝合到股四头肌腱和移植物的更远端

术后管理

- 术后即行膝关节支具固定，此后可开始屈曲活动锻炼，强调每天最大屈曲一次，目标是在术后 3~4 周膝关节屈曲达到 90°，6~8 周时达到 120°。
- 如果移植物长度适当，移植物几乎为无张力状态。
- 鼓励患者负重，应该使用拐杖 6 周再开始物理治疗、无拐杖的安全负重以及进一步加大运动强度。
- 大多数患者可在术后 4 个月开始跑步，并在术后 6~8 个月恢复全面的运动。

结果

- MQTFL 重建后效果始终良好。
- 初步结果显示未发现有再脱位，关节病变可能会导致某些患者出现持续的症状，在手术时或手术后需要仔细评估和管理。
- 须仔细平衡严重发育不良的髌骨，特别是在 MQTFL 重建发现扁平或凸起的滑车的情况下。部分患者可能适合去除滑车上隆起。
- 其中有 2 例患者需要术后的操作但无后遗症。
- 许多患者在 MQTFL 重建后恢复到非常高水平的

表 10.2 股四头肌股骨韧带重建术的经验与教训

经验	教训
• 对侧臀部下方的垫高可以帮助扩大术中内侧膝关节解剖结构的视野 • 扩大切口，充分暴露相关的解剖结构，包括内收肌长肌腱、内收肌结节和内上髁 / 内侧副韧带 • 在直接观察关键解剖结构的基础上，确定移植物股骨附着的最终位置 • 避免股骨固定装置的扭曲、切割或任何方式由于股骨侧的解剖位置而导致移植物变形 • 避免过度拉伸移植物，稍宽松比过紧要好 • 考虑所有关节病变，并尽可能避免增加任何软骨损伤区域的负荷	• 股骨附着部位的位置不准确 • 重建张力不精准——未能设置重建长度 • 未能在股四头肌内侧肌腱韧带重建之前建立平衡的髌骨中央运动轨迹（通常在骨骼成熟的患者中可通过胫骨结节移位完成） • 向疼痛或潜在疼痛的关节病变增加负荷 • 过度或不适当的外侧支持带松解

运动能力，包括校级、专业甚至奥运会水平。

并发症

• 股骨内固定位置不正确，导致重建失败、内侧半脱位或疼痛的髌骨关节负荷过重。
• 移植物张力过高导致重建失败、内侧半脱位或髌骨关节负荷过重。
• 复发性外侧不稳定与外侧运动轨迹矫正失败有关。
• 重建失败与严重滑车发育不良有关，特别是在 Ehlers–Danlos 或过度松弛患者中。
• 僵硬，通常与患者动力不足、活动范围延迟和（或）移植物位置不良有关。

结论

• MQTFL 是一种重建髌股内侧复合体最近端成分的近端稳定技术。
• 与 MPFL 重建技术相比，它的主要优点是可以避免髌骨钻孔 / 骨折。
• 由于 MQTFL 的股骨附着至关重要，作者更喜欢开放下识别内收肌结节和插入标志。
• 无再脱位以及高水平运动的恢复提示较好的初步临床结果。

参考文献

[1] Baldwin JL. The anatomy of the medial patellofemoral ligament. Am J Sports Med. 2009;37:2355-2361.

[2] Tanaka MJ, Voss A, Fulkerson JP. The anatomic midpoint of the attachment of the medial patellofemoral complex. J Bone Joint Surg Am. 2016;98(14):1199-1205.

[3] Krukeberg B, Chahla J, Moatshe G, et al. Quantitative and qualitative analysis of the medial patellar ligaments. Am J Sports Medicine. 2018;46(1):153-162.

[4] Mochizuki T, Nimura A, Tateishi T, Yamaguchi K, Muneta T, Akita K. Anatomic study of the attachment of the medial patellofemoral ligament and its characteristic relationships to the vastus intermedius. Knee Surg Sports Traumatol Arthrosc. 2013;21(2):305-310.

[5] Parikh SN, Nathan ST, Wall EJ, Eismann EA. Complications of medial patellofemoral ligament reconstruction in young patients. Am J Sports Med. 2013;41(5):1030-1038.

[6] Bollier M, Fulkerson J, Cosgarea A, Tanaka M. Technical failure of medial patellofemoral ligament reconstruction. Arthroscopy. 2011;27(8):1153-1159.

[7] Fulkerson JP, Edgar C. Medial quadriceps tendon-femoral ligament: surgical anatomy and reconstruction technique to prevent patella instability. Arthrosc Tech. 2013;2(2):e125-e128.

[8] Fulkerson JP. Anteromedialization of the tibial tuberosity for patellofemoral malalignment. Clin Orthop Relat Res. 1983;(177):176-181.

[9] Bicos J, Fulkerson JP, Amis A. Current concepts review: the medial patellofemoral ligament. Am J Sports Med. 2007;35(3):484-492.

[10] Yang JS, Fulkerson JP, Obopilwe E, et al. Patellofemoral contact pressures after patellar distalization: a biomechanical study. Arthroscopy. 2017;33(11):2038-2044.

[11] Zhen G, Wen C, Jia X, et al. Inhibition of TGF-B signaling in mesenchymal stem cells of subchondral bone attenuates osteoarthritis. Nat Med. 2013;19(6):704-712.

[12] Radin EL, Rose RM. Role of subchondral bone in the initiation and progression of cartilage damage. Clin Orthop Relat Res. 1986;(213):34-40.

[13] Rouanet T, Gougeon F, Fayard JM, Rémy F, Migaud H, Pasquier G. Sulcus deepening trochleoplasty for patellofemoral instability: a series of 34 cases after 15 years postoperative follow-up. Orthop Traumatol Surg Res. 2015;101(4): 443-447.

[14] Fink C, Veselko M, Herbort M, Hoser C. Minimally invasive reconstruction of the medial patellofemoral ligament using quadriceps tendon. Arthrosc Tech. 2014;3(3): e325-e329.

[15] Sanchis-Alfonso V, Ramirez-Fuentes C, Montesinos-Berry E, Aparisi-Rodriguez F, Martí-Bonmatí L. Does radiographic location ensure precise anatomic location of the femoral fixation site in medial patellofemoral ligament surgery? Knee Surg Sports Traumatol Arthrosc. 2016;24(9):2838-2844.

[16] Ziegler CG, Fulkerson JP, Edgar C. Radiographic reference points are inaccurate with and without a true lateral radiograph: the importance of anatomy in medial patellofemoral ligament reconstruction. Am J Sports Med. 2016;44(1):133-142.

[17] Elias JJ, Cosgarea AJ. Technical errors during medial patellofemoral ligament reconstruction could overload medial patellofemoral cartilage: a computational analysis. Am J Sports Med. 2006;34:1478-1485.

第十一章

外侧髌股韧带重建

Shital N. Parikh, Michael G. Saper

概述

发病机制

- 外侧支持带不仅有助于髌骨的内侧稳定，也有助于髌骨外侧稳定。尸体解剖研究表明当髌骨中段外侧支持带松解时（LRR），膝关节屈曲 30° ~90° 时髌骨外侧稳定性显著降低。因此，髌骨内外侧支持带可以看作是帐篷顶的支撑杆，切断任意一侧的支撑杆都可能导致帐篷一边或两边不稳定（图 11.1）。
- 髌骨内侧半脱位（MPS）功能丧失的情况常见于医源性的损伤，其次是 LRR。
- 1869 年首次报道创伤性 MPS（没有外侧支持带松解）。
- LRR 由 Pollard 在 1891 年首次描述，到 1974 年被 Merchant 和 Mercer 普及。1987 年 Betz 等首次报道 MPS 合并外侧松弛，紧接着 1988 年 Hughston 和 Deese 报道了 30 例 MPS 的病例系列研究。
- LRR 作为治疗由于各种病因（有些不明确）导致的膝关节前方疼痛或不稳定的手术时，偶尔会导致 MPS 情况出现。从手术上说，延长 LRR（包括从髌骨外上方松解股外侧肌腱）会导致髌骨动态稳定性的丧失，从而导致 MPS。因此，不适当的适应证和（或）外侧松解手术都有可能导致 MPS。
- 推荐的技术方式是逐步松解，直到出现髌骨旋转 90°的“向上”征，从而确保避免出现因减压使外侧过度松解导致的 MPS、股四头肌萎缩和其他更坏的结果。相反，在不切断股外侧肌腱的情况下进行有限的外侧松解，以获得一到两个髌骨内侧移动的象限或 45°的“向上”征，这样可以避免并发症出现。另外一个更好的选择是用外侧支持带延长替代 LRR（详见第十二章）。
- MPS 通常表现为膝关节疼痛、严重的功能障碍，和（或）心理影响，这与术前症状不成比例且更加严重。与典型的前膝关节疼痛相比，MPS 患者的运动恐惧症（100% vs 80%）、剧烈疼痛（41% vs 37%）、焦虑（59% vs 37%）和抑郁（24% vs 11%）发生率更高。
- 鉴于 MPS 症状的模糊性和非特异性，外科医生不了解 MPS 的情况下可能会漏诊，患者抱怨早期膝关节屈曲时髌骨向外侧移动也可能会忽视 MPS 的发生。既往进行过髌骨外侧支持带松解的患者应该被医生强烈怀疑 MPS 的出现。在一个合适的诊断被确定之前，患者去看多个医生是很常见的。
- MPS 的其他医源性原因包括胫骨结节转移过度，或内侧髌股韧带（MPFL）重建过程中张力过大和（或）股骨非等距固定。
- 很少有自发性或外伤性内侧半脱位（事先未有外侧支持带松解）和先天性内侧髌骨脱位的病例报告。
- 文献报道的 168 例 MPS（截至 2015 年）中有 153 例（91%）发生在外侧支持带松解后。外侧支持带松解要么是单独的，要么与其他复位手术相关。其余 8 例为外伤性，7 例为自发性。

解剖与生物力学

- 外侧支持带由两层不同的解剖结构构成（图 11.2）：
    - 浅层。

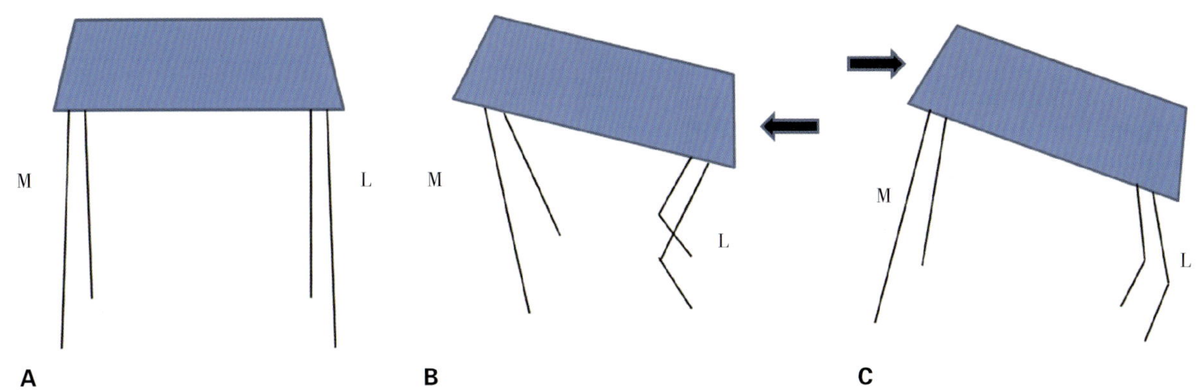

图 11.1　A. 髌骨应被视为一个帐篷，其在内侧（M）和外侧（L）两侧的杆子上保持平衡。B、C. 外侧杆的外侧支持带松解或损伤会使帐篷内侧和（或）外侧不稳定（箭头）

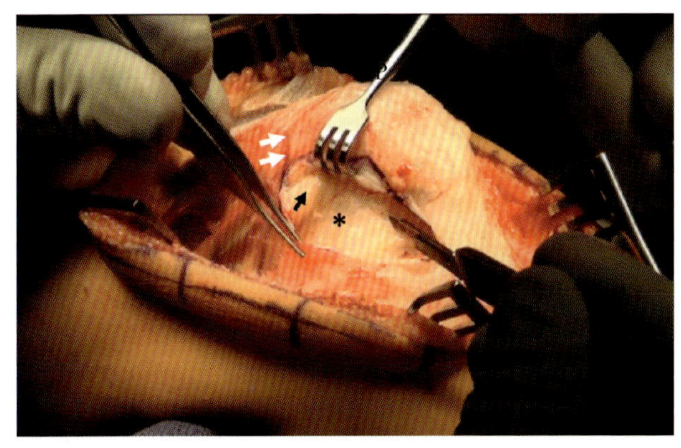

图 11.2　外侧支持带的解剖：用镊子夹住表面斜层。深层的外侧横韧带（*）是限制髌骨内移的主要结构。上髁髌韧带（黑色箭头）为支持带的上缘。股外侧肌腱（白色箭头）插入髌骨上外侧（P）

    - 它是由起源于髂胫束（ITB）和股外侧筋膜的外侧支持带的斜向纤维组成，并插入髌骨外侧缘和髌腱。
  - 深层。
    - 这一层很坚强，它包括深部的外侧横韧带。Kaplan 描述，在近侧它与上髁髌韧带相连，该韧带从外侧肌间隔和外上髁延伸至外侧髌骨的近中侧。在远端，髌胫韧带从髌骨远端延伸至外侧半月板和胫骨近端。在横向支持带的下面是薄的滑膜层。
- 深部的外侧横韧带厚而致密，固定外侧髌骨和股外侧肌腱，因此其是限制髌骨内移的最重要结构。
- 分阶段的 LRR，尤其是包含了外侧横韧带的中段，在膝关节屈曲 20°、30° 和 90° 时使髌骨内侧稳定性降低 7%，更易发生髌骨内侧半脱位。与正常膝关节相比，外加关节囊松解可使髌骨在 0° 和屈曲 20° 时的内侧稳定性降低 16%。
- Reider 等在 1981 年首次使用外侧髌股韧带（LPFL）一词。
- 关于 LPFL 的位置和大小存在争议。根据 Merican 和 Amis 的尸体研究，LPFL 是关节囊的增厚物，其大小和边缘是可变的。它附着在髌骨最宽的部分。股骨止点位于股骨外上髁（图 11.3）。
- Navarro 等的尸体研究报道，可观察到 LPFL 并

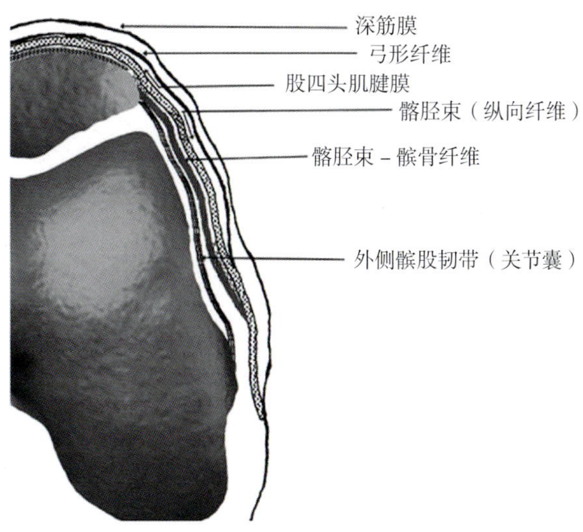

图 11.3　外侧髌股韧带（LPFL）插入外上髁。深筋膜没有附着在髌骨上。从髂胫束到髌骨的纤维构成外侧支持带。在 LPFL 重建过程中，将植入物放置在关节囊上

可触摸到横韧带明显增厚。LPFL 的平均长度为 42.1 mm（31~53 mm），平均宽度为 16 mm（13~20 mm）。它附着在髌骨的上外侧，并插入外上髁，其纤维呈三角形扩张，延伸到髁上近后端。

- 对 LPFL 的等距测量显示，韧带起源于外上髁，其在髌骨上的位置约为髌骨高度的 1/3。
- 最近的解剖学研究强调了 LPFL 附着在外上髁上的位置可变。附着点范围为外上髁近端 13.1 mm 至远端 11.4 mm，外上髁前端 14.9 mm 至后端 7.3 mm。相比之下，从髌骨中间 1/3 的位置插入更可靠。
- 表 11.1 列出了 LPFL 重建的适应证和禁忌证。

评估

病史

- 患者常主诉慢性的、模糊的、髌骨周围疼痛和间歇性肿胀。
- 其他症状可能包括膝关节屈曲活动时疼痛和爬楼或下楼梯困难。即使在平坦的地面上行走也会出现症状。
- 患者可能会描述打软腿和不稳的感觉。患者可能意识到内侧不稳，但大多数情况下并不知道。
- 药物或物理疗法并不能减轻疼痛。
- MPS 患者可能表现出焦虑、抑郁或其他心理问题。

体格检查及结果

- 髌周压痛，少量积液，偶有髌股活动捻发音。
- 既往 LRR 患者的股外侧肌明显萎缩和缩小，导致其在髌骨上的插入处可触及和可见明显的空虚感。
- 松解部位压痛。
- 在膝关节首次屈曲 30° 时，主动和被动活动均可能会感到疼痛。当髌骨从内侧移位到滑车时，患者可能会感到髌骨向外侧移动。
- 与对侧相比，膝关节完全伸直和 30° 屈曲时被动内侧髌骨移位增加。
- 患者可能会在髌骨外侧缘受到内向作用力时感到疼痛和恐惧，提示内侧恐惧试验阳性。
- Fulkerson 的内侧半脱位试验：这是一种激发性试验，在膝关节前伸时将髌骨向内侧推，然后在膝关节突然屈曲时松开。此手法使患者出现症状，提示 MPS。
- 重力半脱位试验：患者采取侧卧位，患肢向上。患肢被动地外展，膝关节伸展，股四头肌放松。在这个位置，重力使膝关节向内侧半脱位并脱离滑车。在既往侧方松解的部位可能出现沟。当股四头肌的随意收缩并没有使髌骨滑入滑车沟，MPS 试验阳性，表明股外侧肌腱撕脱。在活动过度的患者，髌骨可能因关节松弛而发生内侧半脱位；然而，当股四头肌主动收缩时，髌骨可以被拉回滑车。
- 当出现过大的 LRR 时，髌骨可向外侧移位，当向外侧推时，可向上旋转或倾斜，即外侧髌骨浮动征（图 11.4）。
- 坐位检查患膝。检查者尝试将髌骨置于滑车的中心，并在内侧髌骨施加侧向力。当患者主动活动膝关节时通常会使症状立即缓解。
- “反向” McConnell 胶带可用于外侧固定髌骨，防止髌骨内侧半脱位。通过胶带显著减轻疼痛是对 MPS 的一种诊断性测试（图 11.5）。
- 与此类似的，在髌骨内侧使用扶垫或背带的“反向”稳定髌骨支具（Palumbo 支具）可以最小化或消除 MPS 的症状，从而确诊。
- 冠状面和旋转面必须分别在站立和俯卧位置进行定位。
- 步态分析可显示，在下肢无负重和股四头肌放松的摆动阶段，髌骨内侧移位异常。这一发现支持

表 11.1　髌股外侧韧带重建的适应证和禁忌证

适应证	禁忌证
• 外侧支持带松解后发生有症状的 MPS • 有症状的、自发的 / 创伤性的而无外侧支持带松解的 MPS • 伴内侧稳定手术治疗多向髌骨不稳定的患者 • 髌骨外侧不稳定手术失败，外侧支持带松解是稳定手术的一部分	• 因股骨前倾导致的内移 / 内翻性髌骨 • 伴发髌股关节炎 • 可疑诊断

缩写：MPS，髌骨内侧半脱位

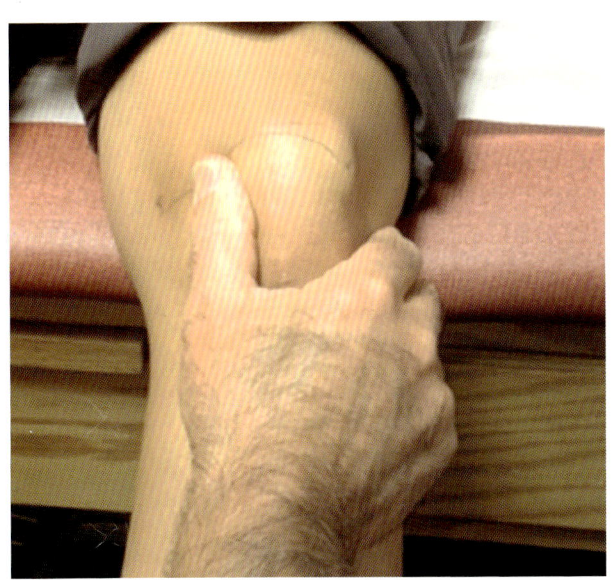

图 11.4 延长外侧松解后，侧向力可以使髌骨向上旋转或倾斜，同时增加了髌骨的侧向平移

了髌骨周围被动结构平衡的重要性，以及肌肉康复计划未能解决 MPS 的原因。

影像学检查

- 站立前后位（AP）、膝关节屈曲 30° 时的侧位、Merchant 位都是需要拍摄的。
- 应测量解剖危险因素的 X 线片，包括髌骨高度、滑车发育不良、Congruence 角、Sulcus 角和髌股外侧角。对于任何关节炎的变化也应进行 X 线片检查。
- 如果站立位显示冠状面不正（内翻或外翻），则应进行双下肢全身站立位 X 线检查。
- 临床评估旋转畸形时可通过计算机断层扫描量化。
- 应力轴位片可以客观地记录和量化 MPS。与对侧无症状肢体比较会比移位的绝对值更重要。Teitge 等证明，与无症状膝关节相比，有症状膝关节的

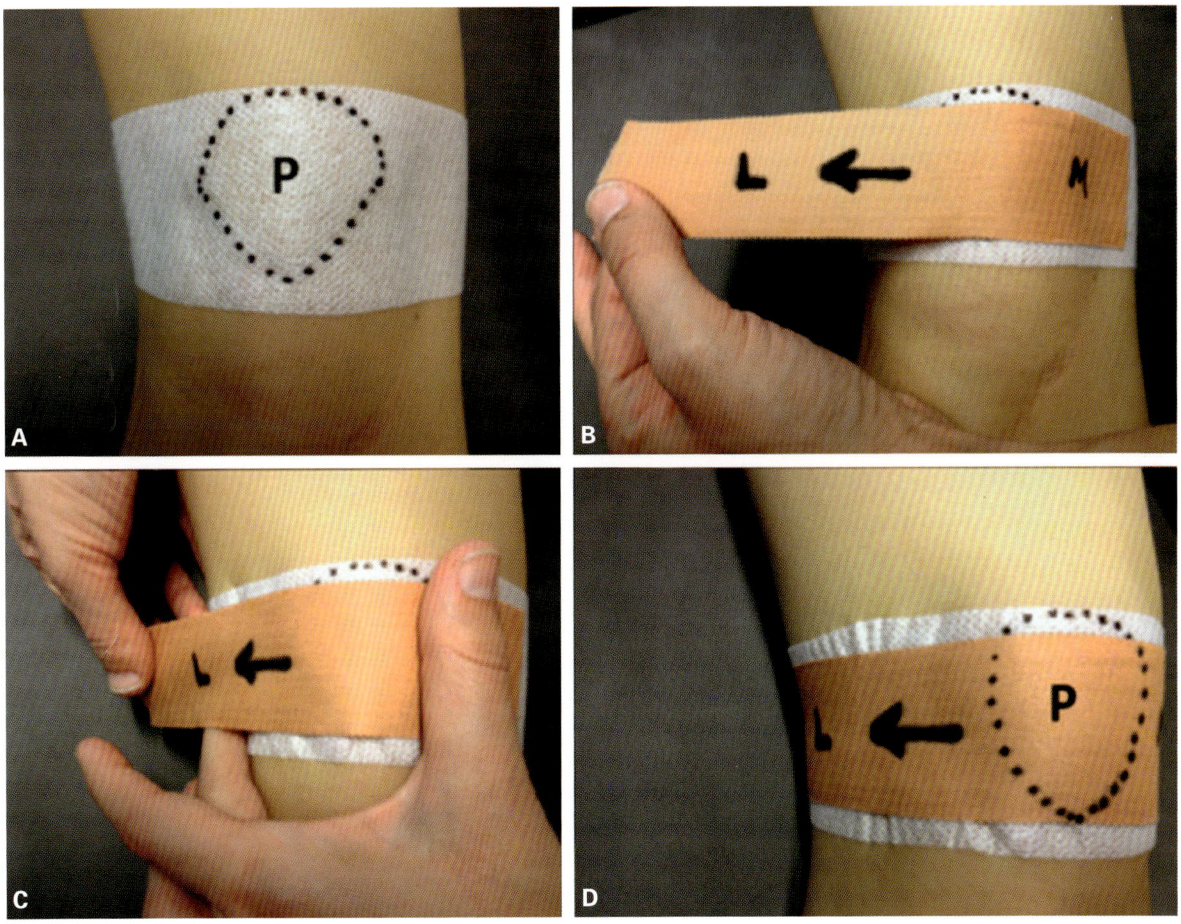

图 11.5 “反向”McConnell 胶带可以缓解髌骨内侧半脱位（MPS）患者的症状。A. 右膝上贴保护胶带。B、C. 图 A 中提到的胶带从内侧（M）向外侧（L）方向粘贴以稳定 MPS（P）。D. 完成胶带粘贴。胶带应固定牢固，但不能太紧，以免造成外侧髌股压力增加

髌骨内侧或外侧偏移增加 4 mm，对于测量方向的不稳定性具有统计学意义。根据应力 X 线片，患者可分为 4 组：正常组、外侧不稳定组、内侧不稳定（既往 LRR）组和多向不稳定（既往 LRR 和侧方不稳定）组。

- 磁共振成像（MRI）应评估危险因素（如胫骨结节—滑车沟距离和滑车发育不良），髌骨的位置，关节软骨的状态。评估既往外侧松解程度和其他髌骨稳定手术，以制订治疗 MPS 的计划（图 11.6）。
- 膝关节不同屈曲度的动态 MRI 可以检测到临床上难以评估的髌骨异常。在 43 个有外侧松解的膝关节中，动态 MRI 显示 10 个（23%）有髌骨侧半脱位，27 个（63%）有 MPS。令人惊讶的是，40 例患者中有 17 例（43%）对侧无症状的膝关节也显示 MPS。

鉴别诊断

- 下肢旋转失调可出现 MPS。临床评估下肢旋转情况是非常重要的。髌骨内翻性（即膝内翻）的患者可能被误诊为 MPS（图 11.7）。
- 慢性膝前疼痛是多因素的。在诊断 MPS 之前，应该排除其他可能导致慢性膝关节疼痛的原因。
- 在诸如 Ehlers-Danlos 综合征等多动症患者中，应将关节松弛与不稳定区分开来。

非手术治疗

- 有症状的 MPS 患者最初应在指导下接受康复治疗，重点是平衡影响髌骨运动的内侧和外侧力量。应评估患者特殊的肌肉紧张、虚弱和生物力学异常。每个问题都应该通过个体化的康复计划来解决。重点放在平衡、本体感受增强股四头肌、髋外展外旋肌群以及腹部核心肌群。
- 有症状的 MPS 可通过“反向”McConnell 胶带或带内侧支撑的髌骨稳定支具（左支具用于右膝，反之亦然）来缓解。在 4~6 周时使用胶布或支具的试验将有助于确诊和预测术后结果。支具应被视为结构化物理治疗方案的辅助。

手术治疗

术前准备

- 评估髌骨不稳定的所有危险因素。应评估内侧和

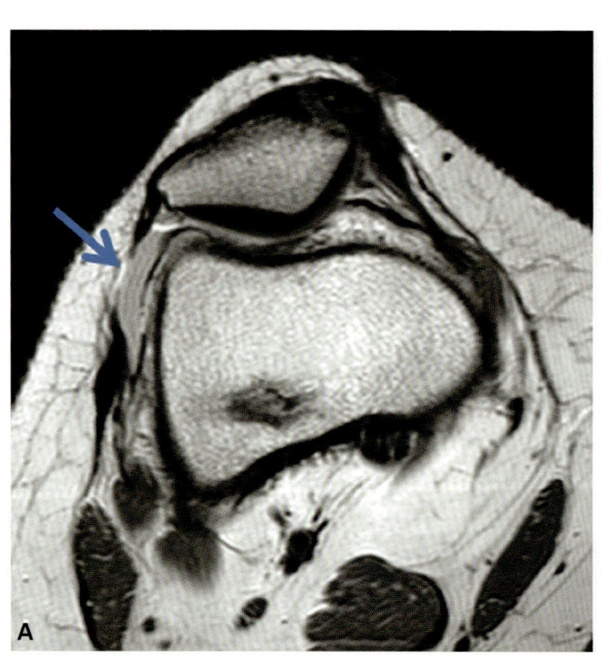

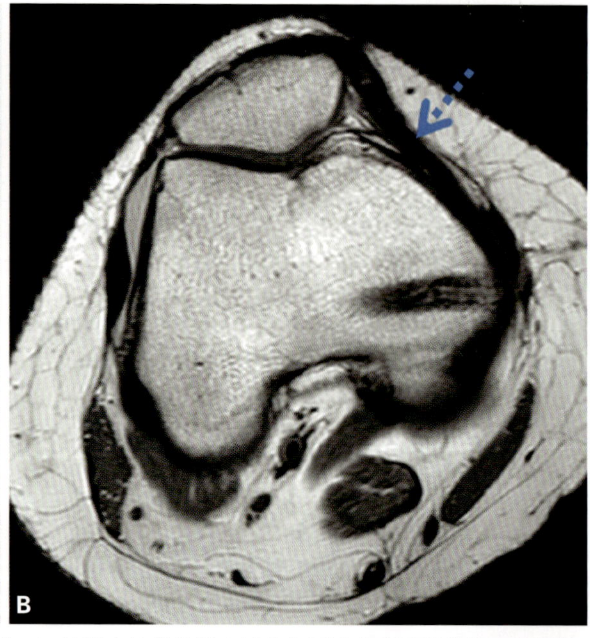

图 11.6 髌骨内侧半脱位（MPS）患者右膝轴向磁共振成像序列。A. 外侧支持带松解（箭头）是该患者膝关节前疼痛的第一次手术。B. 内侧髌股韧带（MPFL）重建（虚线箭头）是随后的手术。经过 7 次手术（包括 MPFL 重建、胫骨结节截骨和 MPFL 翻修重建）后，她被诊断为 MPS，并且通过外侧髌股韧带重建成功得到治疗

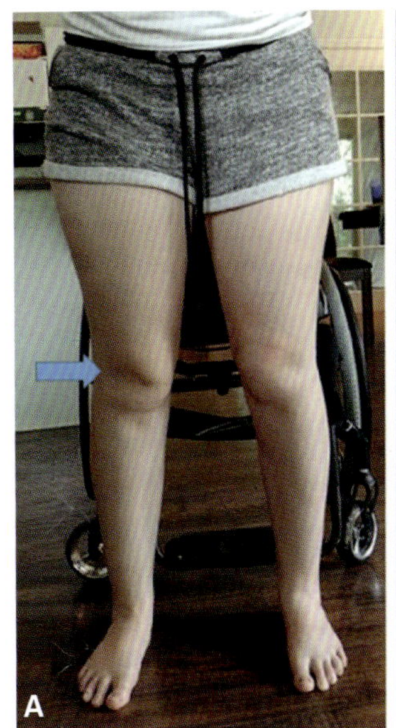

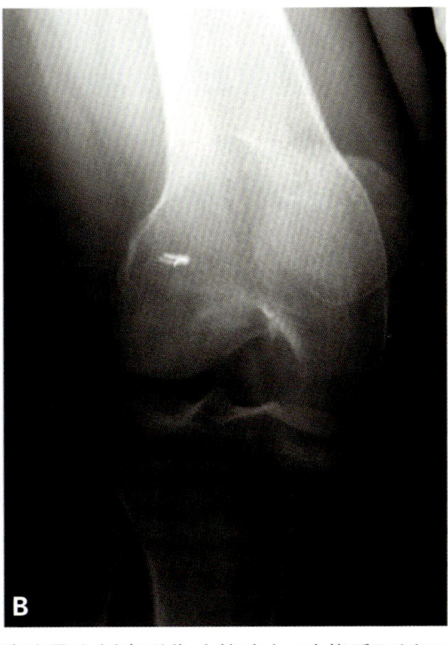

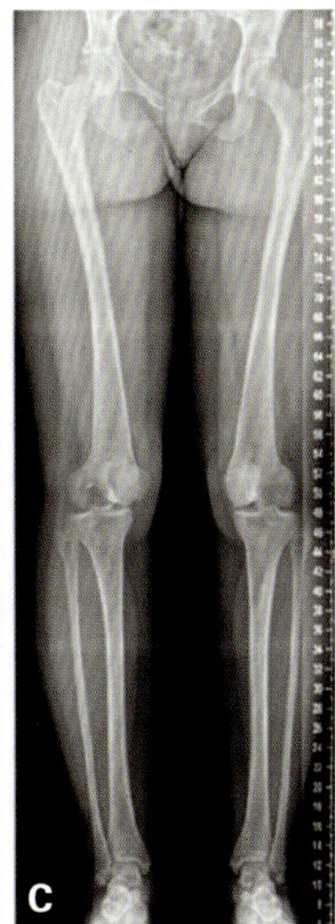

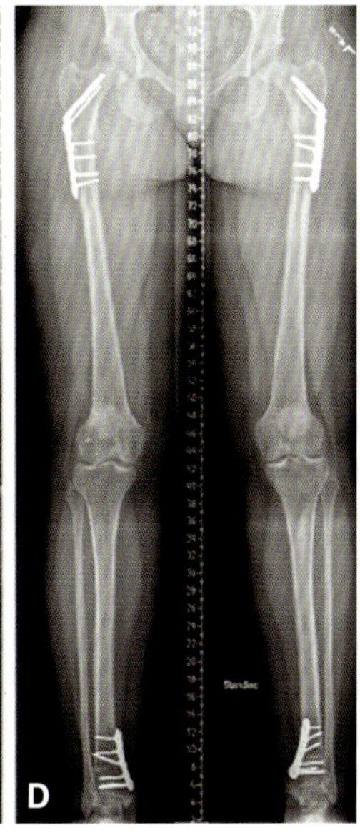

图 11.7 A. 15 岁女性，表现为双膝髌骨内侧半脱位（箭头），功能受限以至于只能使用轮椅代步。神经肌肉和脊柱评估为阴性。B. 在外院进行的右膝外侧髌股韧带重建术，但症状没有缓解。C. 下肢全长 X 线片显示膝关节旋转明显异常。计算机断层扫描证实双下肢旋转对齐不良。D. 双侧股骨和胫骨旋转截骨术缓解了她的症状。术后两年，患者可以独立行走，没有任何症状

外侧的稳定性。LPFL 重建可能需要与其他外科手术结合，包括 MPFL 重建或胫骨结节截骨术。

- 应仔细评估既往的手术情况，以排除过度张力的 MPFL 移植物或过度矫正的胫骨结节截骨术。
- 如果患者过去有过多次手术，术前物理治疗评估可以帮助确定和处理术前所有主要的神经肌肉损伤。
- 自发性 MPS 或有多向不稳定的患者，如果有全身受累、Beighton 评分高和（或）相关的家族史，可将其归为过度活动障碍的遗传因素。
- 移植物的选择应该与患者和家属进行讨论。

移植物的选择

- 我们倾向于采用股薄肌腱来降低受累部位的发病率，强烈建议在全身韧带松弛的情况下使用同种异体移植。
- 腘绳肌腱自体移植是一种很好的选择，尽管腘绳肌腱移植也有一些并发症。
- 一条带状的 ITB 是一种常用的自体移植物，用于增强或重建外侧髌韧带、LPFL 或横韧带。Gerdy 结节处的 ITB 远端附着通常保持完整。
- 髌腱或股四头肌腱（其髌骨附着处完好）或游离股四头肌腱伴髌骨块是其他已报道的移植选择。

手术技术

体位

- 手术采用全身麻醉加局部神经阻滞麻醉。
- 患者取仰卧位置于手术台上，在手术台外侧固定一个大腿支架，以辅助膝关节镜检查。
- 可能需要在手术侧的髋部下方放置一个垫块，以确保髌骨指向天花板。
- 一个填充良好的止血带应用于大腿近侧，压力设置为 225 mmHg。
- 使用大的 C 臂透视机以确保可以获得适当的膝关节正位片和侧位片。
- 术前使用抗生素。

麻醉下体格检查和关节镜下诊断

- 在关节镜检查前进行麻醉后体格检查。
- 髌骨的内侧和外侧偏移与膝关节的完全伸展和 30° 屈曲有关。体格检查应与对侧比较。
- 诊断性关节镜使用标准的手术入路。从前外侧和上外侧入路可以看到髌股腔室。当膝关节完全伸直时，可发现髌骨外侧松弛和内侧倾斜。当膝关节屈曲时，可识别 MPS。
- 注意髌骨或滑车的软骨病变，并酌情处理。
- 在进行手术之前，抽取关节积液。

移植物准备

- 选择合适尺寸的同种异体股薄肌腱移植物，解冻后在手术台上备好。
- 移植物的总长度为 20~22 cm，根据患者的大小，修剪移植物。
- 过长的移植物可能在股骨隧道内“出底”，需要缩短移植物长度，以充分限制髌骨外侧移位。同样，过短的移植物可能缺乏足够的长度来固定股骨。
- 移植物的末端是锥形的，以便于穿过 3.5 mm 的髌骨隧道。

手术入路

- 对以前的切口进行评估。如果在过去使用过中线切口，或者计划同时进行内侧手术，则首选中线切口。否则，在髌骨外侧缘做一个 4~5 cm 的纵向前外侧切口。根据以前外侧支持带松解的长度，可能需要一个更长的切口，即必须识别股外侧肌腱。触诊并标出外上髁的区域。
- 通过皮下组织向下进行剥离，直到外侧支持带可见。后面进一步进行解剖，以识别 ITB。确定股四头肌腱和股外侧肌腱（图 11.8）。
- 根据先前 LRR 的程度，外侧支持带和股外侧肌腱可能有明显的瘢痕或缩回。在这种情况下，则计划将 LPFL 移植物放置在关节囊上。
- 在无明显瘢痕形成的情况下，使用电刀将髌骨外侧 5 mm 处的骨膜组织剥离。这是在髌骨最宽的部分上方进行的，松解薄的浅表斜韧带层。这样分离，一直延伸到髌骨外侧的外侧支持带的横韧带。
- 然后用 Metzenbaum 剪刀切割横韧带纤维（第二层）。
- 然后确定第二层和第三层之间的空间。为了帮助识别关节间隙，可以注意到第三层（关节囊）通常是灰色的外观，在第二层和第三层之间的近端通常有少量的脂肪。
- 第二层和第三层之间的间隙通过剪刀向之前标记的外侧髁方向剪开。如果平面正确，解剖应该很容易。

髌骨隧道位置

- 对于髌骨隧道，用 3.5 mm 的钻头钻两个 1 cm 的孔，先从外侧到内侧，再从前面到后面。这将有助于在骨桥下形成一个 3.5 mm 的髌骨隧道。
- 在钻完第一个孔后，将流出式关节镜插管或类似的仪器插入其中以标记其位置，辅助第二孔的钻孔，并防止髌骨关节面无意的穿透（图 11.9 A）。隧道位于髌骨近端和中间 2/3 的交界处。
- 弯曲的微刮匙是用来清理隧道和任何骨碎片。
- 用一根带有 0 Vicryl 缝线的 OS-6 半圆形重体针（Ethicon，Somerville，New Jersey）穿过隧道。
- 在缝合的末端形成一个缝合环，将移植物的锥形端置于此环中并穿过髌骨隧道。

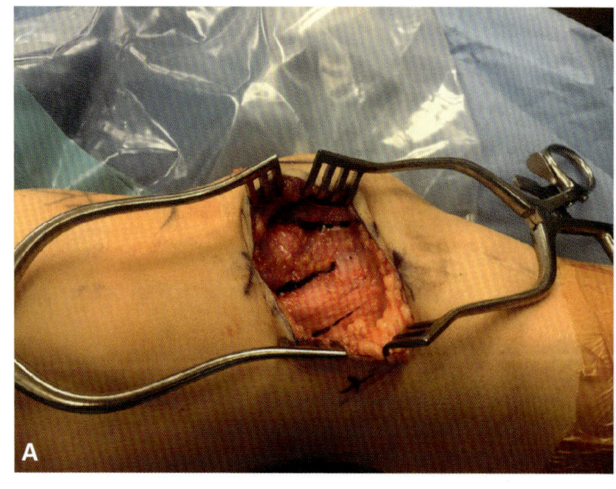

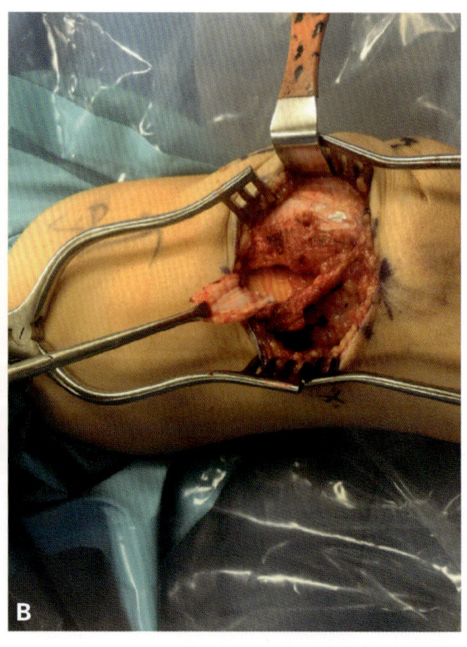

图 11.8 右膝外侧髌股韧带重建术的前外侧入路。A. 标出髌骨和髂胫束的外侧边界。在皮肤上标记外上髁位置（×）。B. 确定股外侧肌腱并标记以备后续修复。该患者与图 11.6 所示的患者为同一患者

- 将移植物的两个尾部变平，用 2 号 FiberWire（Arthrex，Naples，Florida）缝合在一起（图 11.9 B）。将双侧移植物末端梭形化，以便移植物通过股骨隧道。
- 双层移植物的大小（通常直径为 5.5 mm），并用生理盐水浸泡过的棉垫包裹（图 11.9 C）

股骨隧道位置

- 膝关节屈曲 45°形成三角形的凸起向上姿势。
- 在透视下，股骨髁的后侧面和远端侧面重叠时可拍到完美的股骨远端侧位片。
- 从侧面看，在外上髁的股骨附着点放置一根 Beath 针（MPFL 的 Schöttle 点下方），并用木槌向前推进约 1 cm。这一点在 Blumensaat 线的后部分的远端（图 11.10 和图 11.11）。
- 在 AP 位透视图上确认固定针的位置。外上髁是股髁上腘肌沟上方的突起（图 11.10 和图 11.11）。
- 可以通过将移植物包裹在固定针周围来进行等距评估，包括膝关节从伸直到屈曲，再从屈曲到伸直，并记录移植物长度的变化。在膝关节运动过程中，两个方向上，移植物长度不应有或有只有极小的变化。如果移植物长度变化超过 5 mm，则应重新定位。
- 在 AP 透视引导下，从外侧到内侧、从后向前（以避免髁间切迹）和从远端到近端方向推进 beath 针。再从膝关节内侧取出（图 11.12）。
- 如果经皮肤插入了 Beath 针，则在针周围形成一个切口。
- 然后用合适尺寸的空心钻辅助进行扩孔，直至达到适当的深度，具体取决于双移植物的尺寸和长度。
- 界面螺钉的镍钛导丝插入 Beath 针旁的钻孔槽中。

移植物通道和固定

- 从两个外层之间的前端切口夹上 Kelly 钳。在股骨附着点处，支持带在 Beath 针旁边被穿过。如果外

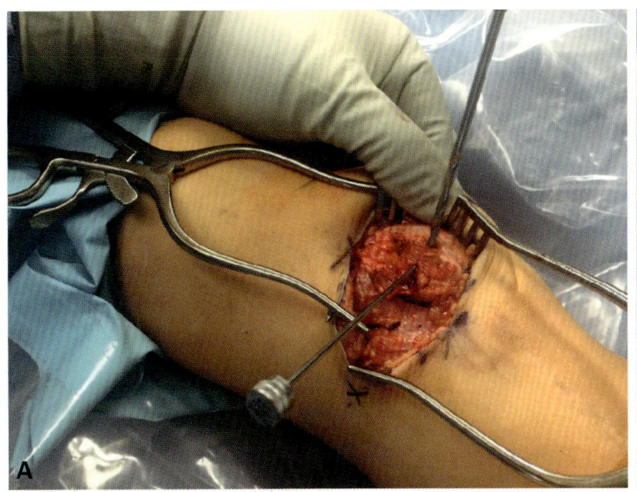

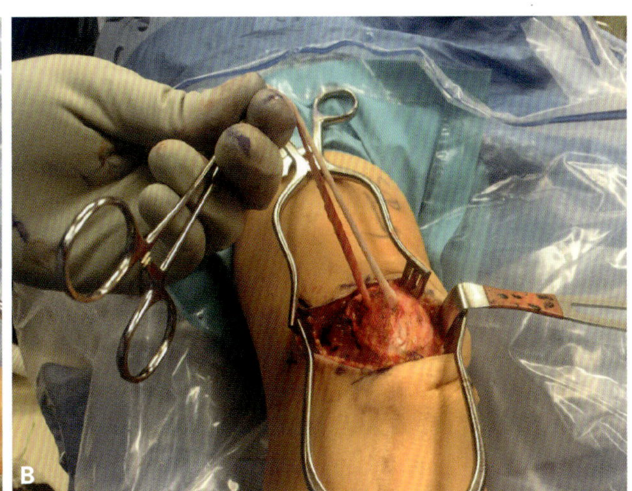

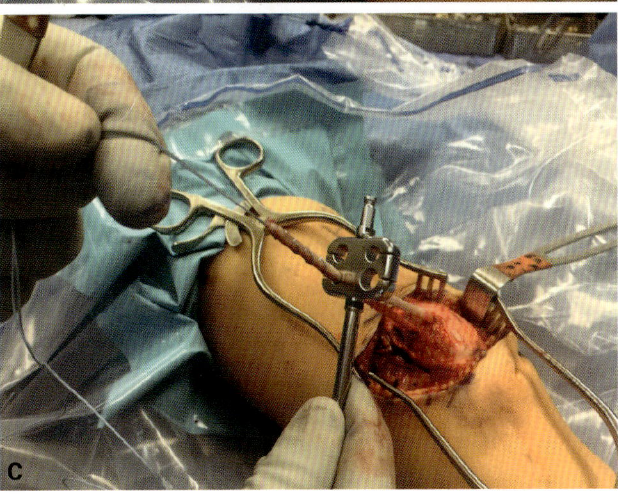

图 11.9 A. 在髌骨外侧通过 1 cm 骨桥建立单个 3.5 mm 髌骨骨道。骨道刚好在髌骨最宽的部分上方。B. 将同种异体股薄肌移植物通过髌骨骨道，然后用不可吸收缝线将两端缝合在一起。C. 双层移植物的大小，以确定股骨骨道的大小

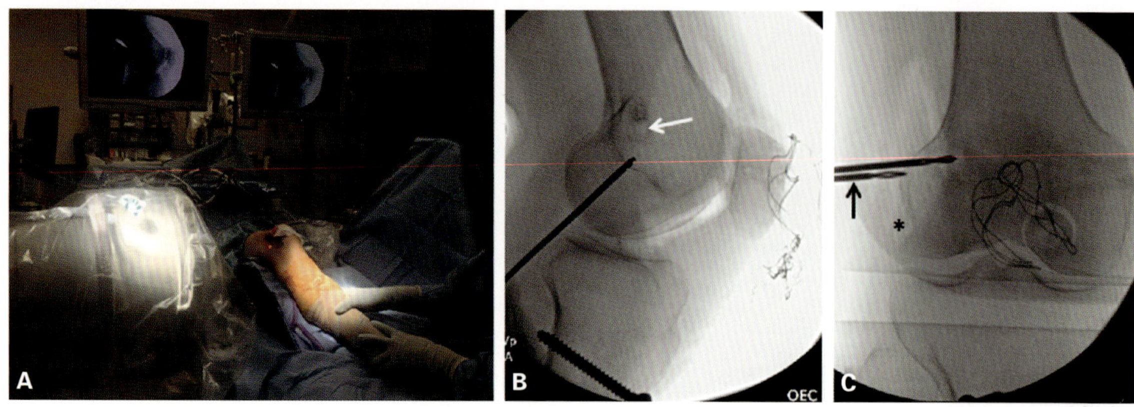

图 11.10 A. 通过控制透射图确认股骨骨道的放置。B. 侧视图上，将 Beath 针放置在股骨后部皮质线的正前方。外侧髌股韧带附着在 Schöttle 点远端，用于内侧髌股韧带重建（白色箭头）。C. 正位图，将 Beath 针（黑色箭头）置于腘肌沟上方的突起处（*）。近端 Beath 针太近，因此需要修正

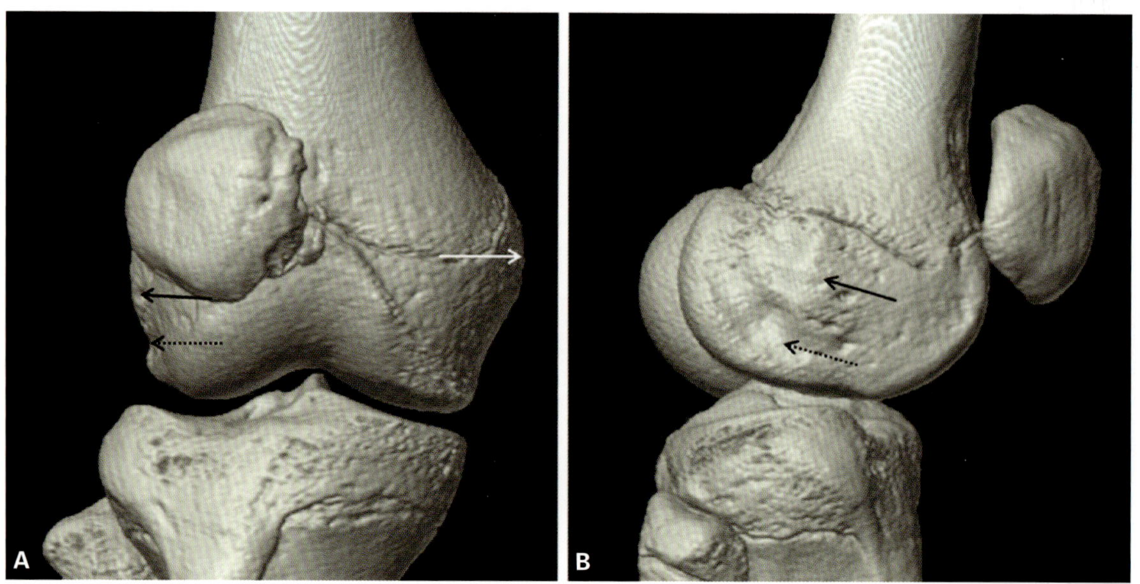

图 11.11 冠状面（A）和矢状面（B）三维计算机断层扫描图像显示外上髁（黑色箭头）近端腘肌沟（虚线箭头）。外侧髌股韧带（黑色箭头）股骨附着点低于内侧髌股韧带重建股骨附着点（白色箭头）

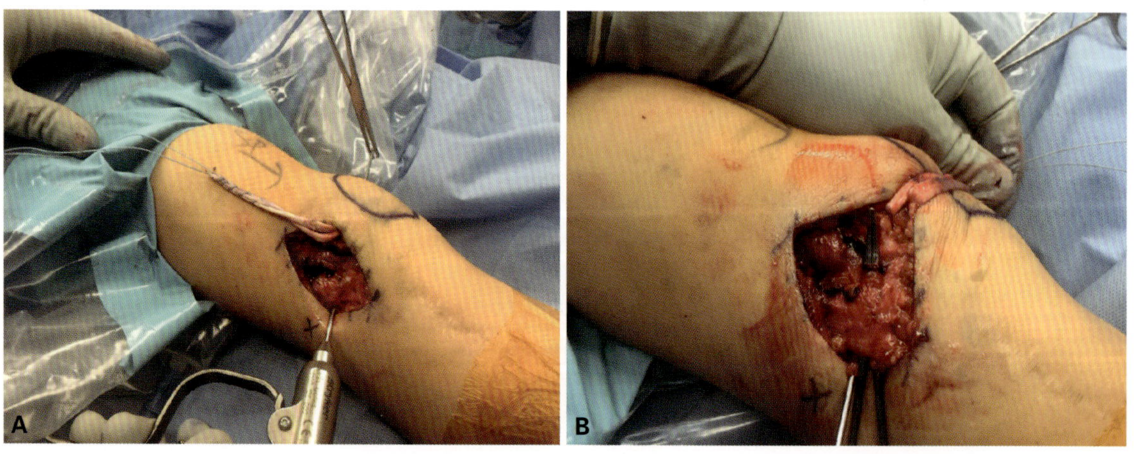

图 11.12 A. 将股骨附着点的 Beath 针通过股骨远端置于内侧。B. 髂胫束下放置 Kelly 钳，把移植物拉下来

侧支持带层有疤痕，则将移植物放置在关节囊的顶部，然后将 Kelly 钳插入 ITB 下方（图 11.12）。

- 移植物通过骨缝环穿过两个外层和 ITB 下方。
- 将移植物缝线穿入 Beath 针的小孔中，将针从内侧拉出。
- 将移植物末端引导入股骨隧道，用止血钳夹住移植物缝线，固定在大腿内侧，膝关节屈曲约 45° ~ 60°，髌骨与滑车接合（图 11.13）。
- 膝关节伸直时评估髌骨活动度。髌骨至少有一个象限的内外侧平移。膝关节通过一系列动作以检查髌股关节的运动轨迹和移植物功能。如有疑问，松开止血带以确认运动轨迹。
- 将关节镜插入膝关节中。核实 LPFL 移植物的关节外位置、髌骨位置、髌股关节运动轨迹以及移植物功能。
- 在膝关节屈曲 45° ~60°时，将 Matryx 生物复合界面螺钉（ConMed，Utica，NY）插入之前放置的镍钛导丝中固定使膝关节屈曲 45° ~60°（图 11.13）。螺钉尺寸与隧道尺寸相同，通常为 5.5 mm × 25 mm。
- 螺钉的最终固定是通过透视或直接观察确定的。

缝合

- 不使用引流管。
- 膝关节屈曲的情况下在三角形凸起处行深层缝合，以防外侧结构缝合过紧。如果质量尚可，则使用 3 根 0 号 Vicryl 可吸收缝线以折叠覆盖法缝合外侧支持带。
- 将股外侧肌腱重新连接至髌骨上外侧面是至关重要的。如果出现瘢痕，则将其重新连接至股直肌腱上（图 11.14）。
- 然后对所有切口行双层标准缝合。切口以标准方式关闭（图 11.14）。

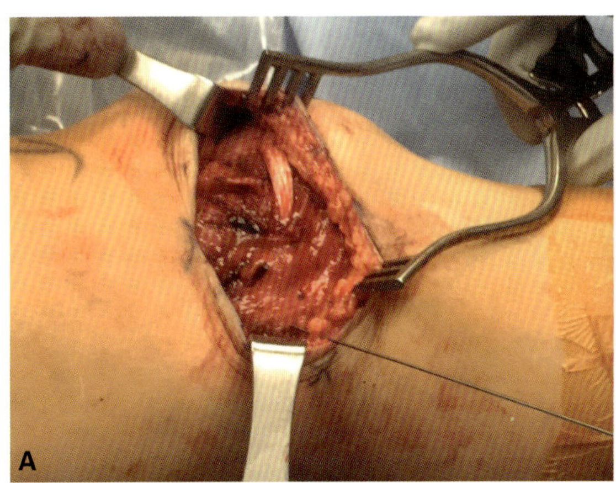

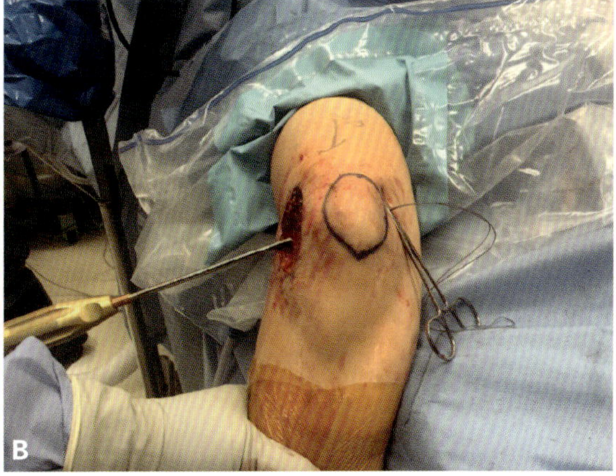

图 11.13 A. 用合适尺寸的铰刀钻孔后，在股管内放置镍钛诺导丝。将移植物置于髂胫束下，然后拉入股骨骨道。B. 膝关节屈曲 45° ~60°，用止血钳夹住内侧的拉紧缝线，使其紧贴皮肤，然后穿过镍钛诺导丝插入界面螺钉

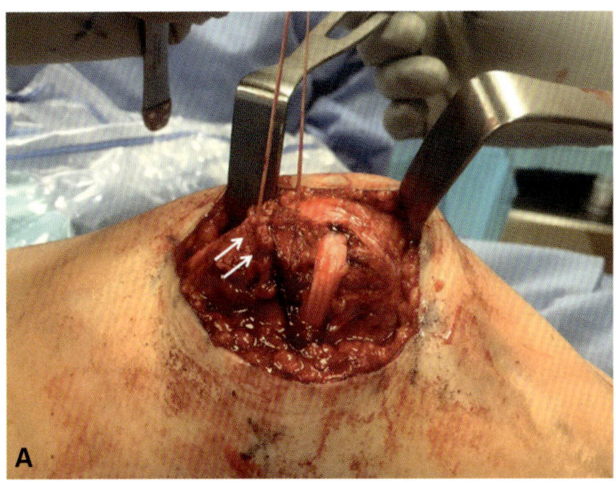

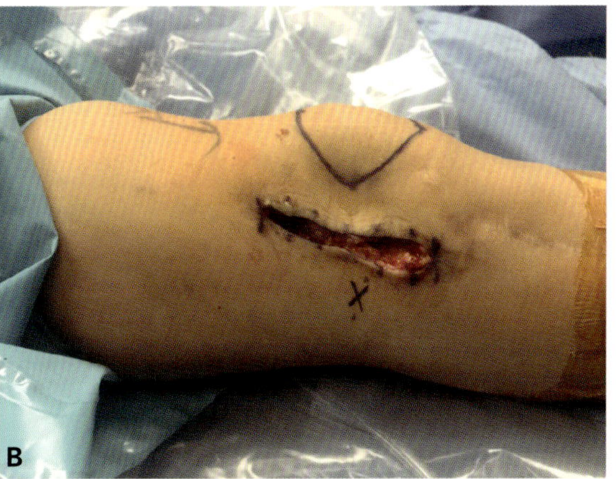

图 11.14 A. 在髌骨上外侧修复股外侧肌腱（箭头）。B. 然后缝合两层。在髌骨外侧缘和外上髁之间做切口

- 使用良好的衬垫敷料，然后在整条腿上绑上弹性绷带。接着止血带放气。
- 然后使用冷敷装置和膝关节固定器。
- 术后 X 线片显示合适的隧道位置（图 11.15）。

替代手术

- 已经有多种用于治疗 MPS 的重建手术。所选手术取决于患者因素和医生的偏好 / 经验。
- 在骨骼未成熟且股骨远端骨骺开放的患者中，股骨隧道位于股骨远端骨骺水平以下（图 11.16）。
- 对于有症状的、自发的或创伤性 MPS 患者（既往未经历手术），可以使用较小的切口进行 LPFL 重建（图 11.17）。
- 多方向不稳定的患者通常是那些曾接受外侧松解治疗的髌骨外侧不稳定患者。这些患者既往有髌骨外侧不稳定，然后发展为新的内侧不稳定。必须对这些患者的内、外侧不稳定进行处理。对于固定顺序，为了防止把髌骨过拉向内侧牵拉，首先进行远端对齐以及固定 LPFL 移植物，最后固定 MPFL 移植物（图 11.18 和图 11.19）。
- 自体股四头肌腱浅表层移植重建 LPFL：从股四头肌腱浅层中 1/3 处取部分厚度移植物，使其髌骨完整嵌入。移植物末端向外侧翻转，穿过筋膜下隧道，用股骨隧道内的界面螺钉固定于外上髁（图 11.20）。

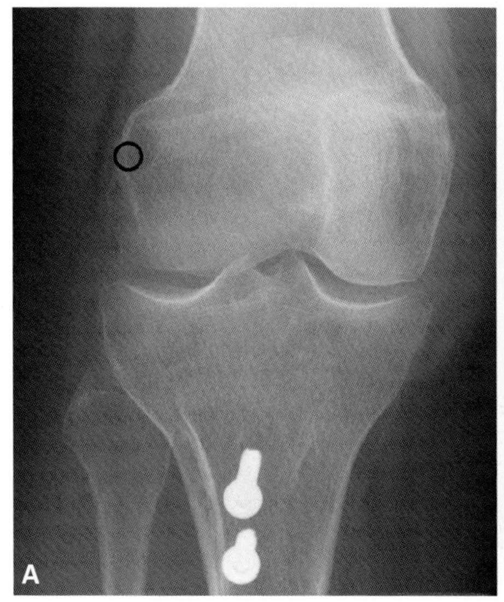

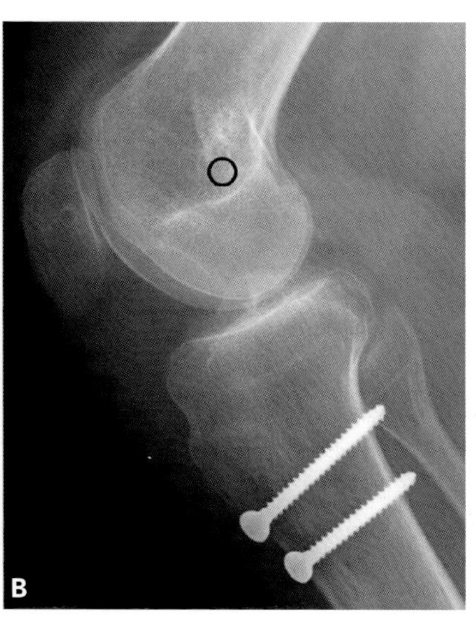

图 11.15 术后正位片（A）和侧位片（B）显示股骨骨道位置（黑色圆圈）。隧道位于腘肌沟的上方。可见髌骨骨道位置。胫骨结节截骨术源自以前的手术

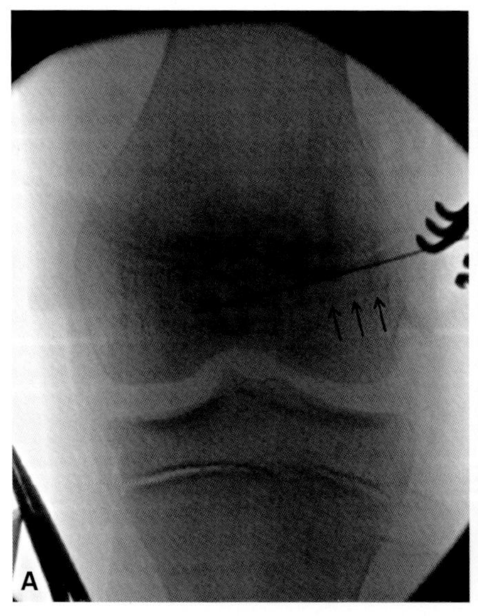

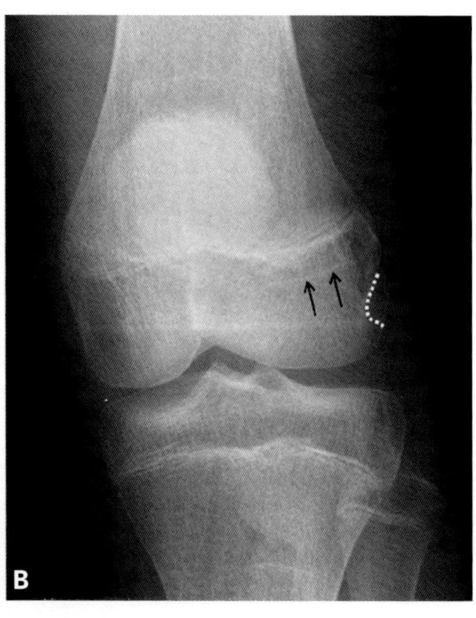

图 11.16 骨骼未成熟患者行外侧髌股韧带重建时，术中正位（AP）透视片（A）和术后 AP X 线片（B）显示股骨远端骨骺和股骨骨道之间的关系（黑色箭头）。骨道位于腘肌沟（虚线）上方，向远端和前方倾斜

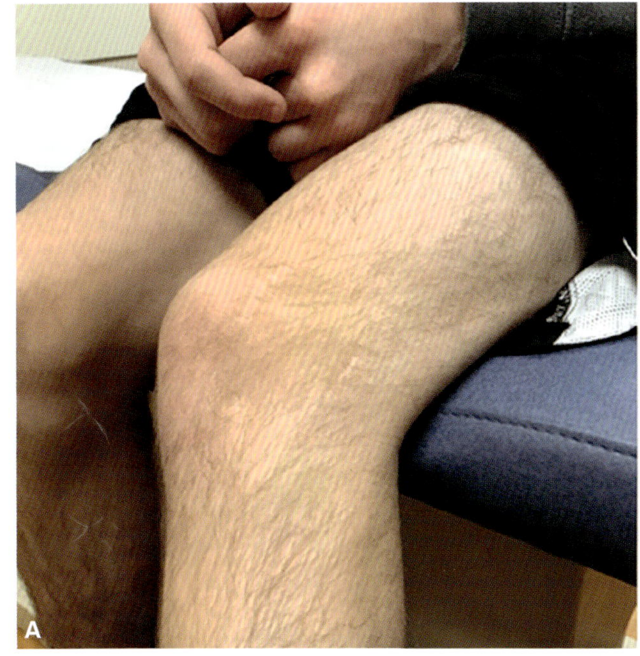
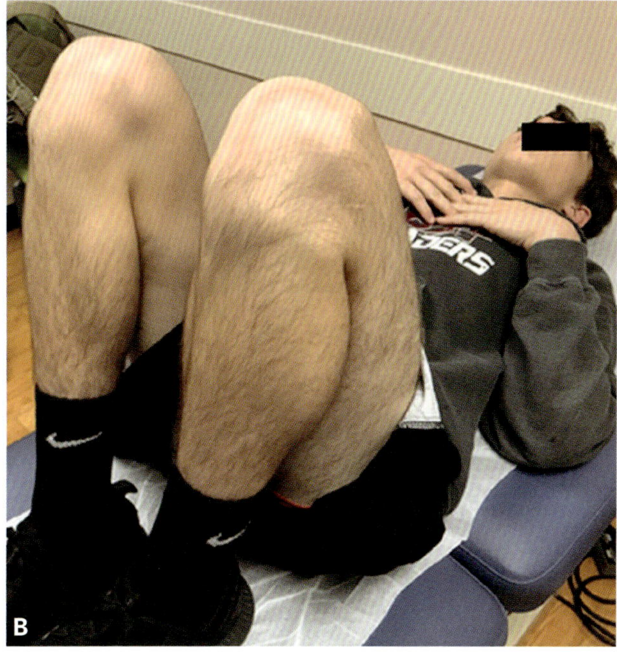

图 11.17 A. 患者患有 Ehlers-Danlos 综合征和有症状的髌骨内侧半脱位，既往无任何手术，2 个小切口用于左膝外侧髌股韧带重建。B. 术后 3 年，患者无症状且膝关节活动范围良好

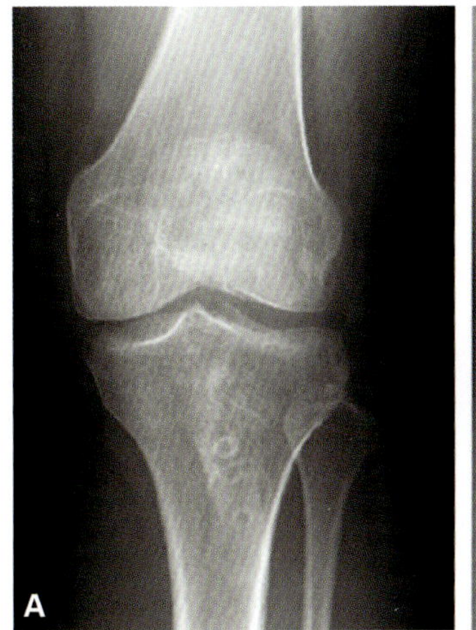
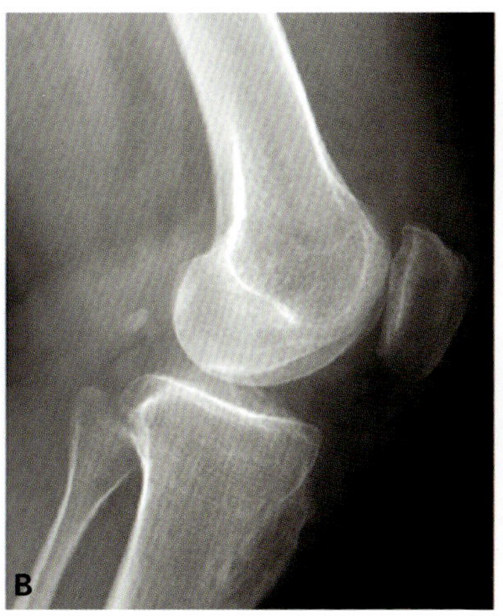
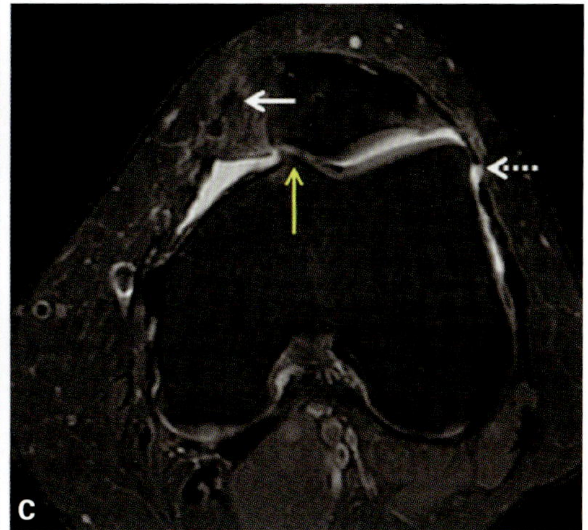

图 11.18 一名患有髌骨多向不稳定的 23 岁女性患者的左膝术前正位（A）和侧位（B）X 片以及轴向磁共振成像（MRI）（C）。她之前在四位外科医生那里做过 11 次手术。以前的手术包括外侧支持带松解术、近端复位术、胫骨结节截骨术、固定物取出术、外侧组织修复术、疤痕组织切除术和关节镜诊断。临床评估显示髌骨内侧和外侧恐惧试验均阳性，以及髌骨在内侧和外侧有 3 个象限的移位。MRI 显示髌骨内侧半脱位（白色箭头），前外侧支持带松解（虚线箭头）和内侧滑车骨赘（黄色箭头）。胫骨结节—滑车沟距离为 0

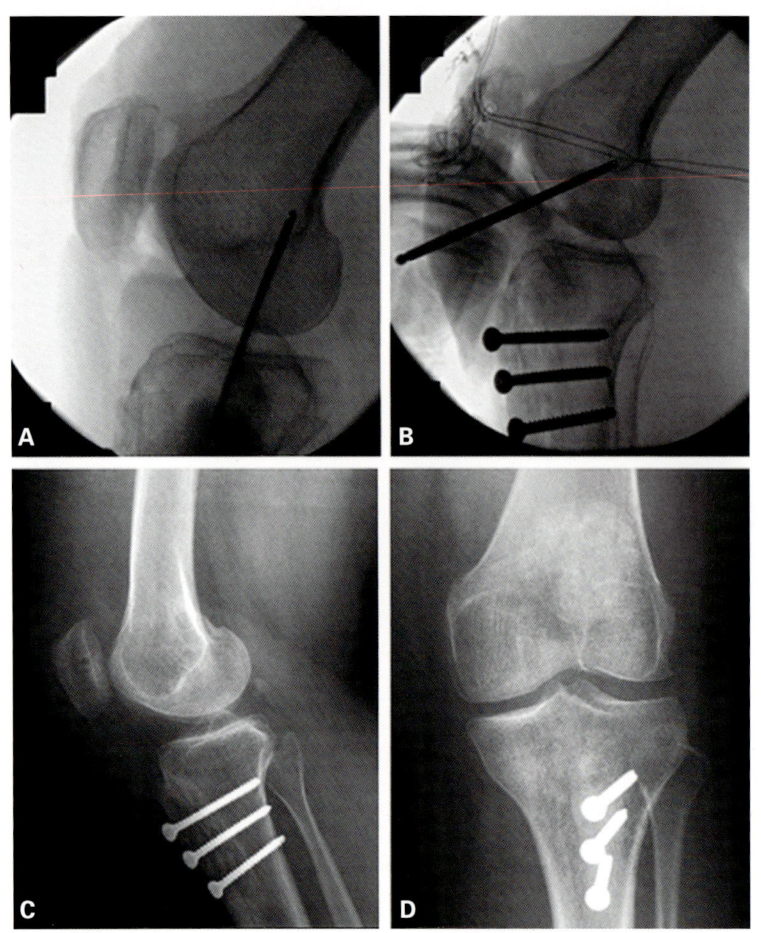

图 11.19 手术中，首先进行胫骨前外侧结节截骨术（以扭转过度内侧化）。术中侧位透视图显示内侧髌股韧带（MPFL）（A）和外侧髌股韧带（LPFL）（B）重建的 Beath 针位置。术后侧位（C）和正位（D）X 线片显示胫骨结节截骨和骨道用于 MPFL 和 LPFL 重建。虽然髌骨稳定性得以恢复，但髌骨股骨关节退行性改变仍在日常活动中引起疼痛。患者主诉症状减轻，但仍有慢性疼痛的症状（该患者与图 11.18 所示的患者为同一患者）

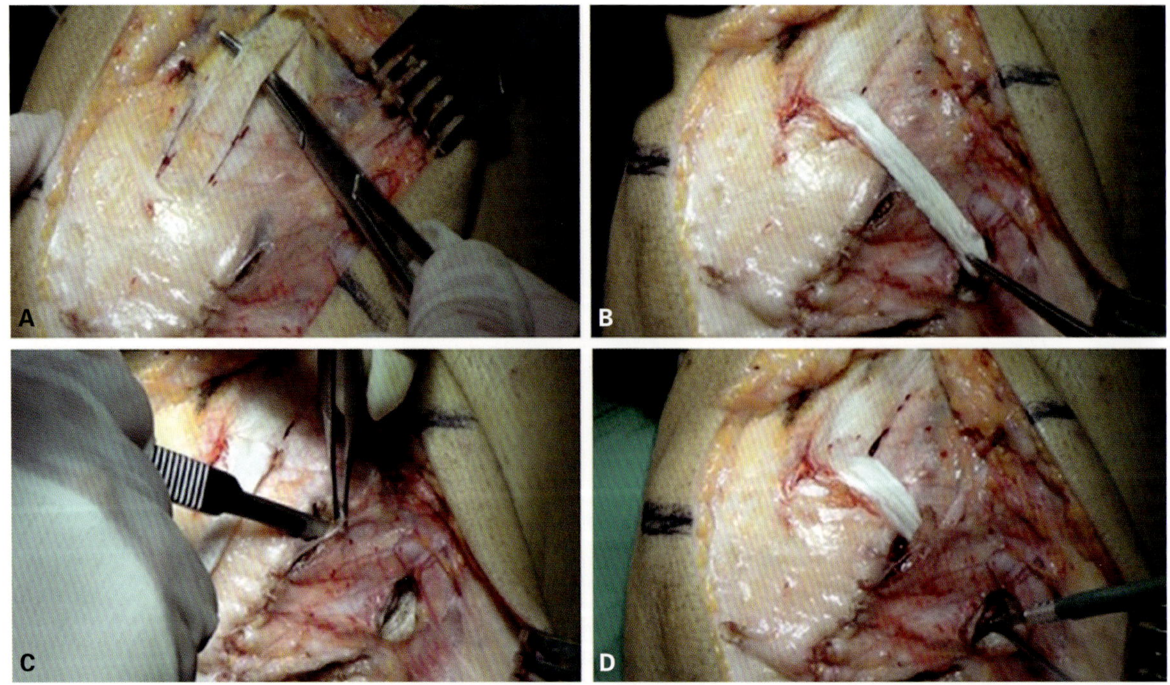

图 11.20 自体股四头肌腱在外侧髌股韧带重建中的应用。收集股四头肌腱表面纤维（A），在其髌骨止点（B）旋转 90°，穿过外侧支持带层（C），并使用界面螺钉固定到股骨（D）

- 股四头肌腱骨移植物进行 LPFL 重建：从髌骨中上 1/3 处取出 1 $cm^2 \times 5$ mm 厚的骨块，获得部分厚度移植物。骨块埋入股骨外上髁中并用拉力螺钉固定。肌腱通过横向髌骨隧道，从内侧穿过，并缝合至髌骨前面。已报道的研究均显示结果良好（表 11.2）。
- 应用 ITB 重建深部横韧带（Andrish 手术）：
  - 应用 ITB 重建横向侧支持带的手术已被报道（图 11.21）。
  - 识别 ITB（图 11.22）。
  - 将 ITB 的前束从其插入的 Gerdy 结节上分离出来，然后映射到股骨外侧髁水平以下（图 11.23）。
  - 将缝合锚钉插入髌骨上方最宽部分的外侧缘（图 11.24）。
  - 将 ITB 移植物直接放置在外侧关节囊上。如果外侧支持带未因之前的 LRR 而受损或缺失，则将移植物置于外侧支持带下方和关节囊上方（图 11.25）。
  - 如果髌前和髌周韧带有足够的组织，可通过直接缝合或缝合锚固定的方式将其固定到髌骨中近 2/3 交界处的外侧缘（图 11.26）。
  - 使用该手术的结果令人满意（表 11.2）。

术后管理

- 术后管理由其他相关手术决定。
- 对于单独的 LPFL 重建，患者在使用拐杖的情况下可以在术后承受负重，直到可以控制好股四头肌和至少有 90° 的屈曲。患者直到没有跛行（通常 3~4 周）之前都要使用拐杖，这是一个很好的经验参考。
- 没有对运动范围的限制，并鼓励在术后早期进行屈曲锻炼。
- 正式的物理治疗在术后 3~4 天开始。
- 在负重活动中使用膝关节固定器 3~4 周，直到肢体能控制防止膝关节旋转的应力。
- 在术后的前 2 周，我们非常重视上、下髌骨的活动，在这段时间内绝对禁止髌骨向内侧活动。
- 术后 6 周，康复一般集中在整条腿的强化和动态

表 11.2 髌骨内侧半脱位治疗效果

作者（参考文献）	患者人数（膝关节数量），M∶F	手术治疗类型	手术治疗类型软骨损伤（膝关节数量）	随访时间	疗效（手术前后的平均得分）	并发症
Hughston 和 Deese	63（65） 13∶50	直接开放修复：39 个膝关节 LPTLR：26 个膝关节	未报告	53.7 个月	80% 的成功率；学习曲线明显，后一半的成功率（94%）高于前一半（67%）。	6 例翻修；65 例患者中有 5 例自觉比髌骨内侧半脱位术后变差
Teitge 等	（60）	LPFLR：股四头肌腱和髌骨自体移植	未报告		“都优秀”	3 例髌骨骨折
Shannon 和 Keene	7（9） 1∶6	关节镜内侧松解术	5	2.7 年	6 例优秀，3 例良好	无
Heyworth 等	22 5∶17	直接开放修复	11	3.2 年	Lysholm：46.5~86 分	1 例阳性可疑
Sanchis-Alfonso 等	17 4∶13	利用 ITB 进行横向支持带重建	10	56 个月	VAS：7.6 分至 1.9 分；Lysholm：36.4~86.1 分；100% 满意	1 例膝关节僵硬；35% 的结果不令人满意
Beckert 等	17（19） 1∶18	LPFLR：半腱肌同种异体移植腱	未报告		KOOS：34.4~69.5 分	未报告
Moatshe 等	13 2∶11	LPTLR：ITB 和 PT	8	3.8 年	Lysholm：45.6~71.9 分；Tegner：3~4 分；WOMAC：38 分至 6 分	无

缩写：F，女性；ITB，髂胫束；KOOS，膝关节损伤和骨关节炎结评分量表；LPFLR，外侧髌股韧带重建术；LPTLR，外侧髌胫韧带重建术；M，男性；PT，髌腱；VAS，视觉模拟量表；WOMAC，西安大略和曼彻斯特大学骨性关节炎指数可视化量表

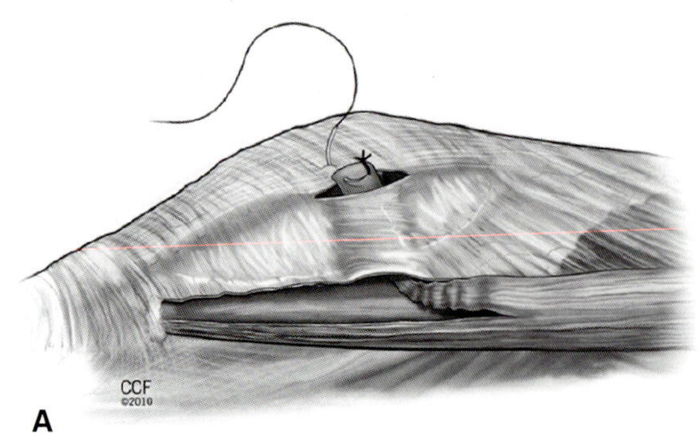

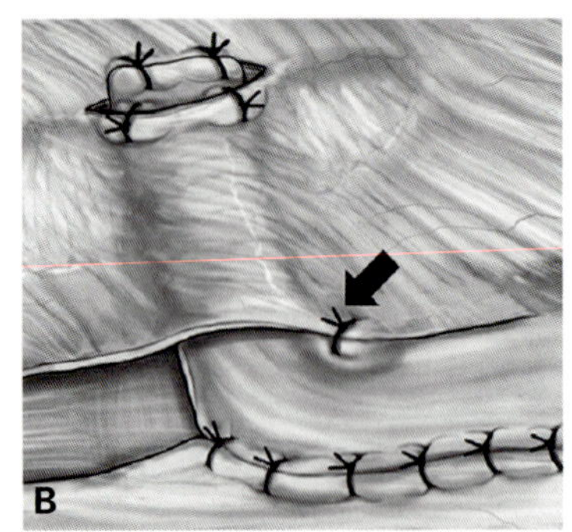

图 11.21 A. 髂胫束带穿过间隙附着在髌骨中近 2/3 处的外侧边缘，不必尝试使用钻孔连接。B. 目的是使转移的肌腱横向定向，并将其连接到股骨外上髁水平的剩余完整髂胫束上。为此，为了调整和建立张力，需要进行一系列缝合操作，将移植肌腱的后缘重新固定到剩余完整髂胫束的前缘。通常情况下，转移肌腱的前端弯曲处会出现扭折或皱褶。在这种情况下，应在此皱褶处再缝合一针（箭头），并将其连接到剩余外侧支持带的后缘，以松解皱褶

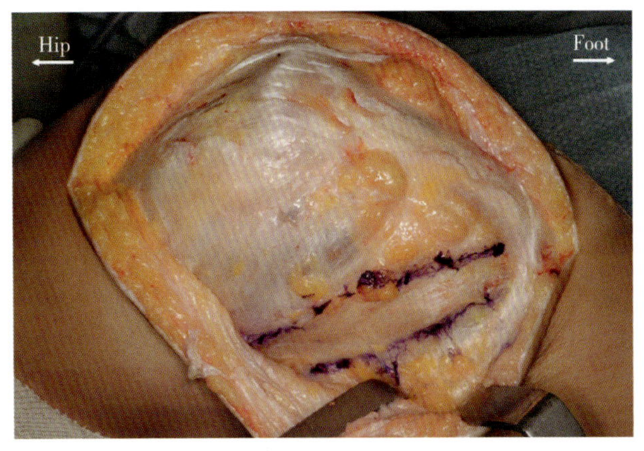

图 11.22 一名 30 岁女性的右膝，该患者曾接受过外侧支持带松解术（25 岁）和 Roux-Goldthwait 手术（17 岁）。该患者的髌骨内侧和外侧（多方向）不稳定。手术采用了之前的中线切口。确定了髌骨外侧缘和外侧支持带结构。标记了髂胫束的上、下缘

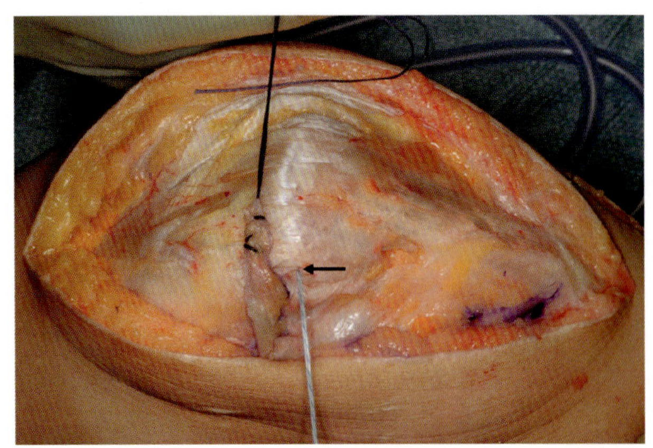

图 11.24 将带线缝合锚（箭头）插入髌骨外侧，根据髌骨上的建议插入点检查髂胫束带的长度（该患者与图 11.22 所示的患者为同一患者）

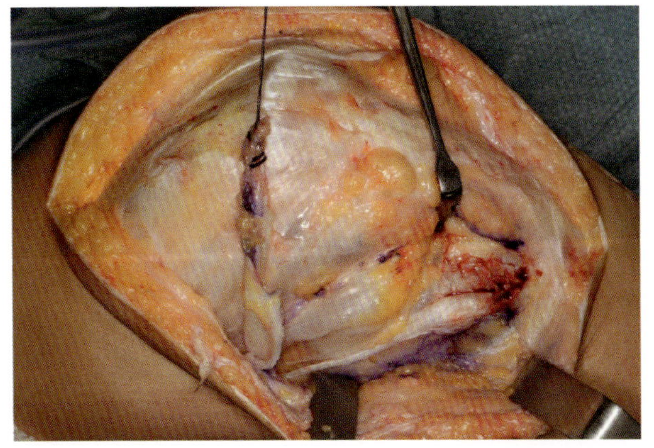

图 11.23 与图 11.22 中为同一患者。髂胫束前束从 Gerdy 结节抬高以检查长度，后半束仍附着在 Gerdy 结节上

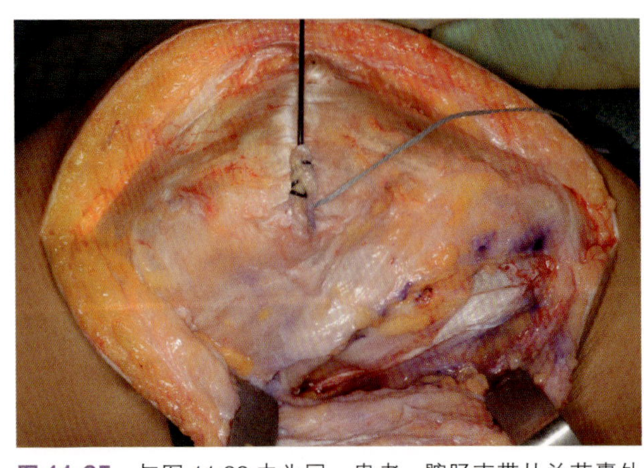

图 11.25 与图 11.22 中为同一患者。髂胫束带从关节囊外侧和外侧支持带组织之间穿过，到达髌骨外侧

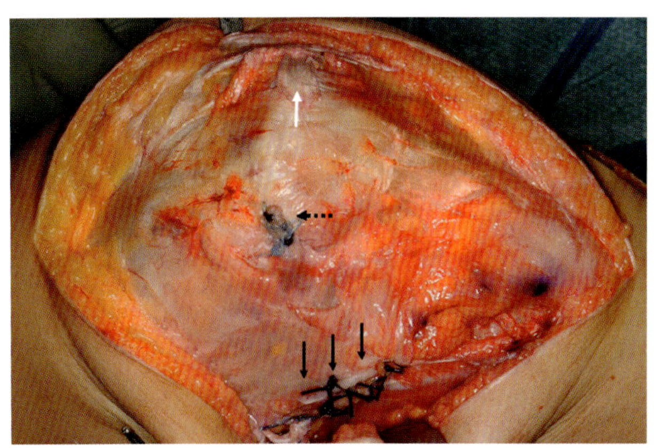

图 11.26 内侧髌股韧带重建（白色箭头），最后通过鞭缝缝合重建深层横韧带（虚线箭头），然后进一步缝合髌骨周围组织，并加固髌骨前组织。新的深层横韧带张力建立后，将外侧支持带拉回到剩余髂胫束的前侧（黑色箭头），以配合髌骨内、外侧滑行，使髌股关节能够完全活动（该患者与图 11.22 所示的患者为同一患者）

控制。

- 术后 6 个月根据功能测试恢复运动。

结果

- 已经有几个与解决 MPS 的手术有关的案例报道。
- 如更大系列中报道的那样，表 11.2 总结了解决 MPS 的各种手术的结果。

并发症

- 本文报告 60 例髌骨骨折患者中 3 例进行 LPFL 重建。较小的隧道尺寸和避免通过髌骨的横向隧道有助于减少这种并发症。
- 已报道高达 20% 的患者出现手术治疗失败（直接修复或局部组织增强）。患者可出现 MPS 或继续出现内侧恐惧试验阳性。由于组织的质量难以评估，重建手术比修复技术有更好的结果。
- 如果不鼓励 LPFL 重建后锻炼，术后可能会出现僵硬。

总结

- MPS 是一个可以避免的问题。髌骨不稳或存在髌骨不稳危险因素时，不应单独行外侧支持带松解术。如果正在进行 LRR，应注意避免游离股外侧肌腱。
- MPS 的诊断具有挑战性。临床疑问、体格检查、应力影像学和治疗性诊断测试，包括“反向”胶带贴敷或支具，都有助于诊断。
- 一旦确诊，MPS 可通过 LPFL 重建成功治疗。移植物的选择似乎不是一个重要的因素。

外侧髌股韧带重建术的经验和教训

经验	教训
• 在先前的外侧髌骨不稳定手术失败的情况下，如果先前的手术涉及 LRR，则需要准备重新进行 LPFL 重建 • 如果 ITB 上有瘢痕，可以将 LPFL 移植物置于 ITB 之上（而不是在其下方） • 将膝关节保持在屈曲状态，以限制髌骨在滑车位置，从而防止在固定过程中对移植物施加过大的张力 • 在进行 LPFL 重建后，将阔筋膜张肌腱重新附着于髌骨的上外侧部位。如果由于瘢痕组织无法进行此操作，则将其重新附着于股直肌腱。	• MPS 未能确诊，当评估一位患者在进行侧面松解术后持续出现症状时，应强烈怀疑 MPS 的可能性 • MPS 误诊，慢性疼痛可能是由多因素造成的，适当的检查对于评估所有可能的致病因素非常重要。若先前已进行过多次手术，这可能会更加难以诊断。此时，使用反向绑带、反向支具或压力测试可能有助于诊断 • 预防 MPS。侧面延长可能是比侧面松解术更安全的替代方案。侧面松解术不应作为单独手术来处理髌骨不稳定，也不应在滑车畸形、髌骨高位或过度松弛的情况下使用

参考文献

[1] Merican AM, Kondo E, Amis AA. The effect on patellofemoral joint stability of selective cutting of lateral retinacular and capsular structures. J Biomech. 2009;42(3):291-296.

[2] Hughston JC, Deese M. Medial subluxation of the patella as a complication of lateral retinacular release. Am J Sports Med. 1988;16(4):383-388.

[3] Ratton. Case of dislocation of the patella, inwards. Ind Med Gaz. 1869;4(8):164.

[4] Betz RR, Magill JT, Lonergan RP. The percutaneous lateral retinacular release. Am J Sports Med. 1987;15(5):477-482.

[5] Merchant AC, Mercer RL. Lateral release of the patella. A preliminary report. Clin Orthop Relat Res. 1974;(103):40-45.

[6] Sanchis-Alfonso V, Merchant AC. Iatrogenic medial patellar instability: an avoidable injury. Arthroscopy. 2015;31(8): 1628-1632.

[7] Pagenstert G, Wolf N, Bachmann M, et al. Open lateral patellar retinacular lengthening versus open retinacular release in lateral patellar hypercompression syndrome: a prospective double-blinded comparative study on complications and outcome. Arthroscopy. 2012;28(6):788-797.

[8] Sanchis-Alfonso V, Montesinos-Berry E, Monllau JC, Merchant AC. Results of isolated lateral retinacular reconstruction for iatrogenic medial patellar instability. Arthroscopy. 2015;31(3):422-427.

[9] Fulkerson JP, Gossling H. Anatomy of the knee joint lateral retinaculum. Clin Orthop. 1980;153:183-188.

[10] Reider B, Marshall JL, Koslin B, Ring B, Girgis FG. The anterior aspect of the knee joint. J Bone Joint Surg Am. 1981;63(3): 351-356.

[11] Merican AM, Amis AA. Anatomy of the lateral retinaculum of the knee. J Bone Joint Surg Br. 2008;90(4):527-534.

[12] Navarro MS, Navarro RD, Akita Junior J, Cohen M. Anatomical study of the lateral patellofemoral ligament in cadaver knees [in Portuguese]. Rev Bras Ortop. 2008;43(7): 300-307.

[13] Teitge RA, Torga Spak RT. Lateral patellofemoral ligament reconstruction. Arthroscopy. 2004;20:998-1002.

[14] Shah KN, DeFroda SF, Ware JK, Koruprolu SC, Owens BD. Lateral patellofemoral ligament: an anatomic study. Orthop J Sports Med. 2017;5(12). doi:10.1177/2325967117741439.

[15] Fulkerson J. A clinical test for medial patella tracking (medial subluxation). Tech Orthop. 1997;12(3):144.

[16] Nonweiler DE, DeLee JC. The diagnosis and treatment of medial subluxation of the patella after lateral retinacular release. Am J Sports Med. 1994;22(5):680-686.

[17] Saper MG, Shneider DA. Medial patellar subluxation: diagnosis and treatment. Am J Orthop (Belle Mead NJ). 2015;44(11):499-504.

[18] Kramers-de Quervain IA, Biedert R, Stüssi E. Quantitative gait analysis in patients with medial patellar instability following lateral retinacular release. Knee Surg Sports Traumatol Arthrosc. 1997;5(2):95-101.

[19] Teitge RA, Faerber WW, Des Madryl P, Matelic TM. Stress radiographs of the patellofemoral joint. J Bone Joint Surg Am. 1996;78(2):193-203.

[20] Shellock FG, Mink JH, Deutsch A, Fox JM, Ferkel RD. Evaluation of patients with persistent symptoms after lateral retinacular release by kinematic magnetic resonance imaging of the patellofemoral joint. Arthroscopy. 1990;6(3): 226-234.

[21] Saper MG, Shneider DA. Lateral patellofemoral ligament reconstruction using a quadriceps tendon graft. Arthrosc Tech. 2014;3(4):e445-e448.

[22] Sanchis-Alfonso V, Montesinos-Berry E, Monllau JC, Andrish J. Deep transverse lateral retinaculum reconstruction for medial patellar instability. Arthrosc Tech. 2015;4(3):e245-e249.

[23] Hughston JC, Flandry F, Brinker MR, Terry GC, Mills JC III. Surgical correction of medial subluxation of the patella. Am J Sports Med. 1996;24(4):486-491.

[24] Shannon BD, Keene JS. Results of arthroscopic medial retinacular release for treatment of medial subluxation of the patella. Am J Sports Med. 2007;35(7):1180-1187.

[25] Heyworth BE, Carroll KM, Dawson CK, Gill TJ. Open lateral retinacular closure surgery for treatment of anterolateral knee pain and disability after arthroscopic lateral retinacular release. Am J Sports Med. 2012;40(2): 376-382.

[26] Beckert M, Crebs D, Nieto M, Gao Y, Albright J. Lateral patellofemoral ligament reconstruction to restore functional capacity in patients previously undergoing lateral retinacular release. World J Clin Cases. 2016;4(8):202-206.

[27] Moatshe G, Cram TR, Chahla J, Cinque ME, Godin JA, LaPrade RF. Medial patellar instability: treatment and outcomes. Orthop J Sports Med. 2017;19;5(4). doi:10.1177/2325967117699816.

第十二章

外侧支持带松解及延长

Elliot Sappey-Marinier, Nathan White, Elvire Servien

概述

发病机制

- 髌骨外侧支持带是稳定髌骨的重要结构，但是外侧支持带松解术（Lateral Retinacular Release，LRR）对髌骨不稳定的治疗作用仍然存在争议。
- 像髌骨内侧支持带一样，髌骨外侧支持带也参与维持髌骨的稳定性。
- LRR 可以作为一个独立手术，也可以作为一个附加的联合手术。但单纯 LRR 不能用于髌骨不稳定的治疗。
- LRR 最先于 1974 在文献中被报道。这项技术包括“髌骨外侧支持带及关节囊的单纯关节外松解术”。
- 1 年后，一篇法国文献以“髌外侧韧带离断”报道了 LRR 技术。这一技术的目的是用于治疗“髌骨外侧高压综合征”的患者。
- 目前，单纯 LRR 仅用于治疗髌骨外侧高压综合征。
- 从最初提出这个概念以来，LRR 作为附加手术或治疗手段应用于多种场景，包括髌骨外侧不稳定、膝前痛、髌骨软化、髌股关节炎、髌骨外侧高压综合征和全膝关节置换。适用范围广，在某种程度上是因为较低的并发症发生率，并且 LRR 被认为是一个“小手术”。
- 随着 LRR 适应证被逐渐扩大，不良的结果和并发症随之而来。目前，由于这些并发症的报道，LRR 的手术量大幅减少。避免过度松解外侧支持带以降低并发症概率得到一致认同。
- 外侧支持带的延长，而不是完全松解，发现可以减少并发症的发生，如髌骨内侧不稳定和股四头肌萎缩。
- 外侧支持带（Lateral Retinacular，LR）延长术最近已受到越来越多的关注，但这并不是一项新技术。与支持带松解相比，LR 延长能够减少髌骨内侧不稳定和股四头肌萎缩的发生，术后 2 年随访有更好的临床结果。这可能是因为 LR 延长使髌外侧肌肉 – 囊韧带的连续性得以有控制的保留。

解剖和生物力学

- LR 结构从浅入深可分为：（1）股外侧肌的纤维扩张部，（2）始于髂胫束，与股外侧肌的纵行纤维相交错的浅层斜行支持带，（3）深层横行支持带，上缘紧接上髁髌韧带，下缘毗邻髌胫韧带，（4）关节囊滑膜层（图 12.1）。

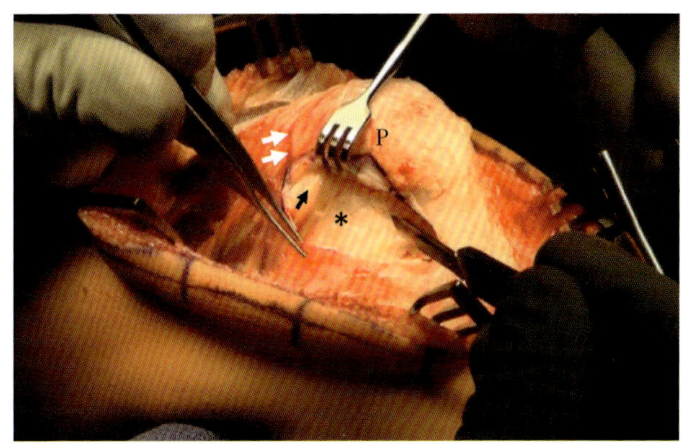

图 12.1　外侧支持带解剖结构图：浅层纤维被切开，显露出深层横纤维（*），上髁髌韧带（黑色箭头）标志着支持带的上缘，股外侧肌腱（白色箭头）附着于髌骨（P）的上外侧

- 髌骨的运动是由作用于其上的被动和主动负荷共同作用引起的。下端髌韧带和内外侧支持带，起被动限制作用。股四头肌提供主动载荷驱动，提供向上或向后的驱动力，具体取决于屈膝的角度。髂胫束也在一定程度上提供外侧张力。正常膝关节的内外侧力偶是平衡的，使髌骨可以在滑车中正常滑动。
- 内外侧平衡的改变会导致疼痛和不稳定。股外侧肌已证明是膝关节重要的伸膝装置，股内斜肌则是髌骨内侧主要的动态稳定器，抵消股外侧肌的侧拉力。
- 类似地，Montgomery 等证明了股外侧肌能够抵抗股内侧斜肌起到髌骨外侧稳定作用。Ishibashi 等研究表明，LR 张力随着膝关节屈曲而增加，在120°屈膝时达到最大值。
- 髌骨的稳定性取决于骨—软骨表面几何形状、韧带结构的完整性和肌肉作用力之间的平衡维持。
- 对于髌骨不稳定，仅处理 LR 并不能恢复伸膝装置的正常方向。在进行患者评估时，最重要的是对内侧髌骨约束的评估。这可以通过被动滑动髌骨来完成，可以手工测量，也可以使用仪器来测试松弛度，并与对侧进行比较。很多学者都推荐把外侧松解或延长作为髌骨近端和（或）远端矫正手术的附加手术，如内侧支持带缩窄术、内侧髌股韧带重建术或胫骨结节内侧移位术。
- 表 12.1 列出了 LRR 的手术适应证和禁忌证。

评估

病史采集

- 记录疼痛发作史、半脱位症状、外伤史，以及可触发疼痛的特殊体位或活动。
- 区分关节炎和关节不稳引起的疼痛非常重要。

体格检查

- 核心力量虚弱，膝外翻，多发韧带松弛症，足旋前增加，股骨前倾增加，这些因素都被证明可导致膝前痛和髌骨不稳定。
- 股内斜肌和股外侧肌之间的肌肉平衡很重要，不平衡会导致髌骨动力学不稳定。一个重要的临床体征是 J 形征，如图 12.2 所示。由于髌骨在接近完全伸膝时出现外侧半脱位，从而表现出非线性运动。
- 髌骨移动性是另一个需要评估的主要因素。内侧 / 外侧髌骨滑移和髌骨倾斜试验可确定髌骨周围软组织约束是否不足或过紧，并使髌骨易于外侧半脱位。如果髌骨内侧移位距离小于 1/4 髌骨宽度，或者髌骨不能从股骨外髁向上抬起至水平位置，那么除了髌骨近端 / 远端矫正手术外，还应考虑行 LRR 或外侧支持带延长术。
- 如图 12.3 所示，可以通过测量 Q 角来评估整体伸膝装置的对线情况。髌腱在髌骨的附着点偏外可增加髌骨向外侧的张力。
- 通过 Beighton 评分或类似标准来评估患者全身韧带的松弛程度，合并有多发关节松弛症的患者不应进行 LRR 或外侧支持带延长术。

影像学检查

- 一旦临床诊断为髌骨不稳定，影像学检查将有助于进一步证实临床发现。
- 在超过 96% 的髌骨不稳定病例中，影像学检查至少可以发现以下 4 种特征之一：髌骨高度异常、髌骨倾斜度异常、滑车发育不良和胫骨结节—滑车沟距离增加。本小结的重点将放在影响决定是否进行髌骨外侧支持带松解或延长的影像学特征上。
- 髌骨倾斜度的重要检查方法是髌骨轴位片和计算机断层扫描（CT）。

表 12.1　外侧支持带松解术的适应证和禁忌证

适应证	禁忌证
• 髌骨近端和（或）远端矫正手术的附加手术	• 既往已行外侧支持带松解术
• J 形征阳性	• 单独用于髌骨外侧不稳
• 髌骨内侧推移距离小于 1/4 个髌骨宽度	• 单独用于滑车发育不良或高位髌骨
• MRI 或 CT 提示髌骨倾斜角度 > 20°	• 高度松弛（如多发关节松弛症）的患者
• 髌骨水平位复位（与通髁线平行）困难	• 髌骨内侧推移距离大于 1/2 个髌骨宽度

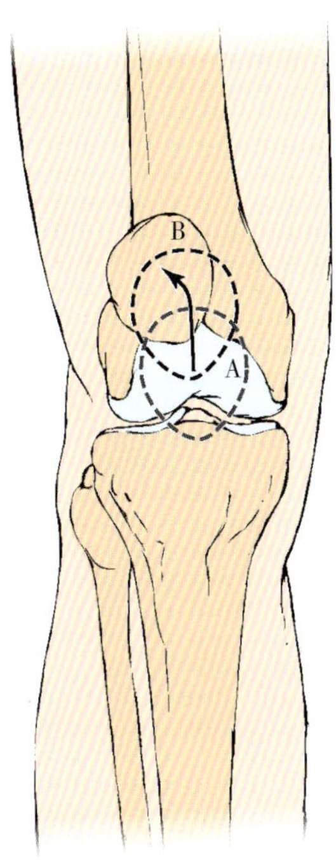

图 12.2 当膝关节从屈曲到伸直时，髌骨可能会沿着从 A（90°屈曲）到 B（伸展）的非线性路径发生半脱位或脱位。该路径以反向“J”的形式存在，通常被称为 J 形征阳性

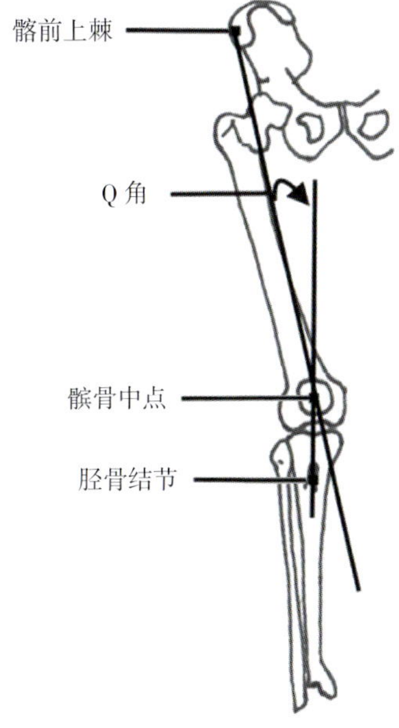

图 12.3 Q 角是髂前上棘到髌骨中点和髌骨中点到胫骨结节之间的夹角。它是对下肢对线的测量方法之一。Q 角的增加会增加作用于髌骨的外侧张力，导致外侧不稳定或疼痛

- 髌骨在屈膝 30°轴位片可发现外侧半脱位或外侧倾斜（图 12.4）。
- 也可以通过膝关节 CT 来测量髌骨倾斜度，检查时膝关节应伸直放松，避免股四头肌收缩（图 12.5）。髌骨横轴与股骨后髁连线的角度如果大于 20°，则认为髌骨倾斜角度异常。
- 磁共振成像（MRI）可以评估髌骨外侧支持带（增厚）、内侧限制结构（如内侧髌股韧带）和软骨损伤的情况。采用类似于用于 CT 的测量方法，在 MRI 上测量髌骨倾斜度。当髌骨倾斜角大于 20°时，则认为异常（图 12.6）。

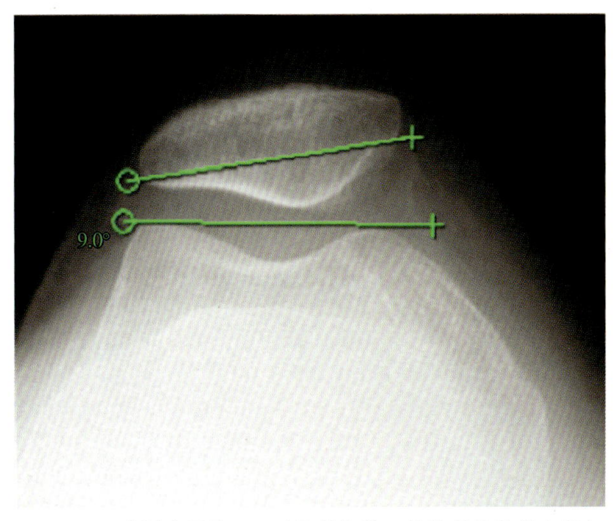

图 12.4 髌骨在屈膝 30°时的轴位片。沿髌骨横轴的直线与连接内侧和外侧髁前方的直线之间形成的角度决定了髌骨的倾斜

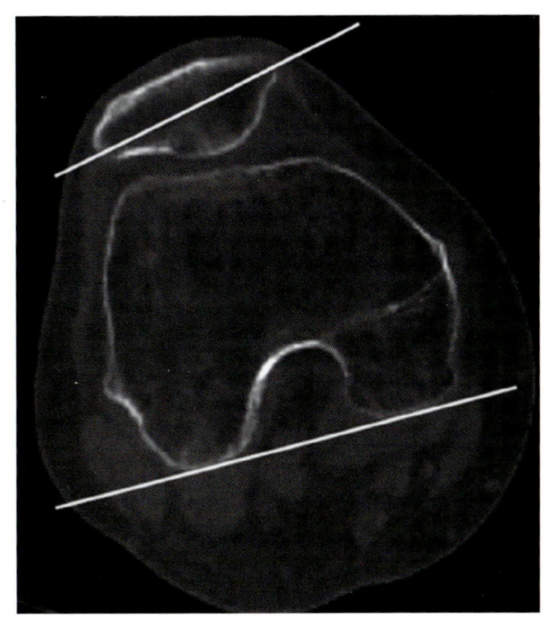

图 12.5 膝关节伸直位 CT 测量倾斜。主要测量沿股骨后髁连线与沿髌骨横轴所在直线之间形成的角度，角度大于 20°为异常

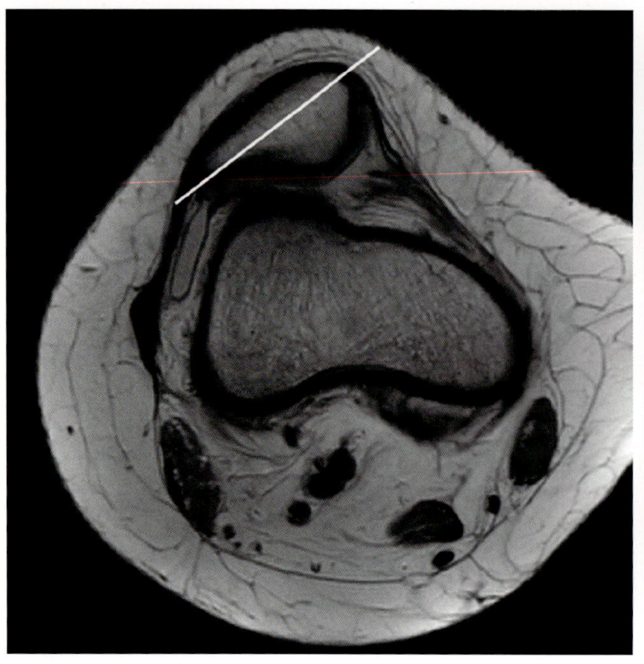
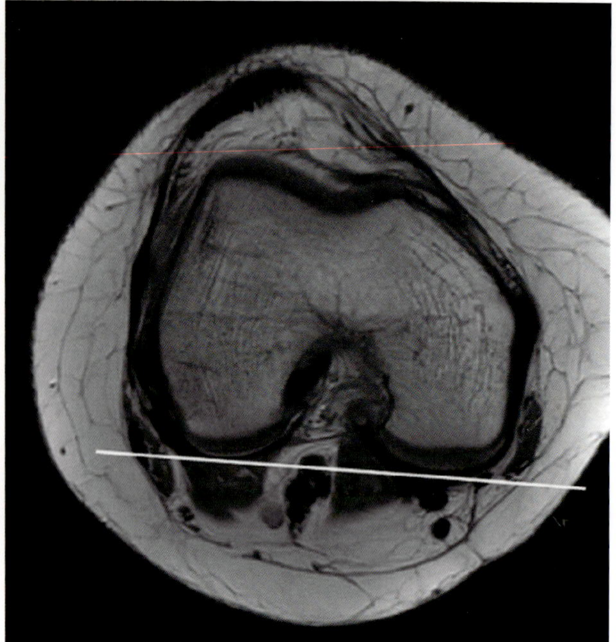

图 12.6 膝关节伸直时髌骨倾斜的磁共振成像测量。测量沿髌骨横轴线与股骨后髁连线之间形成的角度。当两条线不能画在同一轴向视图上时，如在高位髌骨的情况下，则使用两个单独的轴向截面进行测量

非手术治疗

- 非手术治疗主要是髌骨不稳的功能性康复，重点是股内侧肌的强化训练。

手术治疗

术前准备

- 外侧支持带松解术的主要目的是减轻髌骨外侧的压力和牵拉力，以消除由此导致的关节面异常接触和摩擦。
- 随着时间的推移，这种手术技术已经从开放发展到经皮和关节镜下手术。

手术技术

体位与麻醉下体格检查

- 患者在全身或局部麻醉下仰卧在手术台上。腿托装置用于控制和稳定膝关节屈曲。大腿近端备好充气式止血带。
- 在关节镜检查前进行麻醉下体格检查。
- 评估髌骨的内外侧偏移活动度、外侧支持带的紧张度以及是否可将倾斜的髌骨抬离至水平位置。
- 消毒铺单，根据需要使用预防性抗生素。将止血带充气。

关节镜

- 关节镜检查使用标准的 30° 关节镜。
- 制作标准的关节镜入路。首先在髌腱外侧附近、关节线上方 1 cm 处做前外侧入口，然后在关节镜直视下在髌骨上极近端 5 cm 处做上外侧入路。

手术步骤

- 在关节全面检查后，在关节镜下进一步评估。先在基础原则下进行髌股关节镜下检查，在前外侧入路下观察髌骨从膝关节完全伸直到 90° 屈曲时的移动轨迹，确定髌骨倾斜和半脱位的程度。
- 通过两枚针头标记外侧支持带，一枚在髌骨上缘水平，另一枚在髌骨下缘水平（图 12.7 A）。然后通过上外侧入路在两个标记间进行关节镜下外侧支持带松解。
- 在伸膝位下，从上外侧入路引入等离子刀探头，并在前外侧入路观察下进行外侧支持带的松解（图 12.7 B）。松解术开始于髌骨上极水平，同时

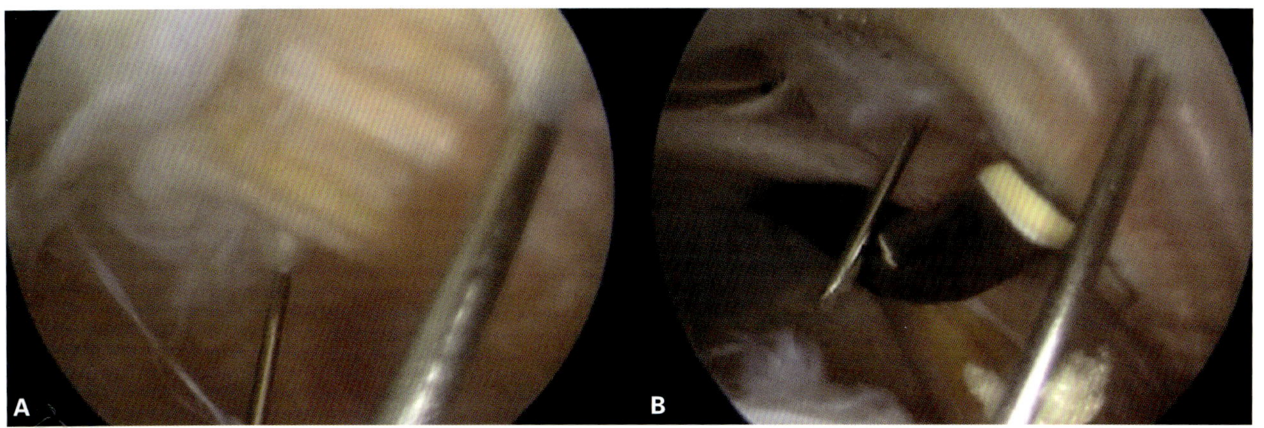

图 12.7　左膝关节镜下前外侧入路视图。A. 插入两枚腰穿针，以标记计划的外侧松解的上下范围。B. 从上外侧入路引入等离子刀探头，并在两枚腰穿针之间进行外侧支持带的松解

注意远离股外侧肌最远端的肌肉纤维，避免损伤。从髌骨外侧约 1 cm 处开始松解，依次逐层切开滑膜、关节囊、支持带以及浅筋膜（视频 12.1）。

- 等离子刀探头也可以从前外侧入路引入，从近端至远端进行外侧支持带松解（图 12.8）。
- 应注意避免损伤膝上外侧动脉。其沿股外侧肌腱下侧走行，靠近髌骨上外侧（图 12.9）。为避免术后血肿，必须仔细止血。使用等离子刀射频消融时，止血和松解可以同时进行。
- 外侧支持带松解术后，髌骨外侧缘可从水平层面提起 30° ~45°，也就是髌骨倾斜试验阳性。
- 过去推荐的外侧支持带松解程度，是松解至髌骨可相对于髁上轴旋转 90°，即 90°垂直翻转。这会不同程度地导致过度松解，已不再推荐。目前推荐的松解程度是：髌骨可向内侧滑动 1/4~1/2 髌骨宽度或外侧倾斜试验时，可从水平抬离约 30° ~45°。
- 在进行外侧松解后，在完全伸膝至屈 90°时再次

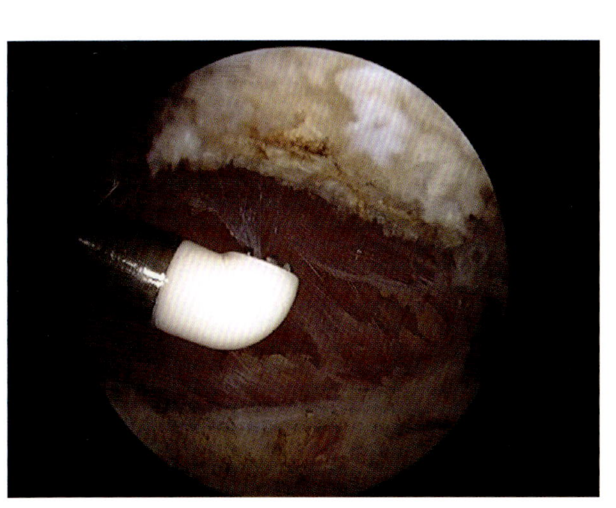

图 12.8　右膝关节镜下前内侧入路视图。等离子刀探头也可以从前外侧入路引入，从近端至远端进行外侧支持带松解

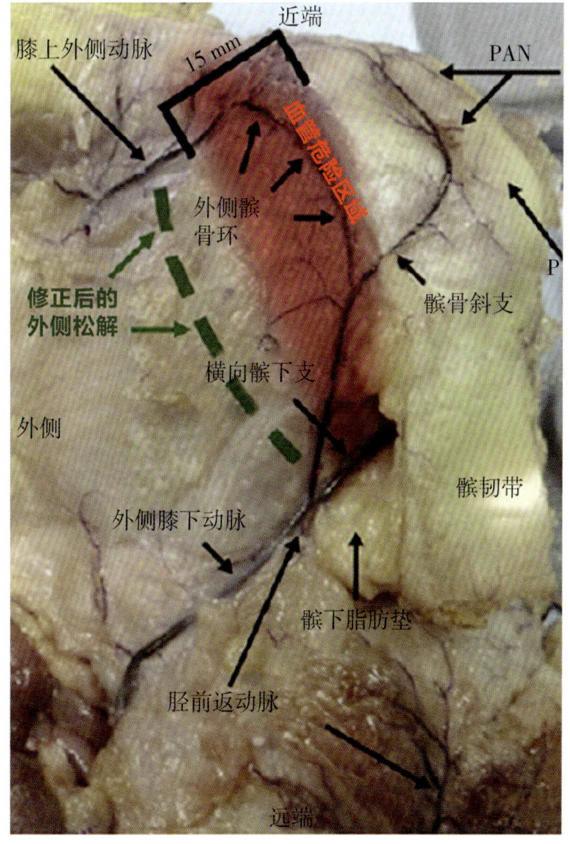

图 12.9　尸体膝关节前外侧周围的血管供应。膝外侧上动脉沿股外侧肌腱下侧走行，外侧松解位于动脉远端，以避免损伤。P，髌骨。PAN，髌骨前血管交通网

进行髌骨轨迹的评估。
- 当作为附加手术进行时，为了保持伸肌装置的正常作用方向，总是先进行外侧支持带松解术。
- 两张示意图分别表现左膝在外侧支持带松解术前（图 12.10）和术后（图 12.11）屈曲时的情况。

关闭切口与敷料包扎

- 关闭入路切口，无须引流。无菌敷料覆盖后加压包扎，1 h 后可在恢复室松解。

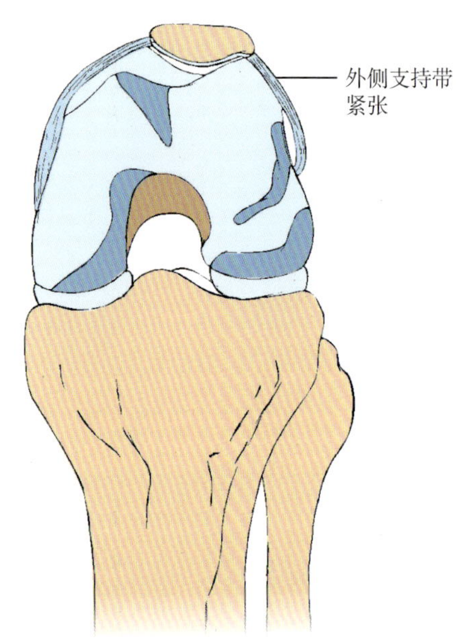

图 12.10 左膝屈曲时外侧支持带紧张示意图

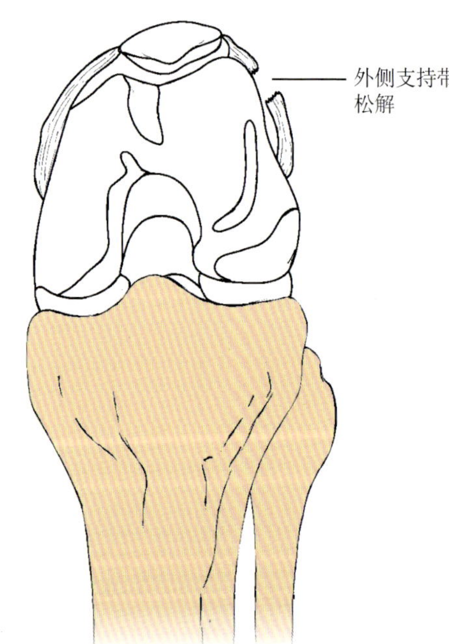

图 12.11 左膝屈曲时外侧支持带松解示意图

其他技术

- 外侧支持带可以通过前外侧入路或小切口，经皮下进行锐性切开。前内侧入路作为观察入路，在髌骨上极水平插入一枚腰穿针或套管，以标记松解的上缘，并帮助引导剪刀的方向。首先从前外侧入路插入剪刀，沿计划松解的路线进行皮下松解，一般位于髌骨外侧缘以外 10~15 mm（图 12.12），然后剪刀退回再重新插入，使剪刀的一侧刀刃位于皮下，另一侧刀刃在关节内（图 12.13）。最后从远端到近端切开外侧支持带，直到髌骨上极的水平（图 12.14）。
- 外侧支持带松解术也可以开放进行。髌骨外侧切口由髌骨上极至胫骨平台平面。手术包括纵向切断支持带、关节囊和滑膜组织。切开外侧支持带，止血。入路时谨慎有助于避免损伤髌骨上外侧缘的膝动脉。同时也要注意避免切断股外侧肌腱，因为股外侧肌腱附着于髌骨外上缘。

外侧支持带延长术（Robert Magnussen，MD）

- 作为外侧支持带松解术的替代方案，外侧支持带延长术可以通过开放手术实现（视频 12.2）。
- 外侧支持带延长术的目的是矫正过度紧张的外侧支持带，恢复正常的外侧支持带解剖长度。
- 外侧支持带延长术是指外侧支持带冠状面 Z 形切开延长（图 12.15）。
- 手术切口位于髌骨外侧缘 5~6 cm 的纵行皮肤切口，类似于切开外侧支持带松解术的切口。切口位于髌骨外上缘和前外侧入路或髌骨下极水平之间。
- 在确定外侧支持带后，在髌骨外缘进行纵向切口标记（图 12.16）。
- 经外侧支持带浅斜层向下切开约一半的深度（图 12.17）。
- 此时，通常会遇到一些横行纤维（支持带横向深层）。向外侧及后方进一步延展该解剖层面。当远离髌骨时，这个层面会变得更加清晰（图 12.18）。
- 两层之间的间隔（浅层和横层）进一步向外侧推离至理想长度——通常约 15 mm，最大可达 3 cm。
- 然后在深层切断外侧支持带完成松解（图 12.19）。

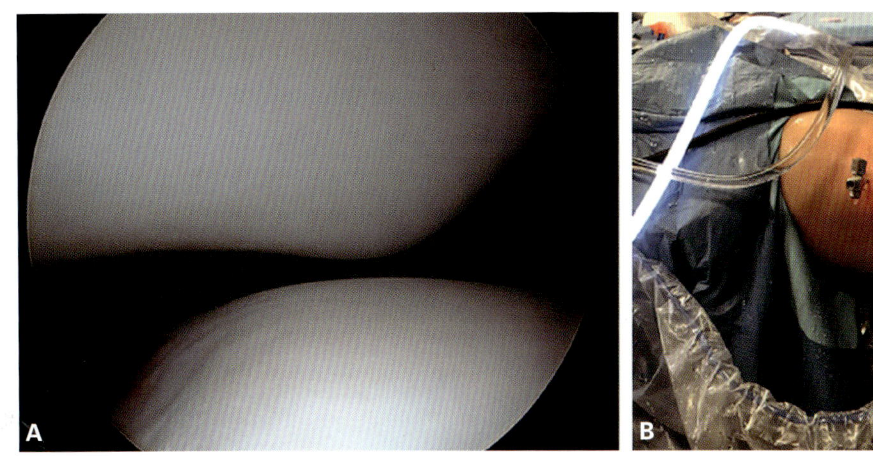
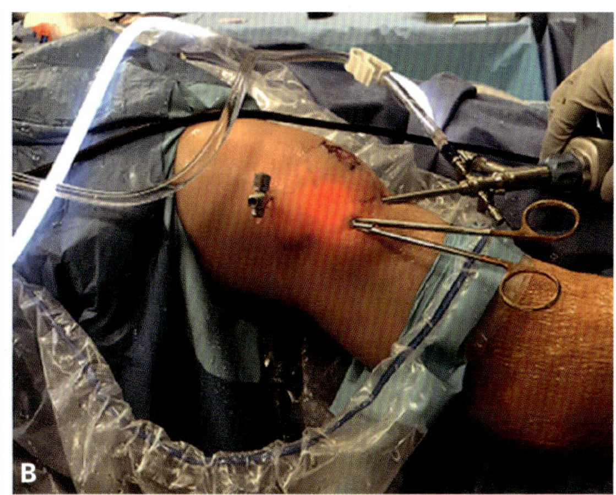

图 12.12 A. 左膝关节镜下前外侧入路视图，软骨表面未受损伤，但髌骨半脱位并倾斜。B. 视野移至前内侧入路，剪刀在皮下放置从前外侧入路引入，并指向位于髌骨近端水平的出口，形成一束，在外侧松解时保护皮肤

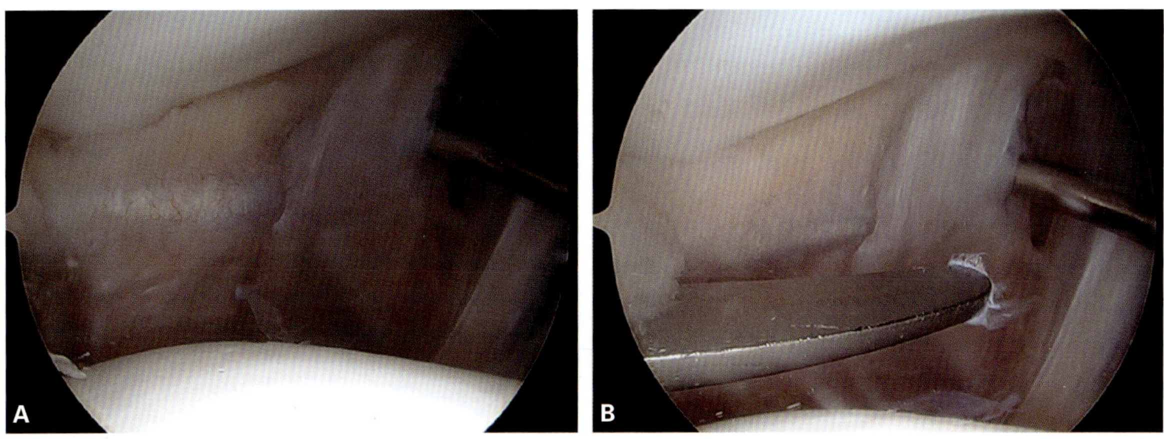

图 12.13 右膝关节镜下前内侧入路视图。A. 剪刀在皮下由入路向外侧推进。B. 将一把剪刀插入关节，剪刀的一侧刀刃位于关节内，另一侧刀刃在皮下，切开外侧支持带

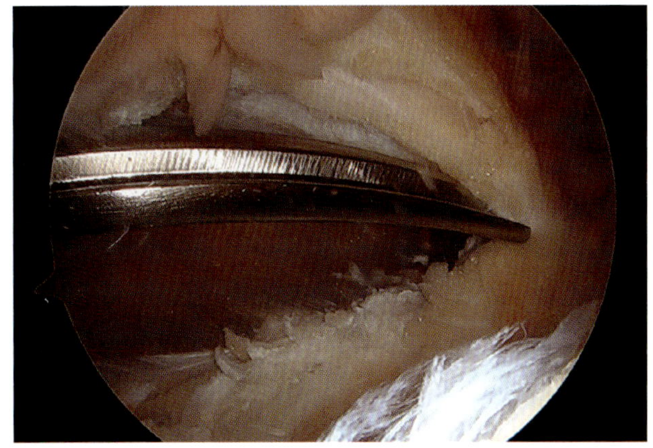

图 12.14 关节镜下外侧支持带松解

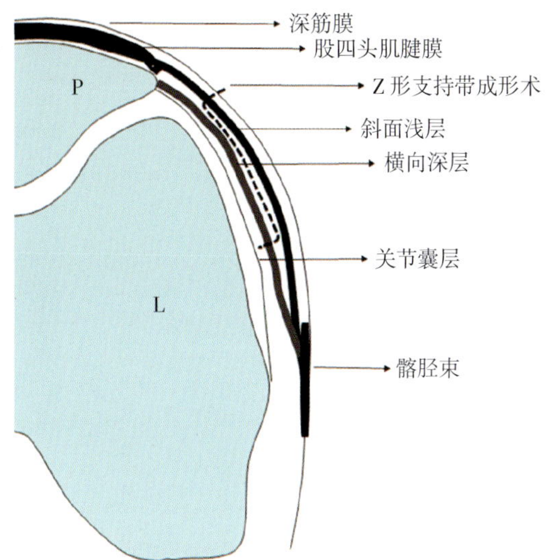

图 12.15 外侧支持带及使用冠状面 Z 形成形术进行支持带延长的计划原理图。L，股骨外侧髁；P，髌骨

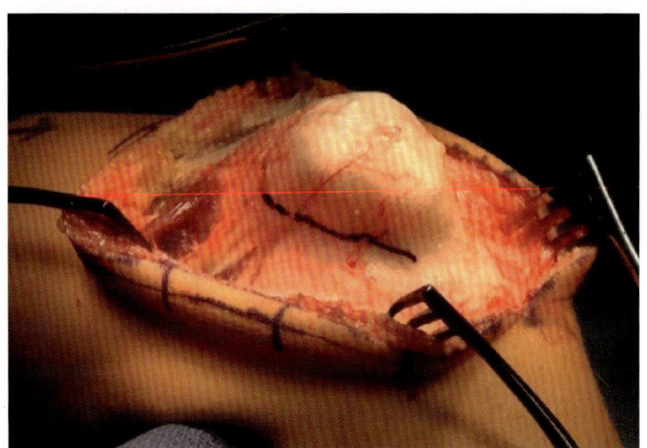

图 12.16　右膝外侧支持带延长的手术步骤。支持带的计划切口位于髌骨外侧边缘、股外侧肌腱下方

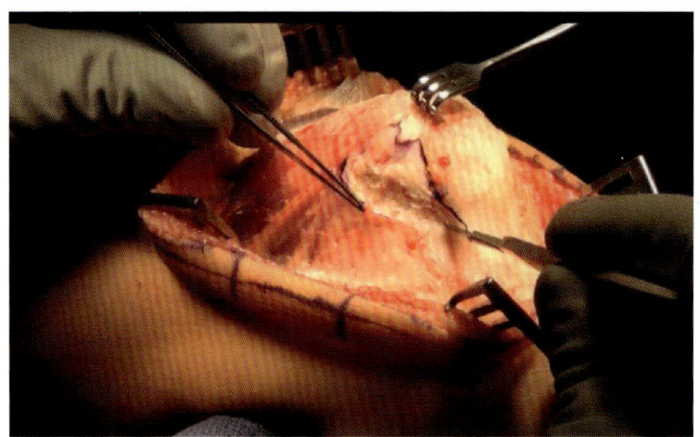

图 12.17　切开浅层，直到深层的横向纤维

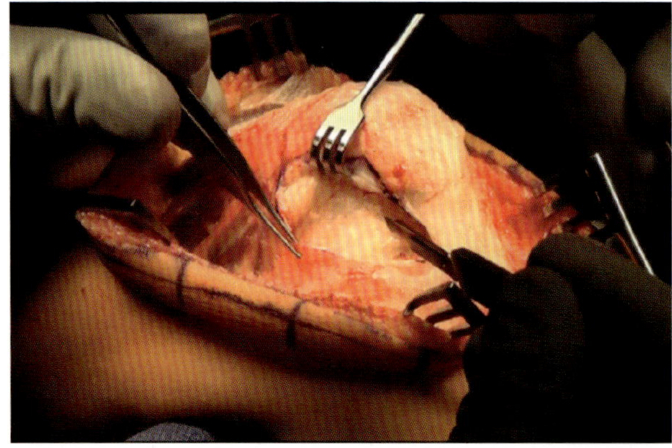

图 12.18　向外侧及后方进一步延展该解剖层面至必要的延长量，通常为 15 mm。沿路径 B 的侧向松解会分离 VLT 附着点，有可能导致潜在的并发症发生。相反，横向松解应沿着路径 A 直线进行

- 通常不需要打开关节囊，但如果打开了也没关系。
- 此时髌骨应该能够轻松地带到一个中立水平位置。通常还有一些深部纤维束需要离断才能完成松解。
- 完成此步松解后，在屈膝位将外侧支持带浅层前方缝合到深层的后方，完成所需的延长（图 12.20）。
- 延长的程度可以通过调整边缘的重叠程度来实现，但最大的延长程度是支持带横向剥离的距离（图 12.21）。
- 此外，也可以在支持带层和滑膜层之间进行 Z 形延长。支持带层从前方沿髌骨外缘纵行切开。关

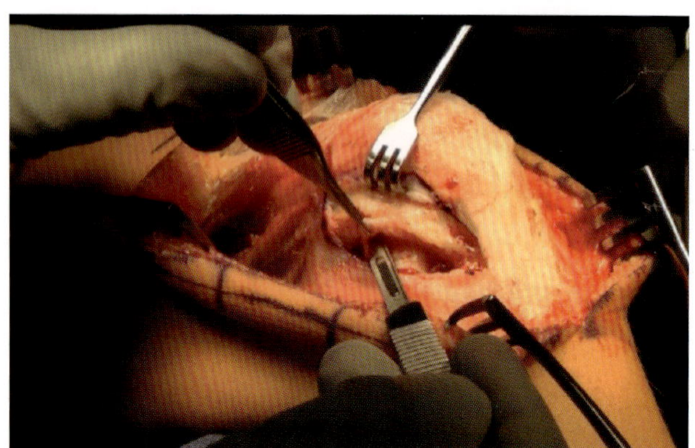

图 12.19　通过支持带深层或关节囊滑膜层进行第二次分离

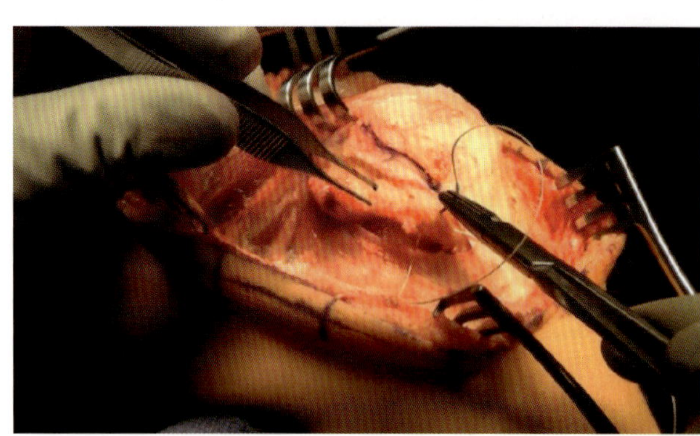

图 12.20　通过将外侧支持带浅层缝合到深层的后方，完成所需的延长

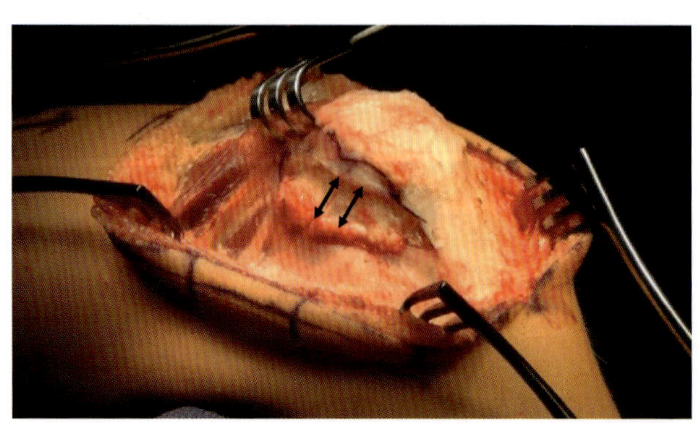

图 12.21　完成的手术图展现所需的延长量（黑色箭头）

节囊 / 滑膜可沿计划延长的程度在后部纵行切开，再视需要行关节探查。

- 外侧支持带松解术的经验与教训见表 12.2。

术后管理

- 术后 6 周内，鼓励患者进行膝关节活动，但是屈膝范围不超过 120°。术后可立即开始负重和股四头肌等长训练。早期步行时可佩戴外侧稳定护具，直到股四头肌恢复控制力。恢复下蹲和跳跃等体育活动，一般需到术后 3 个月以后。
- 术后随访计划一般为术后 45 天和术后 6 个月。

结果

- 尽管有几项研究报道 MPFL 修复或重建联合外侧支持带松解治疗急性和复发性髌骨脱位的成功率很高，但外侧支持带松解术的作用仍存在争议。在对尸体膝关节的生物力学测试中，发现增加外侧松解会降低髌骨抵抗外侧脱位的能力，从而增加外侧不稳定性。
- 以前，外侧支持带松解术的适应证非常广泛。但随后发现，单纯的外侧支持带松解术对髌骨不稳定的治疗效果不佳，有 35% 的患者易发生复发性脱位。因此仅能将外侧支持带松解术作为髌骨不稳定的附加治疗手段。
- 在胫骨结节向前内侧移位后，外侧髌股韧带张力增加，因此在进行胫骨结节移位手术时，应同时进行外侧支持带松解，以平衡髌骨轨迹。

并发症

- 外侧支持带松解术常被认为是一种快速、创伤小且简易的手术，可以经皮或关节镜下进行。然而，在手术松解过程中发生技术失误，可能导致过度出血、持续的股四头肌无力、皮肤损伤或皮下烧伤。
- “过度松解”或不必要的松解，可导致髌骨内侧不稳定是单纯外侧松解的一个重要并发症（图 12.22）。
- 另一担忧是股四头肌肌力可能减弱、股四头肌萎缩，股外侧肌腱松解后可能造成股四头肌腱断裂（图 12.23）。
- 外侧支持带松解术可导致皮下或关节内血肿、滑膜疝或膝关节肿胀。
- 进行外侧支持带松解术需评估其必要性，必须符合其适应证，以避免并发症发生。
- 髌骨内侧不稳定对患者和外科医生来说都是一个棘手的问题；1988 年首次报道了术后发生髌骨内侧不稳定的系列病例。如果外侧支持带松解至比髌骨上极更高的位置，可能会导致髌骨内侧不稳定。为避免这一问题的发生，建议通过术中体格检查来评估调整外侧松解程度。同时，为了避免股外侧肌腱止点撕脱，支持带不应从髌骨外上缘进行松解。本文介绍了外侧支持带延长术，其目的就是为了避免外侧支持带过度松解和内侧不稳定。
- Q 角是伸肌装置对线的重要临床评估方法。应分别在屈膝 30° 和 90° 进行测量，以动态模拟评估患者脚着地、屈膝和胫骨外旋时的情形。如果患者的 Q 角小，单纯的 LRR 可引起内侧不稳定。在 Q 角增大的情况下，外侧支持带松解术可能需要结合胫骨结节移位术进行。
- 皮肤损伤并不罕见，因为外侧支持带是一种浅层结构。当使用电凝进行松解时，皮下意外烧伤的风险较大。为了避免皮肤损伤，“低温消融术”（一种用于有效剥离和去除组织的低温技术）是首

表 12.2 外侧支持带松解术的经验与教训

经验	教训
• 为了保护股外侧肌腱，外侧支持带松解术不应延伸至髌骨近端上极 • 最大限度地松解外侧支持带下方部分，不仅保护股外侧肌腱，可以充分松解髌骨，并维持了股四头肌功能 • 充分止血 • 通过髌骨内侧滑移 1/4~1/2 个髌骨宽度或将髌骨倾斜抬离水平面 30° ~45° 来确定外侧支持带的松解程度 • 外侧支持带延长术是外侧支持带松解术的一种替代方法	• 对于髌骨不稳定患者，不应进行单独的外侧支持带松解术 • 避免关节镜下外侧支持带松解术时的皮肤损伤或热损伤 • 避免外侧支持带过度松解，例如过度松解后髌骨可外翻至 90° • 应当避免由外侧支持带过度松解引起的髌骨内侧不稳定 • 避免损伤膝上外侧动脉

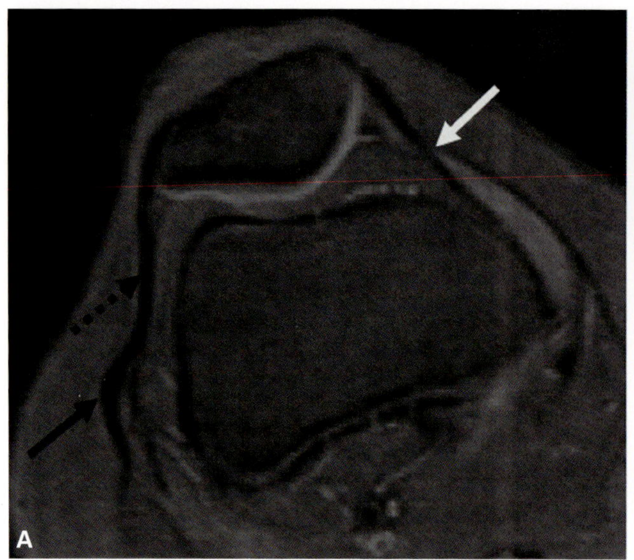

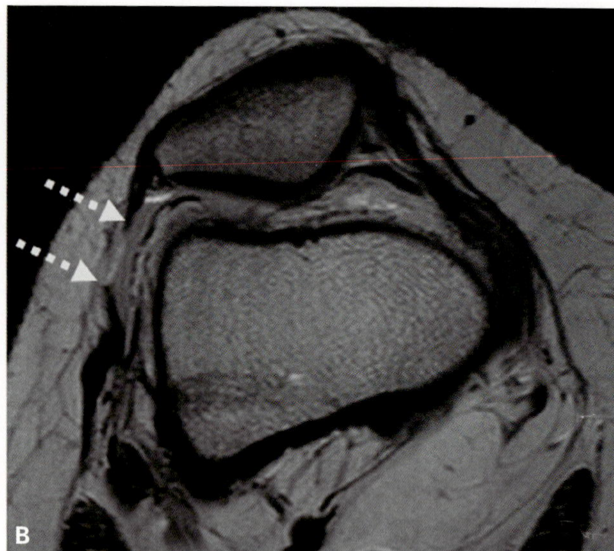

图 12.22 图 A 和 B 是一名 14 岁女性右膝进行不必要的外侧支持带松解术前及术后磁共振影像。A. 外侧支持带（黑色虚线箭头）是由股四头肌腱膜和髂胫束（黑色箭头）的纤维交错而成的。髌股内侧韧带完整（白色箭头），且没有明显的髌骨倾斜。B. 外侧支持带（白色虚线箭头）松解后，患者出现髌骨内侧不稳定

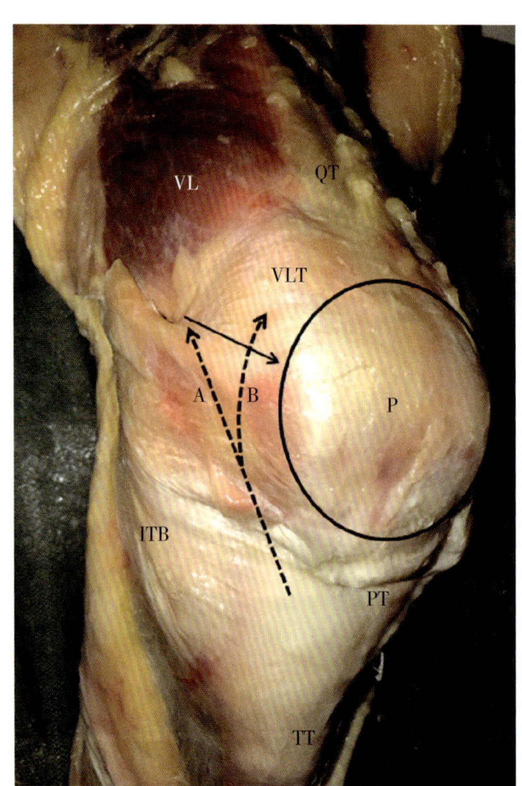

图 12.23 右膝尸体标本展示外侧支持带解剖学结构和外侧松解路径。股外侧肌腱（VLT）附着于髌骨（P）的上外侧，外侧松解不应超过 VLT 下缘近端（黑色箭头）。沿 B 路径进行的外侧松解会导致 VLT 附着点分离从而引起潜在的并发症，因此，应沿 A 路径直接进行。QT，股四头肌腱；ITB，髂胫束；PT，髌韧带；TT，胫骨结节

选。大多数基于射频消融外科产品，如激光和高频电刀，使用不够精确的热驱动技术消除或切割组织，容易造成皮肤烧伤。而等离子消融可创建一个可控且稳定的等离子体场在相对低的温度下精确切除组织，对周围的软组织产生最小的热损伤。此外，沿着外侧支持带松解的路径建立皮下通路，也有助减少皮肤损伤。

结论

- 单独的外侧支持带松解术或延长术在治疗髌骨不稳定时几乎不起作用。
- 单独的外侧支持带松解术或延长术仅适用于少数明确诊断为髌骨外侧高压综合征的患者，其外侧支持带紧张（髌骨外侧倾斜增加，髌骨内侧滑移距离减少）。
- 对于髌骨不稳的患者，外侧支持带松解术或延长术可作为伸肌装置近端或远端矫正手术的辅助手术。在这种情况下，松解或延长必须谨慎进行，松解或延长的程度应根据术中的效果进行调整。
- 必须注意外侧支持带不能“过度松解”，否则会导致潜在的医源性髌骨内侧不稳定或股四头肌无力。
- 外侧支持带延长术可降低医源性内侧不稳定的风险。

参考文献

[1] Lattermann C, Toth J, Bach BR. The role of lateral retinacular release in the treatment of patellar instability. Sports Med Arthrosc Rev. 2007;15(2):57-60.

[2] Desio SM, Burks RT, Bachus KN. Soft tissue restraints to lateral patellar translation in the human knee. Am J Sports Med. 1998;26(1):59-65.

[3] Merchant AC, Mercer RL. Lateral release of the patella. A preliminary report. Clin Orthop. 1974;(103):40-45.

[4] Ficat P, Ficat C, Bailleux A. External hypertension syndrome of the patella. Its significance in the recognition of arthrosis [in French]. Rev Chir Orthop Reparatrice Appar Mot. 1975;61(1):39-59.

[5] Ficat P, Philippe J, Cuzacq JP, Cabrol S, Belossi J. The syndrome of external hyperpressure of the patella. A radioclinical entity [in French]. J Radiol Electrol Med Nucl. 1972;53(12):845-849.

[6] Fithian DC, Paxton EW, Post WR, Panni AS; International Patellofemoral Study Group. Lateral retinacular release: a survey of the International Patellofemoral Study Group. Arthroscopy. 2004;20(5):463-468.

[7] Arshi A, Cohen JR, Wang JC, Hame SL, McAllister DR, Jones KJ. Operative management of patellar instability in the United States: an evaluation of national practice patterns, surgical trends, and complications. Orthop J Sports Med. 2016;4(8):2325967116662873.

[8] Fulkerson JP. The etiology of patellofemoral pain in young, active patients: a prospective study. Clin Orthop. 1983;(179):129-133.

[9] Harwin SF, Stern RE. Subcutaneous lateral retinacular release for chondromalacia patellae: a preliminary report. Clin Orthop. 1981;(156):207-210.

[10] Larson RL, Cabaud HE, Slocum DB, James SL, Keenan T, Hutchinson T. The patellar compression syndrome: surgical treatment by lateral retinacular release. Clin Orthop. 1978;(134):158-167.

[11] Schonholtz GJ, Zahn MG, Magee CM. Lateral retinacular release of the patella. Arthroscopy. 1987;3(4):269-272.

[12] Sanchis-Alfonso V, Montesinos-Berry E, Monllau JC, Merchant AC. Results of isolated lateral retinacular reconstruction for iatrogenic medial patellar instability. Arthroscopy. 2015;31(3):422-427.

[13] Sanchis-Alfonso V, Merchant AC. Iatrogenic medial patellar instability: an avoidable injury. Arthroscopy. 2015;31(8): 1628-1632.

[14] Ceder LC, Larson RL. Z-plasty lateral retinacular release for the treatment of patellar compression syndrome. Clin Orthop. 1979;(144):110-113.

[15] Marumoto JM, Jordan C, Akins R. A biomechanical comparison of lateral retinacular releases. Am J Sports Med. 1995;23(2):151-155.

[16] Fulkerson JP, Gossling HR. Anatomy of the knee joint lateral retinaculum. Clin Orthop. 1980;(153):183-188.

[17] Goodfellow J, Hungerford DS, Zindel M. Patello-femoral joint mechanics and pathology. 1. Functional anatomy of the patello-femoral joint. J Bone Joint Surg Br. 1976;58(3):287-290.

[18] Lieb FJ, Perry J. Quadriceps function. An anatomical and mechanical study using amputated limbs. J Bone Joint Surg Am. 1968;50(8):1535-1548.

[19] Montgomery WH, Pink M, Perry J. Electromyographic analysis of hip and knee musculature during running. Am J Sports Med. 1994;22(2):272-278.

[20] Ishibashi Y, Okamura Y, Otsuka H, Tsuda E, Toh S. Lateral patellar retinaculum tension in patellar instability. Clin Orthop. 2002;(397):362-369.

[21] Fithian DC, Mishra DK, Balen PF, Stone ML, Daniel DM. Instrumented measurement of patellar mobility. Am J Sports Med. 1995;23(5):607-615.

[22] Fulkerson JP. Diagnosis and treatment of patients with patellofemoral pain. Am J Sports Med. 2002;30(3): 447-456.

[23] Post WR. Anterior knee pain: diagnosis and treatment. J Am Acad Orthop Surg. 2005;13(8):534-543.

[24] Servien E, Verdonk PC, Neyret P. Tibial tuberosity transfer for episodic patellar dislocation. Sports Med Arthrosc Rev. 2007;15(2):61-67.

[25] Fulkerson JP, Shea KP. Disorders of patellofemoral alignment. J Bone Joint Surg Am. 1990;72(9):1424-1429.

[26] Kolowich PA, Paulos LE, Rosenberg TD, Farnsworth S. Lateral release of the patella: indications and contraindications. Am J Sports Med. 1990;18(4):359-365.

[27] Nam EK, Karzel RP. Mini-open medial reefing and arthroscopic lateral release for the treatment of recurrent patellar dislocation: a medium-term follow-up. Am J Sports Med. 2005;33(2):220-230.

[28] Small NC, Glogau AI, Berezin MA. Arthroscopically assisted proximal extensor mechanism realignment of the knee. Arthroscopy. 1993;9(1):63-67.

[29] Bedi H, Marzo J. The biomechanics of medial patellofemoral ligament repair followed by lateral retinacular release. Am J Sports Med. 2010;38(7):1462-1467.

[30] Aglietti P, Pisaneschi A, De Biase P. Recurrent dislocation of patella: three kinds of surgical treatment. Ital J Orthop Traumatol. 1992;18(1):25-36.

[31] Hughston JC, Deese M. Medial subluxation of the patella as a complication of lateral retinacular release. Am J Sports Med. 1988;16(4):383-388.

[32] Aglietti P, Buzzi R, De Biase P, Giron F. Surgical treatment of recurrent dislocation of the patella. Clin Orthop. 1994;(308):8-17.

[33] Hughston JC, Flandry F, Brinker MR, Terry GC, Mills JC. Surgical correction of medial subluxation of the patella. Am J Sports Med. 1996;24(4):486-491.

[34] Nonweiler DE, DeLee JC. The diagnosis and treatment of medial subluxation of the patella after lateral retinacular release. Am J Sports Med. 1994;22(5):680-686.

[35] Pagenstert G, Wolf N, Bachmann M, et al. Open lateral patellar retinacular lengthening versus open retinacular release in lateral patellar hypercompression syndrome: a prospective double-blinded comparative study on complications and outcome. Arthroscopy. 2012;28(6):788-797.

第十三章

股四头肌成形

Daniel W. Green, Elizabeth A. Arendt, Colleen Wixted, Meghan Price

概述

发病机制

- 股四头肌成形术或股四头肌延长术可解除股四头肌挛缩或力线错位引起的异常应力，从而阻止髌骨在屈膝活动中在股骨滑车外侧滑动。
- 这项手术常用于治疗小儿先天性或习惯性髌骨脱位。
- 这项手术通过对伸肌群的去扭转和（或）延长，使髌骨在屈膝运动中保持在股骨滑车内侧。
- 如果用于仍有明显生长潜力的患者，股四头肌成形术甚至可能使滑车轨道改建，从而在屈膝运动中重新定位髌骨在滑车的位置。
- 对于儿童及青少年患者，这项手术能最大限度地矫正屈膝运动中髌骨的习惯性脱位。不过这种在每次屈膝过程中均发生的髌骨脱位相对少见。
- 这类病例一般会存在股四头肌挛缩和功能轴向外侧移位。因此，外科手术的关键在于进行髌骨力线的校准和伸肌群畸形的矫正。如果不能做到这两点，长度不足的股四头肌将会继续限制正常的髌骨滑动，这体现在两方面：如果通过手术将髌骨固定在正常位置，它将限制膝关节的最大屈曲程度；或使重建的内侧结构负荷过大，引起经常性髌骨向外侧脱位。
- 本章中介绍了几种不同的股四头肌成形术，包括 Thompson-Payr 式、Judet 式、Z 形延长术和 V-Y 成形术（Curtis 和 Fisher 式）。
- 这些术式的基本原理都是股四头肌的延长和松解，或者髌骨侧方韧带的延长。本章中讨论的术式有作用于股四头肌远端的股四头肌腱 V-Y 成形术，股四头肌腱的 Z 形延长术，还有作用于股四头肌整体的 Judet 式股四头肌成形术。

分类

- 组织学上，儿童的髌骨脱位一般简单分为创伤性的和先天性的；然而，近年来出现了一些更为细致、特别的分类方法。
- 大部分分类方法涉及解剖性质、生物力学性质、病理生理性质和临床分型。
- 作者更为倾向于沿用经典分类方法，将儿童髌骨脱位分成 3 种：创伤性脱位（急性或复发性）、习惯性况位（不论是在屈膝运动或伸膝运动中出现）、固定性脱位（表 13.1）。
- 创伤性脱位是急性单次外伤导致的，常合并有渗出和运动障碍；复发性脱位是指由于创伤或非创伤因素在第一次脱位后反复出现的脱位现象。
- 屈膝运动时髌骨的习惯性脱位是本章中关节脱位的最常见形式。在这些病例中，每次屈膝时，髌骨从股骨滑车滑出，进入股骨外髁外侧，与此同时，只有当腿完全伸直时髌骨才能回位。习惯性脱位是伸肌群短的最常见表现。
- 固定性脱位很少见，是指髌骨在伸膝或屈膝时不

表 13.1 髌骨脱位的 Green 分类

分类	脱位	出现时机
1 型	创伤性	急性或复发性
2 型	习惯性	在屈膝或伸膝时
3 型	固定性	

能移动。手术解决这种脱位必须用到股四头肌延长术。

- 习惯性脱位和固定性脱位都有明显症状，也会伴随其他一些先天畸形，包括骨发育不全、Rubinstein-Taybi 综合征、Kabuki 综合征、唐氏综合征、指（趾）甲 - 髌骨综合征、Marfan 综合征、脑瘫或者 Ehlers-Danlos 综合征。
- 股四头肌成形术的适应证和禁忌证见表 13.2.

股四头肌成形术

V-Y 成形术

- 历史最悠久的股四头肌成形术之一就是 V-Y 成形术，也可称为 V-Y 延长术，由 Curtis 和 Fischer 于 1969 年报道。
- 这项技术包括从股四头肌腱及其附着下方的股骨，将伸肌群的内侧和外侧松解。需通过分离内侧及外侧的支持带来达到这一目的。如果存在胫骨外翻和外旋，则需要松解或延长髂胫束（ITB）。对内侧肌群和外侧肌群的锐性分离后，做股四头肌腱 V 形切口。将外侧支持带从股骨表面松解。将膝关节屈曲至大约 60°，这样股四头肌腱可以在伸长状态下缝合，也就是 V 形到 Y 形的变化。之后，将内侧肌群和外侧肌群重新缝合至股四头肌腱（图 13.1）
- 这项技术开展后效果明显。Abdelaziz 等和 Tercier 等报道了这项技术的效果，然而，值得注意的是他们都将这项技术应用于先天性膝关节脱位（CDK）的患者，而不是先天性髌骨脱位的患者。在 2011 年，Abdelaziz 等报道了一组包括 11 例 CDK 儿童进行了一系列石膏固位、V-Y 股四头肌成形术（VYQ）或者经皮股四头肌缩短术。其中存在膝关节复发性脱位，或者影像学显示脱位，关节活动度少于 30° 的 CDK 严重患者，进行了 VYQ。有 4 例膝关节直接进行了 VYQ。最初，作者因病例出现伤口裂开和感染不太乐观，但最终发现 VYQ 是解决严重膝关节脱位的唯一手段。另外，尽管最初存在感染，但所有儿童均可自主行走，所有患儿家长都对效果表示满意，最终的膝关节评分都达到了"很好"或"好"。
- 为了避免 VYQ 的一些并发症，包括伤口粘连和股四头肌延长不足，Tercier 等在 20 例儿童患者（33 个膝关节）中进行了改良式 VYQ。这种术式是将股直肌从下方股中间肌上分离出来并提高。作者使用这种方法获得了较好的效果并避免了上述的并发症。大部分儿童可进行社区步行活动，并且膝关节活动度可达到 90°。另外，无症状的 CDK 患者股四头肌肌力恢复到 5 级，且只出现了轻微伸膝障碍。

表 13.2　股四头肌成形术的适应证和禁忌证（股四头肌延长）

适应证	禁忌证
• 习惯性或固定性髌骨脱位，在屈膝运动中不能维持在股骨滑车内，在大范围侧方松解或延长术后仍不能维持	• 股四头肌松弛或无功能 • 严重的韧带缺失 • 不能依从简单的康复训练

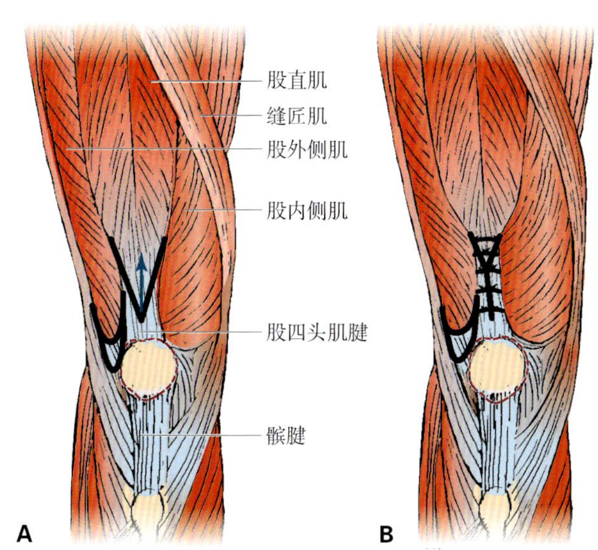

图 13.1　A、B. V-Y 成形术

Judet 式股四头肌成形术

- Judet 在 1956 年首次报道了 Judet 术式，之后继续被 Bellemans 和 Daoud 使用。该术式是一种扩大的股四头肌成形术，主要有 3 个步骤。首先，做纵行外侧切口或内侧髌骨旁切口，将内侧和外侧的支持带松解。做长外侧切口，使股外侧肌从股骨粗线上分离，松解股中间肌，并将其从股骨前侧和外侧提起。之后，将股外侧肌的外侧半边交叉，并缝合于伸肌群和股骨前方骨皮质之间。
- 对于膝关节被迫处于过伸位（膝反屈）的病例，

Burnei 等报道了加做内收肌群的松解、股神经的纵向分离，并将股中间肌腱完全分离。

- 为了控制切口和瘢痕的长度，出现了改良 Judet 术式。不再使用长外侧切口，使用远端后外侧入路暴露股骨远端 1/3。之后，分离表面的 ITB，使股外侧肌与外侧肌间隔分离。从股骨表面松解股中间肌和股四头肌腱，这样就可以活动膝关节。在内侧伸肌群，股内侧肌，内侧支持带从股骨内髁游离后，股内侧肌即可从股骨粗线分离。再通过另一处外侧切口，可将股外侧肌从它的起点，即转子间嵴松解。最后，进行 ITB 的 Z 形延长术，使膝关节在最大屈曲角度时进行 ITB 前瓣和后瓣的缝合。
- 因为 Judet 术式更常用于成年患者，很少有文献报道儿童患者的术后结局。然而，目前所有的文献报道都显示该术式在成年病例中具有良好的效果和较少的并发症。在病例报道中，大部分患者可以恢复到接近 70° 的膝关节活动度，达到"很好"或"好"的水平。没有患者出现伸肌无力，或者感觉到"差"的水平。
- Mahran 等报道了 19 例改良 Judet 式股四头肌成形术，术后患者的膝关节活动度非常好（平均达到 93.5°），并且很少出现并发症。

Thompson–Payr 式股四头肌成形术

- Thompson 和 Payr 报道了远端股四头肌成形术。该术式采用外侧入路，将股内侧肌和股外侧肌与髌骨和股四头肌腱分离。然后将股直肌与股骨和股中央肌分离。将股中央肌的近端起点从股骨表面分离，并测试关节屈曲角度。如果屈曲角度不够理想（< 100°），可继续对股直肌腱行 Z 形成形。最后，在膝关节屈曲约 90° 时，将股内侧肌和股外侧肌均缝合于股直肌腱上。很多文献报道了多种对于该术式的改良，因为这种术式有很高的致残率，包括皮肤坏死和伸展无力现象。
- Burnei 等通过一个 76 例严重医源性新生儿股四头肌挛缩患者的队列，对比了接受 Thompson–Payr 远端股四头肌成形术（n=34）或改良 Judet 术式（n=94）的术后效果。研究者改良 Judet 术式的方法是内收肌松解，股神经轴向游离，并取小腿筋膜瓣置于髌骨上。两组都获得了一定程度的关节活动度改善：不过 Thompson–Payr 术式被应用于关节活动限制更少的患者，最终该队列研究显示关节活动度改善范围为 37° ~115°。改良 Judet 术式被应用于难度更大的病例，结果显示关节活动度改善范围在 –3° ~80°。Judet 术式组的再次手术率为 14.9%（14 例），而 Thompson–Payr 术式组的再次手术率为 5.9%（2 例）。两种手术出现并发症的概率和种类有差异：Judet 术式大部分并发症为皮肤坏死（12.8%）和股神经损伤（4.25%）。而 Thompson–Payr 术式更多出现的是主动伸膝功能丧失（11.8%）。基于这些数据，Burnei 等认为改良 Judet 术式明显更有优势，因为可达到更高的术中屈曲角度，而且力学相关并发症更少。
- 很少文献提到 Thompson–Payr 术式用于纠正儿童患者的习惯性脱位。不过有研究报道用该术式治疗股四头肌挛缩和创伤后关节强直。Muteti 等报道了 Thompson–Payr 式股四头肌成形术在股四头肌挛缩的儿童病例中的应用，尽管关节活动度平均增长了 94.7°，但膝关节的开放手术还是会导致一些术后的髌骨不稳现象。
- 改良 Thompson–Payr 术式在小儿股四头肌挛缩性纤维化治疗中取得了较好的效果，该术式的股四头肌成形是基于利用远端肌皮瓣延长股直肌，而不是以往的股中间肌。与之前 Burnei 的研究不同，Fiogbe 等报道了一组术后活动度改善更好的病例（平均增加 108.5°），且有更少的皮肤、瘢痕相关的并发症、更少的血肿，没有出现伸膝无力现象。

Z 形延长术

- 作者对于股四头肌成形术一般选 Z 形延长，需要同时进行股四头肌的延长和外侧的松解。这项技术包括 4 个核心部分。首先，外侧的松解位于关节线的远端，然后进行股外侧肌腱远端的大范围松解（图 13.2 A、B）。为了延长股直肌腱，Z 形的近端需从中线向内侧做切口，远端切口是从中线向外侧做（图 13.2 C）。这一步需要利用远端股直肌腱的全长，最终长度应该在关节屈曲约 60° 时确定。之后，保持关节屈曲约 60°，将之前分离的股外侧肌腱重新缝合至延长的股直肌腱近端（图 13.2 D）。
- 股四头肌成形术的操作步骤参见图 13.3 和图 13.4。
- 在 2005 年，Fucs 等建立了一个包含 8 例关节挛

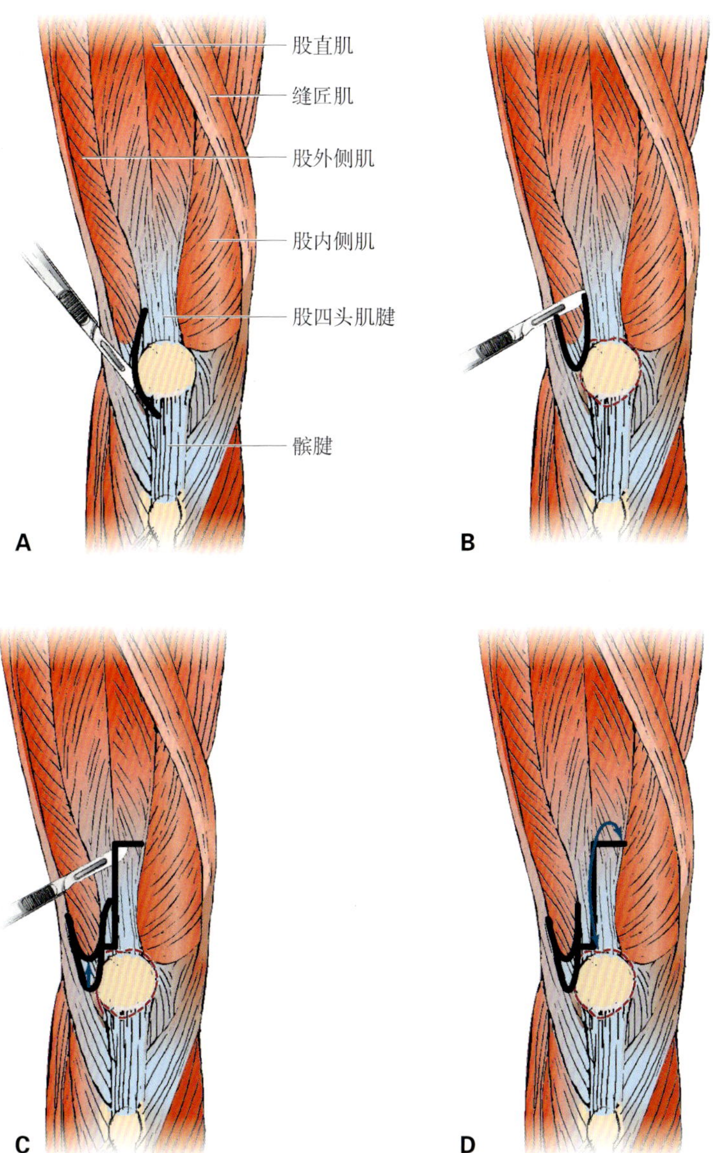

图 13.2 A. 关节线远端进行外侧松解。B. 松解股外侧肌远端。C. Z 形的近端切口从中线向内侧切开，远端切口从中线向外侧切开。D. 当膝关节屈曲约 60°时，将股外侧肌腱重新连接到延长的股直肌腱近端

缩的患者（11 个膝关节）的队列，经过 Z 形延长股四头肌成形术后，其中 5 例患者获得了令人满意的结果（8 个膝关节）。他们将满意的结果定义为畸形的矫正，良好的步态，关节吻合好，良好的关节活动度，并且不需要矫形器。这些病例中没有出现感染、皮肤问题，或者系统性并发症，所有的膝关节至少达到了股四头肌肌力 4 级，且膝关节平均活动度达到 66°。在最后一次随访中，这 8 例患者中有 7 例可以在社区内行走，另外 1 例可以佩戴膝踝足矫形器在家中行走。Fucs 等得出的结论是，对于有严重畸形的年轻患者，或者经保守治疗失败的大龄儿童，Z 形股四头肌成形可以获得较好的畸形矫正和关节吻合度。

- 在一个包含 92 例因肌内注射导致股四头肌纤维化患者的队列研究中，Soumah 等同样报道了股四头肌成形 Z 形延长术（被应用于其中 56.5% 的病例）是恢复膝关节功能运动范围和伸展范围的最有效的技术。
- Kocon 等报道了因唐氏综合征导致的髌骨不稳定的 8 例儿童患者（10 个膝关节），进行 Green 式

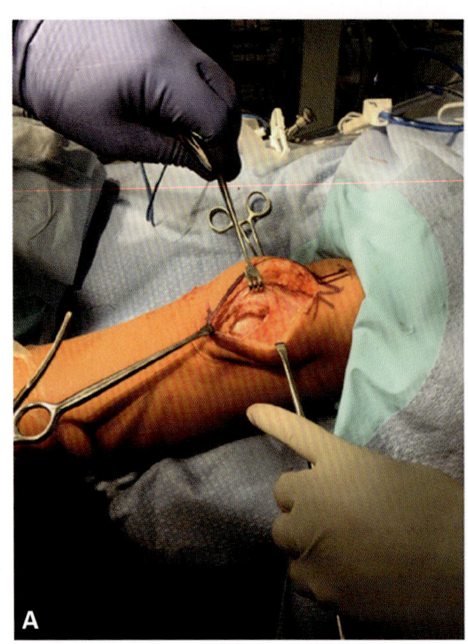

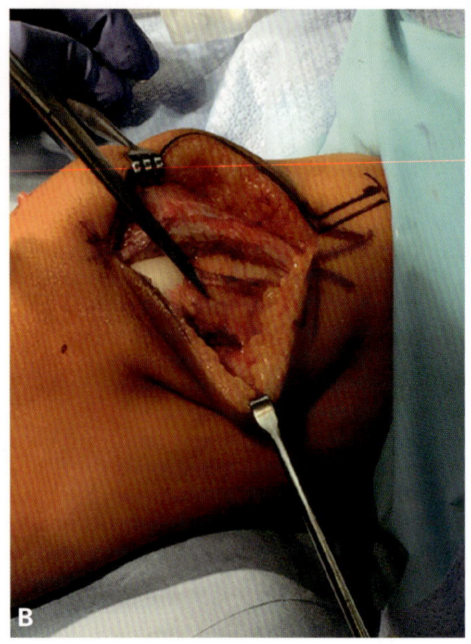

图 13.3 A. 步骤 1：外侧松解。B. 步骤 2：从髌骨和毗邻股直肌腱松解股外侧肌腱

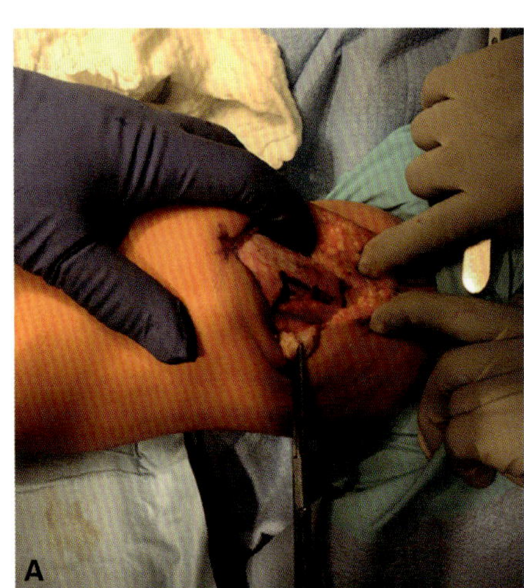

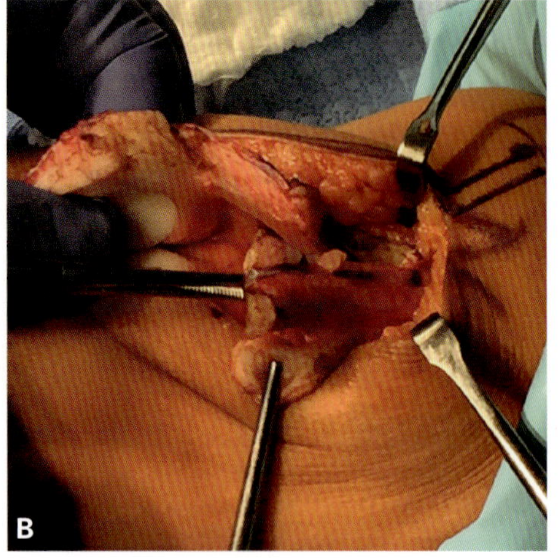

图 13.4 A. 步骤 3：股直肌腱上标记出 Z 形成形术切口。B. 股直肌及股中央肌腱全层切开，完成 Z 形延长。一般来说，在膝关节屈曲 60° ~70° 之间时确定股四头肌腱修复长度。最后，松解股外侧肌腱，并与延长的股四头肌腱缝合

股四头肌成形术（外侧松解，将股四头肌的内侧头转移至外侧髌骨，并加固髌骨内侧支持带和关节囊）。在平均 3 年 3 个月的随访中，7 例髌骨维持了良好的运动轨迹，髌骨位置得以纠正，无复发性脱位，只有 2 例膝关节手术效果不理想。

胫骨结节近端移位延长股四头肌

- 对于胫骨近端生长板已停止发育的青少年和成年患者，胫骨结节截骨术也是一种有效手段，可以帮助治疗习惯性脱位。这项手术中所用到的胫骨结节截骨术，可将胫骨结节和与之连接的髌腱向近端移位，从而缓解股四头肌长度不足的问题。胫骨结节截断后，一般可移动 10~13 mm，为防止股四头肌紧张，需在使用螺钉固定前，向近端移动至少 10 mm。
- Chen 等报道了 25 例进行改良式 Fulkerson 截骨术以纠正习惯性髌骨脱位的研究队列（年龄 17~28 岁）。在平均时长 36.8 个月的随访期内，髌骨力线（胫骨结节—滑车沟距离）和髌骨倾斜角明

显减小，Kujala 和 Lysholm 平均评分分别提高了 33.59 分和 38.19 分。患者术后反应良好，没有出现关节僵硬，且胫骨结节内旋转角度得到了显著提高。

内侧髌胫韧带重建：习惯性脱位的额外准备

- 除了通过股四头肌成形术改善伸肌功能，近年来内侧髌胫韧带（MPTL）重建对于改善习惯性脱位的重要性受到了越来越多的关注。Conlan 等首次通过生物力学研究探索了髌腱内侧缘的作用，后续的其他生物力学研究也通过相似的方式开展。
- 在这些研究中，研究者使用直接的外侧作用力作用于接近完全伸直的膝关节，并评估其主要和次级稳定性。总体来说，研究者们都认同了 MPFL 是应对侧方移位的主要稳定结构，它提供了 50%~60% 的约束力。研究者们对于次级稳定结构对于稳定约束力的贡献程度的观点却不统一：MPTL 承担的约束力被认为在 0~24% 之间，而内侧髌骨半月板韧带（MPML）则被认为在 8%~38% 之间。
- Philippot 首次利用尸体标本在膝关节完全伸直至屈曲 90° 过程中，进行了评估关节内侧结构的研究。MPTL 和 MPML 作为一个整体承担侧方应力的作用，在伸展时为 26%，在屈曲 90° 时达到 46%。在屈曲至 90° 时，MPTL 和 MPML 承担了髌骨倾斜力量的 72% 和髌骨旋转力量的 92%。对 MPTL 和 MPML 没有分开进行力学检测。
- 其他关于 MPTL 和 MPML 的解剖和生物力学研究显示其对于髌骨的其他运动也有重要作用：在主动伸膝的终点，这两组韧带可以抵消股四头肌的收缩力；特别当膝关节深度屈曲时，此时在韧带都收紧的情况下，它对于膝关节外侧移位、倾斜、旋转的稳定贡献更大。
- 从讨论 MPTL 重建的文献报道中可以得到关于 MPTL 功能的临床证据。仅有的一篇关于报道习惯性髌骨脱位患者（年龄小于 7 岁的儿童）的研究显示，临床影像学资料提示韧带广泛性松弛合并有滑车发育不良。研究者进行了“四合一”手术，包括 Galeazzi 技术（模拟 MPTL）、外侧韧带松解、Insall 近端技术（股内侧肌近端、远端转位）以及 Roux-Goldthwait 技术。没有患者出现髌骨不稳定的复发。
- 重建时尽管应该考虑到不同的解剖因素，但是研究者们一致认为 MPTL 和 MPML 一般定位于髌腱内侧附近。争议在于 MPTL 应植入距离关节线多远（如距离关节线 10~20 mm）和与髌腱的交角应为多大。
- 临床研究和生物力学数据显示，MPTL 应在膝关节屈曲 90° 时植入，这样可以与髌腱达到相似的张力大小。这可以使其在屈曲时可正常运动，使髌股关节在伸展时不会因压力过大或张力过大而导致疼痛。
- 股四头肌成形术的经验与教训见表 13.2。

病例 1

- 一例蜡泪样骨病男性患儿，11 岁，在 7 岁时一次踢足球中首次出现左侧髌骨复发性半脱位。在数次复发后，到一家医疗机构接受外侧松解术，术后初期症状缓解，但之后出现髌骨外侧移位。在进一步使用 Galeazzi 技术进行 MPFL 重建后有了明显改善，但术后 1 年左右患儿突发摔倒，此后出现双侧下肢不等长、膝外翻、进行性髌骨半脱位以及外侧移位（图 13.5）。患儿可以进行体育运动和舞蹈训练，没有疼痛感。

表 13.2 股四头肌成形术的经验与教训

经验	教训
• 在进行下列处理 MPFL 之前的各阶段时，重新评估髌骨在屈曲时的运动轨迹 • 将从关节线到股外侧肌腱的外侧部分完全松解之后 • 将股外侧肌腱从髌骨和邻近股四头肌腱分离松解后 • 完成股直肌和骨中央肌腱 Z 形成形术之后	• 过度延长股四头肌可能导致伸肌群无力
• 一旦屈曲运动时髌骨在滑车沟内运动轨迹良好，则不再需要其他松解或延长手术	• 延长不足可能导致膝关节屈曲受限
• 在膝关节屈曲 60° 时调整股四头肌长度	• 股四头肌延长术需要术后较长时间的康复训练，大约 3 个月才能达到股四头肌的功能强度

- 为了解决他复发性髌骨脱位和股四头肌紧张的问题，医生为他进行了开放式外侧松解和 Z 形延长术，并通过半肌腱异体移植重建 MPFL。同时为了矫正术后出现的膝外翻，在股骨远端内侧置入了铰链板以引导植体介导的生长（图 13.6）。

病例 2

- 16 岁男性患者，因指（趾）甲—髌骨综合征引起右膝关节先天性髌骨固定性脱位（图 13.7）。他曾行股骨远端和胫骨近端的半骺板阻滞术以矫正膝外翻，并在术后 2 年取出金属内固定。他还进行了股四头肌延长术，肌筋膜室松解术，胫骨结节截骨术和内侧半月板切除术，关节镜下外侧和内侧半月板部分切除术，大腿后群肌腱自体移植 MPFL 重建术。在 2.8 年的随访中，患者情况良好，髌骨位置居中，双腿存在轻微长度差异（因右侧膝关节无法完全伸直导致），还有外侧半月板后角残余（图 13.8）。患者本人无症状，行走良好，几乎可以进行所有运动。然

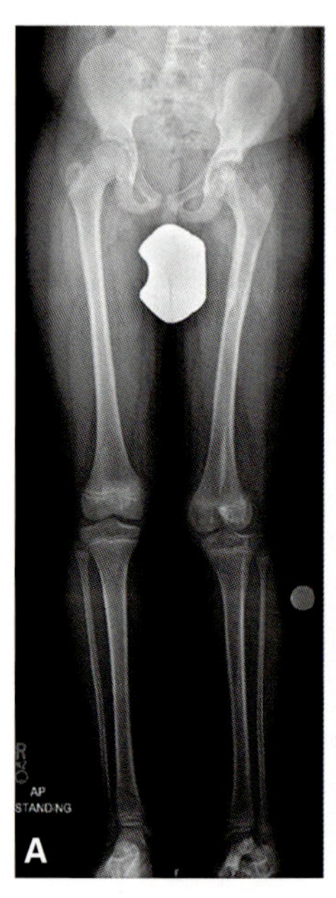

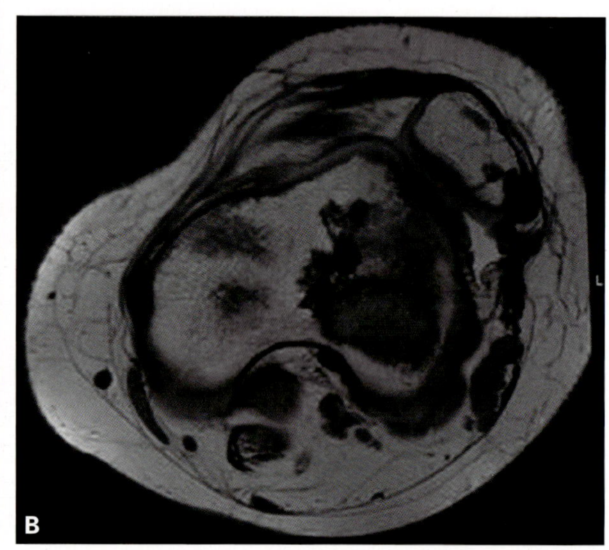

图 13.5 A. 术前站立位双下肢全长正位片显示左侧髌骨侧方移位。B. MRI 显示髌骨侧向移位和严重的滑车发育不良

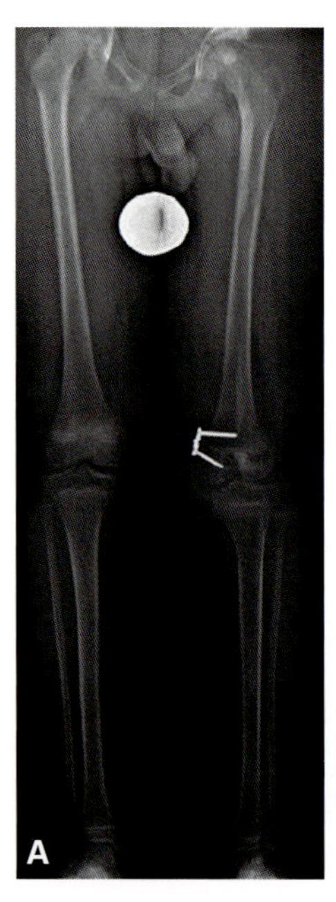

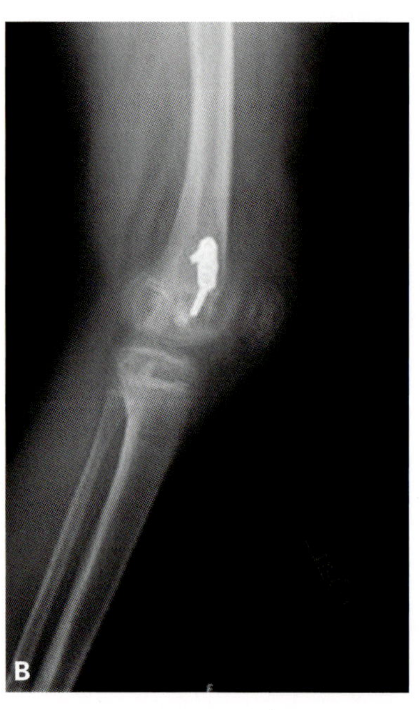

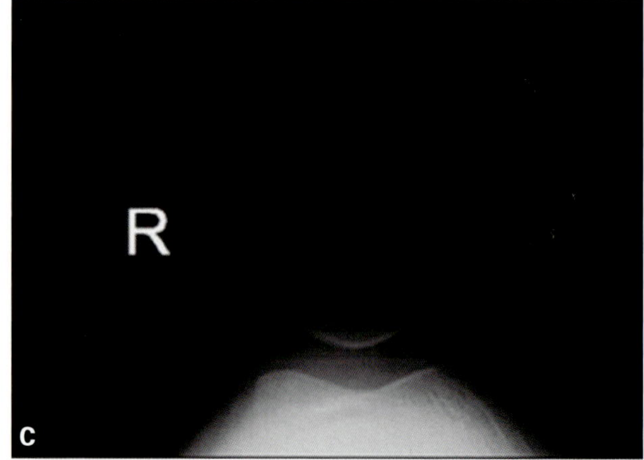

图 13.6 A. 术后站立位片显示左侧髌骨位置可，侧方移位消失。B. 术后侧位片。C. 术后轴位片

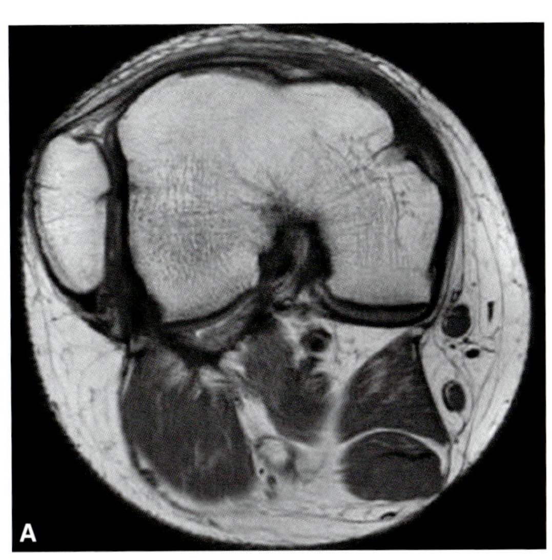

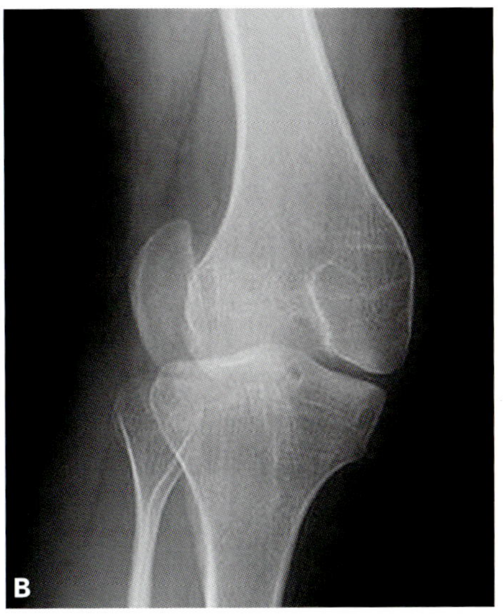

图 13.7 A. 16 岁男性患者术前 MRI 显示右膝髌骨固定性外侧脱位。B. 16 岁男性患者术前平片显示右膝髌骨固定性外侧脱位

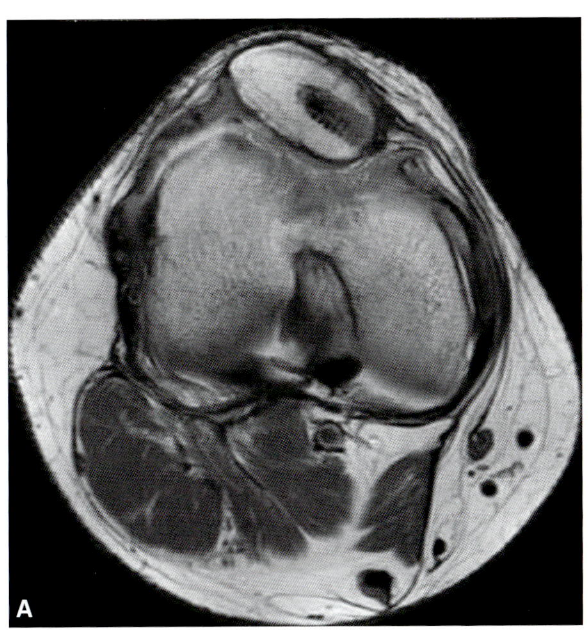

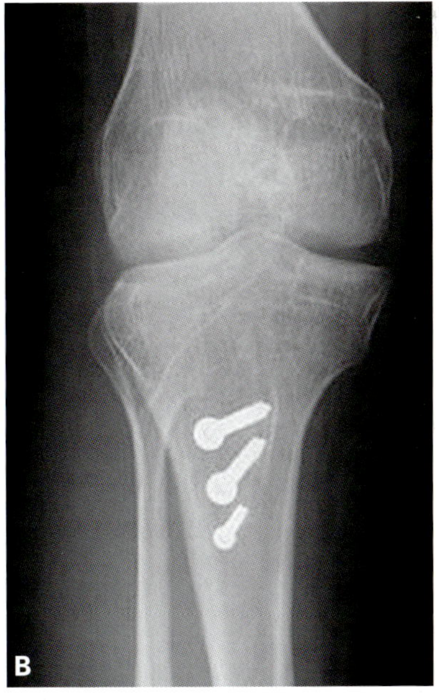

图 13.8 A. 术后两年的 MRI 显示右侧髌骨位于股骨滑车沟中央。B. 术后 3 年 X 线片显示髌骨位置良好

而，患者主诉有固定物引起的疼痛，准备手术移除内固定。

术后管理

- 0~2 周：制动，膝关节固定在伸直位。
- 2~4 周：活动髌骨，活动股四头肌，电刺激，活动度在 0° ~45°。
- 4~6 周：髌骨活动，活动股四头肌，电刺激，活动度在 0° ~90°。

结果

- 股四头肌成形术不常用于儿科患者，一些病例报告显示在成年患者中应用股四头肌成形术能得到较好的结果，可以矫正关节屈曲困难和强直。本章中也提到一些病例将股四头肌成形术应用于先天性膝关节脱位或者髌骨脱位的患者中。大多数研究显示，这是一项安全、有效的治疗手段，患者能达到较好或很好的关节屈曲角度，并很少出现并发症。

- 采用股四头肌成形术治疗儿童髌骨不稳定的报道非常少，不过仅有的报道显示效果很好。早期的文献显示该术式对于有两种综合征（如 Rubinstein-Taybi 综合征或其他一些综合征）和习惯性脱位的患者效果良好。特别的是，Bergman 强调了对于屈曲运动中习惯性髌骨脱位患者进行股四头肌延长的重要性，在他们的研究中，经过股四头肌成形术的 35 个膝关节中 79% 在术后 6 年 9 个月的随访中表现正常。Mehlman 强调的则是股四头肌成形术带来的股四头肌活动度的增加，因为没有接受该手术的 Rubinstein-Taybi 综合征患者需要进行髌骨修正手术的可能性增加了 2.7 倍。然而，在早期报道中这项手术会带来一些并发症，包括伸肌无力和复发性脱位（与术后出现膝外翻相关）。
- 有一些研究着重于评估股四头肌成形术作用于先天性脱位儿童人群的效果。一般来说，这些患者在婴儿时期或者 5 岁以前就接受了手术，其中大部分可以得到主动的伸膝和屈膝功能，能够自主行走。
- Martin 在 6 例患者的病例研究（平均年龄在 16 岁）中证实了该手术的积极意义，虽然他的患者中出现了股骨伸肌群延长术的并发症：习惯性脱位和伸肌群挛缩，但所有病例的膝关节屈曲角度达到了平均 120°。然而，虽然所有患者都存在一些小的并发症，并表示不后悔做这个手术，但其中一些病例在进行等速肌力测试时显示股四头肌出现肌力下降的情况。

并发症

- 股四头肌肌力下降。
- 复发性髌骨脱位。
- 复发股四头肌挛缩。

结论

- 股四头肌成形术对于复杂的髌骨脱位有着重要意义，这些情况包括屈曲运动时的习惯性脱位和永久脱位。
- 大范围的外侧松解和股四头肌腱延长是股四头肌成形术的基本内容。

参考文献

[1] Green D. Surgical treatment of pediatric patella instability. In: Die Therapie Der Instabilen Patella. AGA-Komitee-Knie-Patelloformal; 2016:80-89.

[2] Parikh SN, Lykissas MG. Classification of lateral patellar instability in children and adolescents. Orthop Clin North Am. 2016;47(1):145-152. doi:10.1016/j.ocl.2015.08.016.

[3] Benoit B, Laflamme GY, Laflamme GH, Rouleau D, Delisle J, Morin B. Long-term outcome of surgically-treated habitual patellar dislocation in children with coexistent patella alta. J Bone Joint Surg Br. 2007;89(9):1172-1179.

[4] Daoud H, O'Farrell T, Cruess RL. Quadricepsplasty. The Judet technique and results of six cases. J Bone Joint Surg Br. 1982;64(2):194-197.

[5] Kundu Z, Sangwan S, Guliani G, Siwach R, Kamboj P, Singh R. Thompson's quadricepsplasty for stiff knee. Indian J Orthop. 2007;41(4):390. doi:10.4103/0019-5413.37004.

[6] Rose RE. Judet quadricepsplasty for extension contracture of the knee. West Indian Med J. 2005;54(4):238-241.

[7] Stanisavljevic S, Zemenick G, Miller D. Congenital, irreducible, permanent lateral dislocation of the patella. Clin Orthop Relat Res. 1976;116:190-199.

[8] Tercier S, Shah H, Joseph B. Quadricepsplasty for congenital dislocation of the knee and congenital quadriceps contracture. J Child Orthop. 2012;6(5):397-410. doi:10.1007/s11832-012-0437-8.

[9] ThompsonT. Quadricepsplasty. AnnSurg. 1945;121(5):751-754.

[10] Tsukamoto N, Miura H, Matsuda S, Mawatari T, Kato H, Iwamoto Y. Functional evaluation of four patients treated with V-Y quadricepsplasty in total knee arthroplasty. J Orthop Sci. 2006;11(4):394-400. doi:10.1007/s00776-006-1023-z.

[11] Weeks KD, Fabricant PD, Ladenhauf HN, Green DW. Surgical options for patellar stabilization in the skeletally immature patient. Sports Med Arthrosc Rev. 2012;20(3):194-202.

[12] Bongers E, Van Kampen A, Van Bokhoven H, Knoers N. Human syndromes with congenital patellar anomalies and the underlying gene defects. Clin Genet. 2005;68(4):302-319. doi:10.1111/j.1399-0004.2005.00508.x.

[13] Chotel F, Bérard J, Raux S. Patellar instability in children and adolescents. Orthop Traumatol Surg Res. 2014;100(1):S125-S137. doi:10.1016/j.otsr.2013.06.014.

[14] Ghanem I, Wattincourt L, Seringe R. Congenital dislocation of the patella. Part I: Pathologic anatomy. J Pediatr Orthop. 2000;20(6):812-816.

[15] Curtis BH, Fisher RL. Congenital hyperextension with anterior subluxation of the knee. Surgical treatment and longterm observations. J Bone Joint Surg Am. 1969;51(2):255-269.

[16] Abdelaziz TH, Samir S. Congenital dislocation of the knee: a protocol for management based on degree of knee flexion. J Child Orthop. 2011;5(2):143-149. doi:10.1007/s11832-011-0333-7.

[17] Judet R, Judet J. Bone compression in the treatment of pseudoarthroses and fresh fractures [in French]. Rev Chir Orthop Reparatrice Appar Mot. 1956;42(6):911.

[18] Bellemans J, Steenweckx A, Brabants K, Victor J, Lammens J, Fabry G. The Judet quadricepsplasty: a retrospective analysis of 16 cases. Acta Orthop Belg. 1996;62(2):79-82.

[19] Alici T, Buluç L, Tosun B, Sarlak AY. Modified Judet's quadricepsplasty for loss of knee flexion. Knee. 2006;13(4):

280-283. doi:10.1016/j.knee.2006.02.013.

[20] Burnei G, Neagoe P, Margineanu BA, Dan DD, Bucur PO. Treatment of severe iatrogenic quadriceps retraction in children. J Pediatr Orthop B. 2004;13(4):254-258.

[21] Mahran M, El Batrawy Y, Sala F, Al Kersh M. Quadricepsplasty: a sustained functional achievement in front of a deteriorated flexion gain. Injury. 2014;45(10):1643-1647. doi:10.1016/j.injury.2014.04.042.

[22] Massè A, Biasibetti A, Demangos J, Dutto E, Pazzano S, Gallinaro P. The judet quadricepsplasty: long-term outcome of 21 cases. J Trauma. 2006;61(2):358-362. doi:10.1097/01.ta.0000230281.31144.1d.

[23] Baciu C. Chirurgia Si Protezarea Aparatului Locomotor. Bucuresti, Romania: Editura Medicala; 1986.

[24] Payr E. Advanced experience in mobilization of stiff joints. Arch Chir. 1914;106:235-250.

[25] Nicoll EA. Quadricepsplasty. J Bone Joint Surg Br. 1963;45:483-490.

[26] Thompson TC. Quadricepsplasty to improve knee function. J Bone Joint Surg Am. 1944;26(2):366-379.

[27] Hahn SB, Choi YR, Kang HJ, Lee SH. Prognostic factors and long-term outcomes following a modified Thompson's quadricepsplasty for severely stiff knees. J Bone Joint Surg Br. 2010;92(2):217-221. doi:10.1302/0301-620X.92B2.22936.

[28] Moore TJ, Harwin C, Green SA, Garland DE, Chandler RW. The results of quadricepsplasty on knee motion following femoral fractures. J Trauma. 1987;27(1):49-51.

[29] Muteti E, Theuri J, Mead T, Gokcen E. Results of surgical treatment of quadriceps femoris/contracture in children. East African Orthpaedic J. 2009;3(2):69-72.

[30] Fiogbe MA, Gbenou AS, Magnidet ER, Biaou O. Distal quadricepsplasty in children: 88 cases of retractile fibrosis following intramuscular injections treated in Benin. Orthop Traumatol Surg Res. 2013;99(7):817-822. doi:10.1016/j.otsr.2013.04.014.

[31] Crenshaw AH, Wenger DR. Campbell's operative orthopedics. J Pediatr Orthop. 1987;7(5).

[32] Fucs PM, Svartman C, de Assumpção RM, Lima Verde SR. Quadricepsplasty in arthrogryposis (amyoplasia): longterm follow-up. J Pediatr Orthop B. 2005;14(3):219-224.

[33] Soumah MT, Sylla AI, Toure MR, et al. Quadriceps fibrosis following intramuscular injections into the thigh: apropos of 92 cases at the Ignace Deen Central University Hospital in Conakry [in French]. Med Trop (Mars). 2003;63(1):49-52.

[34] Kocon H, Kabacyj M, Zgoda M. The results of the operative treatment of patellar instability in children with Down's syndrome. J Pediatr Orthop B. 2012;21(5):407-410. doi:10.1097/BPB.0b013e328354f684.

[35] Akgun U. Modified Fulkerson osteotomy in recurrent patellofemoral dislocations. Acta Orthop Traumatol Turc. 2010;44(1):27-35. doi:10.3944/AOTT.2010.2143.

[36] Chen H, Zhao D, Xie J, et al. The outcomes of the modified Fulkerson osteotomy procedure to treat habitual patellar dislocation associated with high-grade trochlear dysplasia. BMC Musculoskelet Disord. 2017;18(1):73. doi:10.1186/s12891-017-1417-4.

[37] Karamehmetog˘lu M, Oztürkmen Y, Azboy I, Caniklioglu˘lu M. Fulkerson osteotomy for the treatment of chronic patellofemoral malalignment [in Turkish]. Acta Orthop Traumatol Turc. 2007;41(1):21-30.

[38] Conlan T, Garth WP, Lemons JE. Evaluation of the medial soft-tissue restraints of the extensor mechanism of the knee. J Bone Joint Surg Am. 1993;75(5):682-693.

[39] Desio SM, Burks RT, Bachus KN. Soft tissue restraints to lateral patellar translation in the human knee. Am J Sports Med. 1998;26(1):59-65.

[40] Hautamaa P V, Fithian DC, Kaufman KR, Daniel DM, Pohlmeyer AM. Medial soft tissue restraints in lateral patellar instability and repair. Clin Orthop Relat Res. 1998;(349):174-182.

[41] Panagiotopoulos E, Strzelczyk P, Herrmann M, Scuderi G. Cadaveric study on static medial patellar stabilizers: the dynamizing role of the vastus medialis obliquus on medial patellofemoral ligament. Knee Surg Sports Traumatol Arthrosc. 2006;14(1):7-12. doi:10.1007/s00167-005-0631-z.

[42] Philippot R, Boyer B, Testa R, Farizon F, Moyen B. Study of patellar kinematics after reconstruction of the medial patellofemoral ligament. Clin Biomech. 2012;27(1):22-26. doi:10.1016/j.clinbiomech.2011.08.001.

[43] Ebied AM, El-Kholy W. Reconstruction of the medial patello-femoral and patello-tibial ligaments for treatment of patellar instability. Knee Surg Sports Traumatol Arthrosc. 2012;20(5):926-932. doi:10.1007/s00167-011-1659-x.

[44] Garth WP, Connor GS, Futch L, Belarmino H. Patellar subluxation at terminal knee extension: isolated deficiency of the medial patellomeniscal ligament. J Bone Joint Surg Am. 2011;93(10):954-962. doi:10.2106/JBJS.H.00103.

[45] Aulisa AG, Falciglia F, Giordano M, Savignoni P, Guzzanti V. Galeazzi's modified technique for recurrent patella dislocation in skeletally immature patients. J Orthop Sci. 2012;17(2):148-155. doi:10.1007/s00776-011-0189-1.

[46] Brown GD, Ahmad CS. Combined medial patellofemoral ligament and medial patellotibial ligament reconstruction in skeletally immature patients. J Knee Surg. 2008;21(4):328-332.

[47] Drez D, Edwards TB, Williams CS. Results of medial patellofemoral ligament reconstruction in the treatment of patellar dislocation. Arthroscopy. 2001;17(3):298-306. doi:10.1053/jars.2001.21490.

[48] Giordano M, Falciglia F, Aulisa AG, Guzzanti V. Patellar dislocation in skeletally immature patients: semitendinosous and gracilis augmentation for combined medial patellofemoral and medial patellotibial ligament reconstruction. Knee Surg Sports Traumatol Arthrosc. 2012;20(8):1594-1598. doi:10.1007/s00167-011-1784-6.

[49] Grannatt K, Heyworth BE, Ogunwole O, Micheli LJ, Kocher MS. Galeazzi semitendinosus tenodesis for patellofemoral instability in skeletally immature patients. J Pediatr Orthop. 2012;32(6):621-625. doi:10.1097/BPO.0b013e318263a230.

[50] Hall JE, Micheli LJ, McManama GB. Semitendinosus tenodesis for recurrent subluxation or dislocation of the patella. Clin Orthop Relat Res. 1979;(144):31-35.

[51] Hinckel BB, Gobbi RG, Demange MK, Bonadio MB, Pécora JR, Camanho GL. Combined reconstruction of the medial patellofemoral ligament with quadricipital tendon and the medial patellotibial ligament with patellar tendon. Arthrosc Tech. 2016;5(1):e79-e84. doi:10.1016/j.eats.2015.10.004.

[52] Joo SY, Park KB, Kim BR, Park HW, Kim HW. The "fourin-one" procedure for habitual dislocation of the patella in children: early results in patients with severe generalised ligamentous laxity and aplasis of the trochlear groove. J Bone Joint Surg Br. 2007;89(12):1645-1649. doi:10.1302/0301-620X.89B12.19398.

[53] Myers P, Williams A, Dodds R, Bülow J. The three-in-one proximal and distal soft tissue patellar realignment

procedure. Am J Sports Med. 1999;27(5):575-579. doi:10.1177/036 35465990270050501.

[54] Sobhy MH, Mahran MA, Kamel EM. Midterm results of combined patellofemoral and patellotibial ligaments reconstruction in recurrent patellar dislocation. Eur J Orthop Surg Traumatol. 2013;23(4):465-470. doi:10.1007/s00590-012-0999-7.

[55] Zaffagnini S, Grassi A, Marcheggiani Muccioli GM, et al. Medial patellotibial ligament (MPTL) reconstruction for patellar instability. Knee Surg Sports Traumatol Arthrosc. 2014;22(10):2491-2498. doi:10.1007/s00167-013-2751-1.

[56] Hinckel BB, Gobbi RG, Kaleka CC, Camanho GL, Arendt EA. Medial patellotibial ligament and medial patellomeniscal ligament: anatomy, imaging, biomechanics, and clinical review. Knee Surg Sports Traumatol Arthrosc. 2018;26(3):685-696. doi:10.1007/s00167-017-4469-y.

[57] Kruckeberg BM, Chahla J, Moatshe G, et al. Quantitative and qualitative analysis of the medial patellar ligaments: an anatomic and radiographic study. Am J Sports Med. 2018;46(1):153-162. doi:10.1177/0363546517729818.

[58] Tuxøe J, Teir M, Winge S, Nielsen P. The medial patellofemoral ligament: a dissection study. Knee Surg Sports Traumatol Arthrosc. 2002;10(3):138-140. doi:10.1007/s00167-001-0261-z.

[59] Beck P, Brown NAT, Greis PE, Burks RT. Patellofemoral contact pressures and lateral patellar translation after medial patellofemoral ligament reconstruction. Am J Sports Med. 2007;35(9):1557-1563. doi:10.1177/0363546507300872.

[60] Dao Q, Chen DB, Scott RD. Proximal patellar quadricepsplasty realignment during total knee arthroplasty for irreducible congenital dislocation of the patella. J Bone Joint Surg Am. 2010;92(14):2457-2461. doi:10.2106/JBJS.H.00812.

[61] Judet R, Judet J, Lord G. Results of treatment of stiffness of the knee caused by arthrolysis and disinsertion of the quadriceps femoris [in French]. Mem Acad Chir (Paris). 1959;85:645-654.

[62] Oliveria VG, D'Elia LF, Tirico LE, et al. Judet quadricepsplasty in the treatment of posttraumatic knee rigidity: long-term outcomes of 45 cases. J Trauma Acute Care Surg. 2012;72(2):E77-E80.

[63] Bergman NR, Williams PF. Habitual dislocation of the patella in flexion. J Bone Joint Surg Br. 1988;70(3):415-419.

[64] Mehlman CT, Rubinstein JH, Roy DR. Instability of the patellofemoral joint in Rubinstein-Taybi syndrome. J Pediatr Orthop. 1998;18(4):508-511.

[65] Roy DR, Crawford AH. Percutaneous quadriceps recession: a technique for management of congenital hyperextension deformities of the knee in the neonate. J Pediatr Orthop. 1989;9(6):717-719.

[66] Jackson AM, Hutton PA. Injection-induced contractures of the quadriceps in childhood. A comparison of proximal release and distal quadricepsplasty. J Bone Joint Surg Br. 1985;67(1):97-102.

[67] Madigan R, Wissinger HA, Donaldson WF. Preliminary experience with a method of quadricepsplasty in recurrent subluxation of the patella. J Bone Joint Surg Am. 1975;57(5):600-607.

[68] Borowski A, Grissom L, Littleton AG, Donohoe M, King M, Kumar SJ. Diagnostic imaging of the knee in children with arthrogryposis and knee extension or hyperextension contracture. J Pediatr Orthop. 2008;28(4):466-470. doi:10.1097/BPO.0b013e31816c4dd8.

[69] Martin BD, Cherkashin AM, Tulchin K, Samchukov M, Birch JG. Treatment of femoral lengthening-related knee stiffness with a novel quadricepsplasty. J Pediatr Orthop. 2013;33(4):446-452. doi:10.1097/BPO.0b013e3182784e5d.

第三部分

髌骨远端稳定技术

John P. Fulkerson

第十四章

胫骨结节截骨的思考

Jason Koh

概述

发病机制及背景

- 髌股关节疾病在人群中很常见，也常常有这类患者至骨科门诊就诊咨询。
- 据报道，在 13~19 岁的学生人群中，患有髌股关节疼痛者高达 30%，其中 74% 的患者运动水平会受到影响。
- 髌股关节软骨损伤也很常见，在超过 25 000 例的膝关节镜手术患者中，有 60% 发现有软骨损伤。
- 髌股关节不稳定也很常见，髌股关节脱位的发病率估计为 5.8/10 万，而在 10~17 岁年龄组中增加到 29/10 万。
- 非手术治疗后复发性髌骨不稳定的患者为 15%~44% 之间，此时通常需要进行手术干预。

解剖

- 髌股关节的功能通常由软组织和骨性结构之间复杂的相互作用维持。
- 稳定髌骨的解剖结构可分为 3 组。
- 第一组是主动稳定装置，即股四头肌的组成成分。髌骨上极的股四头肌腱由股直肌、股内侧肌、股外侧肌和股中肌于髌骨上极约 5~8 cm 处融合而成。髌腱则起于髌骨的下极，止于胫骨中线偏外的胫骨结节。髌腱的平均宽度为 24~33 mm，平均长度为 4.7 cm。
- 第二组是被动稳定装置，由包括内侧髌股韧带（Medial Patellofemoral Ligament，MPFL）的内侧支持带提供稳定作用。MPFL 是内侧支持带中增厚的部分，起于内收肌结节和内上髁之间，延伸到髌骨内侧缘近端，是髌骨外侧半脱位最主要的生物力学限制结构。MPFL 在膝关节屈膝 30° 过程中可以为髌骨提供 50%~60% 的内侧稳定性，对维持髌骨稳定至关重要。几乎所有髌骨脱位都会发生 MPFL 撕裂，而 MPFL 的相关损伤也是髌骨外侧不稳定反复发作的常见原因。
- 第三组是髌股关节的骨性结构及其形态，提供静态稳定性。骨性结构形态异常包括滑车发育不良、高位髌骨和胫骨结节过度外移。
- 髌股关节疼痛通常由髌骨轨迹异常和相关的软骨损伤引起。伸膝装置作用力方向对线不良可导致髌骨向外侧异常活动或客观的髌骨不稳定，并可继发软骨损伤。
- 目前已有 100 多种用于治疗髌股关节疾病的手术方法，其中许多手术方法旨在重新调整髌骨轨迹并使其接触压力正常化以缓解疼痛。
- 可通过多种手术矫正髌骨轨迹不良，包括外侧松解术、内侧支持带紧缩术、MPFL 重建术、滑车成形术和胫骨结节移位术。
- 合并与髌骨轨迹不良、外侧不稳定相关的髌股关节疼痛通常被认为是胫骨结节移位术的指征。当只有小部分或没有关节软骨损伤时，胫骨结节内侧移位可能是最合适的手术，例如 Elmslie-Trillat 截骨术。
- 然而，由于长期髌骨活动轨迹异常，大多数患者会因此导致髌骨远端内侧或中外侧面的软骨损伤。在这种情况下，建议使用 Fulkerson 胫骨结节前内移位术（Anteromedialization，AMZ）。
- AMZ 将有助于减轻髌骨远端面及外侧面的压力，

同时改善伸膝机制。AMZ 获得理想效果的前提是保留部分髌骨内侧和近端的关节软骨。因为该手术在进行胫骨结节内侧和前侧移位后，关节面的负荷会被转移到髌骨近端和内侧的关节面上。如果该区域软骨受损，则胫骨结节移位术不太可能成功。

胫骨结节截骨术的分类 / 分型

- 文献中描述了各种类型的胫骨结节截骨术（Tibial Tubercle Osteotomy，TTO），但其中许多术式已经很陈旧了。
- 两种最常用的截骨术是内侧移位术（Elmslie-Trillat 截骨术）和 AMZ（Fulkerson 截骨术）。同时也有多种在此基础上的改良术式被报道（图 14.1）。
- 内侧移位术（Elmslie-Trillat 截骨术）。
  - 适应证。
    - 髌骨不稳定合并胫骨结节外移。
    - 理想患者应具有良好的股四头肌肌力且保持运动活跃，并对术后康复计划具有良好的依从性。
    - 如果有关节软骨损伤，需主要位于髌骨外侧或滑车外侧的关节面。
    - 截骨术可以减轻这些外侧区域的压力负荷，创造有利的机械应力环境。
  - 禁忌证。
    - 大多数禁忌证是相对的。
    - 神经肌肉源性股四头肌无力。
    - 伸膝装置解剖对线“正常”。
    - 弥漫性或内侧软骨损伤。
    - 病史所述的不稳定与体格检查不一致或与髌骨不稳定不相一致。
    - 炎性关节炎。
- 由于会引起髌股关节炎发病率增加，胫骨结节后内侧移位术（Hauser 截骨术）已不推荐。
- 前方移位术（Maquet 截骨术）
  - 适用于髌骨下极损伤。
  - 如果胫骨结节抬高超过 2 cm，有皮肤坏死的风险。
- AMZ（Fulkerson 截骨术）：将在第十五章进行详细讨论。
- 表 14.1 列出了胫骨结节截骨术的适应证和禁忌证。

评估

病史

- 对髌股关节疾病患者进行准确的临床评估是有效治疗的基石。通过仔细的病史询问，外科医生应该了解疼痛的起因，并探明疼痛位置及其与膝关节屈曲活动的关系。这些将有助于关节病变的定位分析。
- 病史应列出症状发生的位置（膝前弥漫性还是外侧面）、持续时间（急性还是慢性）和诱因（创伤引起还是无明显诱因）。
- 应记录有关先前关节不稳病史的详细信息，包括发生次数、严重程度（完全脱位还是半脱位）、受伤机制（运动还是地面不平）以及活动受限程度。
- 了解患者之前的非手术治疗［包括使用非甾体类抗炎药（Nonsteroidal Anti-Inflammatory Drugs，NSAIDs）、关节腔注射、物理治疗和支具等］过

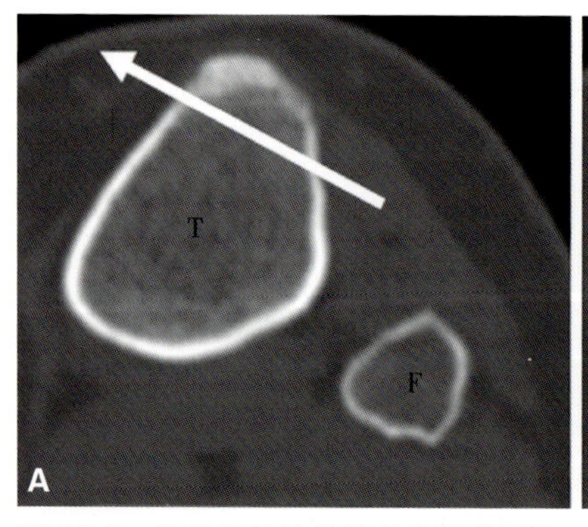

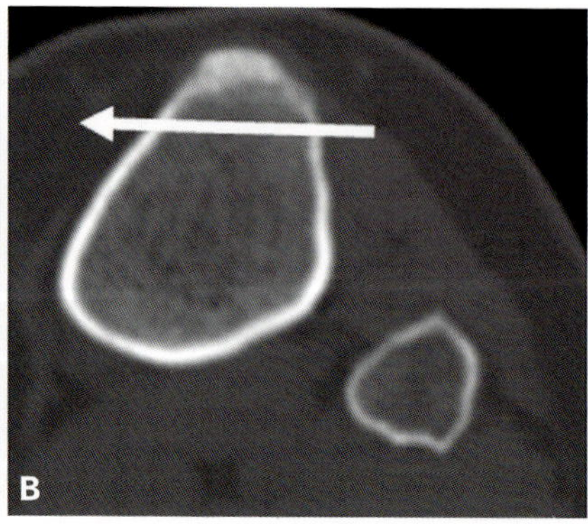

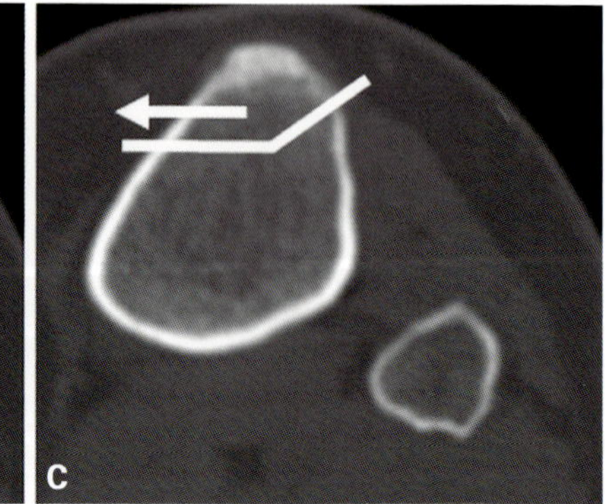

图 14.1 常见胫骨结节截骨术的截骨平面。A. AMZ（Fulkerson 截骨术）：倾斜度可根据术前计划的内移和前移程度而变化。B. 内移移位术（Elmslie-Trillat 截骨术）。C. 改良 Elmslie-Trillat 截骨术。通过倾斜（45°）侧向截骨产生梯形骨片以达到松质骨，水平截骨以允许直接内移。T，胫骨；F，腓骨

表 14.1　胫骨结节截骨术的适应证和禁忌证

适应证	禁忌证
• 髌骨不稳定 • 症状性髌骨外侧对线不良，包括髌骨外侧的轨迹异常，慢性髌骨外侧半脱位或复发性髌骨外侧不稳定，以及表现为胫骨结节—滑车沟（Tibial Tubercle–Trochlear Groove，TT—TG）距离增加的髌骨外侧对线不良 • TT—TG 距离过长可作为联合或不联合软组织手术的胫骨结节截骨术（TTO）的指征，如内侧髌股韧带重建 • 髌骨外侧或远端关节炎 • 当髌骨外侧对线不良导致伴或不伴髌骨不稳定的慢性疼痛时，通常伴有软骨损伤 • TTO 可以帮助重新调整伸膝机制并帮助减轻受损软骨负荷 • 软骨相关手术 • TTO 可作为髌股关节重建或修复手术的附加手术	• 骨骺未闭 • 严重的髌股关节炎 • 神经肌肉源性股四头肌无力 • 伸肌装置解剖学对线“正常”或正常 TT—TG 距离（即 TT—TG 距离 < 15 mm） • 伴有内侧、近端或弥漫性髌骨损伤，因为该手术会将负荷转移到髌骨的内侧和近侧区域。Ⅲ级或Ⅳ级滑车中央软骨病变也不太可能取得满意的手术效果 • 病史所述不稳定与体格检查不一致或与髌骨不稳定不相一致 • 炎性关节炎 • 相对禁忌证包括吸烟和术后康复依从性差

程和既往手术史。

- 患者个人基本信息是重要的预后指标，如年龄、体重指数、身体健康状况和情绪状态（如对治疗的期望、原因），可能会影响患者对 TTO 手术的选择。
- 还应询问患者有关 TTO 的潜在禁忌证，包括吸烟或对术后康复方案的依从性。

体格检查

- 对怀疑患有髌股关节疾病的患者，建议的体格检查内容包括：评估下肢对线、步态、髌骨移动度检查（髌骨倾斜和内外侧滑动）、髌骨轨迹（J 形征）、脱位恐惧测试、软组织压痛、髌骨研磨试验和肌肉软组织的柔韧性测试。
- J 形征测试是评估髌骨轨迹的一项体格检查内容，当膝关节从屈曲到完全伸直时，髌骨向外侧突然移位则表示 J 形征阳性。阳性提示可能有骨性结构对线异常、内侧软组织松弛或无力、外侧结构的紧张，或上述异常的某种组合。
- 髌骨脱位恐惧测试：患者处于仰卧位，膝关节伸直并且股四头肌放松。检查者将患者的髌骨向外侧被动推移。患者如出现股四头肌不对称性疼痛松弛、恐惧和（或）不自主收缩（即防护）以避免脱位，则测试结果阳性，是髌股关节不稳的表现。

影像学检查

- 详细询问病史和体格检查后，应拍前后位、侧位和轴位 X 线片。
- 膝关节屈曲 30° 的侧位 X 线片将显示是否有高位髌骨或低位髌骨。此外，伸膝位侧位 X 线片可以很好地评估有无髌骨倾斜和滑车近端的发育不良。
- 在轴位 X 线片上，髌骨半脱位和倾斜分别通过测量髌股协调角和倾斜角进行评估。
- 膝关节屈曲 15°、30° 和 45° 的髌股关节计算机断层扫描（CT）可以提供关于髌骨对线异常的细微客观信息。
- CT 可用于叠加滑车和结节的图像，以测量 TT—TG 距离。TG 的最深点和 TT 的最高点垂直投射在与后髁的切线上，两点之间的距离定义为 TT—TG 距离。有文献报道，在具有髌骨脱位史的患者中，TT—TG 距离大于 20 mm 的比例达到 56%，而对照组的平均值为 12 mm。测量值大于 20 mm 将被认为是异常的，并且应该通过外科手术将 TT—TG 距离减少到 10~14 mm。
- 磁共振成像（MRI）为术前计划提供了非常有用的信息，其中包括评估关节软骨损伤程度。由于髌骨的骨轮廓和软骨轮廓之间存在差异，因此 MRI 可以比 CT 更准确地显示髌股关节的对位关系。
- MRI 可提供更加优质的软骨及软组织成像。它可以识别髌骨脱位后的骨挫伤或水肿、骨软骨碎片撕脱、MPFL 和股内侧肌的损伤以及关节积液。此外，MRI 检测 MPFL 撕裂的敏感度为 85%，准确率为 70%。
- 使用软骨或骨性标志可以在 MRI 上可靠地确定 TT—TG 距离。通过确定上述 TT—TG 距离参数以及相关软骨损伤的位置和严重程度，可以在术前确定手术所需的前内侧移位距离和截骨角度。

鉴别诊断

- 半月板撕裂。
- 滑膜皱襞综合征。
- 骨软骨损伤。
- 双间室或三间室关节炎。
- 前交叉韧带、后交叉韧带、内侧副韧带或后外侧角不稳定。
- 股四头肌无力。
- 髋关节骨关节炎。
- 脊柱关节病 / 腰段神经根性疾病。

非手术治疗

- 在通过 TTO 对髌骨不稳定进行治疗之前，非手术治疗可包括：
  - 物理治疗，用以加强股四头肌、髋外旋肌群，下肢动态对线和治疗髌骨外侧紧张。
  - 髌骨肌内效贴。
  - 髌骨支具，通常需带有外侧支撑。
  - 药物（如对乙酰氨基酚、NSAIDs）。
  - 局部外用镇痛药。
  - 膝关节穿刺。
- 髌骨不稳定和关节软骨损伤或关节病的非手术治疗可包括上述措施和关节腔内注射（如注射皮质类固醇、透明质酸）。
- 评估治疗效果时需关注主要症状的改善情况，比如疼痛和不稳，同时也应评估相关的风险因素。

手术治疗

术前准备

- 术前评估应包括其他解剖学风险因素的评估，包括滑车发育不良、高位髌骨、外侧支持带紧张和下肢对线。
- 尽管 TTO 可以矫正一定程度的下肢对线不良，但是显著的膝外翻或下肢旋转对线不良可能需要行相关的截骨矫正手术。在一项对比研究中，12 例髌骨不稳合并下肢畸形的患者采用去旋转性高位胫骨截骨术（第一组）治疗，12 例患者采用 TTO 治疗（第二组）。在至少 24 个月的随访中，第一组患者的主观结果、功能结果和步态模式均明显比第二组更好。
- 如果有髌骨内侧稳定结构的松弛，通常会联合进行 TTO 与 MPFL 重建术。在行联合手术时，应先进行 TTO，然后行 MPFL 重建。
- 接受 TTO 治疗的患者也可能需要进行外侧支持带松解术，主要是为了矫正髌骨外侧倾斜，并使得髌骨恢复正常的活动轨迹，但注意不应引起内侧半脱位。外侧支持带松解的必要性及松解程度应依据个体化评估结果来确定。
- 通过 MRI 及 CT 确定的 TT—TG 距离以及相关软骨损伤的位置和严重程度将有助于在 TTO 期间规划所需的矫正量和截骨角度。

手术技术

体位与麻醉下检查

- 麻醉后，患者仰卧于带有外侧立柱可透视的手术台上，并在大腿备好止血带。
- 进行麻醉状态下的体格检查，记录和确认膝关节活动范围、髌骨活动度（包括测试 MPFL 的完整性）和支持带的紧张度，并记录任何其他韧带异常的体格检查结果。
- 然后进行下肢的消毒铺单，以备手术操作。

关节镜

- 首先进行诊断性关节镜检查以确定膝关节内的任何病变及异常。
- 通过前外侧入路、前内侧入路观察髌股关节，必要时可以做上内侧入路。
- 评估髌骨对线（髌骨位置）包括倾斜、半脱位、轨迹异常和评估滑车形态，以及评估髌骨滑车关节面软骨损伤的位置和范围（图 14.2）。
- 在进行截骨术之前，对髌股关节进行关节镜检查将有助于确定最合适的轨迹对线，以便可以在不增加任何病变负荷的情况下恢复正常髌骨轨迹。
- 如伴有关节软骨损伤，应同时进行清创、微骨折、自体骨软骨移植或自体软骨细胞移植。

手术入路

- 在胫骨结节处做一 5 cm 的纵向切口，起于髌腱远端到胫骨结节远端 5 cm（图 14.3）。
- 解剖皮下组织以暴露胫骨结节、髌腱和前侧肌群。
- 用剪刀小心地暴露髌腱胫骨止点处的内外侧缘，并用弯钳向前挑起髌腱远端部分，以暴露后方

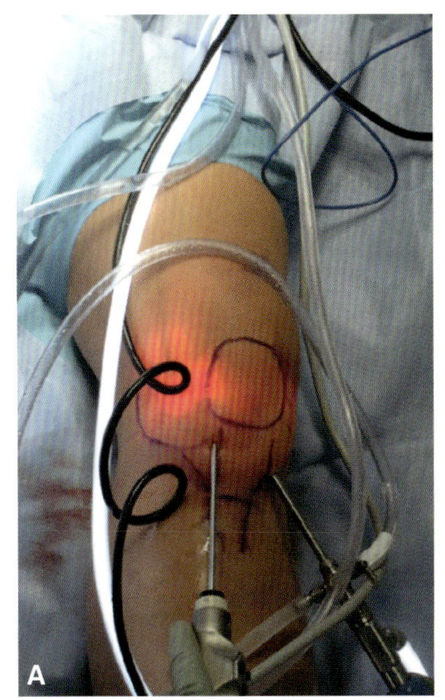

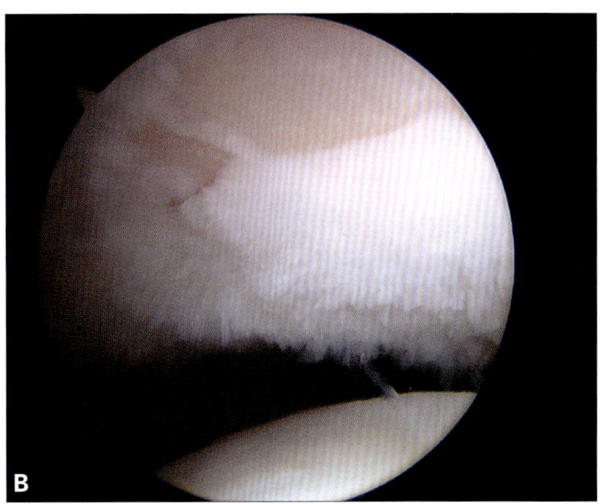

图 14.2　A、B. 在进行截骨之前，进行诊断性关节镜检查以评估镜下软骨损伤位置及范围

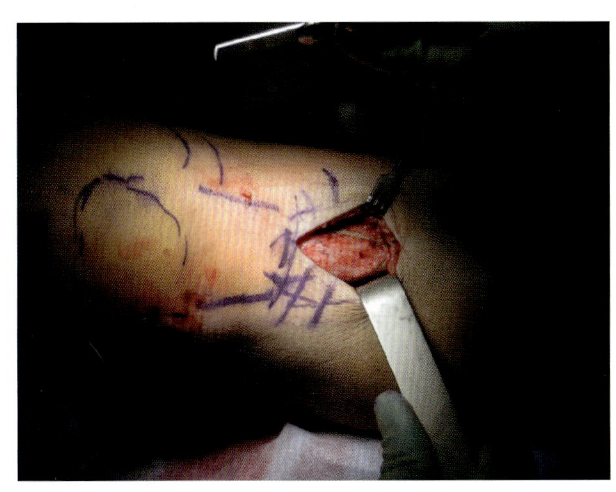

图 14.3　剥离骨膜暴露胫骨结节内侧和外侧面

靠近胫骨结节的近端胫骨部分，即近端截骨的位置。

- 切开前方筋膜，从胫骨近端侧面用骨膜剥离器抬高肌肉组织。将钝钩放置在外侧胫骨皮质处，以保护位于骨间膜前方的肌肉、胫前血管和腓深神经。

截骨

- 暴露胫骨结节和胫骨近端外侧面后，根据术前计划的前移、内移或两者组合的移位程度，在胫骨结节的内侧标记预期的截骨线。
- 可以调整截骨平面的倾斜度，以改变胫骨结节向内侧和前方移位的距离。更垂直的截骨方向将导致结节更多地向前方移位。更水平的截骨则将导致更多向内侧的移位距离（图 14.4）。
- 增加前方移位将导致接触应力降低，而增加内侧移位将使压力向内侧转移。
- 应注意避免在肌间隔后方截骨，最大截骨倾斜角度约为 60°。
- 截骨术通常是从前内侧向后外侧进行，并向远端逐渐变细，以便在截骨远端（在结节远端 5~7 cm 位置）形成 2~3 mm 的骨性连接（图 14.5）。
- 这种倾斜截骨术通常是用小型摆锯完成的，配合生理盐水冲洗降温。或者也可以先用线锯实施截骨，然后用骨刀完成截骨。
- 在进行截骨时，将钝钩放置在前方间室，并观察胫骨近端外侧的锯尖以避免对前方间室肌肉组织或神经血管结构的意外伤害。
- 然后进行第二次斜向截骨，偏向近端以完成胫骨结节外侧的截骨术。截骨平面为第一次截骨平面向近端的延展，即髌腱止点近端的胫骨前方部分。通常使用 1/2 in 或 1 in（约 1.27 cm 或 2.54 cm）宽的骨刀进行（图 14.6）。
- 截骨完成后髌腱会回缩，应注意保护髌腱在胫骨结节处的止点。
- 截骨最近端，即连接胫骨前方内外侧截骨面，通常就在髌腱止点上方，使用 1/4 in（约 0.64 cm）宽的骨刀完成。

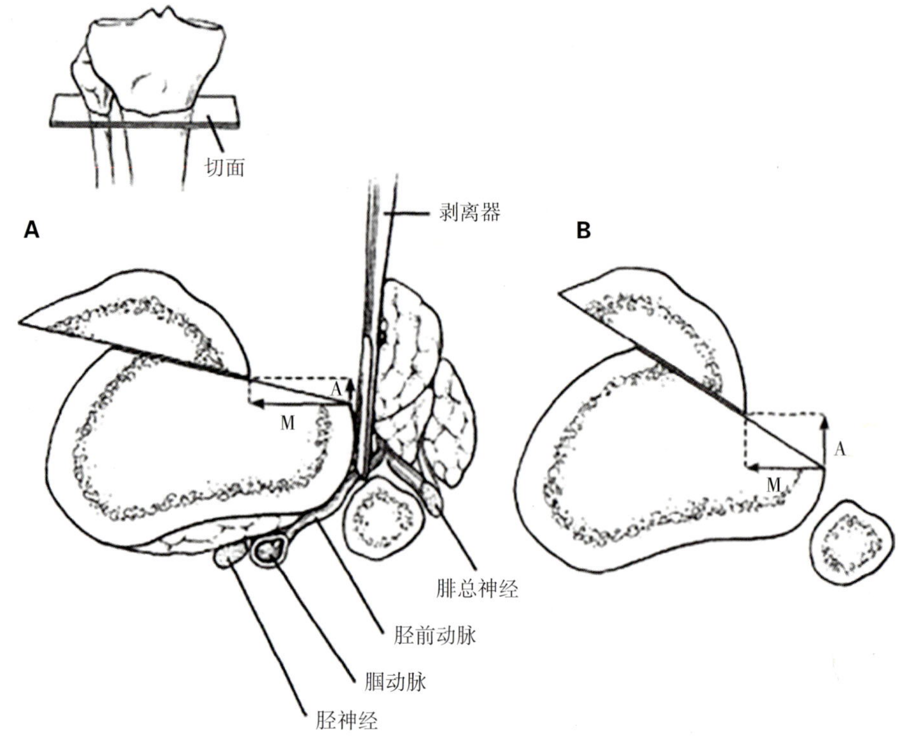

图 14.4 可以调整截骨平面的倾斜度以改变胫骨结节内移和前移的程度。A. 水平截骨可使胫骨结节内移。B. 随着截骨倾斜角度增加，可以使胫骨结节前移更多

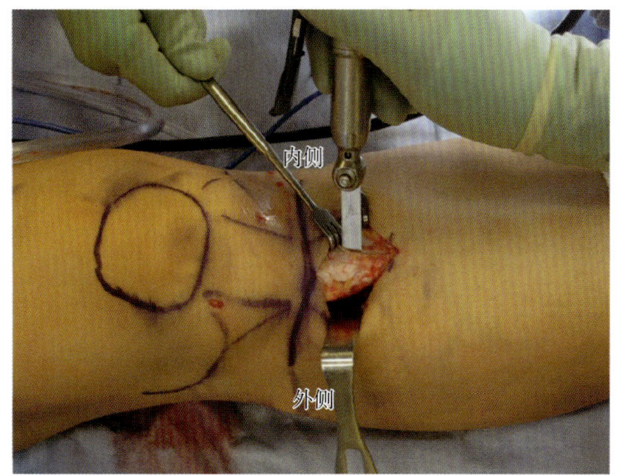

图 14.5 使用小型摆锯从前内到后外方向做一个向远侧逐渐变细的斜切口。在胫骨后外侧周围放置钝钩，以保护前方间室的肌肉、胫前血管和腓深神经

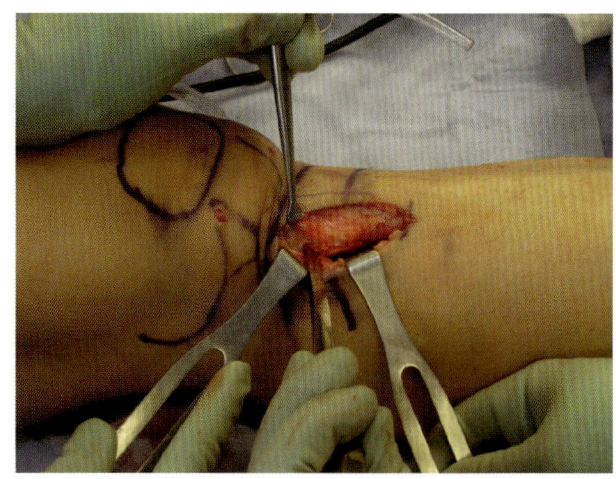

图 14.6 进行第二次截骨。于胫骨结节外侧开始截骨，与第一次截骨的平面形成一定角度，并延伸至胫骨前方近端，即髌腱止点附近

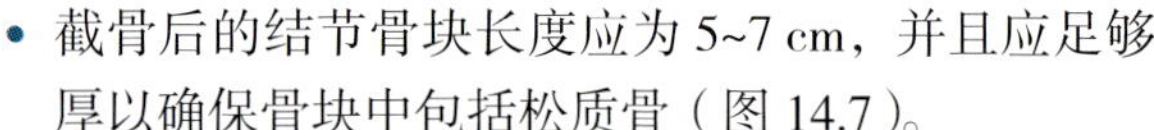

- 截骨后的结节骨块长度应为 5~7 cm，并且应足够厚以确保骨块中包括松质骨（图 14.7）。

稳定

- 截骨后形成的胫骨结节骨块按照术前计划的距离沿着截骨平面旋转，而截骨远端部分作为骨连接应保持完整。
- 用克氏针暂时固定结节，测量内移和前移的程度（图 14.8）。
- 通常情况下，骨块内移距离大约为 1 cm，最大向前移位距离为 1 cm。
- 在手术过程中应仔细评估髌骨位置，以避免矫正不足或过度矫正。髌骨初始时稍偏外，然后平滑地进入滑车，不伴有任何突然或异常的侧向活动。过

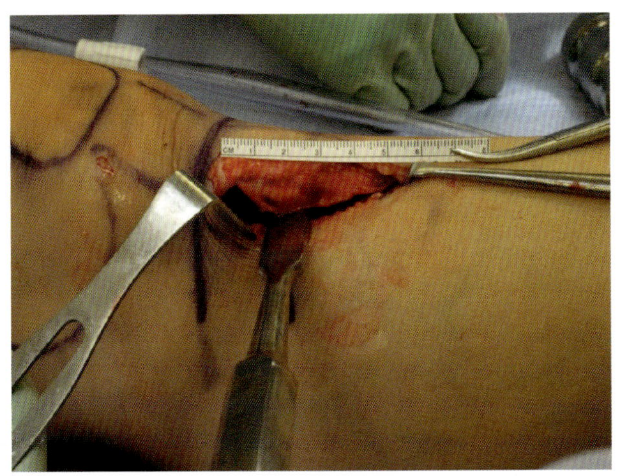

图 14.7 使用 1/4 in（约 0.64 cm）宽的骨刀在近端完成截骨。胫骨结节骨块的长度应为 5~7 cm，并且应足够厚，以确保包含松质骨

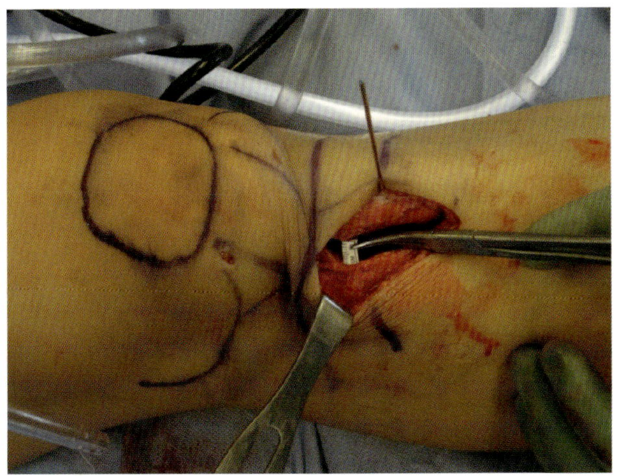

图 14.8 结节用克氏针临时固定，并测量内移（10 mm）和前移程度

度内移可能导致并发症发生率升高或内侧不稳定。

- 再次通过关节镜观察髌股关节，评估髌骨的对线关系和负荷变化（图 14.9）。通过不完全伸直膝关节来评估这些变化。
- 如果髌骨活动提示需要更多矫正或过度矫正，则应重新定位结节固定位置。
- 如果髌骨内侧软组织松弛而导致的外侧活动度过大，可以进行关节镜或开放式 MPFL 修复或重建。不能单纯通过髌股关节远端矫正手术治疗近端的松弛。

固定

- 一旦实现了所需的髌骨对线矫正，则将转移的胫骨结节骨块进行固定。

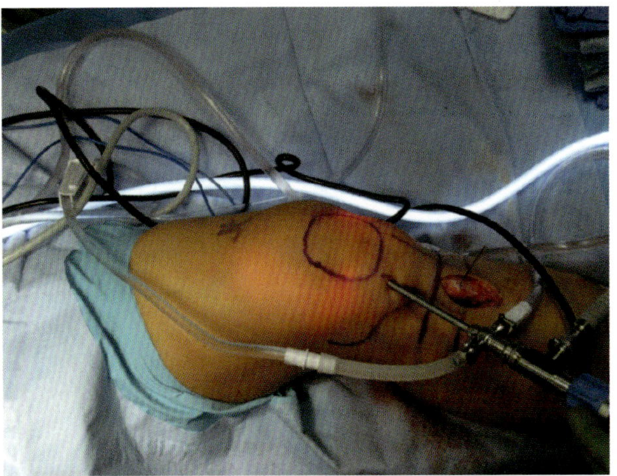

图 14.9 截骨后，再次镜下观察髌股关节，评估髌骨对线情况和软骨损伤处的负荷减轻情况

- 屈膝至 90° 以使后部血管结构远离胫骨后缘皮质，使用 1 枚或 2 枚 4.5 mm 双皮质螺钉穿过骨块进行拉力螺钉固定（图 14.10）。当后方皮质被穿透时要特别小心。埋头钉有助于降低螺钉头的突出性，从而降低后续的螺钉移位概率。或者也可以使用 2 枚或 3 枚 3.5 mm 双皮质螺钉，这样也可以降低后续的螺钉移位概率。
- 通过 C 臂透视机确认螺钉长度和截骨块的位置（图 14.11）。
- 分层缝合切口，无菌敷料进行包扎。
- 佩戴长型膝关节铰链式支具并在伸膝位锁定，术后局部冰敷。
- 胫骨结节截骨术的经验与教训见表 14.2。

替代技术

- 虽然 TTO 通常可以徒手用小型摆锯完成，但使用克氏针可以用来帮助引导摆锯的方向（见第十五章）。
- 一些器械商有提供截骨导板系统可辅助截骨过程。通过平行置入截骨导针，以确保截骨平面是平滑的（见第十五章）。

术后管理

- 术后即可开始膝关节屈伸活动锻炼，根据可耐受的程度循序渐进。
- 术后可以借助拐杖部分负重。
- 鼓励在伸膝状态下进行髌骨推移活动，进行股四

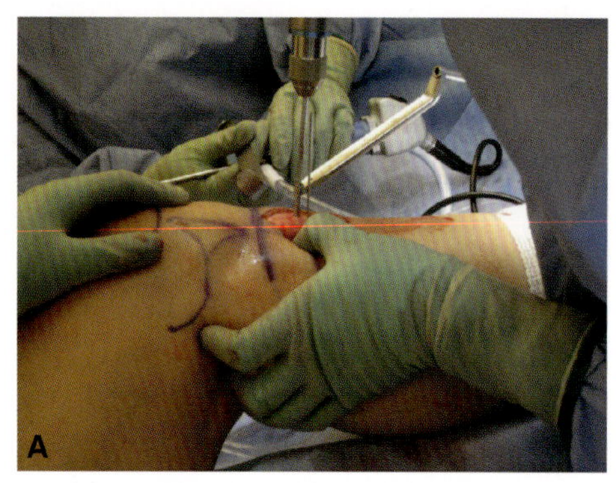

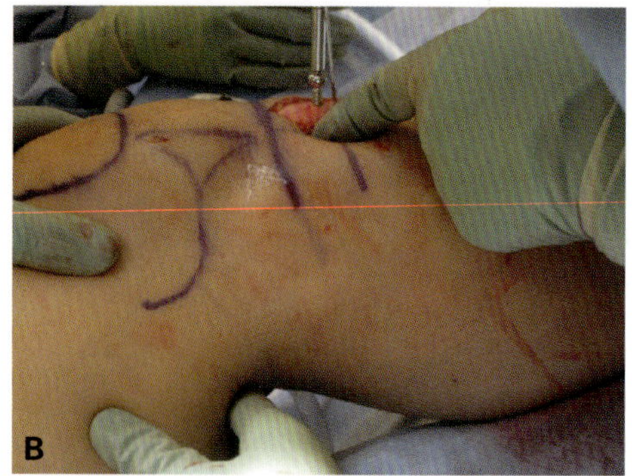

图 14.10 A. 一旦达到理想的髌骨对线，则将移位的胫骨结节进行固定。B. 使用 1 枚或 2 枚 4.5 mm 双皮质螺钉进行骨间固定

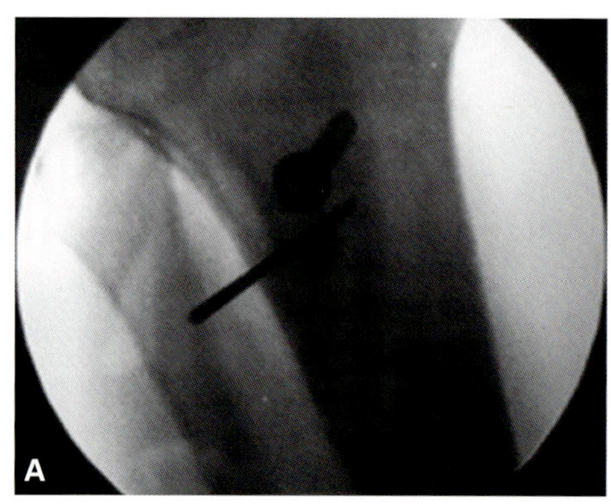

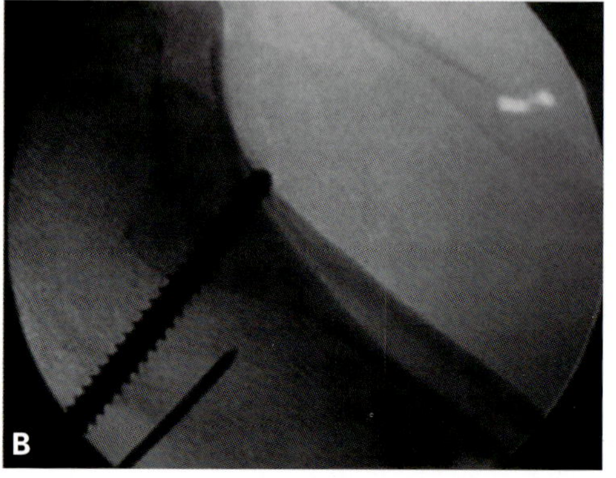

图 14.11 用 C 臂透视机确认螺钉长度和骨块位置。A. 前后视图显示胫骨结节的内移程度。B. 侧位视图显示了胫骨后缘皮质的螺钉尖端

表 14.2 胫骨结节截骨术的经验与教训

	经验	教训
髌股关节镜检	• 在进行截骨术之前对髌股关节进行关节镜检查将有助于确定最合适的对线关系，以便在不增加软骨损伤负荷的情况下恢复正常活动轨迹 • 远端（Ⅰ型）和外侧（Ⅱ型）髌骨软骨损伤或拥有完整滑车软骨的患者具有理想的预后 • TT—TG 距离过大可用作远端矫正手术的适应证	• 髌骨内侧（Ⅲ型）软骨损伤，近端或弥漫性（Ⅳ型）损伤和滑车中央软骨损伤的患者通常预后不良 • 对于 TT—TG 距离正常（即< 15 mm）的患者忌用 AMZ • 应排除髌骨内侧、近端或弥漫性软骨损伤，因为手术会将压力负荷转移到髌骨的内侧和近侧区域。AMZ 对于Ⅲ级或Ⅳ级滑车中央软骨损伤也不太可能取得理想效果
术野暴露	• 钝钩应放置在胫骨外侧壁，以保护前方间室肌群、胫前血管和位于骨间膜前方的腓深神经	• 使用剪刀小心地松解髌腱胫骨止点处的内外侧边界
截骨术	• 可以调整截骨平面的倾斜度，以改变胫骨结节的内移和前移的程度。截骨角度越垂直，前移距离越大；而越水平地截骨，内移距离越大	• 截骨时应避免穿过肌间隔后方；最大截骨倾斜角度约为 60° • 避免向近端方向使用骨刀或摆锯，以防止无意中损伤胫骨平台
临时固定和重新评估	• 在手术过程中应仔细评估髌骨位置，以避免矫正不足或过度矫正。髌骨初始时稍偏外，然后平滑地进入滑车，不伴有任何突然或异常的侧向活动	• 过度内移可能导致并发症发生率升高或内侧不稳定 • 不能单纯通过髌股关节远端矫正手术治疗近端的松弛
胫骨结节固定	• 屈膝 90°，使后部血管结构远离胫骨后缘皮质 • 埋头钉或小螺钉可有助于最大限度地减少螺钉突出带来的损害 • 新一代平头螺钉有助于降低突出损害	• 后方皮质穿透时要特别小心 • 突出的螺钉是疼痛和刺激的常见来源，有时甚至需要取出螺钉

头肌、腘绳肌等长收缩练习。

- 随着耐受性的增加，负重逐渐增加，但至少需在手术 6~8 周后，且通过 X 线证实骨块愈合才能完全负重，否则过早完全负重可导致胫骨骨折。
- 如果膝关节已恢复正常活动范围，并具备足够的肌力和本体感受控制，则可以在术后 6 个月重新开始体育活动。

结果

- TTO 在恢复髌骨稳定性方面疗效显著。
  - Buuck 和 Fulkerson 随访发现在术后平均 8.2 年的随访时间内，86% 的患者具有优良的预后。而不良预后主要出现于有中央或内侧滑车Ⅲ级或Ⅳ级软骨损伤患者和工伤赔偿患者。
  - Pritsch 等报道了 55 例接受 TTO 手术治疗髌骨不稳定或脱位的患者，平均随访 6.2 年，结果显示 72.5% 的患者具有优良预后。与仅有髌骨不稳定的患者相比，术前疼痛且髌骨不稳定的患者预后较差，男性的预后普遍优于女性。
  - Palmer 等评估了 107 例病例，平均随访时间为 5.6 年，发现 79% 的患者拥有优良的预后。这些患者中有 78% 合并有高位髌骨，因此大多数患者接受 AMZ 远端移位手术。
  - Longo 等对 38 篇文章进行了系统综述，发现 TTO 手术并发症发生率低（6.2%），不稳定复发率低（7%），各种评分的临床结果良好，其中 Kujala 评分最常使用。因此得出结论，单独或联合进行的远端矫正手术对于治疗髌骨不稳定是有效的。
- TTO 治疗软骨损伤的效果与损伤的位置有关。
  - Pidoriano 等报道了 36 例合并有髌骨和滑车软骨损伤的患者，发现当损伤位于髌骨远端或外侧时，随访客观评估的优良率达 87%，100% 的患者愿意再次接受手术。然而当损伤位于内侧时，只有 55% 的预后优良率；当出现近端或弥漫性软骨损伤时，优良率仅为 20%；合并滑车中央软骨损伤的患者，随访结果优良率为 0%。
- 少数文献报道了 TTO 与运动能力恢复的情况。
  - Liu 等最近报道了一系列因髌股关节痛或关节炎而行 AMZ TTO 的患者，发现在术后 7.8 个月时，有 83.3% 的患者可以重返一种或多种体育活动，很多患者可以恢复或超过术前的活动强度。

并发症

- TTO 的潜在并发症包括内固定周围疼痛、胫骨近端骨折、胫骨结节骨折、骨块不愈合、神经血管损伤和骨筋膜室综合征。
- 螺钉头处触痛和不适很常见，尤其是尺寸较大的螺钉（4.5 mm 或更大）。较新的薄型螺钉或埋头螺钉可有助于减少螺钉突出。偶尔也会出现因该并发症需取出螺钉的情况。
- 有报道过早恢复体育活动或过早完全负重可导致术后胫骨近端骨折。患者应从部分负重开始，循序渐进，并在术后 X 线片显示完全愈合后方可完全负重。同时，正常体育活动也需要等到 6~9 个月后才能开始进行。
- 胫骨结节不愈合的病例已有报道，但相对少见。可以通过确保截骨深度到达松质骨（厚度至少 8 mm）、避免摆锯使用过程中的热坏死、避免骨膜过度剥离以及避免通过刚性固定来预防。也可以通过减少活动量和使用骨生长刺激剂来治疗骨不愈合。
- 另一种潜在的严重并发症是螺钉钻孔置入过程中损伤后方血管结构，所以在突破后方皮质时需多加小心。
- 结节过度前移可导致皮肤坏死，但在结节内移手术或 AMZ 术后很少见到。
- 结节过度内移可导致髌骨内侧不稳定，通常表现为半脱位而不是完全脱位。它可能不太明显，但可能导致疼痛和无力。在 TT—TG 距离小于 9 mm 的情况下，应注意避免行内侧移位。在过度内移的情况下，需要再次手术调整内移程度（见第三十九章）。
- 总体而言，TTO 的并发症可能很严重，但其发生率很低。与保留远端皮质连接的截骨术相比，完全游离的结节截骨术并发症更高。

结论

- TTO 已经从最初治疗髌骨不稳定的手术，逐渐发展成为治疗多种膝关节疾病的技术手段，如软骨损伤、关节炎等。它可用于改变下肢机械对线以改善髌骨轨迹，通过改善髌骨与滑车的对合关系来提高髌骨的稳定性。还可用于减轻髌股关节软骨损伤处的负荷，并可作为关节软骨修复手术的附加手术。

参考文献

[1] Sherman SL, Erickson BJ, Cvetanovich GL, et al. Tibial tuberosity osteotomy: indications, techniques, and outcomes. Am J Sports Med. 2014;42(8):2006-2017.

[2] Senavongse W, Amis AA. The effects of articular, retinacular, or muscular defciencies on patellofemoral joint stability: a biomechanical study in vitro. J Bone Joint Surg Br. 2005;87(4):577-582.

[3] Koeter S, Diks MJ, Anderson PG, Wymenga AB. A modified tibial tubercle osteotomy for patellar maltracking: results at two years. J Bone Joint Surg Br. 2007;89(2):180-185.

[4] Ficat P, Ficat C, Bailleux A. External hypertension syndrome of the patella. Its signifcance in the recognition of arthrosis [in French]. Rev Chir Orthop Reparatrice Appar Mot. 1975;61(1):39-59.

[5] Fulkerson JP. Patellofemoral pain disorders: evaluation and management. J Am Acad Orthop Surg. 1994;2(2):124-132.

[6] Fulkerson JP. Diagnosis and treatment of patients with patellofemoral pain. Am J Sports Med. 2002;30(3):447-456.

[7] Dandy DJ. Chronic patellofemoral instability. J Bone Joint Surg Br. 1996;78(2):328-335.

[8] Cox JS. Evaluation of the Roux-Elmslie-Trillat procedure for knee extensor realignment. Am J Sports Med. 1982;10(5):303-310.

[9] Shelbourne KD, Porter DA, Rozzi W. Use of a modifed Elmslie-Trillat procedure to improve abnormal patellar congruence angle. Am J Sports Med. 1994;22(3): 318-323.

[10] Fulkerson JP, Becker GJ, Meaney JA, Miranda M, Folcik MA. Anteromedial tibial tubercle transfer without bone graft. Am J Sports Med. 1990;18(5):490-496; discussion 496-497.

[11] Post WR. Clinical evaluation of patients with patellofemoral disorders. Arthroscopy. 1999;15(8):841-851.

[12] Dejour H, Walch G, Neyret P, Adeleine P. Dysplasia of the femoral trochlea [in French]. Rev Chir Orthop Reparatrice Appar Mot. 1990;76(1):45-54.

[13] Dejour H, Walch G, Nove-Josserand L, Guier C. Factors of patellar instability: an anatomic radiographic study. Knee Surg Sports Traumatol Arthrosc. 1994;2(1):19-26.

[14] Goutallier D, Bernageau J, Lecudonnec B. The measurement of the tibial tuberosity. Patella groove distanced technique and results (author's transl) [in French]. Rev Chir Orthop Reparatrice Appar Mot. 1978;64(5):423-428.

[15] Servien E, Verdonk PC, Neyret P. Tibial tuberosity transfer for episodic patellar dislocation. Sports Med Arthrosc Rev. 2007;15(2):61-67.

[16] Schoettle PB, Zanetti M, Seifert B, Pfrrmann CW, Fucentese SF, Romero J. The tibial tuberosity-trochlear groove distance; a comparative study between CT and MRI scanning. Knee. 2006;13(1):26-31.

[17] Pidoriano AJ, Weinstein RN, Buuck DA, Fulkerson JP. Correlation of patellar articular lesions with results from anteromedial tibial tubercle transfer. Am J Sports Med. 1997;25(4):533-537.

[18] Oberlander MA, Baker CL, Morgan BE. Patellofemoral arthrosis: the treatment options. Am J Orthop (Belle Mead NJ). 1998;27(4):263-270.

[19] Buuck DA, Fulkerson JP. Anteromedialization of the tibial tubercle: a 4- to 12-year follow-up. Oper Tech Sports Med. 2000;8(2):131-137.

[20] Pritsch T, Haim A, Arbel R, Snir N, Shasha N, Dekel S. Tailored tibial tubercle transfer for patellofemoral malalignment: analysis of clinical outcomes. Knee Surg Sports Traumatol Arthrosc. 2007;15(8):994-1002.

[21] Palmer SH, Servant CT, Maguire J, Machan S, Parish EN, Cross MJ. Surgical reconstruction of severe patellofemoral maltracking. Clin Orthop Relat Res. 2004;419:144-148.

[22] Longo UG, Rizzello G, Ciuffreda M, et al. Elmslie-Trillat, Maquet, Fulkerson, Roux Goldthwait, and other distal realignment procedures for the management of patellar dislocation: systematic review and quantitative synthesis of the literature. Arthroscopy. 2016;32(5):929-943.

[23] Liu JN, Wu HH, Garcia GH, Kalbian IL, Strickland SM, Shubin Stein BE. Return to sports after tibial tubercle osteotomy for patellofemoral pain and osteoarthritis. Arthroscopy. 2018;34(4):1022-1029.

[24] Payne J, Rimmke N, Schmitt LC, Flanigan DC, Magnussen RA. The incidence of complications of tibial tubercle osteotomy: a systematic review. Arthroscopy. 2015;31(9): 1819-1825.

[25] Bellemans J, Cauwenberghs F, Brys P, Victor J, Fabry G. Fracture of the proximal tibia after Fulkerson anteromedial tibial tubercle transfer. A report of four cases. Am J Sports Med. 1998;26(2):300-302.

[26] Fulkerson JP. Fracture of the proximal tibia after Fulkerson anteromedial tibial tubercle transfer. A report of four cases. Am J Sports Med. 1999;27(2):265.

[27] Stetson WB, Friedman MJ, Fulkerson JP, Cheng M, Buuck D. Fracture of the proximal tibia with immediate weightbearing after a Fulkerson osteotomy. Am J Sports Med. 1997;25(4):570-574.

[28] Cosgarea AJ, Freedman JA, McFarland EG. Nonunion of the tibial tubercle shingle following Fulkerson osteotomy. Am J Knee Surg. 2001;14(1):51-54.

[29] Kline AJ, Gonzales J, Beach WR, Miller MD. Vascular risk associated with bicortical tibial drilling during anteromedial tibial tubercle transfer. Am J Orthop (Belle Mead NJ). 2006;35(1):30-32.

[30] Paulos L, Swanson SC, Stoddard GJ, Barber-Westin S. Surgical correction of limb malalignment for instability of the patella. A comparison of 2 techniques. Am J Sports Med. 2009;37(7):1288-1300.

第十五章

胫骨结节前内移位

William R. Beach

概述

- John Fulkerson 医生于 1983 年第一次描述了胫骨结节前内移位术（Anteromedialization，AMZ）。他创造性地综合了两类用于治疗髌股关节不稳的术式：Elmslie-Trillat 截骨术和 Maquet 截骨术。
- AMZ 应用于主要问题为对线矢量异常的情况。
- 因而对于伴随有胫骨结节—滑车沟（Tibial Tubercle—Trochlear Groove，TT—TG）距离增加的髌骨不稳患者，该术式有较好的疗效。胫骨结节—后交叉韧带（Tibial Tuberosity—Posterior Cruciate Ligament，TT—PCL）距离为衡量胫骨结节位置的新方法。
- AMZ 同样适用于髌股关节炎病或髌骨软骨损伤的患者，特别是远端或外侧髌骨软骨缺损者。
- 第十四章讨论了胫骨结节截骨术的手术注意事项、并发症和结果。本章将讨论胫骨结节 AMZ 截骨术的手术技术。
- 表 15.1 列出了胫骨结节截骨术的适应证及禁忌证。

评估

病史

- 患者具有复发性外侧髌骨脱位，或单纯髌骨脱位伴随外侧半脱位及不稳定感。
- 患者可能具有与孤立性远端、外侧髌骨软骨症相关的疼痛表现，伴随外侧半脱位或倾斜。

体格检查

- 术前体格检查在接近完全伸膝位时恐惧实验阳性，髌骨向外侧平移。
- 患者会出现股四头肌角度（Q 角）增大，尽管 Q 角不是指示胫骨结节位置异常的非常可靠的指标。
- 应当通过髌骨内移以及髌骨外翻的程度来评估髌骨外侧支持韧带的松紧程度。
- 应评估站立位对线情况和旋转幅度以排除明显的

表 15.1　胫骨结节截骨术的适应证及禁忌证

适应证	禁忌证
• 复发性外侧髌骨脱位（内侧髌股韧带重建适用于所有复发性髌骨脱位的手术患者） • TT—TG 距离 > 20 mm • 高位髌骨	• 骺板未闭 • 晚期髌股骨关节炎 • 低位髌骨 • 无明显生物力学基础或关节软骨改变造成的膝关节疼痛或不稳定 • 局部或全身性炎症

外翻、股骨前倾或胫骨扭转，这可能表现为外移的胫骨结节。

影像学检查

- 所有患者都应完善双下肢平片，包括膝关节屈曲 20°~30° 时的真实侧位片，通过计算 Caton-Deschamps 指数或 Insall-Salvati 指数来评价有无滑车发育不良及髌骨高度。
- 完全伸膝时的轴位片能用于检查有无髌骨倾斜或半脱位。高度屈膝时的轴位片有助于诊断有无髌股骨关节炎。
- 膝关节前后位及髁间窝摄片有助于评估胫股关节狭窄。
- 全长下肢平片有助于评估下肢整体力线，尤其适用于体格检查时发现具有明显膝内翻和膝外翻的患者。
- 断层成像［如计算机断层扫描（CT）及磁共振成像（MRI）］可用于进一步评估滑车的解剖结构（如滑车沟角度、滑车上切迹的位置），并且有利于测量 TT—TG 距离和 TT—PCL 距离。
- MRI 还可用于评估关节软骨表面情况。

鉴别诊断

- 对于 TT—TG 距离或 TT—PCL 距离增大的患者，都应当进行冠状面和旋转面的评估来明确间距增大的相关原因。尽管胫骨结节截骨术能够弥补较轻程度的下肢对线不良，但并不能有效地矫正严重的对线不良。

手术治疗

术前准备

- 术中前移和（或）内移的矫正程度取决于结节内/外侧位置（TT—TG 距离 / TT—PCL 距离）、髌骨近端/远端的位置（髌骨高度）以及髌股软骨面的缺损程度。
- 正常的 TT—TG 距离大约为 15 mm，TT—TG 距离超过 20 mm 视为病理性改变。AMZ 术中的经典矫正距离大约为 10 mm。
- 正常的 TT—PCL 距离大约为 18 mm，超过 24 mm 视为病理性改变。
- 如果存在高位髌骨，则需同时考虑胫骨结节远端移位（第十六章）。
- AMZ 截骨术的倾斜程度允许不同角度的前移和内移。45° 的 AMZ 倾斜可以造成类似的前移和内移程度。例如，内移 10 mm 和 45° 倾斜会引起前移 10 mm。
- 当在髌骨不稳定患者中进行 AMZ 截骨术时，需要同时进行 MPFL 重建。
- 当在外侧或远端髌骨软骨缺损患者中进行 AMZ 截骨术时，也应当慎重考虑同时进行外侧支持带松解或延长术。
- 患者应当在术前戒烟。

手术技术（视频 15.1）

切口及入路

- 患者取仰卧位，止血带绑于大腿近端。膝关节应当处于能拍摄外侧透视片的体位。
- 确定胫骨结节位置，以胫骨结节为中心做一长约 5 cm 的纵向切口（图 15.1）。因为结节会向内侧移位，所以切口位置不会位于骨性隆起上方。
- 分离腱旁组织暴露髌韧带（图 15.2）。不从中间切断髌旁组织可能会带来明显的好处，通过在腱旁组织进行斜行分离可以暴露并移动肌腱。这样可以避免可能发生的任何瘢痕。
- 胫骨结节切口为 4~5 cm，但由于皮肤的可移动性，更小的切口也可接受。
- 由于截骨术必须包括结节上方的胫骨，腱旁组织被纵向斜行分离于两侧，可以见到髌韧带止于胫

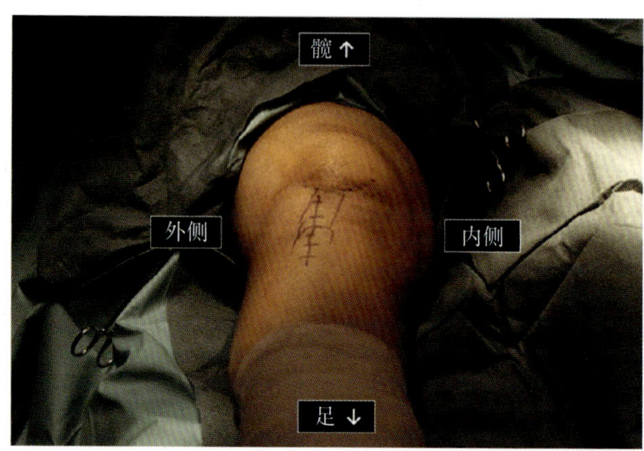

图 15.1 识别胫骨结节，并在结节的中央部分切开一个切口。图示为患者右腿

骨结节上方（图 15.3）。

- 从髌韧带外侧向髌韧带远端开始分离组织，一直向下显露到胫骨（图 15.4）。从胫骨外侧壁提拉前外侧小腿肌肉组织，始于 Gerdy 结节至远端 5~6 cm 处。

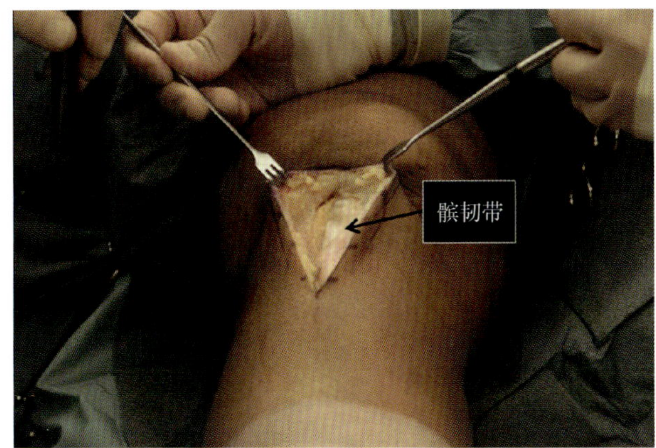

图 15.2 通过斜行分离腱旁组织暴露髌韧带

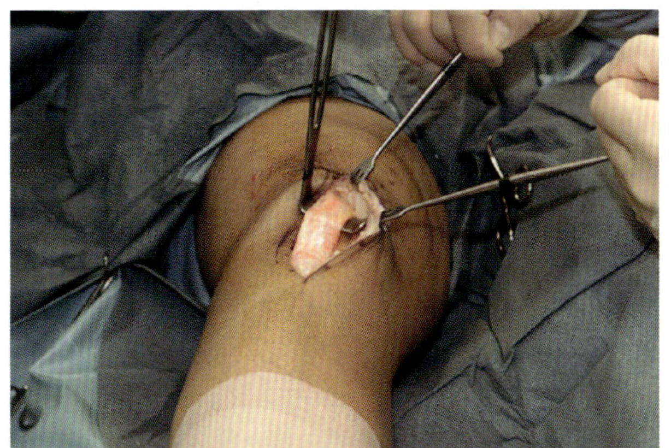

图 15.3 插入髌腱两侧挑起髌腱使其保持在腱旁组织之上，并避免可能发生的任何瘢痕。暴露髌腱止于胫骨结节的位置

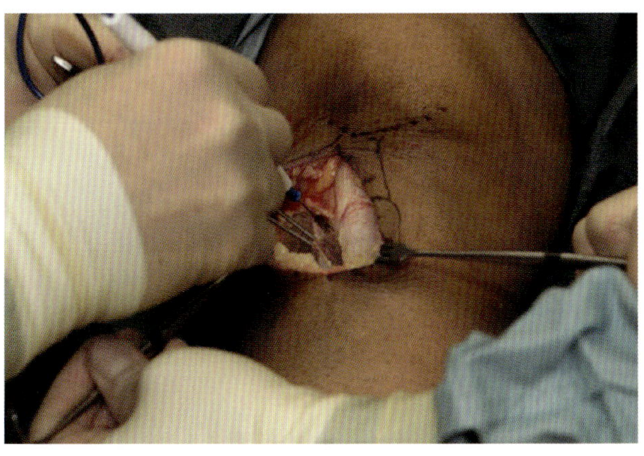

图 15.4 牵拉前外侧肌群获得 5~6 cm 手术视野，充分暴露胫骨前外侧

- 沿胫骨平面向近端松解，这将暴露整个胫骨前外侧，有利于钻孔及截骨术的定位与安全完成。

截骨术

- 接下来这一步是矫正病理改变的关键。
- 截骨术的角度取决于多个因素，包括术前评估的髌骨运动轨迹、TT—TG 距离、髌骨及滑车关节软骨的状况和髌骨高度（高位或低位）。
- 胫骨结节截骨术的优势之一是能根据患者特点进行个体化治疗的调整。对于外侧关节软骨缺损的患者，可选择倾斜角度更大的截骨术；对于伴有 TT—TG 距离增大的髌骨不稳定患者，可选择角度更平缓的截骨术。图 15.5 A 为伴随 TT—TG 距离增大的髌骨不稳定患者，术中选择非常平缓的钻孔角度。
- 图 15.5 B 展示了一个非常倾斜的截骨角度，有利于更多的前移和更少的内移。这种截骨术是针对

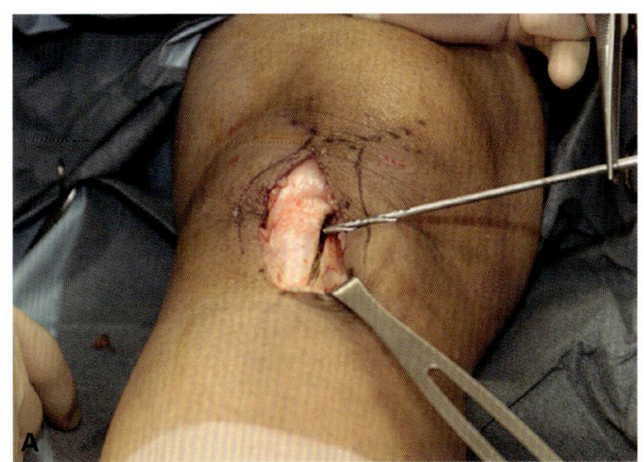

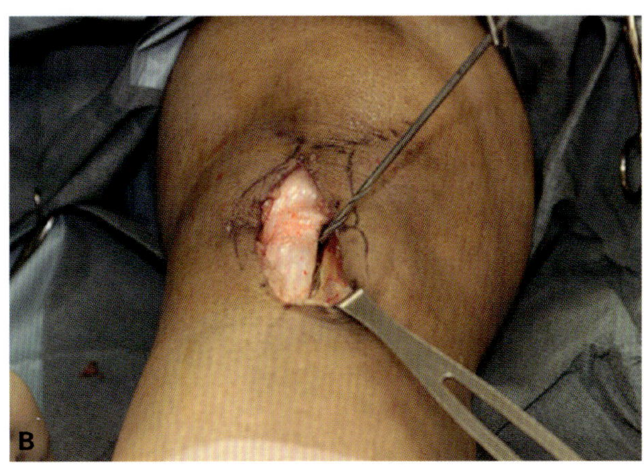

图 15.5 A. 钻头的角度为平角，用于矫正与髌骨不稳定相关的胫骨结节—滑车距离增加。B. 钻头的角度较陡，有利于更多的前移和更少的内移，以减少外侧髌股关节负荷

外侧髌股关节炎的患者非常经典的手术方法。

- 不论截骨术的倾斜角度如何变化，钻头（用来引导切割）一定置从胫骨外侧穿出，而不能置从胫骨后侧（图 15.6）。
- 由于神经血管结构均位于后侧，因而截骨术中必须于胫骨外侧穿出，并在直视下进行操作。
- 第一个钻头于近端钻入，可见其于外侧钻出，远端钻头随后钻入。通过直视可判断钻头处于同一平面（图 15.7）。因此，钻头可在单一平面引导截骨术。
- 该步骤可使得矫正后的骨与骨间接触最大化。
- 对于截骨术而言，首先从胫骨近端至胫骨结节远端 6~8 cm 距离开始切割前内侧皮质（图 15.8）。随后，横向推动电锯，注意维持双钻头所确定的角度。
- 首先，摆锯沿着钻头前进，穿透外侧骨皮质。这能确保截骨的角度，确保锯片不会向后移动，这样开始外侧皮质切割。
- 在进行近端的截骨术操作时，摆锯不应向着胫骨平台成角，以避免截骨术中锯刀进入胫骨平台。
- 如果进行外侧胫骨截骨术，则应从外侧观察摆锯。
- 切开内侧和外侧皮质后，就可使用骨凿完成截骨术。于近端内侧开始，一直到髌韧带后方（图 15.9）。
- 通过向内侧牵引髌韧带，从内侧到外侧“连接”截骨部分，然后于胫骨近端外侧沿侧壁向下朝外侧锯痕截骨（图 15.10 A）。当骨凿到达由钻头引导切割成的锯痕时，近端截骨术就完成了（图 15.10 B）。
- 截骨不需要将远端完全截透，除非由于患者患有高位髌骨需要向远端调整胫骨结节位置。
- 从内侧可以放入一个更宽的骨凿。如果截骨近端已经充分完成，则应该可以相对轻松地插入骨凿。
- 骨凿应当沿着截骨路径一路插入，这样就可在胫骨两侧均延伸 1~2 mm 间隙。
- 然后用骨凿撬开胫骨结节（图 15.11）。如果截骨术没有在远端完成，则上半部分会抬起，并且在远端可能会发生轻微的骨裂。通过保留完整的远端骨膜铰链，可以避免结节的完全性剥脱。
- 如果计划将胫骨结节向远端位移，则将整个胫骨结节骨块分离，此时远端铰链也已经失去完整性。
- 图 15.11 展示了具有良好的高度和较明显的楔形骨表面积的胫骨截骨块。

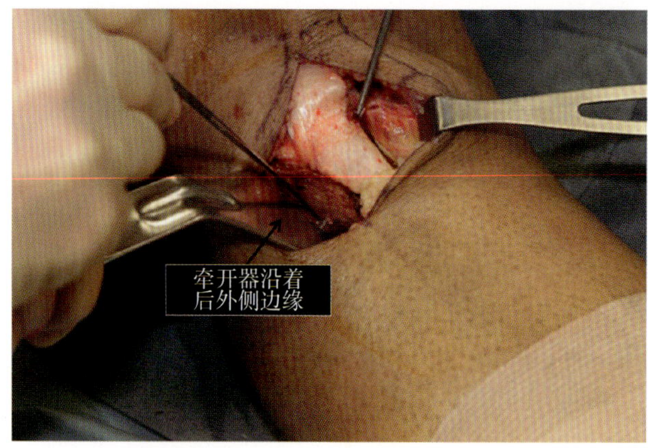

图 15.6 神经血管结构均位于胫骨后方，因此截骨术中必须于胫骨外侧退出（而非后侧），并且在直视下进行操作

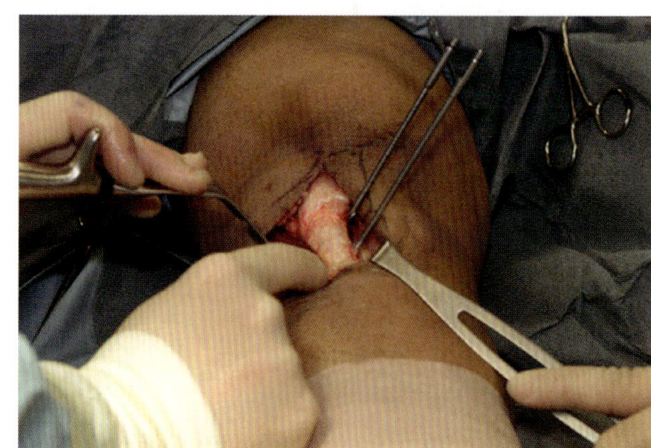

图 15.7 双钻头位于同一平面可确保截骨术能在单一平面进行

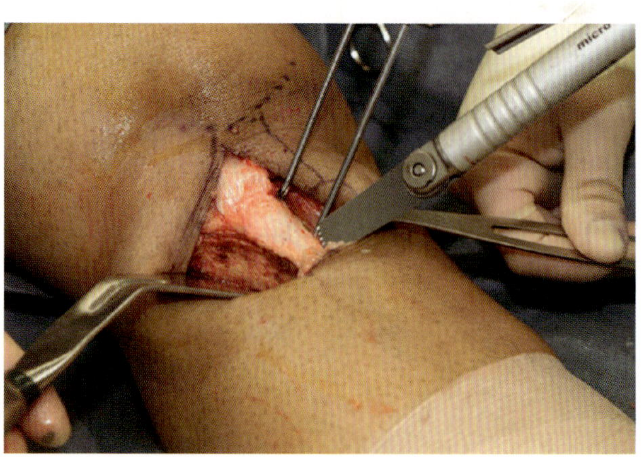

图 15.8 使用摆锯进行截骨，小心维持双钻头所形成的角度

最后的位置及固定

- 移动程度由尺子进行测量，并且由理想的 AMZ 量及截骨术的角度决定。通常来说，TT—TG 距离需矫正大约 1 cm（图 15.12）。截骨后的骨折块在

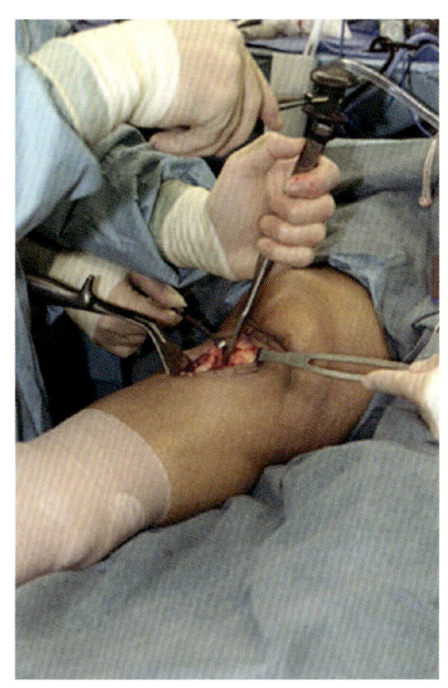

图 15.9　一旦内侧和外侧皮质被切开，就可以使用截骨刀完成截骨。从髌腱近端和内侧向上向后方进行

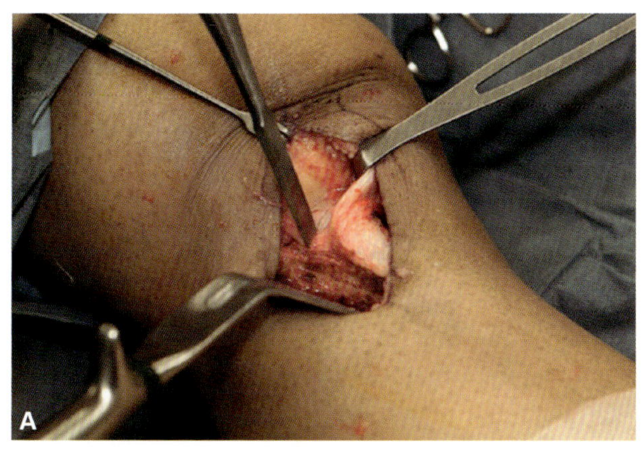

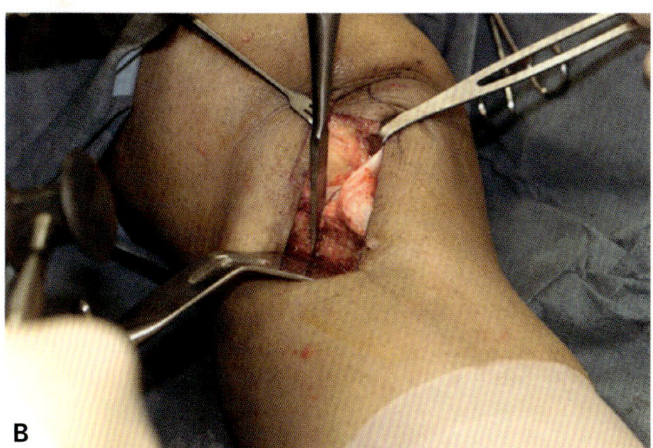

图 15.10　A. 通过向内侧牵引髌韧带，从内侧到外侧“连接”截骨部分，然后于胫骨近端外侧沿侧壁向下朝外侧锯痕截骨。B. 近端截骨完成

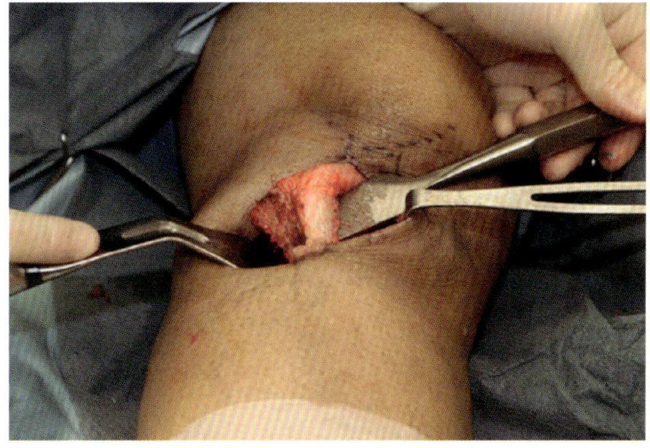

图 15.11　使用宽骨刀从内侧到外侧来撬开胫骨结节

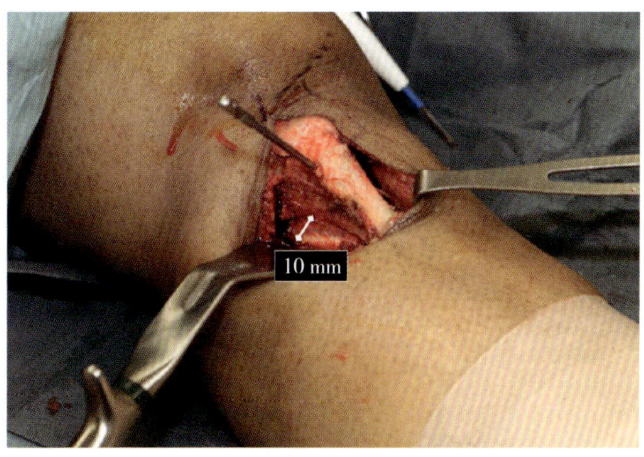

图 15.12　“移位”的量基于截骨术的角度和所需的前内侧移位的量。常规来说，需要获得 1 cm 的胫骨结节—滑车沟距离矫正。使用 3.2 mm 钻头实现临时固定

完整的远端骨膜铰链上进行旋转。

- 使用同样的 3.2 mm 钻头用来进一步固定骨折块（图 15.12）。
- 当钻头向后钻孔时，向内侧成一定角度钻入，这可以避免损伤关节后侧的神经血管结构。
- 先拧入远端螺钉（4.5 mm 皮质骨螺钉），然后用另一 4.5 mm 钻头对近端骨折块进行过度钻孔以加压（图 15.13）。
- 埋头装置能够使得螺丝钉头不那么突出。
- 完成双皮质固定。
- 然后拧入近端螺钉，进行过度钻孔和埋头来充分加压（图 15.14）。图 15.15 为完整的截骨术及螺钉固定术示意图。
- 可在术中使用 X 线透视来确定螺丝钉位置。
- 当胫骨结节骨块向前内侧移位时，可以通过测量骨块内侧突出的程度来判断内侧位移的程度。

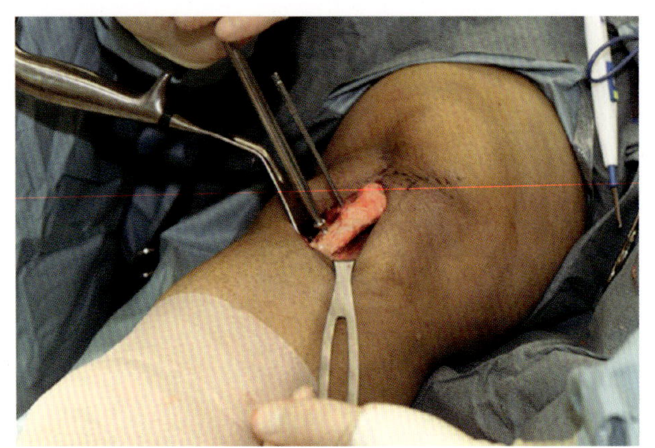

图 15.13 使用加压技术先拧入远端螺钉

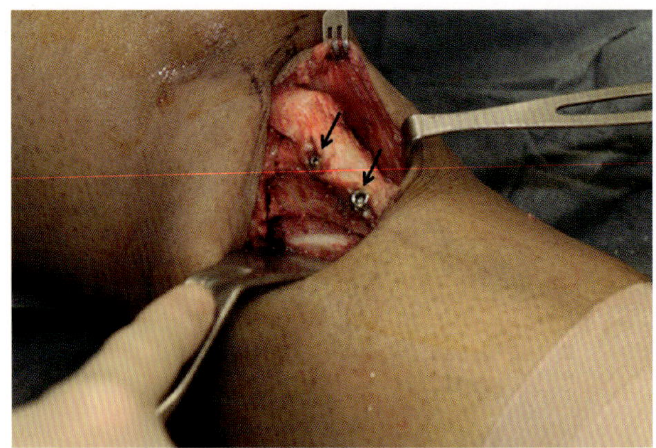

图 15.14 通过截骨的外侧面视角并注意皮质边缘，可以更好地观察和测量前移距离。可以看到埋头螺钉（黑色箭头）

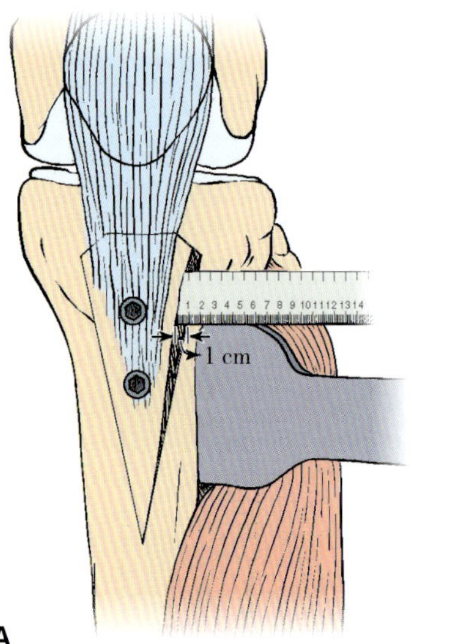

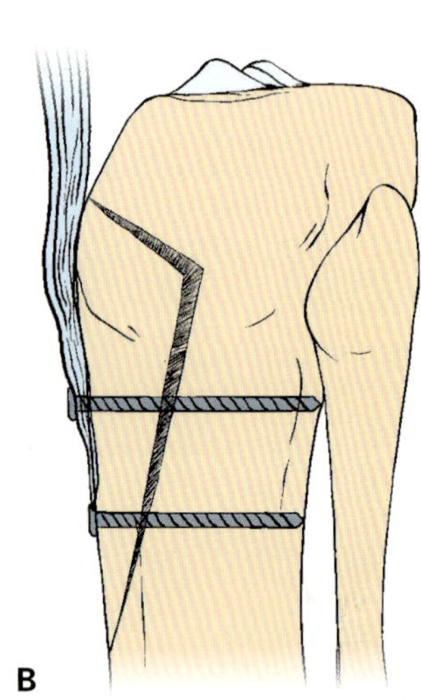

图 15.15 A、B. 胫骨结节截骨术的示意图，使用两个双皮质螺钉进行约 1 cm 的前内侧移位和固定

- 可从截骨的外侧及皮质的边缘来获得向前移位的最佳观察角度和距离（图 15.14）。
- 垫片能和螺钉一起使用，用来增加加压力度及减小骨块骨折的风险（图 15.16）。
- 随着经验增加，皮肤切口的大小可以减小（图 15.17 A），这可提高切口美容效果及患者满意度。
- 皮肤愈合后切口会居于胫骨结节稍外侧，这也是审美可接受的。

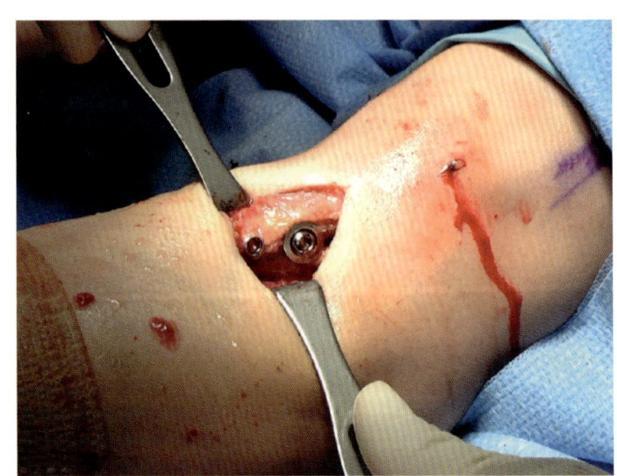

图 15.16 垫圈可以辅助进行固定，从而扩大加压足迹并降低骨块骨折的风险（左膝）

替代技术（Jack Farr 医生）

- AMZ 适用于髌骨远端及外侧软骨损伤，伴有完整的滑车软骨。Liu 等发现，倾斜程度通常是被低估的，因而直接在术中检测前移和内移程度比术

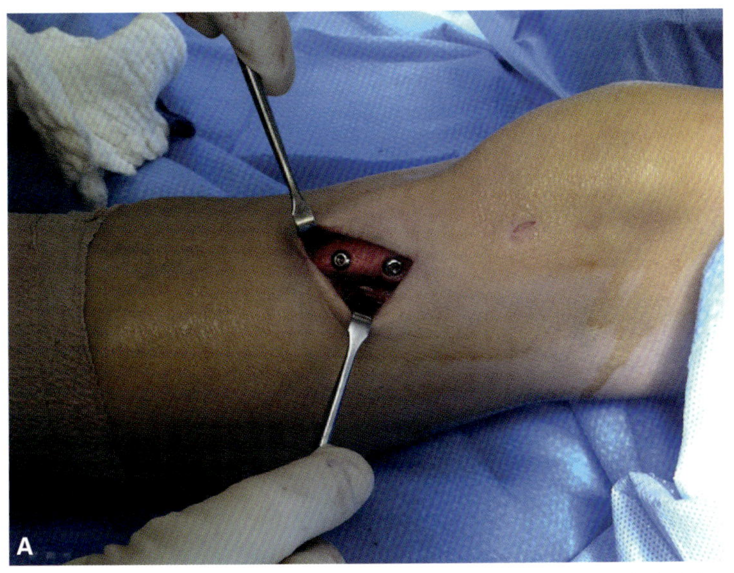
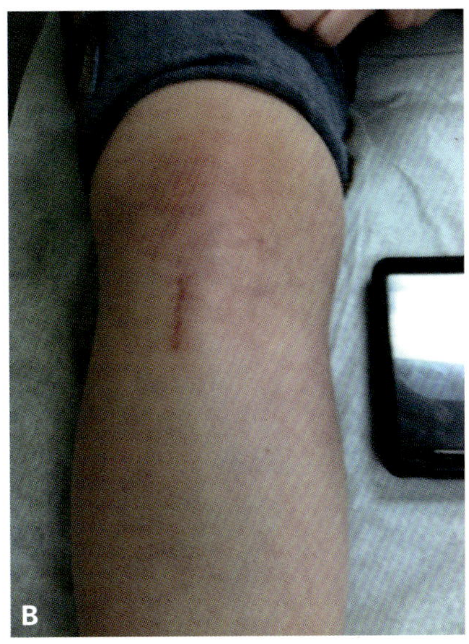

图 15.17　A. 可以使用更小的皮肤切口进行截骨术（左膝）。B. 一旦皮肤愈合，切口将在结节突出位置的外侧（右膝）

前计算更重要。

- 一个直接的前入路可以允许必要时扩大手术入路。当 AMZ 手术与髌股关节软骨修复术结合时，需要暴露更宽的手术术野。
- 在大多数病例中，胫骨结节截骨术会与外侧 1.5~2.0 cm 的延长术结合，而不是既往的外侧支持韧带松解术。
- 切开髌韧带内侧及外侧缘，继续沿着胫骨嵴显露外侧，将前侧肌肉组织拉向后侧胫骨壁。不要停留在胫骨嵴的边缘。在后侧壁安装牵引器以避免损坏腓深神经及胫前动脉。
- 继续沿着先前内侧切口向远端延伸切开骨膜，当内侧倾角转向外侧时可以在距结节近端大约 8 cm 的远端处与外侧切口结合。
- 对于徒手操作的技巧，可以从内侧切口打入 1、2 枚钉子，从胫骨外侧穿出。
- 使用两个辅助的切割固定器来确保骨锯的出口在后侧壁的前方（图 15.18）。骨锯引导器可确保沿着计划平面进行切割。
- 使用摆锯进行切割，用生理盐水降温，注意摆锯出口（图 15.19）。
- 截骨术从最近端开始快速切至邻近的外侧髌韧带附着的结节处。改变截骨术的角度以快速完成外侧到内侧髌韧带结节附着处的切割（图 15.20）。

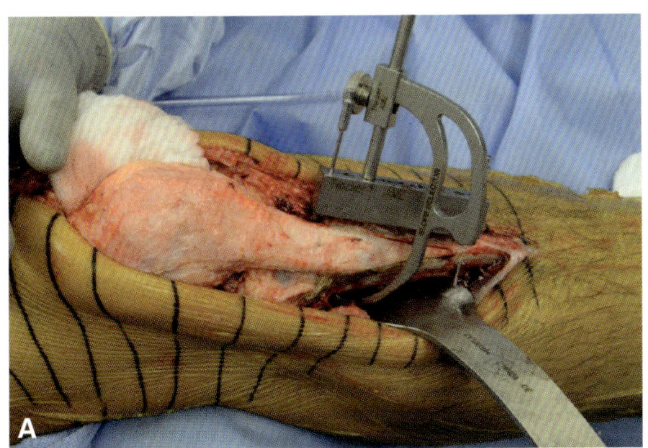
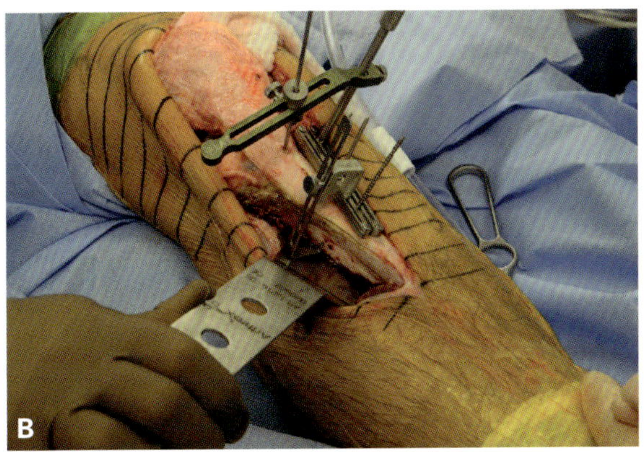

图 15.18　Tracker AMZ 引导系统（DePuy Synthes，Warsaw，IN）（A）和 T3 AMZ 引导系统（Arthrex，Naples，FL）（B），切下来的骨块至于膝关节右侧。请注意，建议锯片出口位于后壁之前。在后面放置牵开器以保护神经血管束

- 结节现在可以自由扭转以达到倾斜切割角度，直至满足内移（矫正 TT—PCL 距离）及前移（10~15 mm 减压效应）的程度。通常用垂直于斜面放置的两个螺钉进行固定（向内侧倾斜以避开血管组织）（图 15.21）。
- 胫骨结节前内移位术的经验与教训见表 15.3。

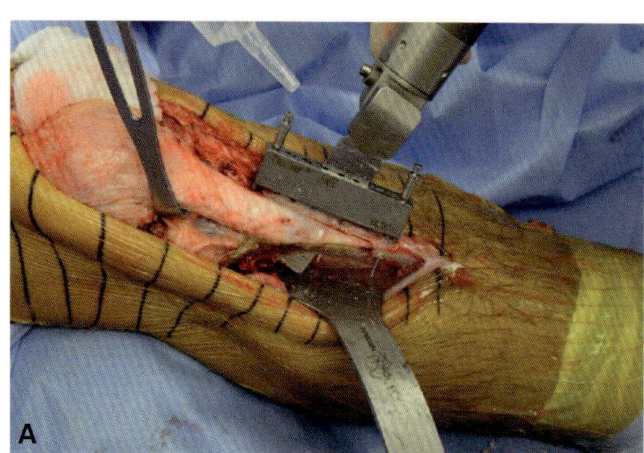

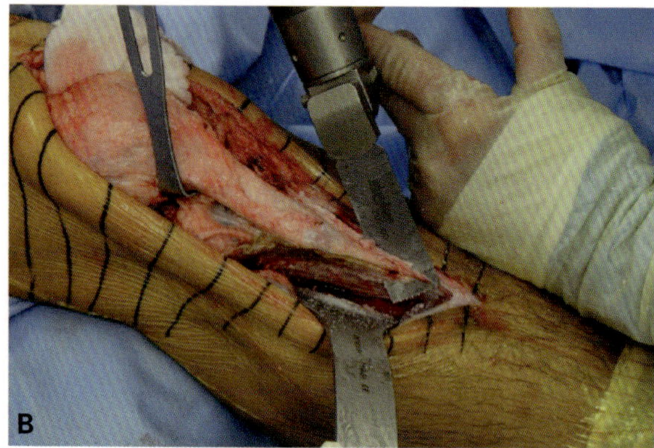

图 15.19 A. 使用摆锯进行截骨并用生理盐水冷却，注意锯片的出口。B. 为完成截骨术，移出切开的骨块，并徒手进行远端切开。远端骨块的完全分离显示未导致任何延迟愈合

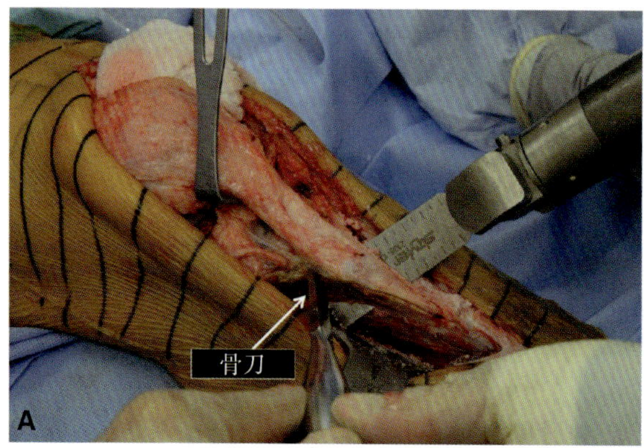

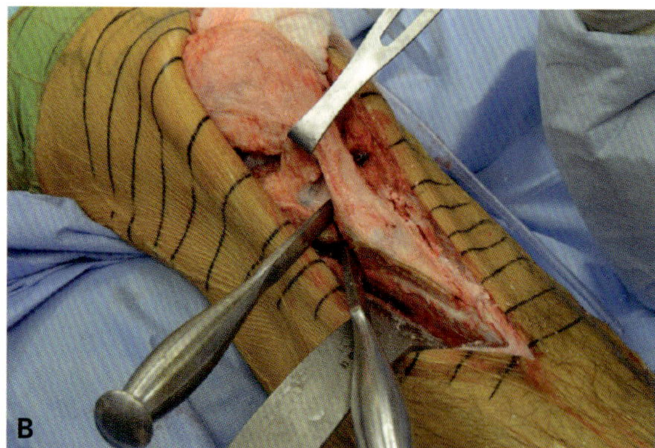

图 15.20 A. 用骨刀从近端后切开，直到紧邻髌腱外侧附着于胫骨结节处。B. 改变骨刀的角度，以完成由外向内的方向从近端到髌腱胫骨结节止点处的切开

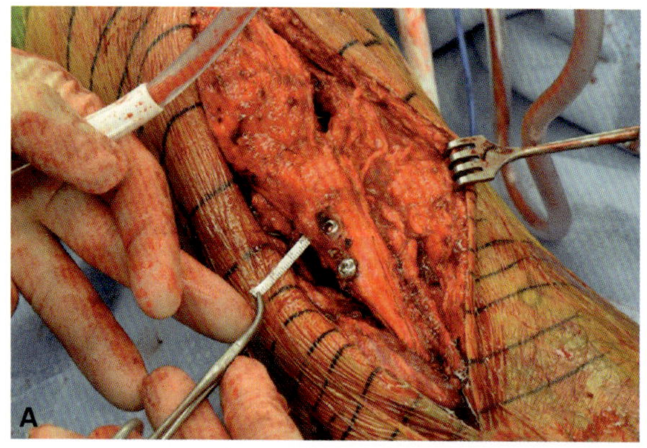

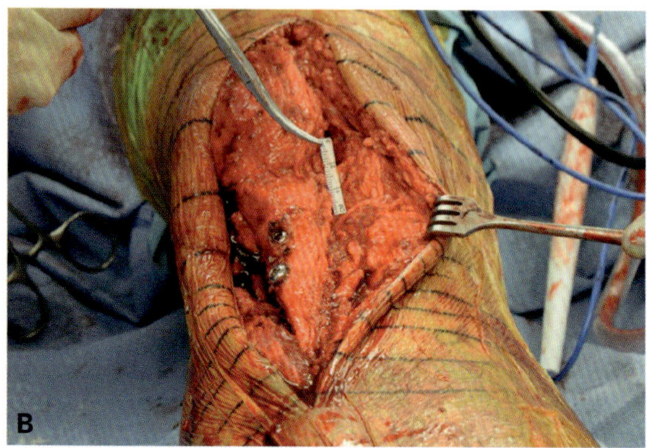

图 15.21 结节现在可以自由地沿切割斜面旋转，直到达到所需的（A）内移（恢复胫骨结节—后交叉韧带距离）和（B）前移（10~15 mm 以实现减压）的量。通常用垂直于斜面放置的两枚节间螺钉进行固定（与内侧成一定角度，从而避免损伤血管）

术后管理

- 首先，患者在 AMZ 术后应当无负重 2~4 周。然而，很多患者会在术后 1~2 周即扔掉拐杖回到办公室工作。
- 图 15.22 展示了 1 例患者在术后 1 周无拐杖负重行走。
- 允许患者进行早期负重训练时应当十分小心，有患者早期负重时出现骨折的报道。相较于早期负重训练，在截骨术后（大约 6 周）影像学确认已经骨愈合再进行全负重训练是一个更好的选择。
- 表 15.3 描述了术后管理的标准流程。

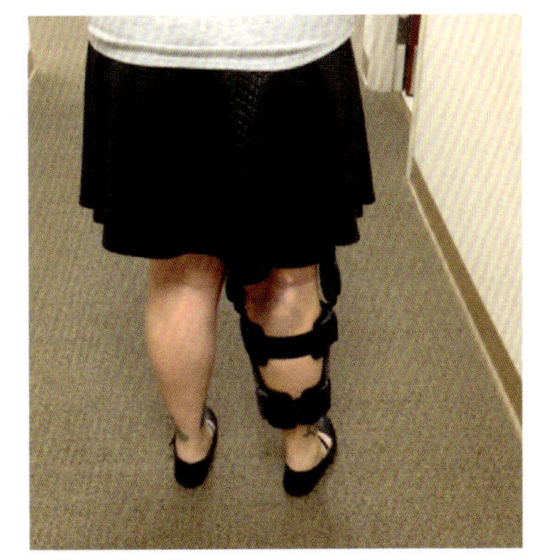

图 15.22 进行前内侧移位术 1 周后的患者，正在无拐状态下进行可忍受的负重锻炼

表 15.2 胫骨结节前内移位术的经验与教训

经验	教训
• 在术前评估的基础上，应计划切骨斜面 • 髌腱的两侧均应显露，并且应显露髌腱止于胫骨结节处 • 使用钻头或切割器来确定截骨平面 • 牵开器应放置在胫骨后外侧，以保护神经血管结构 • 截骨术的侧面应直接可视化 • 最好保持远端骨膜的铰链完整，切下的骨块应可以沿切骨平面旋转 • 螺钉应埋头，并应实现双皮质固定 • 通常，10 mm 的前内侧移位就足够了。过度内移可导致医源性内侧不稳定或增加髌股关节负荷	• 除了术前评估胫骨结节—滑车沟距离 / 胫骨结节—后交叉韧带距离外，在规划截骨平面时应考虑髌股关节的软骨病变 • 无须将腱旁组织斜行覆于在髌腱上 • 尽管可以使用较小的切口进行前内侧移位，但这不应影响胫骨外侧截骨的可视化 • 截骨时绝不应该以胫骨后侧为锯片出口 • 骨锯或骨刀不应向近端的胫骨平台倾斜 • 截骨时应有足够的深度，以确保带有松质骨表面，可促进愈合 • 截骨时应从近端到远端逐渐变细，以避免沿胫骨干产生陡增应力 • 置入双皮质螺钉时应注意避免后侧神经血管损伤 • 突出的螺丝可能会导致刺激或疼痛，并可能需要在以后进行移除

表 15.3 胫骨结节截骨术后管理流程

门诊患者管理流程
第 1 周时，带铰链的膝关节支具需完全锁紧于伸直位
从脚趾触地开始，逐渐过渡到部分负重，待可承受负重就开始继续加强锻炼（仅次于短干骺端截骨术后）
第 1 周：随访并开始足跟运动。去除或解锁支具以允许足跟运动达到一个较舒适的程度
第 2 周：解锁膝关节铰链以允许进行 50° 的步行运动，同时进行可耐受的负重训练
第 4 周：进一步解锁膝关节铰链以允许进行 90° 的步行运动，同时进行可耐受的负重训练
第 6 周：移除带铰链的膝关节支具进行平地步行，如果允许承重即可开始进行抵抗训练

参考文献

[1] Fulkerson JP. Anteromedialization of the tibial tuberosity for patellofemoral malalignment. Clin Orthop Relat Res. 1983;177:176-181.

[2] Trillat A, Dejour H, Couette A. Diagnosis and treatment of recurrent dislocations of the patella [in French]. Rev Chir Orthop Reparatrice Appar Mot. 1964;50:813-824.

[3] Maquet P. Mechanics and osteoarthritis of the patellofemoral joint. Clin Orthop Relat Res. 1979;144:70-73.

[4] Maquet P. Advancement of the tibial tuberosity. Clin Orthop Relat Res. 1976;115:225-230.

[5] Dejour H, Walch G, Nove-Josserand L, et al. Factors of patellar instability: an anatomic radiographic study. Knee Surg Sports Traumatol Arthrosc. 1994;2(1):19-26.

[6] Seitlinger G, Scheurecker G, Hogler R, et al. Tibial tubercle-posterior cruciate ligament distance: a new measurement to defne the position of the tibial tubercle in patients with patellar dislocation. Am J Sports Med. 2012;40(5):1119-1125.

[7] Dean CS, Chahla J, Serra Cruz R, Cram TR, LaPrade RF. Patellofemoral joint reconstruction for patellar instability: medial patellofemoral ligament reconstruction, trochleoplasty, and tibial tuberosity osteotomy. Arthrosc Tech. 2016;5:e169-e175. doi:10.1016/j.eats.2015.10.016.

[8] Liu JN, Mintz DN, Nguyen JT, et al. Magnetic resonance imaging validation of tibial tuberosity transfer distance in the Fulkerson osteotomy: a clinical and cadaveric study. Arthroscopy. 2018;34(1):189-197.

第十六章

胫骨结节远端移位

Scott Smith, David C. Flanigan, Robert A. Magnussen

概述

发病机制

- 复发性髌骨不稳定主要影响年轻、活跃的人群，是多种解剖因素共同作用的结果，包括滑车发育不良、内侧髌股韧带（Medial Patellofemoral Ligament，MPFL）损伤/冗长、胫骨结节—滑车沟（Tibial Tubercle—Trochlear Groove，TT—TG）距离增加以及高位髌骨。
- 据报道，尽管在复发性脱位患者中高位髌骨患病率多达 24%，且高位髌骨与单独 MPFL 重建治疗后复发不稳有关，但高位髌骨是一个未得到充分重视的可导致髌骨不稳定的因素。
- 通常认为，高位髌骨导致不稳定性增加的机制是引起髌骨延迟进入滑车沟致滑车沟的骨性约束降低，使得髌骨在更深度的屈曲位时向外侧移位增加。虽然具体病因不明，但髌腱长度增加，而非嵌入胫骨近端位置，已被确认为高位髌骨的潜在原因。
- 高位髌骨对稳定性的影响可因滑车发育不良、TT—TG 距离增加和 MPFL 功能不全加剧。
- 本章中提出的胫骨结节截骨远端移位是治疗合并高位髌骨的复发性髌骨不稳定的一种方式。胫骨结节截骨向内侧或前内侧移位通常用于治疗 TT—TG 距离增加的情况，其目的是改善髌骨轨迹和减轻外侧负荷。通过手术将胫骨结节向远端移位，目的是使髌骨高度达到更正常的水平，并通过允许髌骨早期进入滑车沟内以及尽可能减轻远侧髌骨关节软骨负荷来改善髌骨轨迹。

分类

- 文献中描述了多种判断高位髌骨的方法，其中许多方法可以通过膝关节侧位 X 线片来测量（表 16.1）。
- 髌骨位置正常、高位、低位的测量方法和分类之间存在显著差异，不过不同指数间具有良好的观察者间的一致性。
- 作者更喜欢使用 Caton-Deschamps（CD）指数，因为与 Insall-Salvati 指数不同的是，它可以用于测量术后的远端移位程度和髌骨高度。
- 磁共振成像（MRI）也可以用来进行相关测量。MRI 是评价软骨表面健康和稳定结构的常用工具，在评价关节软骨和软骨下骨的几何形状方面优于 X 线检查。

表 16.1　髌骨高度指数的描述

指数	测量方法	正常值
Insall-Salvati 指数	髌腱长度/髌骨的最长矢状径长度	0.8~1.2
改良 Insall-Salvati 指数	髌腱长度/髌骨关节面最长矢状径长度	＜2
Blackburne-Peel 指数	髌骨关节面长度/胫骨平台线以上到关节面下极的高度	0.5~1
Caton-Deschamps 指数	髌骨关节面与胫骨前上界的距离/髌骨关节面长度	0.8~1.2

- 髌骨滑车指数（Patellochlear Index，PTI）是指在单个 MRI 矢状切面上，与髌骨软骨重叠的滑车关节面长度与髌骨软骨长度之比。PTI 是一种传统的测量髌骨高度的有益的辅助手段，因为它可以帮助诊断功能性高位髌骨患者的边缘 CD 指数。髌骨 / 滑车重叠较少的患者更有可能出现开始屈曲时髌骨与滑车关节面接触延迟。
- 表 16.2 列出了胫骨结节远端移位的适应证和禁忌证。

评估

病史

- 在评估患有髌骨不稳定的患者时，需要全面了解病史。了解患者主诉的慢性病程非常重要。
- 急性损伤的患者通常有外伤史，常伴有明显的疼痛并可能有关节内出血。
- 确定既往脱位的次数以及诱发脱位的事件很重要。因为反复不稳的患者往往存在不稳事件频率增加和诱发不稳的创伤强度降低。
- 反复不稳的患者经常有主观不稳定感或持续疼痛感。还可能存在与游离体相关的机械症状。

体格检查

- 进行体格检查时，首先应评估整个下肢的对线情况，特别注意有无明显的膝外翻和 Q 角增大。
- 应评估膝关节是否有渗出，并触诊疼痛的部位，尤其注意沿内侧稳定结构触诊。
- 应彻底地检查韧带。
- 然后，应注意检查髌骨。髌骨轨迹应在膝关节主动伸直时进行评估。出现捻发音则提示髌骨软骨损伤。J 形征或髌骨出滑车沟时向外侧移位提示存在以下一种或数种情况：滑车发育不良、胫骨结节位置偏外、高位髌骨和外侧结构过紧。

表 16.2　胫骨结节远端移位的适应证和禁忌证

适应证	禁忌证
• 复发性外侧髌骨脱位非手术治疗无效伴高位髌骨［CD 指数＞1.2，髌骨滑车指数（PTI）＜0.15］	• 低位髌骨 • 不能维持负重的患者

- 需确定髌骨向外侧移位的程度以及患者的恐惧程度。应在不同屈曲角度下进行这一检查。通常在屈膝 30°~40°时髌骨与滑车接合，随着屈曲角度的增加，恐惧感可得到缓解。高位髌骨患者由于髌骨延迟进入滑车沟内，可能会表现出在更大屈曲角度时才出现恐惧感。

影像学检查

- 对髌骨不稳定患者的初步评估应包括患侧膝关节 X 线片。作者常规会拍摄下肢全长片、膝关节负重后前位片、侧位片和轴位片。
- 在评估髌骨高度时，应注意观察侧位片，并可使用之前讨论过的方法来测量髌骨高度（图 16.1）。
- 此外，还应进行 MRI 检查，以评估软骨表面的损伤程度和髌股关节软骨的几何形状。PTI 可以通过矢状位来测量（图 16.2）。

手术治疗

术前准备

- 必须注意评估导致髌股关节不稳的所有解剖因素，

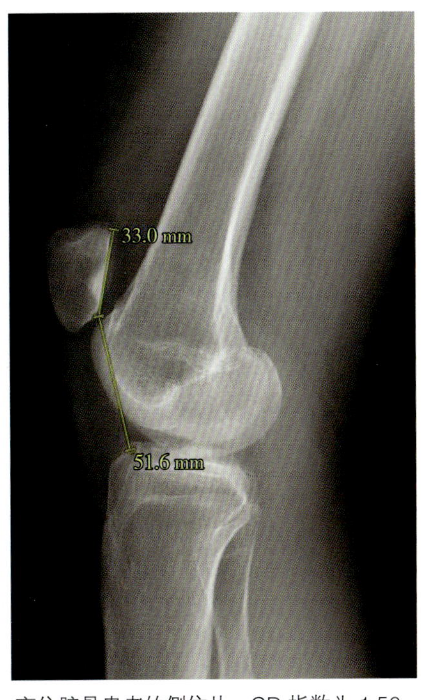

图 16.1　高位髌骨患者的侧位片。CD 指数为 1.56，符合高位髌骨的表现

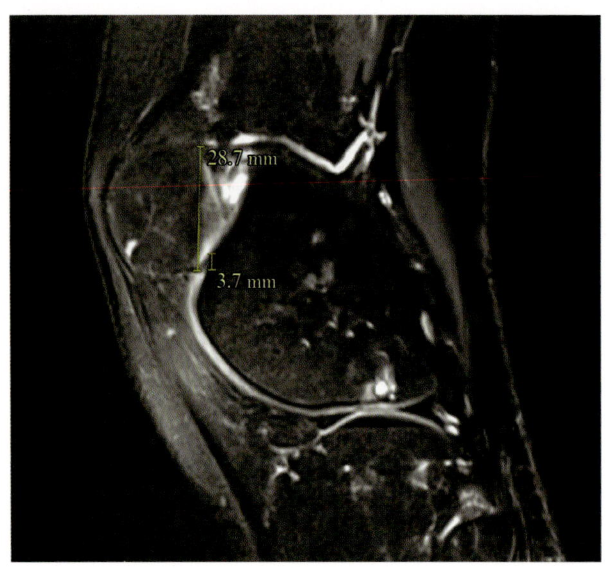

图 16.2 在矢状位 MRI 测量髌骨滑车指数。膝关节的髌股滑车指数为 0.12，符合高位髌骨的表现

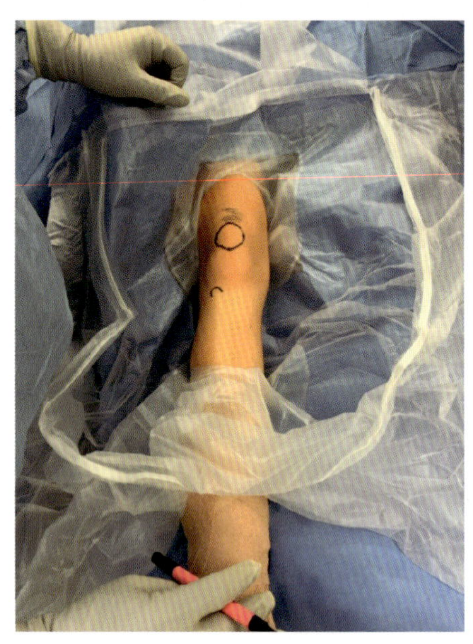

图 16.3 患者体位。已标记右膝关节的髌骨和胫骨结节

并在手术时处理每一种因素。

- 在向远端移位时，必须注意不要使结节移位过远，因为这会给修复造成更大的压力，并增加骨面不愈合和低位髌骨的可能性，导致疼痛和屈曲受限。也有人担心可能在结节向远端移位后会增加髌骨的接触压力，这可能导致关节炎，但是这些是在髌骨高度正常而非高位髌骨的尸体中进行的生物力学研究。
- 作者倾向于对将结节向远端移位，达到术后 CD 指数约为 1.1，以防止过度矫正和低位髌骨的发生。

手术技术

体位

- 患者取仰卧位，在臀部下方垫高，使腿部处于旋转中立位。
- 在大腿外侧放置一个柱子，以便进行关节镜检查。
- 通常不使用大腿止血带。
- 在麻醉下进行体格检查，注意髌骨的轨迹。如视频 16.1 所示，髌骨在高度屈曲时仍向外侧脱位，这意味着明显的高位髌骨、滑车发育不良和内侧稳定结构冗长。
- 用外科标记笔勾画出骨性标志（图 16.3）。
- 在小腿前外侧做一 7~8 cm 的切口，从 Gerdy 结节内侧开始，并向胫骨结节的远端和外侧延伸（图 16.4）。

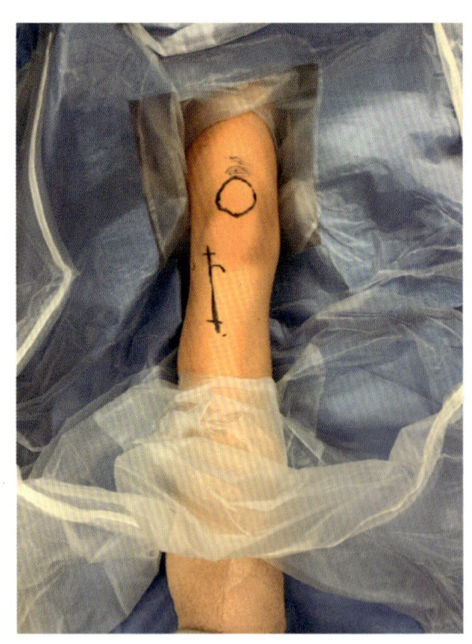

图 16.4 计划的手术切口

手术步骤

- 在截骨前，需进行诊断性关节镜检查，了解关节内病变。
- 关节镜检查后，切开皮肤，分离出内外侧的全厚皮瓣（图 16.5）。
- 在辨认前间室之后，在胫骨的外侧边缘将筋膜切开，并小心地保留组织的袖套以便于后续的修复。然后，使用骨膜剥离器将前间室的肌肉从骨面托起，露出胫骨（图 16.6）。注意避免对伸膝装置造成损伤。

- 辨认髌腱并用拉钩保护（图 16.7）。
- 在暴露胫骨结节并辨认伸膝装置之后，按计划截骨，同时考虑移除结节远端的一部分以便向远侧移位。在所示病例中，按计划进行了 7 cm 截骨，移除了 1 cm 骨量（图 16.8）。截骨的轮廓用 Bovie 电刀烧灼进行标识（图 16.9）。
- 在完成计划截骨后，按从内侧到外侧大约 40° 的角度放置两个平行的导向针。必须小心，不要使截骨过于平坦，因为这可能会减少结节中包含的松质骨的量，增加骨不连的风险（图 16.10）。
- 然后使用矢状锯进行截骨。必须小心观察锯片，以免损伤神经血管结构。截骨从远端开始，逐渐向近端移动（图 16.11）。
- 用锯片进行远端截骨后，用宽骨凿从远端内侧向近端外侧进行延长截骨（图 16.12）。
- 然后使用 1/2 号骨凿在近端完成截骨术。通过从外侧向内侧横向切割完成截骨，连接近端截骨的范围。必须小心保护髌腱（图 16.13）。
- 预先钻孔作为固定螺钉孔。作者倾向于在拉力螺钉固定技术中使用两个 4.5 mm 钛螺钉。首选的位置使用电刀标记。使用 4.5 mm 钻头在结节处钻孔，螺钉孔相距 1.5~2 cm（图 16.14）。
- 然后使用骨凿完成远端截骨，完全将胫骨结节从胫骨分离。检查游离的结节骨片，确保螺钉孔位

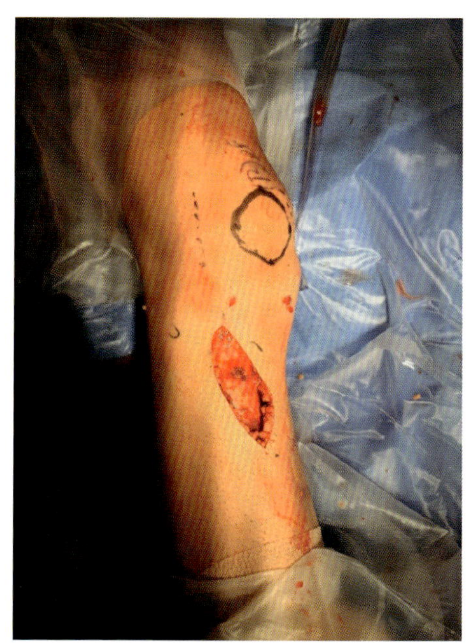

图 16.5 内侧和外侧的皮肤切口

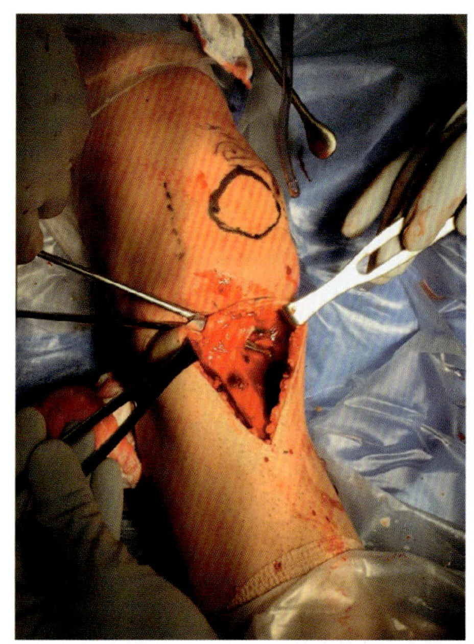

图 16.7 解剖髌腱

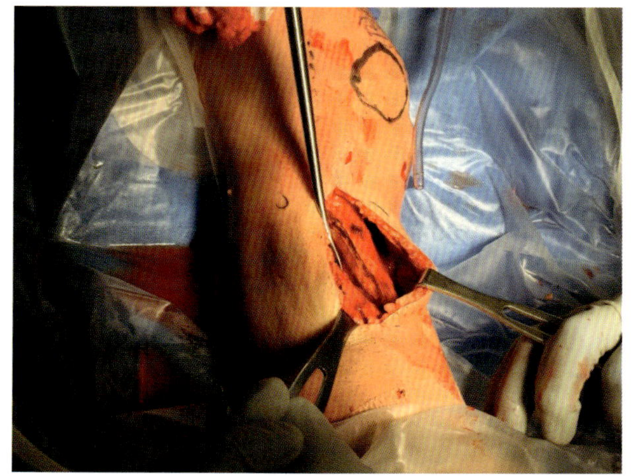

图 16.6 抬高前间室的肌群

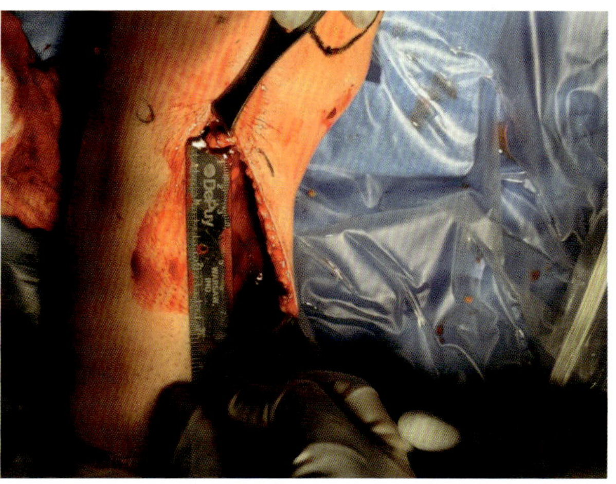

图 16.8 计划截骨

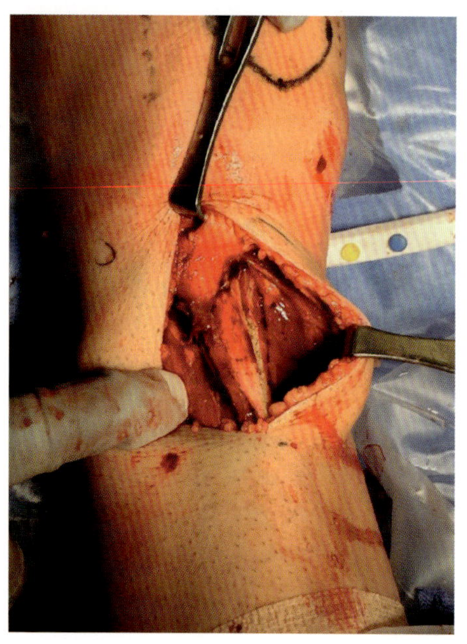

图 16.9　截骨轮廓

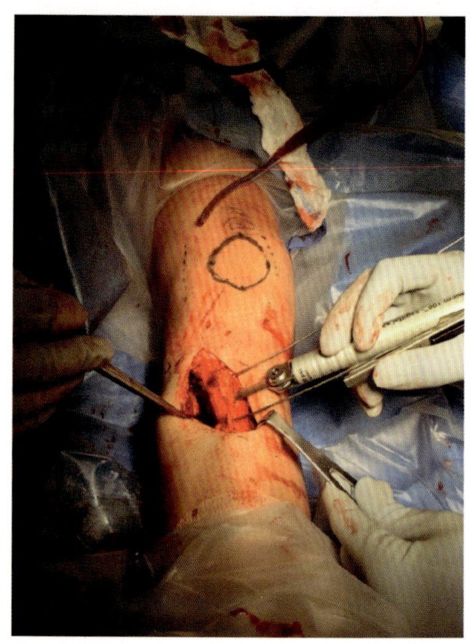

图 16.11　开始截骨

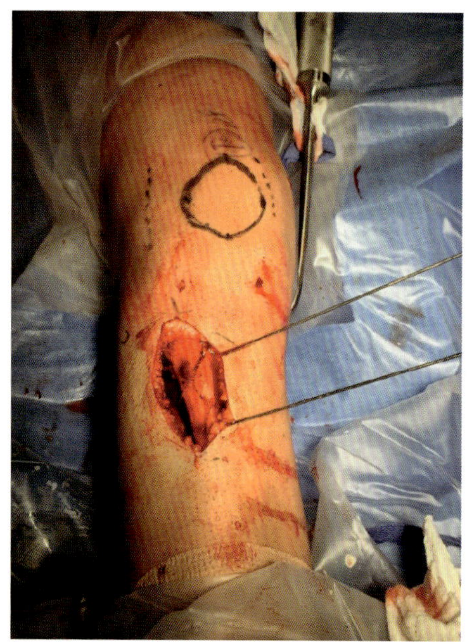

图 16.10　置入导针

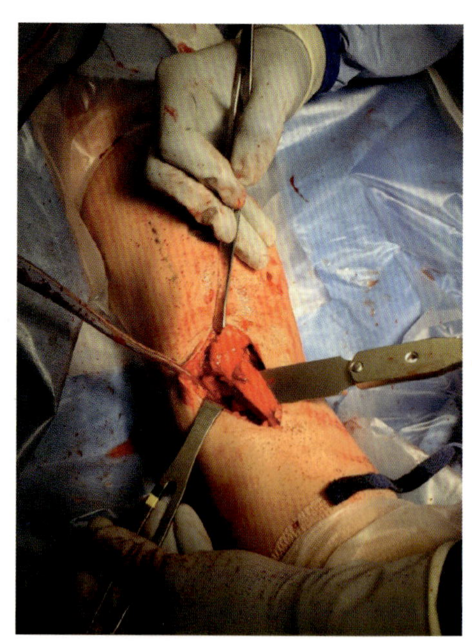

图 16.12　向近端延伸截骨

置恰当且包含足量的松质骨（图 16.15）。

- 此时，胫骨结节的远端部分已被移除。移除骨量取决于术前根据 CD 指数测量的所需向远端移位的量。这一过程使用咬骨钳完成。在所示病例中，预期的移除长度为从远端末梢向上 1 cm。
- 在移除远端骨之后，在图示的病例中，将结节放入其理想的位置——向内侧 1 cm 以及向远端 1 cm。一旦结节到达其理想位置，使用 3.2 mm 钻头通过胫骨上预钻的 4.5 mm 孔钻入并固定到位。测量螺钉长度，在测量长度的基础上增加 2 mm，以确保双皮质固定。螺钉在透视引导下置入胫骨结节中，确保长度适当（图 16.16）。
- 然后，使膝关节进行不同范围的活动，确认髌骨轨迹合适。然后评估外侧支持带的张力，如果有需要的话，随后进行延长术。通过透视确保结节移位和固定处于合适的位置（图 16.17）。通过移

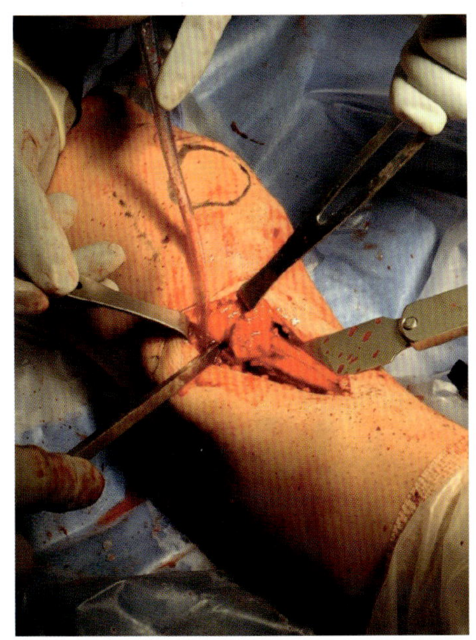
图 16.13 完成近端截骨

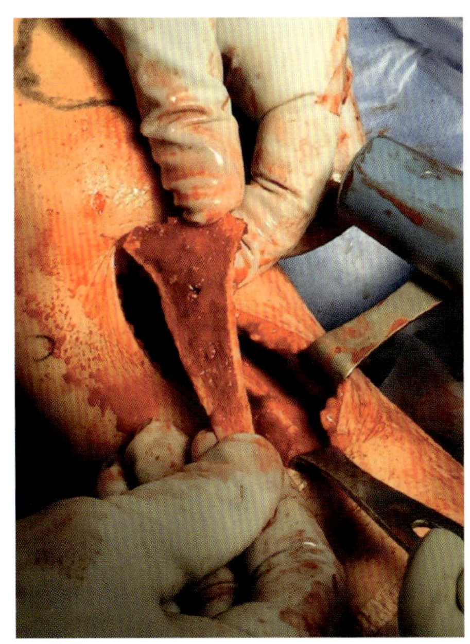
图 16.15 检查结节

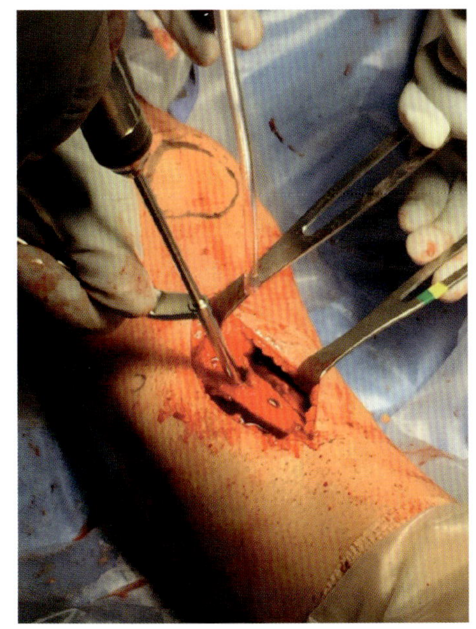
图 16.14 预留螺钉孔

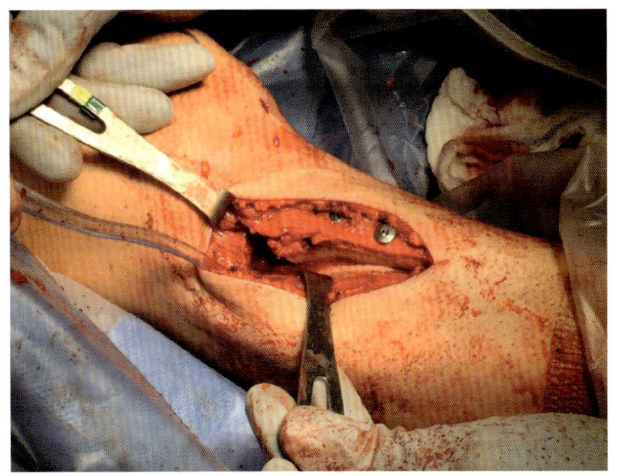
图 16.16 固定截骨块

植脱钙骨基质来填充因向远端移位而留下的近端空隙，从结节块远端取出的骨也可用于填充近端空隙。然后用大量生理盐水冲洗伤口，将前间室筋膜缝合到结节的前外侧，分层缝合皮肤。

- 如果同时进行 MPFL 重建，则应在远端截骨后进行，以确保适当的张力和等距。
- 使用无菌敷料，然后用铰链式膝关节支具将膝关节固定在伸直位。

- 胫骨结节远端移位术的经验与教训见表 16.3。

替代技术

- 前面所述的技术是一种改良的 Fulkerson 前内侧截骨术，类似于原位截骨，但除了向前内侧移位外，还做了向远侧移位。
- 另一种方法是利用胫骨冠状面的主要切口，该切口不朝着前方皮质倾斜。以单独横切的方式将骨条向远端松解（图 16.18）。然后取下骨条远端的一部分，将其向远端移位并固定。这种替代技术的一个优点是可以更精确和简单地控制向远端移

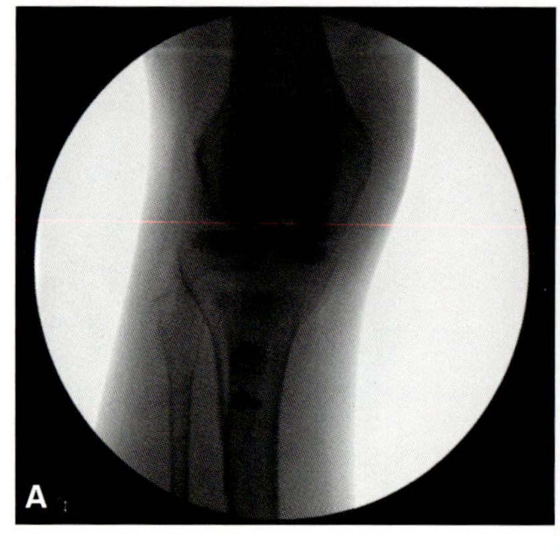

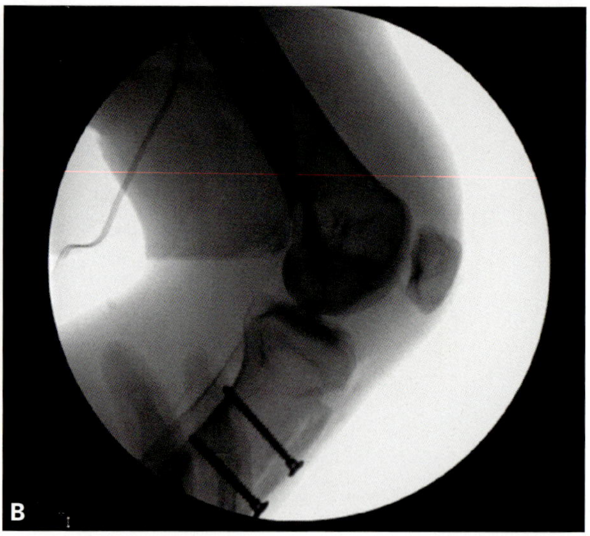

图 16.17 固定骨块后透视。固定骨块后的透视正位片（A）和透视侧位片（B）

表 16.3 胫骨结节远端移位术的经验与教训

经验	教训
• 确保充分暴露 • 保护髌腱止点 • 在其他软组织手术前行截骨术 • 留下足够的组织以确保恰当地闭合前间室	• 避免过度矫正——可能导致膝关节屈曲范围减少，髌股接触压力增加，以及关节炎 • 确保截骨深度足以使结节上有足够的松质骨，以便愈合 • 如果螺钉由于未固定在双侧皮质骨上而导致稳定性不足，则不愈合的风险将增加

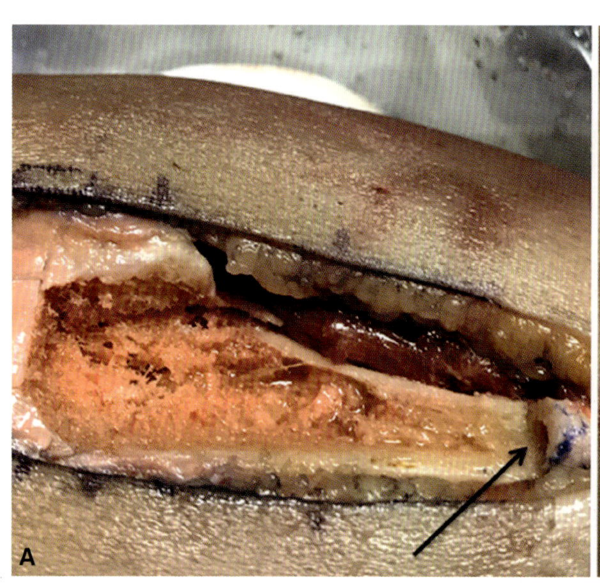

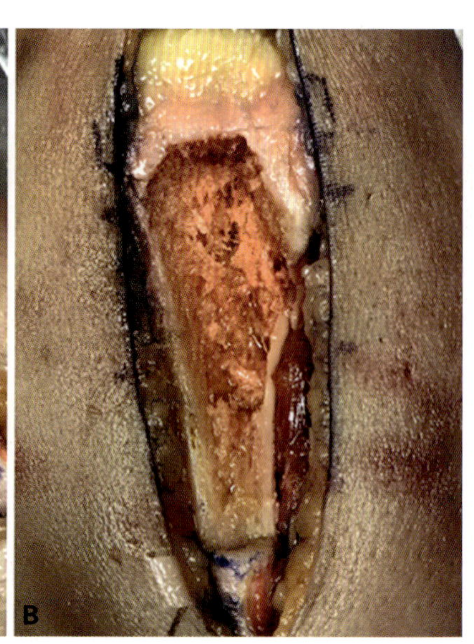

图 16.18 演示了另一种截骨术。从内侧（A）和前侧（B）演示了另一种截骨术。注意是横向切开远端（黑色箭头），而不是锥形切开

位的程度，因为从远端骨块移出的骨量等于远端移位的距离，所以移位过远几乎是不可能的（图 16.19）。这种替代技术的主要缺点是需要进行远端横切，这可能导致术后的应力上升和继发骨折。将骨块的总长度缩短到 5 cm 可能可以通过保留干骺端的横切来降低风险。这项技术的另一个潜在缺点是它可能导致胫骨结节轻微后移，而不是由之前描述的改良 Fulkerson 截骨术所产生的轻微前移。

• 也有报道髌腱固定术和远端截骨术相结合的术式。Mayer 等描述了在髌腱异常长（> 52 mm）的患

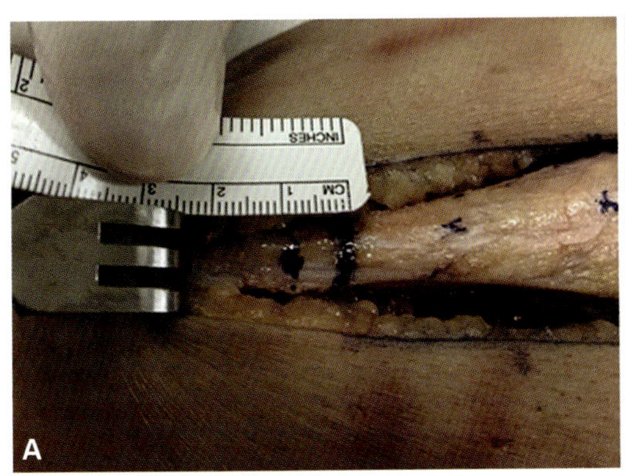

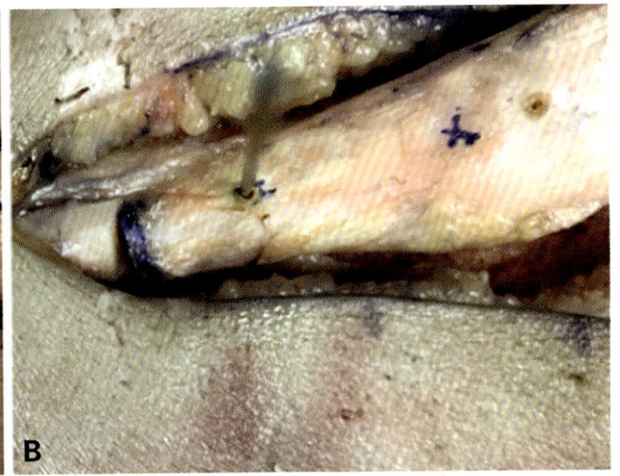

图 16.19 A. 测量所需的远侧移位距离。B. 取下测定的骨量，将结节向远端拉开并暂时固定

者中行髌腱固定术。他们的技术是在固定骨之前，在胫骨结节的原始附着顶部附近放置两个缝合锚钉。骨固定后，每个锚钉的一条缝线穿过肌腱的每一侧，然后打结。他们观察到，术后 CD 指数和髌骨肌腱长度均显著下降，报道的 27 个膝关节病例系列中均没有复发脱位。第十七章详细介绍了这种技术。

术后管理

- 患者术后立即佩戴铰链式膝关节支架，将术肢固定于伸直位。
- 由于远端骨不连的风险增加，患者需要在前 4 周避免负重，在 6 周时逐渐转变为完全负重。
- 将患者置于在床旁使用的连续被动运动机中。
- 前 2 周开始物理治疗并允许 0° ~60° 的主动运动，然后从第 2 周至第 4 周开始 0° ~90° 的主动运动，最后在 6 周左右逐渐开始全范围运动。
- 术后前 6 周禁止主动强化训练，直到 X 线片证实骨性愈合。

结果

- 虽然已经对前内侧截骨术和 MPFL 重建进行了较深入的研究，但是关于远端截骨术治疗髌骨不稳定的文献很少。
- 2014 年的一项系统综述纳入了 5 项研究共 203 个膝关节。所有研究表明，远端截骨术在恢复髌骨高度方面是有效的。复发性髌骨脱位的总体风险较低，为 1.75%。但主观恐惧程度较高，总体风险为 26.3%。
- Pritsch 等注意到，在他们平均随访 6.2 年的 80 例膝关节的病例系列中，有 72.5% 的膝关节表现出优良的患者报告的结局。他们发现结果与以下情况之间存在显著正相关：男性、不存在中度至重度髌骨软骨损伤、主要术前症状为不稳，但是不包括疼痛。
- 结果也可能因临床表现而有所不同。Enea 等报道，在他们观察的 26 个膝关节的病例系列中，对于具有潜在髌骨不稳定性但没有脱位病史的患者，在进行远端移位后，患者的主观不稳定性显著低于具有明显脱位史的患者。虽然文献中表明远端截骨术后效果有限，但它是预防复发性脱位的可行选择，不过还需要更多的研究，包括患者报告的结果，以确定对膝关节的长期影响。

并发症

- 与其他结节截骨术相比，远端截骨术的某些并发症风险增加。在一项关于所有结节截骨技术的系统综述中，Payne 等发现，与维持皮质铰链的技术相比，结节完全脱离的技术有着更高的并发症风险。虽然总体并发症风险为 4.6%，但当结节完全脱离时，发生率为 10.7%。
- 这个手术后最可怕的并发症也许是胫骨结节骨不连（图 16.20）。增加远端移位确实会增加截骨部位的张力，因为这会导致伸膝装置的张力增加。Payne 等在对远端移位研究的系统综述中，发现骨不连率为 0.6%。然而，在对所有截骨术进行回顾时，完全分离的骨不连率为 2.4%（相比于总体骨不连率为 0.8%）。
- 髌股关节接触压力增加也是远端移位的一个问题。在一项生物力学研究中，Yang 等表明，远端移位后，膝关节 0°时平均接触压力增加 6 倍，屈曲

10°时增加 55%。然而，这是在解剖学正常的膝关节中进行的研究，而不是那些有明显高位髌骨或矫正到低位髌骨的膝关节。

- 在随访期间，远端移位后报告的关节炎的发生率低于 15%（图 16.21）。鉴于脱位和改变力学后髌股关节软骨损伤的高发生率，关节炎的发生原因可能是多因素的。

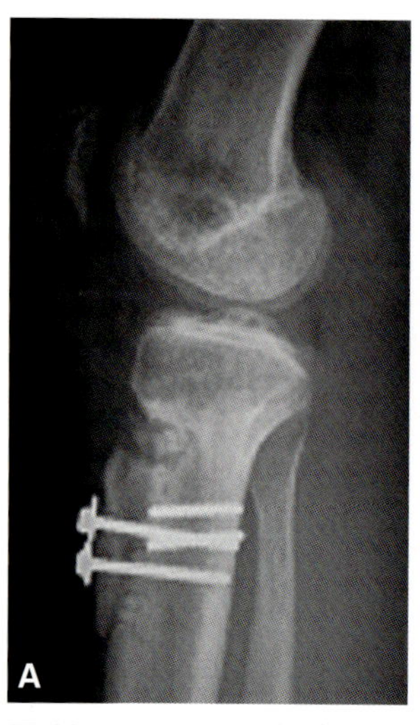

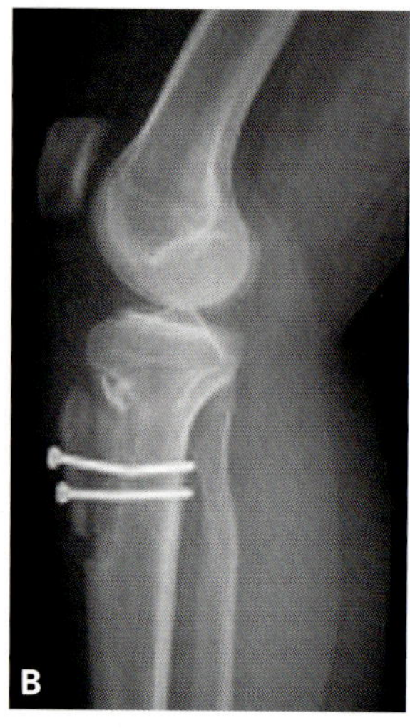

图 16.20 A、B. 2 例伴有金属固定不成功的截骨远端分离的独立病例，这表明力量巨大，胫骨结节碎片可能不愈合

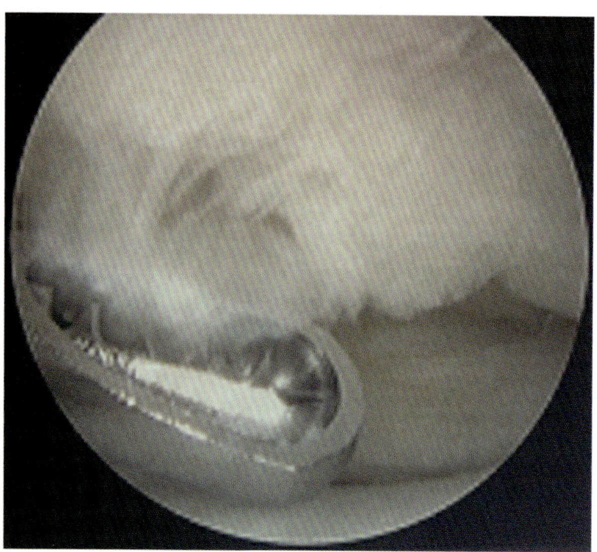

图 16.21 远端截骨移位术后髌股关节疼痛增加，以及出现关节炎

结论

- 胫骨结节远端截骨术有助于通过降低髌骨高度来增加髌骨稳定性，并允许有髌骨不稳定和高位髌骨的患者的髌骨早期和滑车接合。然而，降低髌骨高度会增加髌股负荷，过度向远端移位会导致严重的并发症。

参考文献

[1] Dejour H, Walch G, Nove-Josserand L, Guier C. Factors of patellar instability: an anatomic radiographic study. Knee Surg Sports Traumatol Arthrosc. 1994;2:19-26.

[2] Larsen E, Lauridsen F. Conservative treatment of patellar dislocations. Clin Orthop Relat Res. 1982;171:131-136.

[3] Thaunat M, Erasmus PJ. Recurrent patellar dislocation after medial patellofemoral ligament reconstruction. Knee Surg Sports Traumatol Arthrosc. 2008;16:40-43.

[4] Magnussen R, De Simone V, Lustig S, Neyret P, Flanigan D. Treatment of patella alta in patients with episodic patellar dislocation: a systematic review. Knee Surg Sports Traumatol Arthrosc. 2014;22:2545-2550.

[5] Neyret P, Robinson A, Le Coultre B, Lapra C, Chambat P. Patellar tendon length—the factor in patellar instability? The Knee. 2002;9:3-6.

[6] Pritsch T, Haim A, Arbel R, Snir N, Shasha N, Dekel S. Tailored tibial tubercle transfer for patellofemoral malalignment: analysis of clinical outcomes. Knee Surg Sports Traumatol Arthrosc. 2007;15:994-1002.

[7] Seil R, Muller B, Georg T, Kohn D, Rupp S. Reliability and interobserver variability in radiological patellar height ratios. Knee Surg Sports Traumatol Arthrosc. 2000;8:231-236.

[8] Biedert R, Albrect S. The patellotrochlear index: a new index for assessing patellar height. Knee Surg Sports Traumatol Arthrosc. 2006;14:707-712.

[9] Magnussen R. Patella alta sees you, but do you see it? Am J Orthop. 2017;46(5):229-231.

[10] Yang J, Fulkerson J, Obopilwe E, et al. Patellofemoral contact pressures after patellar distalization: a biomechanical study. Arthroscopy. 2017;33(11):2038-2044.

[11] Mayer C, Magnussen R, Servien E, et al. Patellar tendon tenodesis in association with tibial tubercle distalization for the treatment of episodic patellar dislocation with patella alta. Am J Sports Med. 2012;40(2):346-351.

[12] Enea D, Cane P, Fravisini M, Gigante A, Giudici L. Distalization and medialization of tibial tuberosity for the treatment of potential patellar instability with patella alta. Joints. 2018;22(6):80-84.

[13] Payne J, Rimmke N, Schmitt L, Flanigan D, Magnussen R. The incidence of complications of tibial tubercle osteotomy: a systematic review. Arthroscopy. 2015;31(9):1819-1825.

第十七章

髌腱固定术

Cecile Batailler, Simone Cerciello, Elvire Servien, Christopher Butcher, Philippe Neyret

概述

发病机制

- 偶发性髌骨脱位（Episodic Patellar Dislocation，EPD）是一些年轻、活跃人群的致残原因。
- 导致髌骨不稳定的主要因素是内侧髌股韧带（Medial Patellofemoral Ligament，MPFL）损伤、滑车发育不良、胫骨结节—滑车沟（Tibial Tubercle—Trochlear Groove，TT—TG）距离增加，以及高位髌骨。
- 其他导致髌骨不稳的因素包括股骨前倾过度、膝关节反屈或外翻。
- 近 1/4 的 EPD 患者中发现了高位髌骨，而正常人中出现高位髌骨仅为 3%。这不仅是髌骨不稳定的危险因素，也是非手术治疗失败以及 EPD 患者 MPFL 重建失败的危险因素。
- 这种形态异常（高位髌骨）阻止髌骨进入滑车。从髌股关节的方面来看，高位髌骨可能是由于髌骨位置过高或滑车过短造成的。
- 高位髌骨和 EPD 之间关系可能与多种因素有关。高位髌骨会导致髌股关节接触延迟，并需要更多的膝关节屈曲来使髌股关节吻合。这一现象，合并滑车发育不良，会降低髌骨外侧移位的抵抗力。
- 当高位髌骨存在时，膝关节伸直会使髌骨软骨和滑车之间的接触力集中在髌骨远端较小的表面上。这可能会增加髌股关节炎的发病率。
- 有人认为髌腱长度增加可能是罪魁祸首，因为长度过长会增加髌骨冠状面运动的病理改变。有人指出，在高位髌骨合并 EPD 的患者中，高位髌骨更可能是因为髌腱长度过长（＞52 mm），而不是由胫骨结节近端位置造成的。
- 因此，除了解决胫骨结节距离过远的问题以外，可能还需要处理髌腱本身的长度。有研究表明，通过减少髌腱 10% 的长度，在不增加髌股应力的情况下，可使髌股接触面积增加 15%~18%。
- 当髌腱过长，即长度超过 52 mm 时，需要同时进行髌腱固定术和胫骨结节移位术。根据这一标准，需要胫骨结节移位术的患者中，几乎 20% 的患者也需同时进行髌腱固定术。
- 除高位髌骨外，伴随其他解剖危险因素时，还需要同时对这些问题进行治疗，如 MPFL 重建术或滑车成形术。
- 在高位髌骨存在的情况下，单独进行 MPFL 重建术通常不足以处理髌骨不稳定。Berard 等报告，EPD 合并高位髌骨的患者在 MPFL 重建术后，其股骨隧道扩大。对于骨道扩大的最可能解释是移植肌腱不等长，从而导致移植肌腱轻微松动和随后的移植肌腱应力。
- Neyret 等认为，髌腱过长可能是髌骨不稳定的关键因素。当髌腱长度大于 52 mm 时，单独胫骨结节移位术可能无法稳定髌骨。髌腱过长可造成髌骨“刮擦”效应的风险，即髌骨在过长的髌腱上左右移动。仅 4 mm 的左右移动即可产生髌骨不稳定的主观感觉。而髌腱固定术可增加髌骨和滑车之间的接触面积。
- Yin 等使用有限元模型对比分析胫骨结节远端移位术与胫骨结节远端移位术联合髌腱固定术的髌股接触力学。与基线值相比，当移位距离在 4~20 mm 时，胫骨结节移位术与胫骨结节远端移位术 + 髌腱固定术均降低了软骨应力，增加了接

表 17.1 髌腱固定术的适应证和禁忌证

适应证	禁忌证
• 伴有症状性髌骨不稳定的髌腱过长（> 52 mm）及高位髌骨的患者，伴或不伴有膝前疼痛 • 总是需要联合胫骨结节远端移位术	• 绝不可作为单独术式 • 正常的髌骨高度 • 髌股关节骨性关节炎 • 骨骼不成熟的患者，胫骨近端骺板未闭者

触面积，并降低了接触应力。然而，与胫骨结节远端移位术 + 髌腱固定术相比，单纯胫骨结节远端移位术的软骨应力、接触应力降低更多。
- 表 17.1 列出了髌腱固定术的适应证和禁忌证。

评估

病史

- EPD 的诊断为，至少发生过一次真正的髌骨脱位，存在复发性不稳定症状（复发性脱位或主观感到不稳定导致功能受限）且髌骨恐惧试验阳性的患者。

影像学检查

- 放射学评估应包括膝关节的负重站立前后位片和侧位片，以及屈膝 30° 的髌骨轴位片。
- 髌骨的高度可以通过一些指标来评估，这些指标可分为两组：股骨（滑车）指数和胫骨指数。股骨指数取决于膝关节屈曲的角度，因为髌骨可相对股骨移动，而胫骨指数则是静态的。为了准确评估髌骨高度，最好同时使用胫骨指数和股骨指数——尤其是当股骨滑车沟发育不良时。
- 膝关节最常用的胫骨指数是 Caton–Deschamps 指数和 Insall–Salvati 指数。
- Caton–Deschamps 指数（图 17.1）是从髌股关节面下缘到胫骨前上角的距离（AT）与髌股关节面长度（AP）的比值。AT/AP 比值 ≤ 0.6 表明为低位髌骨。AT/AP 比值 ≥ 1.2 则表明为高位髌骨。该指数的一个优点是它可用于指导胫骨结节转移所需的矫正量。
- Insall–Salvati 指数（图 17.2）是髌腱长度（LT）与髌骨最长矢状径（LP）的比值。正常情况下，LT/LP 比值为 1。比值 < 0.8 表明低位髌骨，比值 > 1.2 则表明高位髌骨。之前介绍过的改良

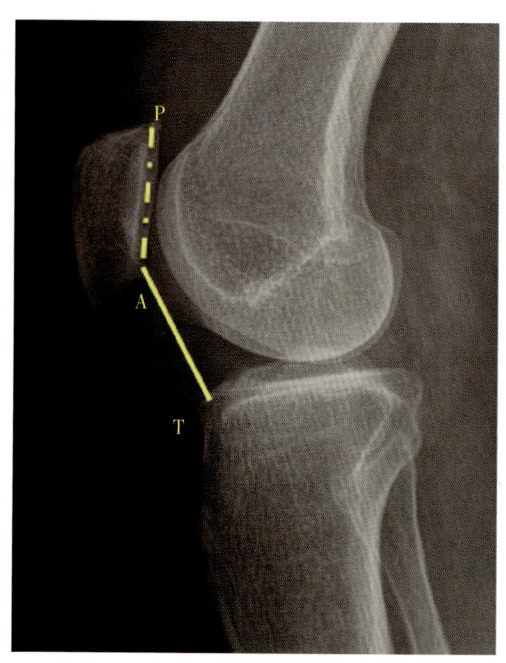

图 17.1 Caton–Deschamps 指数是指从髌股关节面下缘到胫骨前上角的距离（AT）与髌股关节面长度（AP）的比值

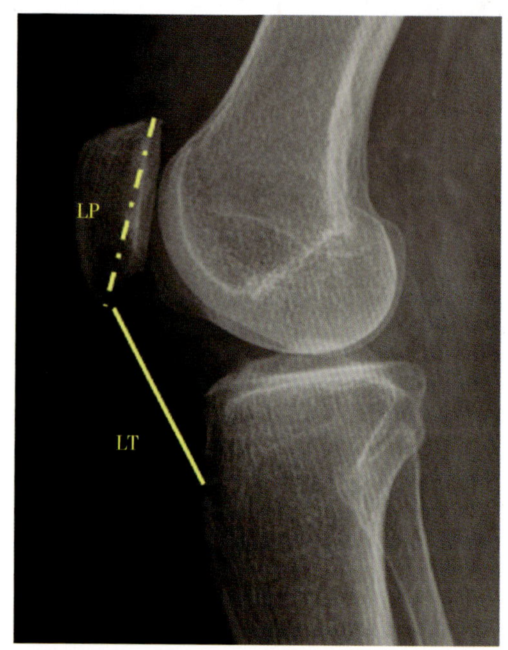

图 17.2 Insall–Salvati 指数是指髌腱长度（LT）与髌骨最长矢状径（LP）的比值

Insall-Salvati 指数，使用髌股关节面长度来计算，而不是最长的矢状直径。

- Bernageau 指数（图 17.3）是一种“滑车”指数。在拍摄膝关节侧位片时需要收缩股四头肌使膝关节处于伸直位。计算滑车上缘水平线（T）与髌股关节面下缘水平线（R）之间的距离。T 与 R 的高度须大致相同，如果 R 高于 T 达 6 mm 以上，则为高位髌骨，如果 R 低于 T 达 6 mm 以上，则为低位髌骨。
- 磁共振成像（MRI）可以测量 TT—TG 距离，髌骨倾斜度和髌腱长度。髌腱的长度也可以在标准的膝关节侧位片上可靠地测量。该长度对应于从髌骨下端到胫骨结节上方的距离（图 17.4 A）。在伸膝位时髌腱有时会出现伸展松弛。在这种情况下，髌腱的长度不再是简单的髌骨和胫骨结节之间的距离，而需要计算所有构成髌腱的节段的总和（图 17.4 B）。
- 在未患高位髌骨或髌骨不稳定的人群中，正常髌腱的平均长度在 40~50 mm 之间。髌腱过长定义为髌腱长度大于 52 mm。虽然这一阈值可能因患者个体原因需要进行适当调整，但它确实提供了更快、更方便的初始评估方法。

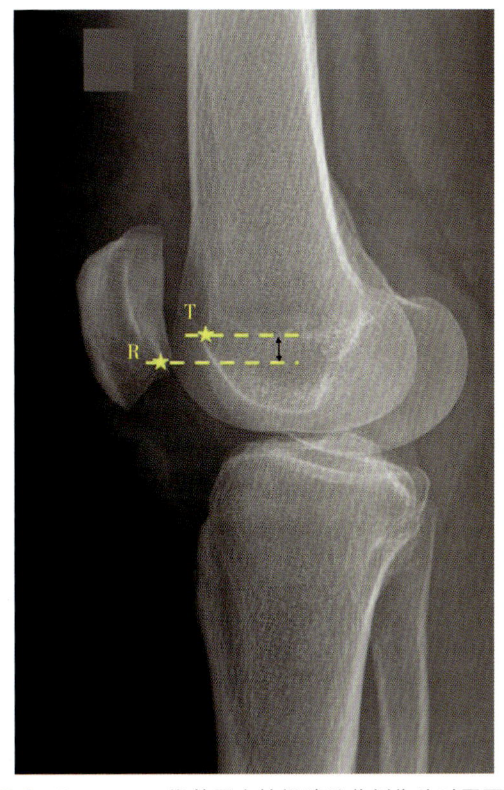

图 17.3 Bernageau 指数需在拍摄膝关节侧位片时需要收缩股四头肌使膝关节处于伸直位，并计算滑车上缘水平线（T）与髌股关节面下缘水平线（R）之间的距离

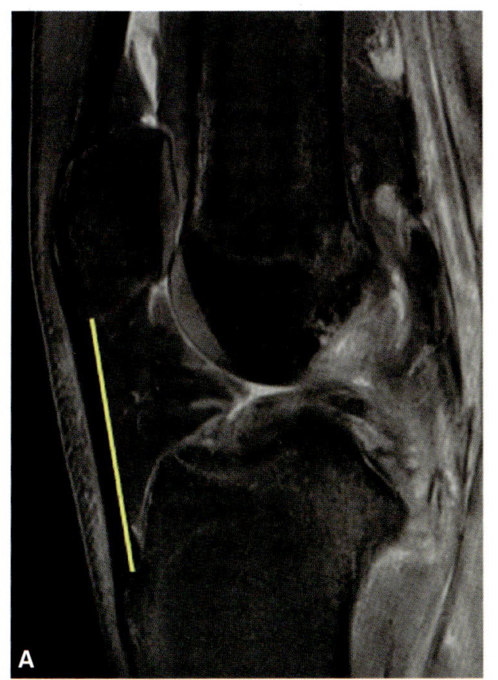

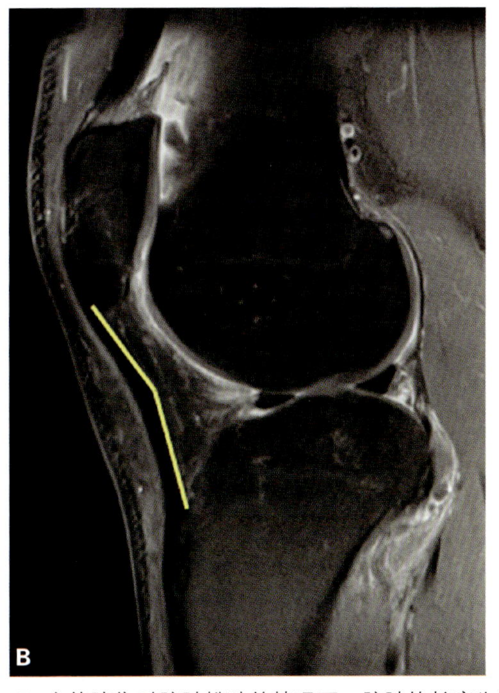

图 17.4 A. 髌腱的长度测量从髌骨下端到胫骨结节上方的距离。B. 在伸膝位时髌腱松弛的情况下，髌腱的长度为所有节段的总和

手术治疗

术前准备

- 髌腱长度对于术前计划的评估非常重要。在伴有髌腱过长的高位髌骨患者中，单纯的远端移位术可能不足以稳定髌骨。髌骨在过长的髌腱上左右移动，形成“刮擦”效果。如果不进行髌腱的功能性缩短，则可能需要胫骨结节过度远端移位从而补偿髌腱过长以稳定髌骨（图 17.5）。通过髌腱固定术并恢复正常的 Caton-Deschamps 指数，可以避免移位过度。
- 此举的目的是对髌腱进行功能性缩短，且不造成低位髌骨。
- 手术步骤为胫骨结节移位术然后行髌腱固定术。根据高位髌骨的严重程度，胫骨结节骨块向远端平均移位 9 mm，使 Caton-Deschamps 指数达到 1.0。
- 髌腱固定术应在髌腱先前插入的位置进行，大约位于关节线下方 29 mm 处（图 17.6）。

手术技术

体位

- 患者仰卧位，患肢绑止血带。

手术步骤

- 做一纵向切口，从髌骨内侧下缘开始到胫骨结节下方 6 cm 处止。
- 显露髌腱内、外侧缘。
- 行胫骨结节远端移位术（详见第十六章）。
- 在固定胫骨结节骨块前，需要对自体髌腱止点区域进行确认。
- 然后，在髌腱两侧各固定一枚带线锚钉。锚入高度位于胫骨结节原始位置的顶部水平，即关节线下方约 3 cm 处，并位于髌腱的正常止点水平（图 17.7 A）。
- 用两枚 4.5 mm 的双皮质螺钉，利用骨块间加压技术，将骨块固定在新的远端位（表 7.2）。
- 骨块固定后，用 23 号手术刀在髌腱宽度 1/3 和 2/3 处垂直切开（图 17.7 B）。
- 每枚锚钉的缝线都穿过内、外侧 1/3 切口打结，并将髌腱固定于胫骨近端（图 17.7 C）。此时，髌腱的有效长度减小。
- 逐层关闭切口，留置引流管。
- 髌腱固定术的经验与教训见表 17.2。

替代技术

- Andrish 等介绍通过缩短髌腱的技术来解决合并 EPD 的骨骼发育不全患者的高位髌骨。

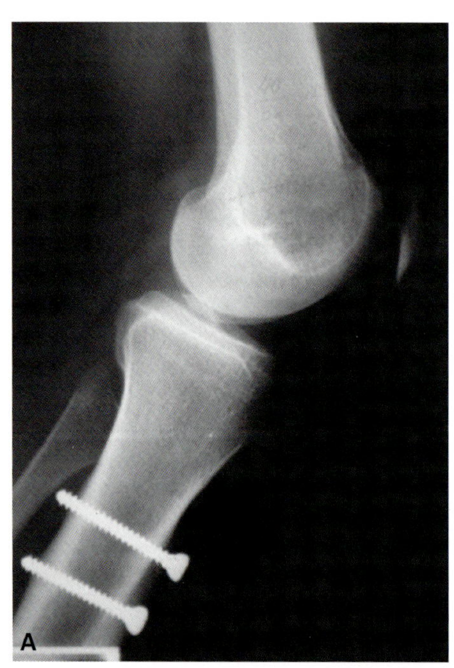

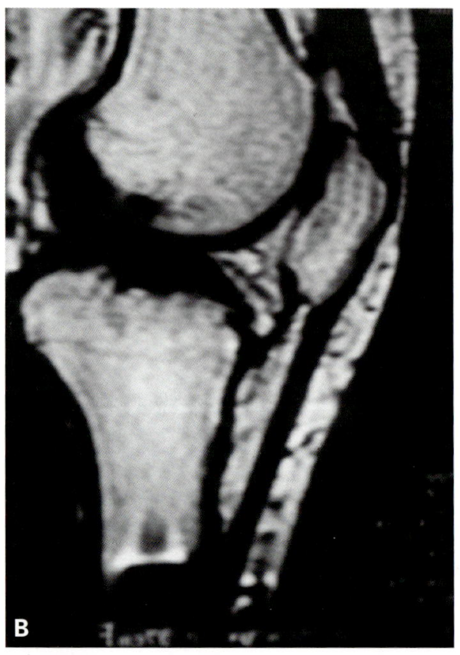

图 17.5 膝关节侧位片（A）及相应的 MRI（B）表明胫骨结节过度移位从而补偿髌腱过长

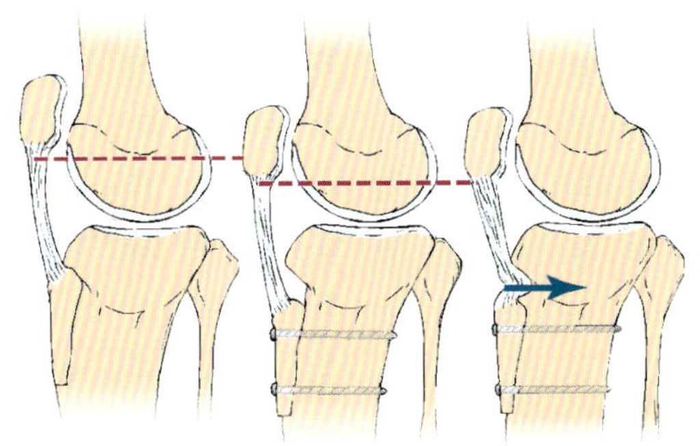

图 17.6 示意图：胫骨结节远端移位术后，髌腱固定术应在髌腱止点水平（箭头）。大约位于关节线下方 29 mm 处。虚线表示髌骨下移高度

- 在这些患者中，由于骨骼发育不全为此类截骨手术的禁忌证，因此只能进行髌肌缩短术而不进行胫骨结节截骨术。
- 这种髌腱组织叠瓦式缝合的方法可以精确缩短并限制早期活动（图 17.8 和图 17.9）。该技术在第三十一章中有更详细的描述。
- 这种技术很少用于成人，因为缩短髌腱完全依赖于叠瓦式缝合，具有矫正失败的风险。相反，胫骨结节移位术可以强化缩短髌腱的效果，并且这种强有力的固定可以提供额外的安全性。然而，胫骨结节移位术亦有其并发症。
- 髌腱叠瓦式缝合也可能因伸肌机制而出现肌腱断裂的并发症。
- 目前尚未报告 Andrish 术式的详细结果。

术后管理

- 一般来说，髌腱固定术和胫骨结节移位术常与其他手术相结合，而术后康复则是至关重要的一环。
- 冰敷一般需要 5 天。
- 使用低分子肝素持续 10 天预防血栓。
- 术后第 1 天，使膝关节在支具保护下处于完全伸直位负重。该支具必须在影像学证实骨愈合后方可停止使用（通常为 8 周）。
- 关注膝关节活动度康复的康复指导计划可在术后

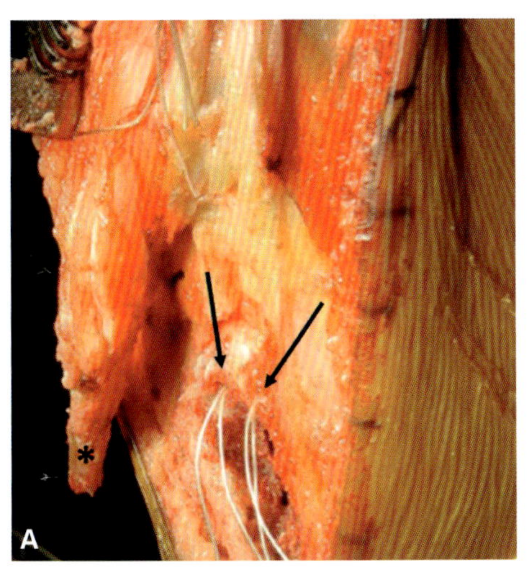

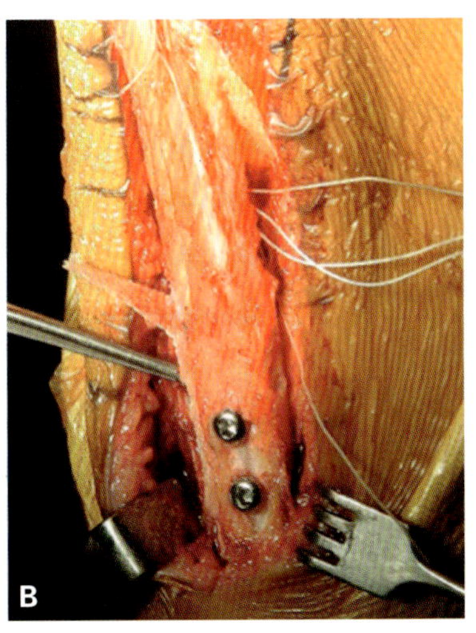

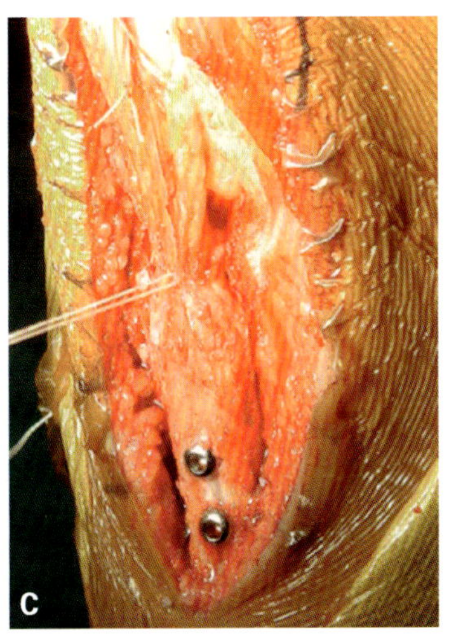

图 17.7 A. 在固定胫骨结节骨块（*）之前，固定两个带线锚钉（黑色箭头）；锚入位置在髌腱两侧，高度位于关节线下方约 3 cm 处。B. 将骨块在远端利用 2 枚 4.5 mm 双皮质螺钉固定。C. 每枚锚钉的缝线都穿过内、外侧 1/3 切口打结，并将髌腱固定于胫骨近端

表 17.2 髌腱固定术的经验与教训

经验	教训
• 在固定骨块之前，必须将锚钉固定于髌腱的两侧 • 骨块向远端移位目标是使 Caton-Deschamps 指数达到 1.0 • 进行髌腱固定术使髌腱达到 52 mm 的功能长度	• 过度矫正会导致更多伤害，并且可能使患者比手术前更糟 • 使用锚钉而不是诸如钢钉的刚性固定，以避免过度矫正和固定物引起的疼痛 • 血肿可导致疼痛、伤口裂开或感染，但可通过仔细止血和使用引流来预防

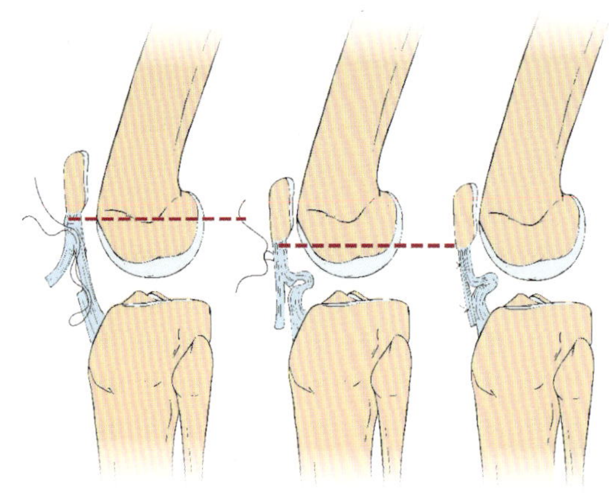

图 17.8 在骨骼发育不全的患者中，可通过髌腱叠瓦式缝合的方法进行髌腱缩短术，而无须行胫骨结节远端移位术

第 1 天就开始进行。术后 1 个月内，膝关节屈曲角度不应超过 90°，之后方可进行非限制性屈伸活动。

- 术后 1 个月需开始加强肌肉力量训练，重点是股四头肌。
- 在 45~60 天后或骨愈合后，患者可恢复正常行走。此时膝关节须可以达到完全屈曲。
- 60 天后，可以进行正常的日常活动，包括开车。此时可以进行开链式运动。
- 术后 2 个月可以骑自行车，3 个月后鼓励游泳（包括踢腿）。
- 患者在术后 4 个月开始参与体育活动。
- 术后 6 个月才可以进行跳跃和下跪动作。

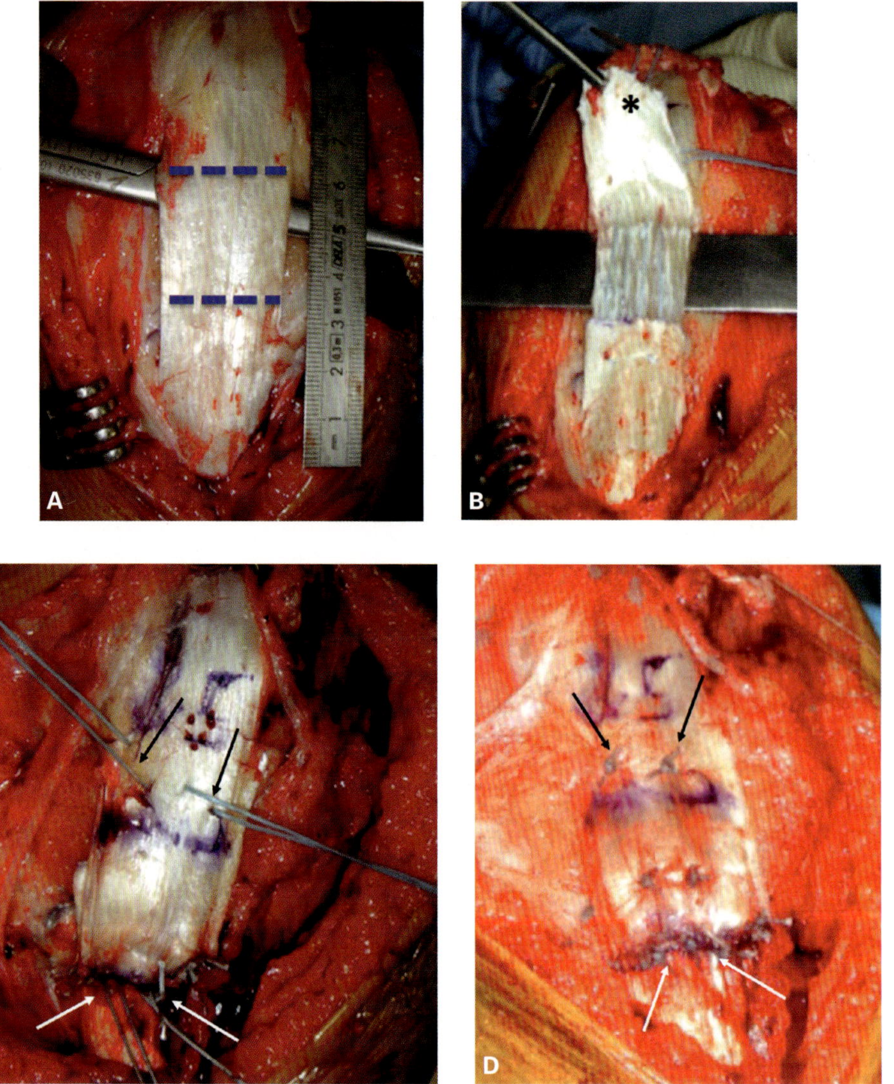

图 17.9 利用叠瓦式缝合的方法缩短髌腱。术前计算需要缩短长度，并在髌腱上标记需要缩短部分（A）。沿着远端线切割肌腱厚度的一部分（50%），垂直于其纤维的方向。然后将表层部分肌腱（*）沿近端线的方向逐渐提起（B）。从肌腱近端（黑色箭头）到肌腱远端（白色箭头）缝 2、3 针，然后返回到近端表层肌腱部分下（C、D），以进行肌腱叠瓦式缝合

结果

- 在一项回顾性病例研究中，对 27 例行髌腱固定术联合胫骨结节移位术患者进行回顾，平均随访时间为 9.6 年。手术时的平均年龄为 20.4 岁（14~30 岁）。其中包括有 16 例女性和 9 例男性。
- 髌腱的平均长度从（56.3 ± 2.7）mm 减少到（44.3 ± 8.6）mm（$P < 0.0001$）。Caton–Deschamps 指数从（1.22 ± 0.17）下降至（0.95 ± 0.22）（$P < 0.0001$），Insall–Salvati 指数从（1.42 ± 0.17）下降至（0.91 ± 0.18）（$P < 0.0001$）。在 27 例患者中，25 例（92.5%）在手术后表示满意或非常满意，术后国际膝关节评分委员会（IKDC）膝关节功能主观平均评分为（75.6 ± 9.5）分（范围 55.2~98.9 分）。
- 随访期间没有出现复发性髌骨脱位，也没有发现髌股间室、胫股间室的影像学退行性改变。
- 有 4 例膝关节出现并发症（14.8%）。其中包括 2 例浅表伤口感染，其中 1 例患者口服抗生素治疗，另 1 例则在术后 4 个月进行清创并取出内固定物。1 例患者术后髌腱长度大于 52 mm，原因不明。1 例患者出现胫骨结节截骨处骨不愈合，进行翻修固定术之后愈合。
- 在文献中，尚无髌韧带固定术的比较研究。
- 在术后 X 线片上，Caton–Deschamps 指数优于 Insall–Salvati 指数。在胫骨结节移位术后，Insall–Salvati 指数可能没有太大变化，因为用于该比值的标记点基本保持不变。Caton–Deschamps 指数则会显示胫骨结节移位术后对高位髌骨的矫正，但是对于是否行髌腱固定术该指数都保持不变。
- 另一方面，MRI 可以显示髌腱固定术后髌腱的功能长度，但这一检查并不会作为术后常规检查。

并发症

- 所有髌股稳定手术固有的最常见并发症是血肿。它可引起剧烈疼痛，并可导致伤口裂开甚至感染。胫骨结节移位术尤其如此。究其原因是其“皮包骨”的特性。而血肿可通过仔细地止血和使用真空引流管规避。
- 过度矫正。即使很少见，但会造成比髌骨不稳定更大的伤害。低位髌骨可增加髌股关节压力和疼痛。因此，应避免刚性固定（如钢钉），而选择带线锚钉。带线锚钉可使髌腱远端部分固定并减少其滑动面积（图 17.10）。

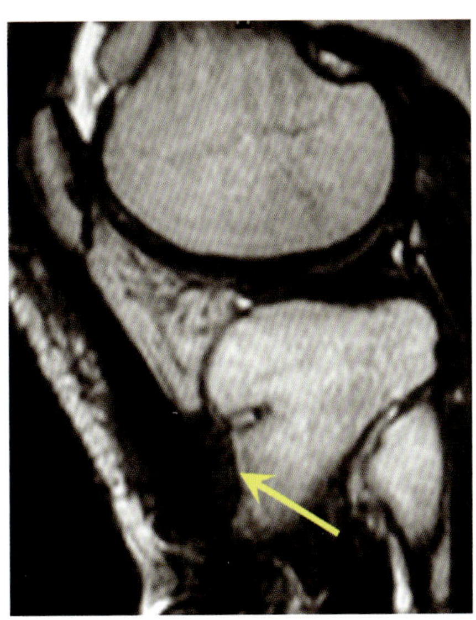

图 17.10 使用带线锚钉行髌腱固定术可使髌腱远端部分与原生胫骨结节窝固定（黄色箭头），并可减少消除固定肌腱与胫骨结节之间部分的滑动

- 其他与髌腱固定术和胫骨结节移位术有关的并发症还包括截骨块移位、延迟愈合或不愈合、胫骨干骨折、高位髌骨矫正不足或矫正失败、固定物引起的疼痛以及感染。

结论

- 高位髌骨是一种导致髌骨不稳定的常见的危险因素。为了避免复发性髌骨不稳定的发生，建议进行手术治疗。在高位髌骨和 EPD 的患者中常发现髌腱过长（> 52 mm）而不是胫骨结节位置过近。髌腱固定术联合胫骨结节远端移位术有助于稳定髌骨，并避免因髌腱长度过长引起的髌骨侧向滑动过度。髌腱固定术相对容易，不仅可增加髌骨和滑车之间的接触面积，而且很少有与之相关的特定并发症。

参考文献

[1] Guerrero P, Li X, Patel K, Brown M, Busconi B. Medial patellofemoral ligament injury patterns and associated pathology in lateral patella dislocation: an MRI study. Sports Med Arthrosc Rehabil Ther Technol. 2009;1:17.

[2] Caton JH, Dejour D. Tibial tubercle osteotomy in patello-femoral instability and in patellar height abnormality. Int Orthop. 2010;34:305-309.

[3] Dejour H, Walch G, Neyret P, Adeleine P. Dysplasia of the femoral trochlea [in French]. Rev Chir Orthop Reparatrice Appar Mot. 1990;76:45-54.

[4] Goutallier D, Bernageau J, Lecudonnec B. The

measurement of the tibial tuberosity. Patella groove distanced technique and results (author's transl) [in French]. Rev Chir Orthop Reparatrice Appar Mot. 1978;64:423-428.

[5] Geenen E, Molenaers G, Martens M. Patella alta in patellofemoral instability. Acta Orthop Belg. 1989;55:387-393.

[6] Neyret P, Robinson AH, Le Coultre B, Lapra C, Chambat P. Patellar tendon length—the factor in patellar instability? Knee. 2002;9:3-6.

[7] Simmons E Jr, Cameron JC. Patella alta and recurrent dislocation of the patella. Clin Orthop Relat Res. 1992;274:265-269.

[8] Ward SR, Terk MR, Powers CM. Patella alta: association with patellofemoral alignment and changes in contact area during weight bearing. J Bone Joint Surg Am. 2007;89:1749-1755.

[9] Dejour H, Walch G, Nove-Josserand L, Guier C. Factors of patellar instability: an anatomic radiographic study. Knee Surg Sports Traumatol Arthrosc. 1994;2:19-26.

[10] Larsen E, Lauridsen F. Conservative treatment of patellar dislocations. Influence of evident factors on the tendency to redislocation and the therapeutic result. Clin Orthop Relat Res. 1982;171:131-136.

[11] Thaunat M, Erasmus PJ. Recurrent patellar dislocation after medial patellofemoral ligament reconstruction. Knee Surg Sports Traumatol Arthrosc. 2008;16:40-43.

[12] Singerman R, Davy DT, Goldberg VM. Effects of patella alta and patella infera on patellofemoral contact forces. J Biomech. 1994;27:1059-1065.

[13] Luyckx T, Didden K, Vandenneucker H, Labey L, Innocenti B, Bellemans J. Is there a biomechanical explanation for anterior knee pain in patients with patella alta?: influence of patellar height on patellofemoral contact force, contact area and contact pressure. J Bone Joint Surg Br. 2009;91:344-350.

[14] Stefanik JJ, Zhu Y, Zumwalt AC, et al. Association between patella alta and the prevalence and worsening of structural features of patellofemoral joint osteoarthritis: the multicenter osteoarthritis study. Arthritis Care Res (Hoboken). 2010;62:1258-1265.

[15] Ward SR, Powers CM. The influence of patella alta on patellofemoral joint stress during normal and fast walking. Clin Biomech (Bristol, Avon). 2004;19:1040-1047.

[16] Upadhyay N, Vollans SR, Seedhom BB, Soames RW. Effect of patellar tendon shortening on tracking of the patella. Am J Sports Med. 2005;33:1565-1574.

[17] Berard JB, Magnussen RA, Bonjean G, et al. Femoral tunnel enlargement after medial patellofemoral ligament reconstruction: prevalence, risk factors, and clinical effect. Am J Sports Med. 2014;42:297-301.

[18] Teitge RA, Faerber WW, Des Madryl P, Matelic TM. Stress radiographs of the patellofemoral joint. J Bone Joint Surg Am. 1996;78:193-203.

[19] Yin L, Liao TC, Yang L, Powers CM. Does patella tendon tenodesis improve tibial tubercle distalization in treating patella alta? a computational study. Clin Orthop Relat Res. 2016;474:2451-2461.

[20] Caton J, Deschamps G, Chambat P, Lerat JL, Dejour H. Patella infera. Apropos of 128 cases [in French]. Rev Chir Orthop Reparatrice Appar Mot. 1982;68:317-325.

[21] Insall J, Salvati E. Patella position in the normal knee joint. Radiology. 1971;101:101-104.

[22] Bernageau J, Goutallier D, Debeyre J, Ferrané J. New exploration technic of the patellofemoral joint. Relaxed axial quadriceps and contracted quadriceps [in French]. Rev Chir Orthop Reparatrice Appar Mot. 1975;61(suppl 2):286-290.

[23] Mayer C, Magnussen RA, Servien E, et al. Patellar tendon tenodesis in association with tibial tubercle distalization for the treatment of episodic patellar dislocation with patella alta. Am J Sports Med. 2012;40:346-351.

[24] Tad L, Servien E, Ait Si Selmi T, Neyret P. La "tenodese" du tendon rotulien. In: Chambat P, Neyret P, Bonnin M, et al, eds. Le Genou du Sportif. Lyon, France: ALRM; 2002:49-53.

[25] Andrish J. Surgical options for patellar stabilization in the skeletally immature patient. Sports Med Arthrosc. 2007;15:82-88.

第四部分

滑车成形技术

Elizabeth A. Arendt

第十八章

滑车沟加深（Lyon）成形术

Marco Valoroso, Giuseppe La Barbera, Guillaume Demey, David Dejour

概述

发病机制

- 自然情况下，髌股关节的适配度较低，因此其更容易发生外脱位。
- 正常情况下，滑车位于股骨远端的前部，被纵行的滑车沟分成两个面。与内侧滑车关节面相比，外侧滑车关节面较大、更向近端延伸且前后方向更为突出。
- 滑车近端边界的关节软骨与股骨前方皮质相连，并由脂肪组织与滑膜覆盖。
- 在远端，滑车表面与两侧相应的髁突表面通过一个比较表浅的沟（髁突沟）分隔开。
- 滑车沟向远端延伸至滑车凹处，并略向股骨轴线的外侧偏移，Iranpour 等的研究表明，经滑车沟最深点的轴线与下肢的机械轴线有一定程度的重合，并与经髁的轴线呈 1° ±5°的外翻角。
- 滑车发育不良是股骨滑车形状的病理改变，此时滑车沟角大于 145°，发育不良的滑车形态较浅、扁平，甚至是凸出，不能有效限制髌骨向外侧移位。
- Dejour 等明确了 3 种不同的髌股关节病变的人群：
    - 客观存在的髌骨不稳定（Objective patellar instability，OPI）：这类患者至少发生过一次髌骨脱位，大多数患者存在至少一个明显容易导致髌骨不稳定的因素。解剖结构正常的情况下，单纯由创伤引起的髌骨向外侧脱位也是有可能的，但非常罕见。
    - 潜在的髌骨不稳定：这类患者一般存在髌股关节疼痛的症状，同时至少存在一个导致髌骨不稳定的因素，但是没有髌骨脱位的病史。
    - 髌股关节（PF）疼痛综合征：这类患者有膝前痛的症状，但没有髌骨脱位的危险因素，也没有髌骨半脱位或脱位的病史。
- Dejour 等基于影像学建立了髌骨外侧不稳定的分类方法，并描述了导致髌骨不稳定的 4 种主要解剖因素，分别为滑车发育不良、高位髌骨（Caton–Deschamps 指数> 1.2）、胫骨结节—股骨滑车间距（TT—TG）过大（TT—TG 距离> 20 mm）、髌骨向外侧过度倾斜（> 20°）。
- 滑车发育不良是髌骨不稳定最主要的解剖学因素，96% 的 OPI 患者存在这种情况。
- 滑车发育不良是一种几何畸形，尤其在滑车近端（髌骨与滑车接合处）最为明显。这可能引起髌股关节运动轨迹破坏，增加髌股关节接触面压力，导致髌骨不稳定，引起髌股关节炎。
- 在一项尸体研究中，Van Haver 等使用不同类型的滑车定制假体研究滑车发育不良对髌股关节生物力学的影响。与对照组相比，滑车发育不良组中髌骨内旋角度、外侧倾斜角度和外侧移位程度以及髌股关节面接触压力均增加，髌股关节接触面积和稳定性下降。
- 分级为 Dejour D 型的滑车假体（见“分级”部分内容）动力学参数偏差最大，分级为 B 型和 D 型的假体，其髌股关节接触面积和髌股关节面压力偏差最大。
- 膝关节屈曲时，滑车近端突起会增加髌骨外侧倾斜度和髌股关节之间的压力。
- 滑车发育不良类型与髌骨外侧倾斜高度相关，滑车发育不良程度越高，髌骨外侧倾斜程度越大。

分类

- 滑车发育不良一般通过 X 线和其他断层扫描影像学检查（CT 或 MRI）来分类。
- 在侧位 X 线片上，膝关节屈曲 20°，股骨内外侧髁重合时，正常滑车的轮廓是由前方的面 / 髁轮廓和后方代表滑车沟最深点（底面）的线所构成。
- 在标准的侧位片上，当滑车沟最深处的线穿过或达到股骨内外侧髁前缘时，表现为“交叉征”，此即为滑车发育不良。交叉点是指经滑车沟底端到达股骨髁的高度，即滑车在此处变平坦。在正常膝关节中，代表滑车沟的这条线通常位于股骨前皮质延长线后方 0.8 mm 处；在股骨髁发育不良的情况下，该线则位于该延长线前方约 3.2 mm 处。
- 侧位片上还存在两种其他的影像学征象：
  - 滑车上突起征：滑车近端的一个凸出部分，当膝关节屈曲时，滑车近端突起会将髌骨推离外侧关节面。
  - 双轨征：指侧位片上发育不良的滑车内侧面软骨轮廓，该轮廓位于交叉征下方。
- 根据这些征象，Dejour 将滑车发育不良分为以下 4 种类型（图 18.1）：
  - A 型：在标准侧位片上存在交叉征，滑车较正常滑车浅，但仍具有对称和下凹的形态，滑车沟角大于 145°。
  - B 型：在标准侧位片上存在交叉征和滑车上突起征，由于滑车沟抬高，MRI 及 CT 上显示滑车的形态较为扁平。
  - C 型：侧位片上存在交叉征和双轨征，没有滑车上突起征，CT 或 MRI 影像学上表现为外侧关节面凸起，内侧关节面发育不良，病理学表现主要由关节面缩小而非滑车沟抬高引起。
  - D 型：以上所有影像学征象（交叉征、滑车上突起征和双轨征）均存在，关节面的高度不对

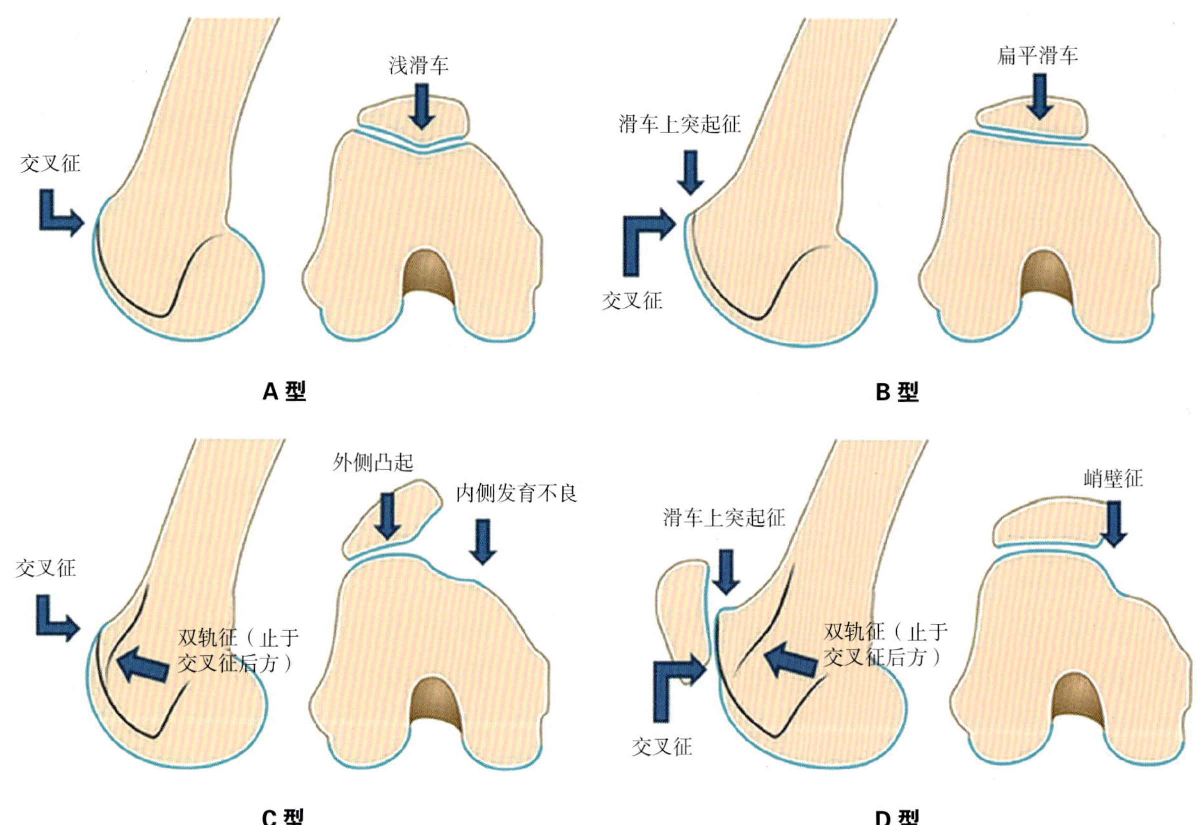

图 18.1 滑车发育不良的 Dejour 分型。A 型：侧位片可见交叉征，滑车比正常情况稍浅，但仍然对称并呈凹形。B 型：出现交叉征和滑车上突起征，轴位可见滑车扁平，整个滑车突出。C 型：侧位片可见交叉征和双轨征，滑车没有突出，轴位片可见滑车外侧面凸起且内侧面发育不良。D 型：交叉征、滑车上突起征和双轨征均存在，轴位片可见滑车内外侧面之间高度明显不对称（峭壁征）

称，关节面之间呈台阶样（峭壁征），病理表现由滑车沟的隆起和关节面面积缩小引起。

- 髌骨轴位片可以在几种不同的 X 线投射角度及膝关节屈曲程度下进行拍摄。理想的轴位片应使膝关节屈曲 30°，此时可以清楚地显示滑车的最近端，即滑车发育不良最常见的部位。当膝关节屈曲角度较小时，外侧关节面将占滑车总宽度的 2/3；膝关节屈曲超过 45°时拍摄的轴位片作用不大，因为此时轴位片显示的滑车远端即使在严重发育不良的情况下也是正常 / 较深的，而且在膝关节较高屈曲度时髌骨通常会啮合入股骨髁间沟。
- 滑车发育不良时，滑车沟角更大（更平坦），有些情况下滑车沟角无法测量，因为此种情况下不存在真正的滑车沟。
- 此外，轴位片上，还可以评估髌骨内侧撕脱骨折，髌股关节的匹配度，软骨厚度，以及髌股关节骨关节炎的情况。
- CT 扫描可以更好地在轴向平面显示滑车的形状，并评估相关特征（髌骨倾斜度、TT—TG 距离、股骨前倾和胫骨外旋）。
- MRI 是评估滑车软骨的另一种方法。MRI 轴位影像能较好地区分轻度和重度滑车发育不良，且观察者间评片一致性优于 X 线侧位片。
- Staubli 等观察到滑车沟的软骨形态不一定与相应骨性解剖形态一致。然而，当滑车形态较为平坦或凸出时，骨的形态和软骨形态会更加匹配（平坦或凸出的软骨会覆盖平坦或凸出的骨面）。
- 表 18.1 列出了滑车成形术的适应证和禁忌证。

评估

病史

- 髌骨不稳定与疼痛是两种最主要的症状。
- 病史记录的要点：有无髌骨脱位（是否伴有明显的畸形或关节积血）、受伤机制（低能量或高能量创伤），无论这些情况下是否伴有疼痛，都应该记录。
- 应注意髌骨不稳定发作的次数和频率（暂时性、习惯性或永久性）。
- 同时，必须评估髌骨复位的机制，即确定患者是否能够在无痛情况下复位，或者是否需要在镇静或麻醉下等情况下才能复位。

表 18.1　滑车成形术的适应证和禁忌证

适应证	禁忌证
• 复发性髌骨脱位 • 高度滑车发育不良（B 型或 D 型）	• 骨骼未发育成熟的患者 • 髌股关节骨关节炎患者 • 无脱位病史的髌股关节疼痛患者

体格检查

- 必须检查膝关节形态、髌骨运动轨迹和髌骨松弛度。
- 患者从椅子上站起来走进诊室时就应开始对患者进行评估，因为此时患者处于放松状态。
- 在站位和坐位时评估患者肩部或骨盆的不对称情况。
- 可依据冠状面和旋转面的对线观察股骨前倾、膝外翻、胫骨旋转和肢体长度差异。
- 应评估髌骨位置，正常情况下，髌骨面应该朝前，如果髌骨面朝内，则可能存在股骨前倾。
- 应该检查整个伸膝装置的对线情况。
- 患者取站立位，检查者从后方评估距下关节外翻情况，因其能产生代偿性胫骨内旋。
- 步态评估非常重要，因为步态异常会加剧旋转畸形和跛行。
- 应同时在膝关节主动及被动运动下评估髌骨轨迹，当滑车无法容纳髌骨时，膝关节完全伸直时会出现 J 形征，这是髌骨轨迹异常伴髌骨外侧脱位的表现，通常提示重度滑车发育不良。
- 触诊应从疼痛较轻的部位开始。应触诊髌骨、髌腱、股四头肌腱、内外侧支持带以及髌骨关节面是否有压痛。值得注意的是，当支持带位于髌股关节的髌骨面与触诊者手指之间时，可能会影响对于疼痛来源的判断。
- 髌骨滑动试验：髌骨内外侧滑动试验应在完全伸展和膝关节屈曲 30°时进行。髌骨分为四个垂直象限。滑动程度小于 1 个象限或大于 3 个象限均被认为是异常。
- 在膝关节完全伸直位进行髌骨外侧倾斜试验：检查者可通过抬高髌骨外侧关节面来减少髌骨外侧倾斜。当髌外侧支持带较为紧缩时，将无法抬高髌骨外侧关节面，CT 和 MRI 显示的倾斜角度与体格检查时倾斜度明显相关。
- Smille 试验（或恐惧试验）：检查时膝关节处于伸直位，检查者一只手固定住胫骨，一只手对髌骨施加横向作用力，尝试使其脱位。由于患者的反应会影响试验的阳性率，因此该试验也被称为恐惧试验。股四头肌充分放松是进行充分检查的条件。双侧膝关节均应检查，因为与对侧进行对比有助于诊断。急性脱位时，该试验很少起作用，因为进行体格检查前患者会因为疼痛、害怕而产生恐惧感。

- 患者取仰卧位，检查腘绳肌的松紧度，对侧下肢伸直平放，检查侧髋关节屈曲 90°，尽可能伸直膝关节，观察腘窝角的大小，并与对侧做对比。
- 患者取俯卧位，检查股四头肌的松紧度，在大多数患者中，脚跟可以接触 到臀部。
- 用 Ober 试验检查髂胫束：患者取侧卧位（待检查侧向上），髋部伸直并外展，膝关节伸直，此体位下大腿处于放松状态并且可以内收，大多数患者可以用膝关节内侧触碰到检查床。

影像学检查

- 标准的 X 线检查对 PF 疾病的诊断有很大的价值。通过标准侧位 X 线片（站立位膝关节屈曲 20°，股骨后髁基本重叠），可以评估滑车发育不良的类型。建议在医生的监督下，在直接透视下进行 X 线检查，因为即便是轻微的膝关节旋转也可能使滑车发育不良的程度被低估。同时，必须在侧位片上根据 Caton-Deschamps 指数来测量髌骨的高度。
- 在膝关节屈曲 30°拍摄轴位片有助于测量滑车沟角和髌骨倾斜度。
- CT 及 MRI 对于明确滑车发育不良的类型是必需的（轴位扫描结果），可以借此测量 TT—TG 距离，也可以评估髌骨的倾斜度（无论股四头肌是否收缩均可）。
- 矢状面 MRI 可以用于评估滑车上突起征，同时可以用于评估矢状面 PF 滑车与髌骨之间的匹配程度。

手术治疗

术前准备

- 滑车沟加深成形术的目的是通过骨软骨截骨破坏滑车软骨下骨，去除滑车后方足量的松质骨，使滑车近端突起消失，而不损伤软骨表面。
- 移除的骨量应该足够形成一个新的滑车沟，重建的滑车应与股骨前皮质平齐且无任何突出。该手术通过加深滑车沟的近端，可以重建一个更加接近于解剖学形态的凹形滑车，使其在膝关节开始屈曲时提高髌骨与滑车的匹配度。
- 施行滑车成形术时，通常合并施行一些软组织手术［如内侧髌股韧带（MPFL）重建］；也有可能合并施行骨性手术（如胫骨结节截骨术）。这源于 Dejour 提出的“菜单（menuàla carte）”原则，目的是按照实际情况，同时矫正与髌骨不稳定相关的异常解剖学因素。
- 如果 TT—TG 距离大于 20 mm，则需要行胫骨结节内移术，使术后 TT—TG 距离缩小到 10~15 mm。如果 TT—TG 距离为 20~25 mm，则可以通过侧移“新滑车沟”进行近端联合复位术。滑车成形术可将 TT—TG 距离缩短 5 mm 和 10 mm。
- 如果存在高位髌骨（Caton-Deschamps 指数＞ 1.2），需要行胫骨结节远端移位术，使 Caton-Deschamps 指数 =1.0，同时可改善矢状面匹配指数。
- 对于不能复位的髌骨外倾，但外倾角小于 20°的患者，可进行外侧松解或延长。

手术技术

- 手术在全麻或局麻下进行，患者处于仰卧位，下肢需做好术前准备，并用手术单覆盖（视频 18.1）。
- 手术步骤主要分为 10 步（表 18.2）。
- 第 1 步通过经股内侧肌入路或经股四头肌入路暴露滑车。此时，膝关节屈曲 80°，从髌骨上极至胫股关节关节线做正中直切口，于髌骨内侧 1~2 cm 处锐性分离髌骨内侧支持带，于髌骨内上极钝性分离股内斜肌纤维，向近端肌腹侧延伸 4 cm（如果经股内侧肌入路）（图 18.2）。

表 18.2 Lyon 滑车沟加深成形术手术步骤

1. 暴露滑车
2. 评估滑车情况，计划如何矫正近端力线
3. 切除滑车近端突起，进入滑车下表面
4. 制作骨软骨瓣
5. 从滑车下表面移除松质骨
6. 骨软骨瓣截取、复位、调整
7. 固定新的滑车
8. 评估外侧结构
9. 重建内侧髌股韧带
10. 关闭手术切口

- 应评估髌骨软骨表面，并使用国际软骨修复协会分类标准评价软骨损伤，评估是否有必要行特殊的治疗（去除损伤区域、微骨折、自体软骨细胞移植）。然后向外侧牵开髌骨，但不能将其翻转。
- 第 2 步是评估滑车情况及计划近端力线调整方案。用无菌标记笔标记好原来的滑车沟，然后从滑车凹处通过髁突沟（滑车沟末端）向近端画两条线，标记为滑车的内外侧面的边界，标记线不应该延伸至胫股关节面。最后，根据术前测定的 TT—TG 距离，将新滑车沟标记在更靠外侧的位置，滑车成形术在近端的界线是骨软骨缘，远端的界线是髁间凹（图 18.3）。
- 第 3 步是切除滑车近端突起，进入滑车下表面。沿骨与软骨交界处切开滑车周围滑膜及骨膜，用骨膜剥离器分离骨膜。手术时应该显露股骨前方皮质，因其为去除松质骨骨量的参考标志。用骨刀去除包括滑车近端突起的条状近端皮质骨，皮质骨去除的范围应等于滑车近端突起与股骨前皮质之间的距离，本步骤结束后，成功分离滑车上缘的皮质骨（图 18.4）。
- 第 4 步是制作滑车骨软骨瓣。使用 5 mm 偏心滑车钻头导向器（Arthrex，Naples，FL）制作 5 mm 厚的骨软骨瓣。借助该导向器，用 2.5 mm 钻头在滑车下方钻取多个骨道，这些骨道方向朝向滑车凹，骨道之间相隔 2 mm，以确保骨软骨瓣的厚度为 5 mm。该导向器的偏心距为 5 mm，因此可以防止损伤滑车和切迹处软骨表面。骨道之间的骨性连接同样可以用该导向器移除。在此过程中，不需要将导向器和钻头左右移动，只需将导向器远端固定，像挡风玻璃上的雨刷器一样摆动钻头（图 18.5）。
- 第 5 步是从滑车下表面移除松质骨。该操作目的是制作一个解剖形状的表面，用以覆盖成形后滑车骨面，可以用高速磨钻逐渐移除干骺端的松质骨，但避免移除骨软骨瓣上的松质骨。可以通过缓慢冲洗生理盐水来避免软骨的热损伤。需要从滑车沟的中心部分移除更多的松质骨，以重建正常的滑车 V 形解剖形态（图 18.6）。本步骤的目的是去除松质骨，直至新的滑车沟与股骨前方皮质齐平。应将骨软骨瓣轻压至股骨远端松质骨床，骨软骨瓣会产生类似弹簧垫的效果，此时需要避免骨软骨瓣的破裂。
- 第 6 步是骨软骨瓣的截骨，并将截骨面适当复位至准备好的骨床下。骨软骨瓣的软骨部分用尖刀

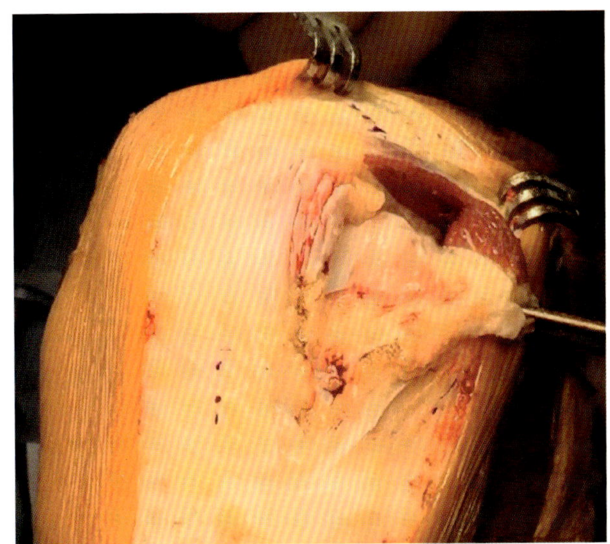

图 18.2　经股中间肌入路显露滑车。向近端肌腹钝性分离股内斜肌纤维 4 cm。此病例中联合实施前方胫骨结节截骨移位术

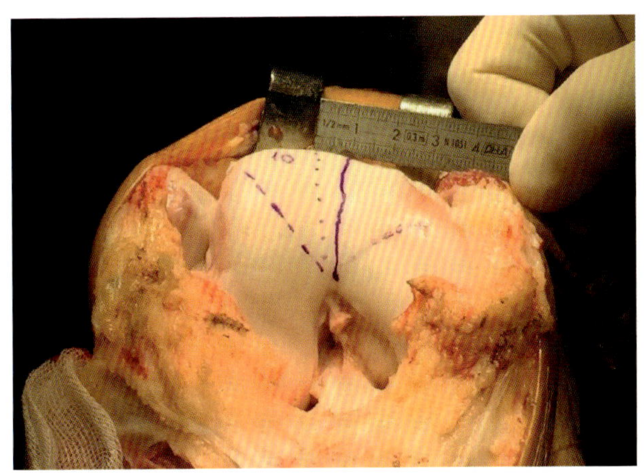

图 18.3　根据术前测量的 TT—TG 距离，在更偏外的位置标记新的滑车沟（点状虚线所示）。此案例中，近端力线调整至距原滑车沟外侧 10 mm（连线所示）

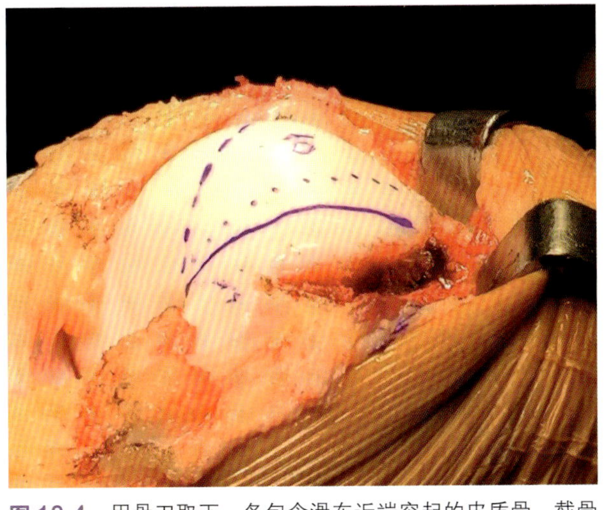

图 18.4　用骨刀取下一条包含滑车近端突起的皮质骨，截骨深度达滑车下表面

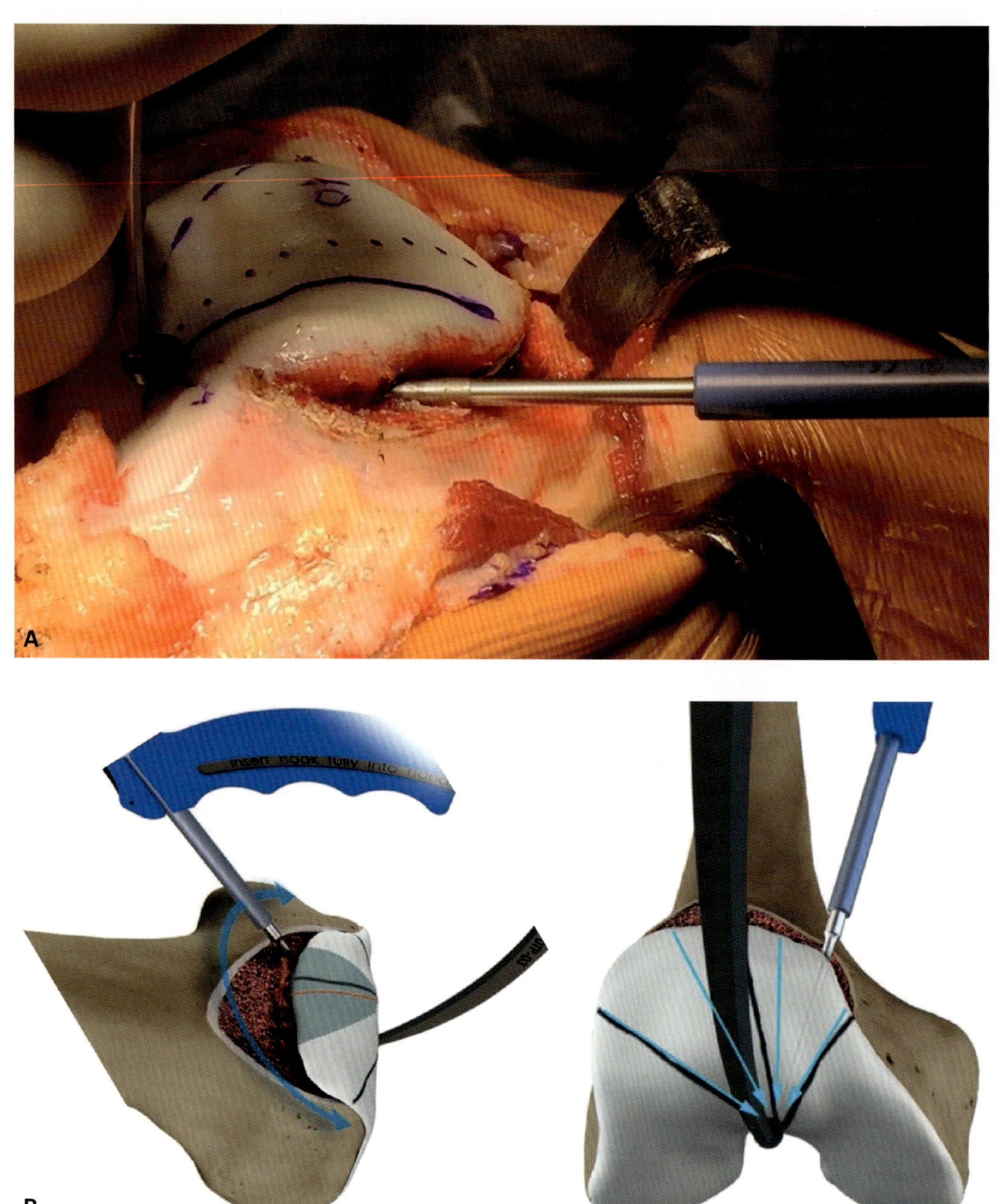

图 18.5 A. 使用 5 mm 偏心钻（Arthrex，Naples，FL）钻取多个指向滑车凹且彼此相隔 2 mm 的会聚骨道，已创建一个 5 mm 骨软骨皮瓣。B. 注意在移除骨软骨瓣下方软骨下骨时，像雨刷器一样摆动钻头（蓝色箭头）

沿着预定的滑车沟切开。然后用锋利的骨刀对骨软骨瓣的软骨下部分进行截骨，截骨刀与水平线之间成 45°，以避免滑车骨折。通常情况下，可以不进行内侧缘截骨的情况下，将滑车内侧关节面向下推至新的滑车沟上。相反，往往需要对外侧关节面的边缘进行截骨，以使其更好地复位。使用聚乙烯冲击器以 145° 角削减新的滑车关节面。如果滑车外侧关节面仍较为平坦，则可以将从股骨前方皮质取出的皮质骨插入外侧关节面的边缘，这将在远端滑车凹转折处产生旋转，并增加外侧关节面倾斜度（图 18.7）。

- 第 7 步是滑车固定。当确定滑车矫正角度合适，可将一枚可吸收带线锚钉置于滑车凹的前端，将带线锚钉上的缝线（双线）分别置于滑车内外侧关节面的软骨表面，缝线尾端穿过带线锚钉（Swivelock，Arthrex，Naples，FL）。带线锚钉均置于内外侧关节面的滑车上隐窝内，其目的在于更好地使关节面复位。这种固定系统可以防止打

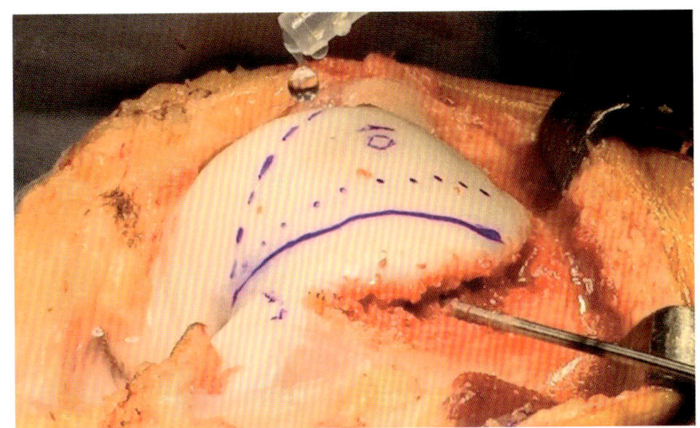

图 18.6 通过移除松质骨来制作 V 形滑车床，直到新的滑车沟形成，且其与股骨前方皮质齐平。在此过程中，必须用生理盐水冲洗滑车软骨表面

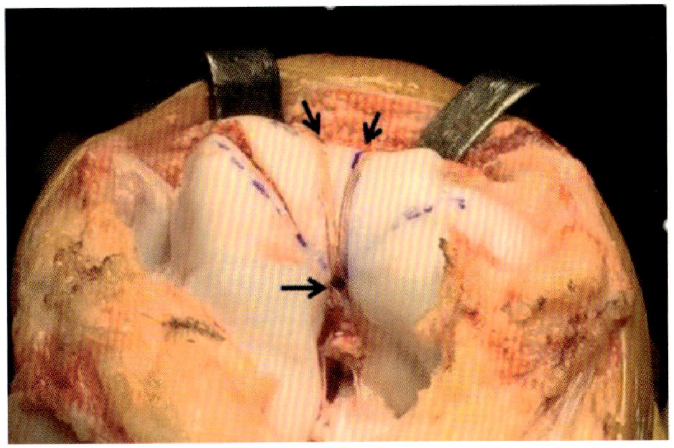

图 18.8 使用带线锚钉（黑色箭头）固定新的滑车。使用推进器向后施加压力促使关节面复位，直至其与股骨前方皮质平行

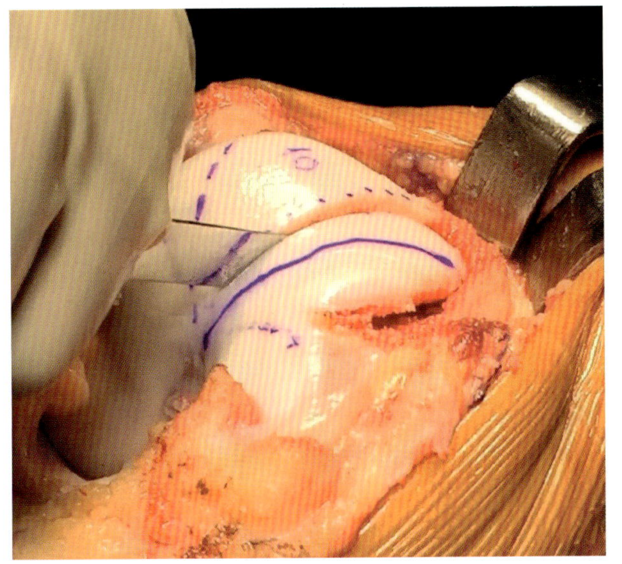

图 18.7 骨软骨瓣的软骨下部分采用骨刀进行截骨，注意骨刀呈 45° 以避免滑车骨折

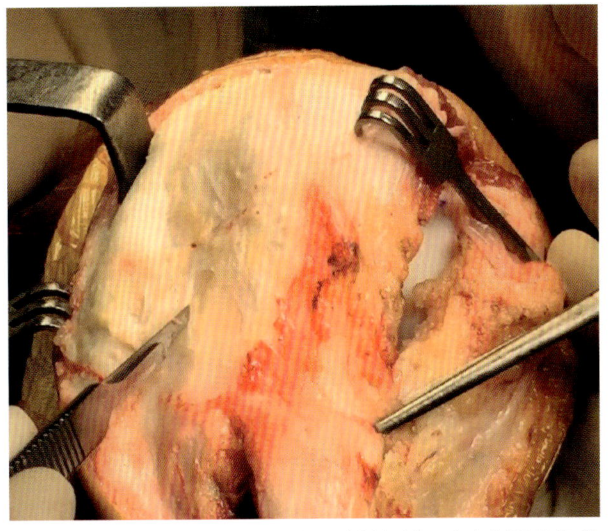

图 18.9 若存在不可复位的髌骨外侧倾斜，在内侧髌股韧带重建前需行外侧支持带松解术

结，且置入近端锚钉时，缝线即被拉紧与固定。与此同时，助手使用推进器向后施加压力，以保证突起部分被移除，而新的滑车沟与股骨前方皮质齐平。同时，需要评估髌骨的运动轨迹与髌股关节的匹配度（图 18.8）。

- 第 8 步是评估滑车的外侧结构。在大多数情况下，由于外侧支持带的挛缩，髌骨向外侧有一定的倾斜并且难以复位。此时，进行 MPFL 重建之前，需要先行外侧支持带松解。如果髌骨向外侧倾斜但可以复位，则不需行外侧支持带松解（图 18.9）。
- 第 9 步是 MPFL 重建，这通常是髌骨稳定术中的最后一步。软组织手术通常与滑车成形术相结合，使髌骨复位到新的滑车沟之上（图 18.10）。
- 第 10 步是闭合手术切口。将骨膜和滑膜组织缝合

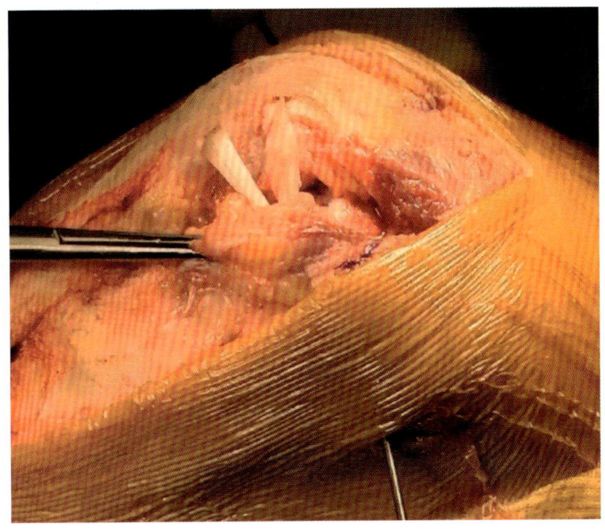

图 18.10 在此病例中，内侧髌股韧带重建术在胫骨结节远端移位和外侧支撑带松解后进行

到骨软骨边缘。将各层逐一对齐缝合，并放置引流管 24 h（图 18.11）。

- 图 18.12 显示计划进行 V 形切除的骨软骨瓣下方软骨下骨，以及滑车加深术对发育不良滑车最终矫正效果图。
- 滑车沟加深成形术对于滑车发育不良主要有 3 个方面的作用：一是解剖重建滑车形状（有斜面及中间沟）；二是通过去除滑车近端突起，降低了髌股关节之间的压力；三是通过缩短 TT—TG 距离来调整近端力线。
- 滑车成形术的经验与教训见表 18.3。

替代技术

- 可以用 U 形钉代替带线锚钉来固定滑车关节面（图 18.13）。

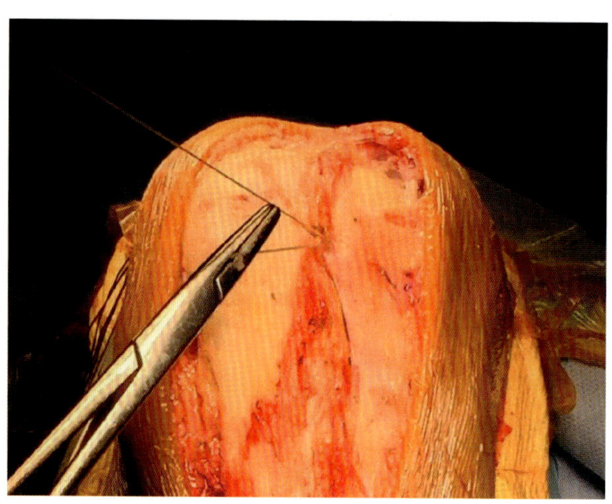

图 18.11 各层解剖缝合

- 其他滑车成形相关技术详见第十九章。

术后管理

- 术后患者在扶拐情况下可以在自己可忍受程度之内负重，直到股四头肌肌力恢复并且膝关节屈曲达到 90°。建议患者在能够自然行走前扶拐活动。
- 与滑车成形术一并实施的手术决定了术后康复计划。滑车成形术本身术后没有负重及膝关节屈曲的限制。
- 术后康复主要包括 3 个阶段：
  - 第一阶段（0~45 天）：术后前 2 周即可在佩戴膝关节伸直位支具的情况下负重行走，建议在最初的几天内进行被动运动，因为膝关节的运动可以促进软骨愈合，并进一步使得滑车塑形。
    - 在第一阶段，应鼓励患者恢复活动范围，避免导致疼痛的姿势。开始股四头肌等长训练及腘绳肌力量训练，但是不能按压腿部。
    - 术后第 6 周需复查 X 线片，包括正位片、侧位片、轴位片和膝关节屈曲 30°时的轴位。
  - 第二阶段（45 天至 3 个月）：引入闭链训练和负重本体感觉训练。最初阶段为低抗阻的骑自行车运动，接着是静止的股四头肌等长收缩运动，不建议负重或抗阻股四头肌力量训练，建议对前、后方肌肉进行拉伸。当膝关节完全伸直后可以开始进行负重本体感觉训练。当感觉不到疼痛时，可以开始负重训练，首先是双足

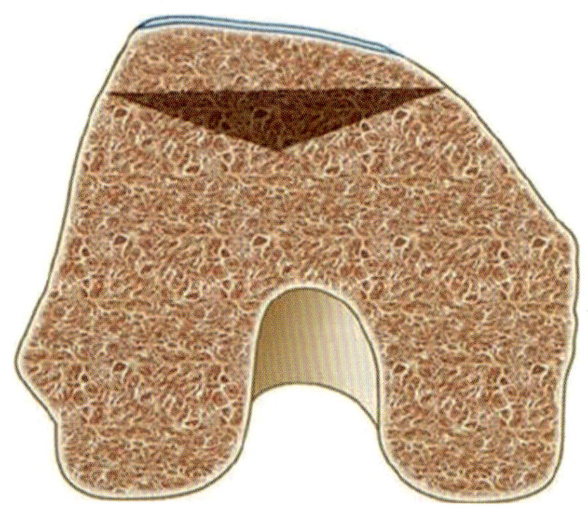

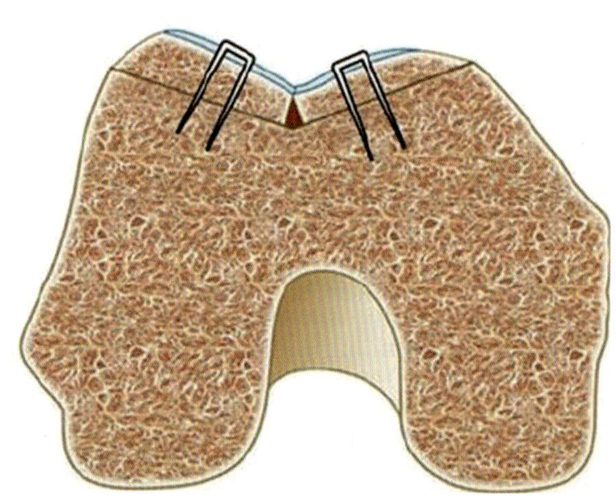

图 18.12 畸形滑车和滑车加深成形术的示意图

表 18.3 滑车成形术的经验与教训

经验	教训
• 据胫骨结节和滑车沟的情况，矫正近端力线 • 切开滑车周围滑膜至股骨前方皮质 • 用生理盐水冲洗手术部位，以避免软骨的热损伤 • 如果滑车外侧关节面仍较为平坦，可在复位前将从股骨前方皮质切除的皮质骨置于滑车外侧关节面下	• 骨刀截取骨软骨瓣，截骨角度为 45°，以避免滑车骨折

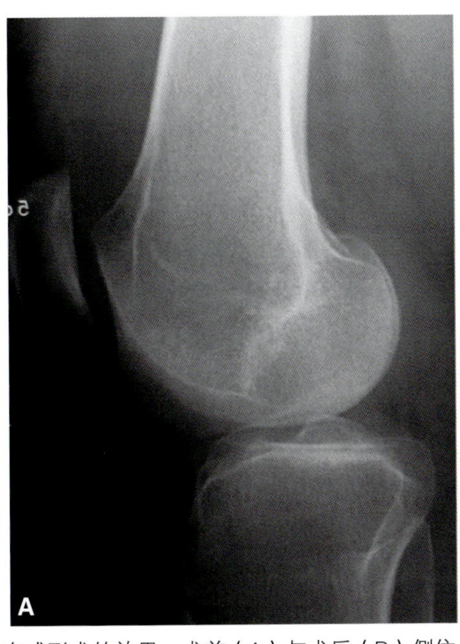

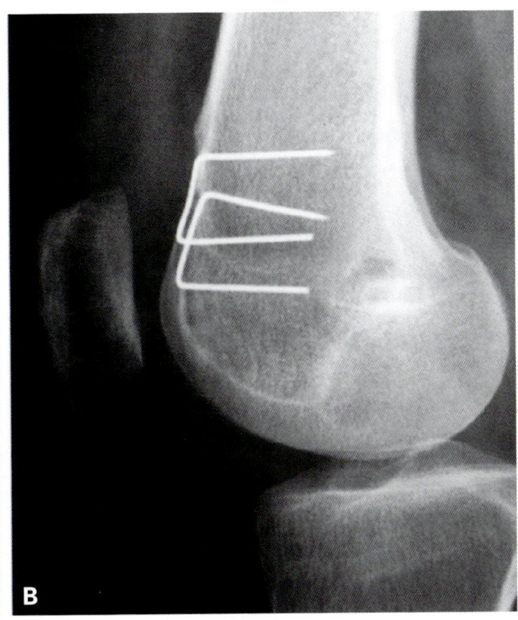

图 18.13 滑车成形术的效果：术前（A）与术后（B）侧位 X 线片显示滑车近端突起已被切除。此案例中使用 U 形钉进行固定

站立，接着是单足站立。

- 第三阶段（3~6 个月）：患者可以沿着直线跑步，允许低负荷和长系列的闭链式运动进行肌肉强化训练（0° ~60°）。同时继续拉伸前部和后部肌肉。

- 6 个月后可恢复运动（达到娱乐或竞技水平）。
- 6 个月后复查 CT，评估术后恢复情况。

结果

- 有一些文献研究了滑车成形术后的相关结果，然而，由于滑车成形术类型不同、纳入标准、结局指标、手术相关流程以及患者既往手术史不同，使得结果之间的比较较为困难（表 18.4）。
- 应用最广泛的滑车成形术是 Bereiter 术（*n*=443）和滑车加深成形术（*n*=259）。文献中报道的其他类型的滑车成形术包括滑车外侧抬高术（*n*=15）、楔形成形术（*n*=19）以及近年来在关节镜下进行滑车成形术。
- 滑车成形术很少作为一种独立的术式，通常与其他手术（如胫骨结节截骨术和内侧髌股韧带重建术）一起联合开展。此外，目前还没有比较不同的滑车成形术式或将滑车成形术与其他手术进行对比的研究。
- 总的来说，临床研究证明了滑车成形术具有良好的临床效果，术后临床评分和影像学参数均有显著改善，但也有部分患者术后仍有明显疼痛。只有少数患者在最后的随访中仍存在不稳定的感觉或恐惧试验阳性，但总体上患者对治疗的效果感到满意。滑车成形术后再脱位发生概率较低，尤其是滑车加深成形术后未见复发性髌骨脱位报道。Bereiter 术后复发率为 2%~8%，楔形成形术后复发率为 10.5%，滑车外侧抬高滑车成形术后复发率为 26.7%。
- 在一项比较滑车成形术和非滑车成形术临床效果的系统综述中，Song 等观察到所有患者的临床结果都有改善。然而滑车成形术组临床效果更好，再脱位率更低，但活动范围更差。当所有不稳定

表 18.4 滑车加深成形术的临床结果

作者，年份	滑车成形术式	膝关节手术例数 / 例	平均随访年限 / 年	结果	结论
Verdonk 等，2005 年	滑车加深成形术	13	1.5	• 无复发脱位 • 38.4% 患者出现关节僵硬（进行手法松解） • Larsen-Lauridsen 评分：7 例差，3 例一般，3 例好 • 主观评价：6 例很好，4 例良好，1 例满意，2 例不满意	77% 的患者主观感觉较为满意，即便客观评价效果一般
Schöttle 等，2005 年	Bereiter 滑车成形术	19	3	• 无复发脱位 • 21% 患者恐惧试验阳性 • 疼痛：63% 患者减轻，10% 患者加重 • 84% 患者术后结果良好或很好 • 26% 患者术后内侧髌股旁韧带压痛 • Kujala 评分：56 分→ 80 分	滑车成形术是预防髌骨半脱位或脱位的一种安全有效的手术方式
Donell 等，2006 年	滑车加深成形术	17	3	• 无复发脱位 • 41% 患者恐惧试验阳性 • 5.8% 患者出现关节僵硬（进行关节松解术） • 82.3% 患者术后感到满意 • Kujala 评分：48 分→ 75 分	早期结果令人满意，并发症可接受
von Knoch 等，2006 年	Bereiter 滑车成形术	45	8.3	• 无复发脱位 • 2.2% 患者恐惧试验阳性 • 无关节僵硬 • 疼痛：8.8% 患者无变化，33.4% 患者减轻，49% 患者加重 • 30% 患者发生 PFOA • 最终 Kujala 评分：94.9 分 • 1 例髌骨下移 • 1 例半脱位（远端重新对线）	滑车成形术是治疗复发性髌骨不稳定伴滑车发育不良的合理方法，但不能阻止 PFOA 的发生
Utting 等，2008 年	Bereiter 滑车成形术	42	2	• 2.3% 患者复发脱位 • 2.3% 患者出现关节僵硬（进行手法松解） • Kujala 评分：62 分→ 76 分 • IKDC 评分：54 分→ 72 分 • OKS：26 分→ 19 分 • Lysholm 评分：57 分→ 78 分 • WOMAC 评分：23 分→ 17 分	有症状的复发性髌骨不稳定患者手术较为成功，患者满意度高
Zaki 和 Rae，2010 年	改良滑车加深成形术	27	4.5	• 无复发脱位 • 功能结果：70% 患者良好或很好，30% 患者一般 • 无关节僵硬	使用改良的滑车成形术治疗复发性髌骨不稳定，术后结果不稳定，患者可能有残留疼痛
Fucentese 等，2011 年	Bereiter 滑车成形术	44	4	• 2.27% 患者复发脱位 • 4.5% 患者仍不稳定（需要再次手术） • 25% 患者恐惧试验阳性 • 3 例由于术后疼痛需要行关节镜下清洗 • 疼痛：61.3% 患者无变化，31.9% 患者减轻，6.8% 患者加重 • Kujala 评分：68 分→ 90 分 • 84% 患者术后效果良好或很好 • 36% 患者滑车外侧面软骨退变	该手术最适合滑车严重发育不良（B 型和 D 型）的年轻患者和那些不需要运动或繁重劳动的患者

续表

作者，年份	滑车成形术式	膝关节手术例数 / 例	平均随访年限 / 年	结果	结论
Thaunat 等，2011 年	楔状滑车成形术	19	2.8	• 10.5% 患者重新复位 • 94.1% 患者感到满意 • 5.8% 患者关节僵硬（进行关节松解） • 35% 患者出现髌股关节骨关节炎 • 最终 Kujala 评分：80 分 • 最终 IKDC 评分：67 分 • 最终 KOOS 评分：70 分	伴有滑车严重发育不良的疼痛性髌骨不稳患者，或翻修的病例，应考虑该手术
Faruqui 等，2012 年	滑车加深成形术	6	5.7	• 无复发脱位 • 100% 患者感到满意 • 66% 患者仍有疼痛 • 滑车沟角：149°→ 128°	滑车成形术能可靠地改善严重滑车发育不良患者的髌骨稳定性
Dejour 等，2013 年	滑车加深成形术	24	5.5	• 无复发脱位 • 25% 患者恐惧试验阳性 • 无关节僵硬 • 100% 患者感到满意 • 无新发 PFOA • Kujala 评分：44.8 分→ 81.7 分 • IKDC 评分：51.4 分→ 76.7 分 • 沟角：153°→ 141° • 倾斜度：31°→ 11° • TT—TG 距离：16.6 mm → 12.6 mm	对于髌骨不稳定手术治疗失败且出现复发性髌骨脱位的患者，当滑车发育不良可以被忽略时，滑车成形术是一个重要的选择。中期随访稳定，而且患者满意度较高
Ntagiopoulos 等，2013 年	滑车加深成形术	31	7	• 无复发脱位 • 19.3% 患者恐惧试验阳性 • 无关节僵硬 • 93.6% 患者感到满意 • 无新发 PFOA • Kujala 评分：59 分→ 87 分 • IKDC 评分：51.2 分→ 22.9 分 • 沟角：152°→ 141° • 倾斜度：37°→ 15° • TT—TG 距离：19 mm → 12 mm	滑车成形术后膝关节稳定性和膝关节评分均令人满意，对于复发性髌骨脱位和高度滑车发育不良患者，满意度在良好及以上，无重大并发症
Nelitz 等，2013 年	Bereiter 滑车成形术	26	2.5	• 无复发脱位 • 3.8% 患者恐惧试验阳性 • 无关节僵硬 • 95% 患者非常满意或满意，5% 患者部分满意 • Kujala 评分：79 分→ 96 分 • IKDC 评分：74 分→ 90 分 • 疼痛 VAS：3 分→ 1 分 • Tegner 评分：5.5 分→ 5 分 • ARS 评分：6.5 分→ 6 分	对于重度滑车发育不良和髌骨不稳定的青少年患者，联合施行滑车成形术与解剖性 MPFLR 可改善其膝关节功能，取得良好的满意度
Banke 等，2014 年	Bereiter 滑车成形术	18	2.5	• 无复发脱位 • 恐惧试验阴性 • 94% 患者感到满意 • 11% 患者关节僵硬（进行关节松解） • 无新发 PFOA • 1 例出现伴随疼痛的内侧髌骨半脱位（嵌入式 MPFLR） • Kujala 评分：51.1 分→ 87.9 分 • Tegner 评分：2 分→ 6 分 • IKDC 评分：49.5 分→ 80.2 分 • 疼痛 VAS 评分：5.6 分→ 2.5 分 • 沟角：154°→ 143.3° • 倾角：24.2 mm → 15.8 mm • TT—TG 距离：16.2 mm → 10.7 mm	无论原发髌骨不稳定还是髌骨不稳定翻修的病例，滑车成形术联合内侧髌股韧带重建术都是治疗髌骨不稳定的有效方法

续表

作者，年份	滑车成形术式	膝关节手术例数 / 例	平均随访年限 / 年	结果	结论
Blond 和 Haugegaard，2014 年	关节镜下滑车加深成形术	37	3	• 无复发脱位 • 恐惧试验阴性 • 无关节僵硬 • 5 例需要再次手术（2 例进行 TTM，3 例进行外侧松解） • Kujala 评分：64 分→ 95 分 • Tegner 评分：4 分→ 6 分 • 5 例 KOOS 评分改善	关节镜下滑车加深成形术联合内侧髌股韧带重建术治疗复发性髌骨不稳定是一种安全、重复性好的手术方法，但有时还需要联合其他手术
Rouanet 等，2015 年	滑车加深成形术（Masse）	34	15.3	• 无复发脱位 • 11% 患者恐惧试验阳性 • 23% 患者早期关节僵硬（膝关节屈曲 ＜ 90°） • 20% 患者手术失败（因 PFOA 或疼痛需要手术） • Kujala 评分：55 分→ 76 分 • IKS 评分：127.3 分→ 152.4 分 • Lille 评分：53.3 分→ 61.5 分 • 65% 患者 Iwano 分级 ≥ 2，50% 患者 Iwano 分级为 4	对于客观髌股关节不稳且为滑车发育不良 B 级或 D 级的患者，滑车成形术是一种可靠的手术方法，但它不能阻止 PFOA 的发展
Mc Namara 等，2015 年	滑车加深成形术	107	6	• 无复发脱位 • Kujala 评分：63 分→ 84 分 • 运动参与率：40% → 67% • 20 例再次手术：2 例 MPFL 翻修，8 例 MPFLR（仍有不稳定），7 例关节镜下松解，2 例螺钉取出，1 例开放性松解	随着时间推移，滑车加深成形术可改善临床效果和功能，并且随访超过 1 年仍有效，主要在非扭转型运动方面改善患者运动和锻炼的参与度
Camathias 等，2016 年	改良 Bereiter 滑车成形术	50	2.7	• 1 例复发脱位 • Kujala 评分：71 分→ 92 分 • Lysholm 评分：71 分→ 95 分 • 6 例出现 J 形征 • 8 例恐惧试验阳性 • 滑车沟角：184.1°→ 136.1° • 1 例重新行滑车成形术，并联合内侧髌股韧带重建术 • 4 例出现关节僵硬（需再手术）	排除严重的旋转和轴向对线不良的病例后，滑车成形术作为滑车发育不良患者复发性髌股关节脱位的一种单独治疗方法，可以获得良好的临床效果
Metcalfe 等，2017 年	Bereiter 滑车成形术	199	4.4	• 8% 患者复发脱位 • 88% 患者感到满意，90% 患者症状改善 • 患者报告的结果评分的中位数显示除 SF-12 心理部分外，所有指标均有改善 • 45% 患者仍有症状（摩擦声、肿胀、仍有不伴髌骨脱位的关节不稳） • 74% 患者恢复活动 • 翻修率 14%（9 例行 MPFLR，7 例行胫骨结节截骨术，7 例关节镜下，2 例行麻醉下手法松解，2 例行取出螺钉） • 长期随访组 7.7% 患者新发 PFOA	Bereiter 滑车成形术是治疗复发性髌骨不稳定和严重滑车发育不良的有效方法。中期随访时间内患者满意度和患者报告的结果均较好，术后骨关节炎的发生率较低

续表

作者，年份	滑车成形术式	膝关节手术例数 / 例	平均随访年限 / 年	结果	结论
Tigchelaar 等，2017 年	外侧关节面抬高滑车成形术	15	13.6	• 复发脱位：6.7% 患者出现 2~5 次，20% 患者出现 5 次以上 • 21% 患者恐惧试验阳性 • 50% 患者出现 J 形征 • 86% 患者出现 Rabot 征 • PFOA：53.3% 患者 Iwano 分级为 1 级，26.7% 患者 Iwano 分级为 2 级 • WOMAC 评分：78 分→ 95.8 分 • Lysholm 评分：54 分→ 71 分	单独的外侧髁抬高滑车成形术可以显著改善大多数临床评分。然而，它会导致很高比例的残留不稳定

缩写：ARS，活动评定量表；IKDC，国际膝关节文献委员会；IKS，国际膝关节协会评分；KOOS，膝关节损伤和骨性关节炎评分；MPFLR，内侧髌股韧带重建；OKS，牛津膝关节评分；PFOA，髌股关节炎；TTM，胫骨结节内侧移位；TT—TG，胫骨结节—股骨滑车间距；VAS，视觉模拟量表

的危险因素同时治疗时，OPI、重度滑车发育不良（B 型和 D 型）患者的效果最佳。

并发症

- 滑车成形术是一种较为复杂的手术，可能会出现与其他手术相同的并发症（如感染和深静脉血栓形成）。
- 滑车加深成形术可能的并发症有髌骨不稳定复发、矫正不足或过度矫正、髌股关节疼痛、膝关节运动范围缩小和软骨损伤。
- 外科医生必须解决所有导致髌骨不稳定的因素，以避免髌骨脱位复发和滑车矫正不当。
- 当在滑车软骨下表面打孔、切取骨软骨瓣以及定位新的滑车时，存在软骨损伤的潜在风险。
- 术后早期的物理治疗和充分的镇痛可以避免关节僵硬和关节运动范围受限。
- 有研究者发现一部分患者疼痛程度增加，但不会存在持续性疼痛。
- 对于滑车成形术是否加快骨关节炎的进展没有定论。骨关节炎病因很多，促使其进展的原因也很多。髌股关节不稳定是促进骨关节炎进展的因素之一。此外，Maenpaa 等发现，对于客观存在髌股关节不稳定的患者，接受手术治疗的患者与保守治疗的患者相比，软骨退变的发生率更高。然而，Ntagiopoulos 等开展了一项随访时间为 7 年的回顾性研究，发现手术后患者总体满意度为 93.6%，而且没有患者出现髌股关节骨关节炎的影像学征象，也没有患者术后出现髌骨不稳定。
- Schöttle 等在滑车成形术后对 3 例患者（术后 6 个月、8 个月和 9 个月）进行了 2 次骨软骨活检，以评估滑车成形术后的软骨状态和质量，同时评估术后愈合情况。他们观察到滑车成形术后骨软骨瓣仍然存活，且软骨损伤的风险很低。
- 滑车成形术后复发髌骨不稳较为罕见，髌骨不稳定复发通常是因为忽视了其他导致髌骨不稳定的因素（菜单原则）。
- 残留疼痛、肿胀和（或）痉挛一般被认为是手术后的结果，而不是并发症。尽管最终的临床效果通常会有所改善，但有些患者可能会抱怨症状加重。
- Song 等开展的一项系统评价表明，在 329 例行滑车成形术的患者中，只有 13.4% 的患者出现并发症。在这部分出现并发症的患者中，6.8% 为髌骨不稳，27.3% 为运动范围受限，65.9% 为残留疼痛程度增加。根据 Iwano 分级对 142 例患者的髌股关节炎（PFOA）变化进行了研究。作者报道平均随访时间为 69.9 个月后，7.9% 的病例中 PFOA 至少为 Iwano 2 级。
- 在最近的一项系统评价和 Meta 分析中，van Sambeeck 等观察到滑车加深成形术后复发性髌骨脱位的发生比例为 0.02［95% 的置信区间（CI），0~0.08］。发生 PFOA 和进一步手术的比率分别为 0.12（95% CI，0.00~0.91） 和 0.20（95% CI，0.11~0.32）。作者认为，滑车加深成形术（包括其他附加手术）后的并发症与其他髌股关节稳定术后的并发症相当。

结论

- 滑车加深成形术是一种技术要求较高的手术，可以解决较为罕见的导致不稳的因素，手术效果令人满意，并发症发生率尚可接受。对于 OPI 和滑车高度发育不良（B 型或 D 型）患者，因其存在滑车近端突起，该手术术后效果较好。存在疼痛、关节炎或骺板未闭合的患者不应进行该手术。

参考文献

[1] Shih YF, Bull AM, Amis AA. The cartilaginous and osseous geometry of the femoral trochlear groove. Knee Surg Sports Traumatol Arthrosc. 2004;12:300-306.

[2] Iranpour F, Merican AM, Dandachli W, Amis AA, Cobb JP. The geometry of the trochlear groove. Clin Orthop Relat Res. 2010;468:782-788.

[3] Brattstroem H. Shape of the intercondylar groove normally and in recurrent dislocation of patella. A clinical and x-ray-anatomical investigation. Acta Orthop Scand Suppl. 1964;68(suppl 68):1-148.

[4] Malghem J, Maldague B. Depth insuffciency of the proximal trochlear groove on lateral radiographs of the knee: relation to patellar dislocation. Radiology. 1989;170:507-510.

[5] Dejour H, Walch G, Nove-Josserand L, Guier C. Factors of patellar instability: an anatomic radiographic study. Knee Surg Sports Traumatol Arthrosc. 1994;2:19-26.

[6] Dejour H, Walch G, Nove-Josserand L, Guier C, Neyret P, Adeleine P. Dysplasia of the femoral trochlea [in French]. Rev Chir Orthop Reparatrice Appar Mot. 1990;76:45-54.

[7] Van Haver A, De Roo K, De Beule M, et al. The effect of trochlear dysplasia on patellofemoral biomechanics: a cadaveric study with simulated trochlear deformities. Am J Sports Med. 2015;43(6):1354-1361.

[8] Grelsamer RP, Weinstein CH, Gould J, Dubey A. Patellar tilt: the physical examination correlates with MR imaging. Knee. 2008;15:3-8.

[9] Zaffagnini S, Dejour D, Arendt EA, eds. Patellofemoral Pain, Instability, and Arthritis. Berlin, Heidelberg: Springer; 2010.

[10] Tavernier T, Dejour D. Knee imaging: what is the best modality [in French]. J Radiol. 2001;82:387-388.

[11] Maldague B, Malghem J. Signifcance of the radiograph of the knee profle in the detection of patellar instability. Preliminary report [in French]. Rev Chir Orthop Réparatrice Appar Mot. 1985;71(suppl 2):5-13.

[12] Malghem J, Maldague B. Patellofemoral joint: 30 degrees axial radiograph with lateral rotation of the leg. Radiology. 1989;170:566-567.

[13] Dejour D, Le Coultre B. Osteotomies in patello-femoral instabilities. Sports Med Arthrosc. 2007;15:39-46.

[14] Dejour D, Reynaud P, Lecoultre B. Douleurs et instabilité rotulienne essai de classifcation [in French]. Med Hyg. 1998;56:1466-1471.

[15] Dejour D, Saggin P. The sulcus deepening trochleoplasty-the Lyon's procedure. Int Orthop. 2010;34:311-316.

[16] Tecklenburg K, Dejour D, Hoser C, Fink C. Bony and cartilaginous anatomy of the patellofemoral joint. Knee Surg Sports Traumatol Arthrosc. 2006;14:235-240.

[17] Davies AP, Bayer J, Owen-Johnson S, et al. The optimum knee flexion angle for skyline radiography is thirty degrees. Clin Orthop Relat Res. 2004;423:166-171.

[18] Lippacher S, Dejour D, Elsharkawi M, et al. Observer agreement on the Dejour trochlear dysplasia classifcation: a comparison of true lateral radiographs and axial magnetic resonance images. Am J Sports Med. 2012;40:837-843.

[19] Staubli HU, Durrenmatt U, Porcellini B, Rauschning W. Anatomy and surface geometry of the patellofemoral joint in the axial plane. J Bone Joint Surg Br. 1999;81:452-458.

[20] Smillie I. Injury of the knee joint. Br Med J. 1951;2(4735): 841-845.

[21] Caton J, Deschamps G, Chambat P, Lerat JL, Dejour H. Patella infera. Apropos of 128 cases [in French]. Rev Chir Orthop Réparatrice Appar Mot. 1982;68:317-325.

[22] Dejour D, Ferrua P, Ntagiopoulos PG, et al. The introduction of a new MRI index to evaluate sagittal patellofemoral engagement. Orthop Traumatol Surg Res. 2013;99: S391-S398.

[23] Ntagiopoulos PG, Byn P, Dejour D. Midterm results of comprehensive surgical reconstruction including sulcus-deepening trochleoplasty in recurrent patellar dislocations with high-grade trochlear dysplasia. Am J Sports Med. 2013;41:998-1004.

[24] Schottle PB, Fucentese SF, Pfrrmann C, Bereiter H, Romero J. Trochleaplasty for patellar instability due to trochlear dysplasia: a minimum 2-year clinical and radiological follow-up of 19 knees. Acta Orthop. 2005;76:693-698.

[25] Blond L, Haugegaard M. Combined arthroscopic deepening trochleoplasty and reconstruction of the medial patellofemoral ligament for patients with recurrent patella dislocation and trochlear dysplasia. Knee Surg Sports Traumatol Arthrosc. 2014;22:2484-2490.

[26] Dejour D, Byn P, Ntagiopoulos PG. The Lyon's sulcus-deepening trochleoplasty in previous unsuccessful patellofemoral surgery. Int Orthop. 2013;37:433-439.

[27] Donell ST, Joseph G, Hing CB, Marshall TJ. Modifed Dejour trochleoplasty for severe dysplasia: operative technique and early clinical results. Knee. 2006;13:266-273.

[28] Faruqui S, Bollier M, Wolf B, Amendola N. Outcomes after trochleoplasty. Iowa Orthop J. 2012;32:196-206.

[29] McNamara I, Bua N, Smith TO, Ali K, Donell ST. Deepening trochleoplasty with a thick osteochondral flap for patellar instability: clinical and functional outcomes at a mean 6-year follow-up. Am J Sports Med. 2015;43:2706-2713.

[30] Rouanet T, Gougeon F, Fayard JM, Remy F, Migaud H, Pasquier G. Sulcus deepening trochleoplasty for patellofemoral instability: a series of 34 cases after 15 years postoperative follow-up. Orthop Traumatol Surg Res. 2015;101:443-447.

[31] Verdonk R, Jansegers E, Stuyts B. Trochleoplasty in dysplastic knee trochlea. Knee Surg Sports Traumatol Arthrosc. 2005;13:529-533.

[32] Zaki SH, Rae PJ. Femoral trochleoplasty for recurrent patellar instability: a modifed surgical technique and its medium-term results. Curr Orthop Pract. 2010;21:153-157.

[33] Banke IJ, Kohn LM, Meidinger G, et al. Combined trochleoplasty and MPFL reconstruction for treatment of chronic patellofemoral instability: a prospective minimum 2-year follow-up study. Knee Surg Sports Traumatol Arthrosc. 2014;22:2591-2598.

[34] Camathias C, Studer K, Kiapour A, Rutz E, Vavken P. Trochleoplasty as a solitary treatment for recurrent patellar

dislocation results in good clinical outcome in adolescents. Am J Sports Med. 2016;44:2855-2863.

[35] Fucentese SF, Zingg PO, Schmitt J, et al. Classifcation of trochlear dysplasia as predictor of clinical outcome after trochleoplasty. Knee Surg Sports Traumatol Arthrosc. 2011;19:1655-1661.

[36] von Knoch F, Bohm T, Burgi ML, von Knoch M, Bereiter H. Trochleaplasty for recurrent patellar dislocation in association with trochlear dysplasia. A 4- to 14-year follow-up study. J Bone Joint Surg Br. 2006;88:1331-1335.

[37] Metcalfe AJ, Clark DA, Kemp MA, Eldridge JD. Trochleoplasty with a flexible osteochondral flap: results from an 11-year series of 214 cases. Bone Joint J. 2017;99-B:344-350.

[38] Nelitz M, Dreyhaupt J, Lippacher S. Combined trochleoplasty and medial patellofemoral ligament reconstruction for recurrent patellar dislocations in severe trochlear dysplasia: a minimum 2-year follow-up study. Am J Sports Med. 2013;41:1005-1012.

[39] Utting MR, Mulford JS, Eldridge JD. A prospective evaluation of trochleoplasty for the treatment ofpatellofemoral dislocation and instability. J Bone Joint Surg Br. 2008;90:180-185.

[40] Thaunat M, Bessiere C, Pujol N, Boisrenoult P, Beaufls P. Recession wedge trochleoplasty as an additional procedure in the surgical treatment of patellar instability with major trochlear dysplasia: early results. Orthop Traumatol Surg Res. 2011;97:833-845.

[41] Tigchelaar S, van Sambeeck J, Koeter S, van Kampen A. A stand-alone lateral condyle-elevating trochlear osteotomy leads to high residual instability but no excessive increase in patellofemoral osteoarthritis at 12-year follow-up. Knee Surg Sports Traumatol Arthrosc. 2018;26(4):1216-1222.

[42] Song GY, Hong L, Zhang H, et al. Trochleoplasty versus nontrochleoplasty procedures in treating patellainstability caused by severe trochlear dysplasia. Arthroscopy. 2014;30:523-532.

[43] Maenpaa H, Lehto MU. Patellofemoral osteoarthritis after patellar dislocation. Clin Orthop Relat Res. 1997;339: 156-162.

[44] Schottle PB, Schell H, Duda G, Weiler A. Cartilage viability after trochleoplasty. Knee Surg Sports Traumatol Arthrosc. 2007;15:161-167.

[45] van Sambeeck JDP, van de Groes SAW, Verdonschot N, Hannink G. Trochleoplasty procedures show complication rates similar to other patellar- stabilizing procedures. Knee Surg Sports Traumatol Arthrosc. 2018;26(9):2841-2857

第十九章

薄骨瓣滑车成形术

Manfred Nelitz

概述

发病机制

- 滑车发育不良是髌股关节不稳定的主要危险因素之一。Dejour 等发现，96% 有髌骨脱位病史的患者都存在滑车发育不良的证据。
- 发育不良的滑车主要是其近端浅、平或呈圆顶形，对外侧髌骨脱位的骨性抵抗能力不足，而此处恰好是髌骨进入滑车沟的位置。这可能会导致髌股关节轨迹不良、接触应力增加、髌骨不稳定以及孤立性髌股关节炎。
- 一般认为，滑车中央或外侧变平的原因是其中央区域骨性结构的增加或抬高所致。髌骨在膝关节由伸变屈时进入滑车沟；因此，在滑车发育不良患者中，滑车近端区域发育不良可能是髌股关节对合不良和髌骨脱位的主要原因。由于与股骨滑车对合不良和内侧髌股韧带（MPFL）约束松弛，髌骨在膝关节屈曲 0° ~20° 时最容易向外侧脱位。
- Dejour 强调，对于伴随滑车发育不良的髌骨不稳定的患者，通过去除多余的骨组织、加深滑车来恢复正常解剖是治疗目的。
- 加深滑车成形术有两种主要的方法：Dejour 技术和 Bereiter 技术。前者通过对厚的滑车骨瓣进行截骨，将两侧压入加深的中心形成新的滑车沟。而后者则是将薄且可弯曲的关节软骨骨瓣抬高并在加深的滑车沟中进行塑形。薄骨瓣成形术于 1994 年由 Bereiter 首次提出。

分类

- 最初 Maldague 和 Malghem 在标准的常规侧位 X 线片上提出滑车发育不良。
- 1994 年，Dejour 等在侧位片上描述了可能提示滑车发育不良的 3 种征象，包括双轮廓征、滑车上突起征和交叉征。
- Lippacher 等发现这些症状在滑车发育不良儿童中经常出现，但 MRI 仍应作为评估的标准检查。
- Dejour 等进一步将滑车发育不良分为 4 种类型。
- 最常用到的分类标准就是 Dejour 四分类法。Dejour 四分类法是依据标准侧位 X 线片以及轴位 CT 或 MRI 来分类的：A 型的特点为交叉征和较浅的滑车；B 型的特点为交叉征、滑车上突起征以及扁平或者凸出的滑车；C 型的特点为交叉征、提示内髁发育不全的双轮廓征、滑车上突起征和外侧关节面凸起；D 型的特点为交叉征、滑车上突起征、双轮廓征、滑车面不对称和悬崖征。
- 然而，滑车发育不良的 Dejour 分级在常规侧位 X 线片和轴位 MRI 之间表现出较低的一致性。根据有无滑车近端突起将滑车发育不良分为轻度和重度的方法可能更精确，与临床上更相关且更合适。
- 临床实践中，滑车成形术的适应证包括圆顶形滑车、滑车外侧关节面骨骺已经闭合或者即将闭合。滑车扁平不是滑车成形术的适应证。
- 对于临床而言，区分轻度和重度发育不良是十分重要的，因为预后和治疗主要取决于滑车发育不良的程度。
- 表 19.1 列出了薄骨瓣滑车成形术的适应证和禁忌证。

表 19.1 薄骨瓣滑车成形术的适应证和禁忌证

适应证	禁忌证
• 髌股关节不稳伴复发性髌骨脱位 • 高度滑车发育不良（圆顶形滑车）	• 股骨远端骨骺未闭合 • 滑车软骨损伤较严重，国际软骨修复协会分级为Ⅲ～Ⅳ级 • 轻度滑车发育不良

评估

病史

- 第一次髌骨脱位经常在运动时发生（72%），在日常生活活动时较少见（21%），很少在受到直接创伤时发生（7%）。
- 髌骨脱位之前的几年中通常会有前期膝关节症状，包括疼痛、打软腿和不适感。
- 患者经常对自己的活动水平和运动表现缺乏信心。

体格检查

- 膝关节评估应包括临床检查、症状评估、摩擦音、关节活动度（Range of Motion，ROM）、髌股关节疼痛和髌骨恐惧感。
- 出现 J 形征是滑车发育不良的一个强有力的指标。

影像学检查

- 影像学通常包括包含股骨远端（包括滑车上区）的膝关节正位和侧位平片以及轴位 MRI（图 19.1）。
- 标准的侧位 X 线片对于评估滑车发育不良、高位髌骨和对线不良以及排除骨骼异常十分重要。
- 在近－远端轴向 MRI 扫描时，必须沿着整个股骨远端和滑车近端来分析滑车发育不良，以便识别滑车发育不良的不同特征，特别是内髁发育不良和滑车近端突起（图 19.2）。

外科治疗

术前准备

- 由于在大多数情况下，髌股不稳患者存在不同的

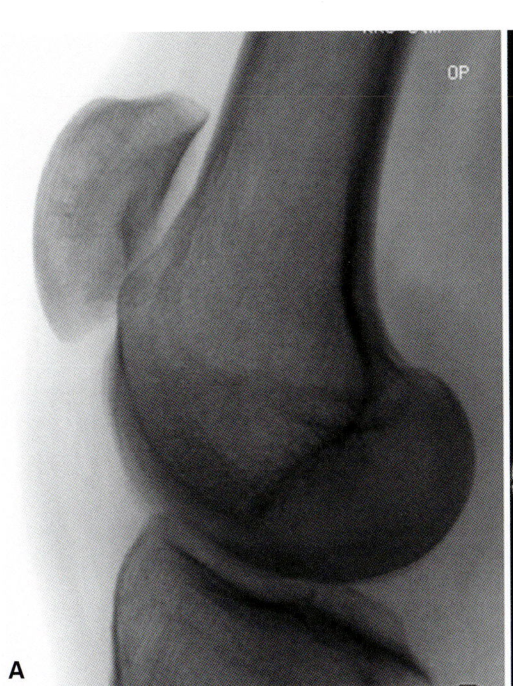

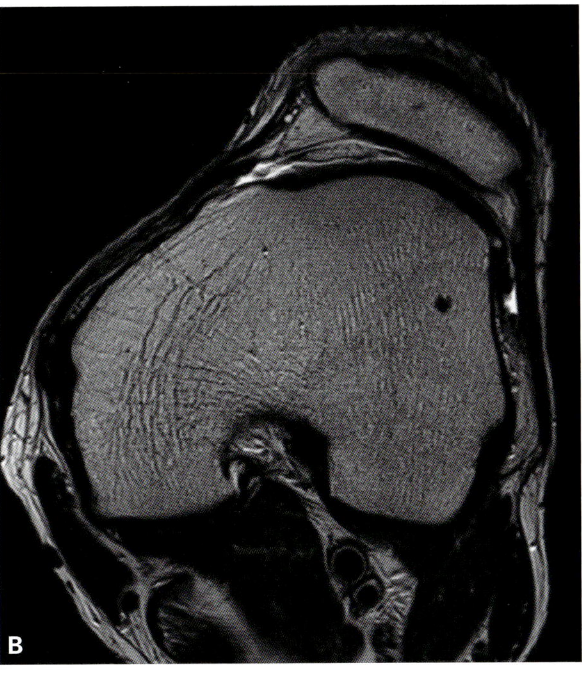

图 19.1 A. D 型滑车发育不良的标准侧位 X 线片。B. 凸出型股骨滑车（重度滑车发育不良）的轴向 MRI

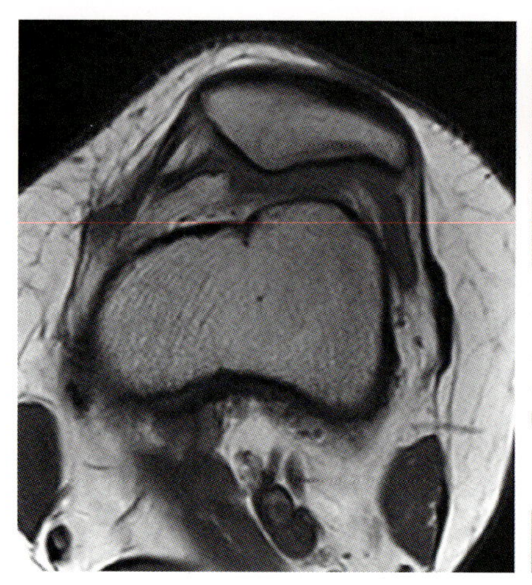
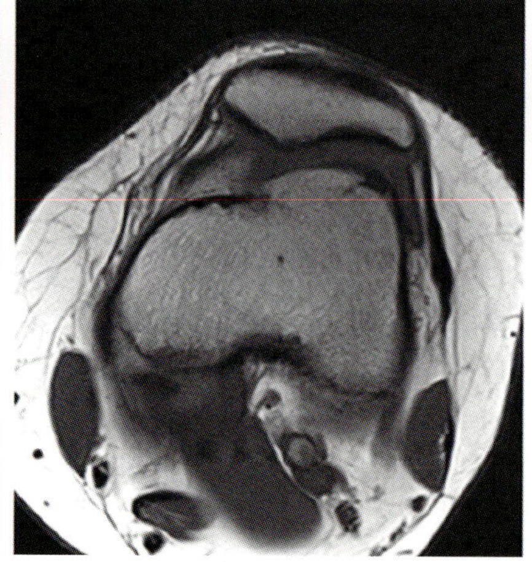
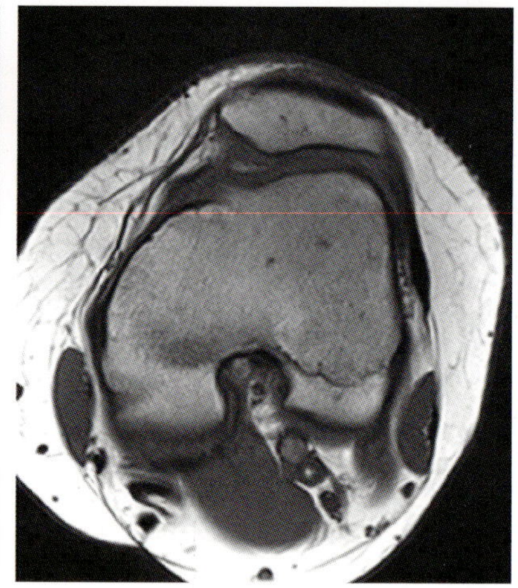

图 19.2　由左至右分别为从近端到远端的 3 个连续水平位的轴向 MRI，包含了滑车近端区域，显示了内侧髁的发育不良 / 发育不全和凸出的滑车

危险因素，因此，对这些因素进行充分的评估是术前准备的关键所在。

- 目标是确定可能导致髌股关节不稳的所有相关解剖危险因素。基于这点，手术应针对每一个患者进行个性化治疗，并且应根据临床经验对潜在的相关病理进行纠正，即 Dejour Lyon 小组提供的“菜单”方案（Menuàla Carte）。

手术技术

体位

- 患者全身或局部麻醉，仰卧于手术台上。
- 术中于大腿根部上止血带。
- 联合 MPFL 重建需要进行术中透视，该操作可经同一皮肤切口进行。

麻醉下体格检查或诊断性关节镜检查

- 每位患者都应在麻醉状态下进行膝关节体格检查。
- 诊断性关节镜检查用于评估关节内病变，如髌股软骨损伤。加做外上入路可用于评估膝关节全活动范围内的髌股关节轨迹。

手术入路

- 滑车成形术的主要入路是标准的髌旁前内侧入路。内侧皮肤切口也有助于进行 MPFL 重建，这两者可在同一手术过程中完成。
- 然后通过髌旁外侧切口显露股骨滑车，同时将髌骨向内侧拉开，以便更好地显露股骨滑车（图 19.3）。

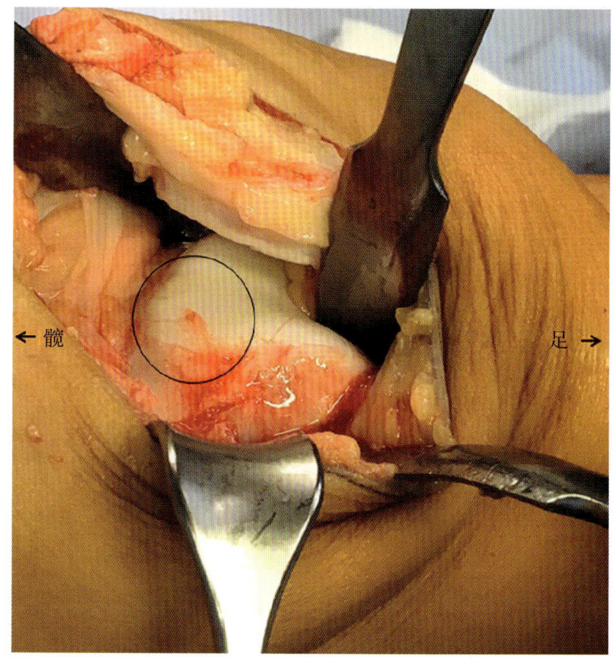

图 19.3　右膝关节囊外侧切开后术中照片，显示滑车近端凸出的软骨表面（黑色圆圈）

手术步骤

- 锐性分离或使用电刀分离关节软骨与滑膜，注意在滑车的近端和外侧面清除足够的组织，直到骨皮质。
- 从滑车近端外侧开始，使用锋利的骨刀将软骨滑车与软骨下骨分离。
- 小心抬起滑车骨软骨瓣，然后用不同曲度的弯骨刀延伸至髁间窝（图 19.4）。
- 骨软骨瓣下方的软骨下骨必须用高速磨钻小心地

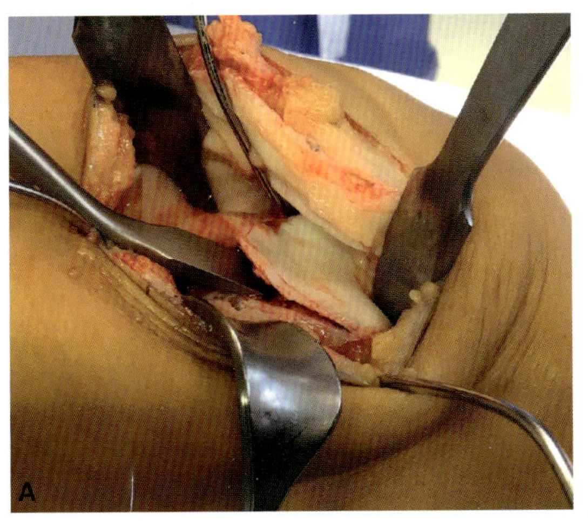

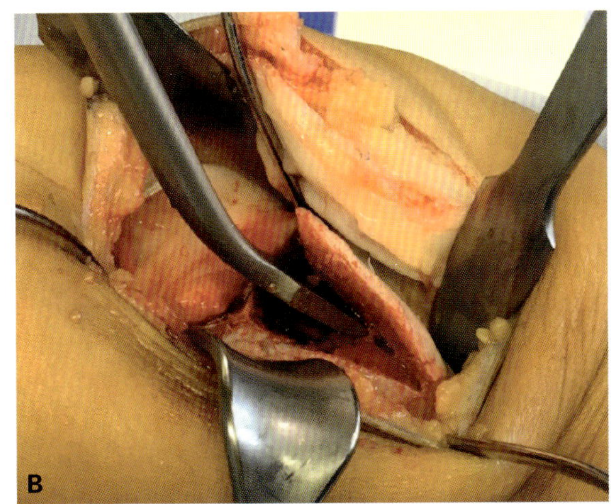

图 19.4 A、B. 小心抬起滑车骨软骨瓣，用弯骨刀将其延伸到髁间窝

削薄，以便适应新的凹槽。削薄时应注意避免骨软骨瓣断裂。

- 然后使用骨刀和高速磨钻加深软骨下滑车凹槽（图 19.5）。由于典型滑车发育不良的患者其滑车一般偏内，因此该操作的目的是创建一个中心化或偏外侧的凹槽。
- 然后将滑车骨软骨瓣压入新形成的凹槽中，并用 3 mm Vicryl 线（Ethicon Products，Norderstedt，Germany）穿过软骨下骨进行固定（图 19.6）。
- 现在滑车沟的中心应该与股骨远端前方皮质齐平。
- 用可吸收的 Vicryl 缝线将滑膜重新缝合到关节软骨的边缘，并缝合外侧支持带。
- 在许多情况下，为了达到无张力闭合，有必要进行外侧支持带松解术。
- 同时进行 MPFL 重建可以完成髌股关节的稳定。
- 薄骨瓣滑车成形术的经验与教训见表 19.2。

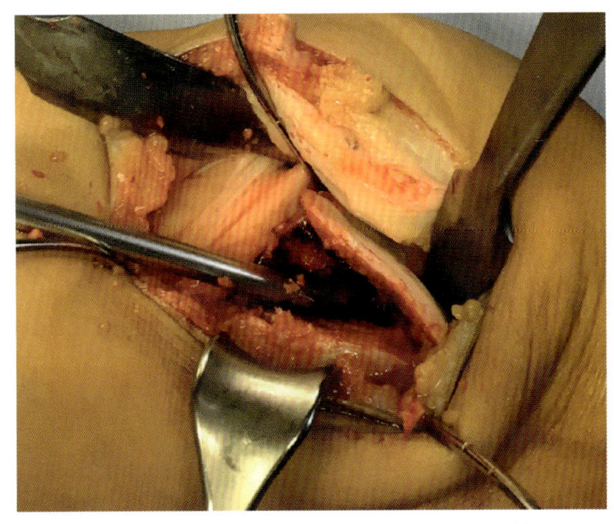

图 19.5 使用骨刀和高速磨钻建立并加深软骨下凹槽

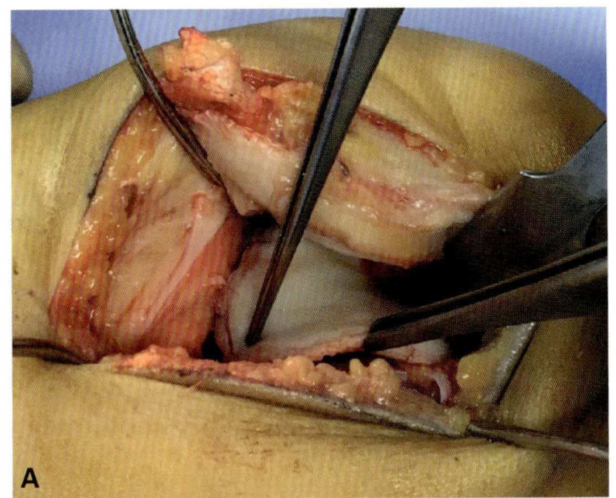

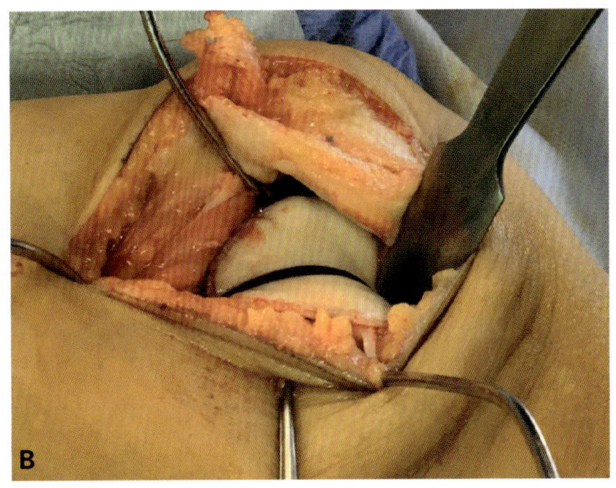

图 19.6 A、B. 将骨软骨瓣压入新形成的沟槽中，并用 3 mm 的 Vicryl 带固定

表 19.2 薄骨瓣滑车成形术的经验与教训

经验	教训
• 使用弯骨刀和高速磨钻小心地抬起骨瓣 • 重建内侧髌股韧带之前关闭外侧关节囊 • 如果有必要，可以松解外侧支持带 • 必要时将滑车成形术与其他软组织重建术、旋转截骨术或胫骨结节移位术相结合	• 注意不要使骨软骨瓣骨折 • 确保不要对髌骨过度矫正或矫正不足

替代技术

使用导向钻的小切口外侧入路滑车成形术（Petri Sillanpaa，MD，PhD）

- 沿中线做长约 4~6 cm 皮肤切口，具体长度视软组织情况而定。
- 股外侧肌下切开术是通过切开外侧支持带和关节囊两层结构，以便在闭合时延长外侧关节囊（图 19.7）。此入路提供了进行滑车成形术所必要和恰当的滑车上外侧视野。
- 因为髌骨位置显著地从偏外侧位置改变到新的滑车中央，所以在大多数病例中，有必要松解外侧支持带。
- 标出规划的滑车沟和内外侧面最高点（图 19.8）。
- 行滑车成形术时，将滑车上突起骨膜下多余的骨质和滑车软骨近端的软骨下骨去除。
- 一种偏移量为 3 mm（或 5 mm）的商用滑车成形导向钻头可用于提起薄软骨瓣（图 19.9）。将软骨瓣从外向内抬起，在远端将软骨瓣向上抬高，直到形成正常的滑车形状，刚好在髁间切迹上方。当导向钻头像雨刷一样移动时（而不是左右移动），可获得更好的效果。

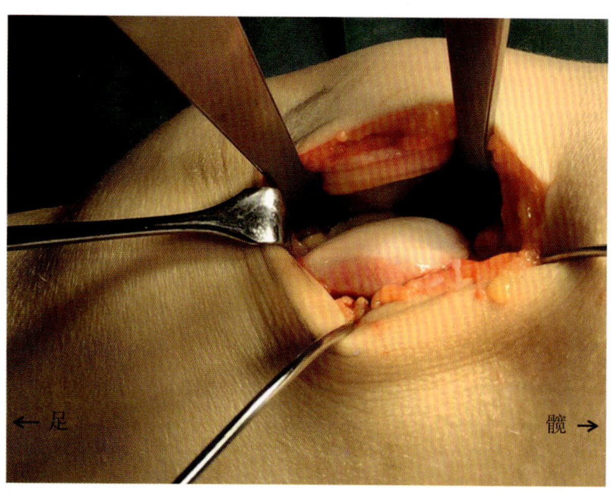

图 19.7 沿中线皮肤切口和股外侧肌下入路显露左膝滑车

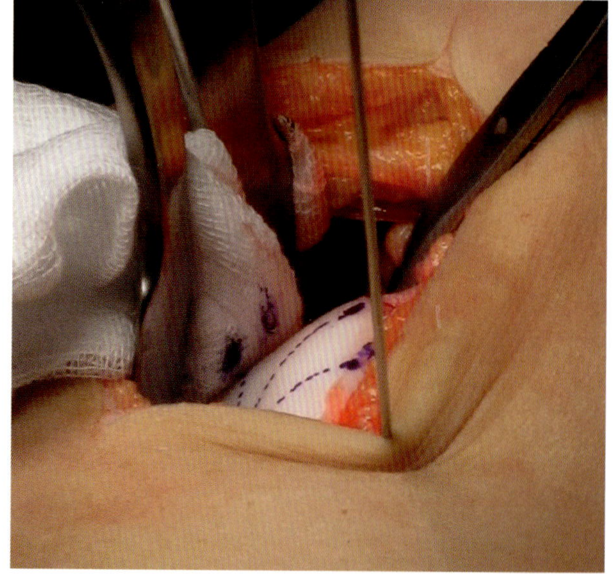
图 19.8 标出规划的滑车沟和内、外侧面最高点。使新的滑车沟偏外侧，以优化髌骨轨迹，并有利于减小增大的 TT—TG 距离

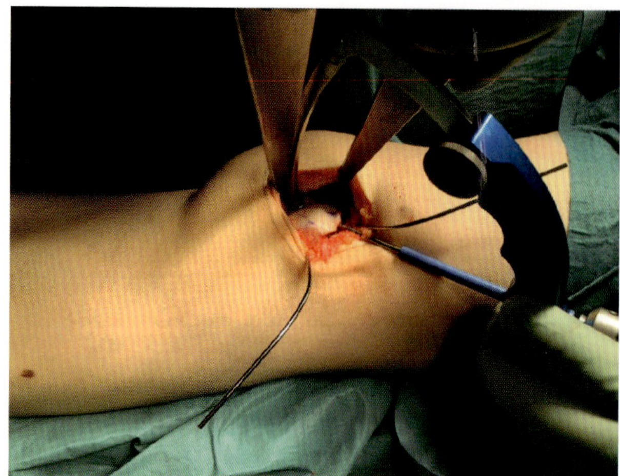
图 19.9 滑车成形术是去除滑车上突起骨膜下多余的骨质和滑车软骨近端的软骨下骨。使用 3 mm 的导向钻头来抬高薄软骨瓣，而不需要在软骨表面钻孔

- 另一种方法是，使用带有钻套的 3.5 mm 钻头沿着计划的内侧、外侧和中央滑车沟移动，用于移除

软骨下骨（图 19.10）。

- 将薄软骨瓣提起后，可使用钻孔器或钻头将其从下表面逐渐削薄，以便成形。
- 重塑软骨下骨，形成滑车沟，沿原计划方向与股骨远端前方皮质齐平。
- 使用钝器或拇指缓慢持续的下压，在新创建的滑车槽中逐渐使软骨瓣成形（图 19.11）。不需要切割骨瓣，而是使其变薄以形成所需的形状。
- 外侧髁边缘应当保持完整，以防失去外侧髁高度以及对髌骨的骨性支撑。滑车成形术完成后，骨移植物（滑车成形术中被移除的骨）可以放置于外侧髁边缘下方以维持高度。
- 可以在滑车沟的最深处使用单个 1.5 mm × 20 mm 的生物可吸收钉（ActivaNail，Bio-retec Ltd，Tampere，Finland）进行软骨瓣固定，因为软骨瓣此处仍然存在张力（图 19.12）。注意确认植入物已插入深处并位于软骨表面下方。
- 如果可能的话，在去除软骨下骨的同时评估髌骨的形状，使滑车的形状和髌骨能够匹配。
- 重建 MPFL 以增强内侧软组织约束力。
- 滑车成形术后，如果髌骨仍然完全位于滑车上方，可能需要行胫骨结节远端移位术。
- 康复治疗可马上开始，在能忍受情况下的自由锻炼 ROM，并在 6 个月后恢复完全的体育锻炼和运动。康复治疗严格遵照单独的 MPFL 重建方案，仅在合并胫骨结节远端移位术时需要调整。
- 据报道，小切口外侧入路滑车成形术后的稳定性良好，最近报道的失败率为 2.9%（2/68）。在同一研究中，滑车成形术后平均 12 个月进行对照 MRI 检查，软骨活性良好，未见明显的如分层或缺血性坏死等软骨损伤。
- 术后 X 线片可以评估滑车形态的改变（图 19.13）

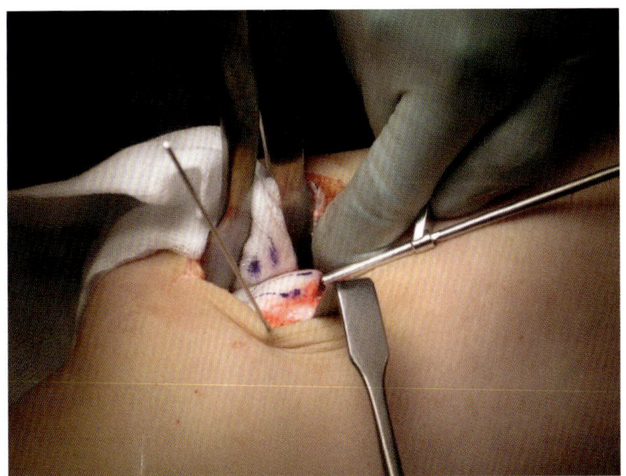

图 19.10　可徒手用 3.5 mm 钻头（或钻孔器）沿着规划的滑车沟和沿滑车内、外侧边缘钻孔

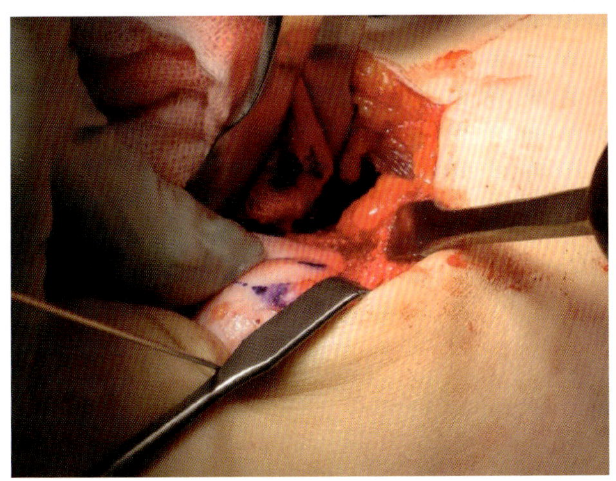

图 19.11　用钝器或拇指逐渐反复按压软骨瓣，将有助于将软骨瓣塑形至新的滑车沟

替代固定技术

- 在 Bereiter 滑车成形术中，薄软骨瓣的固定有多种选择，包括：
    - 2 条或 3 条 Vicryl 带（图 19.14）；
    - 多根 Vicryl 缝线（图 19.15）；
    - 2 枚或 3 枚生物可吸收钉（图 19.16）；
    - 无头加压螺钉（图 19.17）；

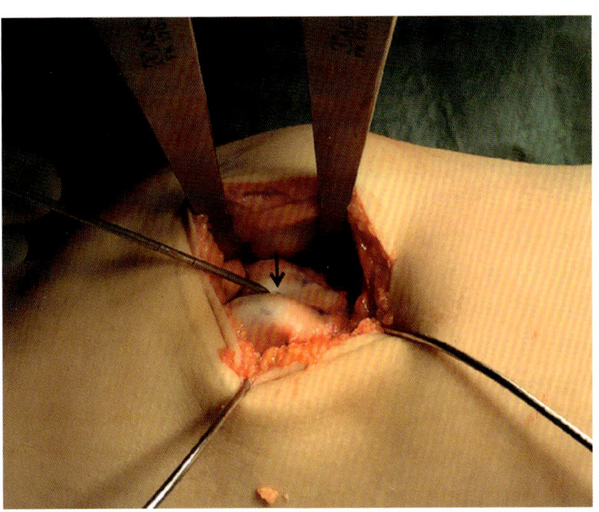

图 19.12　已经进行了滑车成形术，并使用一枚生物可吸收钉（黑色箭头）将软骨瓣固定在新的滑车沟底部。保留外侧髁的高度以防止髌骨外移。请注意，图 19.8 显示的是行滑车成形术之前的同一膝关节

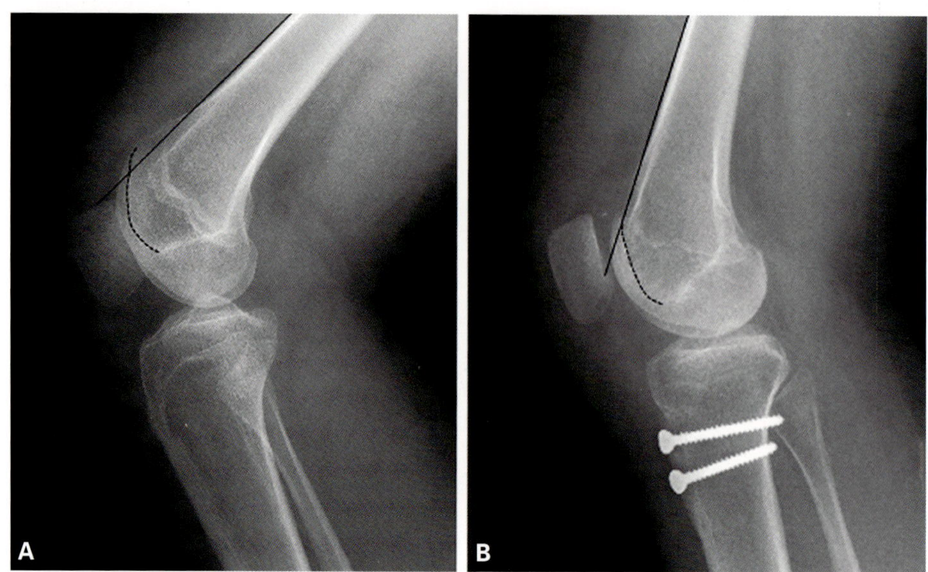

图 19.13 A. 术前侧位 X 线片显示严重的滑车发育不良，具有交叉征、滑车近端突起征和双轮廓征。滑车（黑色虚线）近端发育不良，股骨前方皮质（黑色线）前方可见滑车近端突起。髌骨向外侧半脱位。B. 薄骨瓣滑车成形术后的侧位片显示滑车与股骨前皮质齐平。胫骨结节移位术和髌股内侧韧带重建同时进行。与术前 X 线片相比，髌骨居中，其轮廓清晰可见

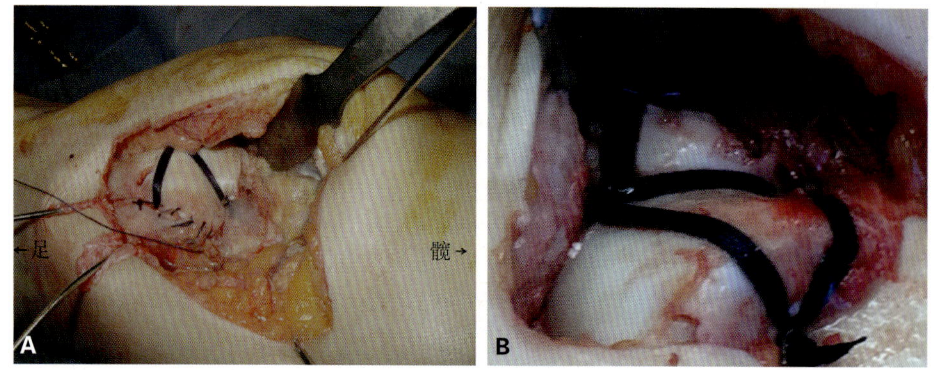

图 19.14 可使用多条 Vicryl 带固定滑车成形术的软骨瓣。通常，一条带沿新的滑车沟放置，一条带沿滑车的外侧面（A）放置。如果需要，可以在滑车内侧面（B）上加一条

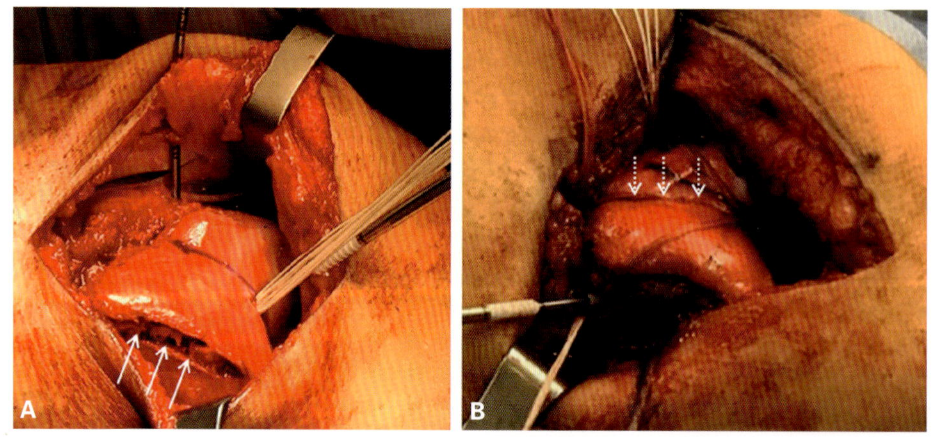

图 19.15 使用多根 1 号 Vicryl 缝线固定骨软骨瓣。A. 将一枚装有 6 根缝线（12 个头）的 3.5 mm 推锁式无结缝合锚钉（Arthrex Inc，Naples，FL）置入滑车远端髁间窝上方。B. 另一枚缝合锚钉穿入上述锚钉 12 个头的 4 个头，并置入新滑车沟的近端，沿滑车沟压紧软骨瓣（白色虚线箭头）。将 1~2 枚缝合锚钉（分别穿入 4 个缝线头）固定到滑车的外侧和（或）内侧。骨移植物植入滑车外侧面下方以保持其高度（白色箭头）。可用 3~4 条缝线来替代

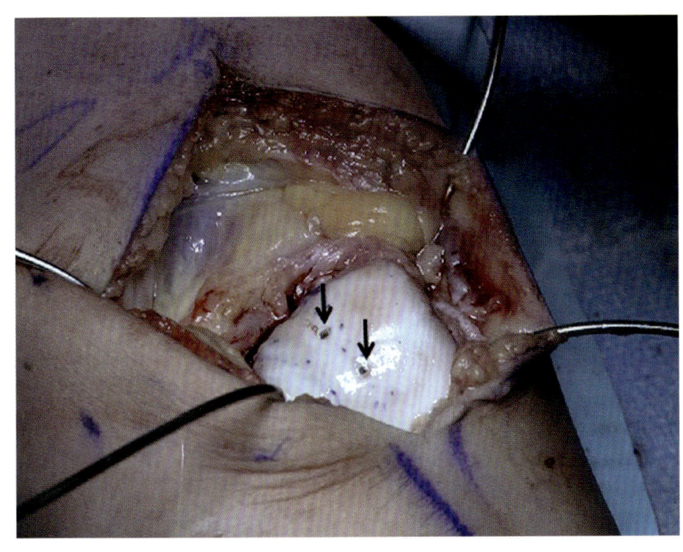

图 19.16 用 2 枚 1.5 mm × 25 mm 的生物可吸收钉（黑色箭头）（SmartNail，Conmed，Utica，NY）固定软骨瓣

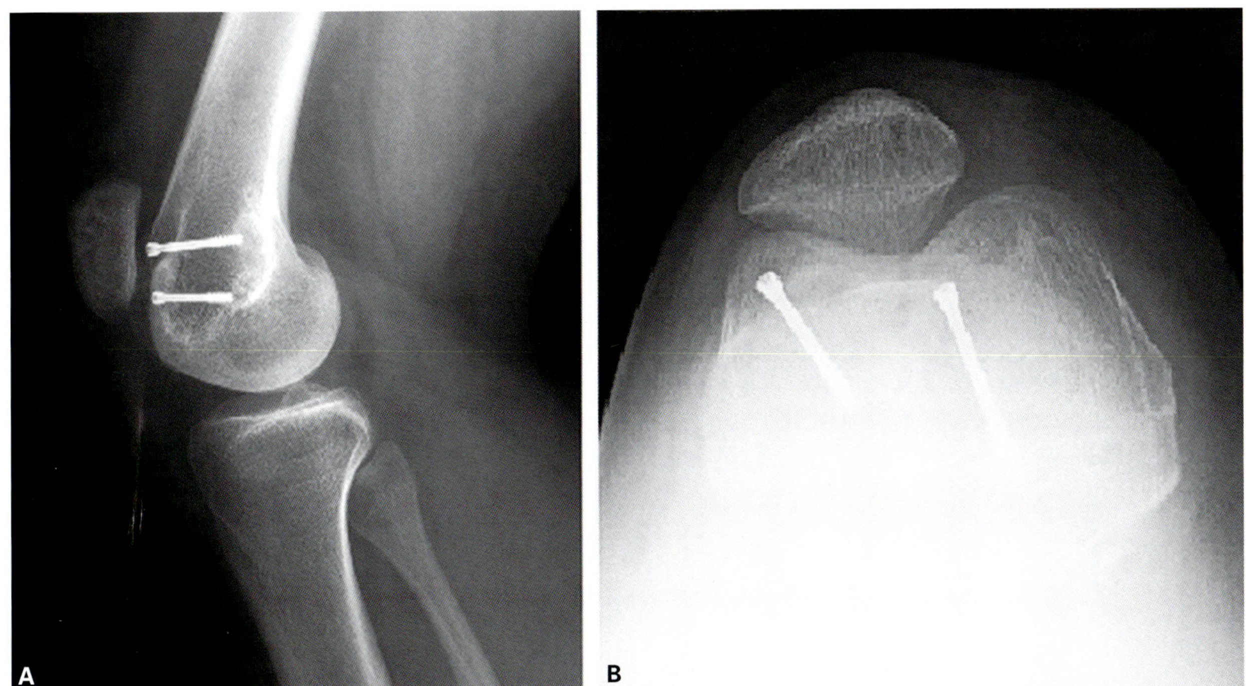

图 19.17 用 2 枚 2.4 mm（DePuy Synthes，West Chester，PA）无头加压螺钉固定软骨瓣。如侧位片（A）和轴位 X 线片（B）所示，一枚螺钉置于新滑车沟的中心，另一枚置于外侧面。螺钉都被置入软骨水平以下

术后管理

- 使用拐杖的情况下允许部分负重 20 kg。
- 物理治疗包括膝关节的屈伸练习和股内侧肌的力量加强训练。
- 建议在术后的前 4 周使用膝关节支具。
- 4 周后允许完全负重，最早于术后 3 个月才能开始体育运动。

结果

- 在无或轻度滑车发育不良的患者中，MPFL 重建显示出良好的效果。但是，在存在圆顶形的严重滑车发育不良时，由于髌骨的横向直接应力过大，

超出正常 MPFL 能够承受的范围，因此没有滑车成形术的 MPFL 重建容易失败。

- Hopper 等在一项研究中发现，所有严重滑车发育不良患者术后均出现复发性髌骨脱位，而轻度滑车发育不良患者只有 9.3%。作者认为，对于严重滑车发育不良患者，不应单独进行 MPFL 重建。
- Balcarek 等对文献进行系统评价，发现对于因严重滑车发育不良而导致髌骨外侧不稳定的患者，行滑车成形术加伸肌平衡术后预防髌骨再脱位或半脱位的效果要优于单纯的 MPFL 重建。
- Van Knoch 等首次报道了使用 Bereiter 技术（将骨软骨瓣塑形至加深的滑车沟）进行滑车成形术后得到的良好结果。
- Utting 等指出，有症状的复发性髌骨不稳定和严重滑车发育不良的患者最适合施行滑车成形术。作者将严重滑车发育不良定义为滑车近端软骨表面为圆顶形，而不是浅平。
- Longo 等最近发表的综述表明，Bereiter U 形加深滑车成形术是治疗滑车发育不良的最常用技术，其脱位复发率和术后 ROM 丢失率最低（2%）。它已被证明是一种安全有效的技术。
- Nelitz 等在对 MPFL 解剖重建联合滑车成形术进行了至少 2 年的随访，发现了结果令人满意。对于无或轻度退行性改变的严重滑车发育不良患者，该方法可有效改善髌股关节的稳定性。
- 长期而言，滑车成形术后有发展为骨关节炎的风险。然而，另一方面，不同的研究表明，未矫正的髌骨不稳定伴滑车发育不良会导致髌股关节炎。
- 手术矫正髌骨不稳定和轨迹不良，可能可以预防或延缓髌股关节炎的发展。

并发症

- 加深滑车成形术可以使严重滑车发育不良的患者恢复正常的解剖结构。但是，该手术的学习曲线很陡峭。
- 滑车软骨受损的风险是主要问题。重视技术问题可以减少滑车成形术后软骨损伤的风险。为避免并发症，有必要注意术中和术后精心处理。
- 术后早期 ROM 至关重要，可能会降低随访期间活动受限或僵硬。术后股四头肌强化锻炼需要持续 4 个月。总体而言，该手术的并发症发生率很低。
- 术中并发症：
    - 骨软骨瓣骨折。
    - 外侧关节囊出血。
    - 髌骨内侧过度矫正。
- 术后并发症：
    - 血肿。
    - 膝关节屈曲缺陷。
    - 残留的皮肤麻木。
    - 感染和血栓栓塞（非常少见）。
    - 软骨下骨坏死或暴力引起的软骨损伤。

结论

- Bereiter 薄骨瓣加深滑车成形术是最常见的滑车成形术之一。它适用于严重滑车发育不良的初次或翻修手术。该手术经常与其他手术联合使用，如 MPFL 重建、外侧支持带松解和胫骨结节移位。这是一个技术要求很高的手术，学习曲线也很陡峭。术后关节僵硬是可以预防的，物理治疗有助于恢复膝关节 ROM。该手术的短期结果良好，但需要注意术后长期可出现髌股关节炎。

参考文献

[1] Amis AA, Oguz C, Bull AM, Senavongse W, Dejour D. The effect of trochleoplasty on patellar stability and kinematics: a biomechanical study in vitro. J Bone Joint Surg Br. 2008;90:864-869.

[2] Hopper GP, Leach WJ, Rooney BP, Walker CR, Blyth MJ. Does degree of trochlear dysplasia and position of femoral tunnel influence outcome after medial patellofemoral ligament reconstruction? Am J Sports Med. 2014;42:716-722.

[3] Ntagiopoulos PG, Dejour D. Current concepts on trochleoplasty procedures for the surgical treatment of trochlear dysplasia. Knee Surg Sports Traumatol Arthrosc. 2014;22:2531-2539.

[4] Van Haver A, De Roo K, De Beule M, et al. The effect of trochlear dysplasia on patellofemoral biomechanics: a cadaveric study with simulated trochlear deformities. Am J Sports Med. 2015;43:1354-1361.

[5] Dejour H, Walch G, Nove-Josserand L, Guier CH. Factors of patellar instability: an anatomic radiographic study. Knee Surg Sports Traumatol Arthrosc. 1994;2:19-26.

[6] Tscholl PM, Wanivenhaus F, Fucentese SF. Conventional radiographs and magnetic resonance imaging for the analysis of trochlear dysplasia: the influence of selected levels on magnetic resonance imaging. Am J Sports Med. 2017;45:1059-1065.

[7] Utting MR, Mulford JS, Eldridge JD. A prospective evaluation of trochleoplasty for the treatment of patellofemoral dislocation and instability. J Bone Joint Surg Br. 2008;90:180-185.

[8] Sanders TL, Pareek A, Johnson NR, Stuart MJ, Dahm DL, Krych AJ. Patellofemoral arthritis after lateral patellar

dislocation: a matched population-based analysis. Am J Sports Med. 2017;45:1012-1017.
[9] Bereiter H, Gautier E. The trochleoplasty as a surgical therapy of recurrent dislocation of the patella in dysplastic trochlea of the femur [in German]. Arthroskopie. 1994;7:281-286.
[10] Longo UG, Vincenzo C, Mannering N, et al. Trochleoplasty techniques provide good clinical results in patients with trochlear dysplasia. Knee Surg Sports Traumatol Arthrosc. 2018;26(9):2640-2658.
[11] Masse Y. Trochleoplasty. Restoration of the intercondylar groove in subluxations and dislocations of the patella [in French]. Rev Chir Orthop Reparatrice Appar Mot. 1978;64:3-17.
[12] Nelitz M, Dreyhaupt J, Lippacher S. Combined trochleoplasty and patellofemoral ligament reconstruction for recurrent patellar dislocation in severe trochlear dysplasia. A minimum two years follow-up study. Am J Sports Med. 2013;41:1005-1012.
[13] Nelitz M, Williams SR. Combined trochleoplasty and medial patellofemoral ligament reconstruction for patellofemoral instability [in German]. Oper Orthop Traumatol. 2015;27:495-504.
[14] Ntagiopoulos PG, Byn P, Dejour D. Midterm results of comprehensive surgical reconstruction including sulcus-deepening trochleoplasty in recurrent patellar dislocations with high-grade trochlear dysplasia. Am J Sports Med. 2013;41:998-1004.
[15] Von Knoch F, Böhm T, Bürgi ML, Von Knoch M, Bereiter H. Trochleoplasty for recurrent patellar dislocation in association with trochlear dysplasia. J Bone Joint Surg Br. 2006;88:1331-1335.
[16] Maldague B, Malghem J. Apport du cliché de profl du genou dans le dépistage des instabilités rotuliennes: rapport préluminaire. Rev Chir Orthop Reparatrice Appar Mot. 1985;71:5-13.
[17] Lippacher S, Reichel H, Nelitz M. Radiological criteria for trochlear dysplasia in children and adolescents. J Pediatr Orthop B. 2011;20:341-344.
[18] Clark D, Metcalfe A, Wogan C, Mandalia V, Eldridge J. Adolescent patellar instability: current concepts review. Bone Joint J. 2017;99-B(2):159-170.
[19] Lippacher S, Dejour D, Elsharkawi M, et al. Observer agreement on the Dejour trochlea dysplasia classifcation. A comparison of true lateral radiographs to axial magnetic resonance images. Am J Sports Med. 2012;40:837-843.
[20] Atkin DM, Fithian DC, Marangi KS, Stone ML, Dobson BE, Mendelsohn C. Characteristics of patients with primary acute lateral patellar dislocation and their recovery within the frst 6 months of injury. Am J Sports Med. 2000;28:472-479.
[21] Sillanpaa P, Weitz F. Mini-open trochleoplasty for recurrent patellar instability—surgical technique and clinical results. Presented at: The 2017 AAOS Annual Meeting; New Orleans, LA; 2017.
[22] Balcarek P, Rehn S, Howells NR, et al. Results of medial patellofemoral ligament reconstruction compared with trochleoplasty plus individual extensor apparatus balancing in patellar instability caused by severe trochlear dysplasia: a systematic review and meta-analysis. Knee Surg Sports Traumatol Arthrosc. 2017;25:3869-3877.
[23] Nelitz M, Dreyhaupt J, Williams SR. Anatomic reconstruction of the medial patellofemoral ligament in children and adolescents using a pedicled quadriceps tendon graft shows favourable results at a minimum of 2-year follow-up. Knee Surg Sports Traumatol Arthrosc. 2018;26:1210-1215.
[24] Schöttle PB, Fucentese SF, Pfrrmann C, Bereiter H, Romero J. Trochleaplasty for patellar instability due to trochlear dysplasia: a minimum 2 year clinical and radiological follow-up of 19 knees. Acta Orthop. 2005;76:693-698.
[25] NelitzM, Williams RS, Lippacher S, Reichel H, Dornacher D. Analysis of failure and clinical outcome after unsuccessful medial patellofemoral ligament reconstruction in young patients. Int Orthop. 2014;38:2265-2272.
[26] Blond L, Donell S. Does the patellofemoral joint need articular cartilage? Knee Surg Sports Traumatol Arthrosc. 2015;23:3461-3463.

第二十章

外侧滑车抬高成形术

Simon Donell, Iain McNamara

概述

发病机制

- 滑车发育不良是髌骨不稳定的已知危险因素。
- Albee 于 1919 年首次描述了外侧滑车抬高成形术。通过滑车外侧关节面隆起截骨术来加深滑车沟，以治疗复发性髌骨脱位。
- 最近研究表明，在 6 例滑车发育不良的病例中，有 5 例患者的病理改变位于中央和（或）内侧滑车。只有 17% 的患者是由外侧滑车或外侧股骨髁（Lateral Femoral Condyle，LFC）发育不良引起的。
- LFC 发育不良是滑车发育不良的一种形式，滑车的侧面平坦、发育不全或倾斜程度低于正常。
- 目前公认的是，外侧滑车抬高成形术仅适用于 LFC 发育不良和滑车扁平的情况。
- 滑车增生时（以及无 LFC 发育不良时），滑车外侧关节面抬高会增加髌股关节的反作用力和继发性髌股关节炎的风险。
- 最近，人们已经认识到 LFC 发育不良可能影响 LFC 或滑车外侧关节面的不同部位——近端、前端、远端和整体。Albee 术式非常适合治疗 LFC 前端发育不良。
- LFC 发育不良的发病机制被认为是骨骺生长不良。
- 表现为髌骨外侧脱位，通常发生于股骨内旋、足部着地、创伤极小的情况。
- LFC 近端发育不良导致膝关节伸直时髌骨脱位，LFC 远端发育不良导致膝关节屈曲时髌骨脱位。LFC 整体发育不良导致任何程度膝关节屈曲时髌骨外侧脱位的风险升高。

分类

- LFC 发育不良可分为 4 种解剖变异（图 20.1）：
  - 前端：外侧髁边缘缺失，或外凸，或倾斜。
  - 远端：滑车或股骨髁外侧远端短而浅。
  - 近端：滑车近端外侧处较短（见第二十一章）。
  - 全部：出现以上所有的解剖异常。

评估

病史

- 患者应描述明显出现髌骨外侧脱位的次数，但由于滑车没有外侧边界，因此常见髌骨自发性复位。髌骨也可能永久性脱位。
- 需要阐明确切的功能问题，并记录对治疗效果的期望。
- 脱位发作期式膝关节位置可能提示发育不良的位置。
- 应注意髌骨脱位以及过度活动综合征的家族史，包括全身关节松弛。
- 应注意脱位后康复计划和监督的细节，以确认其是否为最佳方案。保守治疗失败时应考虑手术治疗。

体格检查

体格检查应包括以下内容：

- 患者的身体质量指数（BMI），因为肥胖可影响肌肉功能，而术后需要患者积极进行康复训练。

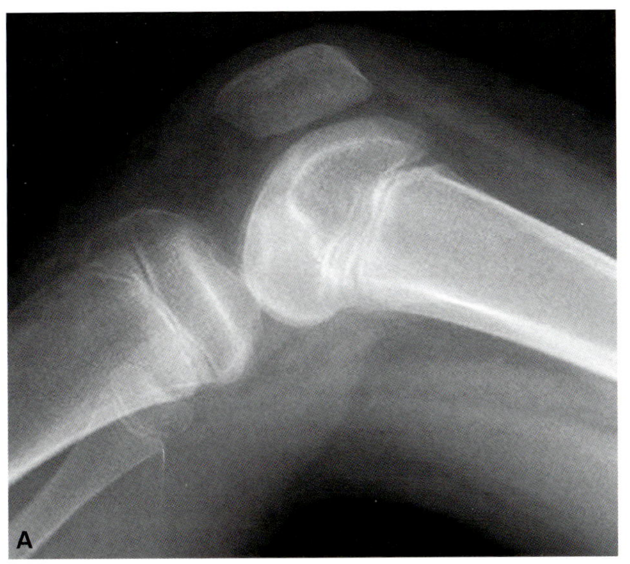

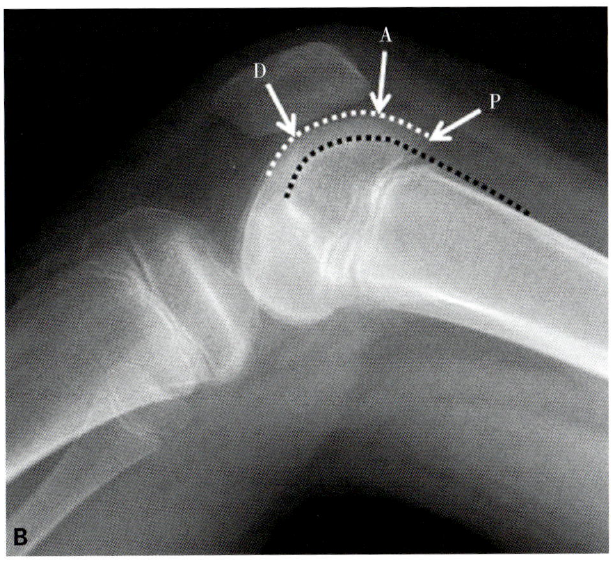

图 20.1 A. 标准后髁重叠侧位 X 线片。B. 滑车线（黑色虚线）与股骨前方皮质齐平。髁突线（白色虚线）表示滑车嵴前部。由于外侧髁发育不全导致的滑车发育不良可影响股骨外侧髁或滑车外侧面的近端（P）、前端（A）或远端（D）。

- Beighton 评分排除全身关节松弛和过度活动综合征。
- 双下肢对齐，尤其是膝关节和髋关节外翻并伴有胫骨扭转。
- 股内斜肌的存在和力量。
- 积液的存在提示关节内软骨损伤或游离体，但当没有滑车沟固定髌骨时，存在游离体的可能性较小。
- 髌骨恐惧试验。
- 滑车的形状：当膝关节完全屈曲时可以扪及滑车形状，滑车呈扁平状且无外侧缘。
- 髌骨轨迹类型：LFC 整体和远端发育不良更有可能导致屈曲时髌骨脱位。
- 膝关节活动范围以及伸肌和屈肌的力量。
- 臀部肌肉功能和本体感觉：要求患者双腿依次进行单腿站立试验测试平衡性，单腿深蹲试验测试臀大肌功能。如果股骨内旋时膝关节有内收肌力矩，进行跳台试验也会有同样的效果。臀大肌使股骨外旋，这对于保持髌骨直线运动轨迹至关重要。
- 表 20.1 列出了外侧滑车抬高成形术的适应证和禁忌证。

影像学检查

- 对复发性髌骨外侧脱位的患者进行常规影像学评估，包括：
  - 股骨后髁精确匹配的标准侧位 X 线片（图 20.1）。
  - 临床上存在明显膝外翻时，应拍摄站立位双下肢全长 X 线片。
  - MRI 扫描评估滑车和髌骨的形状。
  - 在体格检查中发现明显异常时，行 CT 扫描评估下肢整体旋转对齐情况。
- 在大多数滑车发育不良患者中，滑车是增厚的（即滑车沟变浅），应行切除滑车成形术，同时进行任何必要的相关手术以稳定伸肌机制。如 Biedert 和 Bachmann 所提出的，通过 MRI 扫描测量滑车前后径以评估滑车增生情况（图 20.2）。
  - 外侧髁高度（L）、内侧髁高度（M）和滑车高度（T）记录为轴向 MRI 上股骨宽度（W）的百分比。表 20.2 显示了 LFC 正常、增生（滑车

表 20.1　外侧滑车抬高成形术的适应证和禁忌证

适应证	禁忌证
• 复发性髌骨外侧脱位，存在股骨外侧髁前方发育不良，保守治疗失败，影响患者的膝关节功能 • 注意有无其他与髌骨轨迹不良相关的解剖异常，并考虑在适当情况下纳入手术计划	• 具有症状的明显髌股关节退行性改变。此时应解决软骨病变

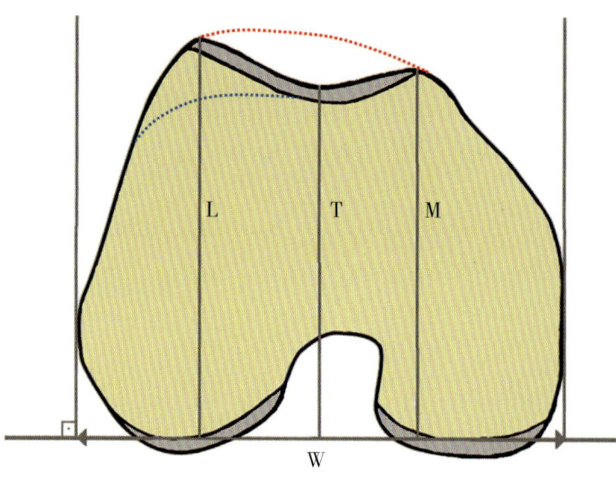

图 20.2 外侧髁高度的测量。外侧髁高度（L）用股骨宽度（W）的百分比表示。滑车高度（T）和内侧髁高度（M）采用同样的方法测量。滑车发育不良可能是滑车增生（红色虚线）或外侧髁发育不全（蓝色虚线）的结果

沟变浅）和发育不良的值。LFC 发育不良的数据尚未报道，但根据预测，外侧髁的高度与滑车高度相同。

- 通常，侧位片上可发现 LFC 发育不良，表现为外侧髁不突出。滑车沟线与股骨远端前部皮质齐平（图 20.3）；因此，突出高度为 0（Dejour 分级 B 级）。
- 除了 X 线片外，MRI 扫描还提供了关节软骨的更多信息。现已认识到，发育不良也可以发生在远端，如果不能被识别，则可能导致单独进行的内侧髌股韧带重建手术失败。

- 在膝关节屈曲的早期阶段，LFC 可能不会充分向近端延伸来固定髌骨，导致股骨近端发育不良和滑车短小（图 20.1）。使用 Biedert 等提出的方法，MRI 扫描可以显示长度（参见第二十一章）。
- 相似的，LFC 的远端部分可能出现缺陷，导致远端发育不良（图 20.1 和图 20.4）。这与屈曲时髌骨脱位有关。

表 20.2 通过轴向 MRI 测量正常和发育不良滑车的前后测量值（股骨宽度的百分比）

滑车类型	外侧 / %	滑车 / %	内侧 / %
正常	81	73	76
增生性（滑车深度减少）	82	77	79
股骨外侧髁发育不良	73[a]	73[a]	73[a]

a：理论值

鉴别诊断

- 滑车增生（滑车沟深度减少）。
- 复合性股骨髁发育不良。
- 过度活动综合征。
- 本体感觉不良和肌肉失衡和（或）无力。
- 前交叉韧带断裂。

非手术治疗

- 非手术治疗的关键是实现膝关节的最佳肌肉控制。脱位引起疼痛和肌肉功能障碍（包括肌力和控制力丧失）等。疼痛充分缓解才能进行适当的康复。
- 康复旨在增强膝关节屈肌和伸肌的力量。因此，长时间使用石膏或矫形器进行固定是不合理的，并且会延长功能恢复所需时间。
- 髋关节旋转肌特别是臀大肌的康复应该尽早开始，因为这是股骨的主要外旋肌。单腿平衡、单腿深蹲和摇摆板练习都有助于髋关节旋转肌及本体感觉的康复。
- 必要时应验证和教授患者适宜的跳跃方法。通常在双下肢着地时，双侧膝关节应该分开并使身体在两膝之间下沉。
- 应强调避免同时足着地和外旋的重要性，因为这会引起髌骨脱位。
- 全身关节松弛和过度活动综合征的患者更难实现肌肉控制。然而，随着时间的推移，手术效果存在很高的力学失败率，这与对已修复软组织的牵拉有关。因此，让患者参与到他们自己的治疗中来，并让他们积极进行康复训练是非常重要的。

手术治疗

术前准备

- 评估所有影像学检查，特别是膝关节侧位 X 线片和 MRI 轴位片，以明确 LFC 发育不良。
- 正确标记肢体。
- 患者应获得适当的知情同意，包括自体髂骨移植的可能性。
- 按照手术方案预防性使用抗生素。
- 按照手术方案预防静脉血栓栓塞。
- 具备相关的手术设备。

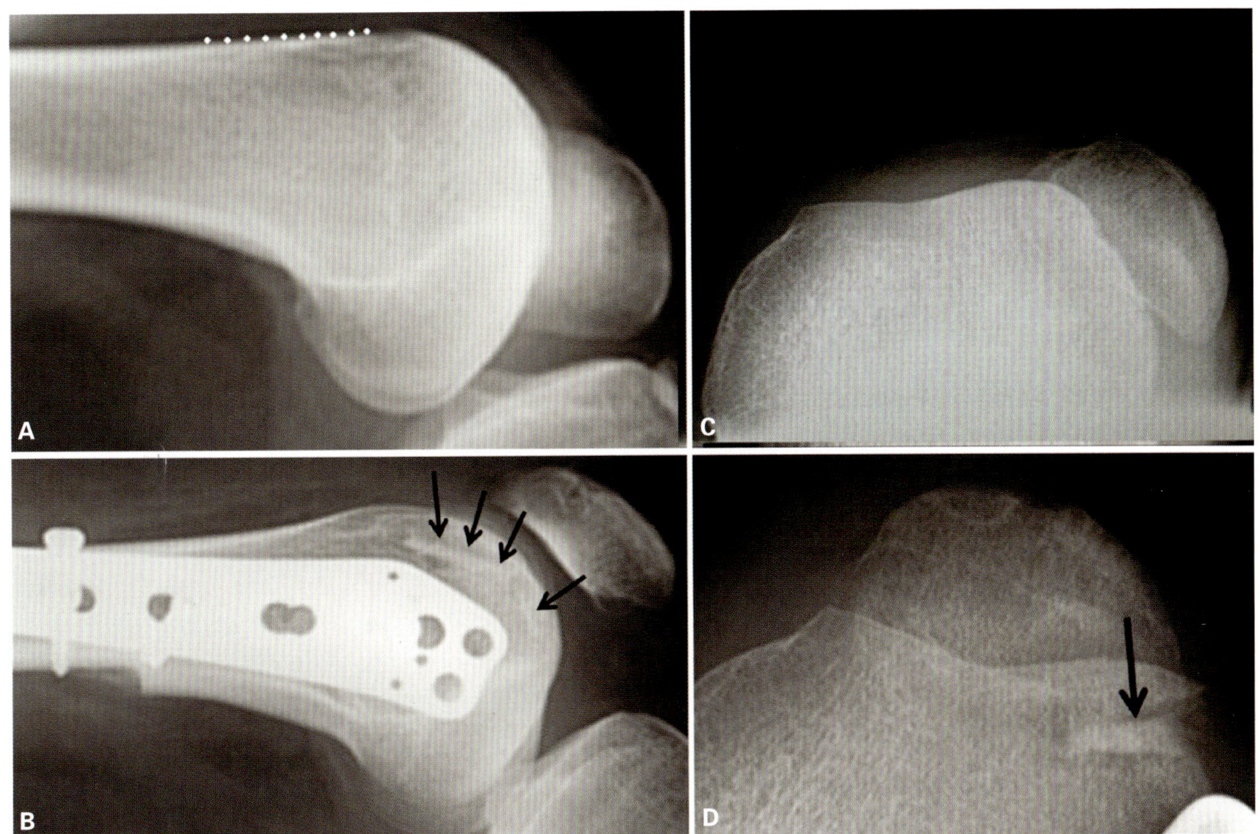

图 20.3 A. 侧位 X 线片显示股骨外侧髁发育不全。虚线表示沿滑车沟无滑车近端突起。正常情况下，可以看到如图 20.1 所示外侧髁突出，还要注意髌骨脱位。B. Albee 滑车成形术加股骨远端旋转截骨术后的侧位片，可以看到楔形移植骨（黑色箭头）。C、D. 轴位 X 线片显示术前和术后 Albee 股骨滑车成形术，术后 X 线片上可见楔形移植骨（黑色箭头）

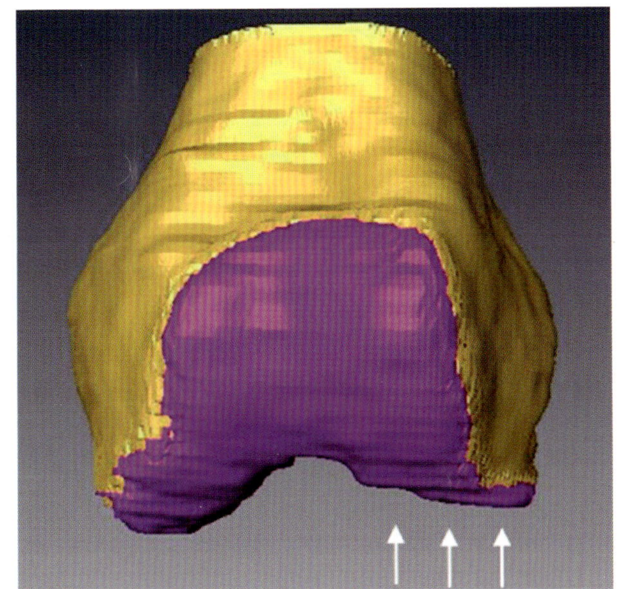

图 20.4 磁共振三维成像显示股骨外侧髁远端发育不良（白色箭头）

- 根据现有手术团队和随时可使用的设备确定其他可能的手术方式。

手术技术

体位

- 患者取仰卧位，用固定器或侧柱固定肢体，脚部用脚垫支撑，使膝关节屈曲 90°（图 20.5）。
- 大腿根部使用止血带。
- 备皮，铺单，必要时显露髂嵴。

麻醉下体格检查

- 膝关节运动范围。
- 髌骨被动脱位时的屈曲度，或者髌骨在不同膝关节屈曲度时脱位的容易程度。
- 单独外侧滑车抬高成形术中不需要 C 臂透视机。

手术入路

- 可经髌旁外侧短切口施行单独的外侧滑车抬高成

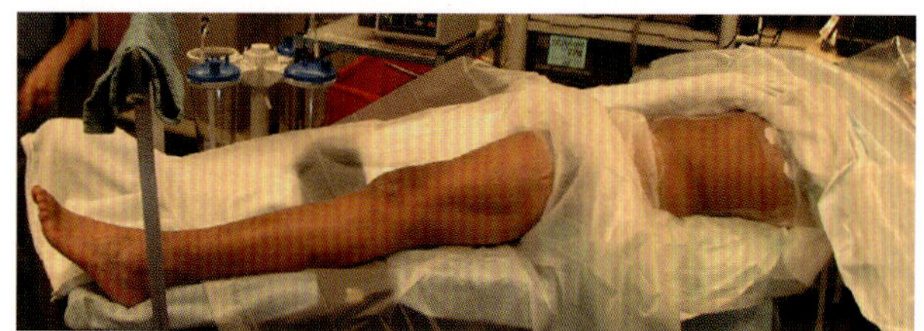

图 20.5 患者取仰卧位，标记髂嵴区，并消毒铺单，以便术中取髂嵴自体移植物

形术。外侧支持带松解术有助于外侧滑车抬高成形术后切口闭合。

- 但实际的切口和手术入路取决于其他可能需要联合施行的手术。
- 髌旁内侧入路也可进入股骨髁外侧缘。
- 使用拉钩将支持带分开，暴露关节和股骨远端外侧。

关节镜

- 常规行诊断性关节镜检查。
- 检查髌股关节以评估滑车形状和软骨损伤。
- 检查胫股关节以确认关节是否正常。
- 检查膝关节隐窝来排除游离体的存在。

初步解剖

- 确定髌骨外侧缘。
- 切开皮肤和皮下组织，暴露外侧支持带，其沿髌骨外侧缘散开形成一 5 mm 宽的组织袖套。
- 将骨撬插入髌骨下方内侧沟，将髌骨牵向内侧。另一个拉钩向后方牵拉外侧支持带皮瓣及皮肤。这可暴露滑车外侧面或 LFC。

截骨术

- 前外侧面滑车抬高成形术（Albee 手术）。
    - 克氏针向前指向（已计划好的）滑车沟来引导截骨方向（图 20.6 和图 20.7）。Tigchelaar 等建议插入深度直到在股骨内、外侧面中间的滑车中见到克氏针为止。
    - 在软骨下平面，用小型截骨刀在上外侧方截骨，同时注意保护新滑车沟的关节面（图 20.7）。克氏针在截骨术中可用作引导。
    - 然后用楔形自体移植骨抬高和固定滑车外侧面，最大高度为 6~8 mm（图 20.8 A）。截骨术不需要用植入骨进行固定。
    - 自体移植骨取自髂嵴，但也可以取自股骨髁。
- 远端—外侧抬高截骨术。
    - 在关节面下方继续向远端截骨并延伸至滑车沟

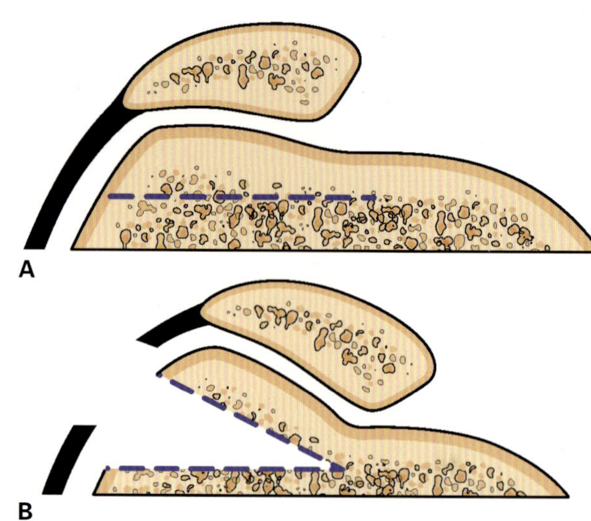

图 20.6 Albee 外侧面滑车抬高成形术和外侧支持带松解术的示意图。A. 轴位截骨线。B. 外侧面的计划高度

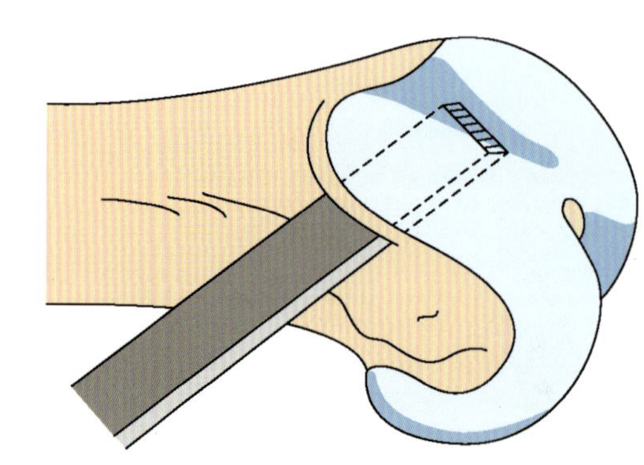

图 20.7 外侧面滑车抬高成形术中截骨的方向和深度

末端（图 20.8 B、C），建议使用小型截骨刀。因为该手术是前端和远端的联合抬高，所以通常前端可能需要加深中央部分，因为它与软骨下骨增生凸起相关。

- 自体移植骨碎块取自股骨远端并充填于抬高的髁突下方，骨软骨瓣不可避免地会出现一些裂缝。
- 髌股关节对合关系。
    - 髌骨通常是平坦的，与发育不良的滑车一致。在外侧面抬高后，它必须保持对合良好。如果髌骨过于平坦，则可能在外侧面抬高后导致髌股关节对合不良。此时可通过髌骨截骨术或髌骨内侧关节面切除术（重建髌骨内侧关节面）来实现良好对合（图 20.9）。

缝合

- 在截骨处缝合滑膜。
- 外侧支持带可保持开放（外侧松解），或者通过延

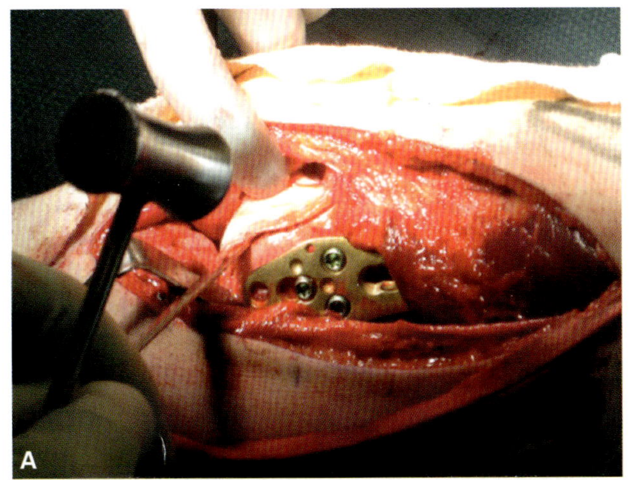

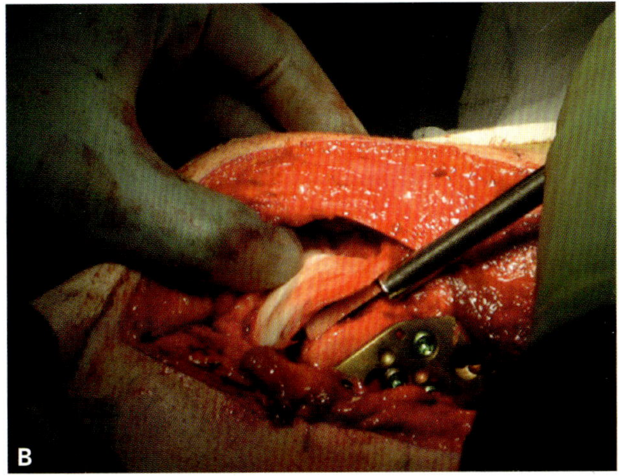

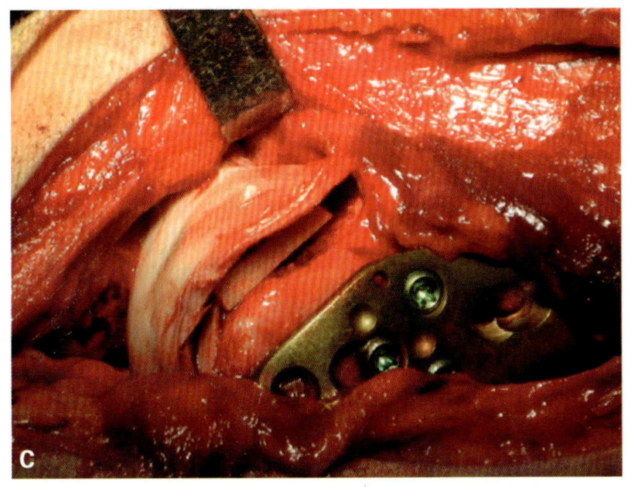

图 20.8　术中照片显示滑车外侧面下方截骨的范围（A），股骨外侧髁抬高和髂骨移植物嵌入（B），并通过移植骨维持最终高度（C）。与图 20.3 为同一患者

长缝合以避免在外侧髁抬高后出现外侧结构过紧（图 20.6）。

- 外侧面抬高滑车成形术的经验与教训见表 20.3。

替代技术

- 外侧抬高的手术入路取决于已计划同时进行的手术。Albee 手术可采用松解外侧支持带的髌旁外侧入路。
- 截骨术需要从接近滑车的上外侧开始，可以向远端延伸至滑车沟末端。
- 对于 Albee 手术，一些作者报告了使用螺钉进行固定（图 20.10）。这是非必要的，因为关节软骨的弹性和来自髌骨的压迫会形成稳定结构。

术后管理

- 除所有接受髌骨稳定手术的患者均需接受相应术后处理，LFC 抬高截骨术后不需要特殊的处理。具体施行的手术将决定术后所需处理。

结果

- 1933 年，Buxby 报道了对 7 例患者（8 个膝关节）进行 Albee 和 Goldthwaite（髌骨半腱肌移植）联合手术的结果，所有患者都恢复了全部功能。联合手术被认为极有可能可以完全恢复功能和缓解症状。
- 这种手术不受欢迎的原因是因为它增加了髌股关节外侧面的负荷。1997 年，Weiker 和 Black 报道了 5 例有症状的髌股关节不稳定的患者（6 个膝关节）的 Albee 手术结果，这些患者对手术和非手术治疗均不耐受。其中 2 个膝关节已行髌骨切除术。在大约 7 年的随访中，所有患者都有持续症状。尽管所有患者都出现了部分缓解，但无论是在解剖上还是在功能上都没有恢复到正常。并

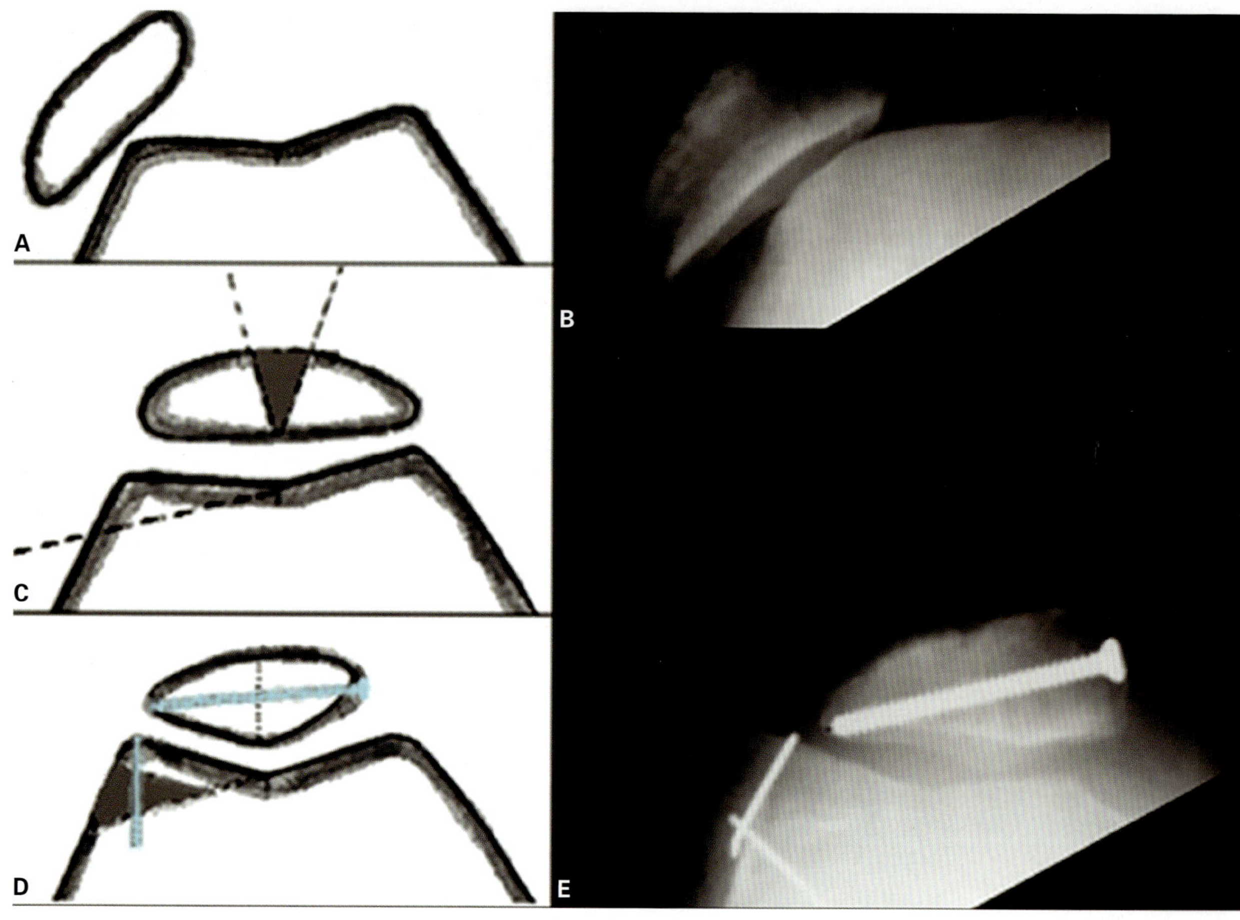

图 20.9　A、B. 滑车和髌骨脱位的示意图和术前 X 线片。C. 计划的髌骨截骨术和 Albee 截骨术的方向。D、E. Albee 手术与髌骨截骨术联合手术的示意图和术后 X 线片

表 20.3　外侧面抬高滑车成形术的经验与教训

经验	教训
• 在髌骨外侧缘留下组织袖套，以便闭合外侧支持带 • 使用克氏针引导确定截骨，包括新的滑车沟线 • 手术开始前对髂嵴做好移植骨的准备 • 如有必要，可以使用骨软骨植入物固定骨瓣	• 应注意患者是否有全身关节松弛或过度活动综合征，因为其可能与不良预后相关 • 患者选择是手术的关键。如果在外侧髁高度正常的情况下施行外侧抬高，会继发外侧髌股关节负荷过重和关节炎 • 如果骨软骨瓣骨折或脱离，则固定骨瓣非常重要。这可能需要内固定和骨移植 • 滑车成形术后常见关节僵硬。积极康复有助于恢复活动度

发症的发生率很高，特别是运动能力丧失，作者建议这种手术仅作为补救性手术。

- 2003 年，Badhe 和 Forster 报道了 4 例患者（3 例女性和 1 例男性）的结果，他们使用来自髌骨的背侧闭合楔形矢状位截骨的骨骼对滑车外侧面进行了 Albee 手术。在 1 年的随访中，髌骨稳定，但平均屈曲度损失 15°（范围为 10° ~20° ）。所有患者均遗留有髌股关节疼痛。总体而言，这些结果被认为尚可，并且该手术被认为是姑息性手术。
- 2009 年，van Jonbergen 和 van Egmond 报道了 1 例 33 岁女性患者，她接受了髂嵴骨移植的 Albee 手术，将外侧面抬高了 8 mm 并用螺钉固定。合并软骨下骨脱位和可能发生滑车抬高后骨折使得未能联合滑车截骨术，这也导致了非常规的外侧髁骨关节炎，最后采用髌股关节成形术进行治疗（图 20.10）。
- 在 3 例患有过度活动综合征和复发性髌骨脱位的女性患者（4 个膝关节）中，双膝出现问题的患

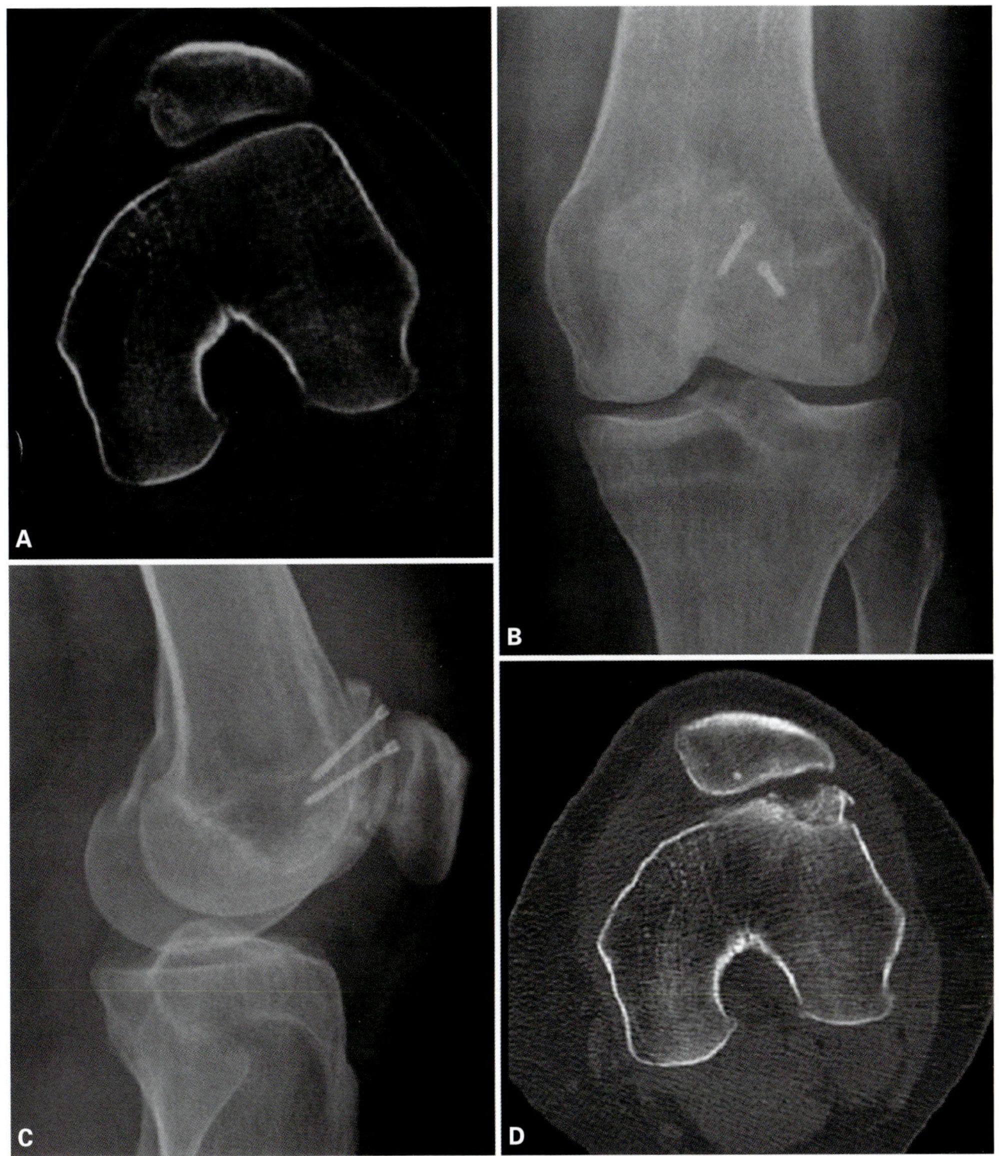

图 20.10　外侧面抬高滑车成形术后骨不连。A. 术前 CT 扫描显示滑车发育不良。B、C. 外侧滑车抬高成形术的正位和侧位 X 线片。使用两枚螺钉固定移植骨。D. 术后 5 个月 CT 扫描显示滑车截骨术后骨不连、移植骨移位、髌股关节不规则伴退行性改变。患者最终接受了髌股关节置换术

者进行了一侧 Albee 滑车成形术。在 3 年的随访中，患者情况良好，在日常生活中无症状。

- 最近，Tigchelaar 等报道了 16 例（19 个膝关节）接受了单独的 LFC 抬高滑车成形术的患者。作为一种单独的手术，遗留不稳定性的比例很高，但与之前的报道相反，12 年随访期间并未发现明显的髌股关节炎。
- Pesenti 等报道了 23 例平均年龄为 12.5 岁的儿童，他们接受了 Albee 滑车成形术以治疗扁平的滑车（Dejour B 级），并且保留生理结构的同时还进行了伸肌装置软组织稳定。随访 5 年，无术后脱位。3 例患者存在运动后膝前痛，4 例患者术后 CT 扫描显示外侧髌股关节间隙变窄。作者担心更长时间的随访后可能发现发生退行性改变的患者数量增加。

并发症

- 术中主要风险是骨软骨瓣脱离。如果发生这种情况，则需要进行髂嵴自体骨移植将骨瓣抬高到拟矫正位置，然后用骨软骨钉固定。新的滑车沟所在的分离线是典型的锯齿状，这意味着骨瓣的内侧缘是稳定的，而固定可靠。

- 与手术直接相关的主要术后问题是软骨破坏，表现为疼痛和积液。
- 已有报道存在术后不愈合的情况。
- 有 Albee 术后失去运动能力的报道，因此应该尽早开始活动来预防此并发症。

结论

- 应谨慎进行外侧滑车抬高成形术，因为存在增加外侧髌股关节压力和加速早期退行性改变的风险。唯一的指征是罕见的 LFC 发育不良。报道的病例系列对 Dejour B 级滑车发育不良（扁平滑车）采用了手术。然而，大多数具有扁平滑车的患者存在增生性滑车发育不良。诊断关键是外侧髁发育不良的侧位 X 线片。此外，单独的 Albee 滑车成形术加外侧松解可能使髌骨不稳定的病情恶化，仍需要平衡伸肌装置。

参考文献

[1] Albee F. Orthopaedic and Reconstructive Surgery. Philadelphia,PA: WB Saunders; 1919.

[2] Biedert RM, Bachmann M. Anterior-posterior trochlear measurements of normal and dysplastic trochlea by axial magnetic resonance imaging. Knee Surg Sports Traumatol Arthrosc. 2009;17:1225-1230.

[3] Biedert R, Sigg A, Gal I, Gerber H. 3D representation of the surface topography of normal and dysplastic trochlea using MRI. Knee. 2011;18:340-346.

[4] Biedert RM. Patellar instability with increased knee flexion due to lateral femoral condyle distal dysplasia: a report of two cases. Knee. 2012;19:140-143.

[5] Biedert RM, Netzer P, Gal I, Sigg A, Tscholl PM. The lateral condyle index: new index for assessing the length of the lateral articular trochlea as predisposing factor for patellar instability. Int Orthop. 2011;35:1327-1331.

[6] Tigchelaar S, van Sambeeck J, Koeter S, van Kampen A. A stand-alone lateral condyle-elevating trochlear osteotomy leads to high residual instability but no excessive increase in patellofemoral osteoarthritis at 12-year follow-up. Knee Surg Sports Traumatol Arthrosc. 2018;26(4):1216-1222.

[7] Badhe NP, Forster IW. Patellar osteotomy and Albee's procedure for dysplastic patellar instability. Eur J Orthop Surg Traumatol. 2003;13:43-47.

[8] Lin CW, Wang CJ. Surgical treatment of recurrent habitual patellar dislocation associated with severe trochlear hypoplasia and generalized ligament laxity. Formos J Musculoskelet Disord. 2011;2:20-23.

[9] Buxby BF. Recurring external dislocations of the patella. Ann Surg. 1933;97(3):387-393.

[10] Weiker GT, Black KP. The anterior femoral osteotomy for patellofemoral instability. Am J Knee Surg. 1997;10:221-227.

[11] van Jonbergen HPW, van Egmond K. Patellofemoral arthroplasty for symptomatic nonunion after trochlear osteotomy for patellar instability: a case report. Cases J. 2009;2:9086. doi:10.1186/1757-1626-2-9086.

[12] Pesenti S, Blondel B, Armaganian G, et al. The lateral wedge augmentation trochleoplasty in a pediatric population: a 5-year follow-up study. J Pediatr Orthop B. 2017;26:458-464.

第二十一章

滑车外侧面延长成形术

Roland M. Biedert

概述

发病机制

- 骨骼结构、软组织和神经肌肉控制的复杂相互作用保证了正常髌股关节稳定性。股骨滑车的形状及其与髌骨的对位关系决定了髌股关节的滑动机制。
- 正常滑车软骨面由股骨沟的外侧面和内侧面组成，并且在远近、内外和前后方向有不同的定义标准。正常滑车从近端到远端加深，并且在近端—远端方向上，股骨滑车的外侧面最长而内侧面最短。加深的滑车沟将外侧面从内侧分开（图 21.1）。在前后测量中，外侧髁的最前侧通常高于内侧髁，而最深的点是滑车沟的中心。
- 滑车发育不良即为滑车沟形状和深度的异常，其主要发生在滑车近端。滑车发育不良是髌骨不稳定的重要危险因素。85% 的复发性髌骨脱位患者及 96% 的客观性髌骨脱位患者存在滑车发育不良。
- 有文献记录了多种形式的滑车发育不良，例如滑车深度减少、滑车外侧面倾斜度降低、滑车扁平、滑车撞击（滑车平面前移）和滑车内侧发育不全。这些形式明确的滑车变异位于近端并导致滑车沟稳定性降低，导致髌骨在膝关节屈曲的起始阶段无法充分地被引导进入滑车，并且可能发生外侧不稳定。
- 一种较少被描述的滑车发育不良形式是关节滑车在其近端外侧伸展过短（图 21.2）。这类滑车发育不良目前不太为人所知。若此类发育不良患者需要手术治疗，则手术方式应针对这种特殊类型的发育不良滑车进行调整。

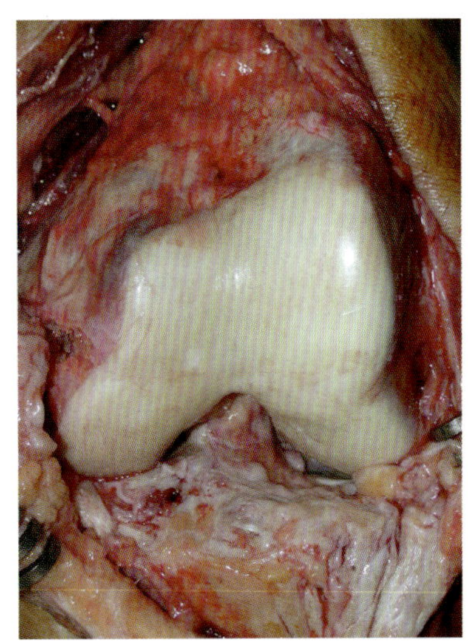

图 21.1　股骨滑车正常的关节形态和长度。在前后平面上，外侧面高于内侧面。在近端 – 远端平面上，外侧面较内侧面更接近近端（前方视图，左膝）

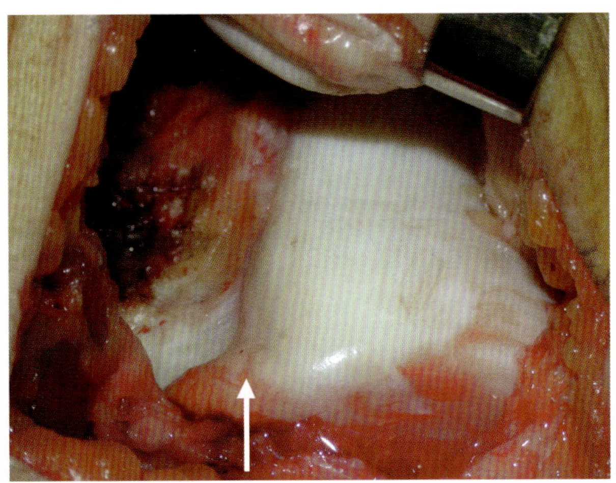

图 21.2　相对于内侧关节滑车和正常滑车沟过短的外侧关节滑车（箭头标记的近端），髌骨和滑车重叠减少（外侧视图，右膝）

- 高位髌骨或滑车过短可能导致股骨和髌骨不能稳定衔接。目前的手术方法旨在矫正过短的滑车（髌骨高度正常时）。在高位髌骨的情况下，可能需要其他手术干预方法，如胫骨结节移位术（见第十六章）或髌腱短缩（见第十七章）。
- 滑车外侧面延长成形术与外侧滑车抬高术（见第二十章）不同，前者旨在解决股骨滑车外侧面过短，而后者旨在解决滑车侧倾较小或外侧面平坦的问题。
- 表 21.1 列出了滑车外侧面延长成形术的适应证和禁忌证。

评估

病史

- 存在滑车外侧面过短的患者会发生髌骨外侧的动态不稳定。

体格检查

- 在放松状态下，髌骨在滑车内居中良好（图 21.3 A）。随着膝关节伸展，伸肌收缩将引导髌骨向近端和外侧移动，导致“动态髌骨上外侧半脱位”（图 21.3 B）。髌骨外侧半脱位是由于滑车外侧面缺乏骨软骨的反作用力所致。放松状态下髌骨在滑车内居中与股四头肌收缩引起的动态髌骨上外侧不稳定之间的差异表明髌骨近端外侧不稳定。
- 动态髌骨上外侧半脱位可能很轻微，但在发病机制中具有重要意义。在更严重的情况下，它将导致动态髌骨上外侧脱位。
- 动态髌骨上外侧半脱位与软组织失衡（股内侧肌萎缩和股外侧肌肥大）引起的外侧“牵拉征”不同。

表 21.1 滑车外侧面延长成形术的适应证和禁忌证

适应证	禁忌证
• 症状性髌骨外侧不稳定，对保守治疗无效 • 临床诊断的动态髌骨前外侧半脱位矢状位磁共振成像外侧髁指数小于 86%，明确存在滑车外侧面过短	• 高位髌骨但滑车外侧面具有正常长度 • 髌股关节疼痛 / 关节病

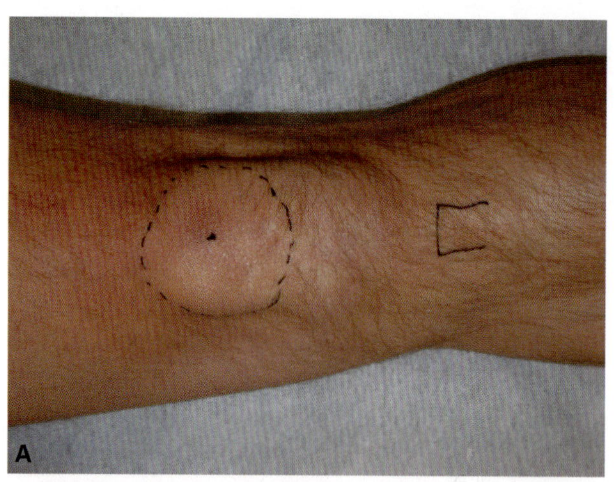

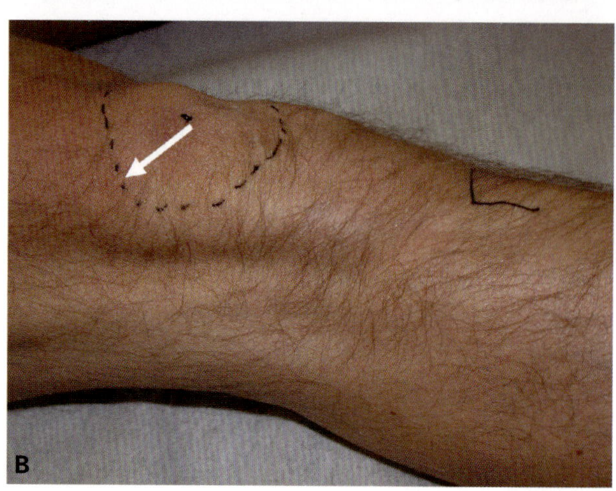

图 21.3 A. 放松状态下，良好居中的髌骨。B. 伸膝状态下，股四头肌收缩引起的动态髌骨前外侧半脱位（箭头所示）

- 此类髌骨不稳定也可以通过膝关节完全伸展时的手法检查来诊断。自内侧向外侧的最小手法压迫将引发患者髌骨半脱位和不适，类似于恐惧试验阳性。在大多数情况下，患者会感到疼痛并且抵抗压力。随着膝关节屈曲的增加，髌骨进入滑车沟的更远端和正常的部分，所以髌骨变得稳定。

影像学检查

- 滑车外侧面过短患者的放射学检查在大多数情况下是正常的。侧视图中滑车发育不良的典型影像学表现，如交叉征、滑车上骨赘、双轮廓征和外侧滑车征，不存在或仅存在于合并滑车异常中。
- 用于检测髌骨高度的各项影像学指标正常。
- 在疑似滑车外侧面过短的患者中，磁共振成像是评估滑车近端部分的最佳方式。磁共振影像通过清晰描绘滑车近端，精确显示髌股关节面，以评估滑车发育不良。

- 磁共振成像检测时，患膝伸直置于标准膝关节线圈中，足外旋 15°，股四头肌放松。
- 矢状面图像上的测量包含不同参数（图 21.4），这些参数在滑车外侧髁的最外侧面部分（软骨可见）进行测量。外侧髁前侧关节软骨的长度（a）参照外侧髁后侧关节软骨的长度（p）进行计算。对于每个个体，p 被设为 100%，a 以其与 p 的“百分比”显示，即为外侧髁指数（LCI）。
- 在正常人群中，LCI 均值为 93%。因此，与后关节软骨的长度相比，LCI 值等于或大于 93% 的滑车外侧的前关节软骨长度被认为是正常的（图 21.5）。LCI 值小于 93% 被认为是病理性的，小于或等于 86% 的 LCI 值表明滑车外侧面过短（图 21.6）。LCI 值介于 86%~93% 时需要额外的评估，如髌骨 – 滑车指数或髌骨高度测量，以诊断或排除高位髌骨。

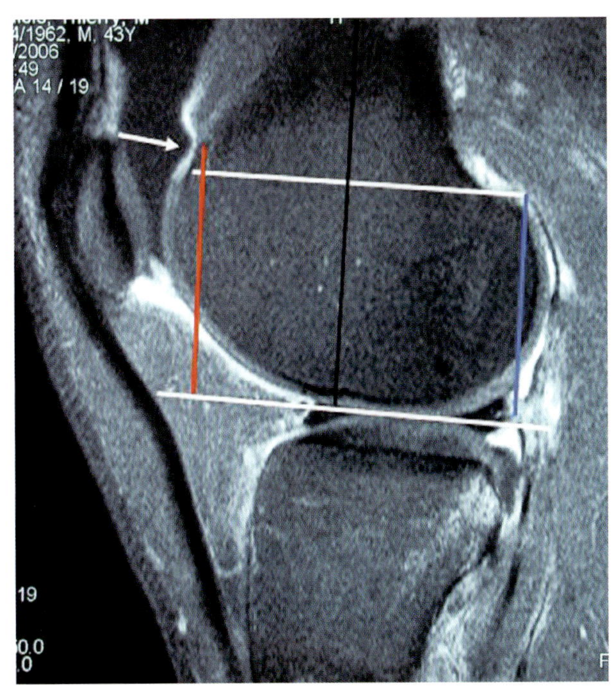

图 21.5 磁共振测量正常长度的滑车外侧面前侧关节软骨（箭头所示为前软骨的最上方），前侧关节软骨长度（红线）参照后侧关节软骨长度（蓝线）时，外侧髁指数（LCI）大于 100%。正常的 LCI 大于 93%

手术治疗

术前准备

- 手术目的是纠正滑车外侧面过短的潜在病理形态。
- 手术指征：通过临床检测和磁共振成像检查诊断

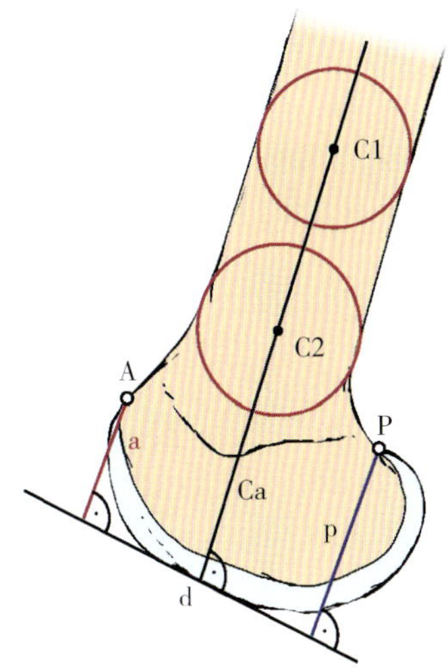

图 21.4 磁共振测量外侧髁指数。该指数评估外侧髁前侧关节软骨的长度（a）与外侧髁后侧关节软骨的长度（p）的百分比。a，外侧髁前侧关节软骨的长度（红线）；A，外侧髁前侧软骨最上方的部分；C1，股骨干近端圆；C2，股骨干远端圆；Ca，穿过两个圆中心沿股骨干的中心轴；d，沿髁远端的基线（垂直于 Ca）；p，外侧髁后侧关节软骨的长度（蓝线）；P，外侧髁后侧软骨最上方

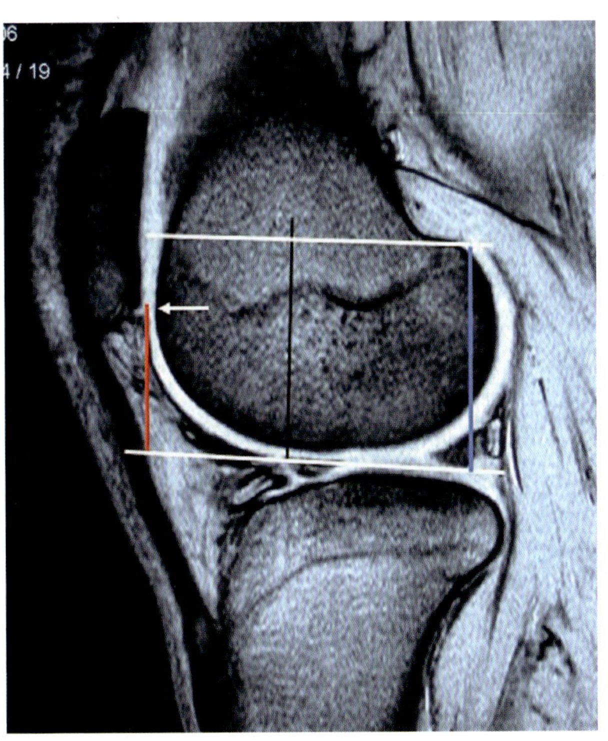

图 21.6 磁共振测量滑车外侧面前侧关节软骨过短（箭头所示为前侧软骨最上方）。前侧关节软骨长度（红线）与后侧关节软骨长度（蓝线）相比，外侧髁指数（LCI）仅为 67%。LCI 低于 86% 被认为是病理性过短

滑车外侧面过短并且患者经过保守治疗后症状未有缓解。LCI 值等于或低于 86% 是滑车外侧面延长成形术的明确指征（图 21.6）。

- 滑车延长成形术旨在创建一个更长的滑车外侧面近端部分，以改善髌股关节的接触面积并优化在肌肉收缩或放松下的髌股关节滑动机制。
- 较长的滑车外侧面是在膝关节开始屈曲之前滑车沟“捕捉”髌骨的特征，以保证髌骨能被引导入滑车沟的更远端。
- 通常，滑车关节面和髌骨关节软骨之间的重叠范围大约是髌骨软骨长度的 1/3（使用髌骨滑车指数测量）。该值有助于术前规划（磁共振成像）以及术中进行的滑车近端延长量。

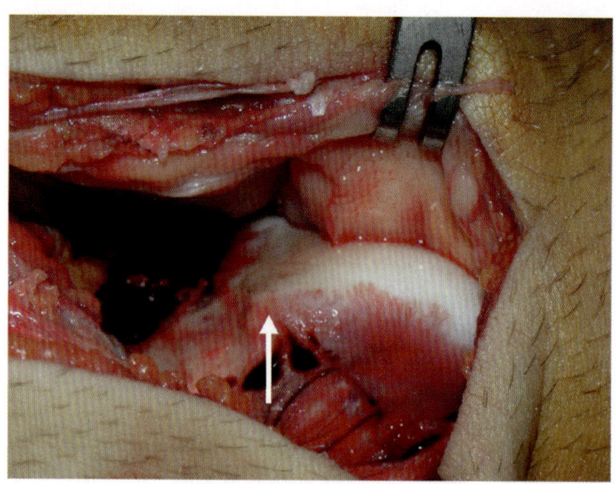

图 21.7 滑车外侧关节面过短（箭头）（外侧视图，右膝）。髌骨滑车重叠范围减少

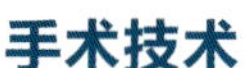

手术技术

体位

- 全身麻醉或脊髓麻醉下，患者处于仰卧位。术中探查在麻醉下进行。

手术步骤

- 采用髌骨外侧短切口，长约 5 cm，标识体表支持带。
- 在距髌骨外侧边缘约 1 cm 处纵向切开，并小心地分离后方的支持带倾斜部分，以备手术结束时需要延长外侧支持带。然后将支持带倾斜部分与滑膜一起切开。
- 打开膝关节，评估髌股关节衔接情况。
- 评估滑车外侧面近端的形状和关节软骨的长度，检查其与滑车沟的长度和滑车内侧面的关系。再次确认是否存在滑车外侧面过短（图 21.7）。
- 如滑车外侧面过短，伸膝时髌骨滑车的重叠范围将少于关节面的 1/3。
- 这个重叠范围有助于术中评估需要的滑车外侧面延长量。在滑车延长术后，当膝关节完全伸展（0°）时，髌骨滑车重叠范围应约为关节面的 1/3。
- 不完全的外侧截骨术应在滑车外侧关节软骨后至少 5 mm 处开始，以避免滑车坏死或滑车外侧面断裂（图 21.8）。
- 截骨术将从软骨近端处开始（箭头处），延续到股骨髁的远端约 1~1.5 cm。在近端截骨延伸入股骨干，其延伸长度根据髌骨滑车重叠范围的预期延长而定。
- 在内侧，截骨向滑车沟延伸。

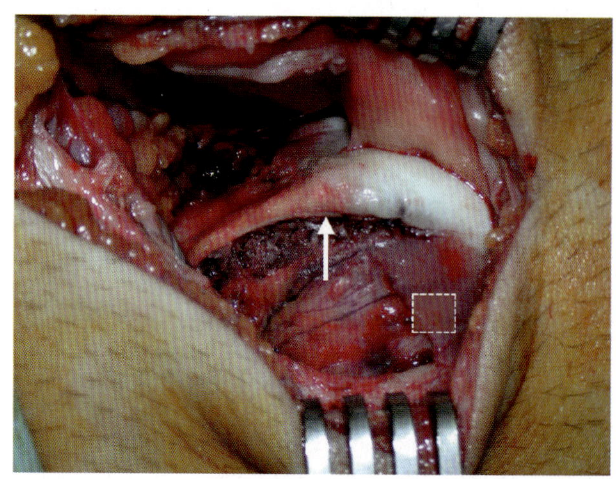

图 21.8 外侧面延长截骨术并松质骨植骨术（箭头表示关节软骨前端）。现在髌骨滑车重叠范围增加（与图 21.2 和图 21.7 中展示的是同一患者）。骨移植物可从股骨外侧髁后部（框）获得

- 在骨凿的辅助下小心掀起截骨。注意此时可能发生远端软骨骨折。尽管这种骨折不会引起严重后果，但软骨的锐利边缘一定要进行修整。
- 从股骨外侧髁后部通过一个小皮质开口获得的松质骨被填入截骨部位并且压实。
- 可以应用可吸收缝线进行额外的固定。
- 最后，在膝关节屈曲约 60° 下重建外侧支持带以避免过度张力。
- 滑车外侧面延长成形术的经验与教训见表 21.2。

替代技术

- 对于滑车外侧面过短且平坦的合并病变，延长截

骨可以与额外的外侧滑车抬高术相结合（见第二十章）。采用同样的方法，将截骨术在滑车外侧面下方向远侧延伸，然后抬高。在大多数情况下，5~6 mm 的抬高高度是足够的。

术后管理

- 术后立即开始物理治疗，并持续到恢复正常的膝关节功能。
- 建议部分负重（20 kg 以内）3~4 周，以避免截骨的过度压迫。
- 第 1 周内膝关节活动范围限制在 0° ~90°，以减轻肿胀和疼痛。
- 可以立即开始持续的被动运动，以改善髌股关节滑动机制。
- 第 2~3 周以及伤口完全愈合后，可以进行骑车和游泳。
- 3 个月后可参加不受任何限制的体育活动。

结果

- 虽然已报道了外侧滑车抬高的术后效果，但是目前仍无关于滑车外侧面延长的术后效果的报道。

并发症

- 由于这是一种不常见的手术，因此术后效果和并发症尚无报道。潜在的并发症可能包括膝关节僵硬，医源性软骨损伤或坏死，股骨远端骨折，髌股关节疼痛或是累及滑车外侧面需要手术处理的关节炎。

表 21.2 滑车外侧面延长成形术的经验与教训

经验	教训
• 外侧髁指数是诊断滑车外侧面过短的可靠测量指标 • 术前磁共振成像和术中的髌骨滑车重叠范围估算可以指导正确的延长量 • 外侧面 / 远端股骨应逐渐抬高，以避免关节软骨骨折 • 滑车成形术后，应通过侧向延长支持带来避免侧向结构过度张力	• 延长术仅需使滑车和髌骨重叠范围达到关节面的 1/3，应避免过度延长 • 在滑车外侧面平坦的情况下，滑车延长应与滑车外侧面抬高相结合 • 滑车外侧面抬高的量应保持为 5~6 mm，过度抬高可能导致髌股关节受到压迫

结论

- 动态髌骨前外侧不稳定的患者可能患有滑车外侧面过短。体格检查和矢状位 MRI 有助于诊断这种不常见的滑车病理形态。LCI 值是诊断的最可靠测量指标。LCI 值小于 86% 证实存在滑车外侧面过短。外侧面延长术代表一种特殊类型的滑车成形术以解决这类滑车发育不良的问题。

参考文献

[1] Biedert RM. [Osteotomies]. Orthopade. 2008;37(9):872, 874-876, 878-880.

[2] Biedert RM, Netzer P, Gal I, Sigg A, Tscholl PM. The lateral condyle index: a new index for assessing the length of the lateral articular trochlea as predisposing factor for patellar instability. Int Orthop. 2011;35(9):1327-1331.

[3] Biedert R, Sigg A, Gal I, Gerber H. 3D representation of the surface topography of normal and dysplastic trochlea using MRI. Knee. 2011;18(5):340-346.

[4] Tecklenburg K, Dejour D, Hoser C, Fink C. Bony and cartilaginous anatomy of the patellofemoral joint. Knee Surg Sports Traumatol Arthrosc. 2006;14(3):235-240.

[5] Biedert RM, Albrecht S. The patellotrochlear index: a new index for assessing patellar height. Knee Surg Sports Traumatol Arthrosc. 2006;14(8):707-712.

[6] Biedert RM, Bachmann M. Anterior-posterior trochlear measurements of normal and dysplastic trochlea by axial magnetic resonance imaging. Knee Surg Sports Traumatol Arthrosc. 2009;17(10):1225-1230.

[7] Dejour H, Walch G, Nove-Josserand L, Guier C. Factors of patellar instability: an anatomic radiographic study. Knee Surg Sports Traumatol Arthrosc. 1994;2(1):19-26.

[8] Biedert RM. Patellar instability with increased knee flexion due to lateral femoral condyle distal dysplasia: a report of two cases. Knee. 2012;19(2):140-143.

[9] Dejour D, Le Coultre B. Osteotomies in patello-femoral instabilities. Sports Med Arthrosc Rev. 2007;15(1):39-46.

[10] von Knoch F, Bohm T, Burgi ML, von Knoch M, Bereiter H. Trochleaplasty for recurrent patellar dislocation in association with trochlear dysplasia. A 4- to 14-year follow-up study. J Bone Joint Surg Br. 2006;88(10):1331-1335.

[11] Biedert RM. Trochlear lengthening osteotomy with or without elevation of the lateral trochlear facet. In: Zaffagnini S, Dejour D, Arendt EA, eds. Patellofemoral Pain, Instability, and Arthritis. Berlin, Heidelberg: Springer-Verlag; 2010:209-215.

[12] Carrillon Y, Abidi H, Dejour D, Fantino O, Moyen B, Tran-Minh VA. Patellar instability: assessment on MR images by measuring the lateral trochlear inclination-initial experience. Radiology. 2000;216(2):582-585.

[13] Tavernier T, Dejour D. [Knee imaging: what is the best modality]. J Radiol. 2001;82(3 Pt 2):387-405, 407-408.

第二十二章

关节镜下滑车成形术

Lars Blønd

概述

发病机制

- 生物力学研究表明，滑车发育不良显著影响髌股关节（Patellofemoral，PF）的运动，并对髌骨的稳定性产生负面影响。
- 对于高度滑车发育不良和髌骨不稳定的患者，滑车成形术是一种能恢复正常滑车解剖结构的成熟手术。
- 尽管已报道有超过 20 种滑车成形术术式，但没有随机试验证明滑车成形术比髌骨稳定术更好。Meta 分析面临多种混杂因素，诸如选择偏倚、人群异质性、样本量大小、随访时间不同以及使用不同的评分标准等。
- 关节镜下滑车成形术（Arthroscopic Trochleoplasty，AT）是滑车成形术之一。它基于 Bereiter 术的原理，其特征是薄骨软骨瓣。
- AT 的演变与前交叉韧带（Anterior Cruciate Ligament，ACL）重建相似，既往均由开放式手术来完成。由于关节镜辅助下 ACL 重建已被广泛接受，因此关节镜手术同样适用于滑车成形术。
- 开放式滑车成形术与关节纤维化、感染、长期疼痛以及瘢痕形成的风险有关。没有研究证实这些并发症与 AT 相关。
- 与内侧髌股韧带（Medial Patellofemoral Ligament，MPFL）重建相结合的 AT，和其他与 MPFL 重建相结合的滑车成形术预后相同。
- AT 难度较高，并未得到广泛应用。
- AT 通常与 MPFL 重建以及外侧松解或外侧延长相结合。本章重点介绍滑车成形术。
- AT 的目标与其他滑车成形术相似，通过重塑滑车来减轻髌股关节的压力，并为髌骨提供骨稳定性。理想情况下，滑车应重塑成约 4.5 mm 深。重塑的滑车槽应侧移，以实现 1∶2 的滑车面比（内侧：外侧）。通过重塑滑车槽，胫骨结节—滑车沟（TT—TG）距离可以减少几毫米。
- 表 22.1 列出了与 MPFL 重建相结合的 AT 的适应证和禁忌证。

评估

病史和体格检查

- 患者有复发性髌骨外侧脱位病史，或单次髌骨脱位并继发外侧半脱位伴不稳定感。

表 22.1　AT 的适应证和禁忌证

适应证	禁忌证
• 两次或以上的髌骨脱位，伴有从 0°~60°屈曲时持续的紧张感 • 轴向磁共振成像显示高度（B~D 型）滑车发育不良	• 广泛性髌股关节炎 • 滑车大型软骨缺损，达到国际软骨修复学会分级 3 级或 4 级（相对禁忌证） • 开放生长板（相对禁忌证）。如果骨骺即将闭合，也就是说患者身高接近成人，或者女孩月经来潮超过 1 年，就可以进行 AT

• 手术前的体格检查应证明在接近完全伸膝时出现髌骨外翻并伴有髌骨紧张。当屈膝时，髌骨进入滑车槽，紧张感通常会消失。屈膝超过 30°，尤其是屈膝 60°时持续存在紧张感表明存在明显的滑车发育不良或高位髌骨或两者兼有，应评估是否可以行滑车成形术。

影像学检查

• 评价滑车发育不良程度首选参数是外侧滑车倾斜（Lateral Trochlear Inclination，LTI）角和滑车面不对称性。LTI 低于 8°，滑车面不对称性小于 0.40（＜2∶5，内侧∶外侧）表明滑车发育不良且提示需要行滑车成形术。

手术治疗

术前准备

• 滑车发育不良的部分原因是中间的滑车沟，因此，重要的是估计滑车沟发育不良的程度，以便将增加的 TT—TG 距离恢复到正常。
• 建议根据每位患者的磁共振（MRI）病理形态学结果制订独特的术前计划。考虑到受累膝关节的大小，应将滑车重塑为约 4.5 mm 深。

手术技术（视频 22.1）

体位

• 患者于手术台上取仰卧位。
• 大腿周围的止血带有助于在出血时保持视野清晰，但不需要常规上止血带。增加关节镜液压可以优化视野显露。
• 术前和术后均给予一剂静脉注射抗生素。
• 对 40 岁以上的患者或有血栓并发症病史的患者应考虑行预防性抗血栓治疗。

膝关节镜检查

• 通过前内侧和前外侧入路进行标准膝关节镜检查以评估半月板和交叉韧带。评估滑车和软骨情况以确认 MRI 结果。

建立高位入路

• 首先建立用作观察入路的高位内侧入路。将腰穿针朝髌上囊方向插入股四头肌腱正中。接下来是交换棒，然后是关节镜。较高的位置可以提供最佳视野以观察滑车和髌骨（图 22.1）。
• 首选 45°关节镜，但也可使用 30°关节镜。
• 接下来建立高位外侧入路。
• 将关节镜置于内上侧入路，外侧髌上（外上侧）入路的位置通过腰穿针定位。正确定位该入路至关重要。正确的位置是在正面和横向平面都平行于滑车槽平坦部分的近端。这将保证器械有一个适当的工作角度。太远或太后的入路不利于操作。与此类似，太近的入路因器械长度不够也不利于操作，尤其是在接近手术结束时抬起软骨瓣的过程。6 mm PassPort 按钮套管（Arthrex Inc，Naples，Florida）在操作中非常有用。

软骨瓣制作

• 将 90°射频装置穿过外上侧入路，从滑车软骨近

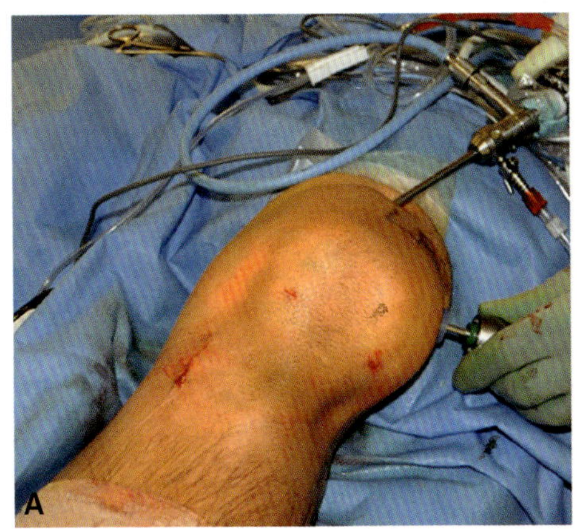

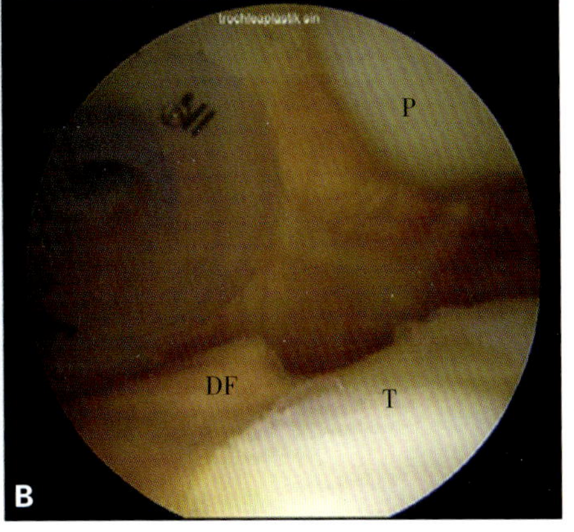

图 22.1 A. 左膝 AT 入路位置。患者处于仰卧位。关节镜位于内上侧入路，刨刀在外上侧入路。B. 内上侧入路关节镜视图可见放置在外上侧入路中的插管。DF，股骨远端；P，髌骨；T，滑车

端区域松解滑膜 / 骨膜。

- 根据需要（约 10 mm）继续松解，暴露骨皮质，以便在操作结束时放置近端锚钉。
- 当暴露骨皮质后，使用 3 mm 或 4 mm 圆形磨钻打磨滑车软骨近端和后部的骨骼（图 22.2）。
- 在能确定骨与软骨之间界线前，操作应格外小心。通过反复由内向外移动磨钻继续松解软骨瓣。然后，慢慢将磨钻沿软骨下方向远侧推进。
- 与开放性手术类似，应在使用磨钻的同时使用 Lambotte 骨凿（6 mm × 27 cm）。通过使用骨凿，能尽可能减少滑车最外侧部分骨质被切除，有助于塑造正常的滑车外侧壁，从而使 LTI 角更贴近解剖结构。
- 向远端继续分离软骨瓣与骨骼，直到刨刀与股骨髁相接触。在此之前，建议将 4 mm 刨刀磨钻更换为较小的 3 mm 磨钻，从而尽可能减少靠近软骨瓣铰链区域的骨质被切除。
- 内侧和外侧都需要松解，否则软骨瓣铰链区域可能会弹性不够。

重塑滑车沟

- 目的是重塑一个具有正确滑车深度和方向的新滑车沟。
- 用磨钻加深滑车沟。PowerRasp（Arthrex Inc，Naples，Florida）有助于将滑车外侧壁的骨质表面打磨平滑（图 22.3）。
- 滑车发育不良的部分原因是中间的滑车沟。因此，重要的是估计滑车槽发育不良的程度，以便将在术前测量得到的增加的 TT—TG 距离恢复到正常，使膝关节屈曲时髌骨贴合滑车沟。
- 考虑到受累膝关节的大小，应将滑车重塑为约 4.5 mm 深。
- 可在手术期间根据股骨的最前部来估计加深滑车沟和切除滑车隆起所需骨切除量，因为在近端应保证滑车沟和股骨骨皮质之间的平滑过渡。
- 根据术前计划，使用磨钻或 PowerRasp 塑造新滑车沟的形状。
- 通过使用钝套管针将皮瓣压入新的滑车中来测试软骨瓣的弹性。
- 如果软骨瓣过于僵硬，应小心去除软骨瓣下表面过多的骨质。

固定软骨瓣

- 将关节镜置于内上侧入路以开始固定软骨瓣。
- 通过前内侧入路在滑车远端和中央部分为锚钉钻出骨臼，紧邻髁间凹。为了让锚钉以 90° 插入，膝关节应屈曲 30° ~45°。
- 将装有可吸收胶带和缝线的生物复合材料 3.5 mm PushLock 缝合锚钉（Arthrex Inc，Naples，Florida）插入软骨铰链区的远端（图 22.4）。
- 使用的胶带和缝线分别是 Vicryl 3 mm 胶带（BP-1，V152G，Ethicon）和 1 号 Vicryl 缝线（CT-2 plus，

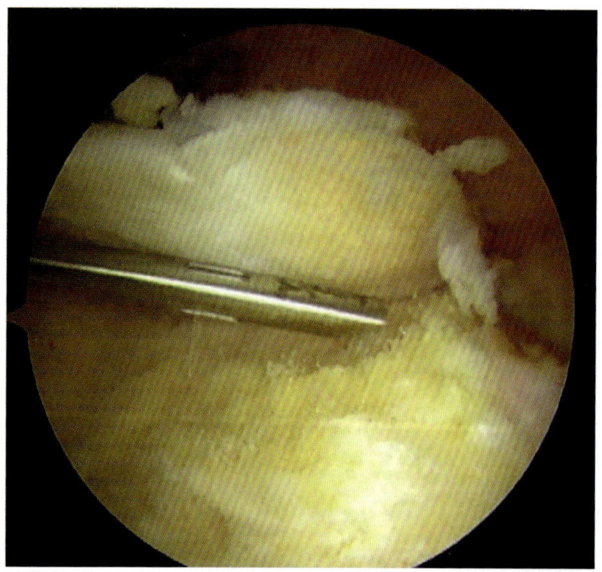

图 22.2 从内上侧入路观察左膝。磨钻来自外上侧入路。从近到远抬起薄软骨瓣

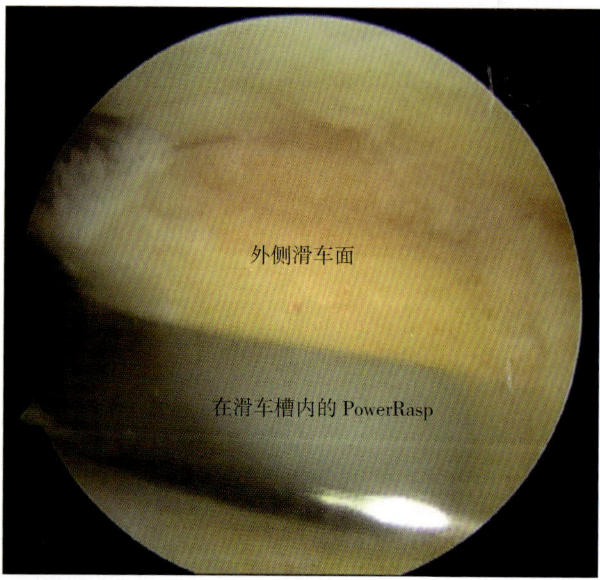

图 22.3 从内上侧入路观察左膝。PowerRasp 从外上侧入路进入。它用于较轻柔地塑造打磨滑车沟，同时保持滑车侧面的高度

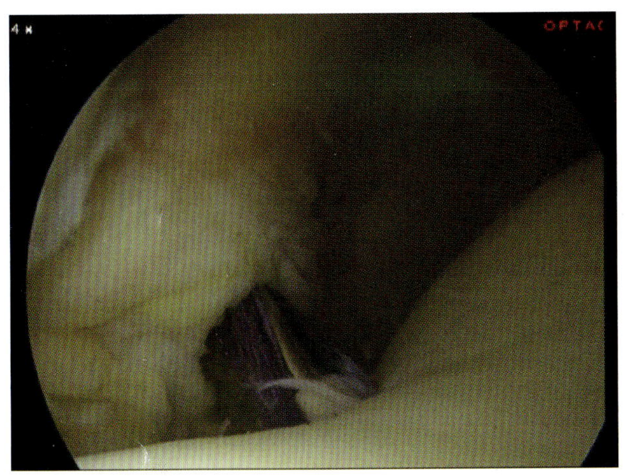

图 22.4　将装有缝线 / 胶带的 3.5 mm PushLock 缝合锚钉插入髁间凹正上方

V335H，Ethicon）。如果没有缝合带，可以用 3 根 1 号 Vicryl 缝线代替。

- 从外上侧入路插入缝合钳，钳夹胶带 / 缝线的一端并穿过该入路。或者，可以用缝合钳钳夹胶带 / 缝线从前入路穿过上入路。
- 将胶带 / 缝线装入另一个无结缝合锚钉。在软骨瓣上方和滑车沟的中央外侧钻出导孔。逐渐收紧胶带 / 缝线，将软骨瓣的侧部压入新滑车沟中，并将锚钉插入。将锚钉固定后，将胶带 / 缝线锁定并剪掉多余的缝线。
- 从外上侧入路管插入关节镜。同样用上述操作方法，通过内上侧入路取出胶带 / 缝线的另一端，并在软骨瓣上方和滑车沟中央内侧插入另一个锚钉（图 22.5）。
- 正常情况下，软骨瓣在新的滑车沟中会变小。
- 在某些情况下，软骨瓣在此阶段不够稳定。此时可以在新滑车沟中央用第 3 个锚钉和额外的 Vicryl 缝线进一步固定软骨瓣（图 22.6）。
- 因此，可使用 3、4 个缝合锚钉来固定滑车软骨瓣（图 22.7）。

其他操作，包括 MPFL 重建

- 继续执行稳定髌骨的其他操作，如 MPFL 重建。当 MPFL 重建与 AT 一起完成时，还需解决其他特定问题。
- 如 Coughlin 等所述，AT 会影响绕股骨上髁轴旋转的旋转轴。完成 AT 之后，旋转中心（上髁中点）到新滑车沟的距离（半径）缩短。因此，原来的 MPFL 和 MPFL 移植物在伸膝时会相对松弛。如果不考虑这一点，可能会对手术预后产生不利影响。因此 MPFL 插入点需选择在更远的不等轴处。应在膝关节屈曲程度较大时（70°）固定 MPFL 移植物，此时髌骨处于未受影响的滑车区域；否则，移植物在屈膝时会过紧。这将导致屈曲时移植物张力过大和髌股关节软骨受压。
- AT 的经验与教训见表 22.2。

替代技术

- 自 2010 年第一篇论文发表以来，该手术流程经历了小幅变化。在最初的手术流程中，建立了两个外上侧入路，而现在只需建立一个这样的入路。
- 引入了 PowerRasp 以打磨新滑车沟，尽管这不是必需的。

术后管理

- 该手术为门诊手术。

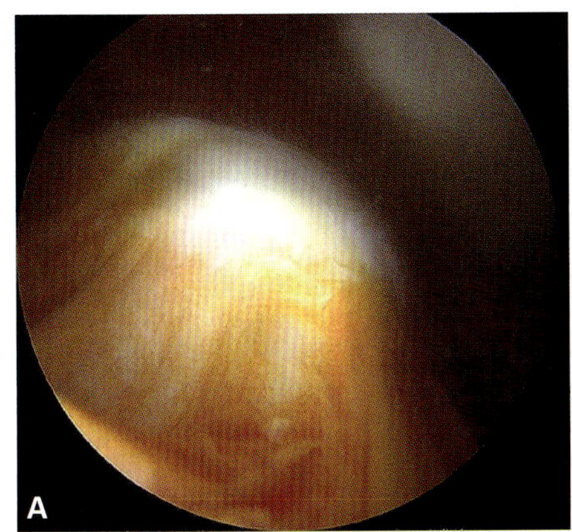

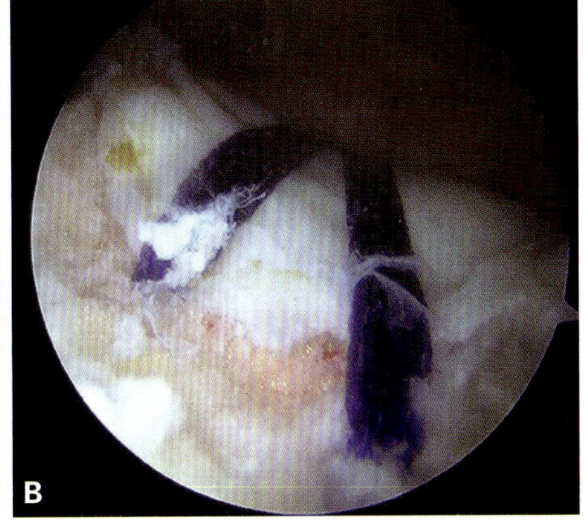

图 22.5　A、B. AT 前后左膝关节镜视图。在这种情况下，可以仅使用两条胶带安全地固定软骨瓣

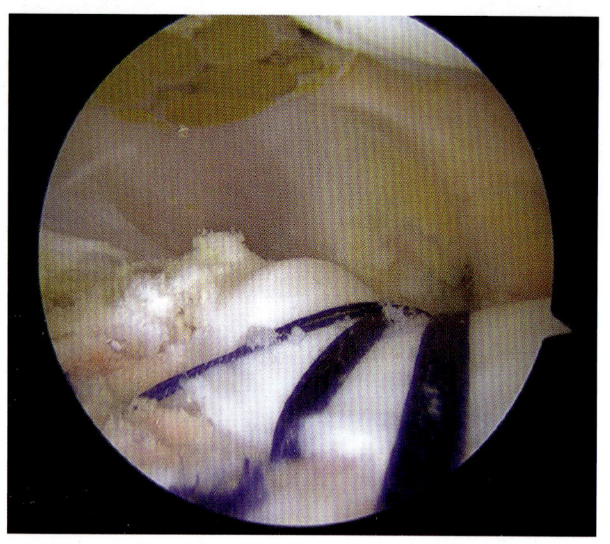

图 22.6 另一例 AT 后左膝关节镜视图。在这种情况下，软骨瓣需要 3 根 Vicryl 缝线和一个额外的近端锚钉

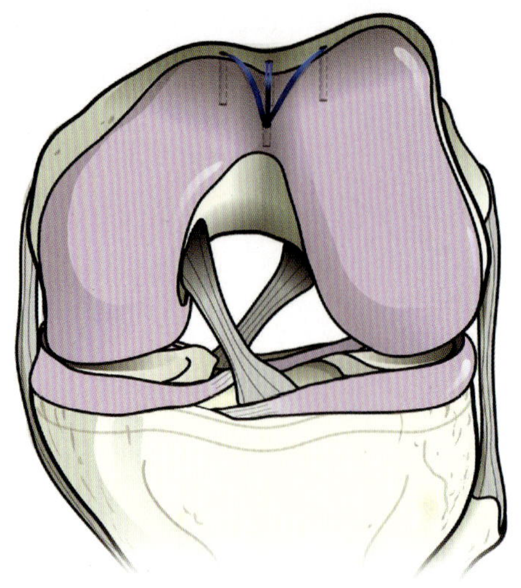

图 22.7 AT 后使用可吸收缝线和缝合锚钉固定软骨瓣的示意图

表 22.2 AT 的经验与教训

经验	教训
• AT 避免了开放性关节切开术并能保持侧面结构的完整性 • AT 疼痛较轻，住院时间较短，康复更快，且不会造成关节纤维化 • 上入路采用探针定位，准确的定位至关重要。内上侧关节镜入路靠近股四头肌腱。外上侧入路平行于滑车槽平坦部分的近端 • 滑车软骨瓣和软骨下骨分离后，创建软骨瓣会相对容易 • 如果软骨瓣过于僵硬，应小心去除皮瓣背面过多的骨质 • 使用 3、4 个缝合铆钉固定滑车皮瓣	• 术中很难估计新滑车的正确形状 • AT 对操作技术要求苛刻，学习难度较大。建议在进行 AT 前在尸体上进行练习 • AT 初始报告的患者较少，随访时间较短 • 目前还没有研究比较 AT 和开放式滑车成形术预后的差别

- 术后鼓励患者进行全方位膝关节活动和完全负重。
- 就术后方案而言，全方位的膝关节活动和完全负重可能看起来相对激进。然而，通过负重，组织可以更快更好地愈合，并且早期运动对防止关节纤维化非常必要。
- 为避免对截骨术造成不必要的损害，应将负重限制在安全水平。同时，过于激烈的运动会导致发生不必要的炎症。
- 术后康复方案详见表 22.3。

表 22.3 AT 术后康复方案

1~2 周	活动膝关节，足跟滑动，单腿站立，对股四头肌和臀中肌进行神经肌肉电刺激（NMES 35 Hz）。伸展髂胫束和腘绳肌，进行静脉泵运动。
3~5 周	步行锻炼，无负重高鞍骑自行车，髋关节外展内收，骨盆上提，对腘绳肌进行 35 Hz 神经肌肉电刺激。
6~8 周	在跑步机上行走，以 10% 倾斜度向后行走，全功能训练器（具有完全伸展能力），阻力骑行（屈曲超过 110°），涉水跑步，以及 45 Hz 神经肌肉电刺激。
9~12 周	进行平衡板和机翼平衡锻炼，逐步运动，弓步。
13~16 周	在 Bosu 平衡训练器、小型蹦床上对一条腿进行神经肌肉电刺激。

结果

- AT 避免了开放性关节切开术并具有美容效果（图 22.8）。
- 术后 MRI 扫描显示，滑车凸起部分已被充分切除，且髌股关节吻合良好（图 22.9）。
- 在最初的研究中，术后 24 h 观察到疼痛视觉模拟评分的中位数为 3 分，与单独进行 MPFL 重建的疼痛评分相近。基于这些研究结果，与 MPFL 重建相结合的 AT 可作为门诊手术进行。
- 最初 29 例与 MPFL 重建相结合的 AT 结果显示，Kujala 评分和膝关节损伤和骨关节炎（KOOS）评分得到显著改善，满意率为 93%，体育运动恢复

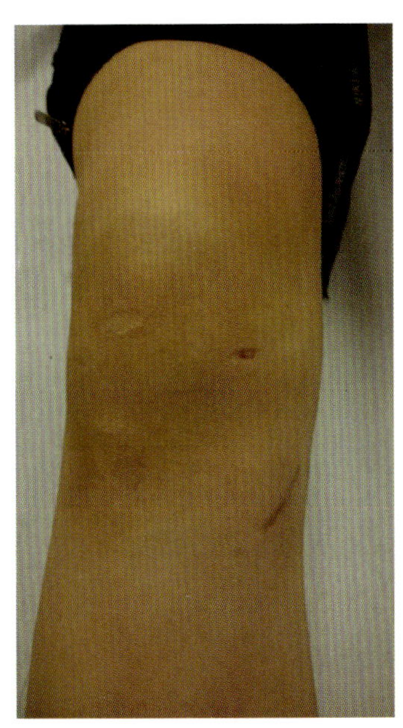

图 22.8 联合 MPFL 重建的 AT 术后较小的瘢痕及美容效果

率为 55%。所有患者都恢复到了术前甚至更大的运动范围。未发生再脱位。

- 这些结果在一项包含 18 个膝关节的随访研究中得到证实。因滑车成形术在膝关节屈曲最开始时不能为髌骨提供足够的稳定性，故常与 MPFL 重建相结合，这从最近的 4 例滑车成形术中可以明显看出。
- 虽然 AT 尚未普及，但使用可吸收胶带和缝合锚钉固定软骨瓣的方法，现已被多种开放式滑车成形术采用。
- 对 66 例患者（50 例女性和 16 例男性）的 80 个膝关节进行了 AT，年龄为 20 岁（12~51 岁）。
- 对 74 个膝关节行与 MPFL 重建相结合的 AT。
- 对余下 6 例膝关节行单独的 AT（未行 MPFL 重建）。其中 1 例患者既往有 MPFL 重建手术史，并且在行 AT 的患者中，有 5 例患者有严重慢性膝前痛。
- 软骨病变与滑车发育不良之间具有显著相关性。Neumann 等报道，在滑车成形术和 MPFL 重建术后 50 个月随访期间，在包含 26 例患者的具有放射学退行性改变或术中发现软骨软化的亚组中 Kujala 评分得到显著改善。这些评分与 20 例没有软骨改变的患者评分相当，其结果可能与髌股关节负载降低有关。基于这些结果，将患有髌股关节软骨退行性改变的患者纳入 AT 的适应证似乎是合理的。

并发症

- 接受 AT 治疗的 80 个膝关节（66 例患者）中，2 例患者出现深静脉血栓。
- 8 例患者接受了进一步手术。
- 8 例 TT—TG 距离较大（＞20 mm）的患者中有 3 例术后出现症状性髌骨半脱位，随后采用胫骨结节内侧移位术后症状消失。起初，作者并未意识到可以通过侧移滑车槽降低 TT—TG 距离。现在可通过测量 TT—TG 距离来确定滑车槽侧移的程度。
- 8 例患者中有 3 例患者术后在屈膝时出现明显的膝前痛。体格检查发现外侧支持带紧张，提升测压过度综合征。随后行外侧支持带松解很好地解决了这个问题。
- 由于滑车外侧部分软骨的退化，8 例患者中有 1 例术后出现严重的膝前痛。进一步检查发现股骨

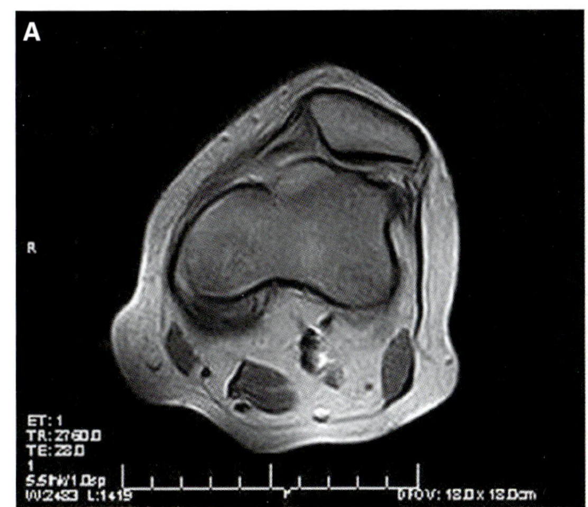

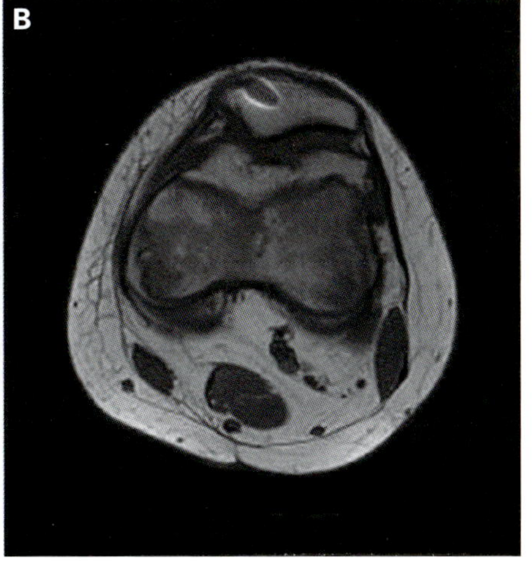

图 22.9 术前（A）和术后（B）磁共振成像显示加深的滑车沟与髌股关节吻合良好

前倾角增加。由于患者在其他医院进行了股骨远端外旋和胫骨内旋截骨术，这使情况更加恶化。

- 8 例患者中有 1 例发生了髌骨再脱位，并在其他医院进行了翻修手术。

结论

- 自第一篇论文发表以来，AT 技术已得到了优化。这项技术已被发现是可重复的，并且是开放式滑车成形术的一种更安全的替代方案。
- 临床上，AT 术后 Kujala 和 KOOS 评分显著改善。尽管没有研究比较开放式手术与关节镜手术这两种方法，但术后疼痛水平和恢复时间似乎比开放式手术更优。它能在稳定髌骨的同时防止关节纤维化以及感染。
- AT 并发症较少但严重。该技术并不简单，学习难度大。对于经验丰富的关节镜医生来说，可以用尸体标本来练习。

参考文献

[1] Van Haver A, De Roo K, De Beule M, et al. The effect of trochlear dysplasia on patellofemoral biomechanics: a cadaveric study with simulated trochlear deformities. Am J Sport Med. 2015;43(6):1354-1361. doi:10.1177/0363546515572143.

[2] Amis AA, Oguz C, Bull AMJ, Senavongse W, Dejour D. The effect of trochleoplasty on patellar stability and kinematics: a biomechanical study in vitro. J Bone Joint Surg Br. 2008;90(7):864-869. doi:10.1302/0301-620X.90B7.20447.

[3] Blønd L. Arthroscopic deepening trochleoplasty: the technique. Oper Tech Sports Med. 2015;23(2):136-142. doi:10.1053/j.otsm.2015.02.011.

[4] Blønd L, Schöttle PB. The arthroscopic deepening trochleoplasty. Knee Surg Sports Traumatol Arthrosc. 2010;18(4):480-485. doi:10.1007/s00167-009-0935-5.

[5] Blønd L, Haugegaard M. Combined arthroscopic deepening trochleoplasty and reconstruction of the medial patellofemoral ligament for patients with recurrent patella dislocation and trochlear dysplasia. Knee Surg Sports Traumatol Arthrosc. 2014;22(10):2484-2490. doi:10.1007/s00167-013-2422-2.

[6] Dejour H, Walch G, Neyret P, Adeleine P. Dysplasia of the femoral trochlea [in French]. Rev Chir Orthop Reparatrice Appar Mot. 1990;76(1):45-54.

[7] Bereiter H, Gautier E. Die Trochleaplastik als chirurgische therapie der rezidérenden patellaluxation bei trochleadysplasie. Arthroskopie. 1994;7:281-286.

[8] Goutallier D, Raou D, Van Driessche S. Retro-trochlear wedge reduction trochleoplasty for the treatment of painful patella syndrome with protruding trochleae. Technical note and early results[in French]. Rev Chir Orthop Reparatrice Appar Mot. 2002;88(7):678-685.

[9] Song GY, Hong L, Zhang H, et al. Trochleoplasty versus nontrochleoplasty procedures in treating patellar instability caused by severe trochlear dysplasia. Arthroscopy. 2014;30(4):523-532. doi:10.1016/j.arthro.2014.01.011.

[10] Balcarek P, Rehn S, Howells NR, et al. Results of medial patellofemoral ligament reconstruction compared with trochleoplasty plus individual extensor apparatus balancing in patellar instability caused by severe trochlear dysplasia: a systematic review and meta-analysis. Knee Surg Sports Traumatol Arthrosc. 2017;25(12):3869-3877. doi:10.1007/s00167-016-4365-x.

[11] Ridley TJ, Bremer Hinckel B, Kruckeberg BM, Agel J, Arendt EA. Anatomical patella instability risk factors on MRI show sensitivity without specificity in patients with patellofemoral instability: a systematic review. JISAKOS. 2016;1(3):141-152.

[12] Fucentese SF, Schottle PB, Pfirrmann CW, Romero J. CT changes after trochleoplasty for symptomatic trochlear dysplasia. Knee Surg Sports Traumatol Arthrosc. 2007;15(2):168-174.

[13] Paiva M, Blønd L, Hölmich P, et al. Quality assessment of radiological measurements of trochlear dysplasia; a literature review. Knee Surg Sports Traumatol Arthrosc. 2018;26(3):746-755. doi:10.1007/s00167-017-4520-z.

[14] Coughlin KM, Incavo SJ, Churchill DL, Beynnon BD. Tibial axis and patellar position relative to the femoral epicondylar axis during squatting. J Arthroplasty 2003;18(8):1048-1055. doi:10.1016/S0883-5403(03)00449-2.

[15] Blønd L. Arthroscopic deepening trochleoplasty belongs to the future. In: The 1st Annual World Congress of Orthopaedics; 2014; Xian, China; s131.

[16] Nelitz M, Dreyhaupt J, Lippacher S. Combined trochleoplasty and medial patellofemoral ligament reconstruction for recurrent patellar dislocations in severe trochlear dysplasia: a minimum 2-year follow-up study. Am J Sport Med. 2013;41(5):1005-1012. doi:10.1177/0363546513478579.

[17] Banke IJ, Kohn LM, Meidinger G, et al. Combined trochleoplasty and MPFL reconstruction for treatment of chronic patellofemoral instability: a prospective minimum 2-year follow-up study. Knee Surg Sports Traumatol Arthrosc. 2014;22(11):2591-2598. doi:10.1007/s00167-013-2603-z.

[18] Ntagiopoulos PG, Byn P, Dejour D. Midterm results of comprehensive surgical reconstruction including sulcus-deepening trochleoplasty in recurrent patellar dislocations with high-grade trochlear dysplasia. Am J Sport Med. 2013;41(5):998-1004. doi:10.1177/0363546513482302.

[19] Mehl J, Feucht MJ, Bode G, Dovi-Akue D, Südkamp NP, Niemeyer P. Association between patellar cartilage defects and patellofemoral geometry: a matched-pair MRI comparison of patients with and without isolated patellar cartilage defects. Knee Surg Sports Traumatol Arthrosc. 2016;24(3):838-846. doi:10.1007/s00167-014-3385-7.

[20] Stefanik JJ, Roemer FW, Zumwalt AC, et al. Association between measures of trochlear morphology and structural features of patellofemoral joint osteoarthritis on MRI: the MOST study. J Orthop Res. 2012;30(1):1-8. doi:10.1002/jor.21486.

[21] Teichtahl AJ, Hanna F, Wluka AE, et al. A flatter proximal trochlear groove is associated with patella cartilage loss. Med Sci Sports Exerc. 2012;44(3):496-500. doi:10.1249/MSS.0b013e31822fb9a6.

[22] Neumann M V, Stalder M, Schuster AJ. Reconstructive surgery for patellofemoral joint incongruency. Knee Surg Sports Traumatol Arthrosc. 2016;24(3):873-878. doi:10.1007/s00167-014-3397-3.

第二十三章

开放近端滑车成形术

Betina B. Hinckel, Andreas H. Gomoll, Elizabeth A. Arendt

概述

发病机制

- 髌骨外侧脱位及伴随的关节积血是膝关节损伤的重要原因（尤其是年轻患者）。
- 滑车发育不良存在于 68.3%~99.3% 的髌骨不稳患者中，并且是原发性和复发性髌骨不稳最重要的危险因素。
- 已经有不同的手术来解决发育不良引起的解剖学异常（如滑车的近端 / 中间的平坦或凸起）。
- 滑车成形术是一种重塑股骨沟的外科手术，已经越来越受欢迎，其中最常见的是滑车沟加深术。一些研究已证明其治疗髌骨不稳定的有效性。然而，人们仍然担心此术式造成的创伤、陡峭的学习曲线以及可能远期发生骨关节炎的风险。
- Peterson 等在 1988 年描述了另一种重塑近端滑车槽的技术，该技术有可能解决加深滑车成形术的一些问题。
- Peterson 等后来将此术式称为“近端滑车成形术”（Grooveplasty），其目的是重建一个“接近正常的滑车沟，并在膝关节屈曲 30° 内稳定髌骨……（旨在）避免和（或）尽量减少对髌骨与滑车沟的配合造成干扰”。
- 该手术在严重滑车发育不良的患者中可以去除近端滑车的凸面，而不改变滑车沟的远端部分。

分型

- 滑车发育不良最常用分类方式为改良 Dejour 分型将滑车发育不良分为 4 类（图 23.1）。
- 该分型的组内和组间可靠性尚可，在评估区分两个等级［低级别滑车发育不良（A 型）和高级别滑车发育不良（B、C 和 D 型）］的可靠性时，可靠性良好。
- 对临床决策而言，最重要的因素是对凸起部位的识别（也被称为滑车上突、突起或滑车突出）。
- 作为凸起部位，滑车的前突是凸的或扁平的，而不是凹陷的。最好在侧位 X 线片上观察，辅以由轴位和矢状面成像［计算机断层扫描（CT）或磁共振成像（MRI）］以提供额外信息。
- 在侧位 X 线片上，它显示为一种骨性突出，其特征是位于股前皮质线前面的滑车底，在没有滑车发育不良的对照患者中，滑车底与股前皮质线一致或位于其后方（图 23.2）。
- MRI 中观察包含滑车最深点的矢状面图像。同时观察轴面和矢状面有助于明确该层面。软骨隆起通过平行于股前皮质线与滑车最前段软骨点之间的距离来测量（图 23.3）。无滑车发育不良的对照患者其范围为 0~10.5 mm，＞ 8 mm 视为异常。
- 在改良 Dejour 分型的 D 型上的轴位层面可以看到“峭壁”征（图 23.4）。
- 表 23.1 为开放近端滑车成形术的适应证和禁忌证。

评估

体格检查

- J 形征是表明存在严重的滑车发育不良与凸起的主要体征，其在膝关节主动伸直至屈曲时最容易

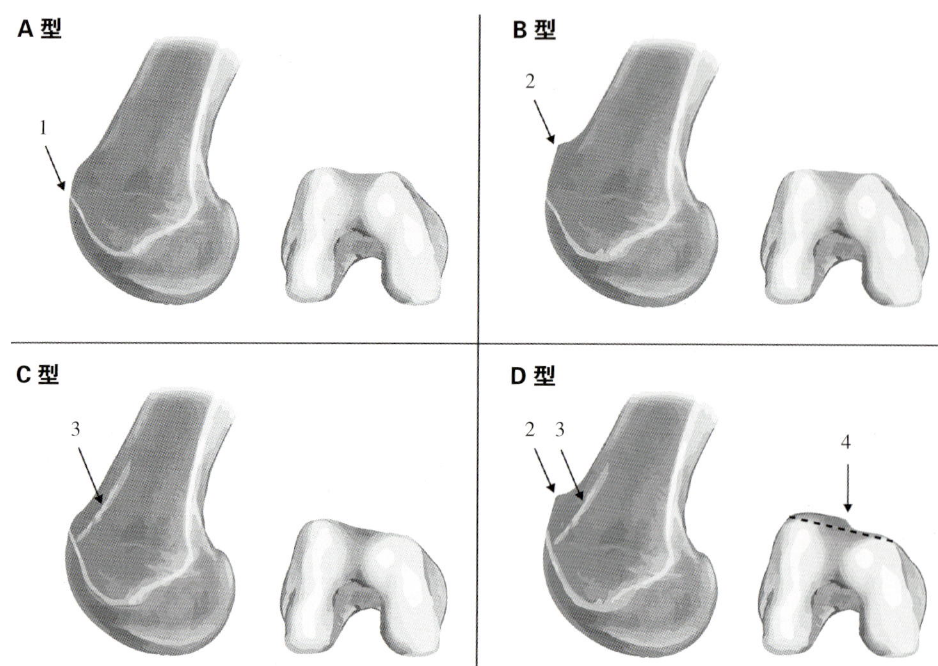

图 23.1 Dejour 分型。A 型：交叉征（1），滑车形态保存（浅滑车 > 145°）。B 型：交叉征，凸起（2），扁平或凸起的滑车。C 型：交叉征，双轮廓（3，投射在发育不良的内侧滑车面的侧视图）。D 型：交叉征，凸起（2），双轮廓（3），峭壁征（4，内侧和外侧滑车面软骨之间的垂直非软骨连接）

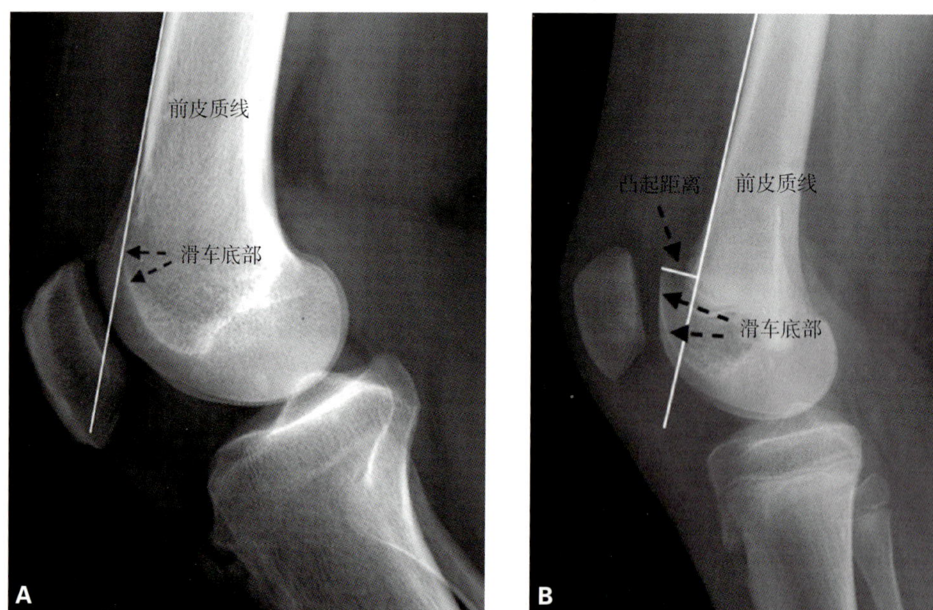

图 23.2 A. 无滑车发育不良的患者右膝侧位片中的滑车底（箭头）和股前皮质线。B. 严重滑车发育不良和凸起患者右膝关节侧位片显示的滑车底（箭头）和股前皮质线

明确。

- 髌骨位于近端滑车外侧（通常为凸起），并由于软组织张力的增加而在早期屈曲时重新归位到凹槽中。在从伸直到早期屈曲的过程中存在“弹响”或突然的变化，反之亦然（视频 23.1 和视频 23.2）。
- 伴有或不伴有侧方四头肌应力增加的高位髌骨可导致髌骨轨迹（视频 23.3）发生更细微的变化，而没有严重的滑车发育不良。

影像学检查

- 在膝关节小角度屈曲和完整的肢体对齐时，进行

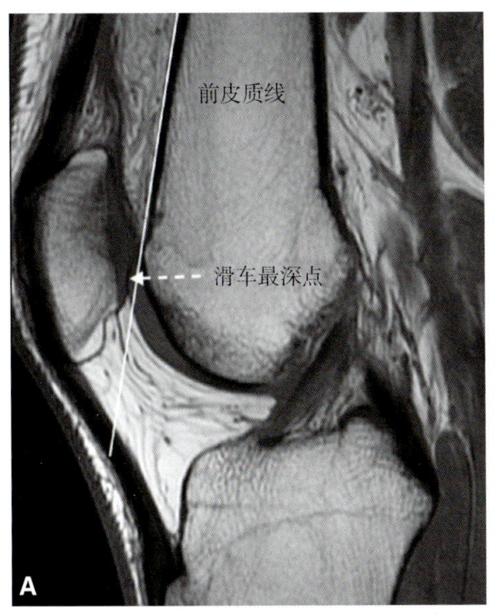

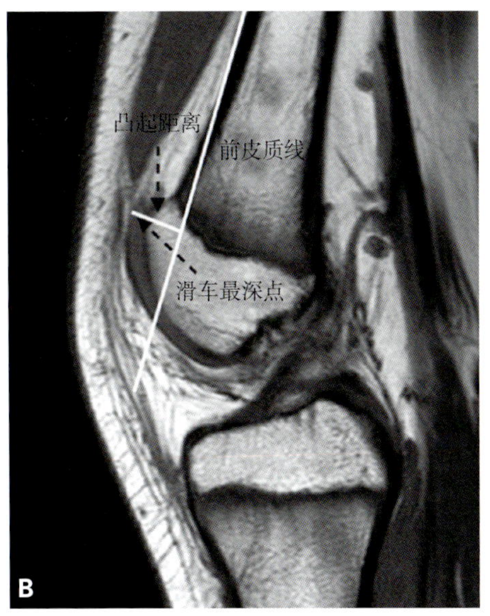

图 23.3 A. 无滑车发育不良者滑车底板中心的矢状位 MRI 图像显示骨性滑车底板与股骨前部皮质线一致，软骨滑车底板恰好位于这条线的前部。B. 严重滑车发育不良和凸起的患者滑车最深点的矢状位 MRI 图像显示（轴位层面，未显示）骨和软骨滑车底板位于股前皮质前部

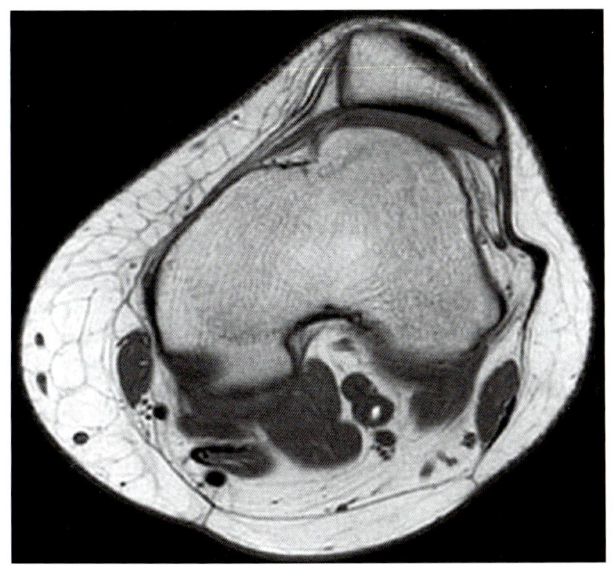

图 23.4 轴位 MRI 成像，其中有软骨覆盖到峭壁征，中央沟抬高导致外侧增宽，内侧滑车发育不全

常规的正位和侧位膝关节 X 线片以及 MRI 轴位片检查。

- 评估滑车重要的是侧位片（股骨内侧和外侧髁后部完全重叠）。
- 同时应评估整体髌股排列及形态（髌骨高度、髌骨外侧倾斜和半脱位）以及滑车发育不良的迹象（交叉征、双轮廓和滑车骨赘）。
- 磁共振成像可对软组织结构进行评估，以便于将软骨表面和肌腱解剖考虑到对齐和形态中。

表 23.1 开放近端滑车成形术的适应证和禁忌证

适应证	禁忌证
复发性髌骨不稳定合并： • 髌骨轨迹不良（J 形征阳性 / 弹响），同一区域凸起和（或）同一区域骨赘 • 发育不全仅限于近端滑车，在早期屈曲时（在交叉标志以下）沟槽加深，因此不太需要滑车沟加深术 • 近端滑车有局灶性 4 级关节炎，无法完成标准的滑车沟加深术（图 23.5）	• 骨骼未成熟的患者（股骨远端的开放性骨骺） • 孤立的髌股关节疼痛，没有真正的髌骨脱位 • Dejour A 型和 C 型，因为没有“凸起”要切除 • 滑车突出大多不在其近端而是向远端延伸至真正的软骨槽中，切除会导致滑车过短和髌股结合不良

- 此外，MRI 是评估需要同时解决的软骨损伤的重要依据。同时应注意到局灶性软骨缺损以外的晚期退行性改变。

手术治疗

术前准备

- 完成膝关节的评估，特别是髌股关节。
- 相关的错位可能需要其他手术来纠正，如外侧支持带延长、内侧髌股韧带（MPFL）重建、胫骨结

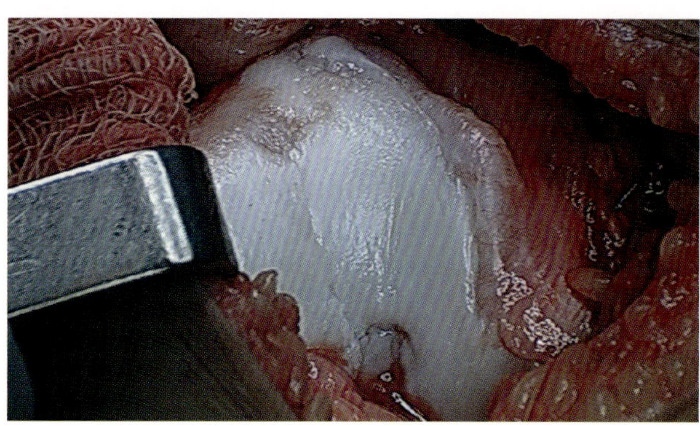

图 23.5 术中照片显示中央滑车突出，相关的近端软骨磨损及骨赘，内侧滑车发育不全

节截骨术（TTO）。

- 有症状的髌股软骨损伤应治疗。
- 需要切除的突起可以在侧位 X 线片通过凸面的近端范围（凸起顶部）与交叉征和（或）滑车与股前皮质线的交点之间的距离估计。具体可通过术中侧位透视来判断（图 23.6）。
- 在交叉标志的远端，滑车有一个更深的凹槽。
- 在 MRI 上，应同时评估矢状面和轴位面视图。在矢状视图中，交叉征对应于最近端的轴向层面，其中滑车是平的而不是凸的。可以测量该层面与凸面最近的范围之间的距离作为估计的切除量。

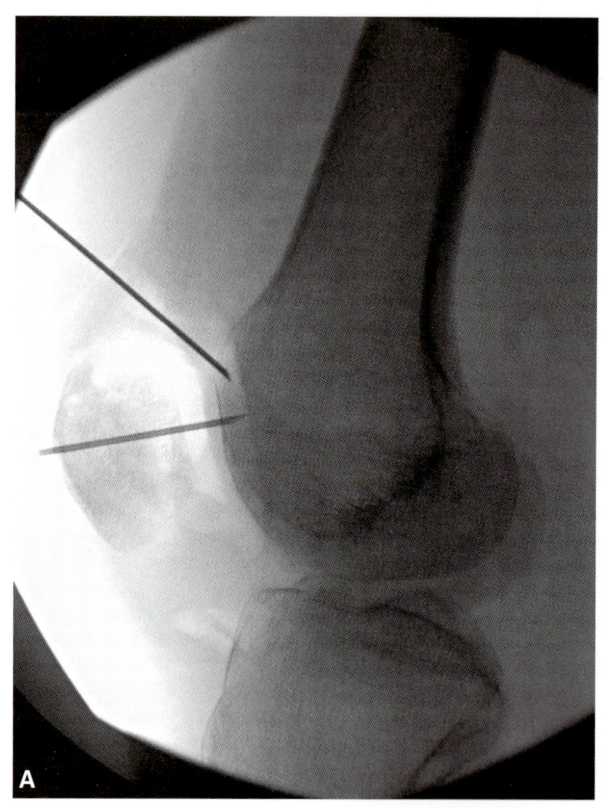

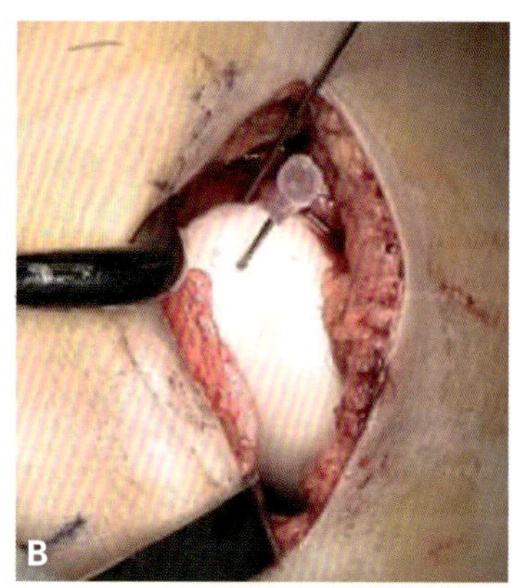

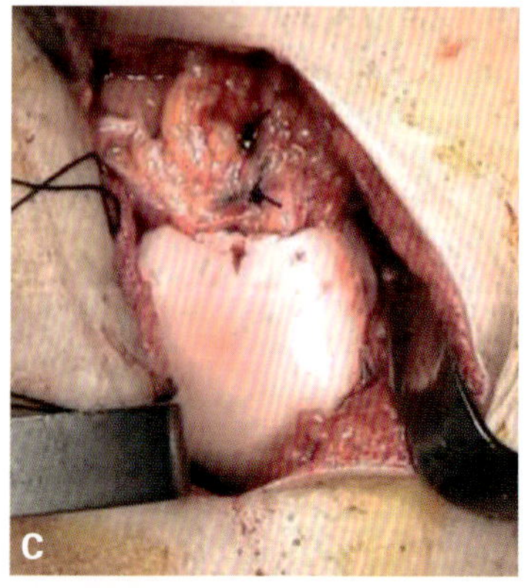

图 23.6 A. 术中透视图像。近端克氏针放置在滑车软骨的近端范围，（远端）克氏针放置在交叉征的最近端面。B. 术中照片显示 A 图中两根克氏针的位置。C. 术中照片示凹槽近端切除后，髌上滑膜放置在切除的骨骼上

手术技术

体位

- 患者应取仰卧位。
- 可以使用止血带，但不是必需的。
- 一台 C 臂透视机，保证其正位和侧位成像。

手术入路

- 手术通过前入路进行。
- 皮肤切口为中线，可通过内侧髌骨和内侧软组织进行 MPFL 重建，外侧髌骨和外侧软组织进行外侧支持带延长，以及行内侧或外侧髌旁关节切开术治疗软骨病变。
- 除非相关的手术需要不同的方法，通常使用内侧髌旁入路。内侧入路可以很好地进入关节和内侧进行 MPFL 重建。
- 如果计划进行 TTO，则应在手术开始时进行以方便暴露术野。

手术步骤（视频 23.4）

- 术前影像学如图 23.7 所示。一旦滑车暴露，就可识别其近端边界并评估其形态（图 23.8）。
- 用锋利的刀片或电刀在滑车上方切除滑膜后将滑膜小心地剥离股骨远端。
- 切除量是根据术前规划、术中评估和必要时的术中透视决定的。

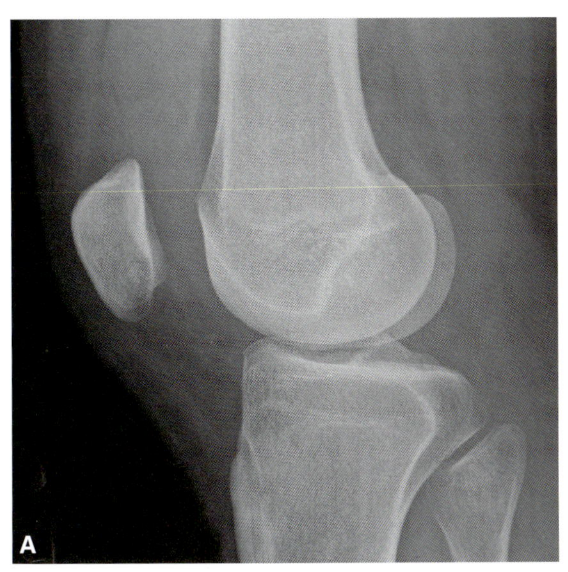

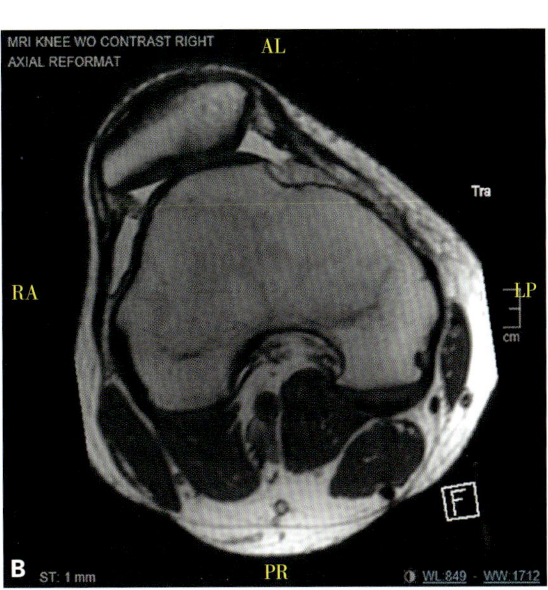

图 23.7 A. 左膝术前侧位 X 线片。可以观察到交叉征、凸起和双轮廓征。B. 轴位 MRI 成像 可以观察到峭壁征。AL，左前；LP，左后；RA，右前；RP，右后

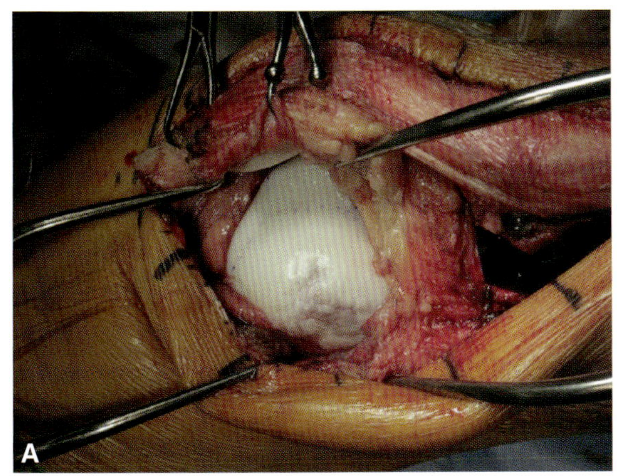

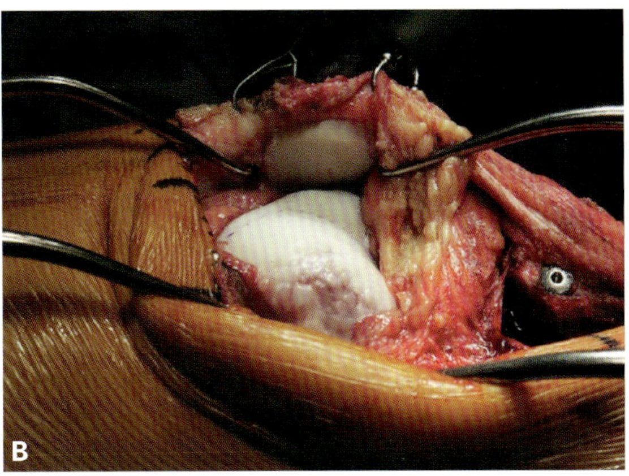

图 23.8 A、B. 图 23.7 所示同一患者的术中照片。可以观察到近端滑车上的凸起，近端 U 形标记是计划切除的形状和高度

- 用记号笔标记从近端滑车计划切除的量，通常为宽的U形，底部朝向远端滑车方向（图23.8）。其目的是消除近端凸起的凸面，这通常需要去除大约10 mm的近端滑车。
- 透视侧视有助于规划开放手术期间的切除量（图23.6），目的是切除靠近交叉征和（或）股前皮质线的凸起。
- 重要的是在此处减少髌骨，并确认滑车切除后，足够的髌骨滑车对合可保持正常的髌骨高度。对合不良会降低稳定性，因此应尽量避免。
- 如果同时进行TTO，在评估髌股关节接合之前，应在理想的结节位置进行固定。
- 用新刀片切开近端软骨，并用刮匙将其移至软骨下板。如果计划在关节其他部位进行软骨修复，则在去除软骨之前先从该区域收集自体软骨。
- 然后，使用骨凿或高速刨刀去除该区域的骨骼，直到其与股骨远端平齐并接近隆起为止，并向较远端的滑车稍微倾斜。图23.9为软骨和骨切除术后。
- 应重新评估切除量，以确定其是否足够。
- 骨表面可以用锉刀打磨光滑。
- 将滑膜或脂肪推到暴露的骨表面，以避免擦伤髌骨。通过缝合和（或）纤维蛋白胶使其附着至软骨（图23.10）。
- 必要时，可以在新的滑车边缘近端使用生物复合缝合锚钉，以提供更强的缝合来固定滑膜。
- 应注意不要拉伸滑膜，因为这可能导致髌上囊缩短，并可能限制运动，难以实现深度屈曲。
- 如果进行了TTO，则在手术结束时将其固定。其他额外的手术，如MPFL重建，软骨修复，外侧支持带延长术同样在开放的近端滑车成形术后进行。
- 开放近端滑车成形术的经验与教训见表23.2。

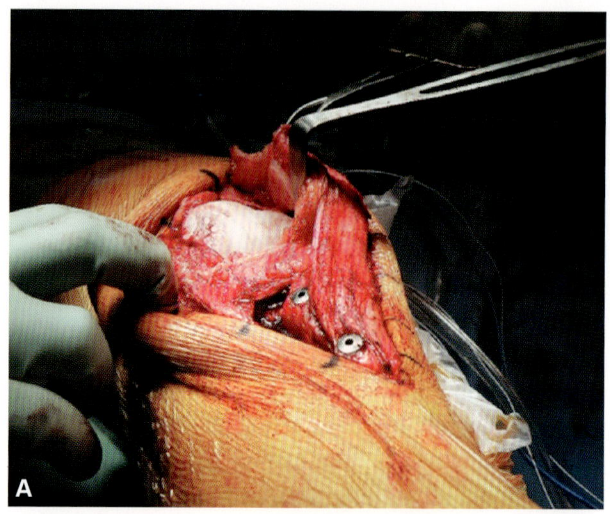

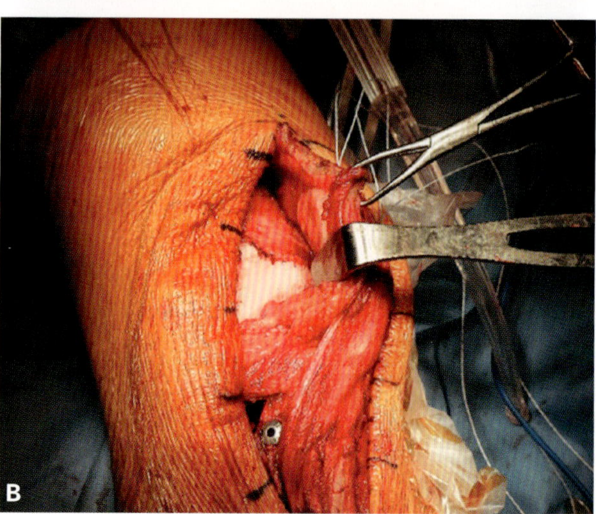

图23.10 A、B. 图23.7所示同一患者的术中照片。凸起切除后的形状与缝合回到软骨的滑膜，可以观察到其余的平坦且较深的远侧凹槽

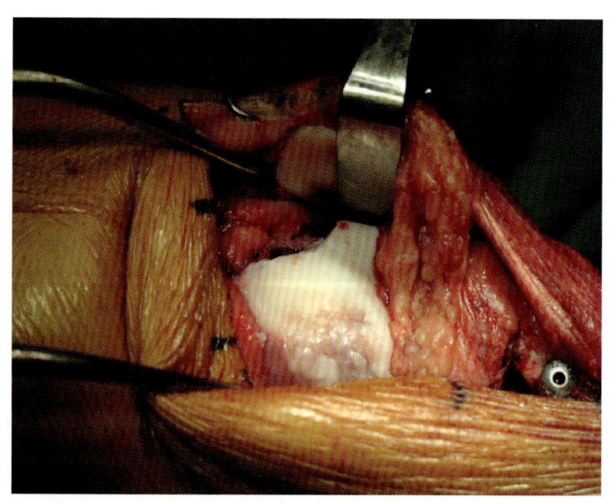

图23.9 图23.7所示同一患者的术中照片。凸起切除后剩余的滑车，沿滑车外侧关节面有较大面积的软骨损伤

替代技术

- 其他滑车成形术包括厚瓣技术、V形技术、Dejour（Lyon）技术、薄瓣技术、U形技术、Bereiter技术（开放或者关节镜）以及Goutallier楔形体切除技术。
- 近端滑车成形术的优点如下：与前面提到的其他方法相比，技术要求较低；不依赖于骨愈合；保留了剩余滑车的形状和关节面，从而保持了个体

表 23.2 开放近端滑车成形术的经验与教训

经验	教训
• 术前计划，通过侧位 X 线片和磁共振成像可以帮助估计切除量和剩余的髌股关节对合 • 在开放手术中使用侧位透视帮助制订切除计划，并评估凸起切除的充分性 • 用新刀片切开软骨 • 用电刀切割和移动滑膜，然后用 6-0 可吸收缝合缝合回新的关节边缘以覆盖暴露的松质骨	• 避免拉伸滑膜，因其可能导致髌上囊缩短和深度屈曲的潜在限制 • 过度切除滑车可能导致髌股关节对合不良，从而降低稳定性

的髌骨—滑车的一致性。

- 随着“凸起不平”的切除，近端滑车被修复，以提供一个平坦的入口以过渡到更正常的远端区域。缺点如下：滑车的形状不能改变（凹槽不能加深），切除一定量的软骨以去除凸起可能会有造成未知的后果，并且只能在部分滑车形态中进行。

术后管理

- 术后康复通常由相关的手术医生指导，以稳定髌骨。鼓励早期运动以尽量减少滑车上粘连。

结果

- Peterson 等于 1988 年描述了 25 个膝关节开放近端滑车成形术的术后结果。所有患者均有复发性髌骨脱位和滑车发育不良，17 例为其他髌骨重建手术后失败患者。外侧支持带松解和内侧成形术与开放近端滑车成形术一起进行。随访 1~14 年，1 例患者发生再次脱位。分别在 17 个膝和 5 个膝获得了优异和良好的效果。一般和较差的结果与髌股疼痛和脱位恐惧症有关。作者没有考虑解剖中髌骨不稳定因素，也没有在他们的患者队列中进行任何滑车分类。
- 尽管越来越多地使用滑车形术技术，这篇 1988 年的论文是唯一发表的使用这种技术的论文（IPSG，慕尼黑，2017）。
- 本章将帮助外科医生更好地理解该技术及其在髌骨不稳定性临床决策中的潜在应用。
- 发表的关于这项技术的研究很难进行比较，因为该手术通常与其他手术一同进行，很少单独进行。
- 其他的滑车成形术在几个病例系列和系统的回顾中进行了评估。两个系统综述比较了滑车成形术和非成形术术治疗严重滑车发育不良引起的髌骨不稳定。Song 等评估了 17 项研究，其中 329 个膝关节进行了滑车成形术（技术包括 Bereiter U 形加深滑车成形术、Dejour V 形加深滑车成形术和 Goutallier 衰退滑车成形术），257 个膝关节进行了其他手术，如 MPFL 重建。显示在所有纳入的研究中，发现无论选择哪一种术式在术后均有明显的改善：接受滑车成形术和那些接受非滑车成形术治疗髌骨不稳定的患者均有改善。
- 然而，与非滑车成形术组相比，滑车成形术组在术后髌骨稳定性和退行性髌股关节炎方面表现出更好的结果，但在运动范围方面的结果较差。重要的是，在滑车成形术组中有更多的翻修病例。
- Balcarek 等在一项 10 项研究的 Meta 分析中（4 项 MPFL 重建，221 个膝关节，6 项滑车成形术，186 个膝关节）发现，与单纯 MPFL 重建相比，滑车成形术合并其他手术（包括 MPFL）降低了脱位率（2.1%∶7%）。
- 到目前为止，还没有任何研究直接比较滑车成形术和非滑车成形术的临床结果。

并发症

- 髌骨不稳和疼痛的复发。
- 切除滑车近端异常软骨的后果尚不清楚。然而，潜在的高程度滑车发育不良的病史，伴或不伴髌骨不稳定，是髌股关节炎发生的原因之一。
- 最大的潜在并发症是由于滑车沟不加深而导致伴有或不伴有 J 形征的异常髌骨轨迹。
- 如果滑膜在固定到滑车近端时被拉伸，它会导致髌上囊的缩短和深度屈曲的限制。
- 过度切除滑车可缩短滑车，导致髌股对合不良，从而降低稳定性。

结论

- 对于伴有凸起的高度滑车发育不良患者，开放滑车近端成形术涉及切除滑车近端的发育不良。

- 凸起部位的去除解决了髌骨在早期膝关节屈曲时穿过凸起时发生的侧向和前向移动，通常认为这导致了在高度滑车发育不良患者中常见的大 J 形征。如果这些可以部分通过切除来解决，那么仅由平坦的滑车引起的剩余不稳定很可能通过标准的稳定手术来解决，例如 MPFL 重建或不使用 TTO。
- 迄今为止，很少有病例报道客观或主观的结果，主要由于常同时行其他手术。
- 接受外科干预措施的人群使得对此术式的每个单独部分的评估更难评估。
- 尽管这一手术的相关报道很少，Peterson 滑车成形术在治疗滑车发育不良和相关髌骨不稳定方面具有潜在的作用，其发病率较低，潜在并发症较少，学习曲线没有传统的滑车成形术技术陡峭。
- 此术式适用于近端突起较大及远端滑车较正常凹陷的膝关节。

参考文献

[1] Askenberger M, Ekstrom W, Finnbogason T, Janarv PM. Occult intra-articular knee injuries in children with hemarthrosis. Am J Sports Med. 2014;42(7):1600-1606.

[2] Askenberger M, Janarv PM, Finnbogason T, Arendt EA. Morphology and anatomic patellar instability risk factors in first-time traumatic lateral patellar dislocations. Am J Sports Med. 2017;45(1):50-58.

[3] Steensen RN, Bentley JC, Trinh TQ, Backes JR, Wiltfong RE. The prevalence and combined prevalences of anatomic factors associated with recurrent patellar dislocation: a magnetic resonance imaging study. Am J Sports Med. 2015;43(4):921-927.

[4] Dejour H, Walch G, Nove-Josserand L, Guier C. Factors of patellar instability: an anatomic radiographic study. Knee Surg Sports Traumatol Arthrosc. 1994;2(1):19-26.

[5] Tompkins MA, Rohr SR, Agel J, Arendt EA. Anatomic patellar instability risk factors in primary lateral patellar dislocations do not predict injury patterns: an MRI based study. Knee Surg Sports Traumatol Arthrosc. 2018;26(3):677-684.

[6] Longo UG, Vincenzo C, Mannering N, et al. Trochleoplasty techniques provide good clinical results in patients with trochlear dysplasia. Knee Surg Sports Traumatol Arthrosc. 2018;26(9):2640-2658.

[7] Balcarek P, Rehn S, Howells NR, et al. Results of medial patellofemoral ligament reconstruction compared with trochleoplasty plus individual extensor apparatus balancing in patellar instability caused by severe trochlear dysplasia: a systematic review and meta-analysis. Knee Surg Sports Traumatol Arthrosc. 2017;25(12):3869-3877.

[8] Song GY, Hong L, Zhang H, et al. Trochleoplasty versus nontrochleoplasty procedures in treating patellar instability caused by severe trochlear dysplasia. Arthroscopy. 2014;30(4):523-532.

[9] Peterson L, Karlsson J, Brittberg M. Patellar instability with recurrent dislocation due to patellofemoral dysplasia. Results after surgical treatment. Bull Hosp Jt Dis Orthop Inst. 1988;48(2):130-139.

[10] Peterson L, Vasiliadis HS. Open proximal trochleoplasty (grooveplasty). In: Gobbi A, Espregueira Mendes J, Nakamura N, eds. The Patellofemoral Joint: State of the Art in Evaluation and Management. Berlin, Heidelberg: Springer; 2014:161-170.

[11] Tecklenburg K, Dejour D, Hoser C, Fink C. Bony and cartilaginous anatomy of the patellofemoral joint. Knee Surg Sports Traumatol Arthrosc. 2006;14(3):235-240.

[12] Lippacher S, Dejour D, Elsharkawi M, et al. Observer agreement on the Dejour trochlear dysplasia classification: a comparison of true lateral radiographs and axial magnetic resonance images. Am J Sports Med. 2012;40(4):837-843.

[13] Pfirrmann CW, Zanetti M, Romero J, Hodler J. Femoral trochlear dysplasia: MR findings. Radiology. 2000;216(3):858-864.

[14] Nord A, Agel J, Arendt EA. Axial knee radiographs: consistency across clinic sites. Knee Surg Sports Traumatol Arthrosc. 2014;22(10):2401-2407.

[15] Hinckel BB, Arendt EA, Ntagiopoulos PG, Dejour D. Trochleoplasty: historical overview and Dejour technique. Oper Tech Sports Med. 2015;23(2):114-122.

[16] von Knoch F, Bohm T, Burgi ML, von Knoch M, Bereiter H. Trochleaplasty for recurrent patellar dislocation in association with trochlear dysplasia. A 4- to 14-year follow-up study. J Bone Joint Surg Br. 2006;88(10):1331-1335.

[17] Blond L, Schottle PB. The arthroscopic deepening trochleoplasty. Knee Surg Sports Traumatol Arthrosc. 2010;18(4): 480-485.

[18] Goutallier D, Raou D, Van Driessche S. Retro-trochlear wedge reduction trochleoplasty for the treatment of painful patella syndrome with protruding trochleae. Technical note and early results [in French]. Rev Chir Orthop Reparatrice Appar Mot. 2002;88(7):678-685.

[19] Sillanpää PJ, Mattila VM, Visuri T, Mäenpää HM, Pihlajamaki H. Patellofemoral osteoarthritis in patients with operative treatment for patellar dislocation: a magnetic resonance-based analysis. Knee Surg Sports Traumatol Arthrosc. 2011;19(2):230-235.

[20] Salonen EE, Magga T, Sillanpaa PJ, Kiekara T, Maenpaa H, Mattila VM. Traumatic patellar dislocation and cartilage injury: a follow-up study of long-term cartilage deterioration. Am J Sports Med. 2017;45(6):1376-1382.

[21] Sanders TL, Pareek A, Hewett TE, Stuart MJ, Dahm DL, Krych AJ. High rate of recurrent patellar dislocation in skeletally immature patients: a long-term population-based study. Knee Surg Sports Traumatol Arthrosc. 2018;26(4):1037-1043.

[22] Dejour D, Allain J. Isolated patellofemoral osteoarthritis: natural history and clinical presentation. In: Zaffagnini S, Dejour D, Arendt EA, eds. Patellofemoral Pain, Instability, and Arthritis: Clinical Presentation, Imaging, and Treatment. Berlin, Heidelberg: Springer; 2010:263-270.

第五部分

髌骨不稳定的软骨与骨软骨损伤

Hui James Hoi Po

第二十四章

骨软骨骨折

Eric J. Wall, Shital N. Parikh

概述

发病机制

- 急性髌骨脱位患者中发生骨软骨损伤高达 71%~93%。
- 软骨和骨软骨损伤的程度从轻微的软骨磨损或裂开，到 3 cm 直径或更大的全层软骨剥离。
- 骨软骨骨折通常发生在首次髌骨脱位期间，并且在小儿患者人群中患病率可达 15%~29%。
- 虽然髌骨脱位通常发生在早期屈曲（0° ~30° ），但膝关节屈曲 90° ~135°脱位时更易发生骨软骨骨折，因为在这个角度需要更大的力量才能使髌骨脱位。
- 当髌骨向外侧拉动时，髌骨的内侧面将接触股骨外侧髁，这将造成股骨外侧髁的前半部分和髌骨内侧面同时出现骨挫伤。在成年人的首次脱位中，这种挫伤发生率可能高达 100%。这种骨挫伤的方式是髌骨脱位所特有的。
- 儿童和青少年中大多数软骨碎片在其深层表面含有一块纤薄的软骨下骨，因此即使是明显的单纯软骨损伤也可以修复。成熟软骨倾向于在未钙化软骨和钙化软骨层之间（潮线）撕脱。但在一个牛的动物模型中发现，由于未成熟的软骨缺乏钙化的软骨层，因此容易在软骨下骨层撕脱。可修复的骨软骨骨折是首次髌骨脱位手术的主要指征。
- 青少年和年轻人的许多骨软骨骨折来自髌骨，但股骨外侧髁的骨软骨损伤在髌骨脱位的患者中高达 28%~40%。碎片的大小、条件和位置决定了修复的必要性和可行性。

分型

- 髌骨内侧的内侧髌股韧带（MPFL）撕脱性骨折（边缘骨折）在基于超声检查的小儿患者中高达 62%，在磁共振成像（MRI）中达 43%。这些通常是非关节性损伤。虽然它们有助于明确髌骨脱位的诊断，但它们不需要治疗（图 24.1）。
- 这些边缘撕脱性骨折需要与髌骨和股骨外侧髁的关节内骨折区分开来，关节内骨折通常需要根据其大小和情形进行手术清除或修复。

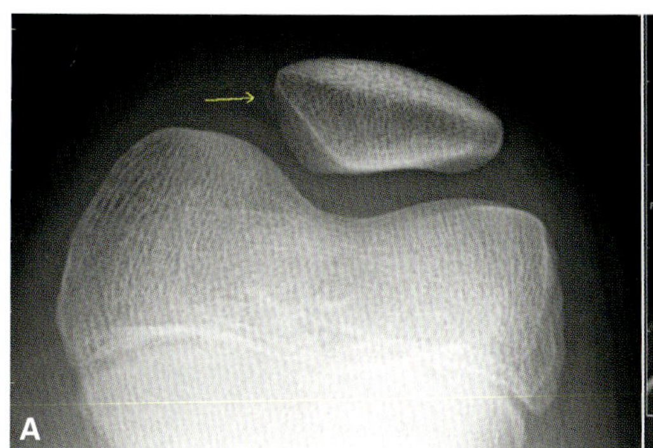

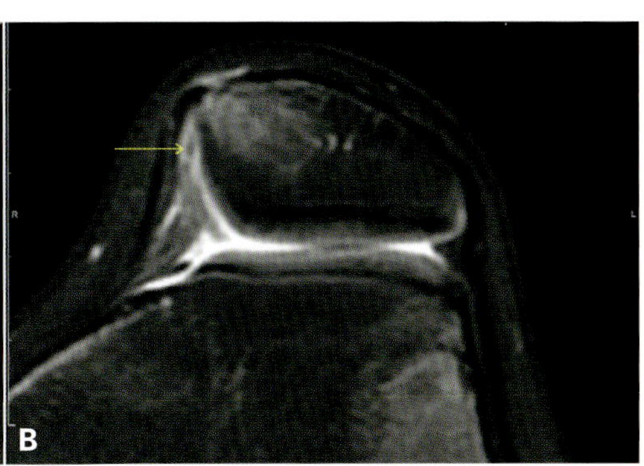

图 24.1 X 线片（A）和磁共振成像（B）提示内侧髌股韧带撕脱骨折（边缘骨折），这种骨折是髌骨脱位的一个标志，因为是关节外的，不需要修复。箭头标识了图片中的撕脱骨折块

- 国际软骨研究学会（ICRS）软骨表面损伤分类是首选的分类系统，Ⅰ级损伤是软骨裂隙、裂缝和表面凹痕。Ⅱ级损伤是穿透至软骨深度的 50%，Ⅲ级损伤是穿透超过钙化软骨层深度的 50%，Ⅳ级损伤是暴露软骨下骨（图 24.2）。几乎所有创伤性髌骨脱位患者在髌骨内侧和（或）股骨外侧髁上都有 ICRS Ⅰ ~ Ⅱ级的软骨损伤。
- 髌骨脱位相关的特异性骨软骨损伤也有研究分类。
- Nomura 等描述了复发性髌骨脱位特有的髌骨软骨损伤模式，因为之前主流的 Outerbridge 分类主要用于髌骨软化症。
- 根据 Nomura 等的研究，髌骨软骨损伤的类型包括裂隙、纤维化、纤维化和侵蚀、侵蚀以及凸软骨形成（图 24.3）。76% 的患者可出现软骨裂隙，最常见的裂隙部位位于中央圆顶上。裂缝进一步分为多个纵裂缝和边缘 / 放射性裂缝（图 24.4）。

ICRS 0 级——正常

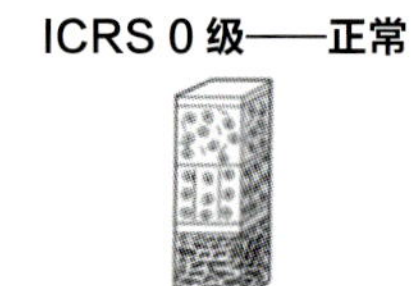

ICRS Ⅰ级——近乎正常

表浅损伤：轻度压痕（A）和（或）表浅裂纹和裂缝（B）

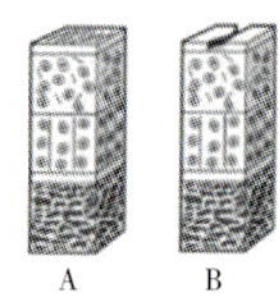

ICRS Ⅱ级——异常

损伤延伸至< 50% 的软骨深度

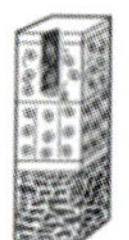

ICRS Ⅲ级——严重异常

软骨缺损向下延伸> 50% 软骨深度（A），向下延伸至钙化层（B），向下延伸至软骨下骨但未穿透（C），软骨表面局部隆起（D）

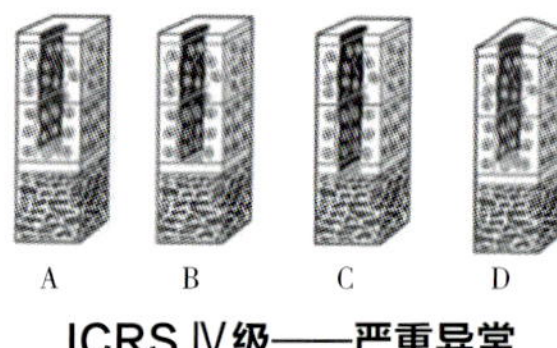

ICRS Ⅳ级——严重异常

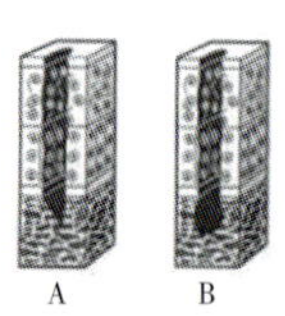

图 24.2 国际软骨研究学会（ICRS）软骨损伤分类

在 77% 的患者中观察到软骨纤维化、侵蚀或者两者都有，主要发生在髌骨内侧面上。

- 对于髌骨脱位后形成的骨软骨游离体，尚无正式的分类。骨软骨骨折和游离体比单纯的软骨游离体更常见，尤其在年轻患者中。"单纯软骨"损伤可能没有可见的骨附着，但探查时可能有沙砾感。这表明游离体的非关节面可能有一层微观的骨附着，特别是在软骨未成熟的患者中。
- 与一般患者相比，韧带松弛的患者出现骨软骨骨折或内侧髌骨撕脱性骨折的可能性会更低。
- 摘除骨软骨碎片的适应证和禁忌证见表 24.1。

评估

病史

- 大多数患者会陈述髌骨向外侧脱位的病史，但也有少数患者无明确病史。脱位发生机制与前交叉韧带断裂的旋转 / 屈曲的非接触性损伤机制非常相似。
- 髌骨脱位后有明显关节肿胀积液病史，则提示有骨软骨骨折发生可能。
- 复发性的、非创伤性的脱位，并且极少或无积液的病史可能表明患者有韧带松弛症。此类患者因髌骨脱位导致的骨软骨损伤风险要低得多，可能是因为韧带松弛使髌股关节面的剪切应力存在降低。
- 髌骨脱位后有关节绞锁病史提示关节内骨软骨游离体。

体格检查

- 骨软骨损伤和骨折最常见于创伤导致的首次急性髌骨脱位，并常合并有膝关节肿胀、积液。
- 损伤急性期所致的关节疼痛、积液和恐惧会导致体格检查变得困难。
- 若对比健侧，膝关节表现出大量积液、髌骨恐惧试验阳性以及膝关节屈曲 30° 时髌骨外移增加，则提示有髌骨不稳定。
- 髌骨脱位后的骨软骨损伤或游离体的体格检查尚未经可靠性测试，不太可能具有较高的敏感性或特异性。由于骨软骨碎片修复或摘除术通常需与髌骨稳定术一起实施，因此还应评估患者术前下肢力线、旋转、韧带松弛度和骨骼成熟度等。

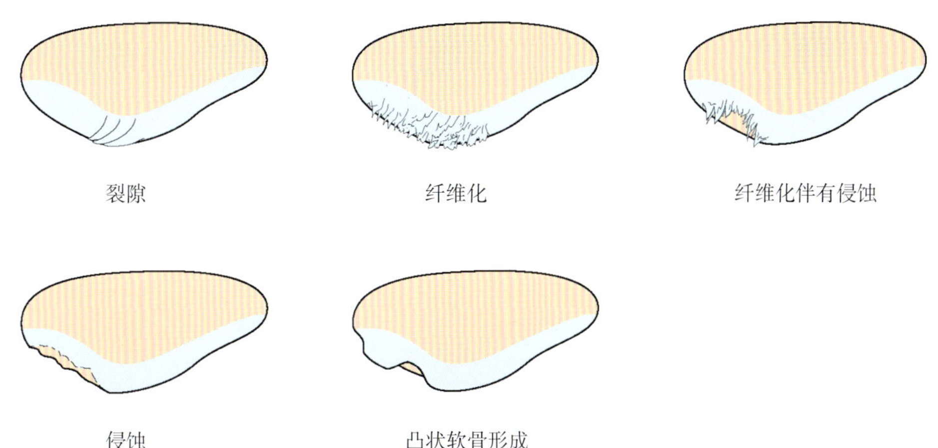

图 24.3 髌骨脱位后髌骨软骨病变的类型。裂隙通常存在于髌骨的中嵴上。严重的软骨损伤患者，软骨侵蚀和纤维化在髌骨内侧面更常见

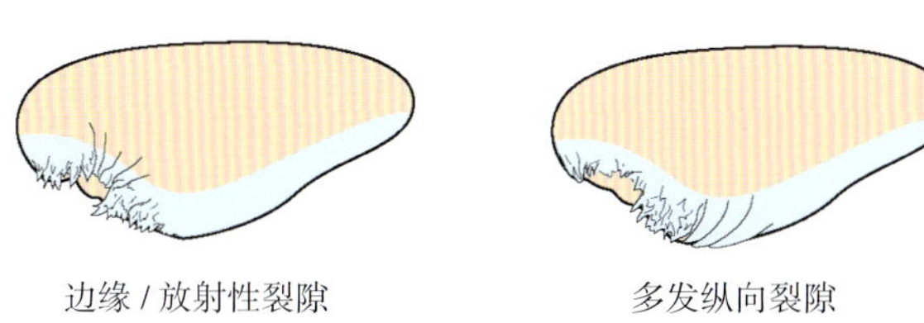

图 24.4 裂缝进一步分为边缘 / 放射性裂缝和多个纵向裂缝

影像学检查

- 通常需完成 3 个体位（前后位、侧位和轴位）的膝关节 X 线检查来对病史和体格检查进行信息补充。大多数患者在骨科就诊前，会先到急诊科进行处理，完善相关 X 线检查。由于轴位片需要膝关节极度屈曲，因此受伤当天通常很难在急诊进行轴位片检查。
- 若在骨科就诊时，缺少轴位片，则应补充该关键检查。轴位片可以确认髌骨是否复位，还可以显示髌骨内侧撕脱性骨折，这种骨折几乎可以诊断髌骨脱位，并且还可以显示股骨外侧沟的股骨外髁骨软骨骨折碎片。而对于关节内骨软骨游离体，应仔细检查所有体位的图像（图 24.5）。
- MPFL 撕脱性骨折基本上是关节外骨折，不需去除或进行修复（图 24.1）
- 44%~71% 的青少年患者 X 线片上可能遗漏骨软骨骨折。对于大多数年轻患者，若髌骨脱位导致大量关节积液 / 积血，则应考虑进行 MRI 和（或）计算机断层扫描（CT）检查，以识别评估骨折大小、位置等情况。
- 1.5 T 或 3.0 T 的高分辨率 MRI 可以生成与关节镜检查相似的软骨图像。MRI 在识别骨软骨损伤方面有很高的准确性。
- 大多数创伤性髌骨脱位可以通过 MRI 发现关节软骨损伤的证据，包括软骨浅表纵裂、纤维化、撕裂和缺损。其中许多是轻微的，可能不需要手术治疗。
- 通过 MRI 识别出可能需要手术修复或移除的骨软骨骨折，是改善患者长期愈后的一个关键因素和前提。应仔细评估髌骨内侧和股骨外侧髁关节面的软骨缺损情况。而在急性期，关节积液在 MRI 上表现出的高信号，可以更好地突显这些关节面软骨缺损（图 24.6）。

表 24.1　摘除骨软骨碎片的适应证和禁忌证

骨软骨碎片摘除的适应证	骨软骨碎片摘除的禁忌证（即修复指征）
• 直径＜ 1.5 cm • 多碎片 • 软骨表面软化 • 主要发生在关节面非接触部位（髌骨内侧边缘或股骨外侧髁的边缘）	• 直径＞ 1.5 cm • 单发的、实心的 • 有坚韧的软骨表面 • 发生在关节面相接触的位置 • 髌骨关节外内侧髌股韧带撕脱骨折碎片（无须处理）

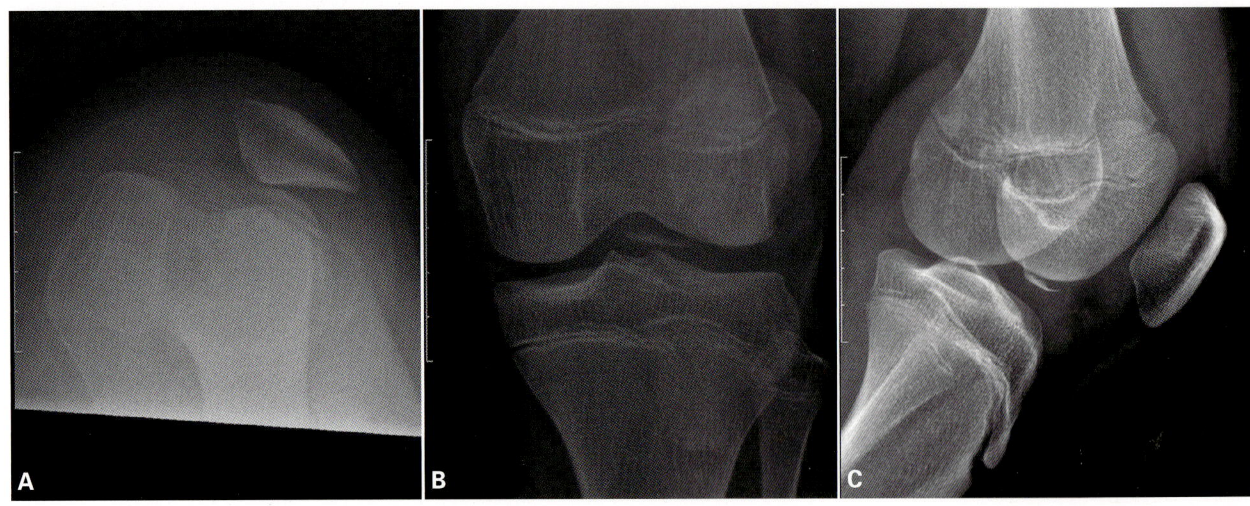

图 24.5 膝关节（A）轴位、（B）前后位和（C）侧位 X 线片上的骨软骨游离体

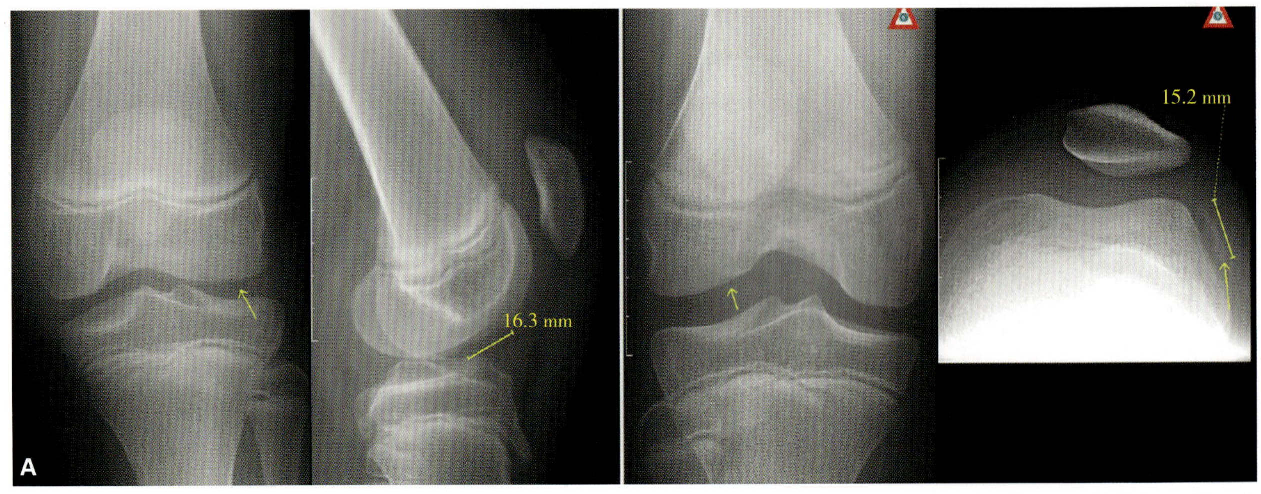

图 24.6 A. 骨软骨骨折和缺损很难在前后位、侧位和髁间切口位 X 线片中发现，而在轴位 X 线片中最容易看到骨折。左侧 3 个视图中的箭头标示出了细微的骨软骨缺损。右侧（轴位）视图中箭头所指为骨折碎片。B. 磁共振图像显示股骨外侧髁有较大的软骨缺损。C. 患者行股骨外侧髁骨软骨骨折开放复位内固定后的 X 线片

- 一旦发现关节软骨缺损，就应该仔细评估 MRI 以寻找游离体。类似地，如果在 MRI 上发现了游离体，则要仔细寻找游离体的来源。
- 游离体可以隐藏在后侧间室、内侧间室、外侧半月板前角下方或髌上囊中。
- MRI 取代了其他一些有意义的检查。膝关节穿刺抽液发现脂肪颗粒，提示可能有骨软骨骨折；穿刺液中炎症标志物水平升高也提示骨软骨损伤可能。超声检查也可以有效识别髌骨脱位后的游离体和骨软骨损伤。
- 在评估附着于软骨碎片的骨量时，CT 优于 MRI（图 24.7）。碎片上的骨量越多，固定后愈合越好。但有许多研究发现，在儿童髌骨脱位患者中，即便看似单纯的软骨碎片，在重新附着固定后，也具有极好的存活率。对于需要后期修复的患者，CT 扫描有时可以提供额外的信息，因为随着游离体表面纤维化，骨质可能会隐藏在纤维软骨层下，以至于在手术时不易发现。

非手术治疗

- 在高分辨率 MRI（1.5~3.0 T）上观察到小或浅表软骨或骨软骨损伤（ICRS Ⅰ ~ Ⅱ级纤维化 / 裂隙）或非常小的游离体（＜ 1 cm）可能适合非手术治疗。对于以上这些骨软骨损伤而言，可能无法从关节镜下清理术或软骨成形术中获益。

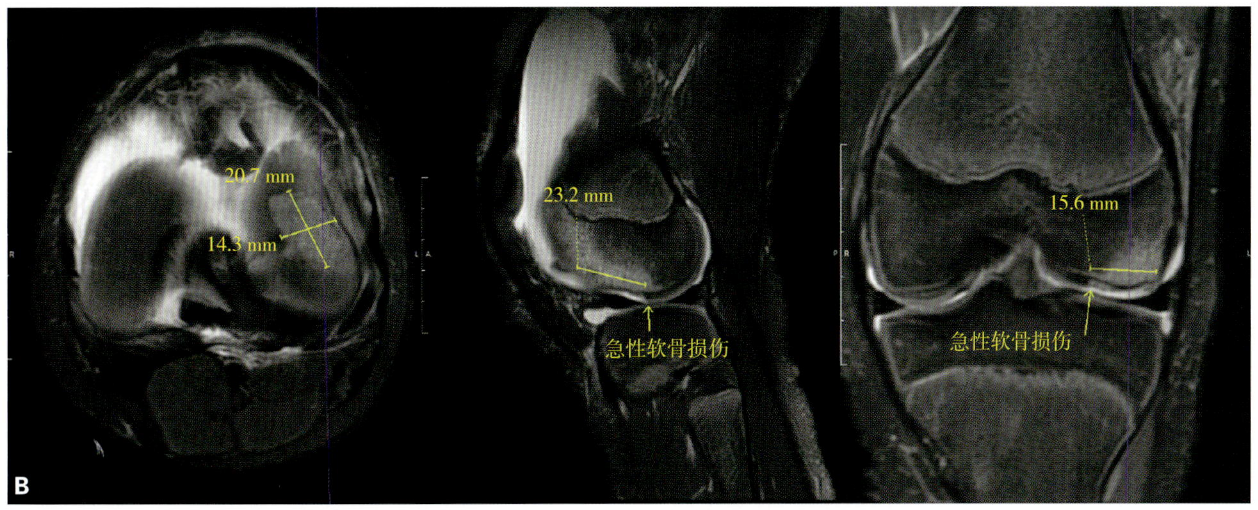

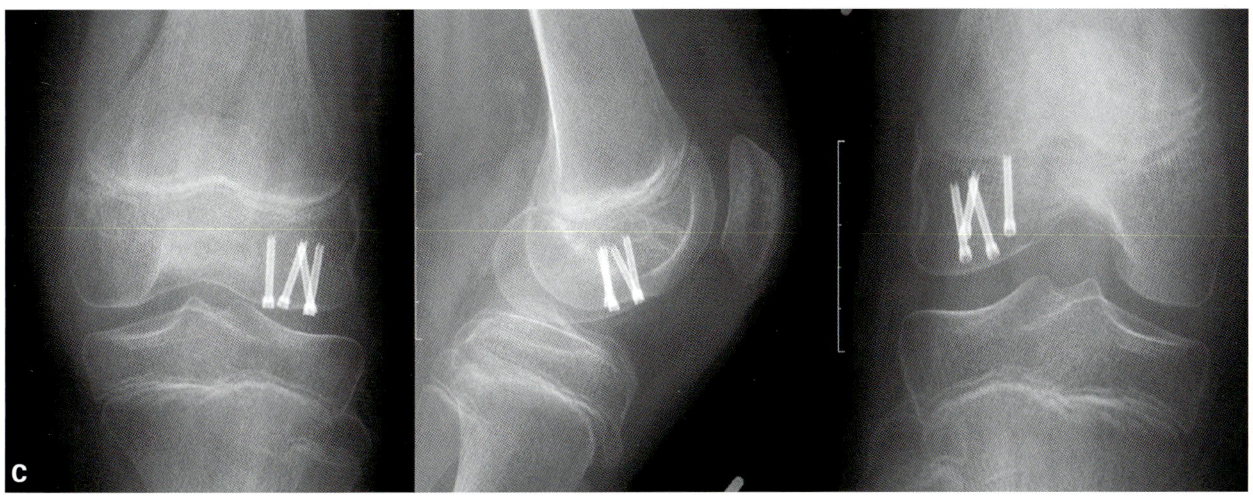

图 24.6（续）

- 小于 1 cm 的游离体通常会黏附在滑膜上，可能不产生关节铰锁或卡顿（图 24.8）。但这些游离体可能会从滑液中吸取营养而变大，届时可能需要手术去除。
- 非移位性的骨软骨损伤也可以非手术治疗。
- 股骨外侧髁最边缘的骨软骨碎片通常非常纤薄，并且部分延伸到外侧沟中，使得大约一半的病损是非关节接触区的。如果这些病损在冠状位上的宽度小于 1 cm 或未移位，则通常也可以非手术治疗（图 24.8）。
- 非手术治疗包括拄拐，避免负重活动 4~6 周，初期可以使用膝关节支具或铰链支架保护膝关节。伤后 1~2 周，开始膝关节运动或物理治疗，以尽量减少膝关节僵硬和股四头肌萎缩。6 周后，大多数未移位的病变暂时愈合，可以进一步加强物理治疗，大概在受伤后 3~4 个月恢复体育活动。

手术治疗

术前准备

- 直径大于 0.5~1.0 cm 的软骨或骨软骨损伤通常需手术修复。没有关于需修复的最小碎片尺寸的高级证据，但有研究建议骨质部分直径至少应为 9 mm。
- 较小的、破碎的、无骨质附着的和软化的关节碎片可以丢弃，缺损部位可以进行骨髓刺激钻孔（微骨折）。
- 直径大于 1 cm 的、单发的新鲜碎片，且附着明显骨组织的，最适合进行修复。
- 较大的全层关节碎片，即使没有明显软骨下骨（单纯软骨碎片），如果是从负重区的关节面脱落，

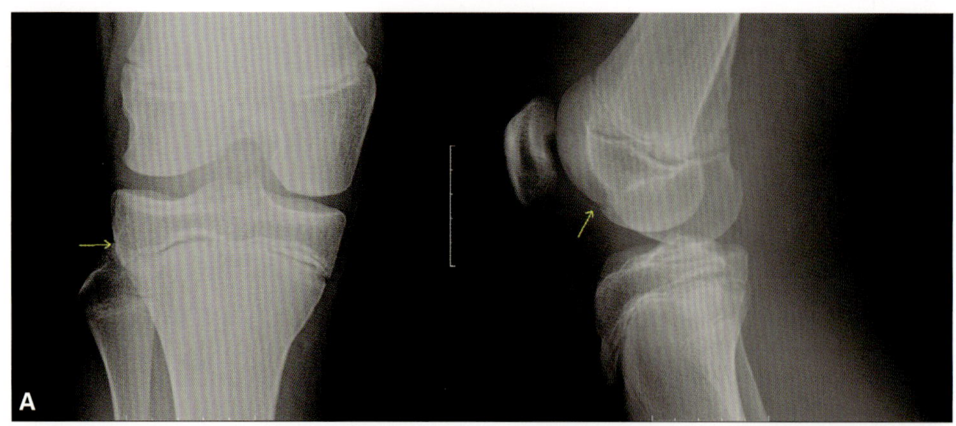

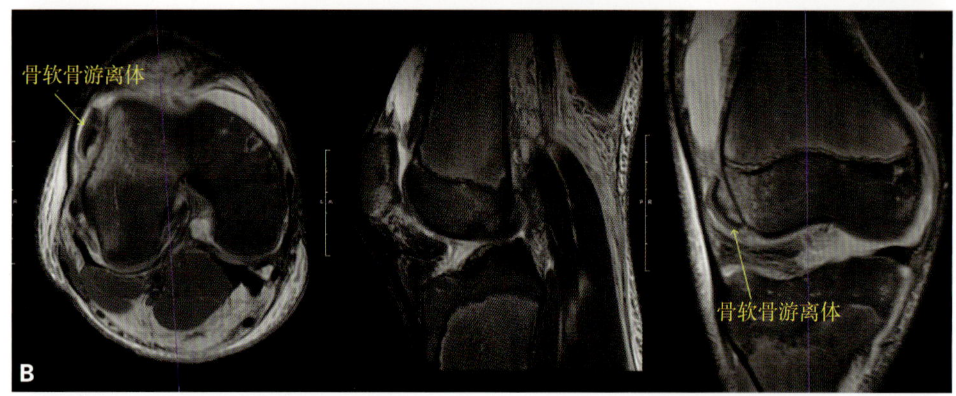

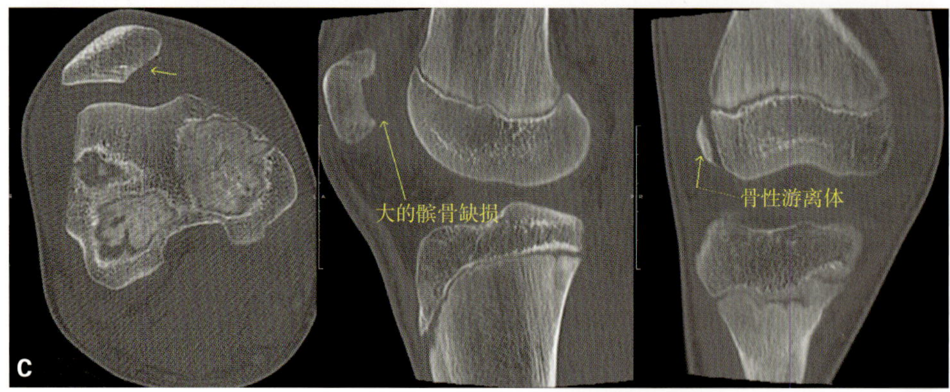

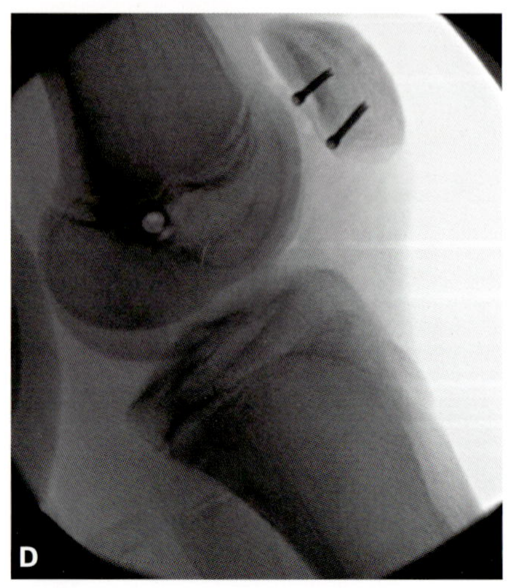

图 24.7 A. 骨软骨骨折在普通 X 线片上几乎看不见，或显示出很小的骨量（侧位视图上的箭头标示出了骨片）。B. 磁共振成像显示外侧沟槽中有大的游离体（箭头），但难以评估附着在游离体上的骨量大小。C. 计算机断层扫描明确了缺损部位（轴位和侧位图像上的箭头）和骨软骨骨折的骨质大小（右冠状图像上的箭头）。D. 内侧髌股韧带重建和髌骨骨软骨骨折固定后的图像

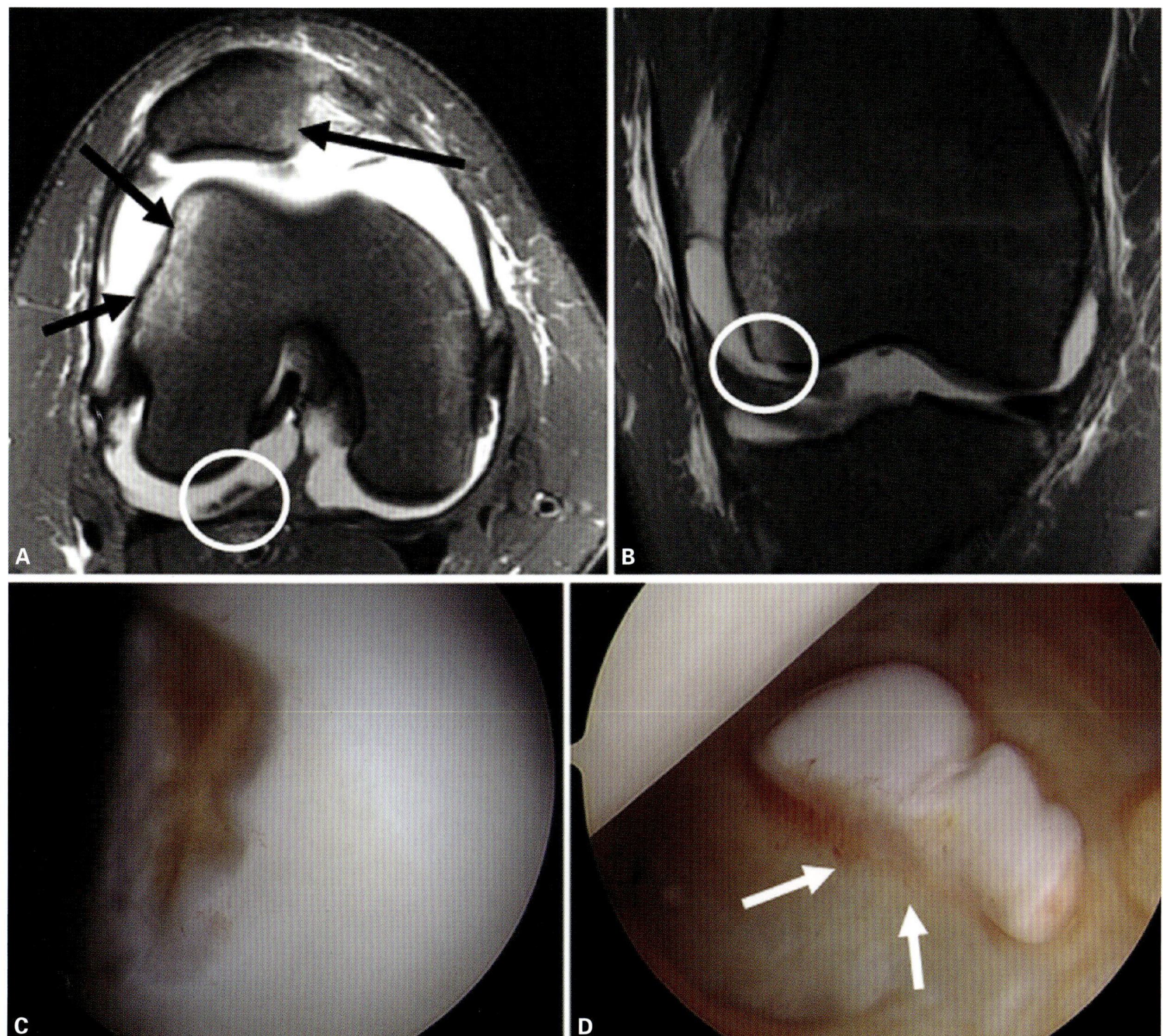

图 24.8 A. 轴向视图显示髌骨脱位（黑色箭头）的特征性骨挫伤和后外侧沟（白色圆圈）中的游离体。B. 冠状视图显示股骨外侧髁缘（白圈）的骨软骨损伤。C. 在关节镜检查中，股骨外侧髁上的骨软骨缺损较小，部分位于非负重区，并覆盖有一些纤维软骨。D. 后外侧隔室中的 1 cm 软骨片游离体，已附着到滑膜组织（白色箭头）

也应尽量尝试修复。

- 大多数骨软骨碎片在检查或成像时会有清晰的骨组织。用 MRI 判断游离体上的骨量很难。如果碎片是亚急性期以后的，则碎片的骨组织可以隐藏在纤维软骨组织的薄层下。碎片的骨组织可以在轻度刮除后暴露。骨组织的表面积越大，越容易修复。
- 几乎所有的游离体来自髌骨内下侧或外侧股骨髁的边缘。关节镜检查中，若没有切除外侧间室前方的滑膜和脂肪垫，股骨外侧髁软骨损伤的位置很容易被遗漏。另外，一些外侧的损伤可发生在滑车远端外侧。
- 大多数继发于髌骨不稳定的骨软骨骨折患者需要同时进行骨折固定和髌骨稳定手术治疗。
- 可吸收的生物型固定针或螺钉，优点是不需要再次手术取出，但它们在生物力学性能上不如金属螺钉。可吸收植入物在 X 线上不显影，这使得难以观察到它们在关节中的迁移的发生，并且可能对股骨滑车或胫骨平台软骨造成损害。由于担心延迟迁移，大多数关节内和关节下的金属螺钉需要再次手术取出。作者更喜欢 DePuy Synthes（West Chester，PA）的 2.4 mm 无头加压螺钉，因为它们具有出色的加压作用和易于置入的特点，无论是在关节镜下还是开放式手术当中。
- 有些髌骨必须外翻以将金属螺钉置入髌骨后方的

关节面，如果在初次手术进行了髌骨稳定手术治疗（例如 MPFL 重建），则几乎不可能在术后重新翻转髌骨并移除螺钉。有两种方法可以避免这种情况的发生。

- 首先是在初始手术中先进行骨软骨骨折固定，而不进行髌骨稳定手术。在二期手术时，通过开放手术翻转髌骨并移除植入物，然后再进行髌骨稳定手术。
- 第二种方案，是运用无头金属螺钉，其尺寸设计成从后向前穿过髌骨的整个厚度，并且从髌骨前皮质向外突出 3~4 mm（图 24.9）。在初次手术中，同时进行髌骨稳定术。待髌骨骨软骨愈合后，二期可以通过髌骨前方的小切口移除这些螺钉，而不损伤内侧稳定。用持针器固定螺钉尖端，顺时针方向旋转，从髌骨的前方移除螺钉。注意螺钉尖端不应会聚到一起，否则难以用持针器夹紧和扭转。这种手术方式与第一种手术方案相比将使运动员更快地恢复运动，因此可使他们提前数月进行髌骨稳定后的康复训练。
- 在任何骨软骨骨折固定手术计划中，都应告知患者需行骨移植手术的可能。髂嵴具有大量的成骨诱导骨移植物，而胫骨近端是最容易获取骨移植物的部位。

手术技术

体位

- 体位取决于骨软骨碎片的位置来源。
- 髌骨软骨缺损最适宜采用仰卧伸膝位进行手术。膝关节放置在可透视的标准手术台或 Jackson 手术台。
- 对于股骨外侧髁骨软骨损伤，通常采用屈膝位进行手术，且屈膝角度通常需大于 90°。可通过衬垫或足侧放置立柱来获取屈膝位，或通过支架固定使下肢从手术台末端下垂。同侧髋关节下方垫高可以有效平衡膝关节，防止术中膝关节内外摆动。

入口和显露

- 最常见的骨软骨骨折发生在髌骨的内侧面上。通常在进行关节镜检查时，确定骨软骨游离体及其来源。
- 扩大内侧髌韧带旁的内侧关节镜入路，取出内侧髌骨游离体。如果游离体来自股骨外侧髁，则可以通过扩大外侧入路取出。
- 在取出之前，可以用腰穿针将碎片固定，以防止其在关节中移动，并防止抓取时被推开。
- 检查这些游离体是否适合修复。如果碎片有软组织附着，可用刨刀或篮钳咬除。

手术步骤

麻醉下体格检查

- 由于髌骨稳定术通常在修复 / 去除骨软骨损伤同时或随后进行，因此应在伸直位和屈膝 30° 位情况下测试髌骨移动性，并与健侧对比。通常情况下，髌骨在内侧和外侧平移不超过髌骨宽度的 1/2，且具有坚固的移动终末感。

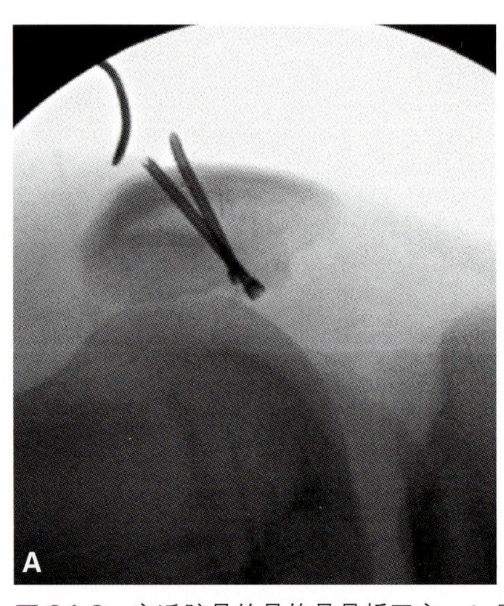

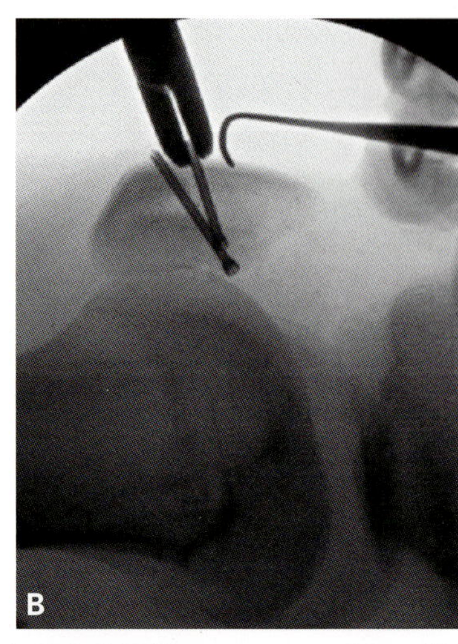

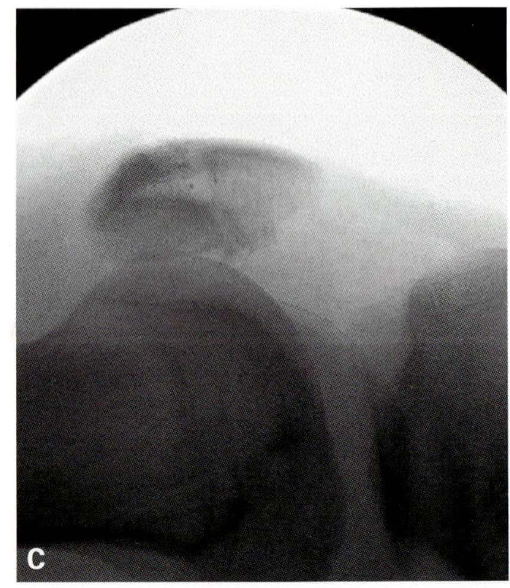

图 24.9 穿透髌骨的骨软骨骨折固定。A. 髌骨骨软骨骨折用 2.4 mm 无头加压螺钉固定，同时进行内侧髌股韧带重建。B. 骨折愈合后，将无头螺钉从前切口取出。C. 螺钉移除后的透视图像

- 髌骨向外侧移动时，髌骨软骨缺损在滑车边缘上摩擦，可能会产生摩擦或顿挫感。

关节镜检查

- 对于大多数髌骨不稳定并伴有显著的骨软骨损伤病例，首先进行诊断性关节镜检查以评估软骨损伤的严重程度和修复的可行性。
- 膝关节镜检查通过髌下前外侧入路开始，先灌注冲洗关节积血至灌洗液清澈，然后将关节镜放入鞘管开始检查。
- 或者通过辅助的髌上入路和专用出水管来帮助冲洗膝关节。
- 对于内侧髌骨骨软骨损伤患者，髌下内侧入路比标准的内侧入路可以观察到更内侧和更远端的部分，可以更好地评估髌骨内侧面。
- 辅助内侧沟入路可以垂直到达髌骨内侧缺损处并进行处理（图 24.10）。
- 小的裂缝通常不用处理。裂隙穿透超过软骨厚度 50%，特别是合并软骨软化的情况，可以通过标准髌下入路刨除成形。软化的软骨不能支持正常的膝关节力学，应轻柔去除，但使用 3.5 mm 光滑（无齿）刨刀可能无法清除。
- 如果裂缝延伸到骨，或者在刨除后暴露软骨下骨，通过钻孔进行骨髓刺激（微骨折）可能会有所帮助。
- 任何可视的关节软骨缺损都应该积极寻找游离体，最常在外侧沟内。游离体最终可以进入后内侧 / 后外侧间室，髁间窝，髌上囊，甚至在半月板前角下方。
- 一些较小的游离体（特别是直径 < 0.5~1 cm，且由于软化或太碎而导致软骨质量差）可能会被去除。但如果较小的游离体愈合或黏附在软组织上，

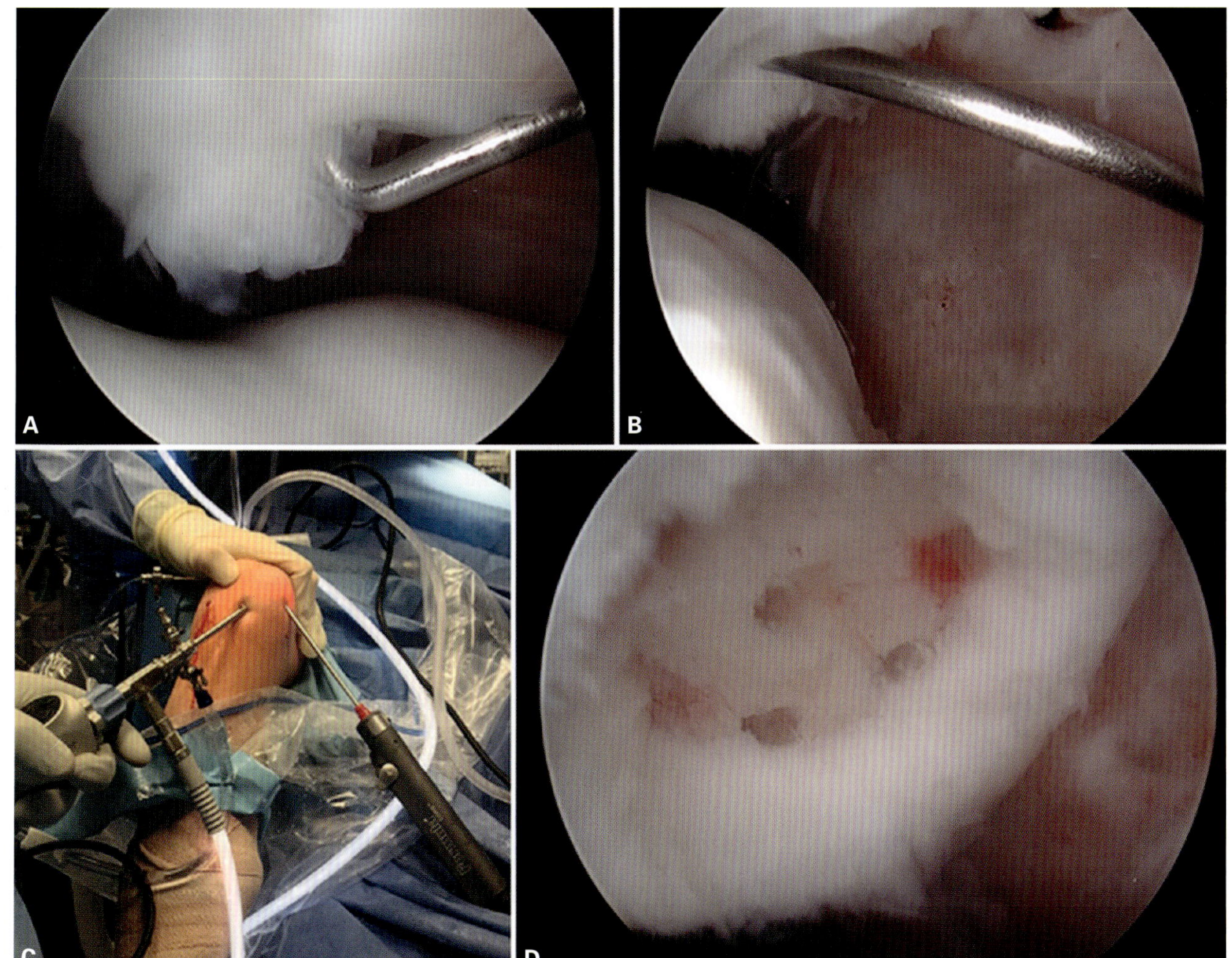

图 24.10 A. 内侧关节面软骨病损。B. 腰穿针标记辅助内侧入路。C. 从外侧向内侧轻微推动髌骨将利于关节镜进入观察髌骨内侧面。D. 去除不稳定的，脱落松散的软骨碎片，并进行微骨折

可以不用处理（图 24.8）。

- 游离体可能会在膝关节内游走，且通过关节切开术可能无法轻易找到。游离体可通过扩大的入路切口取出，或在预计部位制作入路取出。用腰穿针暂时对碎片进行固定，使它不能四处移动，也会降低抓取时的难度。
- 如果骨软骨碎片已经开始游离漂浮，则不要犹豫，可将其从关节取出，并在台面进行再植预处理准备（图 24.11）。
- 测量骨软骨缺损大小，并与游离体大小进行匹配，以确定骨游离的骨软骨碎片是否与缺损处适合。骨软骨碎片一旦开始游离，就会从滑液中吸取营养并迅速增大（生长）。如果骨软骨碎片在损伤后 10~14 天内没有固定，则需要额外的时间将碎片削减到适当大小，这包括修剪碎片及刮除碎片骨质表面的纤维软骨。最后这一步在延迟的骨软骨碎片修复手术中尤为重要，但这是一个烦琐的过程，最好通过尽早手术来避免。
- 大多数报道的骨软骨骨折手术是在受伤后 2 周内完成的，但也可以在受伤后 8 周内完成。作者对髌骨脱位数月至 1 年的关节内骨软骨游离体也进行了成功修复（图 24.12）。
- 也有很少一部分骨软骨块呈新鲜剥离，并残余部分附着，这样的骨软骨块很容易进行解剖复位，并可以在镜下通过可吸收或金属内植物固定。

开放性修复

- 若要使用金属内植物来处理复杂的髌骨骨软骨损伤，则需待骨软骨修复愈合后再进行二期的髌骨稳定手术。髌骨稳定术通常在 8 周后进行，此时在同一次麻醉下，行内固定物取出后，再行髌骨稳定手术。因为在关节镜下进行较大骨软骨碎片的修整，移植和固定是很困难的，所以通常需要行开放手术修复。修复有很高的成功率，但必须是解剖复位。所以在操作时应用头灯和放大镜将有助于显露、碎片修整和固定。
- 伤后超过 2 周，则术中大多数碎片需要修整以适应相应的缺损。伤后约 10 天，缺损处开始被填充，并且游离的骨软骨碎片也会不断生长，不能与原缺损处直接拼接。因此必须修整看似正常但其实已生长的关节软骨碎片，以使其适应缺损处的尺寸。修整是一个烦琐且耗时的过程。缺损处需要用刮匙进行新鲜化，也可能需要对缺损处进行加深处理，以使碎片回填后与周围软骨齐平。但如果碎片比周围的软骨面低，则需进行骨移植。

髌骨内侧损伤

- 可采用内侧髌旁入路进行髌骨内侧骨软骨损伤修

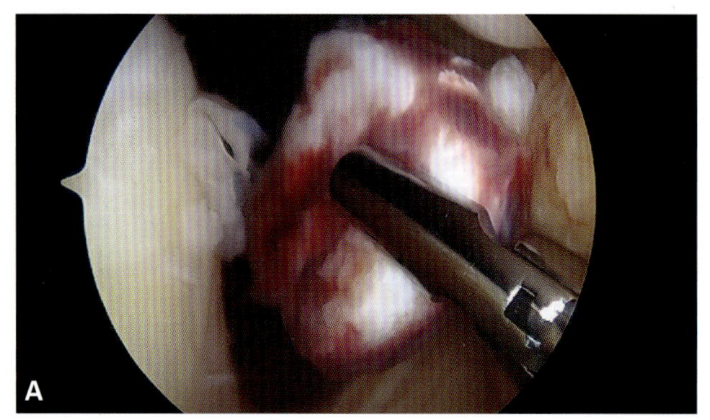

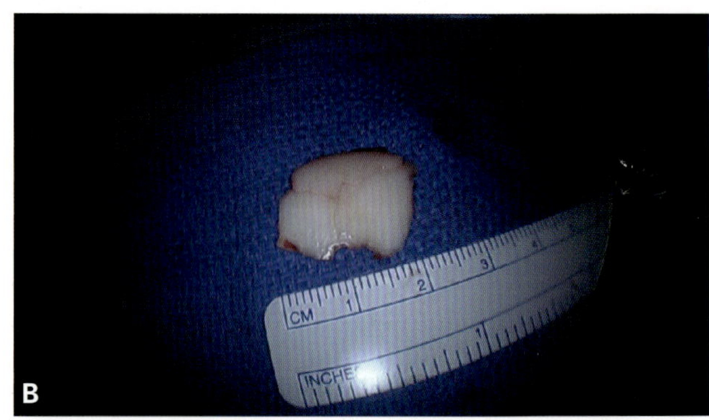

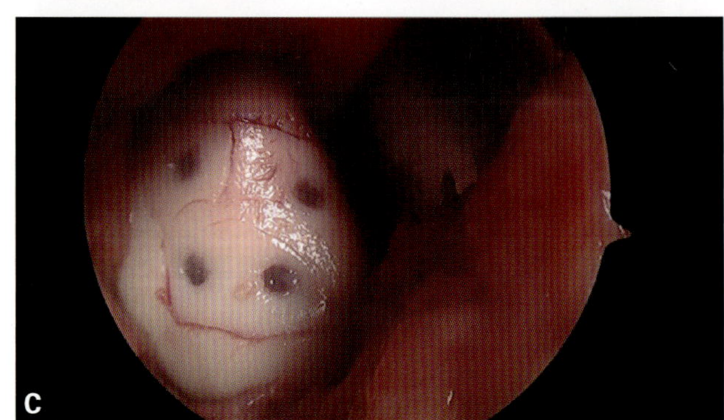

图 24.11 A. 从髌骨上取下 2 cm × 2 cm 骨软骨游离体。B. 去除不牢固的骨软骨骨折，评估修复性并进行准备。C. 从髌骨内下侧修复骨软骨骨折

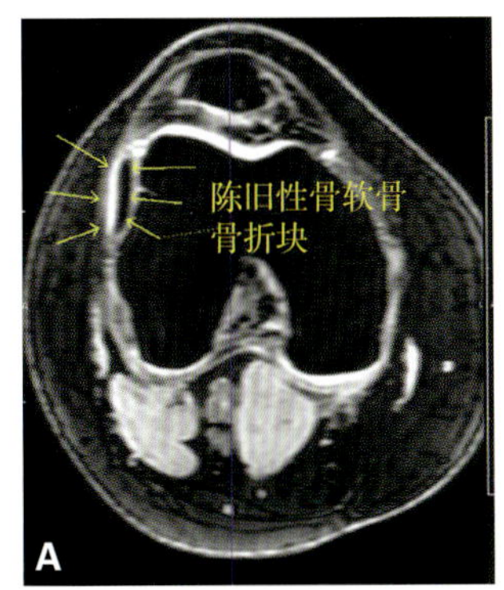

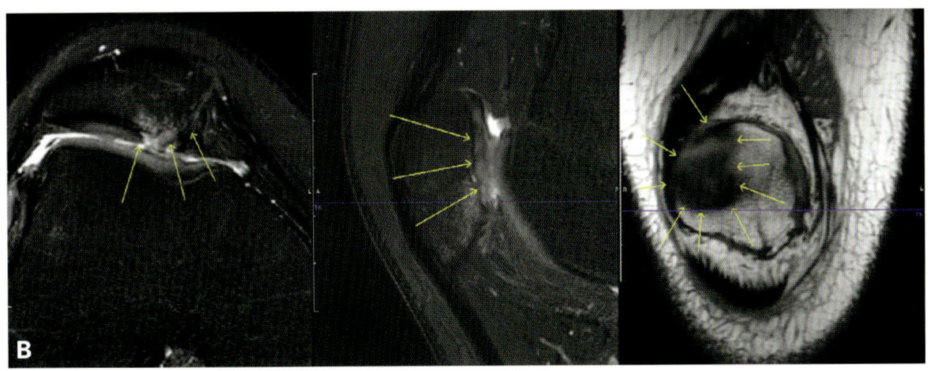

图 24.12 A. 由髌骨脱位产生了一个大片的骨软骨骨折块，且持续存在超过 1 年未被修复。B. 髌骨骨折块（黄色箭头）成功修复，同时进行了内侧髌股韧带重建

复，但必须注意避免切到关节软骨和半月板。

- 应在完全伸膝位进行该操作，并且在打开关节腔时用镊子将关节囊和滑膜从股骨髁上夹起以避免切开时损伤软骨。髌骨内侧面上的一些较小的病损可能不需要外翻髌骨进行修复。但若涉及较大的髌骨内侧软骨损伤，则需要外翻髌骨（80° ~90°）以方便手术。髌骨外翻时，可能需要做更长的切口，从髌骨上极一直延伸到胫骨结节。
- 固定螺钉或针应从后向前穿过髌骨。最流行的内植物是金属或可吸收埋头螺钉和可吸收钉。使用螺钉时，应埋头至碎片软骨面 3 mm 以下，以防止螺钉退出擦伤相对的软骨。如果骨软骨碎片上的骨质厚度大于 3 mm，则埋头螺钉可完全拧入骨质内，在软骨层不残存金属内植物。

股骨外侧髁损伤

- 大多数外侧髁病损位置靠前和靠外侧，有时难以通过关节镜观察到。并且病损处常被滑膜和脂肪垫遮挡，需清除前外侧的滑膜和脂肪垫，以利于观察前外侧间室。
- 由于该部位软骨通常非常纤薄（0.5~1.0 mm），且基本处于非负重区域，所以这些外周软骨损伤可能不需修复。虽然有时碎片的直径可能大于 1 cm，但股骨外髁关节面软骨在活动时，部分已位于关节非负重区域外的沟槽当中。
- 但也有学者指出在急性髌骨脱位患者中，合并股骨外髁骨软骨损伤比合并髌骨骨软骨损伤的预后会更差。虽然该研究中大多数骨软骨碎片是被移除的，但也提示我们应该更多尝试去修复，尤其是股骨外髁。
- 手术体位根据外髁损伤位置而变化，可采取伸膝位（前部损伤）或屈膝位（后部损伤）。
- 最常见的负重区损伤，即半月板上方周围的关节骨软骨损伤，可采用髌旁外侧或前外侧入路进行手术。进入关节时必须小心，避免半月板损伤。半月板前上方的脂肪垫和关节囊，可能需水平切开以改善操作空间。
- 周边位置的软骨很薄（厚度只有 1.0~1.5 mm）。最好的修复材料可能是具有低切际头部的生物可吸收钉（如硬木地板饰面钉）。在这种情况下，无头加压螺钉的近端螺纹可能无法在薄软骨中获得足够的螺纹深度。

切口关闭

- 膝关节前方的切口容易张开，尤其是韧带松弛的患者。为了使肥厚性瘢痕最小化，可以在深层使用一些 PDS 缝线。与 Vicryl 或 Monocryl 缝线相比，PDS 缝线在 8~10 周时会失去其强度，而前者在手术后 3~4 周时会失去强度。可采用内翻褥式缝合方式（也称为“折叠针”）进行 PDS 线缝合，以保持长效的缝合张力。在更表浅的位置可用 Vicryl 缝线进行类似的缝合。
- 骨软骨骨折修复的经验与教训见表 24.2。

疼痛控制

- 骨软骨骨折的开放性修复手术，会额外增加单纯髌股稳定重排手术的创伤。因此术前采用多模式镇痛，以及术中局部阻滞（骨膜下麻醉）可以减少术后阿片类药物的使用。如果术中需获取腘绳肌腱，超声引导的股神经和坐骨神经阻滞可以有效缓解术后前 3 天的疼痛。围手术期疼痛管理方案包括：
    - 术前在麻醉准备间使用普瑞巴林和塞来昔布。
    - 芬太尼诱导，通常随后术中使用氢吗啡酮。

表 24.2　骨软骨骨折修复的经验与教训

经验	教训
• 在伤后 10~14 天内修复急性骨软骨骨折 • 术前同时做好骨软骨损伤修复和髌骨稳定术的准备 • 做好透视相关准备 • 内侧髌股韧带移植物获取之前先行关节镜检查，因为可能需要延迟二期进行髌骨稳定术 • 准备好进行骨软骨损伤修复的各种工具，如克氏针、刮匙、骨锉和相关固定装置 • 髌骨软骨内植物可贯通到前方皮质，以方便下次从前方取出	• 延迟手术可导致骨软骨碎片生长，需要对碎片进行繁琐的修整以及缺损处的处理 • 固定失效是髌骨骨软骨切开复位内固定后重返手术室的常见原因 • 术前被认为是小的、需摘除的碎片，有可能术中发现较大且能修复 • 如果骨折修复困难且耗时，那么稳定性手术可能需二期进行 • 若同时行髌骨稳定术，则术后可能无法移除不可吸收的硬质固定物

- 术中对乙酰氨基酚。
- 术中地西泮。
- 术中昂丹司琼和地塞米松。
- 股神经阻滞（0.2% 罗哌卡因推注，然后连续输注 0.125% 罗哌卡因 48 h）。
- 坐骨神经阻滞（0.2% 罗哌卡因推注，如果需要，连续输注 0.125% 罗哌卡因 48 h）。
- 麻醉复苏室使用含糖乳酸林格液。

替代技术

- 除了螺钉 / 针固定外，骨软骨骨折碎片也可以使用各种缝合技术或使用组织黏合剂进行修复。
- 对于无法修复或固定失败的巨大缺损，自体骨软骨移植（镶嵌成形术 /OATS），新鲜骨软骨同种异体移植，自体软骨细胞移植或青少年软骨微粒也是可供选择的技术。这些技术会在第二十五章中详细描述。

术后管理

- 患者术后可在能耐受的程度下负重，因为髌骨骨软骨骨折是在完全伸膝位进行修复的，而髌股关节在屈膝约 20°时才开始接触。
- 在术后 4~6 周使用膝关节石膏或支具使膝关节完全伸直有助于后期愈合，特别是年轻或依从性较差的患者。当不负重时，比如睡觉、坐着和进行膝关节物理治疗时可以移除支具，并鼓励膝关节自由活动。
- 术后 6 周内鼓励进行直腿抬高训练。
- 术后 8 周时骨软骨损伤通常已愈合，此时可以取出固定螺钉。
- 股骨外髁负重区如进行了骨软骨损伤修复，则术后 6 周内步行时需要非负重或足尖部分负重。

结果

- 去除累及关节面的骨软骨骨折碎片可使患者罹患退行性关节炎。
- Chotel 等报道了 14 例儿童骨软骨损伤病例，其中 9 例股骨、5 例髌骨骨软骨骨折，分别用螺钉、可吸收的针和缝线固定骨折，6 例使用了生物胶。平均随访 30 个月后，所有病例均愈合没有失败。平均 IKDC 得分为 88 分。
- Seeley 等报道，与髌骨骨软骨损伤相比，股骨外侧髁骨软骨损伤的平均 IKDC 评分为 75 分，而前者是 91 分。此外，股骨外侧髁负重区损伤（位于外侧半月板前角的后部）的 IKDC 与非负重（外侧半月板前角的前部）相比，IKDC 得分要更低，前者 75 分，后者 93 分。患者骨软骨损伤术前均通过 MRI 检查明确，46 例患者中，26 例因为骨软骨骨折有移位而接受手术，包括 6 例股骨外侧髁、18 例髌骨和 2 例合并损伤。在 26 例患者中仅 6 例进行了开放复位固定。
- Walsh 等报道 8 例青少年使用生物可吸收针修复大的股骨外髁骨软骨骨折，平均随访时间为 9 年，仅 3 例骨软骨骨折伴有相应的髌骨脱位。大多数 5 年以上随访的患者的 IKDC 主观评分为 A 或 B，没有任何不好的结果。X 线检查和 MRI 随访显示一些软骨有变薄和信号改变，但没有明显退变。
- Nikku 等进行了一项平均随访 7 年的队列研究，其中患者髌骨脱位时平均年龄为 20 岁。研究指出 X 线检查发现游离体是提示不良预后的一个关键因素。这是一项关于手术与非手术治疗髌骨脱位的随机前瞻性研究，其中已排除合并大块骨软骨骨折的患者。令人担忧的是，即使是合并较小的骨软骨骨折碎片，有一半的非手术治疗组患者中长期随访预后非常差。

- 最近，Fabricant 等提供了 10 例膝关节单纯软骨损伤修复的病例数据，其中 6 例合并髌骨不稳定。关节切开后主要采用生物可吸收性钉进行固定的预后大多较好。术后 8 周出现 1 例固定失败。术后 1 年，对 10 例患者中的 6 例进行 MRI 检查后发现，有 3 例软骨表面轮廓修复、软骨下骨水肿消退。然而，在另外 3 例中，1 例显示软骨变薄，另 1 例软骨增厚，第 3 例显示有软骨下骨水肿、囊性变和软骨裂隙。
- Cash 和 Hughston 在 100 例髌骨脱位患者（103 个膝关节）队列中探讨手术与非手术治疗，平均年龄为 21.7 岁。在他们的研究中，有 29 个膝关节在 X 线片或手术中发现骨软骨骨折。20 个骨软骨骨折膝关节行手术固定，仅 1 个预后较差。9 个骨软骨骨折膝关节行非手术治疗，5 个预后不佳。但文中没有具体说明骨软骨骨折的手术方法。
- Nomura 和 Inoue 评估 30 例急性髌骨脱位患者，共 18 例膝关节病例（平均年龄 17.2 岁）因骨软骨骨折而出现软骨缺损。在平均 16.5 月后的第二次关节镜检查中，2 例重新固定的骨软骨碎片几乎完全愈合。而另 1 例骨软骨碎片重新固定后还是出现了软骨纤维化。在行碎片清除手术的 15 例中，9 例表现出不同程度的纤维化，3 例出现严重纤维化 / 溃疡，1 例出现软骨突出，还有 2 例缺损似乎愈合。
- 尽管青少年髌骨脱位在超过 5 年后随访中出现不良预后的风险较高，但很少有证据表明清创术或软骨成形术可以改善这种情况。如果在高分辨率的 MRI 上没有发现明显的骨软骨损伤，大多数首次脱位病例还是推荐非手术治疗。
- 表 24.3 列出骨软骨骨折修复的并发症，以及预防这些并发症的技巧。

结论

- 与髌骨脱位相关的骨软骨骨折通常来自髌骨下内侧或股骨外髁负重区边缘。骨软骨骨折直径小于 0.5~1.0 cm 的患者可通过关节镜清除这些游离体。而较大的碎片可通过开放手术用金属螺钉、可吸收螺钉、缝线或纤维蛋白胶修复固定，均具有很好的随访结果。大多数首次或复发性髌骨脱位合并移位的骨软骨骨折患者应考虑进行碎片清除或修复手术，同时一期或二期行髌骨稳定手术。

参考文献

[1] Seeley MA, Knesek M, Vanderhave KL. Osteochondral fracture and acute patellar dislocation in children and adolescents. J Pediatr Orthop. 2013;33(5):511-518.

[2] Stanitski CL, Paletta GA Jr. Articular cartilage injury with acute patellar dislocation in adolescents. Arthroscopic and radiographic correlation. Am J Sports Med. 1998;26(1):52-55.

[3] Elias DA, White LM, Fithian DC. Acute lateral patellar dislocation at MR imaging: injury patterns of medial patellar soft tissue restraints and osteochondral injuries of the inferomedial patella. Radiology. 2002;225(3):736-743.

[4] FarrJ, Covell DJ, Lattermann C. Cartilage lesions in patellofemoral dislocations: incidents/locations/when to treat. Sports Med Arthrosc Rev. 2012;20(3):181-186.

[5] Hoshino CM, Thomas BM. Late repair of an osteochondral fracture of the patella. Orthopedics. 2010;33(4). doi:10.3928/01477447-20100225-25.

[6] Nietosvaara Y, Aalto K, Kallio PE. Acute patellar dislocation in children: incidence and associated

表 24.3 骨软骨骨折修复手术的并发症及预防策略

并发症	预防
愈合不良 / 不愈合	刚性固定，必要时植骨，采用多个固定点
修复后软骨表面不平整	早期（< 10 天）手术，修整碎片和缺口以相匹配。通过开放手术改善缺口和碎片的平整度
髌骨内侧稳定术后无法移除髌骨螺钉，尤其是内侧髌股韧带（MPFL）重建术后	分期手术或从后向前使用贯穿髌骨的埋头螺钉
螺钉退出致滑车或胫骨平台软骨磨损	螺钉应埋头至关节软骨面 3 mm 以下，术后定期 X 线检查评估是否移位。避免使用不显影的固定装置
复发性髌骨脱位	一期或二期进行髌骨稳定手术
关节僵硬	尽早开始非负重状态下的关节活动度锻炼
骨软骨碎片移位	膝关节早期使用支具固定在伸直位，以保护固定效果
术后髌骨不稳定	采用 MPFL 重建术以稳定髌骨

osteochondral fractures. J Pediatr Orthop. 1994;14(4):513-515.

[7] Sallay PI, Poggi J, Speer KP, Garrett WE. Acute dislocation of the patella. A correlative pathoanatomic study. Am J Sports Med. 1996;24(1):52-60.

[8] Broom ND, Oloyede A, Flachsmann R, Hows M. Dynamic fracture characteristics of the osteochondral junction undergoing shear deformation. Med EngPhys. 1996;18(5):396-404.

[9] Stefancin JJ, Parker RD. First-time traumatic patellar dislocation: a systematic review. Clin Orthop RelatRes. 2007;455:93-101.

[10] Beran MC, Samora WP, Klingele KE. Weight-bearing osteochondral lesions of the lateral femoral condyle following patellar dislocation in adolescent athletes. Orthopedics. 2012;35(7):e1033-e1037.

[11] Sanders TG, Paruchuri NB, Zlatkin MB. MRI of osteochondral defects of the lateral femoral condyle: incidence and pattern of injury after transient lateral dislocation of the patella. AJR Am J Roentgenol. 2006;187(5):1332-1337.

[12] Toupin JM, Lechevallier J. Osteochondral fractures of the external femoral condyle after traumatic patellar dislocation during physical exercise in children [in French]. Rev Chir Orthop Reparatrice Appar Mot. 1997;83(6):540-550.

[13] Felus J, Kowalczyk B, Lejman T. Sonographic evaluation of the injuries after traumatic patellar dislocation in adolescents. J Pediatr Orthop. 2008;28(4):397-402.

[14] Sillanpaa PJ, Salonen E, Pihlajamäki H, Mäenpää HM. Medial patellofemoral ligament avulsion injury at the patella: classification and clinical outcome. Knee SurgSports Traumatol Arthrosc. 2014;22(10):2414-2418.

[15] Nomura E, Inoue M, Kurimura M. Chondral and osteochondral injuries associated with acute patellar dislocation. Arthroscopy. 2003;19(7):717-721.

[16] Nomura E, Inoue M. Cartilage lesions of the patella in recurrent patellar dislocation. Am J Sports Med. 2004;32(2):498-502.

[17] Outerbridge RE. The etiology of chondromalacia patellae. J Bone Joint Surg Br. 1961;43-B:752-757.

[18] Buckwalter JA, Brown TD. Joint injury, repair and remodeling: roles in post-traumatic osteoarthritis. Clin Orthop Relat Res. 2004;423:7-16.

[19] Rünow A. The dislocating patella. Etiology and prognosis in relation to generalized joint laxity and anatomy of the patellar articulation. Acta Orthop ScandSuppl. 1983;201:1-53.

[20] Stanitski CL. Articular hypermobility and chondral injury in patients with acute patellar dislocation. Am J Sports Med. 1995;23(2):146-150.

[21] von Engelhardt LV, Raddatz M, Bouillon B, et al. How reliable is MRI in diagnosing cartilaginous lesions in patients with first and recurrent lateral patellar dislocations? BMC Musculoskelet Disord. 2010;11:149.

[22] Sward P, Struglics A, Englund M, Roos HP, Frobell RB. Soft tissue knee injury with concomitant osteochondral fracture is associated with higher degree of acute joint inflammation. Am J Sports Med. 2014;42(5):1096-1102.

[23] Zhang GY, Zheng L, Shi H, Qu SH, Ding HY. Sonography on injury of the medial patellofemoral ligament after acute traumatic lateral patellar dislocation: injury patterns and correlation analysis with injury of articular cartilage of the inferomedial patella. Injury. 2013;44(12):1892-1898.

[24] Fabricant PD, Yen YM, Kramer DE, Kocher MS, Micheli LJ, Heyworth BE. Fixation of chondral-only shear fractures of the knee in pediatric and adolescent athletes. J Pediatr Orthop. 2017;37(2):156.

[25] Jain NP, Khan N, Fithian DC. A treatment algorithm for primary patellar dislocations. Sports Health. 2011;3(2):170-174.

[26] Friederichs MG, Greis PE, Burks RT. Pitfalls associated with fixation of osteochondritis dissecans fragments using bioabsorbable screws. Arthroscopy. 2001;17(5):542-545.

[27] Gkiokas A, Morassi LG, Kohl S, Zampakides C, Megremis P, Evangelopoulos DS. Bioabsorbable pins for treatment of osteochondral fractures of the knee after acute patella dislocation in children and young adolescents. Adv Orthop. 2012;2012:249687.

[28] Chotel F, Knorr G, Simian E, Dubrana F, Versier G; French Arthroscopy Society. Knee osteochondral fractures in skeletally immature patients: French multicenter study. Orthop Traumatol Surg Res. 2011;97(8 suppl):S154-S159.

[29] Aydogmus S, Duymus¸ TM, Keçeci T. An unexpected complication after headless compression screw fixation of an osteochondral fracture of patella. Case Rep Orthop. 2016;2016:1-4.

[30] Mashoof AA, Scholl MD, Lahav A, Greis PE, Burks RT. Osteochondral injury to the mid-lateral weight-bearing portion of the lateral femoral condyle associated with patella dislocation. Arthroscopy. 2005;21(2):228-232.

[31] Visuri T, Kuusela T. Fixation of large osteochondral fractures of the patella with fibrin adhesive system. A report of two operative cases. Am J Sports Med. 1989;17(6):842-845.

[32] Ng WM, AL-Fayyadh MZM, Kho J, Seow Hui T, Mohamed Ali MRB. Crossing suture technique for the osteochondral fractures repair of patella. ArthroscTech. 2017;6(4):e1035-e1039.

[33] Walsh SJ, Boyle MJ, Morganti V. Large osteochondral fractures of the lateral femoral condyle in the adolescent: outcome of bioabsorbable pin fixation. J Bone Joint SurgAm. 2008;90(7):1473-1478.

[34] Nikku R, Nietosvaara Y, Aalto K, Kallio PE. Operative treatment of primary patellar dislocation does not improve mediumterm outcome: a 7-year follow-up report and risk analysis of 127 randomized patients. Acta Orthop. 2005;76(5):699-704.

[35] Cash JD, Hughston JC. Treatment of acute patellar dislocation. Am J Sports Med. 1988;16(3):244-249.

[36] Nomura E, Inoue M. Second-look arthroscopy of cartilage changes of the patellofemoral joint, especially the patella, following acute and recurrent patellar dislocation. Osteoarthritis Cartilage. 2005;13(11):1029-1036.

[37] Mostrom EB, Mikkelsen C, Weidenhielm L, Janarv PM. Long-term follow-up of nonoperatively and operatively treated acute primary patellar dislocation in skeletally immature patients. Sci World J. 2014;2014:473281.

第二十五章

软骨损伤

Tan Si Heng Sharon, Hui James Hoi Po

概述

发病机制

- 在运动量较大的儿童和青少年中，髌骨不稳定是软骨损伤的主要原因之一，文献报道可达97%以上。
- 软骨损伤可继发于较大或轻微的创伤。
- 在急性脱位中，软骨损伤常由较大创伤引起。
  - 在髌骨外侧脱位再复位过程中，髌骨内侧会撞击股骨外侧髁引起直接撞击伤。在剪切机制下，这种情况会对髌骨关节软骨特别是髌骨内下方的软骨造成损伤。
  - 急性骨软骨或软骨骨折的处理详见本书第二十四章。
- 反复的髌股关节不稳定会通过微创伤导致持续的、进行性的软骨损伤。
  - 异常的关节负荷和生物力学的改变会引起过度的接触应力和剪切力，从而导致反复的微创伤和进行性的软骨磨损。
  - 髌骨外侧面的软骨损伤常继发于慢性的髌骨倾斜和外侧过度挤压综合征。在外侧受压时，内侧髌骨面软骨损伤常继发于接触不良或髌骨脱位。
- 髌骨和（或）滑车软骨损伤通常和髌骨不稳定、对线不良或解剖学因素有关，如滑车发育不良、高位髌骨等。因此，髌股关节软骨损伤的处理除了针对软骨损伤的治疗，还应对相关的病理因素进行评估和处理。
- 本章节将主要介绍髌股关节局灶性或一侧软骨损伤的处理。髌股关节两侧和严重损伤以及广泛软化和退变的治疗将在第二十六章讨论。

分类

- 包括局灶性软骨或骨软骨损伤，继发于急性脱位后形成的骨软骨骨折或游离体和继发于反复髌骨不稳定的广泛软骨退行性变。
- 软骨损伤定义为未累及软骨下骨的部分厚度缺损，骨软骨损伤定义为软骨全层的缺损，伴随潜在的软骨下骨损伤。

解剖学

- 大多数的软骨损伤累及髌骨，其次是股骨外侧髁。
  - 髌骨损伤：
    - 髌骨内侧缘的小撕脱性骨折通常起源于内下方并和对应的内侧髌胫韧带相连。
    - 分布于髌骨内侧软骨表面的损伤通常为较轻的损伤，内侧面撕脱骨折通常为较重的损伤。
  - 股骨损伤：
    - 最常见的股骨损伤出现在股骨外侧髁或滑车，有时也会累及股骨外侧髁的承重面。
    - 较髌骨损伤发生率低，通常伴随髌骨软骨损伤。
    - 当髌骨和股骨外侧髁同时受损时，说明受到了更大的剪切力和接触应力，通常会伴随全层的软骨损伤。
- 急性脱位主要导致髌骨内侧损伤，而反复性不稳定通常造成髌骨外侧损伤。

- 软骨损伤的其他部位包括髌骨中间嵴和外侧关节面，股骨外侧髁的前 1/3 和滑车外侧。
- 潜在的解剖结构异常可能倾向于引起相应的损伤形式。
    - 例如，高位髌骨常与较严重的髌骨中央软骨损伤相关。这可能是因为滑车槽内髌骨的稳定性降低，使其更容易受到剪切力的影响。高位髌骨的不稳定性也可以解释髌骨下表面损伤，因为只有在这种情况下髌骨下表面才能够和滑车相接触。

评估

病史

- 有相关髌骨关节病史。
- 典型症状为膝前痛，下楼时加重。
    - 但膝前痛的频率和持续时间与 MRI 或关节镜下损伤的严重程度相关性较低。
- 部分患者可能有髌骨脱位或不稳病史。

影像学检查

- X 线检查敏感性较差，可能为正常或显示骨软骨丢失。
- CT 也缺乏敏感性，关节造影与 MRI 的敏感性相似。
- MRI 是重要的检查手段（图 25.1）。
- MRI 在术前和软骨损伤后的物理治疗评估中很有意义，同时也可以评估其他可能造成髌股关节不稳定的因素，从而在术中处理。
- MRI 可以检查出较轻和较严重的软骨损伤，尽管对于轻度软骨损伤的敏感性显著低于严重软骨损伤。
- MRI 也可以对软骨下损伤进行尺寸、深度测量、位移分析、分级和评估。
- 目前已有多种影像技术包括关节造影、T2 Mapping、软骨钆延迟增强磁共振成像、T1 Rho、钠成像用于提高 MRI 诊断软骨损伤的敏感性（图 25.2）。
- 这些软骨特异性 MRI 成像可用于评估术后软骨组织修复情况。

适应证和禁忌证

- 软骨损伤治疗的目的是减轻疼痛，促进软骨修复。
    - 然而，由于存在各种内在和外在因素，软骨修复十分具有挑战性。
    - 内在因素包括，关节软骨缺少血管，修复能力较低。
        - 软骨损伤是不可逆的。
        - 累及软骨下骨的骨软骨损伤，通常会导致纤维软骨形成。纤维软骨的生物力学性质较差，对软骨下骨没有保护作用。
    - 外在因素包括，髌骨不稳定的患者通常有其他的解剖学异常，例如对线不良，从而导致软骨损伤处持续受到不良剪切力和应力的影响。
        - 总的原则是减轻软骨损伤，恢复髌股关节生物力学。若未能解决髌骨不稳定的诱发因素，则会导致不良的软骨修复效果。

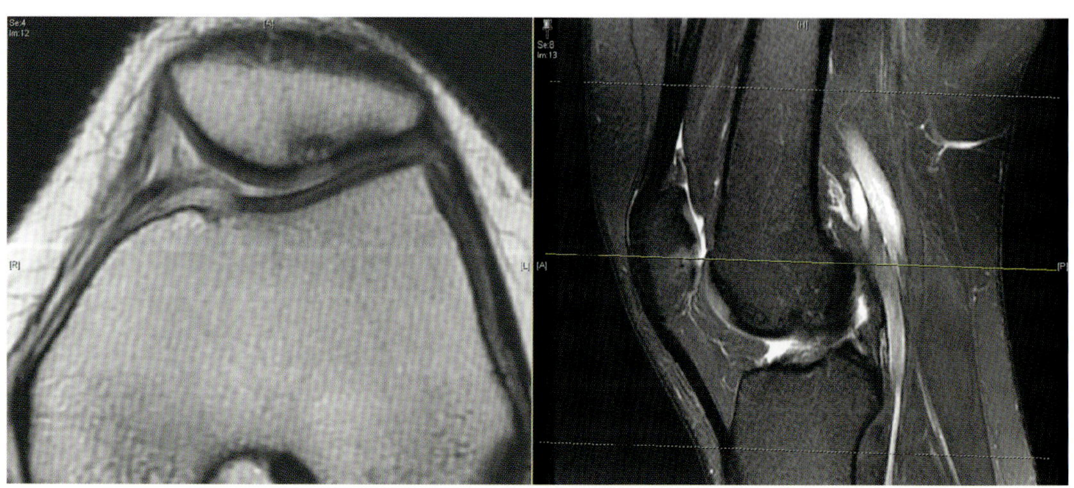

图 25.1 髌骨软骨病变的轴位和矢状位 MRI

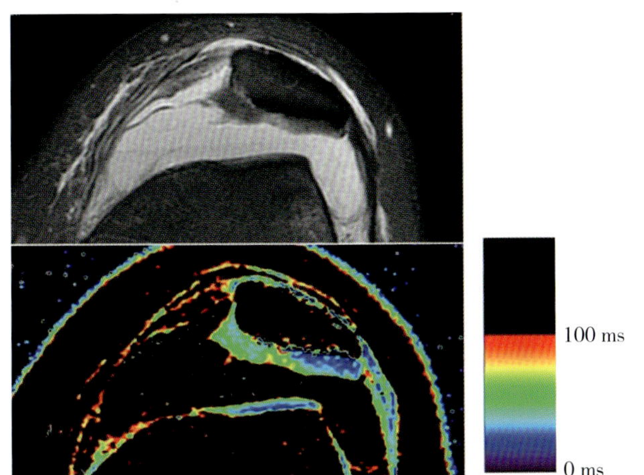

图 25.2 一名 14 岁男性患者的髌骨脱位的 MRI。轴位 T2 加权像和 T2 弛豫时间图显示髌骨软骨中央区有严重软骨损伤，T2 值升高。与对软骨糖胺聚糖含量较为敏感的钆延迟增强软骨 MRI 成像技术相比，T2 图谱对胶原的网状结构和含量较为敏感。T2 图像不需进行对比

- 保守治疗通常是一线治疗方案。
- 当保守治疗无法改善软骨缺损的症状，或软骨损伤合并继发性髌股关节炎时，则需进行手术治疗。
  - 具体操作的指征见表 25.1。
- 严重的软骨损伤、巨大游离体或骨软骨骨折、不可复位的髌骨脱位、局灶性髌股内侧韧带损伤和反复的髌骨脱位提示需要早期手术治疗，因为这些可能导致进一步的软骨损伤或骨关节炎。
- 高水平运动员早期手术治疗也将有利于运动能力恢复。

非手术治疗

- 包括物理治疗、包扎、支具固定、非甾体类抗炎药，偶尔使用关节内注射皮质类固醇或透明质酸钠。
  - 物理治疗应注重股四头肌、骨盆和核心肌力的增强，以及本体感觉和关节活动度的恢复。
- 保守治疗通常会进行至少 6 个月，以改善患者的力量、平衡、本体感觉、灵活性和关节活动度。

手术治疗

概述

- 手术治疗可进一步分为姑息手术、修补手术、修复手术和重建手术。
  - 姑息手术包括清除游离体或清创以减轻机械症状。
  - 修补手术包括固定骨折碎片以修补软骨缺损。
  - 修复手术包括内源性和外源性细胞治疗，即骨髓刺激、自体软骨细胞或颗粒性幼年软骨植入，目的是修复软骨表面。
  - 重建手术包括自体或同种异体移植来填充骨和软骨缺损，在严重情况下可能需要进行关节置换术。
- 这些手术可以单独进行，也可以与其他手术联合进行。其他联合手术的细节详见相关章节，但本章也会简要讨论一些联合手术对软骨损伤的影响。

体位

- 患者取仰卧位。
- 术侧大腿根部绑止血带。
- 将外侧支撑立柱放置于止血带水平面上，并在足部放置沙袋以允许膝关节屈曲 90°。
  - 大腿外侧支撑立柱放置后应检查它是否妨碍以下操作：
    - 膝关节外翻和外旋允许关节镜进入内侧

表 25.1 手术指征

分类	操作	指征
姑息手术	游离体移除和（或）清创	软骨损伤小于 2.5 cm^2 不能进行固定的小骨折碎片
修补手术	骨折碎片固定	足够大，可以固定的骨软骨骨折碎片
修复手术	骨髓刺激术 自体软骨细胞移植 幼年软骨颗粒移植	小于 2.5 cm^2 的全层软骨损伤 大面积的软骨损伤 大面积的软骨损伤
重建手术	骨软骨自体移植骨软骨同种异体移植	中等面积的骨软骨损伤 大于 4 cm^2 的软骨损伤

间室。
- 膝关节“4”字位允许进入外侧间室。

膝关节镜入路

- 诊断性关节镜检查的标准入路包括前外侧入路和前内侧入路。
- 首先建立前外侧入路：
  - 前外侧入路的标志是当膝关节呈 90° 屈曲时髌腱外侧缘和外侧关节间隙间形成的软点。
  - 于关节线上方 1~1.5 cm 处做横向切口，加深直到阻力突然降低，表明支持带已被切开。
  - 取出刀片，然后插入直钳分离组织。
  - 插入关节镜鞘和鞘芯，然后伸直膝关节，与此同时关节镜鞘向髌上囊推进。
  - 关节镜鞘稳定后取出鞘芯。
  - 插入关节镜前，连接并打开灌洗液。
- 然后以类似的方式制作前内侧入路。
  - 前内侧入路的标志是当膝关节呈 90° 屈曲时髌腱内侧缘和内侧关节间隙间形成的软点。
- 制作内侧辅助入路可以方便探查髌骨内侧面（图 25.3）。
  - 使用腰穿针引导制作入路。观察髌骨内侧面时将髌骨向内侧推过滑车内侧缘。
  - 保持屈膝 30° ~40°，以利于器械可以从内下方向上外侧活动。

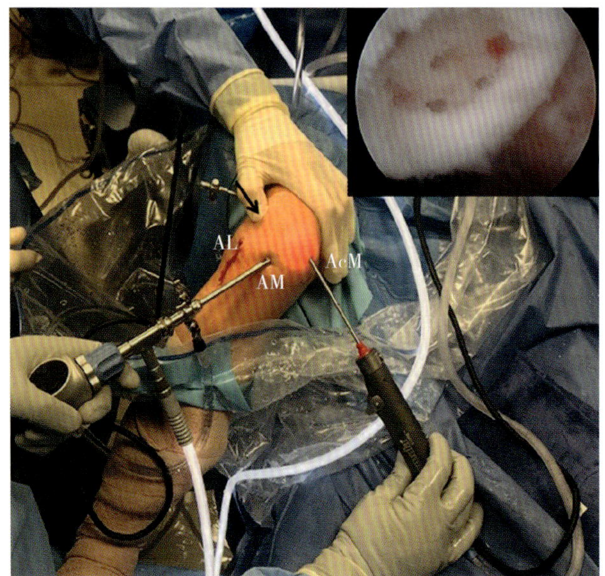

图 25.3　辅助内侧入路（Accessory Medial Portal，AcM）可用于处理髌骨关节内侧面的病变。标记前内侧（AM）和前外侧（AL）入路。从外侧（箭头）推动髌骨以显示内侧面，之后可以进行清创和微骨折术

诊断性关节镜检查

- 关节镜检查仍然是诊断髌股关节软骨损伤的金标准，推荐在其他针对髌骨不稳的手术操作前进行。
  - 它具有最高的敏感性和特异性，并且可以发现在其他检查中遗漏的病变。
- 诊断性关节镜术应对髌上囊、髌股关节和髌骨运动轨迹、外侧沟和间室、内侧沟和间室以及髁间窝进行系统评估。
- 当检查到软骨损伤时，必须广泛寻找可能从损伤处脱出的游离体，因为这能减少软骨进一步损伤。
- 根据关节镜检查结果，可以根据指征进行以下操作（表 25.1）。

游离体移除和（或）清创术（图 25.4）

- 指征：
  - 陈旧的、退化的、小于 2.5 cm^2 的软骨游离体。
  - 不能进行固定的小骨折碎片。
- 目的是减轻疼痛和机械症状。
- 通过清除游离体和清创，创造一个具有透明软骨边缘的平滑关节面，防止进一步退化。
- 应和减少正常软骨的移除相平衡。

骨折固定术（图 25.5）

- 指征：足够大、能够固定的骨软骨骨折碎片。
  - 骨愈合是成功固定和骨软骨碎片愈合的关键。
  - 为获得坚强稳定的固定，骨折碎片需要具有足够体积的骨质成分。
  - 最新的文献支持对急性大面积软骨碎片尝试固定，即使没有足够的骨组织（见第二十四章）。
- 一旦关节镜检查确定骨折碎片适合固定，需行膝关节内侧髌旁关节切开以处理内侧髌骨面，这是软骨损伤最常见的位置。
- 切开之后，将骨软骨碎片复位到缺损部位，可用埋头加压螺钉、生物可吸收钉、缝线或纤维蛋白胶固定。

骨髓刺激术（图 25.6）

- 指征：小于 2.5 cm^2 的全层软骨病变。

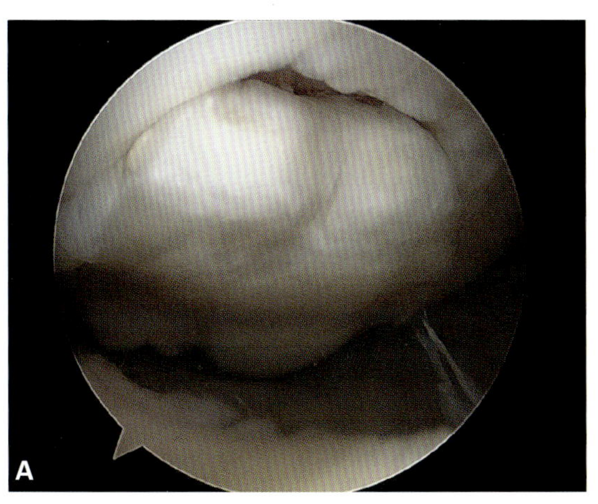
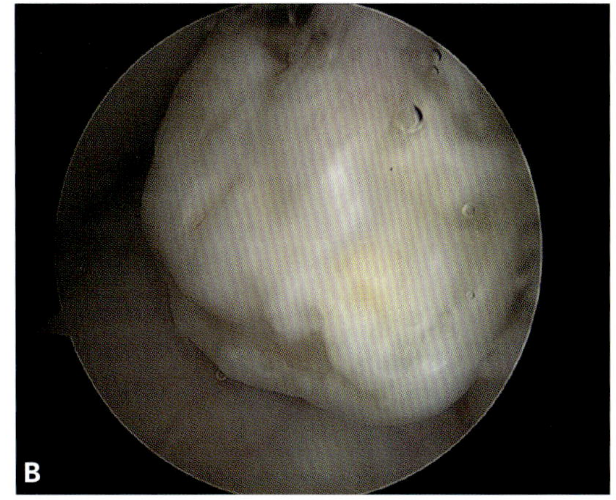

图 25.4 关节镜示关节内游离体及其相应的软骨损伤（A），以及关节镜下准备取出的游离体（B）

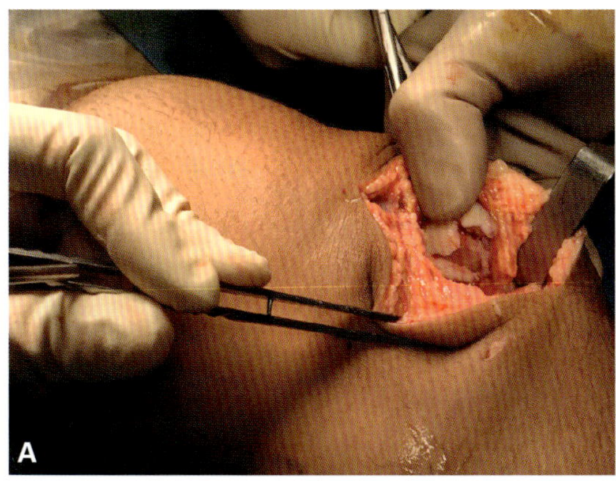
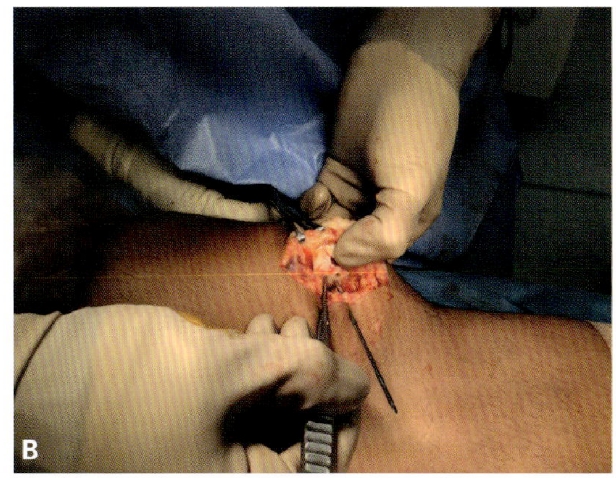
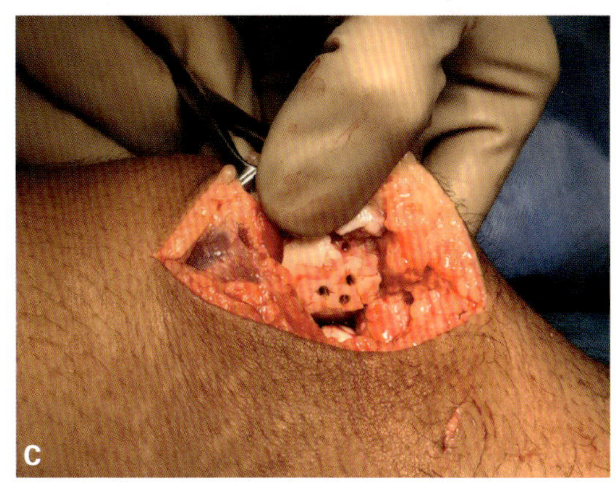

图 25.5 临床照片显示髌骨软骨骨折碎片（A），克氏针临时固定（B），最后用生物可吸收钉固定（C）

- 包括微骨折术（最常见的骨髓刺激术）、Pridie 钻孔术和磨削成形术。
- 微骨折术中，将软骨损伤区域的软骨清创至软骨下骨，去除软骨钙化层，沿着损伤周围清出稳定的垂直壁，以防止软骨进一步分层或退化。
- 可以使用小切口切开或关节镜入路（用于滑车损伤）进行操作。辅助内侧关节镜入路可以以适当的角度进入处理内侧髌骨（图 25.2）。
- 之后用锥子于软骨下骨上钻孔，以释放血液和骨髓成分，帮助形成纤维软骨层。
    - 骨髓刺激技术是内源性细胞疗法，涉及穿透软骨下骨和髓后血液、骨髓成分的渗出，包括骨髓中的多能干细胞。这些干细胞起源于形态上类似软骨细胞的细胞并能产生纤维软骨。
- 钻孔应垂直于软骨下骨进行，以避免骨折。
- 钻孔间距也应大于 3 mm，以避免软骨下骨板破

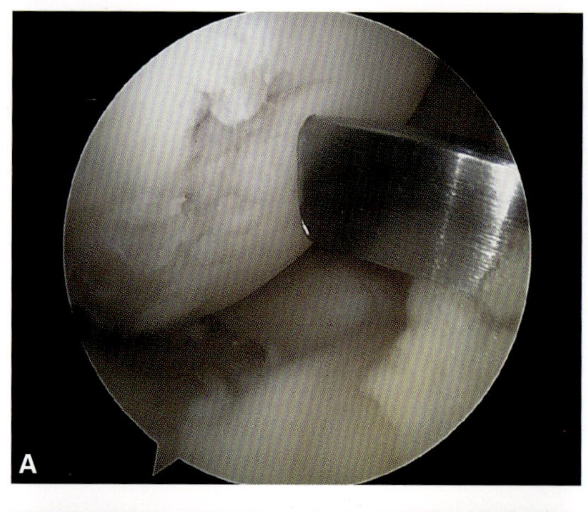

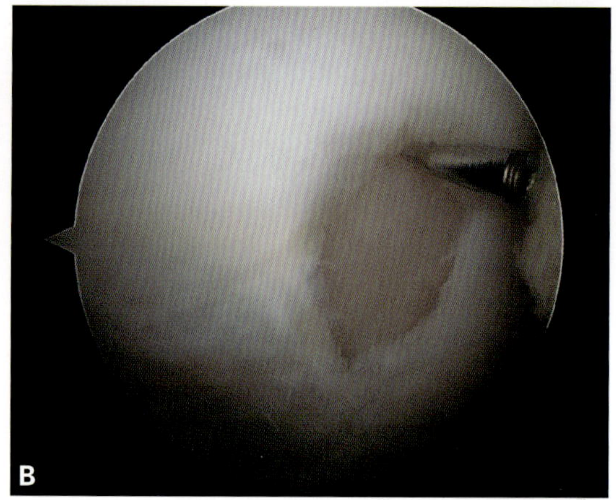

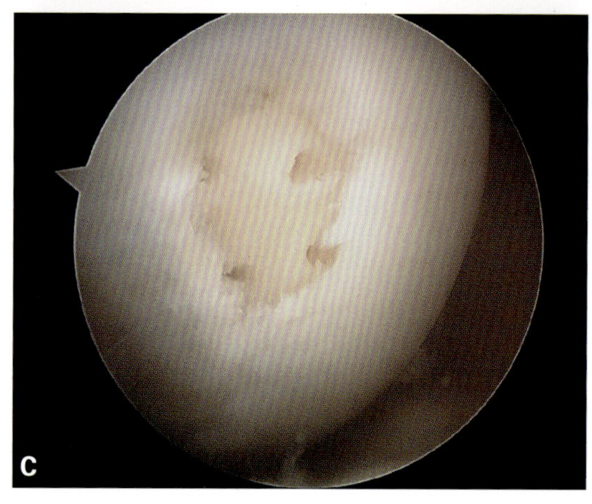

图 25.6 关节镜示软骨微骨折。A. 病变。B. 清创至软骨下骨，形成稳定的垂直壁。C. 插入锥子，在软骨下骨打孔，释放血液和骨髓成分

裂；但另一方面，钻孔也应达到一定密度以完全填充缺损。

- 深度适宜的标志是孔中出现脂肪球。
- 还可观察到少量出血，否则须重复钻孔。
- 术后进行保护性负重和持续被动活动，以便间充质干细胞分化为纤维软骨。

自体软骨细胞移植术（图 25.7 和图 25.8）

- 指征：大的软骨缺损。
- 它是一种旨在形成自体透明软骨的外源性细胞疗法。
- 它包括两个阶段。第一个阶段是诊断性关节镜术，目的是收集少量软骨细胞培养。从膝关节的非承重区域获得细胞，分离软骨细胞并在体外培养4~6 周。
  - 第一次手术还可以评估髌股关节的生物力学和对线情况，在自体软骨细胞植入前可以对其进行矫正，以保护植入的组织。
- 第二阶段是将细胞重新植入软骨缺损。
  - 在重新植入过程中进行关节切开，将软骨病损处的软骨清创至软骨下骨，去除钙化软骨层，并在创面内形成稳定的垂直壁，以防止软骨进一步的分层或退化。
  - 之后，用合成膜或骨膜补片缝合软骨损伤，并用额外的纤维蛋白胶密封边缘。膜或瓣应略大，以匹配髌骨或股骨的轮廓。
  - 然后将培养的细胞注入合成膜或骨膜贴片，并在充分止血和防水密封后用探针均匀展开。
- 本书已介绍“双眼（Double-Eye）技术”。它可以保持髌骨正中嵴软骨的原始厚度，分别重建内侧和外侧关节面，从而最大限度地减少植入组织的剪切力。
- 在关闭切口前，一些外科医生会等待 20 min，以让细胞固定并黏附在软骨下骨板上。

同种异体幼年软骨微粒移植术（图 25.9）

- 这是一种 DeNovo NT（Zimmer Biomet，Warsaw，IN）提供的相对较新的软骨缺损填充技术。

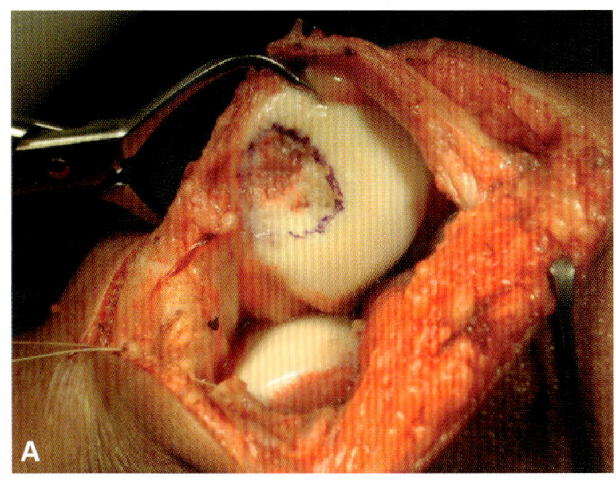

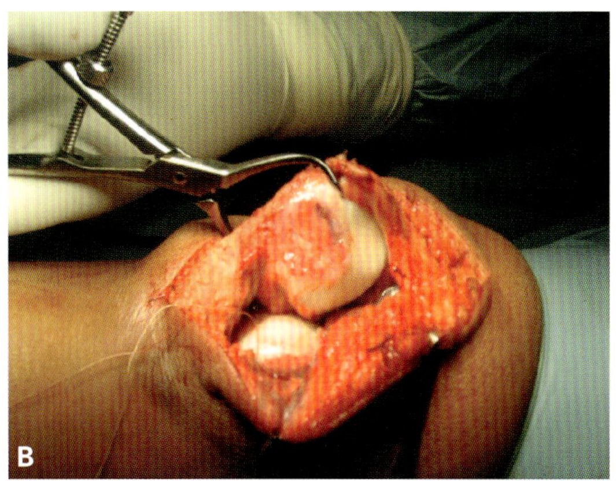

图 25.7　术中照片示髌骨软骨损伤（A），之后采用自体软骨细胞移植治疗（B）

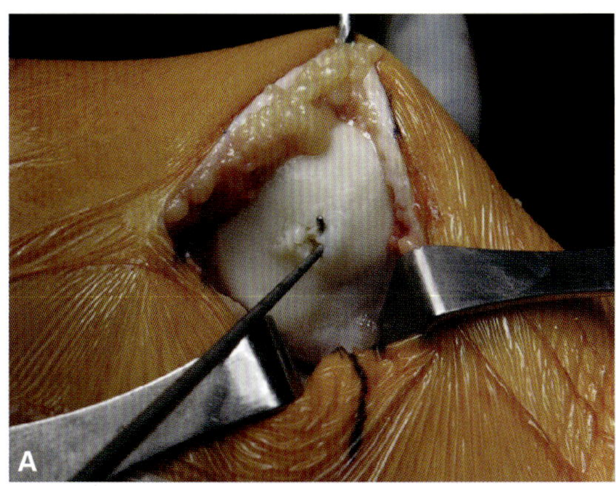

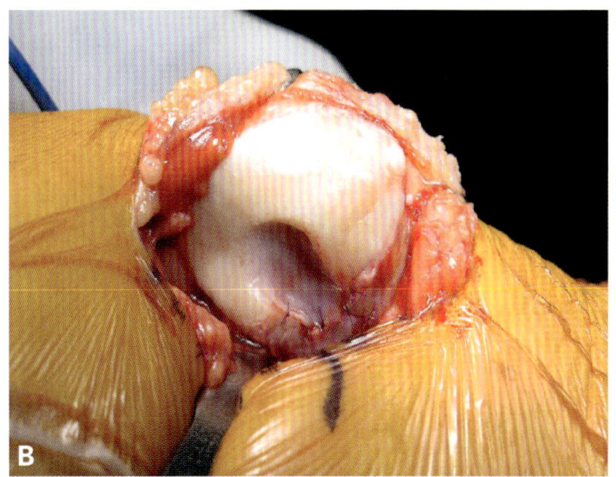

图 25.8　A. 髌股关节脱位后，术中照片示大面积软骨缺损。B. 同一患者软骨缺损清创术后的照片，清创后用自体软骨细胞移植和胶原膜治疗

- 指征：较大的局灶性软骨缺损。
- 这是另一种外源性细胞疗法，目的是促进透明软骨形成。先前的研究已经证明，软骨细胞能够从微粒化的同种异体幼年软骨移行，形成新的透明软骨修复组织，与软骨病变周围的组织结合。
- 采用标准的髌旁入路切开，将软骨病变内的软骨清创至软骨下骨，去除钙化软骨层，并在清创区域内形成稳定的垂直壁，以防止进一步的软骨分层或退化。关节镜辅助植入也是可行的。
- 之后，将软骨片植入软骨病变处，随后覆盖纤维蛋白胶。未覆盖的缺损还需要另外的补片。这是一种使用现成产品的一期手术，无须从未受损软骨区域收集细胞，组织或骨膜。

自体骨软骨移植术（图 25.10 和图 25.11）

- 也被称为 OATS 或软骨镶嵌成形术。
- 指征：累及软骨下骨的中等大小损伤。
  - 然而供区部位病变以及轮廓的不匹配，限制了可治疗的缺损大小及其在髌股关节中的应用。
- 这是一种一期手术，涉及活体骨软骨组织的移植。
- 柱状透明软骨栓与软骨下骨可以从低负重区域的膝关节表面使用商业化的采集工具收集。
- 垂直放置采集工具以获得适当形状的骨软骨栓。
- 之后在软骨损伤部位钻取一个接受供体的位置。检查其深度，并在位置周围制作正常软骨形成的垂直边缘。
- 然后将骨软骨栓植入缺损中，并将其压入，形成马赛克样的图案，利用骨与骨之间的愈合可以促进高质量的组织修复和快速愈合。
- 术后 3 个月后再完全负重，因为早期移植物的固定强度会由于愈合反应而降低，之后随着软骨下骨愈合而增加。

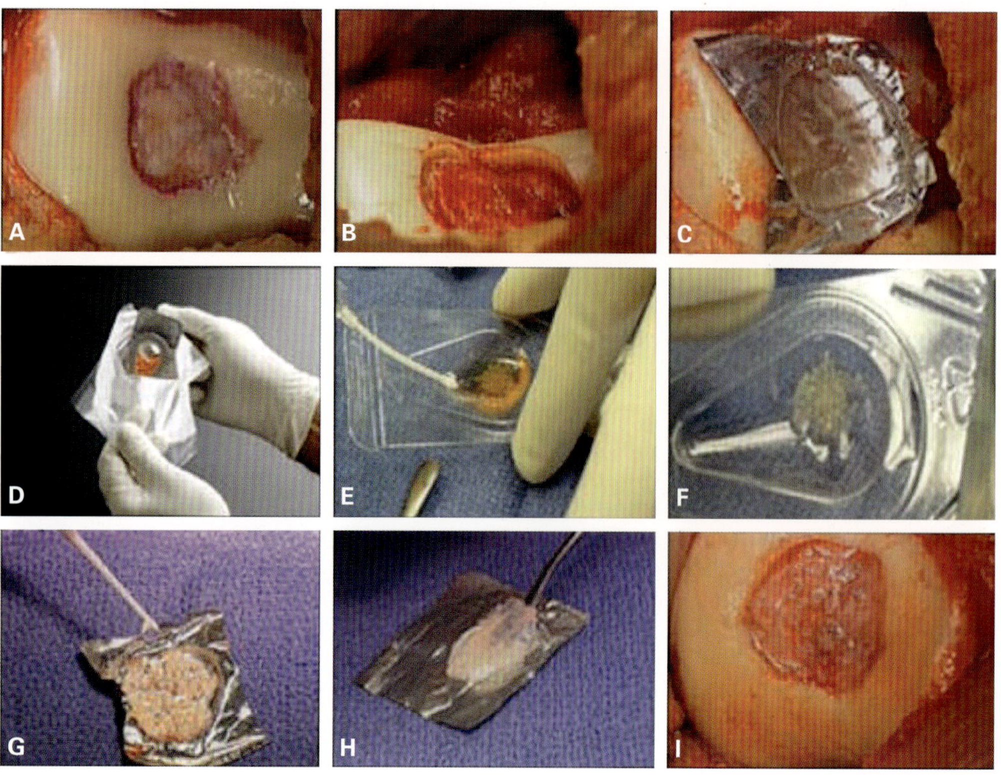

图 25.9 A. 滑车软骨缺损。B. 使用刮匙清除底部病灶。C. 使用无菌铝片模拟病变的形状。D~F. 打开新的移植包，去除营养保存介质。G. 细胞被转移到箔膜上，间隔约 1 mm。然后涂上纤维蛋白胶，让其固化。H. 然后将纤维蛋白胶结构从箔膜中取出，用纤维蛋白胶固定在软骨缺损处。I. 使其固化约 10 min

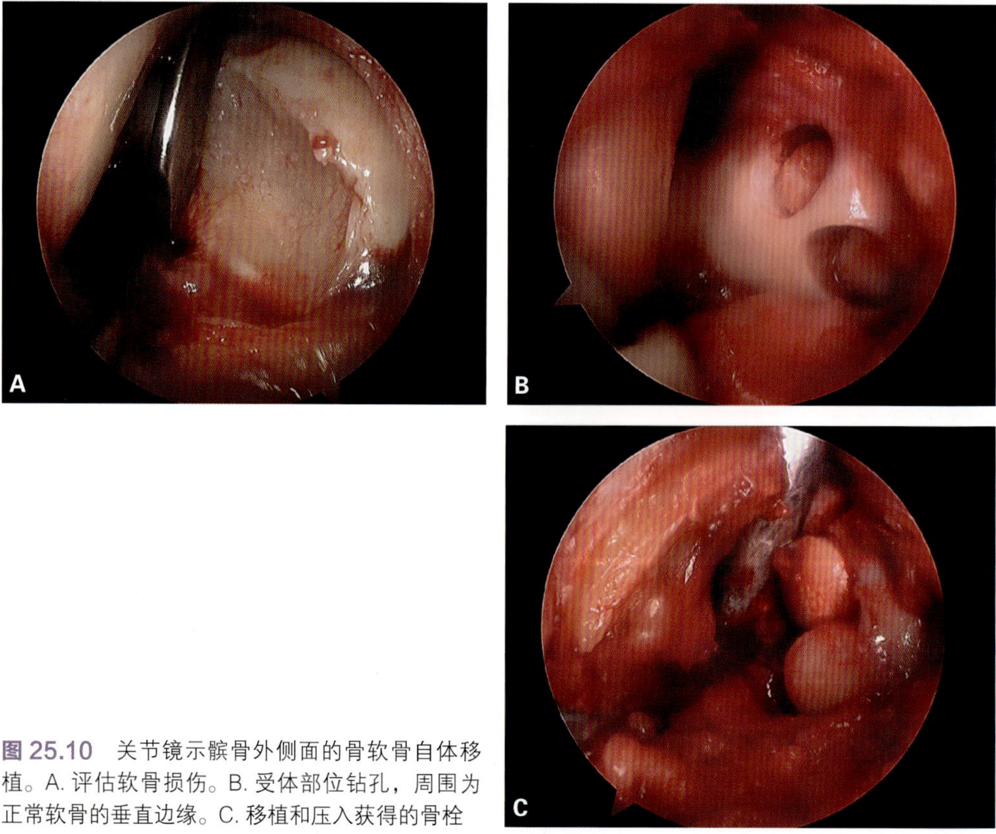

图 25.10 关节镜示髌骨外侧面的骨软骨自体移植。A. 评估软骨损伤。B. 受体部位钻孔，周围为正常软骨的垂直边缘。C. 移植和压入获得的骨栓

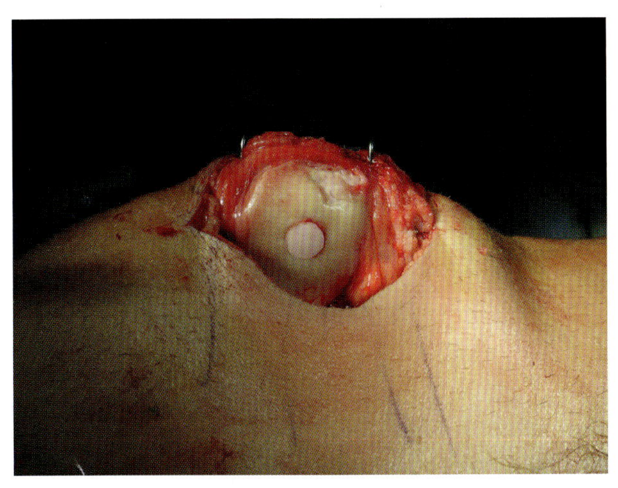

图 25.11　术中照片示将 10 mm 自体骨软骨栓移植到髌骨。骨软骨栓从滑车近端的边缘取下

同种异体骨软骨移植术

- 指征：＞4 cm^2 的大面积软骨损伤的挽救性治疗。
    - 通常继发于外伤导致的关节周围骨折，伴软骨损伤和明显的骨缺损。
    - 对于软骨损伤患者其他治疗失败时也可考虑使用。
- 这是一种使用新鲜的尸体标本进行移植的一期手术。
- 具体步骤在第二十六章讨论。

切口闭合和包扎

- 若行关节囊切开术，应逐层缝合。
- 关节镜切口可简单间断缝合。
- 之后进行切口的包扎。
- 手术治疗的经验与教训见表 25.2。

其他手术技术

对线矫正手术

- 矫正对线是髌骨不稳定继发软骨损伤最常见的关节外操作之一。
- 关节周围截骨术常用于减轻软骨损伤负荷，同时恢复生理性髌骨轨迹和生物力学。
- 根据软骨病变的位置和髌骨轨迹，可以调整对线的方向和截骨的倾斜角度。胫骨结节前置可以减

表 25.2　手术治疗的经验与教训

操作	经验	教训
游离体移除和（或）清创术	• 产生光滑的关节表面和稳定的透明软骨边缘以防止进一步的退化	• 过度清创和去除健康软骨会使软骨下骨过度暴露，导致进一步退化
骨折固定术	• 碎片需要具有足够大小的骨性成分，以稳定和促进愈合	• 软骨成分多而骨性成分少的骨块可能固定不稳并愈合不良
骨髓刺激术	• 清创术中建立稳定的垂直壁对防止进一步的软骨变性十分重要	• 孔间距＜2~3 mm；不垂直的孔可导致软骨下骨板破坏；孔间距过大会导致缺损充填不完全
自体软骨细胞移植术	• 植入前矫正其他髌股关节生物力学异常及对线不良 • 较大的覆盖膜，使其可与髌骨或股骨的轮廓相匹配 • 保留髌骨嵴软骨的原始厚度可使植入组织受到的剪切力最小化，从而起到保护作用	• 病变软骨清创不足可能反而增加软骨破坏 • 打结过松或在充分止血或在防水密封前注射细胞可导致手术失败
同种异体幼年软骨微粒移植术	• 植入前矫正其他髌股关节生物力学异常及对线不良 • 保留髌骨嵴软骨的原始厚度可使植入组织受到的剪切力最小化，从而起到保护作用	• 病变软骨的清创不足可能反而增加软骨破坏
自体骨软骨移植术	• 垂直放置获取工具可以得到适宜形状的骨软骨栓 • 确保接受位置具有适当的深度	• 植入骨软骨栓时用力过大可能会杀死软骨细胞 • 植入深度不够会造成移植物突出
同种异体骨软骨移植术	• 确保接受位置具有适当的深度	• 植入骨软骨栓时用力过大可能会杀死软骨细胞 • 植入深度不够会造成移植物突出

少髌股关节的压力，而内移可矫正 Q 角。
- 和单独手术相比，联合自体软骨细胞移植术和对线矫正手术可以获得更好的预后。
  - 这是因为联合治疗可以同时改善软骨损伤和髌股关节生物力学。
- 然而，由于对线矫正手术会使其他间室负荷增大，尤其是内侧间室，因此对线矫正手术对内侧软骨损伤是否有益尚不清楚。
- 对线矫正手术后可继发出现其他间室的进行性退变，最终可能导致 3 个间室的骨关节炎。

内侧髌股关节重建术

- 内侧髌股关节重建是另一种可与自体软骨细胞移植联合进行的有效治疗方式。

髌股关节置换术

- 髌股关节置换术是另一种挽救方法，适用于其他软骨损伤手术方案失败的患者，也适用于单独的髌股关节炎患者。它特别适用于没有髌骨轨迹不良的滑车发育不良患者。
- 在髌骨不稳的情况下，尤其注意不要使髌骨假体外偏。因此要注意评估髌骨是否有倾斜或半脱位，以降低早期失败的风险。
- 置换后髌骨厚度也应恢复。
- 确保胫股关节间室没有病变是至关重要的，因为髌股关节置换最常见的失败原因之一就是进行性胫股关节退变。
- 细节详见本书第二十六章。

结果和并发症

游离体移除和（或）清创术

- 结果：症状减轻，延缓疾病进展。
- 优势：
  - 单期微创手术。
  - 较短的康复时间，恢复快。
- 劣势：
  - 许多患者，尤其是那些复发性不稳定和软骨变性的患者，尽管术后病情有所好转，但仍存在功能障碍。
  - 暴露的软骨下骨也可能导致进一步的退行性病变，尤其是切除了大量软骨，其预后具有不确定性。因此，游离体清除和清创术通常与其他外科治疗方案结合使用，包括骨髓刺激术。

骨折固定术

- 结果：在损伤急性期，复位和骨折固定可以保持软骨细胞的活力，恢复髌股关节面的平整性，使软骨损伤最小化。
- 劣势：
  - 对于骨骼发育不全的患者，以及当软骨损伤出现在股骨外侧髁承重面时，功能恢复并不理想。
  - 可能需二期手术取出螺钉。

骨髓刺激术

- 结果：促进症状减轻和功能恢复。
- 较新的技术：
  - 生物材料的进步使得可以更好地修复组织，从而改善预后以及长期疗效，包括自体基质诱导软骨形成（结合了胶原基质和微骨折术），以及与生长因子和骨髓浓缩物结合的合成聚合物支架。虽然与单独的骨髓刺激技术相比，临床结果尚不明确，但已确定通过使用增强技术可以获得较好的病灶填充和组织修复质量。
  - 文献报道骨膜瓣也可以用来包含修复组织，有较好的效果。
- 优势：
  - 低成本。
  - 一期微创手术。
- 劣势：
  - 对于大面积损伤效果较差。
  - 不能解决骨损伤。
  - 由于纤维软骨的耐磨损特性较差，手术效果随时间延长而变差。
  - 与股骨病变相比，髌骨病变患者的预后较差，恶化较快。
  - 病灶内形成骨赘。

自体软骨细胞移植术

- 结果：透明软骨的形成，为更持久的修复提供了可能。

- 较新的技术：
  - 目前已经开发了多种支架，包括基质相关的自体软骨细胞移植。
    - 技术已经从缝合覆盖膜或瓣的液体软骨细胞注射发展到可以植入可生物降解的软骨细胞种子基质。使用基质相关的自体软骨细胞移植技术简化了程序，降低了供体位置发病、肥大、粘连和分层的风险。长期研究表明，使用基质相关自体软骨细胞植入技术可以显著改善髌骨和滑车损伤，失败率较低。但是，在复杂的挽救性案例中，失败率明显较高。
- 优势：
  - 使形成透明软骨成为可能。
  - 使用自体的组织。
- 劣势：
  - 需要至少两次手术。
  - 可能需要开放性手术。
  - 需要长时间的保护使软骨细胞成熟。
  - 相对于股骨软骨病变，髌骨软骨病变效果较差，失败率较高。相对于外侧关节面病变，内侧关节面也是如此。
  - 虽然不同研究之间存在差异，但年龄越高，患者的手术效果越差。
  - 可能出现并发症，如供体部位的发生病变、软骨细胞过度生长、骨膜瓣肥大、粘连和分层等。

同种异体幼年软骨微粒移植术

- 结果：文献显示，可以显著改善患者功能。
- 优势：
  - 与自体软骨移植相比，理论上来自幼年同种异体软骨微粒的软骨细胞具有更强的代谢活性，可能产生更多的细胞外基质。
  - 可一期手术，尽管预定产品前，可能需逐次关节镜检查对软骨病变做必要的分级和大小评估。
- 劣势：
  - 尽管可以开展关节镜辅助移植，但目前主要以开放手术进行。
  - 需要长时间的保护使软骨细胞成熟。
  - 可能出现并发症，如移植物肥大，软骨细胞过度生长或生长不足，分层等。

自体骨软骨移植术

- 结果：文献显示，可以显著改善患者功能。
- 优势：
  - 单期手术。
  - 使用自体组织。
- 劣势：
  - 可能需要开放性手术。
  - 对于髌股关节病变效果不确定，因为获取的骨软骨栓可能轮廓不匹配，并且由于髌骨和滑车的独特而复杂的结构可能产生继发性病变。
  - 和负重较大区域的关节面相比，低负重区域获得的骨软骨栓软骨较薄，可能在骨软骨界面不匹配。

同种异体骨软骨移植术

- 结果：失败率较高，易产生愈合不良。
- 优势：与自体骨软骨移植相比，同种异体骨移植的使用避免了某些缺点包括骨软骨栓与软骨病变部位不匹配，以及植入后的表面不匹配。这是因为同种异体移植物是从相同的位置获取的，而且大小是匹配的。

结论

- 髌骨和股骨滑车软骨损伤需要独特的治疗方式。高剪切力、异常应力和相关的病理因素（不稳、对线不良和发育异常）增加了治疗这些病损的复杂性。要为患者选择最佳的治疗方式，需全面地理解不同的软骨修复和重建手段。本章所述技术的适应证有所重叠，并缺乏高质量的研究进行对比。获得最佳治疗效果的关键是针对具体情况选择最佳的治疗方式，以优化髌股关节的生物力学和稳定性。

参考文献

[1] Franzone JM, Vitale MA, Shubin Stein BE, Ahmad CS. Is there an association between chronicity of patellar instability and patellofemoral cartilage lesions? An arthroscopic assessment of chondral injury. J Knee Surg. 2012;25(5):411-416.

[2] Kang CH, Kim HK, Shiraj S, Anton C, Kim DH, Horn PS. Patellofemoral instability in children: T2 relaxation

times of the patellar cartilage in patients with and without patellofemoral instability and correlation with morphological grading of cartilage damage. Pediatr Radiol. 2016;46(8):1134-1141.

[3] Lording T, Lustig S, Servien E, Neyret P. Chondral injury in patellofemoral instability. Cartilage. 2014;5(3):136-144.

[4] Nomura E, Inoue M. Cartilage lesions of the patella in recurrent patellar dislocation. Am J Sports Med. 2004;32(2):498-502.

[5] Sherman SL, Erickson BJ, Cvetanovich GL, et al. Tibial tuberosity osteotomy: indications, techniques, and outcomes. Am J Sports Med. 2014;42(8):2006-2017.

[6] Siebold R, Karidakis G, Fernandez F. Clinical outcome after medial patellofemoral ligament reconstruction and autologous chondrocyte implantation following recurrent patella dislocation. Knee Surg Sports Traumatol Arthrosc. 2014;22(10):2477-2483.

[7] Tompkins MA, Rohr SR, Agel J, Arendt EA. Anatomic patellar instability risk factors in primary lateral patellar dislocations do not predict injury patterns: an MRI-based study. Knee Surg Sports Traumatol Arthrosc. 2018;26(3):677-684.

[8] Zhang GY, Zheng L, Shi H, Qu SH, Ding HY. Sonography on injury of the medial patellofemoral ligament after acute traumatic lateral patellar dislocation: injury patterns and correlation analysis with injury of articular cartilage of the inferomedial patella. Injury. 2013;44(12):1892-1898.

[9] Zhang GY, Zheng L, Feng Y, et al. Injury patterns of medial patellofemoral ligament and correlation analysis with articular cartilage lesions of the lateral femoral condyle after acute lateral patellar dislocation in adults: an MRI evaluation. Injury. 2015;46(12):2413-2421.

[10] Pinkowsky GJ, Farr J. Considerations in evaluating treatment options for patellofemoral cartilage pathology. Sports Med Arthrosc. 2016;24(2):92-97.

[11] Lee BJ, Christino MA, Daniels AH, Hulstyn MJ, Eberson CP. Adolescent patellar osteochondral fracture following patellar dislocation. Knee Surg Sports Traumatol Arthrosc. 2013;21(8):1856-1861.

[12] Meyers AB, Laor T, Sharafinski M, Zbojniewicz AM. Imaging assessment of patellar instability and its treatment in children and adolescents. Pediatr Radiol. 2016;46(5): 618-636.

[13] Vasiliadis HS, Lindahl A, Georgoulis AD, Peterson L. Malalignment and cartilage lesions in the patellofemoral joint treated with autologous chondrocyte implantation. Knee Surg Sports Traumatol Arthrosc. 2011;19(3):452-457.

[14] Samim M, Smitaman E, Lawrence D, Moukaddam H. MRI of anterior knee pain. Skeletal Radiol. 2014;43(7):875-893.

[15] Otsuki S, Nakajima M, Fujiwara K, et al. Influence of age on clinical outcomes of three-dimensional transfer of the tibial tuberosity for patellar instability with patella alta. Knee Surg Sports Traumatol Arthrosc. 2017;25(8):2392-2396.

[16] Arendt EA, Berruto M, Filardo G, et al. Early osteoarthritis of the patellofemoral joint. Knee Surg Sports Traumatol Arthrosc. 2016;24(6):1836-1844.

[17] Luhmann SJ, Schoenecker PL, Dobbs MB, Gordon JE. Arthroscopic findings at the time of patellar realignment surgery in adolescents. J Pediatr Orthop. 2007;27(5):493-498.

[18] Seeley M, Bowman KF, Walsh C, Sabb BJ, Vanderhave KL. Magnetic resonance imaging of acute patellar dislocation in children: patterns of injury and risk factors for recurrence. J Pediatr Orthop. 2012;32(2):145-155.

[19] Sillanpää PJ, Peltola E, Mattila VM, Kiuru M, Visuri T, Pihlajamäki H. Femoral avulsion of the medial patellofemoral ligament after primary traumatic patellar dislocation predicts subsequent instability in men: a mean 7-year nonoperative follow-up study. Am J Sports Med. 2009;37(8):1513-1521.

[20] Kim HK, Shiraj S, Kang CH, Anton C, Kim DH, Horn PS. Patellofemoral instability in children: correlation between risk factors, injury patterns, and severity of cartilage damage. AJR Am J Roentgenol. 2016;206(6):1321-1328.

[21] Brix MO, Stelzeneder D, Chiari C, et al. Treatment of full-thickness chondral defects with hyalograft c in the knee: long-term results. Am J Sports Med. 2014;42(6):1426-1432.

[22] Panseri S, Russo A, Cunha C, et al. Osteochondral tissue engineering approaches for articular cartilage and subchondral bone regeneration. Knee Surg Sports Traumatol Arthrosc. 2012;20(6):1182-1191.

[23] Gigante A, Enea D, Greco F, et al. Distal realignment and patellar autologous chondrocyte implantation: mid-term results in a selected population. Knee Surg Sports Traumatol Arthrosc. 2009;17(1):2-10.

[24] Hoppenfeld S, deBoer P, Buckley R. Surgical Exposures in Orthopaedics: The Anatomic Approach. 4th ed. Philadelphia, PA: Wolters Kluwer; 2009.

[25] Shetty AA, Kim SJ, Nakamura N, Brittberg M. Techniques in Cartilage Repair Surgery. Heidelberg, Germany: Springer; 2014.

[26] Niemeyer P, Kreuz PC, Steinwachs M, et al. Technical note: the "double eye" technique as a modification of autologous chondrocyte implantation for the treatment of retropatellar cartilage defects. Knee Surg Sports Traumatol Arthrosc. 2007;15:1461-1468.

第二十六章

髌股关节退变

Jack Farr, Vishal S. Desai, Diane L. Dahm

概述

- 本章节讨论的髌股关节（PF）退变是比第二十五章所述局灶性单灶软骨病变更广泛。
- 本章节主要讲述 3 种手术方式：
  Ⅰ. 双侧髌股关节软骨修复术。
  Ⅱ. 外侧髌股关节面部分切除术。
  Ⅲ. 髌股关节置换术。

Ⅰ. 双侧髌股关节软骨修复术

发病机制

- 前几章讨论了复发性髌骨不稳定（RPI）的多因素特点。
- 髌股关节（PF）退变是这些因素长期作用的结果。
- 中年人群中有 17.1%~34% 的女性和 19% 的男性可在 X 线片上观察到髌股关节退变（合并或不合并 RPI）。
- 复发性髌骨脱位通常在年轻人常见，常伴有滑车发育不良，即使不伴有髌骨不稳定，也会增加 PF 软骨退变风险；文献报道，78% 的 PF 退变伴随有膝关节发育不良。
- 在关节发育正常的患者中，软骨的退变常与创伤导致的脱位（通常累及髌骨远端内侧，部分患者累及外、内侧嵴）和滑车沟内髌骨的慢性外侧移位相关（慢性髌骨半脱的磨损涉及滑车外侧关节面和髌骨半脱位所接触的关节面；可能累及髌骨内侧嵴到整个髌骨）。
- 随着软骨损伤的进展，摩擦力的增加将增加脱位的阻力，最终可能导致 RPI 失效。
- 有一小部分患者具有骨关节炎的遗传易感性。虽然治疗方式是相同的，但术前明确他们的家族史、膝关节胫股关节间隙（TF）、下肢力线将有助于判断该类患者的预后。

分类

- Merchant 依据低屈膝位的轴向 X 线片将 PF 退变分为 4 个等级：
  - 等级 1：轻度关节间隙大于 3 mm。
  - 等级 2：中度关节间隙小于 3 mm，但屈膝时无骨性接触。
  - 等级 3：重度骨性接触小于关节面的 1/4。
  - 等级 4：极重度整个关节面都有骨接触。
- 但即便是低屈膝位的轴位 X 线片也常会低估软骨损伤以及滑车发育不良的程度，即等级 1 的 PF 间室也可能有广泛的双侧软骨退变。
- 目前，磁共振成像（MRI）或计算机断层扫描（CT）、关节造影是评估关节软骨损伤程度和面积的标准方法。
- CT 和 MRI 标准图像与股骨干和胫骨垂直，但与滑车不垂直；这会导致滑车切面影像有时候不能很准确地评估，因此，在评估这些患者的影像资料时，特殊角度的切面可能更有益于观察滑车形态。
- 若要将软骨退变损伤归为 PF 退变需满足以下条件：
  - 同时累及髌股关节双侧关节面。
  - 累及超过 50% 的软骨厚度［国际软骨修复学会（ICRS）等效等级 3 和 4］。
  - 累及软骨表面面积双侧都大于 2 cm^2。

解剖学

- 广泛但局限的双侧 PF 软骨退变（图 26.1）。
- 广泛弥散的双侧 PF 软骨退变（图 26.2）。
- 表 26.1 双侧髌股关节软骨修复术的适应证和禁忌证。

评估

病史

- 患者从儿童到 20 多岁时有无 RPI 病史，以及疼痛发作的最小周期。
- 20 多岁时，随着患者学会处理 / 预防髌骨不稳的出现，RPI 发作频率降低；而且患者知道当从事 PF 负荷增加的活动时，疼痛会逐渐增加。
- 20~30 岁，随着 PF 负荷的增加，患者疼痛逐渐增加，影响生活质量；可伴有或不伴有 RPI。

体格检查

- 评估仰卧时下肢肌力，下肢平衡感，以及冠状位和轴位对线。
- 标准的膝关节体格检查。
- 标准的髌股关节检查包括压痛、髌骨高度、髌骨活动范围及恐惧试验等检查。

影像学检查

- 完整的影像学检查包括膝关节站立位前后位（AP）、屈膝位后前位（PA）、正侧位、屈膝位的轴位（图 26.3）、站立位双下肢的全长 X 线片。
- MRI 选择滑车斜位切片，包括 T2 抑脂相，以更好地评估软骨下骨应激反应和囊性改变；MRI 同时也可全面评估胫股关节间室的病理改变。
- MRI 若还不足以指导手术方式选择，可考虑做薄层 CT 造影检查。

其他检查

- 择期关节镜检查可以准确评估软骨损伤等级并进行定位，检查髌骨活动轨迹和 TF 间室的情况。
- 进入手术室后，可在麻醉状态下测试髌骨活动度，以评估移位程度，是否有半脱位或完全脱位。

鉴别诊断

- 严重软骨退变与退变性关节病的区别在于是否存

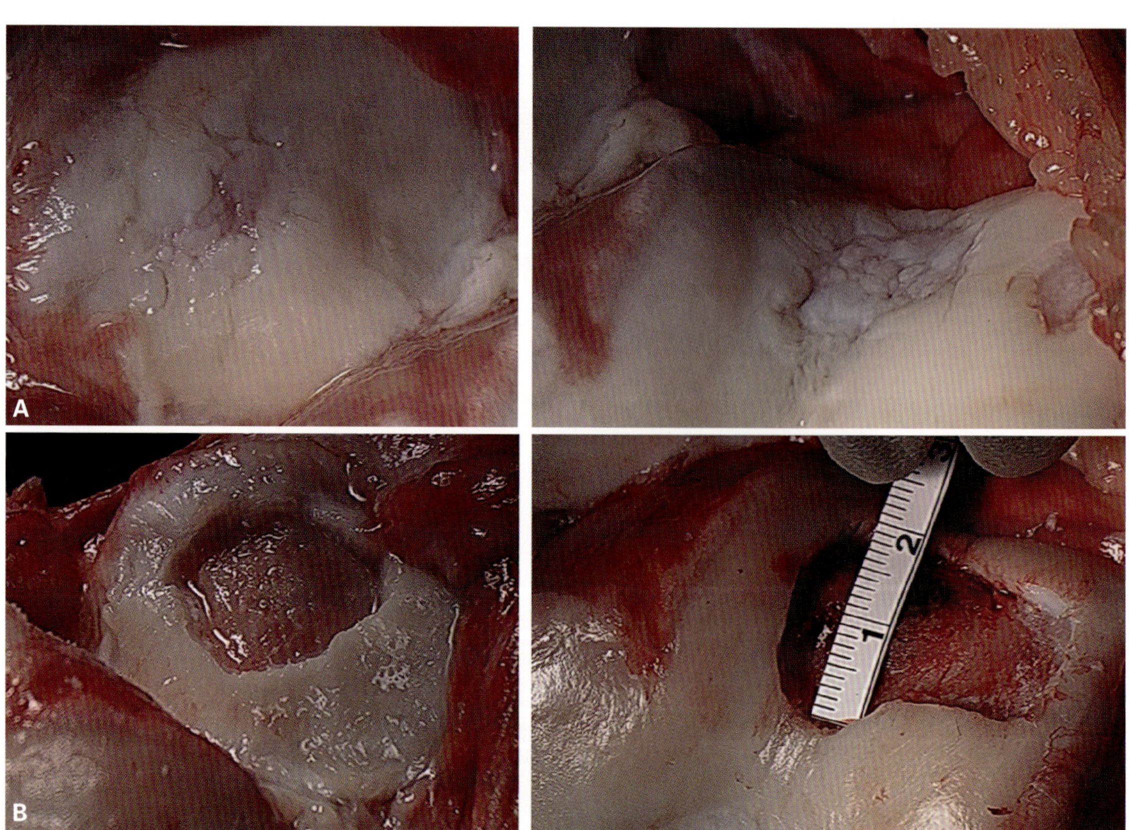

图 26.1 A. 髌骨及滑车局限性软骨退变。B. 病灶清除后的基底及侧壁

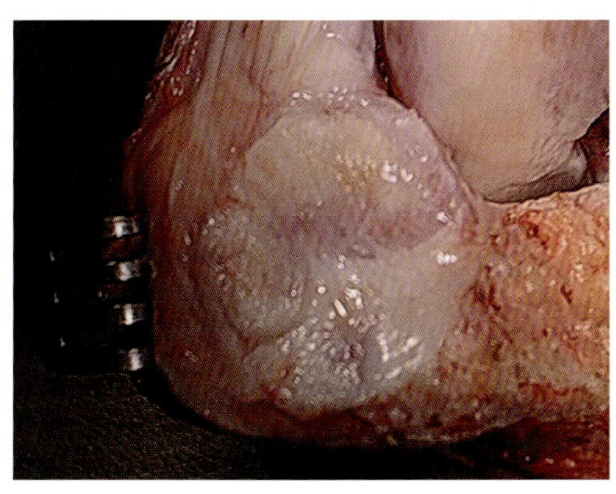
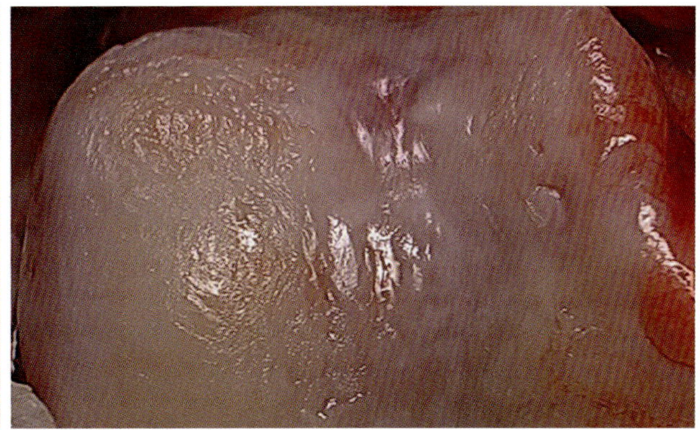

图 26.2　髌骨及滑车广泛弥散软骨退变

表 26.1　双侧髌股关节软骨修复术的适应证和禁忌证

适应证	禁忌证
• 非手术治疗失败者 • 髌股关节双侧关节面软骨损伤面积＞ 2 cm^2，软骨损伤深度＞ 50% • 存在髌骨不稳定或既往存在	• 尚可接受的症状和功能 • 单侧关节面软骨病变，符合软骨病变修复的标准（详见第二十五章） • 双侧关节面软骨病变，但患者年龄适合行髌股关节置换的患者

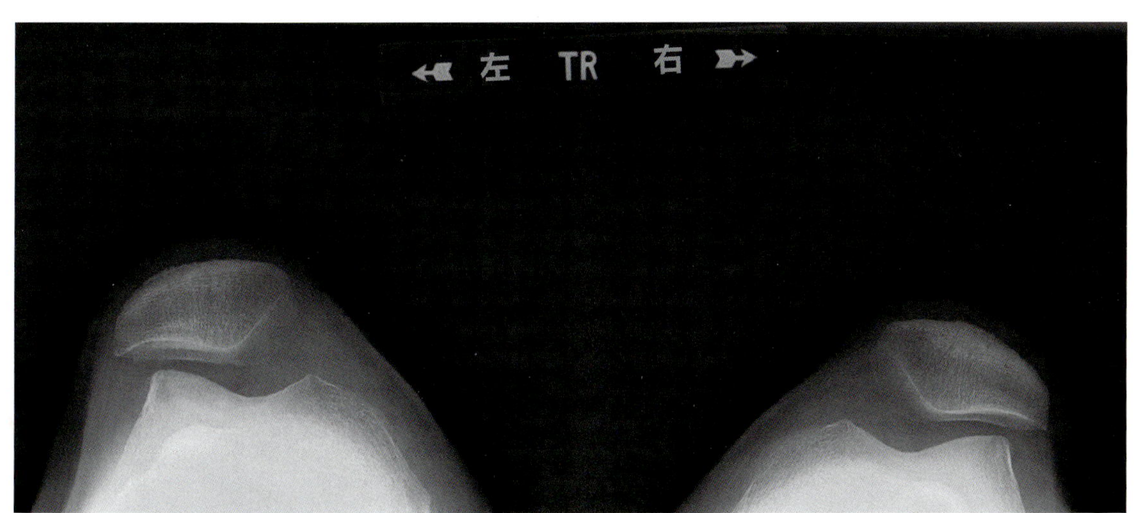

图 26.3　低屈膝位轴向 X 线片可展示髌股关节的形态及对线，但常会低估滑车发育不良和半脱位的情况。该患者最终行双侧骨软骨同种异体骨移植术，同时行胫骨结节前内侧移位截骨术和髌骨外侧支持带松解术

在 ICRS 等级为 3C 软骨退变损伤，即存在软骨下骨暴露。

- 需思考是膝关节单间室发病，还是单间室先出现症状，但其实已经累及双间室，甚至三间室。

非手术治疗

- 标准的仰卧位 PF 康复训练。
- PF 支具。
- 口服非麻醉性镇痛药及目前文献支持的营养素。
- 注射类固醇皮质激素或玻璃酸钠，以及一些生物制剂（富含血小板的血浆、骨髓抽吸 / 浓缩物等）。
- 改变生活方式。
- 改变生活环境，避免爬楼、爬坡及户外活动。
- 体重指数（BMI）超标者需要减肥。

手术治疗

术前准备

- 利用前期关节镜检时收集的信息来决定细胞治

疗方式［自体培养软骨细胞移植（ACI）或基质自体软骨细胞移植（MACI）］与异体骨软骨移植（OCA）。

- 商业医保和社保可能对这些手术有专门的政策限制，因此手术者应在术前与患者沟通好，并签署知情同意书。
- 根据 MRI 和（或）CT，决定是否需行胫骨结节移位截骨术：截骨前移或截骨前内侧移截，伴或不伴远端移位。
- 通过影像学和体格检查决定是否需要行髌骨外侧支持带延长术或松解术。
- 术中麻醉下检查内侧髌股韧带（MPFL）是否需要行短缩术或 MPFL 重建术。

体位

- 仰卧位，使下肢在术中可全范围的屈伸活动。
- 患侧髋下垫软枕，辅助保持下肢在旋转中立位。

切口和暴露

- 采用正中皮肤切口，以便可行髌骨外侧支持带延长术和 MPFL 手术。
- 为方便 MPEL 手术，在第 2 和第 3 层软组织之间进行解剖分离，以利于建立通往股骨侧固定区域的通道。标记第 1 层和第 2 层，然后打开第 3 层软组织和滑膜囊。

手术步骤

细胞基质疗法

- 如计划行胫骨结节截骨术，则先进行截骨术，以改善手术视野。
- 关节内侧或外侧切开，使病变部位暴露良好。
- 使用 15 号手术刀制作正常 / 接近正常软骨的垂直壁，局部清创至软骨下骨板，但不要破坏软骨下骨板。必要时，准备缝线或微型缝线锚固在周边进行固定（图 26.4）。
- 如使用止血带，放松后彻底止血。
- 根据制造商（Vericel，Cambridge，Massachusetts）的要求，使用标准技术将 MACI 应用到准备好的病灶上。注意，由于 MACI 在美国是新技术，这里提供的例子是 ACI。唯一的区别是，细胞生长在 MACI 的胶原补片上，通常允许纤维胶水单独固定，而不需要 ACI 使用的缝线。
    - 由于双侧都运用了该技术，MACI 和（或）ACI 将可能在膝关节活动过程中相接触；因此并不能单纯依靠纤维胶来维持移植物的稳定，类似于 ACI 技术，我们可以运用缝线来增强固定效果（图 26.5）。
- 如行了胫骨结节截骨术，此时可进行移位固定。同时可以做髌骨外侧支持带延长术。
- 运用软组织固定技术（缝合锚钉或软组织包裹）在髌骨侧完成 MPFL 缩短或重建手术（图 26.6）。

同种异体骨软骨移植术

- 如果计划行胫骨结节移位截骨术，此时不要做截骨，因为完整的髌腱会提高髌骨稳定性，有利于为骨移植做准备。
- 内侧或外侧切口以获得病灶的最好显露。
- 评估病灶的大小，决定是采用嵌插式技术还是覆盖式技术。

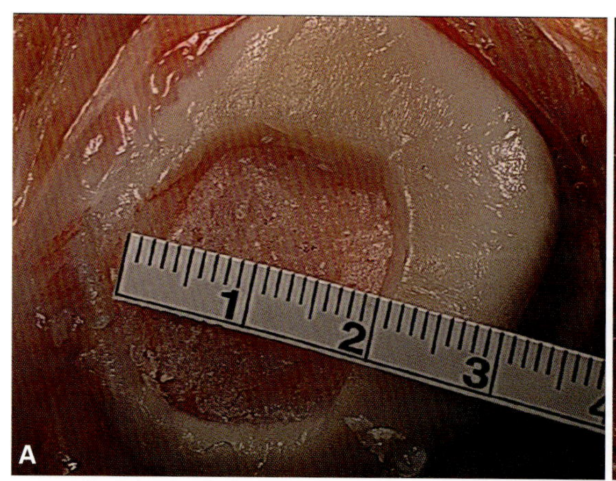

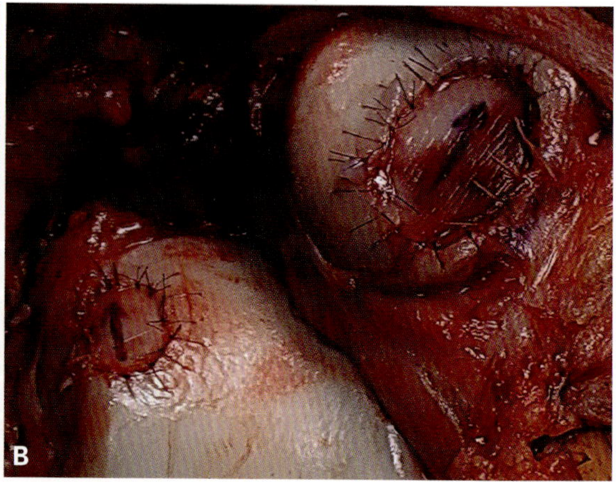

图 26.4　A. 缺损部位的软骨基底及侧壁处理。B. 弥散的双侧软骨病变运用自体软骨细胞移植术，注意 4 枚白色的带线锚钉固定在髌骨软骨损伤边缘，另一枚固定在滑车侧

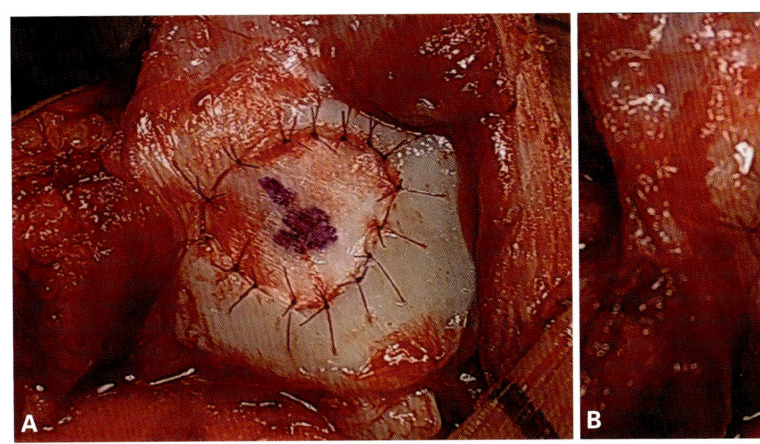
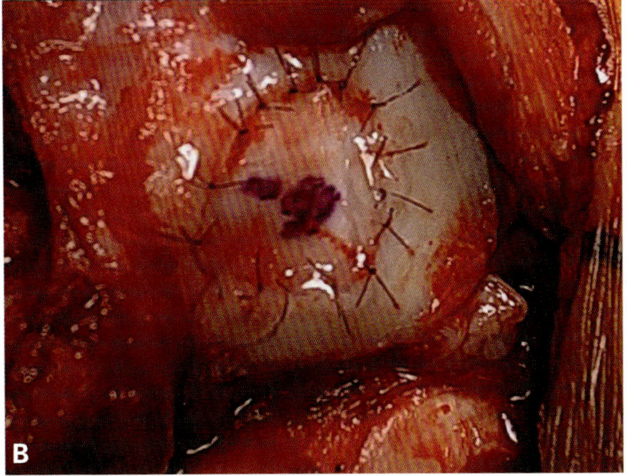

图 26.5　A、B. 双侧关节面修复，使用类似于先前自体软骨细胞植入技术的缝线和（或）缝合锚钉。由于关节面两侧吻合特点，使用额外的缝线加强固定将有助于维持稳定性

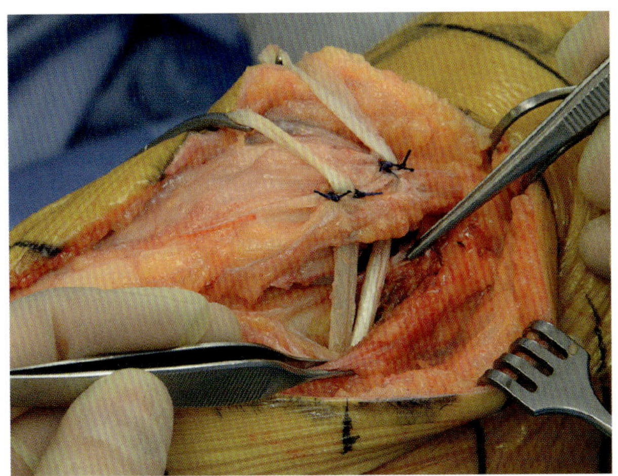

图 26.6　内侧髌股韧带固定在髌骨侧的软组织上

- 使用骨块嵌插技术时，创建一个适于骨块嵌插的基底（±6 mm 深，足够深的地方可以进行骨块的固定，但应在许可的范围内尽量浅来减小同种异体骨的“免疫负荷”（图 26.7）。
- 使用覆盖式技术，修整髌骨使其厚度均匀，大于 12 mm，并进行滑车修整最大限度地减少骨去除（图 26.8）。
- 用脉冲灌洗法去除骨髓成分。将松质骨擦干，并加入骨髓抽吸 / 浓缩液（图 26.9）。
- 骨块无压力下插入，如果骨块固定牢固，则无须额外的固定；如骨块固定不牢，则需用生物可吸收线额外固定（图 26.10）。
- OCA 覆盖式手术时，用标准的压缩固定方法（图 26.11）。

缝合和包扎

- 逐层缝合。
- 加压包扎。
- 支具固定在伸直位以提供保护。
- 双侧髌股关节软骨修复术的经验与教训见表 26.2。

替代技术

- 大的骨块嵌插是覆盖式技术的另一种选择。普通的骨块尺寸范围为直径 14~22 mm；然而，Thomas Deberardino、Raffy Mirzayan 和其他人已成功使用了更大的骨软骨块（直径 25~30 mm）来修复了几乎整个髌骨和（或）滑车关节面（图 26.12）。

术后管理

- 如行胫骨结节截骨移位手术，术后应行 TF 保护性负重。
- 如果未行胫骨结节截骨移位手术，则可在支具伸直位固定条件下进行可耐受的负重活动。
- 如有条件，可使用 CPM 机逐渐恢复关节活动度。
- 早期可进行各种仰卧位非负重的康复锻炼。

结果

- 表 26.3 总结了 PF 行 OCA 手术的结果。

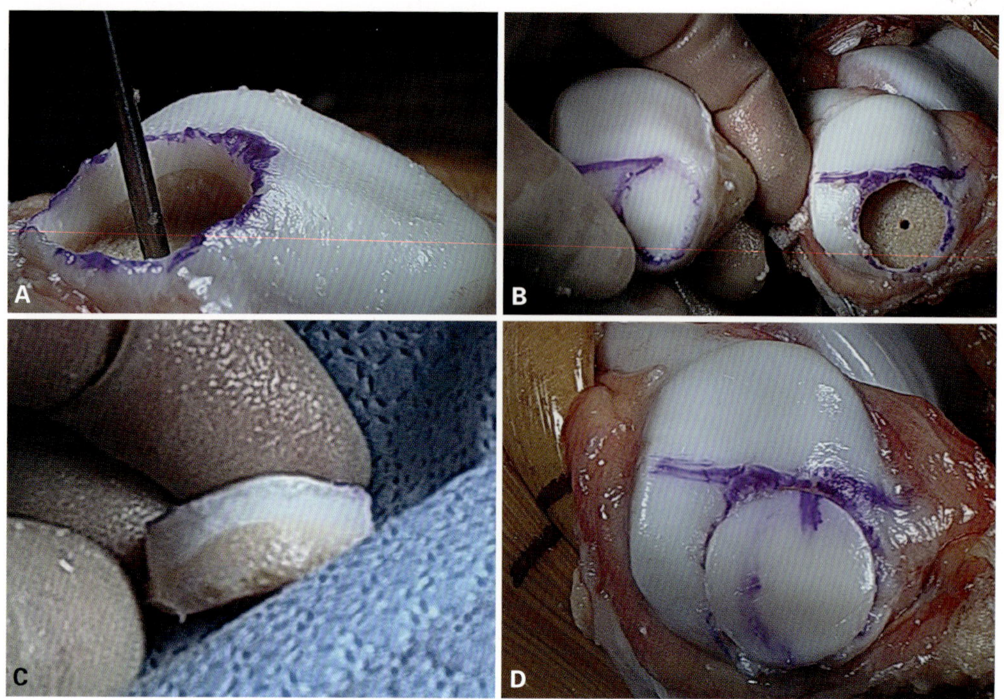

图 26.7 A. 制作同种异体骨移植所需髌骨凹槽。B. 比较供体正中嵴和受体髌骨正中嵴以帮助定位取材位置。C. 同种异体骨软骨移植块。D. 同种异体骨软骨移植块植入

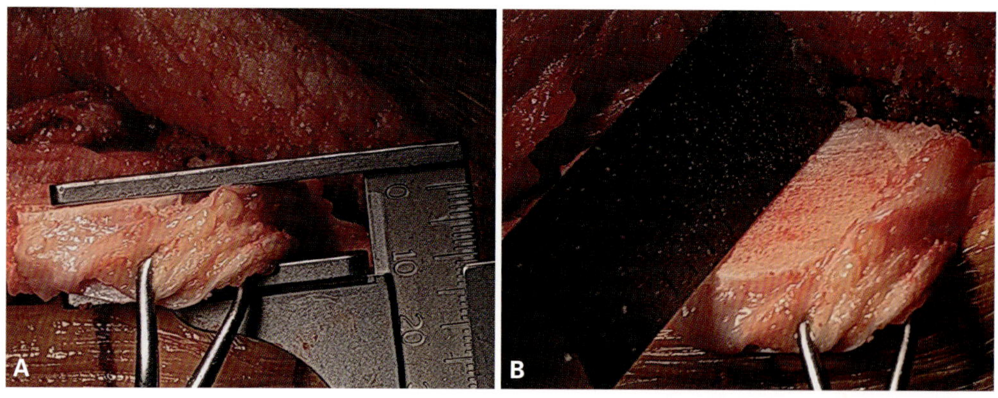

图 26.8 A. 在髌骨覆盖式技术中，使用摆锯以类似于髌股关节置换的方式修整髌骨关节面，剩余的髌骨厚度为 11~14 mm。B. 通过摆锯片确认髌骨截骨面的平整

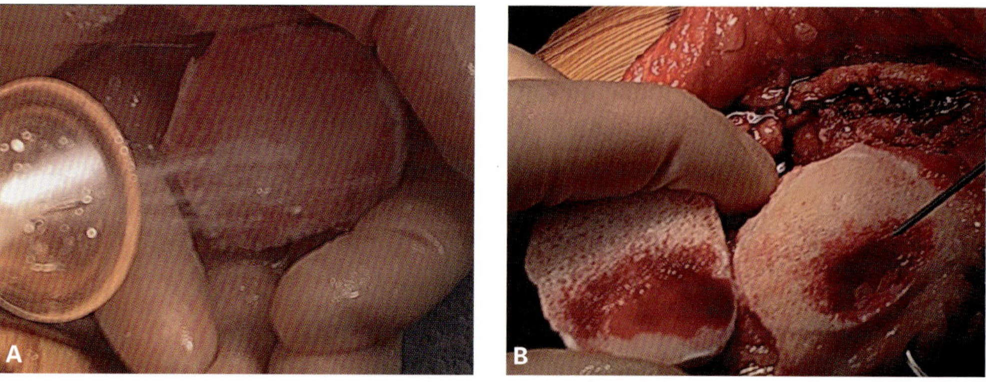

图 26.9 A. 使用脉冲灌洗枪清除供体移植物中的骨髓成分。B. 髌骨修整以相同的方式使得内侧及外侧的厚度尽可能薄（5~6 mm）；尽量不要填塞过度，因为内侧中央的厚度大约只有 10 mm，对于一个正常厚度（22~24 mm）的髌骨而言。髂嵴提取的骨髓抽吸液应用于供体和受体的接触界面

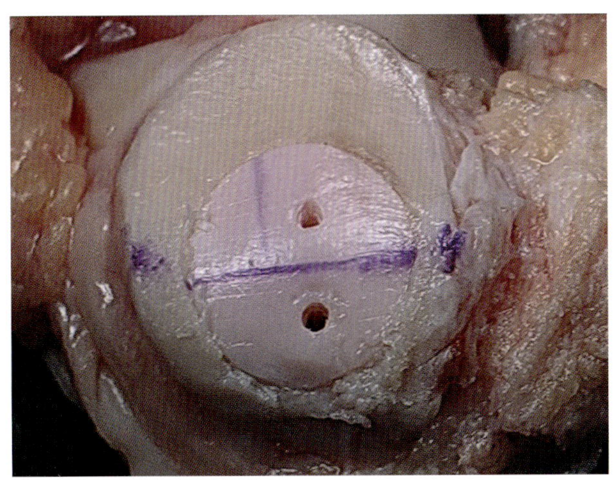

图 26.10 同种异体骨软骨移植，使用生物可吸收螺钉固定

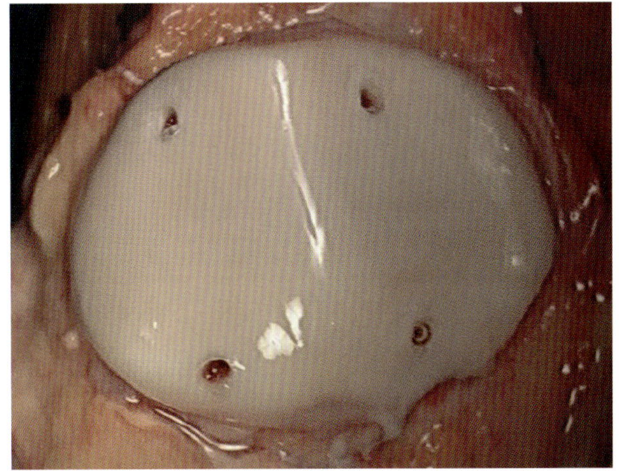

图 26.11 同种异体骨软骨髌骨覆盖式移植，使用可吸收螺钉压缩固定

表 26.2 双侧髌股关节软骨修复术的经验与教训

经验	教训
• 降低患者期望值 • 术后早期功能康复锻炼 • 减少各种类型移植物时髌股关节应力	• 行异体骨软骨移植的双侧髌骨关节软骨退变中，术后 5~7 年间失败率超过 40% • 过早髌股关节负重易导致手术失败 • 后续康复疗效及患者满意度均较髌骨关节置换术（PFA）低

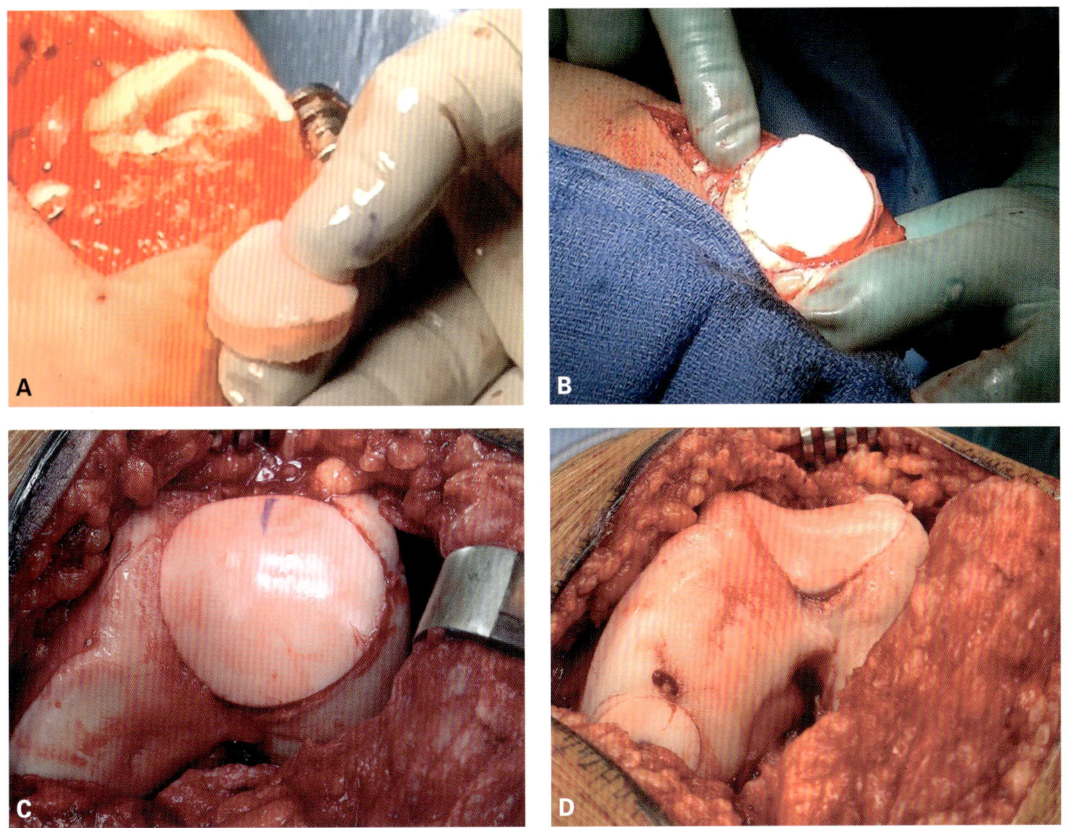

图 26.12 A~D. Thomas Deberardino 医生和 Raffy Mirzayan 医生成功地使用了一种巨大的骨软骨块填塞方法来替换几乎整个滑车或髌骨

并发症

- 屈膝受限或迟滞。
- 长时间的下肢力弱。
- 细胞治疗失败（图 26.13）。
- 骨软骨移植手术失败（图 26.14）。

表 26.3 髌股关节骨软骨移植术的预后

文献	基本资料	缺损面积 / 位置	随访时间	结果	结论
Jamali	20 个膝关节，8 个髌骨，12 个双侧髌股（18 例患者），平均年龄为 42 岁（范围 19~64 岁）。	髌骨侧平均缺损面积 7.1 cm^2（范围 1.8~17.8 cm^2）；滑车侧平均 13.2 cm^2（范围 2.5~22.5 cm^2）	平均 94 个月（范围 24~214 个月）	60% 良好；25% 失败：翻修同种异体骨（2），全膝关节关节成形术（2），关节融合术（1）射线照片 12 例患者无髌股关节炎；4 例中度关节炎；Kaplan–Meier 分析 67% ± 25% 的同种异体移植成活率	OCA 移植成功时可取得预期的手术结果；比较严重的不足是移植长期存活率低
Torga Spak 和 Teitge	回顾性队列研究，14 个膝关节（11 例患者），平均年龄为 37 岁（范围 24~56 岁）。 平均以前的操作，4.4；髌骨 2 例，12 例髌股关节	新鲜覆盖式髌股关节移植	平均 10 年（2.5~17.5 年）	14 例患者改做为关节置换术；11 例患者中的 10 例膝关节 Knee Society Scores 评分为 46~82 分；膝关节功能评分为 50~75 分；Lysholm 评分从 27 分改善到 80 分；平均伸屈从 12°改善至 3°；14 例患者中的 12 例行翻修手术；4 例患者出现并发症（持久前膝关节疼痛，皮疹）	新鲜的 OCA 治疗广泛的髌股关节疗效一般，失败率高达 42%；延迟行关节置换可能效果更好
Chahal 等	系统性回顾了 19 个研究，包含 595 例患者行 664 个膝关节手术治疗；平均年龄为 37 岁（范围 20~62 岁）；20 例滑车及 45 例髌骨损伤	平均 6.3 cm^2（范围 4.2~10.8 cm^2，8 个文献报道）	平均 58 个月（范围 19~120 月）	在 FC 中，OCA 达 86%；在髌骨中较少；整体失败率达 18%	髌股关节损伤的患者预后比胫股关节损伤的患者查
Gracitelli 等	从 1983—2010 年，总共有 27 例患者行 28 个单独的髌骨 OCA 移植	平均 10.1 cm^2（范围 4.0~18.0 cm^2）	随访最少 2 年	28 例膝关节手术者中，17 例（60.7%）在 OCA 移植术后再次手术；28 例膝关节中 8 例（28.6%）考虑 OCA 失败；髌骨异体骨软骨移植 5~10 年成功率为 78.1%，15 年成功率为 55.8%	术前至末次随访时，患者的疼痛及功能均改善；89% 患者对 OCA 手术效果满意
Meric 等	在 1983—2010 年，46 例患者双侧损伤（其中 48 个膝关节，34 个胫股关节，14 个髌股关节型）行双侧 OCA 移植	平均 19.2 cm^2（范围 4.2~41.0 cm^2）	OCA 仍然成功者 7 年（范围 2.0~19.7 年）	5 年 OCA5 年存活率为 64.1%；30 个膝关节后期再次手术，22 个膝关节（46%）考虑移植失败（15 个胫股关节；7 个髌股关节）	OCA 是治疗顽固性膝关节双侧软骨损伤的有效疗法，再次手术和移植失败率较高，但同种异体骨移植患者临床疗效改善明显
Cameron	28 例患者的移植物存活情况及临床疗效，28 例患者行 29 个膝关节股骨滑车手术	平均 6.1 cm^2（范围 2.3~20.0 cm^2）	7 年（范围 2.1~19.9 年）	移植物 5 年存活率为 100%，10 年存活率为 91.7%；1 例患者在 OCA 术后 7.6 年改行全膝关节置换术；末次随访时 89% 患者对疗效满意；其中 63% 患者满意，26% 患者非常满意	本队列研究中膝关节股骨滑车损伤首次运用 OCA 移植可取得满意的效果；可改善患者的疼痛和功能障碍，临床满意度高

续表

文献	基本资料	缺损面积 / 位置	随访时间	结果	结论
Degen 等	35 例大于 40 岁患者治疗髌股关节软骨病或者软骨损伤（26 例单独滑车损伤；7 例单独髌骨损伤；2 例双侧损伤）	使用人工合成支架组（2.6 ± 1.7）cm^2；OCA 组（4.3 ± 1.5）cm^2；OAT 组（2.9 ± 0.8）cm^2	（3.6 ± 1.6）年	首次随访和末次随访时，ADL（P=0.002）和 IKDC（P=0.004）评分改善明显；最大获得范围评分未变（P=0.51）	对于 40 岁以上伴有疼痛、功能评分改善和活动水平维持的髌骨局灶性病变，结构移植是一种可行的治疗选择

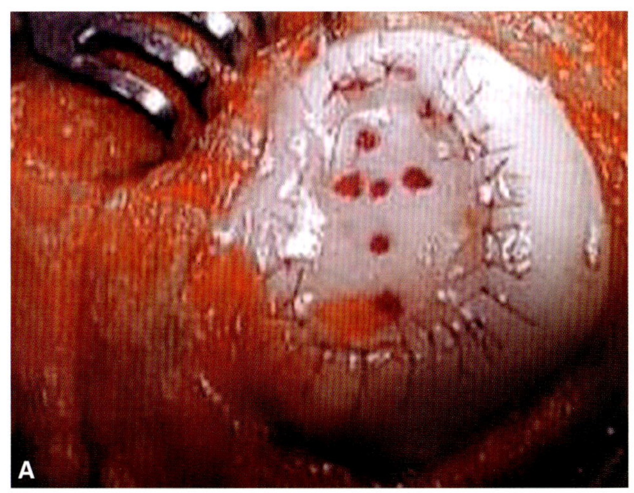
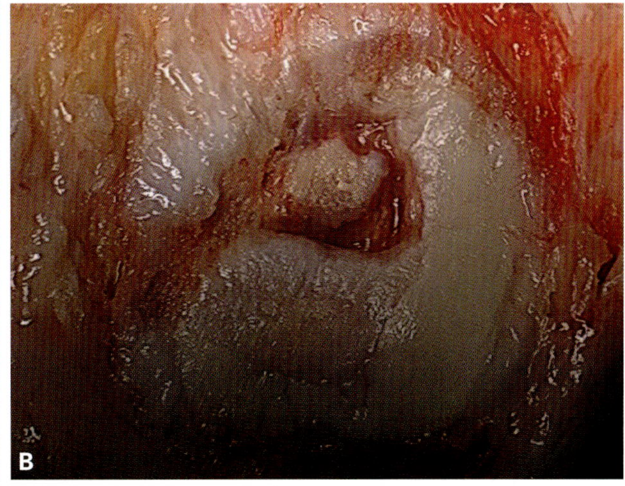

图 26.13 A. 髌骨自体软骨细胞移植。B. 软骨和骨移植在 3 年后失败

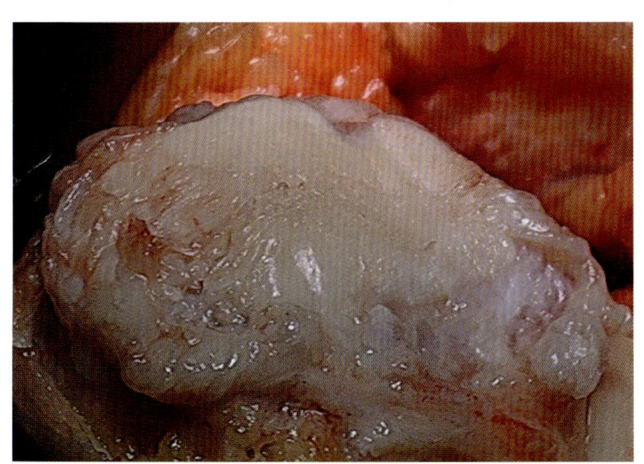

图 26.14 髌骨新鲜骨软骨同种异体移植失败

Ⅱ. 外侧髌股关节面部分切除术

- 表 26.4 外侧髌股关节面部分切除术的适应证和禁忌证

影像学检查（图 26.15）

- 标准的膝关节 X 线检查，包括髌骨轴位片。
- MRI 和 CT 有助于判断髌股关节炎和胫股关节炎的程度和对位对线情况。

表 26.4 外侧髌股关节面部分切除术的适应证和禁忌证

适应证	禁忌证
• 中度到重度的外侧髌股关节炎 • 疼痛和僵直局限于外侧髌股关节 • 外侧髌股关节骨赘 • 患者不适合做 PFA 或者不愿意做 PFA 手术	• 弥漫性髌股关节炎，最大疼痛点和（或）压痛不局限于外侧髌股关节 • 高位髌骨 • 有髌骨不稳定的症状 • X 线片未见髌骨外侧倾斜或关节间隙狭窄

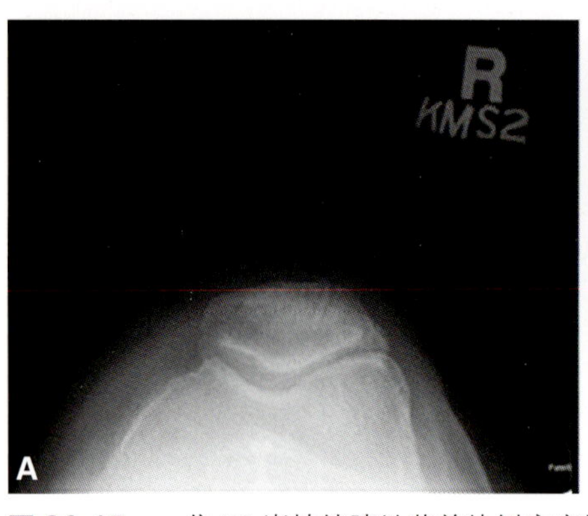

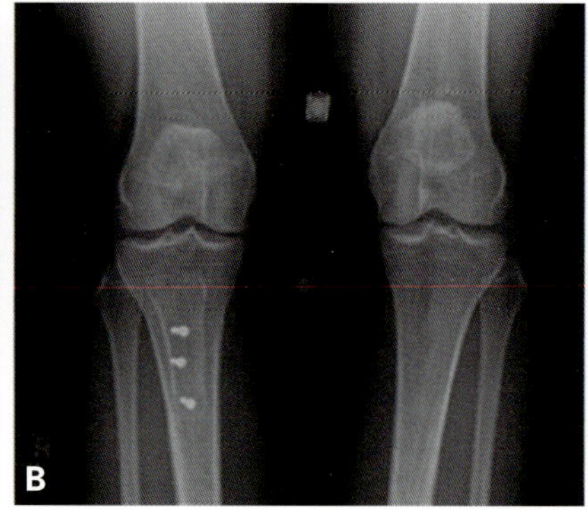

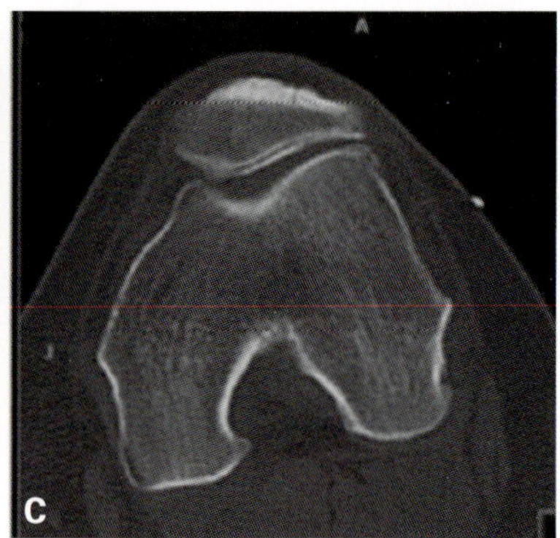

图 26.15 一位 38 岁持续膝关节前外侧疼痛的女性膝关节髌骨轴向（A）及前后位（B）X 线片。既往行胫骨结节截骨前内侧移位术。C. 计算机断层扫描（CT）显示胫骨结节—滑车沟距离为 10 mm

手术方式（图 26.16）

- 关节镜诊断性检查，并对关节内相关病损进行处理。
- 髌骨外侧纵向切口长约 3 cm。
- 距离髌骨外侧缘 0.5 cm 处切开外侧支持带。
- 从髌骨的前外侧浅筋膜和骨膜处分离暴露外侧关节面。
- 从髌骨外侧缘切开支持带深层和关节囊。
- 利用摆锯切除大约 1 cm 的髌骨外侧关节面。

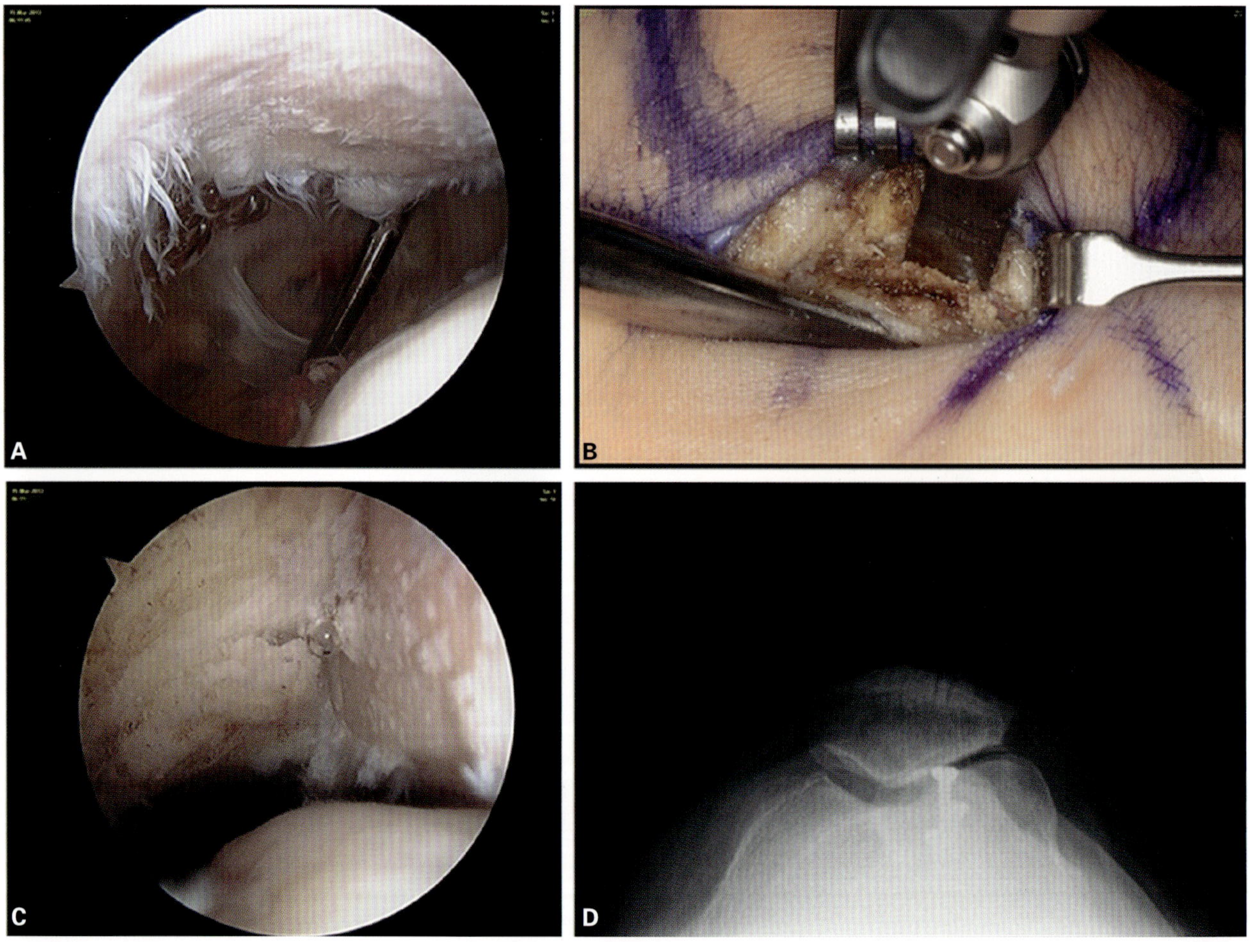

图 26.16 与图 26.15 为同一患者。A. 关节镜下检查显示髌外侧退行性改变。B. 切开行外侧髌骨关节面部分切除术加髌骨外侧支持带延长术。C. 再次在关节镜下评估手术效果。D. 术后 X 线片显示外侧小关节完全切除

- 术中根据需要切除股骨髁前外侧骨赘。
- 骨锉修整磨平髌骨外侧切除后的边缘，必要时可用骨蜡止血。
- 屈膝 90°，由深层到浅层逐层关闭切口，并延长外侧支持带；如需要，可进行外侧支持带松解。
- 缝皮前仔细止血。

替代技术

- 手术可在关节镜下进行。优点是不需要单独再做一个切口，缺点是无法行髌骨外侧支持带的延长。

术后管理

- 加压包扎预防血肿。
- 在股四头肌功能恢复和无跛行之前，拄拐部分负重活动（约持续至术后 1 周）。
- 肿胀消退和关节运动度恢复正常时，逐渐增加运动量。

结果（图 26.17 和图 26.18）

- 随访 2 年，90% 的患者满意。
- 在胫股（TF）关节炎未达到 4 级关节炎的患者中，超过 80% 的患者在 5 年内症状缓解。
- 平均随访 8 年时，患者膝关节协会评分（KSS）平均从 150 分提高到 176 分。
- 10 年随访时，患者的满意度达到 47%。

Ⅲ. 髌股关节置换术

概述

- 髌股关节置换适用于单发的晚期髌股关节炎，经过相应的保守治疗无效且不适用于软骨修复手术的患者（图 26.19）。最近的研究表明，对伴有明显 PF 关节间隙狭窄影像学证据的患者，手术效果最佳。

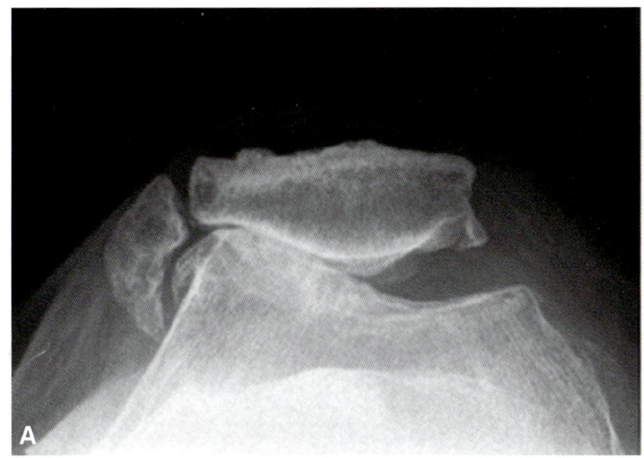

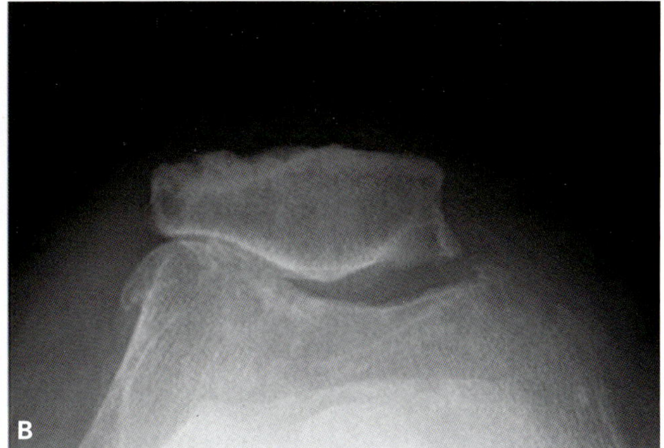

图 26.17 A. 外侧髌股关节炎伴外侧巨大骨赘及髌骨半脱位。B. 切除外侧骨赘和部分外侧髌股关节面后

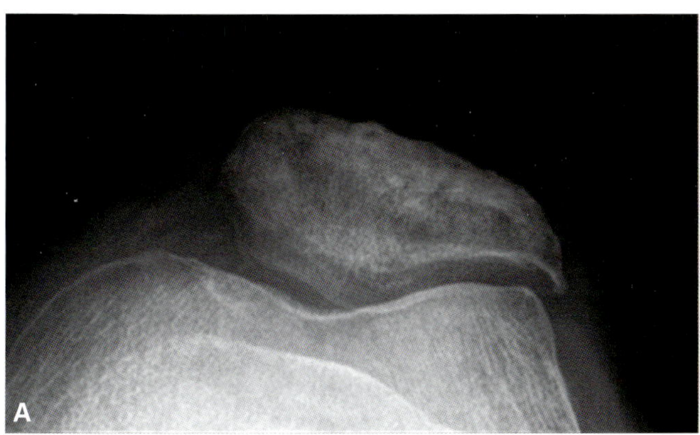

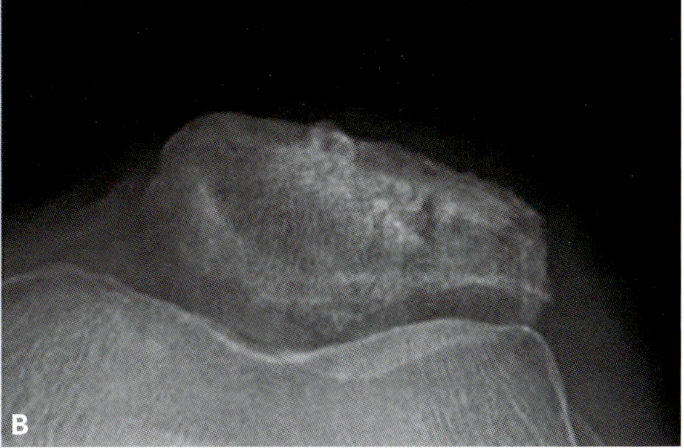

图 26.18 A. 髌骨骨折后外侧髌股关节炎伴髌骨向外侧倾斜。B. 外侧髌股关节面部分切除术后

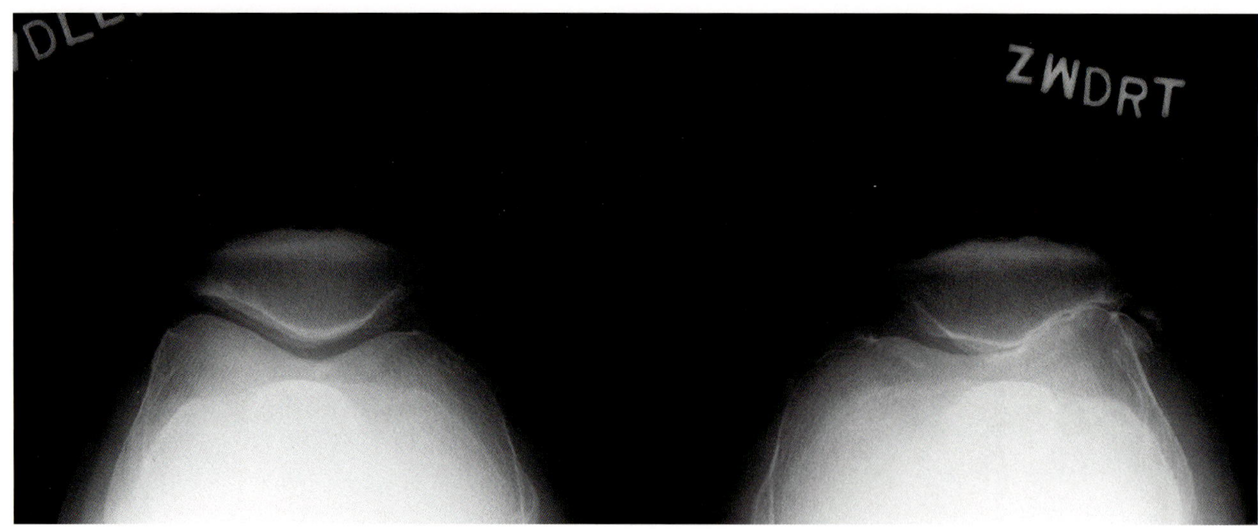

图 26.19 晚期髌股关节炎，需行髌股关节置换术

分类

- 图 26.20 展示了 Merchant 和 Iwano 描述的分类方式。
- 除评估髌股关节（PF）外，胫股关节间隙也应进行 Kellgren–Lawrence 评分。
- 髌股关节置换术的适应证和禁忌证见表 26.5。

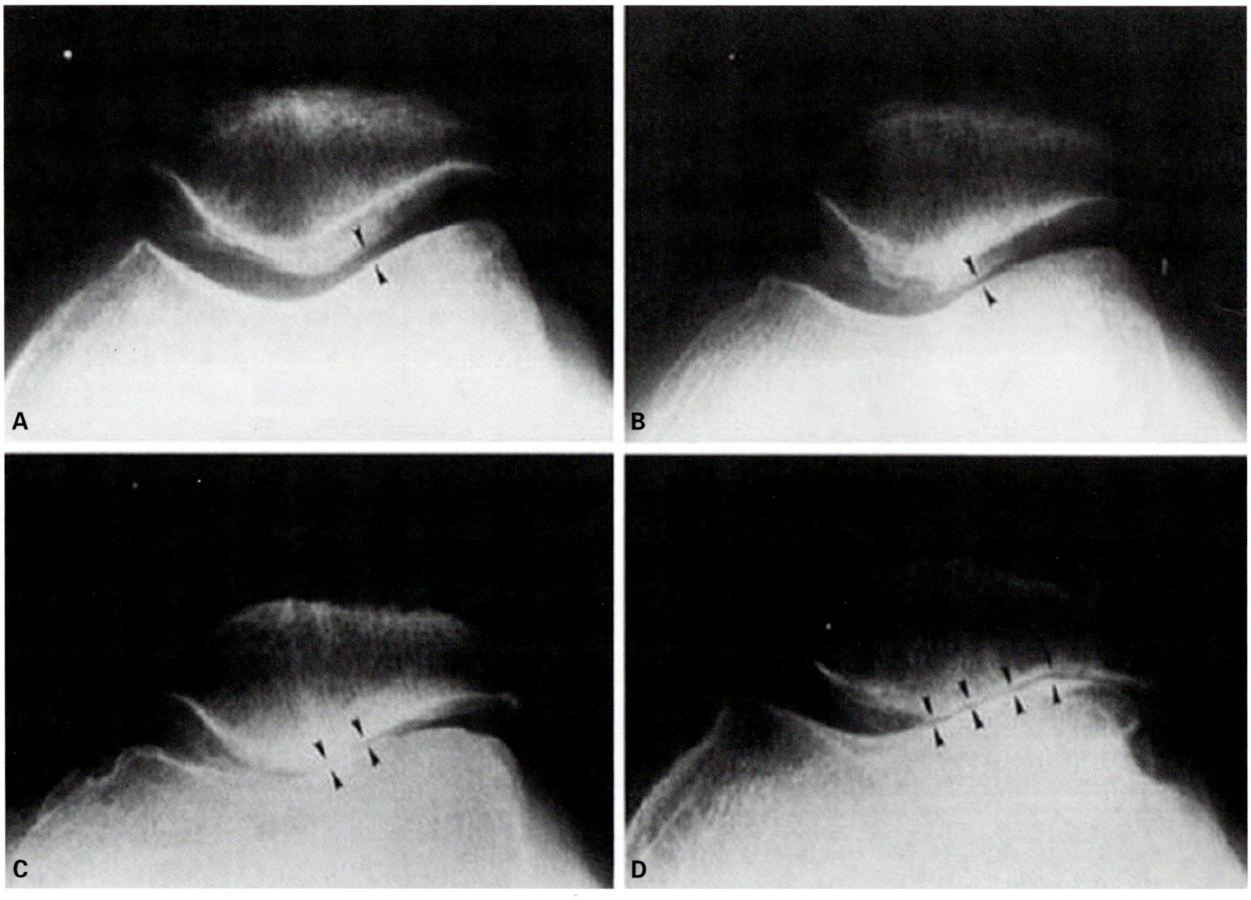

图 26.20 A~D. Ⅰ级、Ⅱ级、Ⅲ级和Ⅳ级影像学分级髌股关节炎，Merchant 等首次描述

表 26.5　髌股关节置换术的适应证和禁忌证

适应证	禁忌证
• 单发的晚期髌股关节炎 • 髌股关节炎伴滑车发育不良 • 创伤后髌股关节炎	• 中度或重度的胫股关节软骨病变 • 严重的冠状面对线不良 • 炎性关节炎 • 重度肥胖 • 低位髌骨

评估

病史

- 单发的膝前髌骨后方疼痛。
- 疼痛在活动时加重，包括起立、上下楼、在凹凸不平的路面行走，及屈膝久坐。
- 在平路行走时无症状或症状轻微。
- 应排除膝关节手术史、炎症性关节炎、感染性关节炎病史和（或）BMI 大于 40 的患者。
- 平路行走时疼痛应考虑 TF 退行性关节炎的可能。

体格检查

- 双下肢力线正常。
- 膝关节内外侧间隙没有或只有轻微压痛。
- 膝关节活动范围正常，无明显屈膝挛缩（例＞5°）。
- 髌骨研磨试验阳性。
- 髋关节活动范围正常，活动时无疼痛或无髋关节屈曲抵抗（必要时进行全面的髋关节体格检查）。

影像学检查

- 全套 X 线检查，体位包括膝关节站立位前后位、屈膝位后前位、侧位和屈膝位的髌骨轴位，以及站立时双下肢全长位。如果 X 线片显示下肢力线偏差＜177°或＞183°，则应谨慎行髌股关节置换术。
- MRI 用来排除胫股关节炎。
- CT 不常规使用，但有助于明确创伤后关节炎、明确髌骨骨折线方向及髌骨半脱位 / 脱位情况，可辅助决策胫骨结节截骨移位术。
- Kellgren-Lawrence 分级Ⅲ级或Ⅳ级的 TF 骨关节炎患者更适合进行全膝关节置换术（TKA）而非 PFA。

非手术治疗

- 非手术治疗和前节的描述相同。

手术治疗

需注意是，以下手术技术描述是关于覆盖式（Onlay）假体的；作者认为覆盖式的设计为大多数晚期 PF 关节炎患者提供了可翻修的手术机会。

术前准备

- 明确有严重的髌股关节炎，但没有或只有很轻度的胫股关节炎。
- 少数需要同时行胫骨结节截骨内侧移位或前内侧移位 [伴有胫骨结节—滑车沟距离大于 20 mm 和（或）有慢性髌骨外侧脱位]。

体位

- 仰卧位，患侧髋下垫软垫，以辅助肢体旋转时保持中立位。

切口和显露

- 标准髌旁内侧入路切开关节，保留半月板和髌下脂肪垫。
- 去除周围骨赘。
- 显露股骨前侧及滑车近端。

手术步骤

- 滑车修整后匹配适当大小的滑车假体，假体必须在矢状位、水平位及冠状位匹配良好。
  - 矢状位对线（图 26.21 A、B）。
    - 股骨前方截骨应与股骨前方皮质平行。
    - 假体近端边缘应与股骨远端皮质平齐，不出现凹陷。
    - 假体的远端部应刚好位于髁间窝顶部上方，以防伸直时出现撞击。
    - 避免假体过度屈曲安装，可导致假体近端与髌骨“撞击与卡压”（图 26.21 C）。
  - 轴位对线。
    - 假体的旋转对位应与通髁线匹配，可轻微

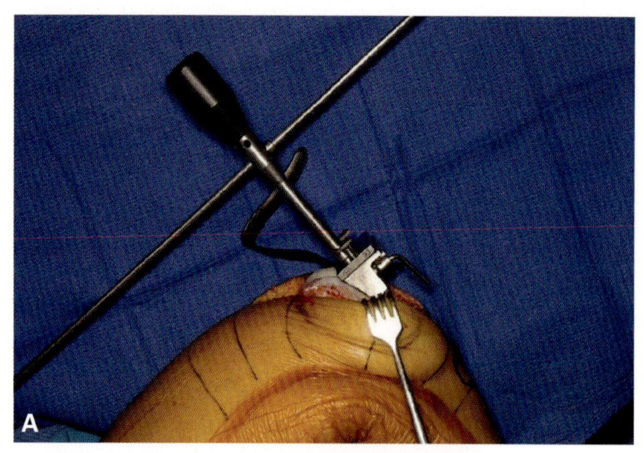

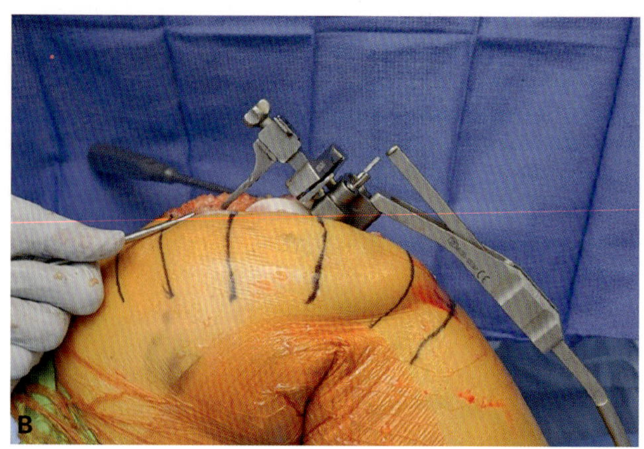

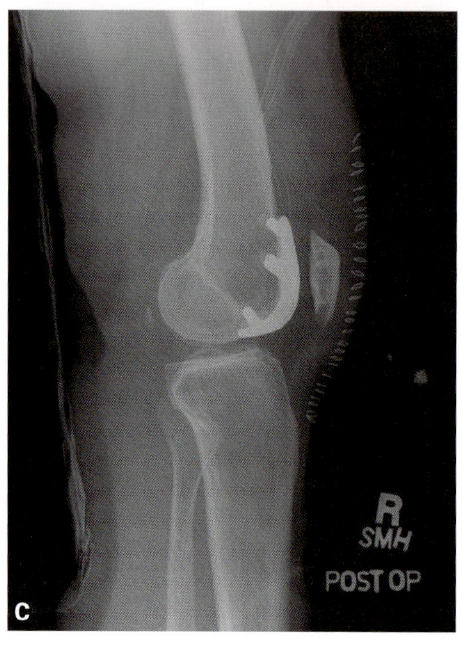

图 26.21 A、B. 截骨定位时矢状位图像。C. 正确植入的假体

地外旋（图 26.22）。或者也可使用导航工具，使旋转轴胫骨长轴保持垂直。

    - 避免滑车假体的内旋。
  - 冠状位对线（即内外翻对线）。
    - 注意这个位置对线取决于滑车假体的设计是对称的还是不对称的。对称假体应垂直于股骨长轴放置，而非对称假体有内置的外侧对位角度，应垂直于力线放置（图 26.23）。假体远端应尽可能地贴合股骨滑车的内侧端和外侧软骨。
- 髌骨侧应重建原来的髌骨厚度；如果髌骨非常薄，磨损严重，也可以接受轻度的髌骨增厚。
  - 对髌骨太薄的患者可尝试植骨和二期置换（图 26.24）。
- 髌骨侧假体可轻微内移以改善髌骨轨迹。
- 必要时行髌骨外侧支持带松解。
- 髌股关节置换术的经验与教训见表 26.6。

替代技术

- 嵌入式假体技术一般是为了重建滑车解剖结构而设计的；最适合于没有合并滑车发育不良或严重外侧髌骨半脱位的中央型 PF 关节炎患者。
- 机器人技术（Mako）可用于滑车侧的手术准备，但目前缺少该技术相关的手术结果数据。

术后管理

- 保护性负重直到股四头肌功能恢复，可主动直腿抬高。

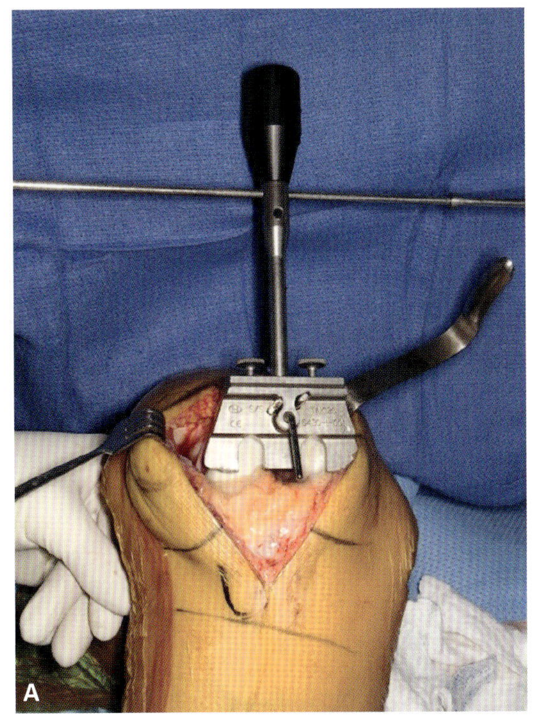
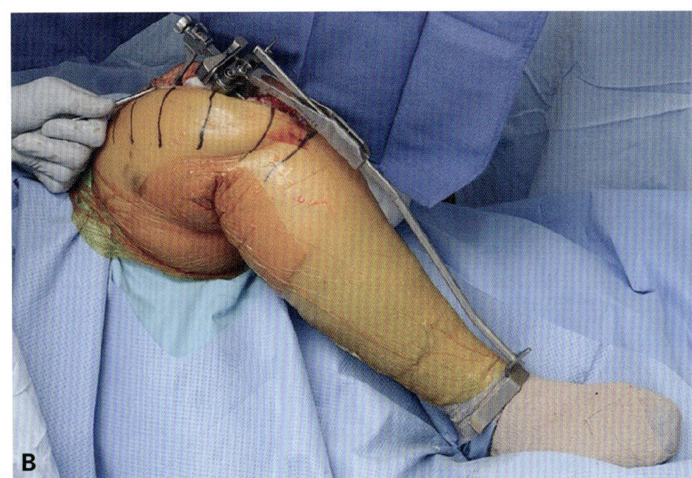
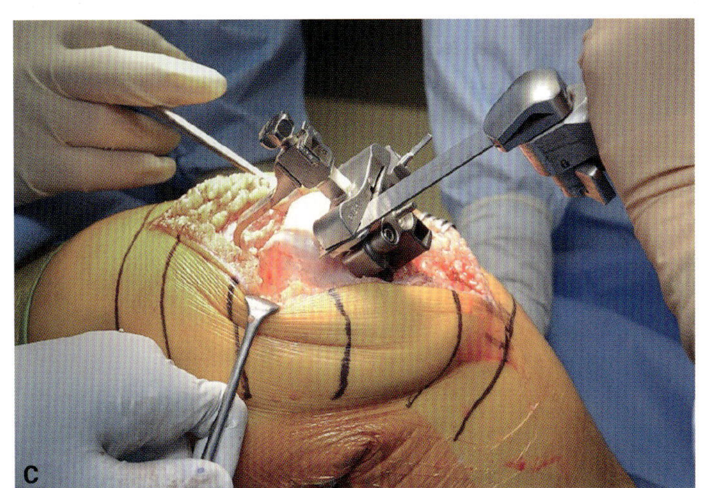

图 26.22　A. 平行于股骨通髁线行轴向截骨。B. 垂直于胫骨长轴。C. 避免内旋

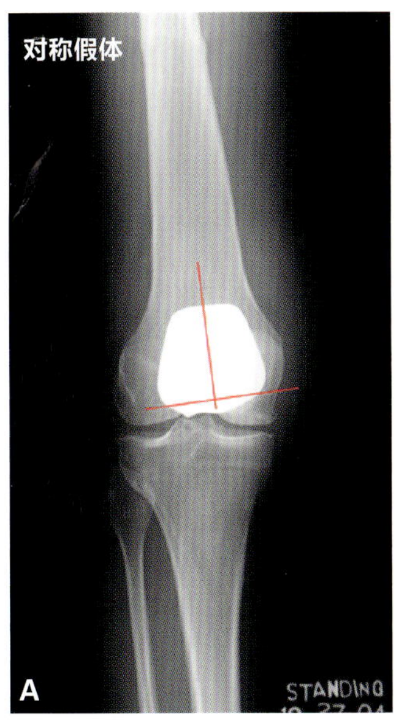

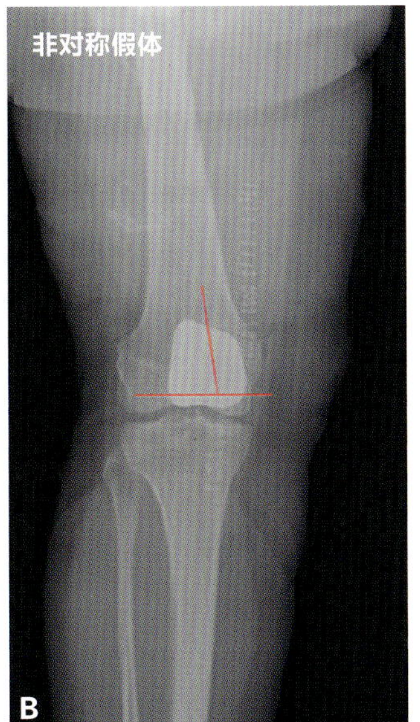

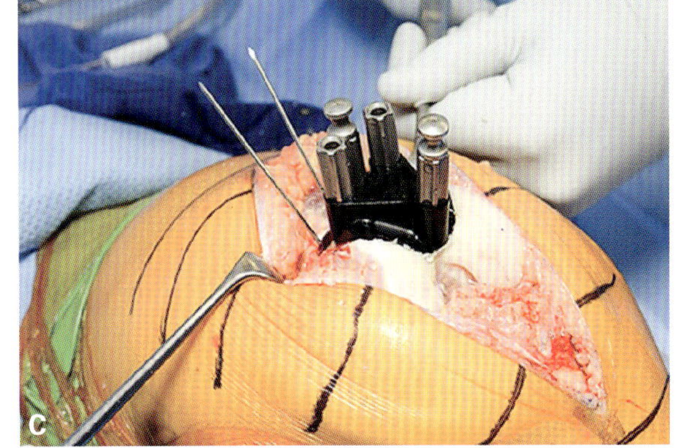

图 26.23　A、B. 对称假体应垂直于股骨长轴放置，而非对称假体应垂直于下肢力线放置。C. 术中冠状面对线对齐满意的照片

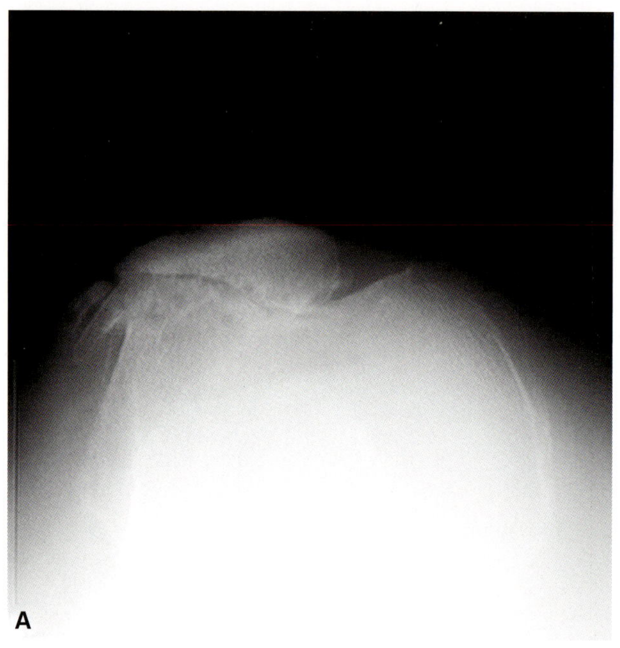
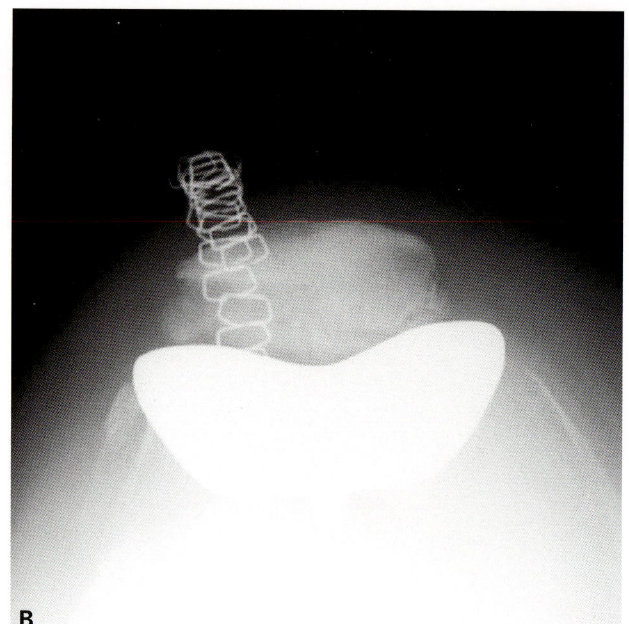
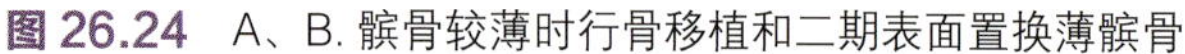

图 26.24 A、B. 髌骨较薄时行骨移植和二期表面置换薄髌骨

表 26.6 髌股关节置换术的经验与教训

经验	教训
• 选择合适的患者对术后获得可观疗效非常重要 • 加强股四头肌力量训练，逐渐从部分负重到全负重 • 积极处理术后关节肿胀、积液 • 术中每 10 min 冲洗胫股关节软骨细胞，避免细胞死亡 • 滑车发育不良的患者较发育正常的患者罹患胫股关节炎概率明显减少 • 滑车发育不良及对线不齐的患者可选择镶嵌型假体	• 对内翻畸形且滑车发育一般的肥胖患者需格外小心 • 避免出现极低位髌骨 • 高位髌骨患者（Caton–Deschamps 指数＞ 1.4）可能需要胫骨结节下移 • 对于在影像学上髌股关节间隙狭窄不明显的患者，避免行髌股关节置换术 • 对严重滑车发育不良的患者而言，使用镶嵌型假体来恢复髌骨轨迹是具有挑战性的

- 如有条件，可使用 CPM 机帮助逐步恢复关节活动度。
- 加强臀部和核心肌群力量锻炼。
- 积极处理术后关节肿胀积液。

结果

- 选择恰当的患者，把握好适应证会取得较好疗效；髌股关节置换术（PFA）比全膝关节置换术（TKA）创伤小。
- 髌股关节置换术患者出血少，住院时间短，相比 TKA 有更好的关节活动度（虽然没有统计学区别）。
- 表 26.7 总结了髌股关节置换术的预后。

并发症

- 膝关节持续肿胀积液。
- 胫股关节炎（TF）进行性加重（图 26.25）。
  - 需翻修行全膝关节置换术（图 26.26）；预后和常规的全膝关节置换术相同。
  - 偶尔需用到带柄的股骨侧假体（图 26.27）。
- 髌骨轨迹不良，最常见的原因是假体位置放置不当。
- 髌骨骨折（图 26.28）。
  - 危险因素包括体重指数低、骨切除太多、髌骨厚度减少和滑车太大。

表 26.7　髌股关节置换术的预后

作者	病例 / 膝关节	假体 / 类型	随访时间	术前评分	结果	并发症
Dahm 等	23/23	Avon 髌股假体 / 覆盖式	平均 2.5 年（范围 2~4 年）	Knee Society Score 评分：58 分 Knee Society 功能评分：42 分 Tegner 评分：1.7 分 UCLA 评分：3.1 分	Knee Society Score 评分：89 分（范围 60~100 分） Knee Society 功能评分：84 分（范围 51~100 分） Tegner 评分：4.3 分（范围 3~6 分） UCLA 评分：6.6 分（范围 5~9 分）	未报道
Mont 等	37/43	Avon 髌股假体 / 覆盖式	平均 7 年（范围 4~8 年）	Knee Society Score 评分：64 分（范围 57~68 分） Knee Society 功能评分：48 分（范围 45~50 分）	Knee Society Score 评分：87 分（范围 50~100 分） Knee Society 功能评分：82 分（范围 20~100 分）	9 例（21%）术后并发症：其中 3 例发展为胫股关节炎；4 例术后关节僵硬，2 例假体松动。7 例患者术后行全膝关节置换术
Konan 等	47/51	Avon 髌股假体 / 覆盖式	平均 7.1 年（范围 5~11 年）	平均 Oxford 膝关节评分：18 分（范围，5~32 分）	中位 Oxford 膝关节评分：38 分（范围，28~32 分）	未报道并发症；2 例患者术后改做全膝关节置换术
Zicaro 等	15/19	HemiCAP Wave 髌股假体 / 嵌入式	平均 3 年（范围 2~4.5 年）	Visual Analog 评分：8 分 Lysholm 评分：31.9 分 Knee Society 评分：39.8 分 Kujala 评分：32.1 分 医院髌股关节评分 Score：15.9 分	Visual Analog 评分：2.5 分 Lysholm 评分：85.8 分 Knee Society 评分：82.5 分 Kujala 评分：79.3 分 医院髌股关节评分：90.6 分	7 例（37%）术后并发症：其中 2 例术后关节持续疼痛；1 例术后关节僵硬；1 例髌骨轨迹不良；2 例髂胫束综合征；1 例感染性骨不连。2 例患者最后行全膝关节置换术

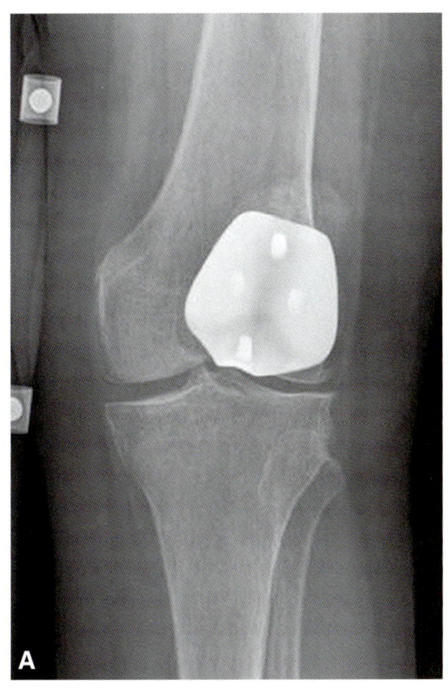

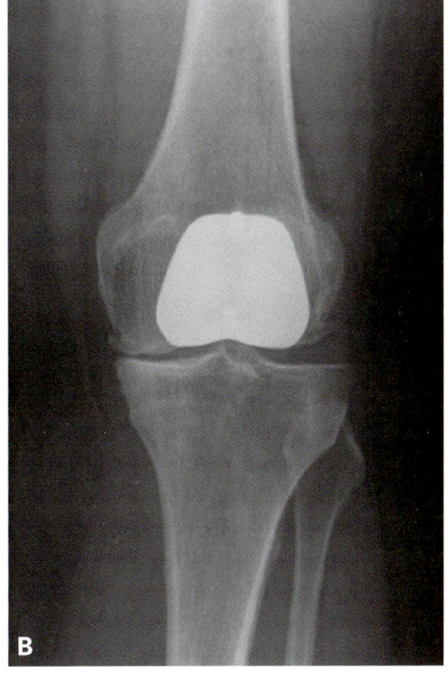

图 26.25　外侧（A）和内侧（B）胫股关节炎加剧

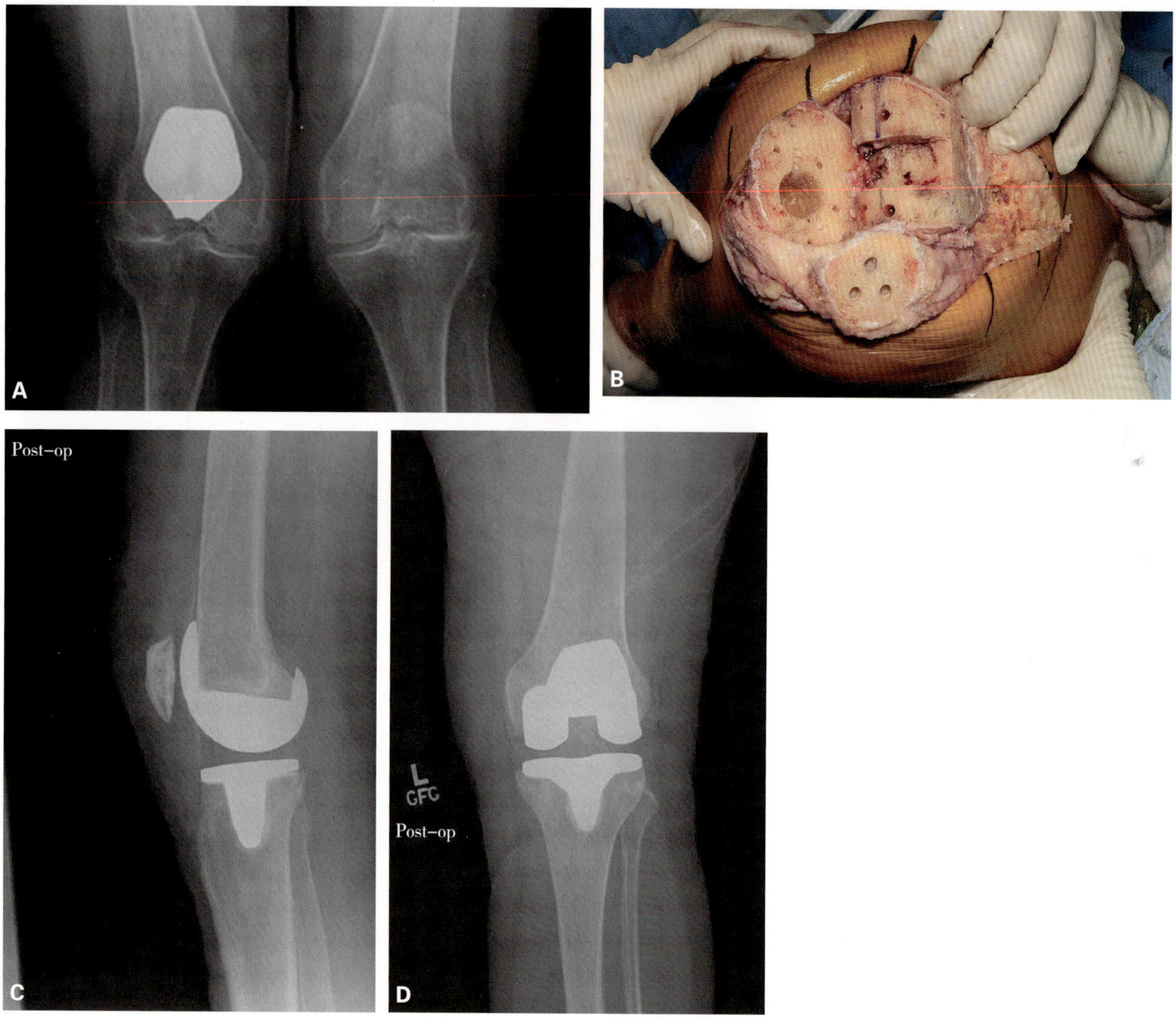

图 26.26 A. 影像学显示髌股关节炎术后出现症状性外侧间室关节炎的患者。B. 术中行全膝关节置换术（TKA）相关准备。C、D. 术后 X 线片显示髌股关节置换术（PFA）翻修为全膝关节置换术（TKA）

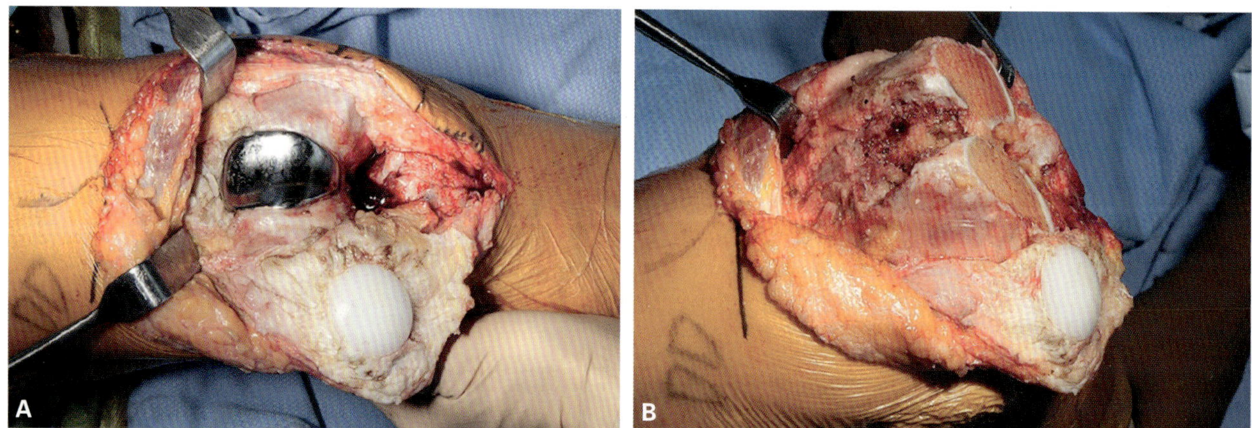

图 26.27 A、B. 翻修全膝关节置换术（TKA）少数情况下需使用带柄股骨侧假体，特别是在滑车骨量切除较多、骨质不佳及骨缺损的情况。C、D. 翻修的全膝关节置换术；髌骨侧未做翻修

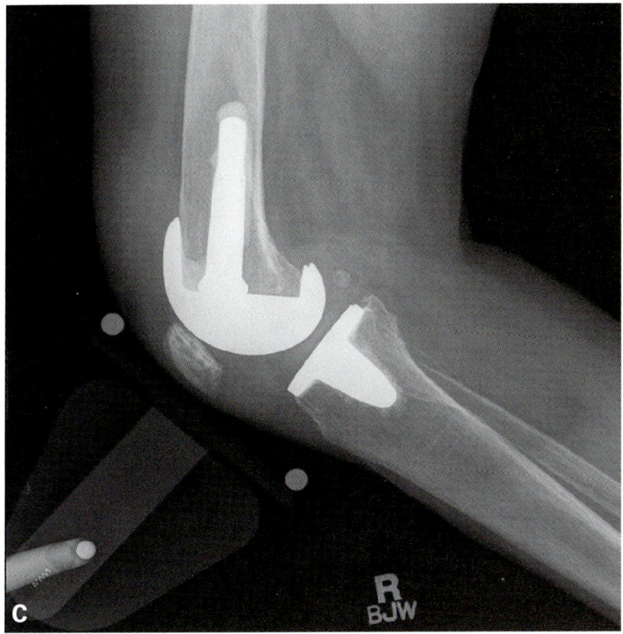

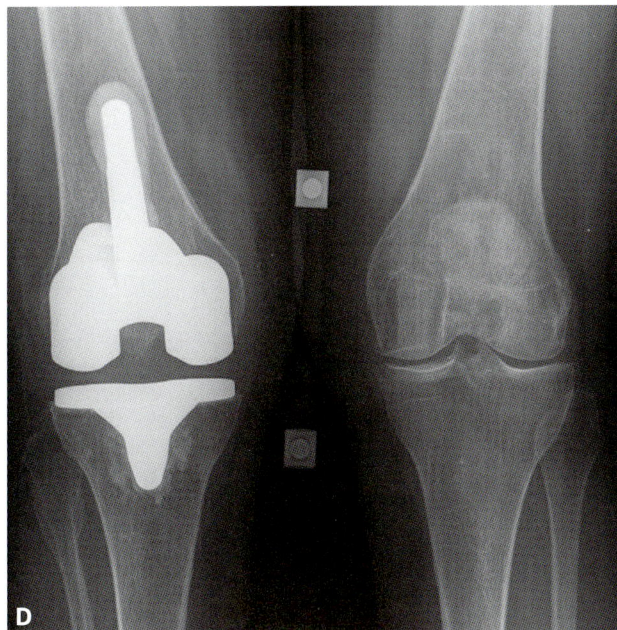

图 26.27（续）

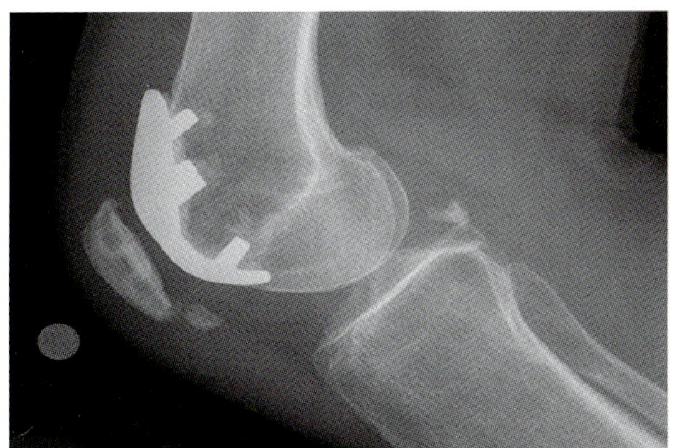

图 26.28　髌骨边缘较薄的患者发生骨折

参考文献

[1] Davies AP, Vince AS, Shepstone L, Donell ST, Glasgow MM. The radiologic prevalence of patellofemoral osteoarthritis. Clin Orthop Relat Res. 2002;(402):206-212.

[2] Dejour D, Le Coultre B. Osteotomies in patello-femoral instabilities. Sports Med Arthrosc. 2007;15(1):39-46. doi:10.1097/JSA.0b013e31803035ae.

[3] Merchant AC, Mercer RL, Jacobsen RH, Cool CR. Roentgenographic analysis of patellofemoral congruence. J Bone Joint Surg Am. 1974;56:1391-1396.

[4] Yi M, Hong SH, Choi JY, et al. Femoral trochlear groove morphometry assessed on oblique coronal MR images. AJR Am J Roentgenol. 2015;205(6):1260-1268. doi:10.2214/AJR.15.14398.

[5] Brittberg M, Aglietti P, Gambardella R, et al. ICRS Cartilage Injury Evaluation Package. Developed during ICRS Standards Workshop, Münchenwiler, Switzerland; January 27-30, 2000.

[6] Jamali AA, Emmerson BC, Chung C, Convery FR, Bugbee WD. Fresh osteochondral allografts: results in the patellofemoral joint. Clin Orthop Relat Res. 2005;(437):176-185.

[7] Torga Spak R, Teitge RA. Fresh osteochondral allografts for patellofemoral arthritis: long-term follow-up. Clin Orthop Relat Res. 2006;444:193-200. doi:10.1097/01.blo.0000201152.98830.ed.

[8] Chahal J, Gross AE, Gross C, et al. Outcomes of osteochondral allograft transplantation in the knee. Arthroscopy. 2013;29(3):575-588. doi:10.1016/j.arthro.2012.12.002.

[9] Gracitelli GC, Meric G, Pulido PA, Görtz S, De Young AJ, Bugbee WD. Fresh osteochondral allograft transplantation for isolated patellar cartilage injury. Am J Sports Med. 2015;43(4):879-884. doi:10.1177/0363546514564144.

[10] Meric G, Gracitelli GC, Görtz S, De Young AJ, Bugbee WD. Fresh osteochondral allograft transplantation for bipolar reciprocal osteochondral lesions of the knee. Am J Sports Med. 2015;43(3):709-714. doi:10.1177/0363546514562549.

[11] Cameron JI, Pulido PA, McCauley JC, Bugbee WD. Osteochondral allograft transplantation of the femoral trochlea. Am J Sports Med. 2016;44(3):633-638. doi:10.1177/0363546515620193.

[12] Degen RM, Coleman NW, Tetreault D, et al. Outcomes of patellofemoral osteochondral lesions treated with structural grafts in patients older than 40 years. Cartilage. 2017;8(3):255-262. doi:10.1177/1947603516665441.

[13] Hinckel BB, Arendt EA. Lateral retinaculum lengthening or release. Oper Tech Sports Med. 2015;23(2):100-106.

[14] Pagenstert G, Wolf N, Bachmann M, et al. Open lateral patellar retinacular lengthening versus open retinacular release in lateral patellar hypercompression syndrome: a prospective double-blinded comparative study on complications and outcome. Arthroscopy. 2012;28(6): 788-797.

[15] Ferrari MB, Sanchez G, Chahla J, Moatshe G, LaPrade RF.

Arthroscopic patellar lateral facetectomy. Arthrosc Tech. 2017;20;6(2):e357-e362.

[16] Martens M, De Rycke J. Facetectomy of the patella in patellofemoral osteoarthritis. Acta Orthop Belg. 1990;56(3-4):563-567.

[17] Paulos LE, O'Connor DL, Karistinos A. Partial lateral patellar facetectomy for treatment of arthritis due to lateral patellar compression syndrome. Arthroscopy. 2008;24(5):547-553.

[18] Yercan HS, Ait Si Selmi T, Neyret P. The treatment of patellofemoral osteoarthritis with partial lateral facetectomy. Clin Orthop Relat Res. 2005;(436):14-19.

[19] Wetzels T, Bellemans J. Patellofemoral osteoarthritis treated by partial lateral facetectomy: results at long-term follow up. Knee. 2012;19(4):411-415.

[20] deDeugd CM, Pareek A, Krych AJ, Cummings NM, Dahm DL. Outcomes of patellofemoral arthroplasty based on radiographic severity. J Arthroplasty. 2017;32(4):1137-1142. doi:10.1016/j.arth.2016.11.006.

[21] Iwano T, Kurosawa H, Tokuyama H, Hoshikawa Y. Roentgenographic and clinical findings of patellofemoral osteoarthrosis. With special reference to its relationship to femorotibial osteoarthrosis and etiologic factors. Clin Orthop Relat Res. 1990;(252):190-197.

[22] Dahm DL, Kalisvaart MM, Stuart MJ, Slettedahl SW. Patellofemoral arthroplasty: outcomes and factors associated with early progression of tibiofemoral arthritis. Knee Surg Sports Traumatol Arthrosc. 2014;22(10):2554-2559. doi:10.1007/s00167-014-3202-3.

[23] Dahm DL, Al-Rayashi W, Dajani K, Shah JP, Levy BA, Stuart MJ. Patellofemoral arthroplasty versus total knee arthroplasty in patients with isolated patellofemoral osteoarthritis. Am J Orthop (Belle Mead NJ). 2010;39(10):487-491.

[24] Mont MA, Johnson AJ, Naziri Q, Kolisek FR, Leadbetter WB. Patellofemoral arthroplasty: 7-year mean follow-up. J Arthroplasty. 2012;27(3):358-361.

[25] Konan S, Haddad FS. Midterm outcome of Avon patellofemoral arthroplasty for posttraumatic unicompartmental osteoarthritis. J Arthroplasty. 2016;31(12):2657-2659. doi:10.1016/j.arth.2016.06.005.

[26] Zicaro JP, Yacuzzi C, Astoul Bonorino J, Carbo L, Costa-Paz M. Patellofemoral arthritis treated with resurfacing implant: clinical outcome and complications at a minimum two-year follow-up. Knee. 2017;24(6):1485-1491. doi:10.1016/j.knee.2017.09.003.

[27] King AH, Engasser WM, Sousa PL, Arendt EA, Dahm DL. Patellar fracture following patellofemoral arthroplasty. J Arthroplasty. 2015;30(7):1203-1206. doi:10.1016/j.arth.2015.02.007.

第六部分

骨骼发育不成熟患者的髌骨不稳定

Shital N. Parikh

第二十七章

保留生长板的内侧髌股韧带重建术

Shital N. Parikh, Sean Keyes

概述

- 本章描述了在骨骼不成熟患者中使用保留生长板的股骨隧道定位方法，以及通过股骨隧道拉出肌腱移植物（拉通技术）重建内侧髌股韧带（MPFL）的手术方法。
- 术中主要强调股骨远端生长板的重要性及其与 MPFL 股骨附着点的关系。

发病机制

- Fithian 等将髌骨脱位的最高风险人群定义为 10~17 岁的女性。
- 之前的研究表明，首次髌骨脱位后，髌骨发生再脱位或后遗症的概率一直在 17%~44% 之间。
- 最近，人们试图对首次髌骨脱位后的复发进行预测，从而优化对患者的治疗。这些预测模型都基于人口统计学和对解剖学风险因素的评估。
- 目前已知的首次髌骨脱位后复发不稳定的危险因素包括年龄小于 14 岁、骨骼未成熟、运动相关的髌骨脱位、对侧髌骨脱位史、高位髌骨、髌骨倾斜、滑车发育不良、胫骨结节—滑车沟（TT—TG）距离增加和过度松弛（表 27.1）。
- Lewallen 等报道，患有滑车发育不良的骨骼不成熟患者在首次髌骨脱位后有 69% 的复发率。

表 27.1　首次髌骨脱位后复发性脱位的预测因素

危险因素	危险因素序号	预测复发风险 / %	建议治疗
• 骨骼未发育成熟	0	14	保守
• 对侧脱位史	1	30	保守
• 滑车发育不良	2	54	保守、手术均可
• 高位髌骨	3	75	可以考虑手术稳定
	4	88	可以考虑手术稳定

解剖学

髌骨高度

- 髌骨骨化开始于 3~5 岁。这种骨化的发生可能各有不同，但总体是以从近端到远端的方式迅速扩展的。骨化过程在 16~17 岁完成。由于髌骨远端有延迟骨化现象，儿童 X 线片上的髌骨高度计算结果可能会出现假性升高（图 27.1）。
- 已经在儿童中进行的 Caton-DesChamps 指数的评估是一种简单可靠的髌骨高度测量方法，但此方法必须考虑基于年龄的值。以年龄为基础的平均值分别为 1.27 ± 0.25（6~7 岁）、1.15 ± 0.17（8~9 岁）、1.11 ± 0.19（10~11 岁）和 1.07 ± 0.18（12 岁）。大于 1.45（高于正常的 2 个标准差）的值被认为是复发性髌骨脱位的预后危险因素。

TT—TG 距离

- 偏向一侧的胫骨结节被认为是髌骨不稳定的重要危险因素。偏侧的程度是在轴位 MRI 或 CT 上通过 TT—TG（胫骨结节—滑车沟）距离来测量的。
- 成人伴或不伴髌骨不稳患者的平均 TT—TG 距离分别为（19.8 ± 1.6）mm 和（12.7 ± 3.4）mm。进行手

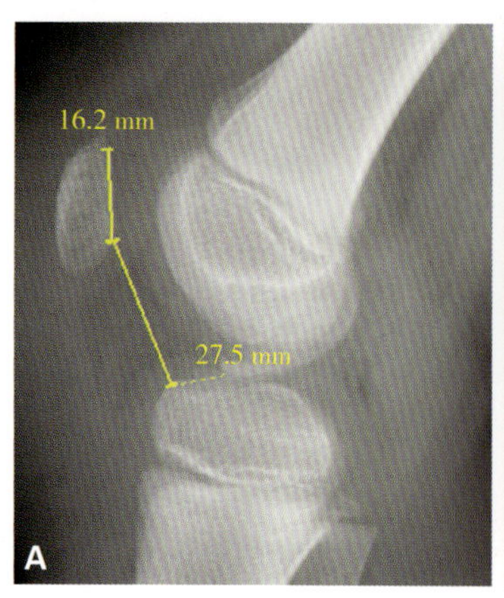

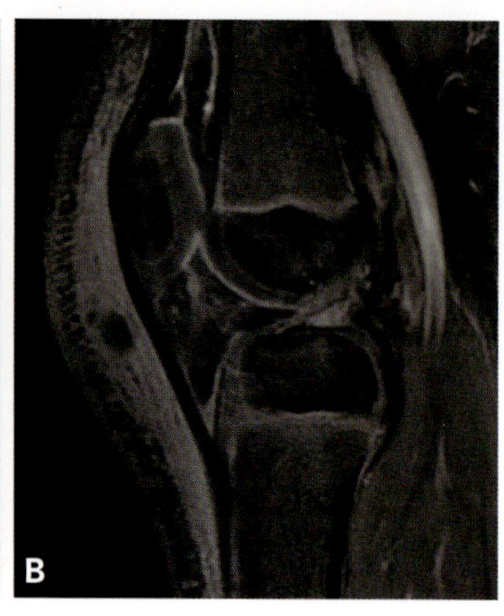

图 27.1 A. 青春期前男孩的膝关节侧位片显示 Caton-DesChamps 指数为 27.5/16.2=1.69，这表明明显高位髌骨。B. 相应的 MRI 序列显示出未骨化的髌骨软骨和胫骨近端，如果考虑到这些软骨表面，则髌骨高度正常

术的目的是恢复 TT—TG 距离，使其在 10~15 mm 之间，距离大于 20 mm 是胫骨结节截骨转位术的指征。

- 由于 TT—TG 距离是一个绝对数，它没有考虑到患者的膝关节大小或年龄。目前已有研究来开发 TT—TG 距离比率或指数以克服这一缺点。
- 儿童 TT—TG 距离随年龄呈对数递增，随着儿童骨骼接近成熟，其值越来越接近成人。在正常儿童（无髌骨不稳）中，平均年龄为 11 岁 11 个月时其平均 TT—TG 距离为（8.6 ± 0.3）mm。在髌骨不稳定的儿童中，平均 13 岁零 5 个月时其平均 TT—TG 距离为（12.2 ± 1.1）mm。因此，患者越年轻，矫正 TT—TG 距离的阈值越小。

滑车发育不良和生长

- 在侧位 X 线片上，所有骨骼未成熟的滑车发育不良患者均存在滑车发育不良的 3 个征象（交叉征、滑车上突起征或双轮廓征）之一。
- 在生长过程中，所有滑车发育不良的线性测量（髁突高度、滑车高度、滑车凸起）都随着年龄的增长而增加，然而股骨滑车 TG（沟角）的形状随着年龄的增长变化不大。滑车的进行性骨化可能会出现股骨滑车 TG（沟角减小）随着骨骼生长而加深的虚假 X 线影像表现。
- 尽管重塑能力随着年龄的增加而降低，但 TG 仍可以在髌骨稳定后进行重塑。在 10 岁以后，滑车没有明显的重塑能力。因此，如果可能的话，应尽早为 10 岁以下的儿童提供骸骨稳定治疗。
- 滑车发育不良是髌骨不稳定和髌骨稳定手术失败的主要危险因素之一。在 37 例有开放性生长板，且进行髌骨稳定手术（外侧松解，内侧紧缩，Roux-Goldthwait 手术）失败的平均年龄为 14 岁的儿童中，作者发现其中 89% 存在重度滑车发育不良。此外，高位髌骨和 TT—TG 距离增加不是手术失败的显著危险因素。

股骨远端生长板前部

- 股骨远端生长板前部与滑车上凸之间的空间关系和因果关系尚不清楚。股骨远端生长板前部与滑车最近端之间的平均距离约为 4.5 mm。然而，股骨滑车的外侧可以在生长板的近端（13.7% 的膝关节）或在生长板水平（17.7% 的膝关节）（图 27.2）。股骨滑车和生长板之间的距离随着骨骼的生长而增加，也就是说，生长板随着生长逐渐远离近侧滑车。这种关系对于计划行股骨滑车或膝关节前方入路手术的外科医生来说是很重要的。

股骨远端生长板

- 股骨远端生长板呈波浪形。中央嵴和内、外侧谷

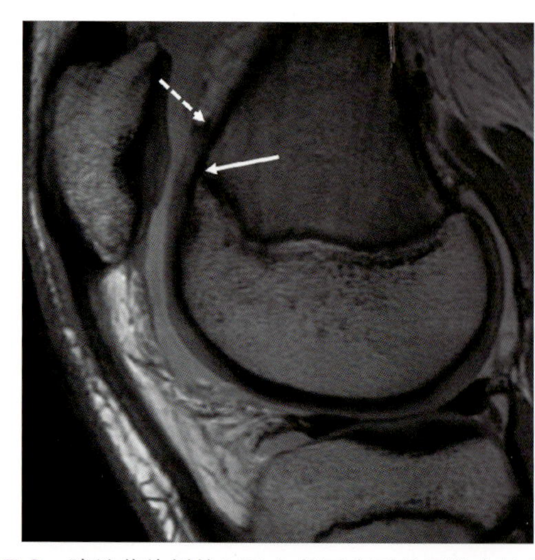

图 27.2 膝关节外侧的 MRI 矢状面序列显示滑车关节软骨（虚线箭头）延伸到股骨远端前段的近端（实线箭头）

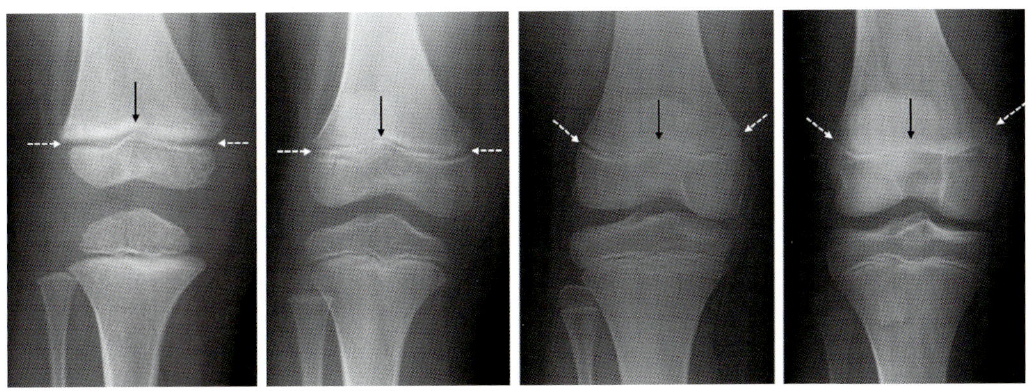

图 27.3　由左至右分别为 4 岁、8 岁、12 岁和 15 岁时的左膝正位片。随着骨骼的生长，股骨远端生长板的形状也会发生变化。中央嵴（黑色箭头）相对于干骺端 – 生长板交界处（白色箭头）而言高度降低。生长板有渐进性升高，在骨骼成熟时干骺端 – 生长板连接处高于中央嵴

在生长过程中形状发生改变（图 27.3）。当生长板托起干骺端时，内侧和外侧的“最低点”加深，中央嵴线相对高度减小。干骺 – 生长板交界处切迹在骨骼成熟时高于中央嵴。

- 股骨远端生长板的等高线图和 X 线评估显示其从上至下为十字形图案。中央嵴（由前向后）、外侧嵴和内侧峰（由内侧到外侧）将生长板分为 4 个谷：前内侧谷、前外侧谷、后内侧谷和后外侧谷（图 27.4）。内侧生长板最下侧为“前内侧”，而外侧生长板最下侧为“后外侧”（图 27.5）。在股骨远端生长板周围进行手术时需要慎重考虑这些位置。

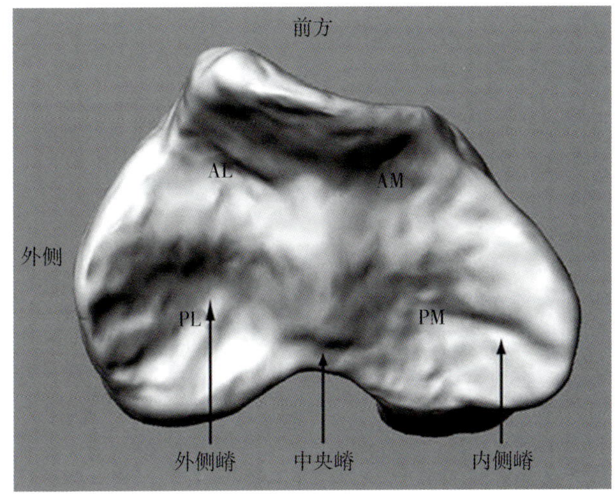

图 27.4　左膝股骨远端生长板 CT 扫描三维重建近端视图。中央嵴、外侧嵴和内侧嵴将生长板划分为 4 个象限。在内侧，前内侧（AM）象限比后内侧（PM）象限更深。在外侧，后外侧（PL）象限比前外侧（AL）象限更深

MPFL 附件和股骨远端生长板

- 小儿尸体研究表明，MPFL 附着在髌骨近端 2/3 部分。MPFL 附着点的中心在髌骨赤道上方平均

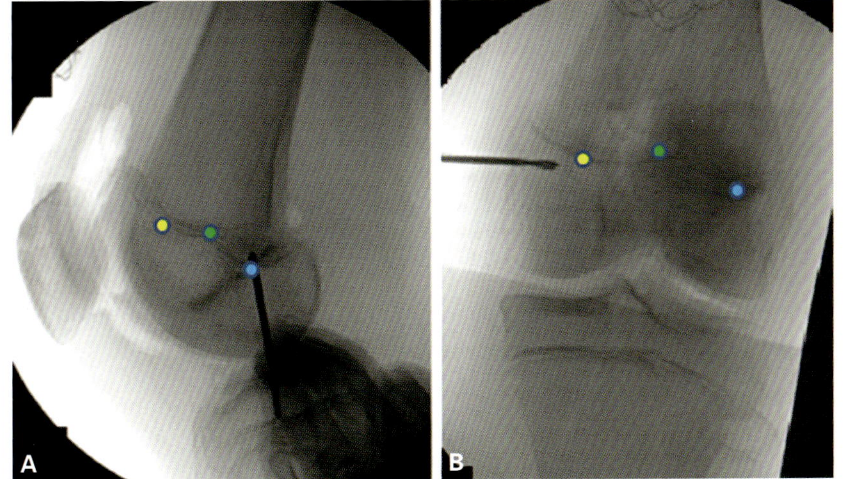

图 27.5　膝关节（A）外侧和（B）正位 X 线片显示股骨远端生长板的起伏性质。生长板内侧的“最低点”是前内侧（黄色圆圈），生长板外侧的最低点是后外侧（蓝色圆圈）。中央嵴的最高点（绿色圆圈）在两个视图的中心

4.7 mm 处，其跨度平均为髌骨长度的 41%。

- 在股骨上，MPFL 附着在内侧上髁的后上方，刚好位于内收肌结节的远端。在大多数儿童和青少年中，内上髁、内收肌结节和 MPFL 股骨附着点位于生长板的远端（图 27.6）。MPFL 附着点随着生长逐渐向股骨远端生长板移动，可能之后与生长板近端交叉（表 27.2）。
- Schöttle 等已经很好地对侧位 X 线片上的 MPFL 股骨附着点进行了描述。现已发现同样的技术可以在骨骼不成熟的情况下重现。股骨附着点与股骨

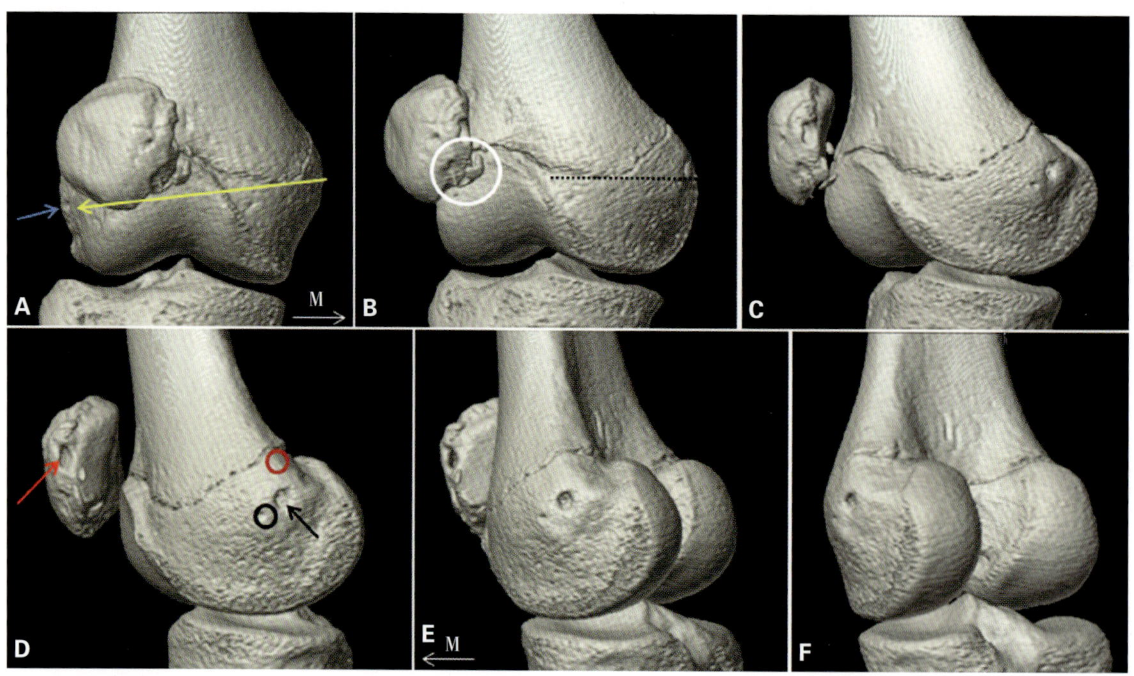

图 27.6 解剖重建内侧髌股韧带后，右膝关节 CT 的三维重建显示了不同标志与股骨远端生长板的关系。A~F. 膝关节以 30° 增量旋转。A. 黄线代表股骨隧道的轨迹。蓝色箭头指示股骨导针的出口点。B. 白色圆圈代表髌骨内侧撕脱骨折。黑色虚线表示平行于股骨远端骺板的钻孔会导致骺板破裂。C~F. 股骨附着点（黑色箭头）、内收肌结节（红色圆圈）和内侧上髁（黑色圆圈）低于股骨远端生长板水平，可见髌骨隧道（红色箭头）

表 27.2 MPFL 股骨插入点与股骨远端生长板的关系

作者（年份）	研究类型	例数	平均年龄	远端到生长板平均距离（– 表示近端到生长板）	备注
Shea 等，2010 年	侧位片	20	12.7 岁	–2.7 mm（女性） –4.6 mm（男性）	
Kepler 等，2011 年	MRI	43	14.3 岁	5 mm	
Nelitz 等，2011 年	AP，侧位片	27	14.3 岁	6.4 mm	
Greenrod 等，2013 年	MRI	159	11 岁	10 mm	距离增加 0.6 mm/ 年
Shea 等，2014 年	尸体解剖	6	1 个月、11 个月、11 个月、8 岁、10 岁、11 岁	＜ 1 岁：9 mm 其他：4 mm	
Farrow 等，2014 年	尸体解剖	16	12 岁	8.5 mm	内收肌结节和内上髁远端到生长板
Shea 等，2018 年	尸体解剖	36	2~11 岁	3 mm（所有样本平均） ＜ 7 岁：4.7 mm ＞ 7 岁：–0.8 mm	＜ 7 岁的人中 MPFL 起于远端与后面 ＞ 7 岁起于近端与前面

缩写：AP，前后；MPFL，内侧髌股韧带

远端生长板密切相关，需要注意在儿童 MPFL 重建过程中可能出现的生长板破坏和生长障碍。为了与生长板保持安全距离，附着点可以稍微向远端移动，这可能会导致移植物等距线的改变。为了维持移植物等距线，有人建议将附着点向前移动（Eric J.Wall，MD，个人报告），甚至靠近生长板（图 27.7）。

- 由于股骨内侧生长板的最下部通常低于 MPFL 股骨附着点，因此与生长板平行的股骨隧道可能会导致生长板损伤（图 27.8）。

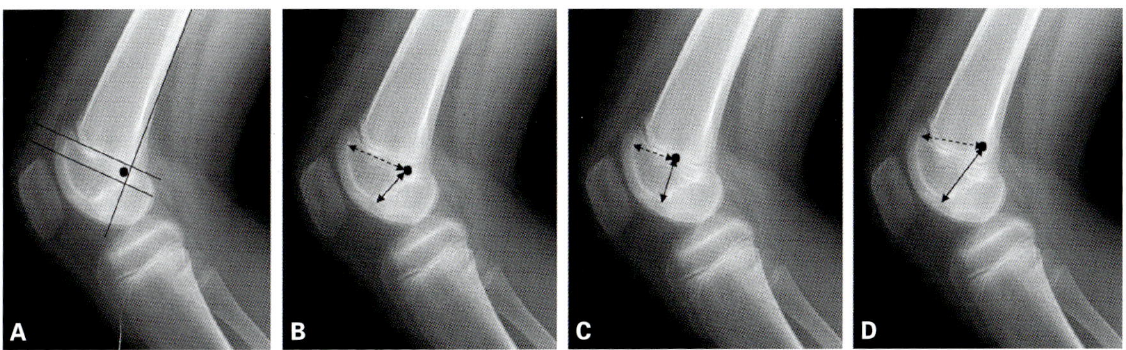

图 27.7　A. 小儿膝关节上的 Schöttle 点标记（黑点）。B. 如果附着部位向远端移动（以远离股骨远端生长板），则会导致移植物的不对称位置。虚线箭头表示到近端滑车的距离，实线箭头表示到远端滑车的距离。C. 如果股骨隧道向远端移动，它也应该向前移动以保持等长位置。D. 此外，如果股骨隧道被移动到生长板的近端，则可以获得等长的移植物位置。不推荐近端位置，因为移植物可能会随着生长从生长板移位

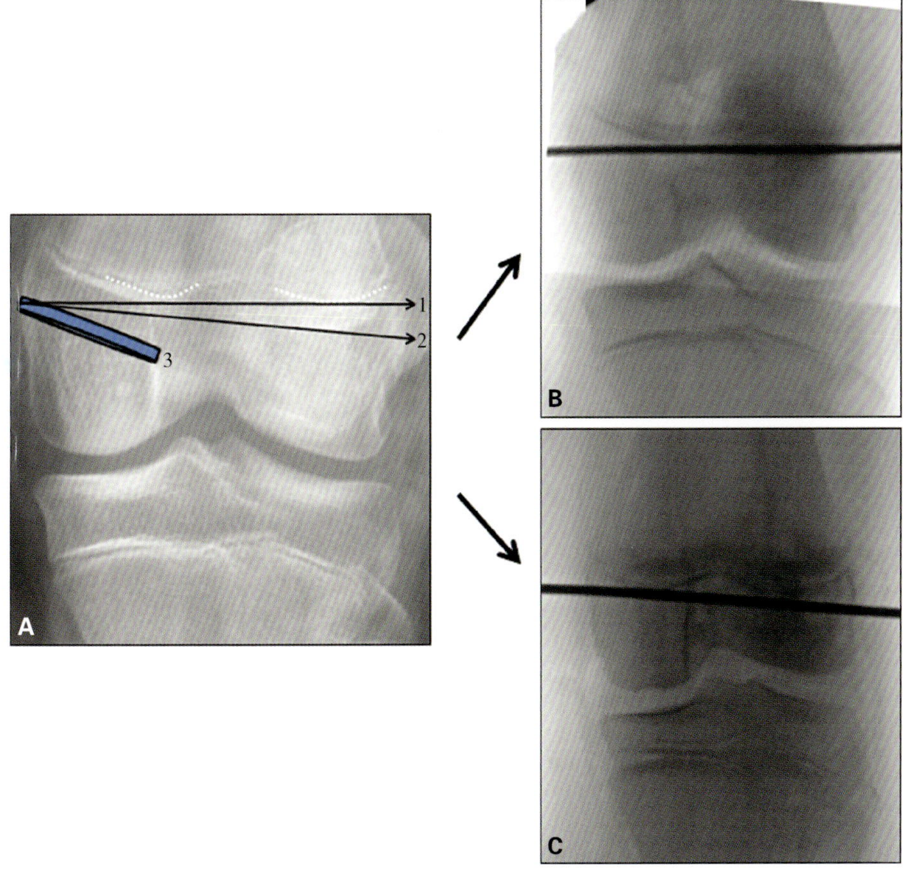

图 27.8　A. 左膝的正位 X 线片显示出股骨隧道相对于股骨远端骺板的 3 个不同的轨迹（白虚线）。B. 如线 1 所示，导针与股骨远端生长板平行放置会破坏股骨远端生长板。C. 如线 2，导针远端到生长板的角度为 10° ~15°是理想的。线 3 所示的一个 45°倾斜的股骨窝将是安全的，但这样的位置不能使用拉通技术

- MRI 相关研究表明，平行于生长板放置的 20 mm 螺钉破坏了 64% 的患者的生长板。但如果螺钉向远端倾斜 45°，则 98% 的患者将是安全的（图 27.8）。
- 如果股骨隧道在远端方向的角度小于 10°，则会破坏股骨远端生长板；如果前方角度小于 10°，则会破坏髁间切迹；如果股骨隧道的远侧和前侧角度大于 20°，则会侵犯关节软骨表面。
- 因此，股骨隧道的最佳轨迹应与股骨远端及远端生长板成 15° ~20°（图 27.6 和图 27.8）。
- 股骨远端生长板损伤可导致畸形或肢体长度差异。考虑到这方面因素，前交叉韧带（ACL）手术比 MPFL 手术更安全，因为 ACL 重建过程中的股骨隧道轨迹相对垂直于生长板，而 MPFL 重建过程中的股骨隧道轨迹相对平行于生长板。因此，MPFL 手术的股骨隧道放置过程中出现的技术错误可能会明显侵犯股骨远端的更多区域。

分类

- 根据临床和 X 线片表现划分了髌骨脱位的几种分类系统。其中大多数都是基于成人髌骨不稳定的报道。
- Parikh 和 Lykissas 描述了儿童和青少年中不同类型的髌骨不稳定。区分不同不稳定模式的主要目的是帮助指导治疗，判断哪些患者将受益于单独的 MPFL 重建。第三章讨论了髌骨不稳定的类型和推荐的治疗方案。
- 保留生长板的 MPFL 重建术的适应证和禁忌证列于表 27.3 中。

评估

病史

- 有必要对导致患者髌骨脱位的因素进行全面了解。有必要区分髌骨脱位的创伤性和非创伤性原因。大多数直接创伤性脱位都有正常的髌股关节解剖结构和最小的解剖危险因素。
- 评估可能导致患者随后发生髌骨脱位的相关主要风险因素，包括对侧脱位史、家族史、其他关节问题、运动参与情况以及首次脱位的年龄。
- 记录已发生的髌骨不稳定发作的次数以及不稳定发作的伴随症状。
- 个人或家族有过度松弛或胶原紊乱病史，双侧髌骨不稳定患者，阳性家族史，以及其他系统性疾病与遗传学有关。
- 对于有包括遗传学和麻醉学两方面的已知症状或髌骨不稳定的患者，应考虑进一步转诊手术的可能。
- 对每个患者进行静脉血栓栓塞风险评估，并根据风险评估计划预防性治疗（机械预防、药物预防）。

体格检查

- 注意用 Beighton 评分评价关节过度活动。关节过度运动在儿童中很常见，并且随着年龄的增长而减少。
- 检查对侧膝关节，建立患者的“正常”基线。
- 检查俯卧姿势下的步态、站立对齐和旋转情况。
- 检查患肢的积液情况、髌骨平移度（膝关节屈曲和完全伸展 30° 时）、髌骨松弛度、膝关节活动范围、J 形征、压痛、外侧支持带紧张度、Q 角和皱纹。
- 确定髌骨不稳定的类型（复发性、半脱位、习惯性、自发性、被动性）。

成像

- 标准 X 线片包括正位（AP）、侧位、切迹和轴位。
- 侧位片必须是“正侧”，即股骨后部和股骨远端髁突重叠的位置。应使用标准技术确保 X 线片正确

表 27.3　保留生长板的 MPFL 重建术的适应证和禁忌证

适应证	禁忌证
• 在骨发育不成熟的患者中处理首次髌骨脱位伴骨软骨骨折	• 严重脱位（旋转或冠状面）
• 首次髌骨脱位，尽管对骨发育不成熟的患者进行了充分的非手术治疗但仍有持续不稳定的症状	• 习惯性屈曲脱位
• 首次髌骨脱位合并多种危险因素的骨不成熟患者（有争议）	• 髌骨永久性脱位
• 骨不成熟患者复发性外侧髌骨脱位	• 髌股关节疼痛，无不稳定
• 骨发育不成熟患者习惯性伸展脱位	• 髌股关节骨性关节炎
	• 无法监测和处理生长障碍

并避免多次检查（图 27.9）。

- 轴位（Merchant）片应在膝关节屈曲 45°、X 射线管指向水平 30°的情况下拍摄。
- 髌骨高度应在侧位 X 线片上使用 Caton-DesChamps 指数评估。正常比率为 1，大于 1.2 的比率表示高位髌骨，大于 1.45（高于正常的 2 个标准偏差）是髌骨不稳的重要危险因素。
- 评估滑车发育不良的侧位片，包括交叉征、滑车上突起征或双轮廓征。所有骨骼发育不成熟的滑车发育不良患者均存在上述 3 种体征之一。
- 对每个有髌骨脱位病史的患者进行 MRI 检查。MRI 可以评估骨软骨损伤、游离体、MPFL 撕裂类型、其他相关的关节内病理以及风险因素。
- 在轴位 MRI 上计算 TT—TG 距离，并确定基于年龄的正常值。如果 TT—TG 距离增加，则考虑行远端矫正手术（骨不成熟患者的髌腱转移或半腱转移）。
- 使用左手 X 线片来评估骨龄。估计剩余生长的一种快速而简单的方法是评估拇指和食指的远端指骨生长板。如果生长板是开放的，那么至少还有 2 年的生长剩余时间，并且应该考虑保留生长板的手术（图 27.10）。如果生长板闭合或将要闭合（超过 50% 闭合），则可进行经生长板手术。
- 骨龄也可以使用基于 Hoerr 和 Pyle atlas 的正位和侧位片进行评估。一些基于手部 X 线片和膝关节 X 线片的骨龄之间存在差异的患者在进行膝关节手术时，根据膝关节 X 线片来考虑骨龄可能更合适。即使在手部 X 线片的高骨龄存在的情况下，当股骨远端和胫骨近端的生长板仍然开放时，作者也成功地在膝关节周围进行过生长调整。
- 对所有接受手术的患者拍摄全长（髋关节至踝关节）双侧站立 X 线片（图 27.11），并对下肢力线进行评估。对于骨骼未成熟患者的膝外翻，应同

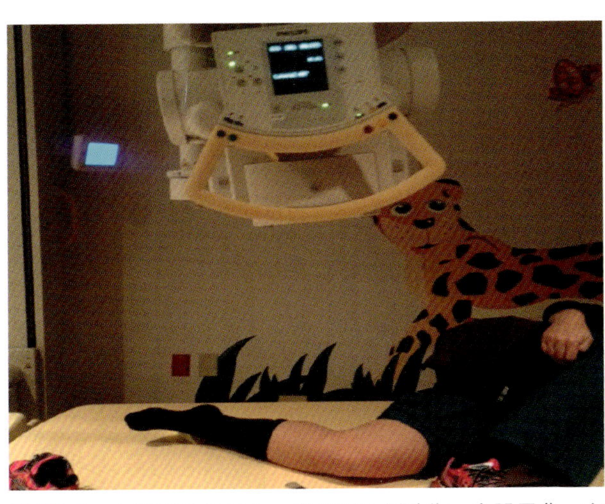

图 27.9　左膝侧位 X 线片。患者取左侧卧位，右腿屈曲。左膝屈曲约 30°，脚跟下垫起使四肢水平放置，X 线管头侧倾斜 10°可使股骨髁后端和远端重叠，有助于获得完美的侧位 X 线片

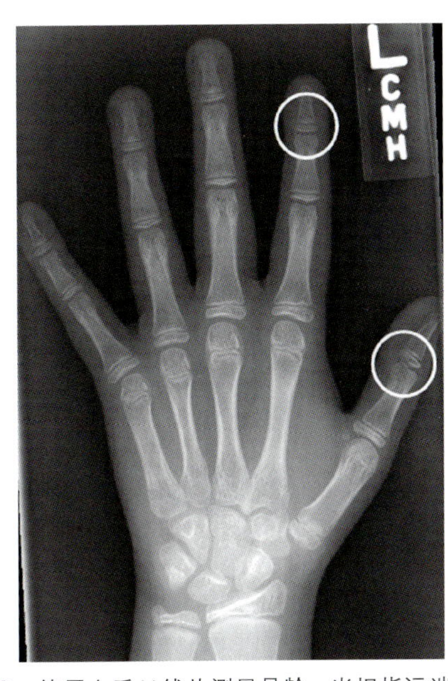

图 27.10　使用左手 X 线片测量骨龄。当拇指远端指骨和示指的生长板开放时（白色圆圈），表明患者还没有达到身高增长峰值，至少还有 2 年的生长剩余时间。如果生长板将要关闭或已经关闭，则表明剩余增长时间不到 2 年

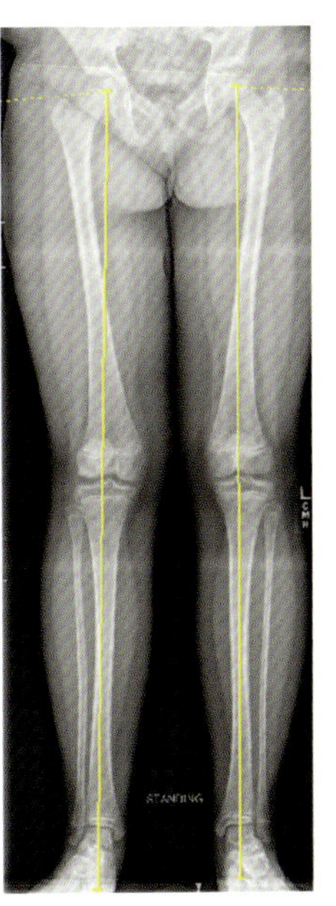

图 27.11　全长负重 X 线片，检查两条小腿的冠状面是否对齐。当下肢力线（黄线）穿过膝关节的中心时是理想的

时考虑生长调节和 MPFL 重建。
- 如果临床评估中存在旋转不良（股骨前倾或胫骨外扭转），则应进行 CT 旋转评估。在髋关节，对膝关节和踝关节进行有限的切割，以评估股骨和胫骨的扭转程度。

鉴别诊断

- 髌骨内侧关节面或股骨外侧髁的急性骨软骨骨折。
- ACL 断裂。
- 髌骨半脱位发作。
- 外侧盘状半月板撕裂。
- 旋转对线不良（可能表现为髌骨内侧半脱位）。
- 神经肌肉缺陷（可能伴有髌股症状）。

非手术治疗

- 大多数首次髌骨脱位患者、被动或自发性髌骨脱位患者以及多动症患者应进行保守治疗，包括物理治疗和使用髌骨稳定支具。
- 髌骨脱位急性发作后，建议短期内固定（3~4 周）。固定的位置（伸展还是屈曲）是有争议的。30°~40°屈曲的固定可能是理想的，因为髌骨被限制在滑车内，并且可能受伤的组织发生解剖愈合。
- 控制疼痛 / 渗出等症状。
- 物理治疗。
- 重建运动范围。
- 开始强化计划。
- 当功能性目标实现且等速力量测试显示两侧差异小于 20% 时，可恢复体育活动。

手术治疗

术前准备

- 虽然单纯的 MPFL 重建术在恢复髌骨稳定性和功能方面成功率较大，但应对所有危险因素进行评估。
- 几种成人类型的手术在开放性生长板的儿童患者中是禁忌的，包括胫骨结节截骨或滑车成形术。
- 可考虑采用替代手术来处理风险因素。髌腱移位、生长调节、外侧支持带延长或松解是骨骼未成熟患者相对安全的手术。
- 最近有报道称，滑车成形术对于接近骨骼成熟的青少年是安全的。
- 在膝外翻和股骨远端机械外侧角小于 84°的情况下，可考虑进行同步生长调节。
- 有几种 MPFL 重建技术，并且大多数技术都取得了令人满意的结果。只要遵循标准的手术原则（股骨解剖插入点，保护生长板的手术，避免大的横向髌骨隧道，避免移植物在拉伸时过张），似乎并没有一种技术优于其他技术。
- 当先进行髌骨固定并使用界面螺钉（如我们的技术中那样）进行股骨固定时，可能会在股骨固定期间过度拉伸移植物，因为在界面螺钉插入过程中可能会无意中推进移植物。在髌骨固定前进行股骨优先或股骨固定（第六章）使得在手术结束时在髌骨侧可以充分拉伸移植物，并防止意外过度拉伸。这似乎是一种理论上的风险，因为股骨优先或髌骨优先似乎没有影响临床结果。
- 与患者的术前谈话内容还应包括对移植物的选择。

设备、外科植入物和移植物

- 标准关节镜。
- 大型 C 臂透视机和膝三角。
- 3.5 mm 钻头。
- 在 OS-6 针上用一根 0 号 Vicryl 缝线（Ethicon，Somerville，New Jersey）便于移植物通过。
- 一根 2 号 FiberWire 缝线（Artwrex，Naples，Florida）。
- 生物复合界面螺钉（Matryx，ConMed）：
  - 如果移植物直径为 5 mm，则螺钉为 5 mm × 25 mm。
  - 如果移植物直径为 5.5 mm，则螺钉为 5.5 mm × 25 mm。
- 股薄肌自体移植物：
  - 单股直径：3.5 mm。
  - 折叠直径：5~5.5 mm。
  - 折叠长度：10~11 cm，视患者和膝关节大小情况而定。

移植物选择

- 自体股薄肌移植是首选的移植物。长度似乎不是问题，因为我们使用单个髌骨隧道（与两个髌骨隧道相比，见第六章）。

- 在普遍存在韧带松弛的情况下，如果自体股薄肌移植不能使用或较短，可以选择自体半腱肌移植。
- 腿部肌腱取材与某些疾病发病率有关。
- 同种异体移植是 MPFL 重建的可行选择。
- 系统回顾和 Meta 分析未显示自体移植物、同种异体移植物或合成移植物在复发不稳定性或患者报告的结果方面有任何显著差异。然而，儿科患者和自体内收肌腱移植患者的复发不稳定率更高。
- 在另一项系统回顾和 Meta 分析中，术后 Kujala 评分自体移植优于同种异体移植，但两种移植选择的复发不稳定性发生率是相同的。
- 双肢重建与单肢重建（股四头肌腱、内收肌腱）相比，Kujala 评分更高，失败率更低。
- 同种异体移植物确实消除了采集部位疾病发病率。在翻修手术中，作者倾向于在全身性韧带松弛或有多个相关手术计划时使用同种异体移植物。

手术技术

体位

- 将患者置于 X 线可透的手术台上，取仰卧位。
- 麻醉师对患者进行全身麻醉和股神经和坐骨神经的区域神经阻滞麻醉。
- 如果计划进行自体移植，则在手术期间不宜使用大腿外侧柱，使得髋关节可以外展和外旋，以便于后内侧肌腱取材。
- 在大腿近端使用填充性好的非无菌止血带。
- 使用大型 C 臂透视机，以确保获得膝关节正确的前后位片 AP 和侧位片。
- 两个显示器放置在患者肩膀上方：一个用于 X 线透视，另一个用于关节镜。
- 术前预防性给予抗生素。

麻醉下体格检查 / 关节镜检查

- 对双膝进行麻醉下体格检查（图 27.12）。
- 评估髌骨的内侧和外侧偏移以及外侧支持带的紧密度。
- 如果术前成像显示髌骨倾斜大于 20°，则尝试被动地将髌骨置于中性水平位置。如果可能的话，应避免侧向放置。
- 注意髌骨在伸展和 30° 屈曲时是否发生外侧脱位。
- 止血带在术侧腿部失血时充气。
- 使用标准入路进行诊断性膝关节镜检查（图 27.13）。
- 对关节进行评估，评估的重点放在髌股关节的软骨表面，滑车和髌骨的形状，髌骨的位置以及膝关节屈曲和伸展时的髌骨轨迹。
- 如果有需要，可以从关节镜上外侧入路更好地评估髌骨轨迹（图 27.14）。
- 评估股骨外侧髁和内侧髌骨小关节是否有软骨损

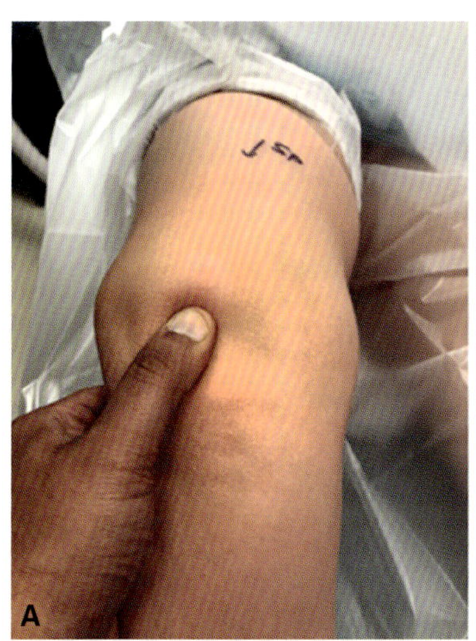

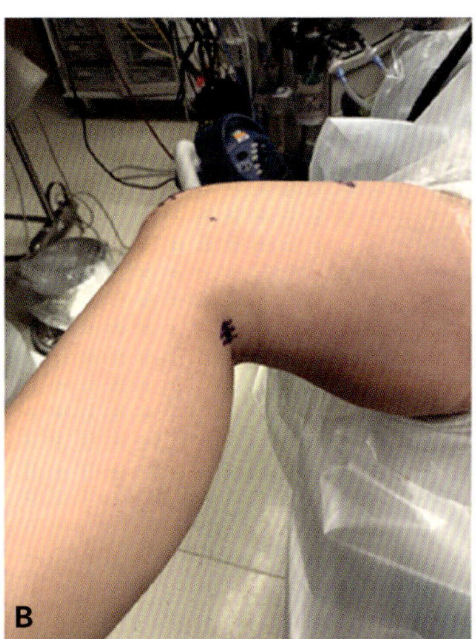

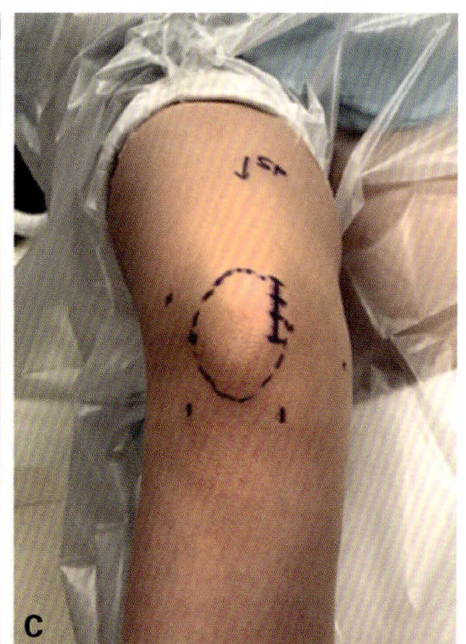

图 27.12　患者处于麻醉状态时对双膝进行检查（A）。肌腱采集的切口位于腘横纹（B），标记右膝的前内侧切口（C）。在对后内侧入路的肌腱进行采集时，重点是要屈曲、外旋并外展患侧髋关节

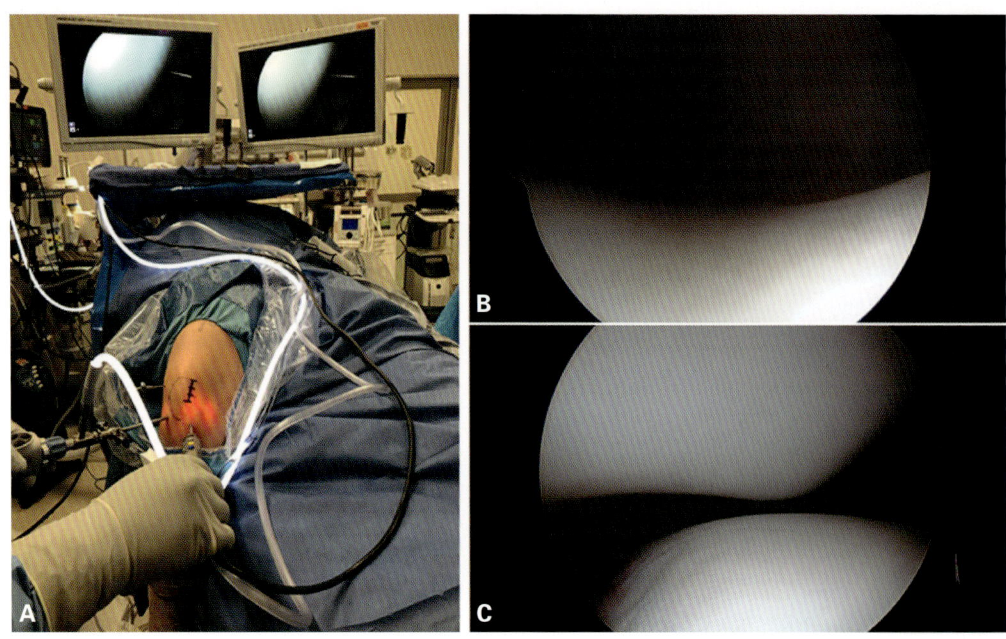

图 27.13　A~C. 右膝前外侧入路标准关节镜显示滑车和半脱位髌骨

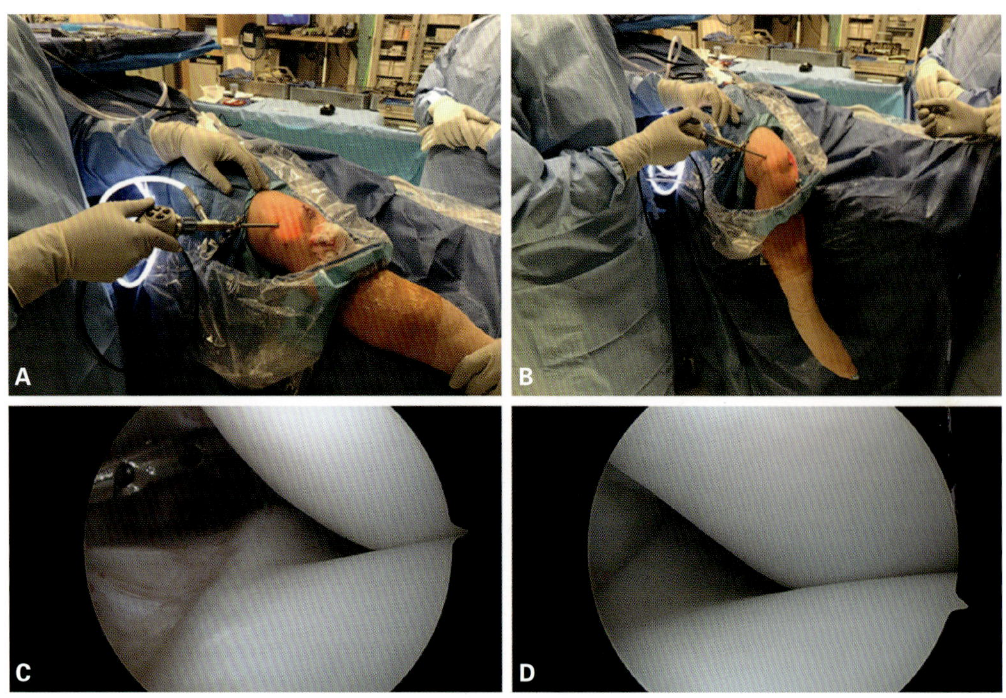

图 27.14　右膝伸展（A）和屈曲（B）时，上外侧入路的关节镜显示滑车形态和髌股关节在伸展（C）和屈曲（D）时的轨迹

伤或骨软骨缺损。

- 处理任何相关的关节内病变。

移植物采集

- 首先屈曲膝关节以识别腘窝皮褶。沿腘窝皮褶后内侧标记一个 2.5 cm 横向切口。
- 髋关节屈曲、外展和外旋，以便于通过后内侧入路取股薄肌移植物。
- 这种方法较为美观（隐藏在腘窝皮褶中），隐匿性神经麻痹的风险最小，并且由于肌腱的主要附着物直接在切口下方取出，降低了意外采集到短移植物的风险（图 27.12）。

- 股薄肌腱的位置比半腱肌腱更靠内侧、更浅表。
- 对可触及的股薄肌腱进行钝性剥离。
- 使用直角钳将股薄肌腱拉出切口。Penrose 引流管绕过肌腱，进一步分离所有附着物（图 27.15）。
- 在近端使用开放式肌腱采集器，在肌腱的连接处分离肌腱。然后在远端使用封闭式肌腱采集器将肌腱从其附着部位分离出来（图 27.15）。
- 清除肌腱的肌肉附着物，测量并用浸泡生理盐水的海绵固定。此时没有缝合（图 27.16）。
- 一般情况下，肌腱直径约为 3.5 mm，双股移植物直径为 5~5.5 mm。约 20 mm 的肌腱长度足以用于进行 MPFL 重建（图 27.16）。

髌骨隧道

- 沿髌骨内侧边缘做一 3~4 cm 前内侧皮肤切口（图 27.12）。
- 剥离至髌骨，然后在髌骨周围抬起全层皮下皮瓣。
- 辨认出股内侧斜肌纤维，它构成了 3 层中间层中的第一层。
- 从髌骨内侧边缘的内侧约 5 mm 开始，在其最宽部分上方使用电刀在髌骨上进行骨膜下剥离（图 27.17）。
- 延皮瓣内侧继续，直到辨认出内侧支持带（第二层）的横纤维。
- 使用 Metzenbaum 剪刀，切断这些横向纤维，辨别第二层和第三层（关节囊）之间的平面。通过这个平面向内侧上髁进一步钝性分离。如果平面辨认正确，则解剖较容易。注意防止刺穿包膜。
- 使用 3.5 mm 钻头钻出两个 1 cm 的钻孔：首先从内侧钻到外侧，然后从前钻到后。这将有助于在骨桥下创建一个 3.5 mm 的髌骨隧道（图 27.18）。
- 在第一个钻孔完成后，将关节镜套管或类似器械插入其中以标记其位置，便于第二钻孔的钻取，并防止出现钻头无意中向髌骨关节面穿透。隧道

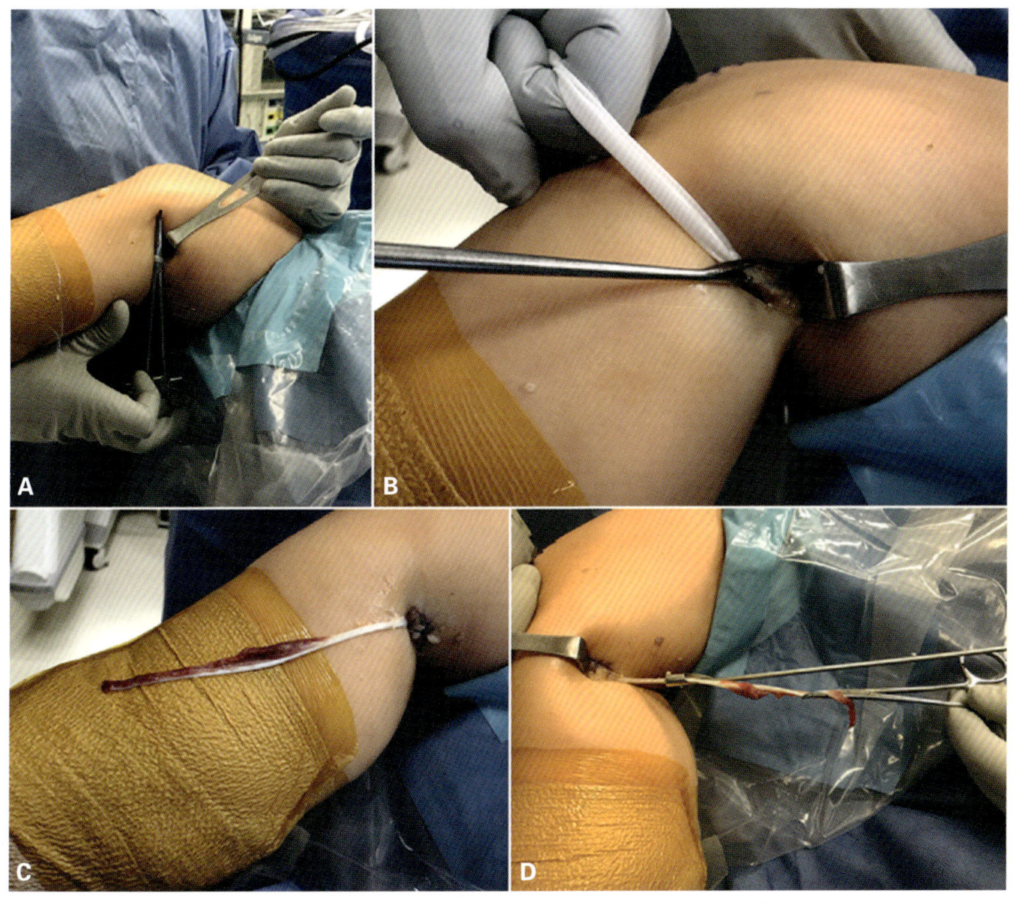

图 27.15　A. 在右髋关节屈曲、外展和外旋体位时股薄肌腱被分离。B. 开放式取腱器放置在肌腱交界处。C. 近端分离肌腱。D. 使用闭合式取腱器将肌腱从其远端附着处分离

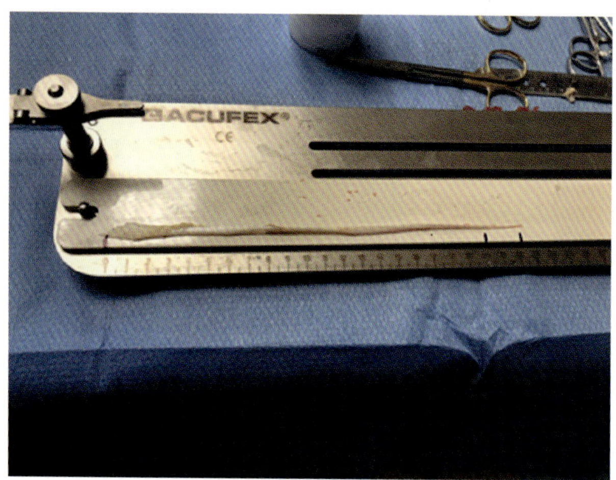

图 27.16　移植物在后台修整时去除肌肉纤维。20 cm 的长度足以重建内侧髌股韧带

位于髌骨最宽部分的正上方，即髌骨近端和中部 1/3 的交界处（图 27.18）。

- 用弯曲的刮刀对隧道进行打磨，清除任何骨骼碎片。
- 用一根 OS-6 重体圆针穿过隧道，缝线为 0 号 Vicryl（Ethicon，Somerville，New Jersey）（图 27.19）。
- 在缝线末端形成缝合环，将股薄肌腱较薄的肌腱末端放置在缝合环中，并通过髌骨隧道进行牵引。
- 将移植物的两个尾平齐，并用 2 号线（Artrex，Naples，Florida）缝合在一起（图 27.19）。与单独缝合每条肌腱相比，将两条肌腱末端缝合在一起可使移植物直径减小一半。伸出移植物的末端，以促进移植物通过股骨隧道。

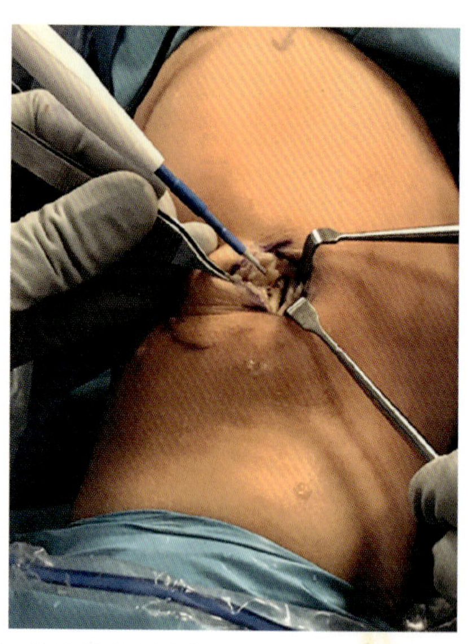

图 27.17　从髌骨内侧边缘内侧约 5 mm 开始使用电刀进行骨膜下抬高。不断解剖延伸至内侧支持带的横纤维并切割

- 移植物的尺寸通常为直径 5~5.5 mm，用浸泡生理盐水的海绵将移植物包裹（图 27.19）。

股骨隧道准备

- 膝关节屈曲约 45°，呈三角形凸起。
- 在 X 线透视下，股骨远端的理想侧位片通过股骨

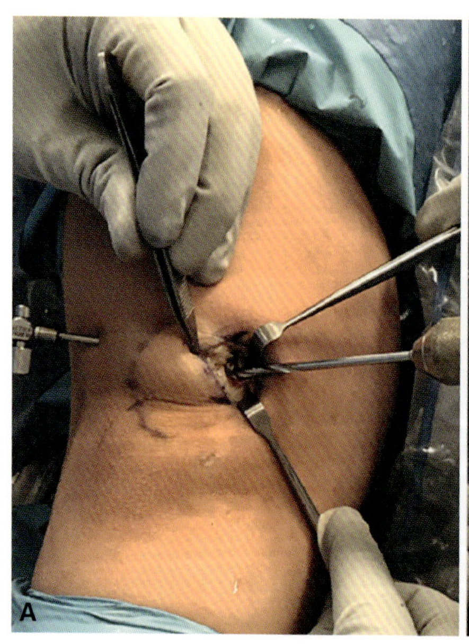

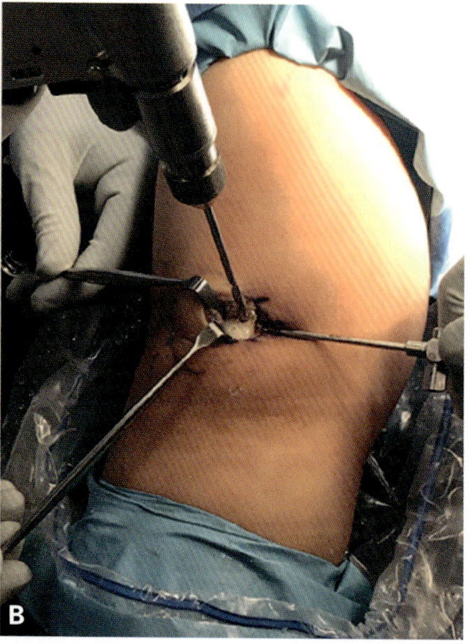

图 27.18　A. 在右膝钻取髌骨隧道时，使用 3.5 mm 钻头从髌骨内侧钻一个 1 cm 的孔。B. 将关节镜套管、钻头或类似器械放置在内侧 – 外侧孔中钻取前后隧道。内侧 – 外侧孔中的器械将有助于引导前后隧道，并防止钻头延伸得过深

髁突的后方和远端的重叠实现。

- 在侧位片上，Beath 钉经皮放置在生长板水平的股骨附着点（Schöttle 点），并使用锤子向前推进约 1 cm（图 27.20）。
- 在前后位透视下，钉的位置被确认低于 Physis 的水平（图 27.20）。在推进时应考虑到远端生长板的起伏，以防止生长板损伤。
- 虽然很少有必要，但如果过程中有疑问，应通过

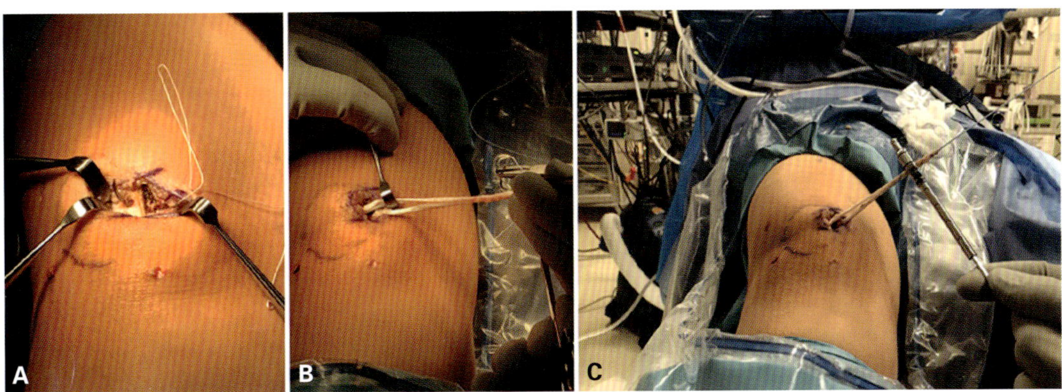

图 27.19　A. 用弯曲的针穿过髌骨隧道，并使用缝合环将移植物狭窄的肌腱末端穿过隧道（右膝）。B. 将移植物的两端缝合在一起。C. 测量股骨隧道的大小

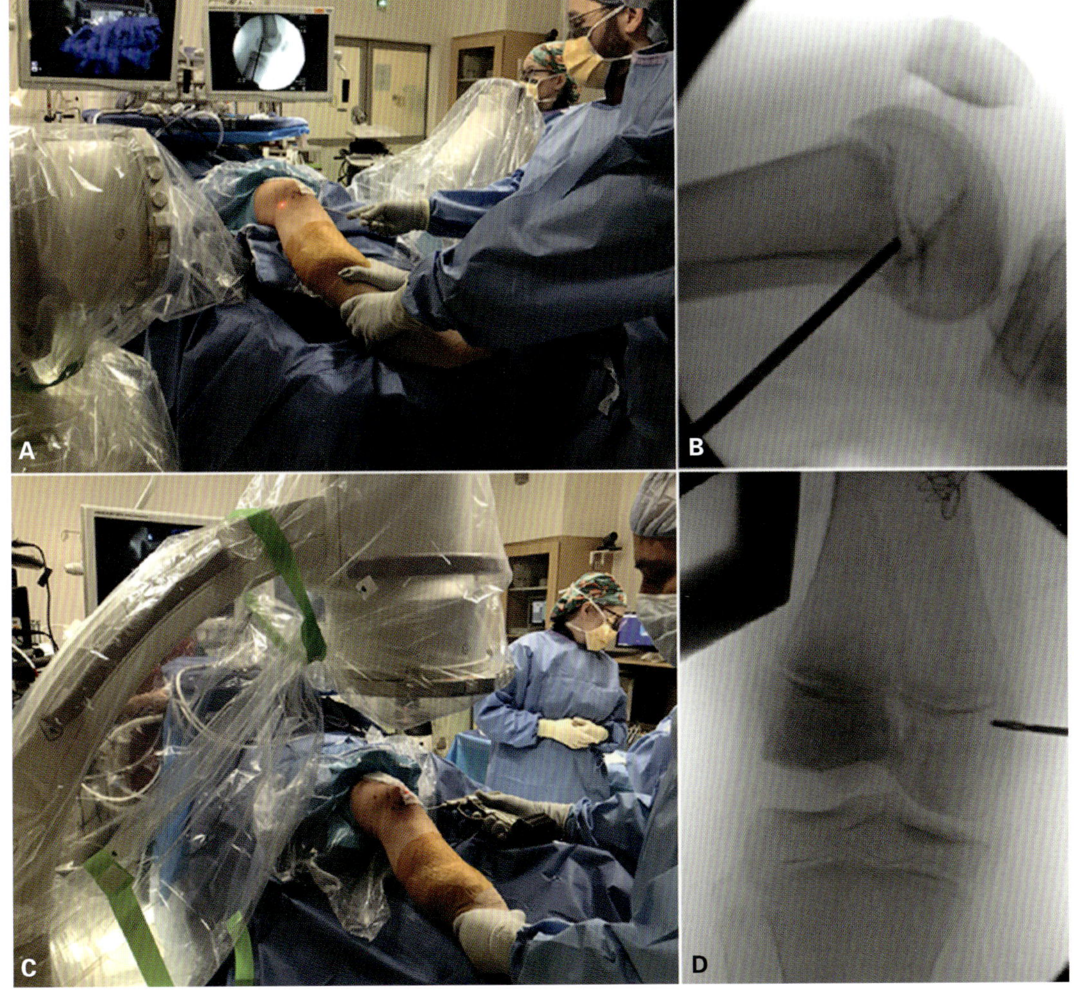

图 27.20　在影像学辅助下钻取股骨隧道（右膝）。A. 膝关节极度屈曲。B. 使用侧向射线标志来定位导针。C、D. 在前后位 X 线检查下确保导针的位置低于股骨远端骨骺的水平

骨性标志和内收肌腱的暴露来进一步验证。

- 然后在前后位透视引导下将 Beath 钉向前推进，从内向外，从后向前（以避开髁间切迹），并略微向生长板远端倾斜（图 27.21）。Beath 钉将从膝关节的外侧钻出。为了避免穿透关节面，钉的角度不应太远或太前。
- 将移植物包裹在钉周围，将膝关节从伸直到屈曲，然后屈曲到伸直，注意移植物长度的变化并进行等距评估。在膝关节运动过程中，两个方向的移植物长度应该没有变化或者变化细微。如果移植物长度变化超过 5 mm，则应重新定位 Beath 钉。

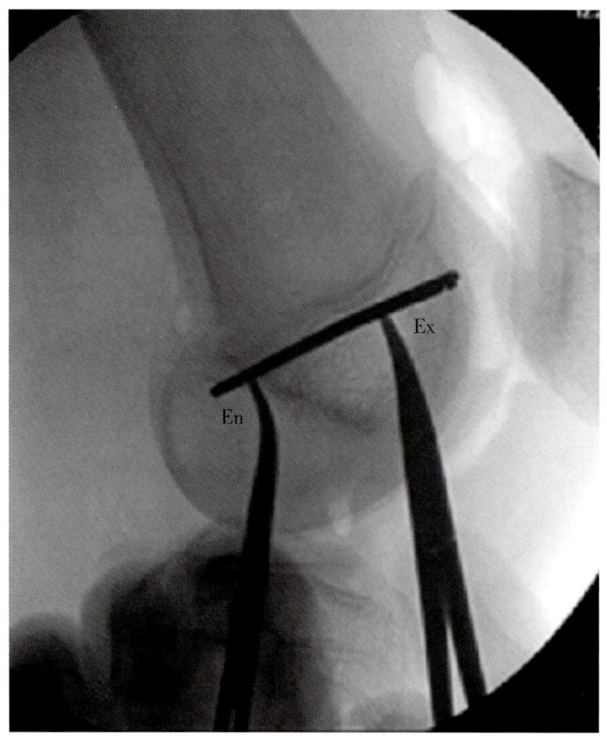

图 27.21 将夹钳放置在皮肤上，以显示股骨导针的入口（En）和出口（Ex）。导针在侧位片上的轨迹是在骨骺水平以下从后到前停留在髁间切迹的前面

- 如果当膝关节从伸直到屈曲时移植物长度增加，则表明股骨钉位置太前（常见的技术错误）或太近。如果当膝关节从屈曲到伸展时移植物长度增加，则表明股骨钉位置太远或太后。
- 一旦对位置满意，便在钉周围做一个小切口。
- Beath 钉用适当大小的空心铰刀扩孔至足够的深度，深度由双股移植物大小和长度确定。钻孔是在 X 线透视下进行的（图 27.22）。
- 将界面螺钉用镍钛导丝插入钻孔旁边，靠近 Beath 钉（图 27.22）。

移植物通道（拉通技术）和最终固定

- 如果关节腔被有意或无意打开，则应在移植物通过前用 0 号 Vicryl 缝线缝合关闭关节腔。应避免移植物留在关节内。
- 从第二层和第三层之间的前切口放置 Kelly 钳。
- 支持带在股骨附着点的 Beath 钉旁边穿透。
- 将缝合环从内侧切口拉到前切口，并使用缝合环将移植物从前切口穿梭回内侧切口。
- 在 Beath 针的开口端 / 小孔中嫁接缝合。
- 将 Beath 针从膝关节外侧拔出，从而将缝线拉入股骨隧道（图 27.23）。
- 用手指作滑轮将移植物末端引导到股骨隧道中，从而促进移植物直接进入隧道。

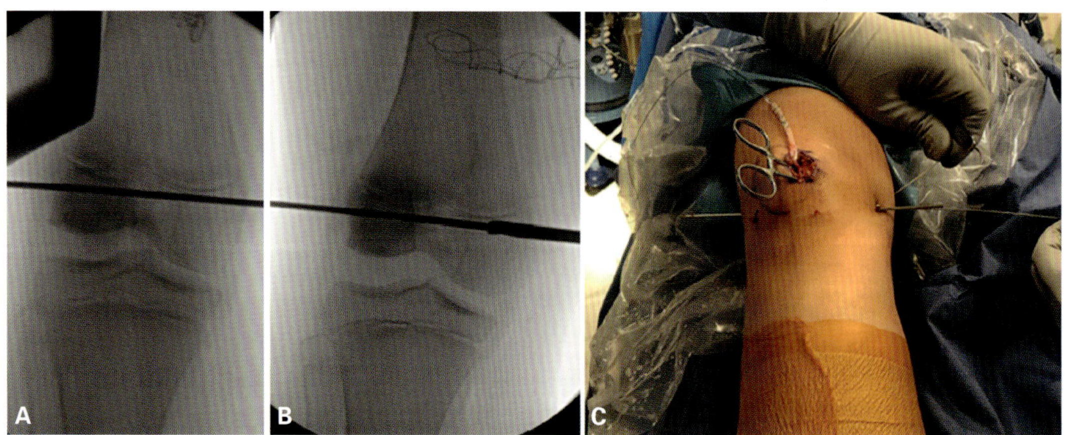

图 27.22 A. 导针略微向远端倾斜，以远离耻骨（右膝）。B. 按照移植物长度钻至适当深度。C. 钻孔后，将镍钛钢丝放置在股骨隧道中的导针旁边便于放置界面螺钉。从第二层和第三层之间的前内侧切口放置夹钳以穿梭内侧髌股韧带移植物

- 移植物的暂时性固定是通过使用止血钳将移植物固定在大腿外侧，膝关节屈曲 45° ~60°，髌骨与滑车接合（图 27.23）。
- 通过伸直膝关节，在移植物前切口处在移植物下放置一个自由剥离器，并对移植物进行“拖拽”来评估移植物的张力。如果移植物已经触底（隧道深度不足）或者移植物没有置于隧道中，会有松弛感。
- 在膝关节伸直的情况下评估髌骨的活动度。髌骨应该至少有 1 个象限的内外侧平移。膝关节也可进行一系列运动。
- 将关节镜插入膝关节中来验证 MPFL 移植物的关节外位置、髌骨位置、髌股轨迹和功能。膝关节屈曲 0° ~30° 时 MPFL 移植物通常绷紧。此后，随着进一步的屈曲，因为髌骨受到滑车的约束，MPFL 移植物将松弛（图 27.24）。
- 一旦对 MPFL 移植物的位置和功能满意，便将 Matryx 生物复合界面螺钉（ConMed，Utica，New York）插入到先前放置的镍钛导丝上。螺钉的尺寸与隧道尺寸相同，通常为 5.5 mm × 25 mm。
- 通过 X 线透视确认螺钉已完全固定在位（图 27.23）。

闭合

- 深部闭合是在膝关节屈曲呈三角形凸起的情况下进行的，这样可防止内侧结构过度收紧。内侧支持带用 3 条 0 号 Vicryl 可吸收缝线重叠缝合（图 27.25）。
- 然后对所有切口进行两层标准闭合，以标准方式关闭切口。应用填充良好的敷料，然后使用冰块进行术后冰敷并佩戴膝关节髌骨固定支具。

辅助手术

- 生长调节术（股骨远端内侧半生长板固定术）可在膝外翻存在的情况下与 MPFL 重建同时进行（图 27.26）。在 MPFL 重建之前放置透骨螺钉，以防止螺钉意外损伤 MPFL 移植物。从股骨远端—内侧生长板以逆行方式放置导针，以便在内侧 1/3 和外侧 2/3 的交界处与生长板相交。在侧位片上，导针应与生长板中心相交；其首选路径是从前远端到后近端。进一步插入导针以使其从大腿的外侧退出。将 6.5 mm 或 7 mm 空心螺钉以顺向方式

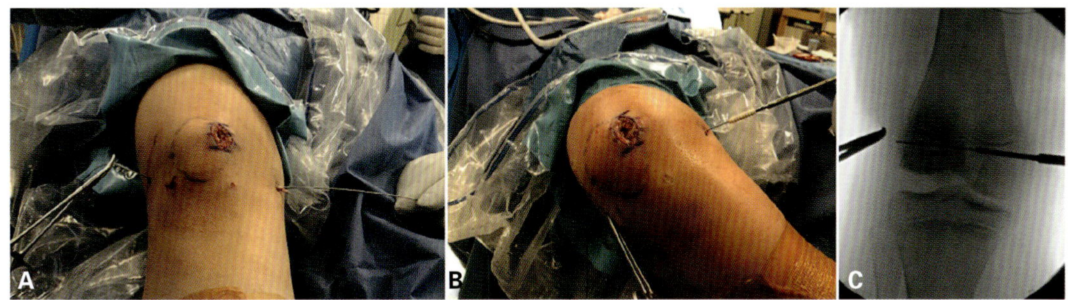

图 27.23　A. 移植物放置在第二层和第三层之间，从内侧切口拔出后拉入股骨隧道（右膝）。B. 屈膝时将移植物的缝线夹在大腿外侧（暂时性固定），并通过临床和关节镜检查移植物的位置和功能。使用放置在镍钛合金丝上的界面螺钉进行最终固定，C. 并在 X 线检查下确认界面螺钉的完全就位

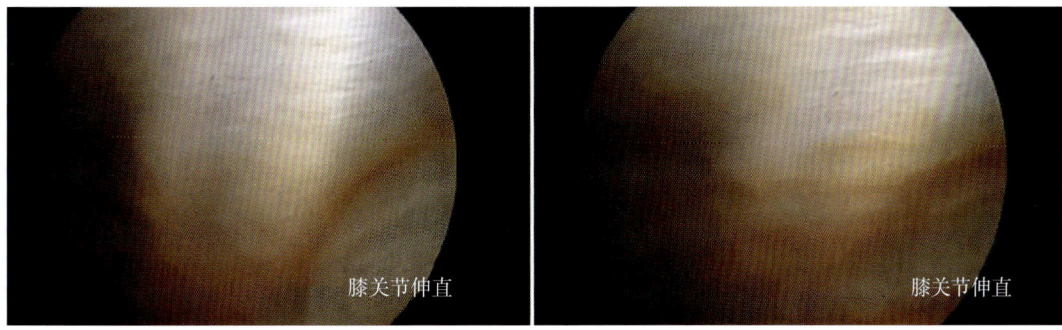

图 27.24　应用关节镜在前外侧入路检查内侧髌股韧带移植物在关节内的位置及其功能。移植物会随着膝关节的伸直而绷紧。当膝关节屈曲时，一旦髌骨被约束在滑车中，移植物就会松弛

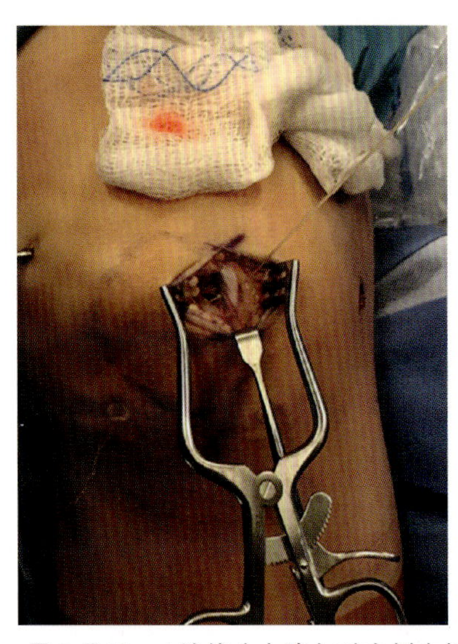

图 27.25 用 0 号 Vicryl 缝线（右膝）对内侧支持组织进行重叠缝合

放置在导针上，以便至少有 5 个螺纹穿过生长板，然后再进行 MPFL 重建；用于 MPFL 重建的股骨隧道的 Beath 钉指向 Blumensaat 线、股骨远端生长板和透骨螺钉形成的三角形中。术后定期随访，并每隔 4 个月进行 X 线检查，以评估矫正情况和是否需要取出透骨螺钉（图 27.27）。

- 当髌骨倾斜不能被动矫正到中性水平位置时和当 MRI 测量倾斜大于 20° 时，应考虑行外侧支持带松解或延长。松解应在 MPFL 重建前进行。
- MPFL 重建术的经验与教训见表 27.4。

替代技术

- 可以采用股骨优先固定技术，而不是股骨内固定的穿通技术。斜面界面螺钉可以先将移植物固定在

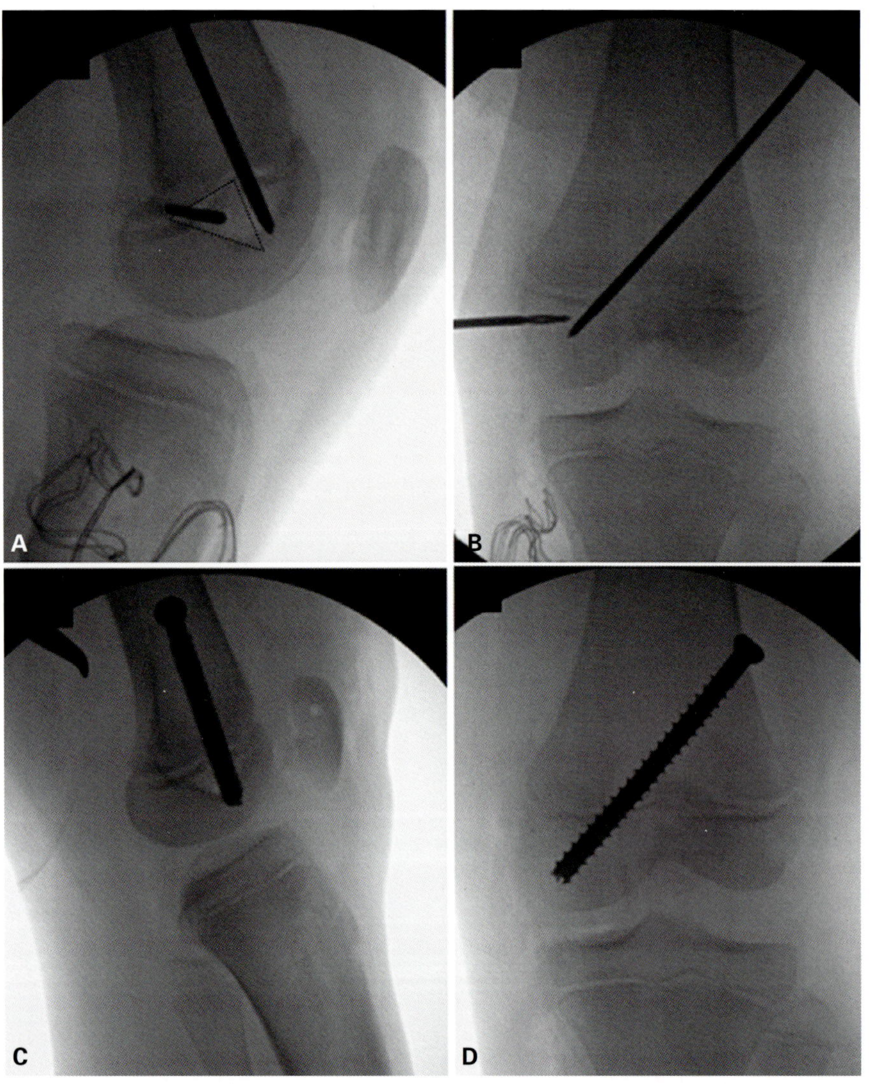

图 27.26 同期重建内侧髌股韧带（MPFL）并用螺钉经内侧股骨远端行半骨骺固定术治疗膝外翻。A. 在侧位上，MPFL 股骨导针放置在由 Blumensaat 线、股骨远端骨骺和经骺螺钉导针形成的三角形中。B. 在正位片上，确定导针位置。C、D. 插入经骺螺钉后进行 MPFL 重建

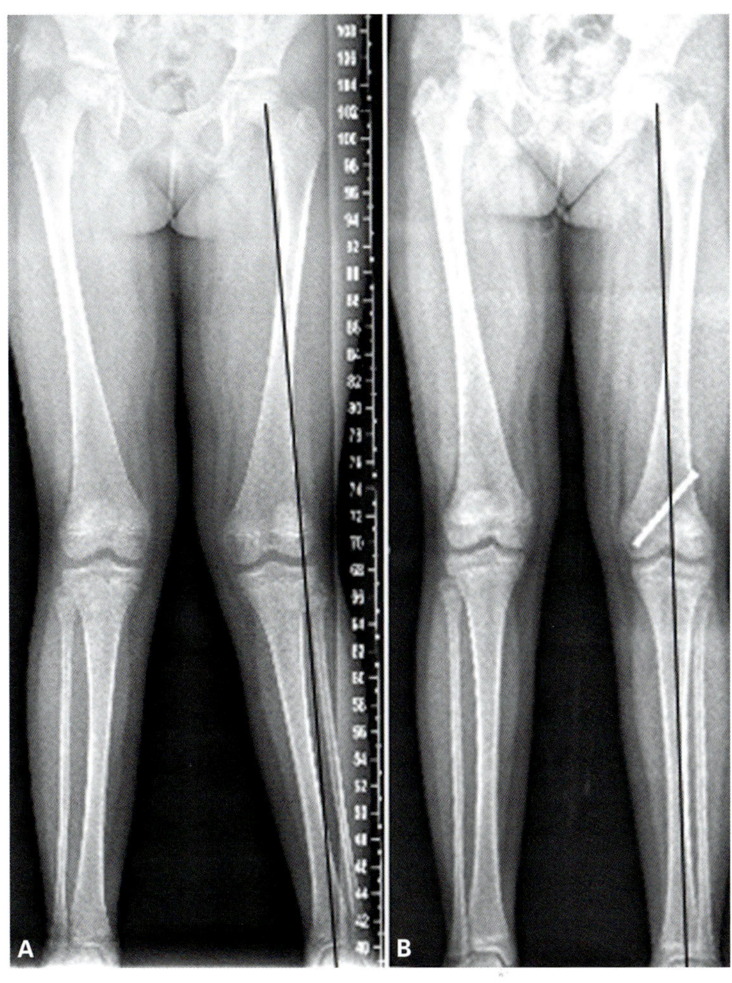

图 27.27 A. 全长 X 线片显示左侧膝外翻。机械轴（黑线）在侧室。采用经骺螺钉重建髌股内侧韧带，同时行半骨骺固定术。B. 随访时，膝外翻得到矫正。机械轴位于膝关节的中心

表 27.4 MPFL 重建术的经验与教训

经验	教训
• 从后内侧获取腘绳肌腱不仅有助于避免隐神经损伤，且切口美观 • 由于股薄肌直径较小，从而髌骨隧道也比较小，使得股薄肌腱受到青睐。移植物在单个髌骨隧道中环绕，因此长度不是问题 • 在对骨骼尚未成熟的患者进行 MPFL 重建时，术中透视是必须的。在侧位透视图像上，股骨隧道导针的进入点被标记在 Schöttle 点，忽略骺板。在正位进行检查时，其位置应低于骺板水平 • 完全置入股骨隧道中的移植物可以通过直接观察通道中的移植物或检查移植物的张力来确认。如果移植物未完全置入隧道（在隧道入口处堆积或在股骨凹槽中卡住），则在拉动髌骨骨隧道内的移植物时会感到移植物松弛 • 经皮进行股骨固定时，先将用于螺钉的镍钛导丝插入股骨隧道，随后再穿过移植物 • 放置 MPFL 移植物后，使用关节镜检查其位置和功能。在极少数情况下，会出现关节内移植物并对其进行修正	• 钻两个 1cm 的髌骨隧道后，用刮匙对隧道进行修整，以防边缘锐利损伤移植物。将前后隧道略微向内侧 – 外侧隧道倾斜有助于移植物通过 • 移植物较薄的肌腱末端更容易通过髌骨隧道 • 股骨隧道的导向针应略微向远端和前方倾斜。如果导向针放置得过于前方，可能会触碰到滑车关节面。若有疑问，可使用透视和关节镜来帮助引导隧道的方向 • 如果移植物末端在穿过软组织隧道时发生扭曲或缠结，或者软组织隧道太紧，都会导致移植物出现异常行为和（或）术后该区域出现疼痛 • 未能处理移植物末端或股骨隧道过窄可能会导致移植物通过困难。在移植物通过过程中，应先将移植物与隧道平行，然后再将其拉过，以避免出现急转弯 • 在闭合过程中进行 MPFL 股骨隧道固定和内侧副韧带组织的重叠缝合时，应将膝关节屈曲约 45° ~60°。因髌骨会被滑车限制，这样可防止内侧拉力过大或负荷过重

股骨生长板，然后再进行髌骨固定。这可以潜在地避免在股骨远端生长板的整个宽度上放置导针，从而可以减少股骨远端骺板损伤的机会。

- 对于接近骨骼成熟且生长剩余不到 2 年的青春期后患者，可以进行经骺板 MPFL 重建（图 27.28）。如果患者有轻度的膝外翻，经髋关节进行内固定可以增加内侧半生长板固定术的好处，且可以允许进行轻微的矫正。
- 可以沿着髌骨内侧改变带蒂移植物的植入方向，使其接近 MPFL 纤维的方向，而不是游离移植物。带蒂移植物包括股四头肌腱（见第八章），髌腱（图 27.29），内收肌腱（见第九章），或半腱肌腱（Galeazzi 手术）（图 27.30）。
- 为了避免在髌骨上钻孔，可以考虑其他固定方案。这些包括缝合锚（见第七章），骨膜下固定（见第二十八章），或股四头肌腱固定（见第十章）。
- 为了避免股骨钻孔和股骨远端生长板损伤，游离移植物（自体移植物或同种异体移植物）可以缝合或环扎在肌间隔膜、内收肌腱（图 27.31）、浅层 MCL（图 27.32）或骨膜周围。如果有足够的长度，自体肌腱可以进行循环缝合，以创造一个双股移植物。然而，这些股骨固定方法都不能恢复原有解剖结构。
- 联合 MPFL 和内侧髌骨胫骨韧带重建术可以恢复原有的解剖结构（图 27.33）。

术后管理

- 术后疼痛缓解后，一般可在术后第 3 天开始进行物理治疗。

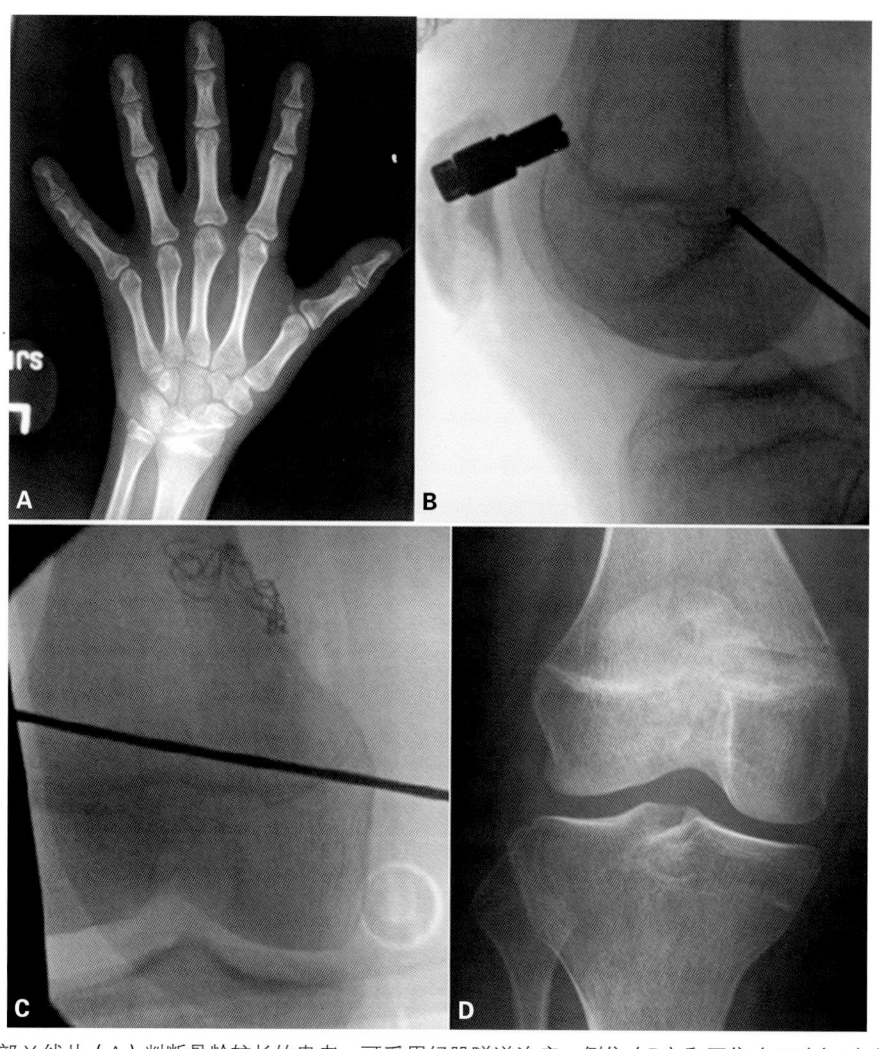

图 27.28 根据手部 X 线片（A）判断骨龄较长的患者，可采用经股隧道治疗，侧位（B）和正位（AP）（C）如图所示。随访时，AP 片（D）可见经骺隧道

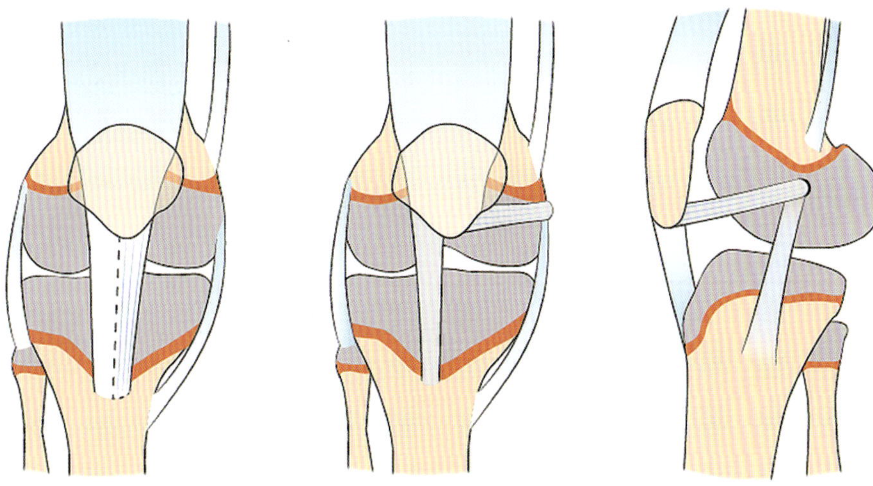

图 27.29 髌腱移位重建内侧髌股韧带

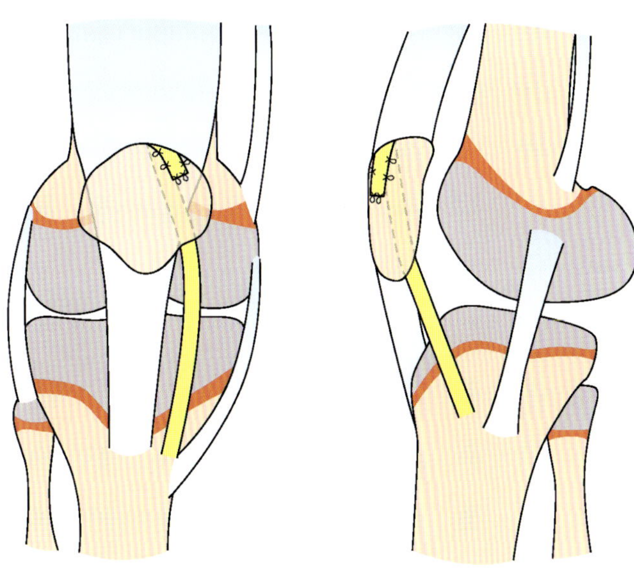

图 27.30 利用半腱肌腱的 Galeazzi 髌骨稳定技术

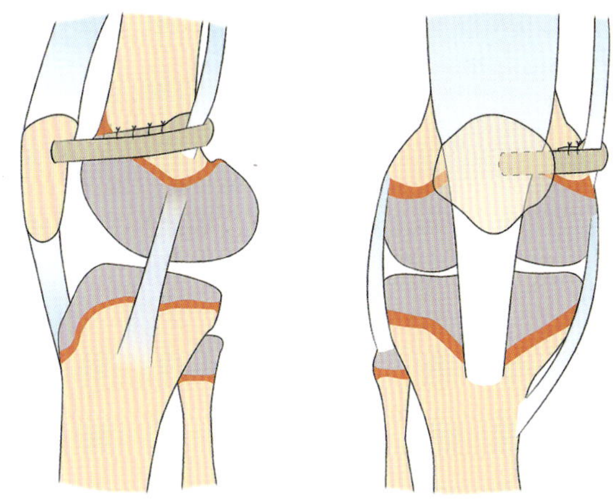

图 27.31 内收肌腱周围游离肌腱重建内侧髌股韧带

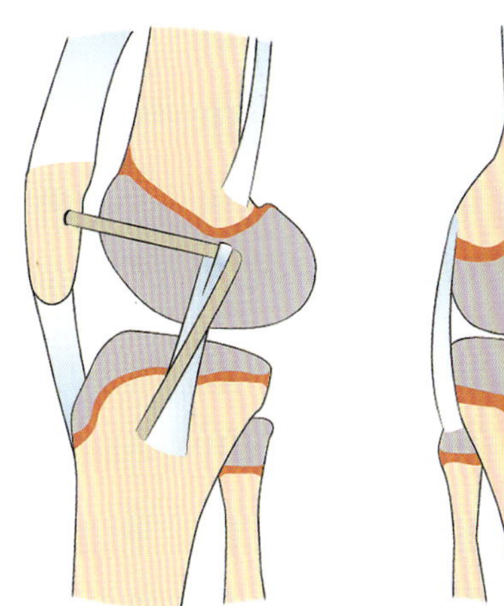

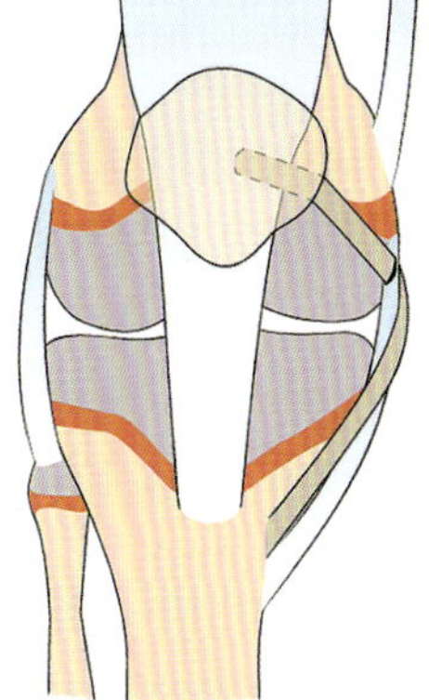

图 27.32 内侧副韧带周围游离肌腱重建内侧髌股韧带

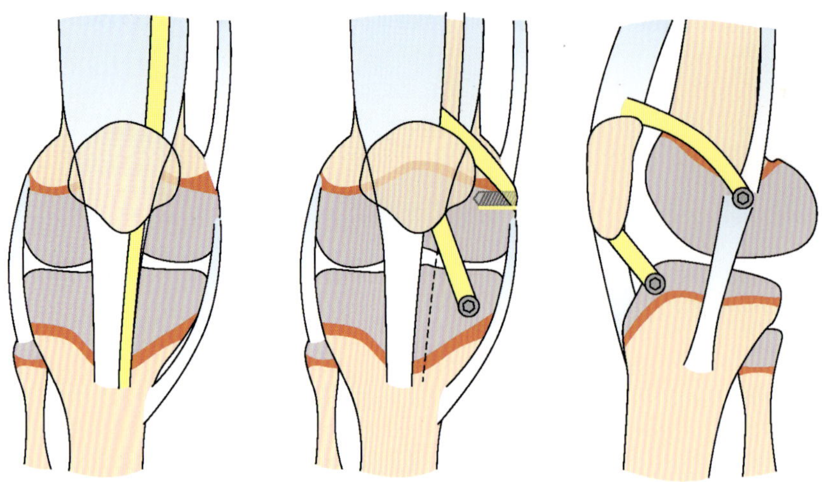

图 27.33 股四头肌腱重建内侧髌股韧带和髌腱移位重建内侧髌股韧带

- 允许患者在前 3~4 周内使用拐杖和膝关节支具负重。
- 运动范围没有限制。目标是在 3 周内达到膝关节屈曲 90°，6 周后达到 120°。
- 后续随访强调加强锻炼股四头肌力量。
- 随访时使用 HOP 测试和等速测功仪（Biodex）测试评估肌力和功能的恢复情况。
- 通常经过 6 个月左右的时间，在患者通过所有的功能力量测试后，便可以进行包括运动的全面活动。
- 在 6 个月时和之后每年拍摄常规下肢全长片，直到骨骼成熟。

结果

- 从解剖学来讲，使用现有的技术对骨骼不成熟患者进行保留生长板的 MPFL 重建是有利的，生长抑制或髌骨骨折的风险较低（图 27.34）。
- 患者需要美容切口，特别是女性患者（图 27.35）。
- 作者报告了 179 个膝关节的解剖学 MPFL 重建结果，其中 29 个膝关节发生了明显的并发症。有并发症和没有并发症的患者在年龄（14.9 岁和 14.4 岁）、身高、体重或体重指数方面没有差异。女性患者的手术和双侧手术发生并发症的风险较高。与大于 12 岁的患者相比，12 岁或 12 岁以下的患者没有更高的并发症风险。
- 在 179 例膝关节手术中，28 例 MPFL 重建是在 12 岁或 12 岁以下的儿童中使用本章所述的保留生长板的技术进行的。这些患者均无生长障碍。
- 在一项前瞻性研究中，Nelitz 等报告了连续 21 例髌股不稳和生长板开放的患者采用自体股薄肌移植进行保留生长板的 MPFL 重建术的结果。手术时平均年龄为 12.2 岁（10.3~13.9 岁）。平均随访 2.8 年。无一例出现再脱位，但 2 例高度滑车发育

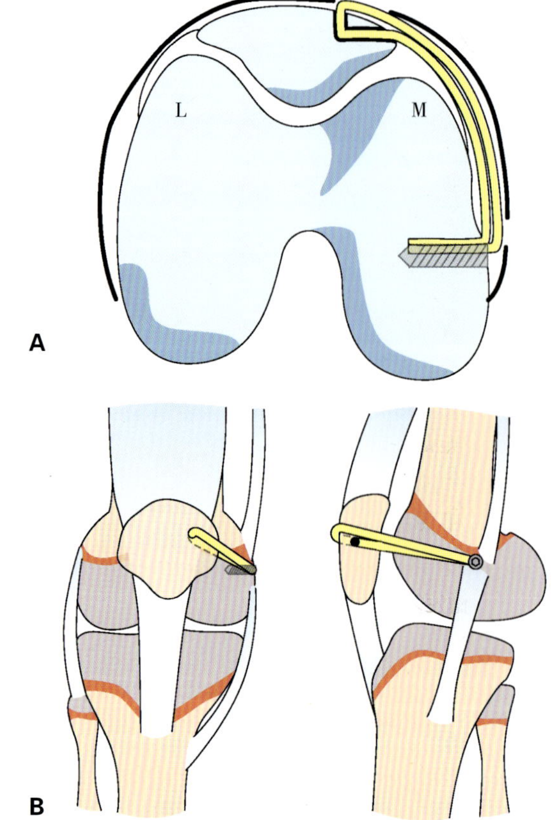

图 27.34 轴位视图（A）和正位 / 侧位视图（B）是作者的内侧髌股韧带重建术的示意图。M，股骨内侧髁；L，股骨外侧髁

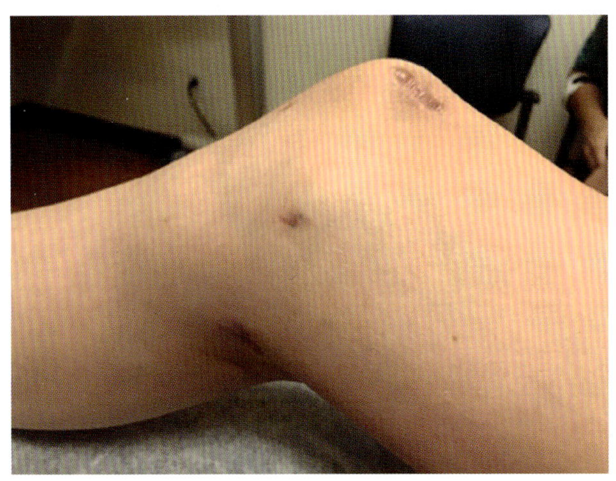

图 27.35　右膝内侧髌股韧带重建的美容切口。膝后内侧的肌腱采集切口隐藏在腘横纹中

不良患者恐惧试验阳性。髌骨高位和 TT—TG 距离增加的患者没有任何不良结果。Kujala 评分从 72.9 分提高到 92.8 分。1 例患者术后出现僵硬，没有其他并发症出现。

- Ladenhauf 等报道了他们在 23 例骨骼未成熟患者中使用游离的自体肌腱移植重建及从解剖上保留生长板的 MPFL 重建术。他们在股骨侧和髌骨侧使用对接技术和腱固定螺钉。均没有出现生长障碍或移位。
- 我们在以前的出版物中总结了骨骼不成熟患者 MPFL 重建术中使用其他不同技术的结果。
- 系统回顾和 Meta 分析表明，在自体移植物、同种异体移植物或合成移植物之间，复发不稳定性的发生率和患者报告的结果均没有任何显著差异。然而，儿童和接受自体内收肌腱移植的患者有更高的不稳定复发率。

并发症

- MPFL 重建后可能发生并发症。包括髌骨骨折、髌股关节疼痛和关节病、复发性髌骨不稳定、膝关节僵硬、生长停滞、成角畸形、血肿、移植物刺激、深静脉血栓形成、伤口并发症和复杂的区域疼痛综合征。
- 在 170 例进行了单纯性 MPFL 重建的膝关节中，有 29 例膝关节出现了 38 个并发症。主要并发症包括复发性髌骨外侧不稳定（8 例），膝关节运动僵硬伴屈曲障碍（8 例），髌骨骨折（6 例）和髌股关节 / 疼痛（5 例）。200 多例患者使用了现有的髌骨隧道和移植物固定技术，均未发生髌骨骨折。
- 髌骨骨折风险可通过在髌骨内侧 1/3 处使用较小的（3.5 mm）单一隧道，避免植入物和完全横向隧道来最大限度地降低。
- 确保合适的隧道位置和避免移植物过度紧张，可以降低发生内侧负荷过重的风险、疼痛和软骨破裂的并发症风险。
- 僵硬：通过确保等距隧道的位置、避免移植物过度拉伸和术后以早期运动为主的康复，可以避免屈曲丢失。在 MPFL 移植物的最终固定过程中应维持一定的膝关节活动度，并且应以其最大长度来固定移植物。
- 伸肌粘连：某些粘连常在术后立即出现。应控制渗出，把重点放在股四头肌肌力锻炼和积极的物理治疗上。股神经阻滞可导致股四头肌长期或持续的无力。
- 复发性髌骨脱位：尚未在骨骼未成熟的儿童中对 MPFL 移植物的生长情况进行研究。虽然临床结果没有显示出会明显增加的失败率，但理论上 MPFL 移植物有随着骨骼生长而拉伸的可能性。非解剖学的移植物可能会被拉伸从而导致手术失败，特别是在存在重要的解剖学危险因素的情况下。对于活动需求较大应该考虑使用同种异体移植物。真正的反复错位必须与“打软腿”相区别，出现“打软腿”可能是持续性虚弱的次要表现。
- 髌骨固定松动：如果覆盖在髌骨隧道上的骨桥太薄或太小，则可能会有断裂的风险。可以在预期隧道位置的近端或远端创建另一个隧道。MPFL 移植物对髌骨隧道位置的敏感性与股骨隧道位置相比较低。
- 股骨远端骨骺损伤：Seitlinger 等报告了一例 13 岁女性的膝关节屈曲畸形，其原因是在 MPFL 股骨隧道创建过程中股骨远端后段骨骺受伤。为了矫正畸形，必须进行开放楔形截骨术。本章的作者在保留骨骺的 MPFL 重建术后未报告有出现任何生长障碍，但仔细评估术后 MRI（因随后的创伤或疼痛而拍摄）却发现某些患者存在骨骺破坏或出现股骨隧道与骨骺之间的接触（图 27.36）。
- 近端迁移：如果 MPFL 移植物放置在股骨远端骨骺的近端（即干骺端），它可以随着骨骼的生长向近端迁移，这可能会也可能不会拉伸移植物。一篇病例报告显示，用于 MPFL 重建的干骺端螺钉放置在股骨远端骨骺的近端后出现螺钉随着生长进一步向近端迁移的情况，但 MPFL 移植物仍保

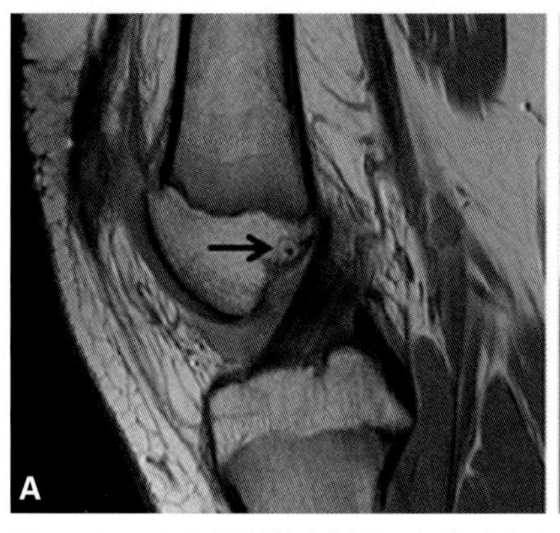

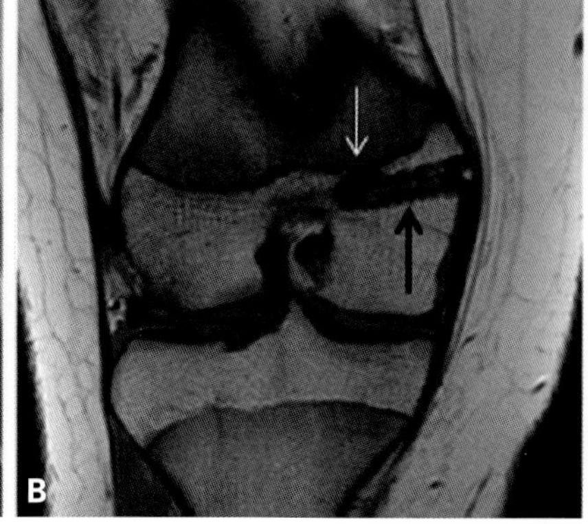

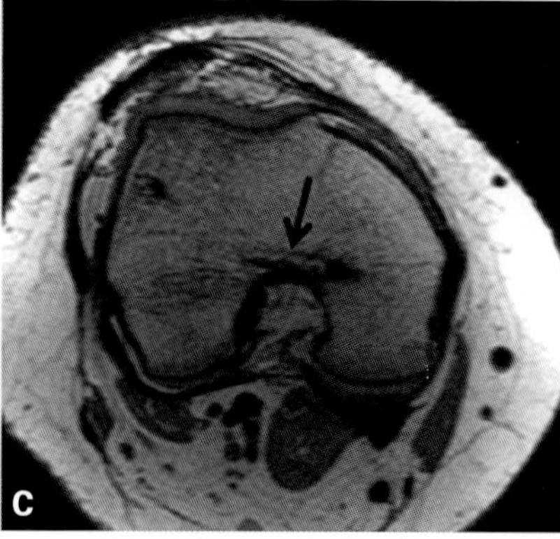

图 27.36 保留骨骺的内侧髌股韧带重建术后 MRI 在矢状面（A）、冠状面（B）和轴面（C）上的股骨隧道（黑色箭头）。在矢状面（A）和轴面（C）上，隧道正好在髁间切迹的前面。轻微后移的隧道可能会对前交叉韧带的前纤维产生不利影响。在冠状（B）视图上可见骺板最远端的一个裂口（白色）。患者无生长障碍

留在插入位点位置。

- 神经阻滞相关并发症：术后可能有导管周围渗漏或阻滞无效。应该注意预防由股神经阻滞引起的长期（6 个月及以上）股四头肌无力。作者遇到 1 例由于坐骨神经阻滞导致永久性部分坐骨神经损伤并发足下垂的患者。
- 植入物刺激：膝关节内侧对突出的植入物非常敏感。植入物应完全插入股骨隧道，以避免出现对膝关节的任何刺激。

结论

- 骨骼不成熟患者的 MPFL 重建术已被证明可以可靠地解决复发性髌骨外侧不稳定。
- 为了将并发症风险降到最低，手术过程中应注意细节，特别是股骨隧道在股骨远端骨骺附近的定位，以避免移植物过度紧张或髌骨隧道较小且孤立。

参考文献

[1] Fithian DC, Paxton EW, Stone ML, et al. Epidemiology and natural history of acute patellar dislocation. Am J Sports Med. 2004;32(5):1114-1121.

[2] Cofield RH, Bryan RS. Acute dislocation of the patella: results of conservative treatment. J Trauma. 1977;17(7):526-531.

[3] Hawkins RJ, Bell RH, Anisette G. Acute patellar dislocations. The natural history. Am J Sports Med. 1986;14(2): 117-120.

[4] Mäenpää H, Lehto MU. Patellar dislocation. The long-term results of nonoperative management in 100 patients. Am J Sports Med. 1997;25(2):213-217.

[5] Parikh SN, Lykissas MG, Gkiatas I. Predicting risk of recurrent patellar dislocation. Curr Rev Musculoskelet Med. 2018;11(2):253-260. doi:10.1007/s12178-018-9480-5.

[6] Parikh SN, Lykissas MG, Gkiatas I. Predicting risk of recurrent patellar dislocation. Curr Rev Musculoskelet Med. 2018;11(2):253-260. doi:10.1007/s12178-018-9480-5.

[7] Jaquith BP, Parikh SN. Predictors of recurrent patellar instability in children and adolescents after first-time dislocation. J Pediatr Orthop. 2017;37(7):484-490.

[8] Lewallen LW, McIntosh AL, Dahm DL. Predictors of recurrent instability after acute patellofemoral dislocation in pediatric and adolescent patients. Am J Sports Med. 2013;41(3):575-581.

[9] Dejour H, Walch G, Nove-Josserand L, Guier C. Factors of patellar instability: an anatomic radiographic study. Knee Surg Sports Traumatol Arthrosc. 1994;2(1):19-26.

[10] Ogden JA. Radiology of postnatal skeletal development. X. Patella and tibial tuberosity. Skeletal Radiol. 1984;11(4):246-257.

[11] Thévenin-Lemoine C, Ferrand M, Courvoisier A, Damsin JP, Ducou le Pointe H, Vialle R. Is the Caton-Deschamps index a valuable ratio to investigate patellar height in children? J Bone Joint Surg Am. 2011;93(8):e35.

[12] Dickens AJ, Morrell NT, Doering A, Tandberg D, Treme G. Tibial tubercle-trochlear groove distance: defining normal in a pediatric population. J Bone Joint Surg Am. 2014;96(4):318-324.

[13] Lippacher S, Reichel H, Nelitz M. Radiological criteria for trochlear dysplasia in children and adolescents. J Pediatr Orthop B. 2011;20(5):341-344.

[14] Parikh SN, Rajdev N, Sun Q. The growth of trochlear dysplasia during adolescence. J Pediatr Orthop. 2018;38(6):e318-e324.

[15] Nietosvaara Y. The femoral sulcus in children. An ultrasonographic study. J Bone Joint Surg Br. 1994;76(5):807-809.

[16] Rajdev NR, Parikh SN. Femoral trochlea does not remodel after patellar stabilization in children older than 10 years of age. J Pediatr Orthop B. 2018. doi:10.1097/BPB.0000000000000551.

[17] Nelitz M, Theile M, Dornacher D, Wölfle J, Reichel H, Lippacher S. Analysis of failed surgery for patellar instability in children with open growth plates. Knee Surg Sports Traumatol Arthrosc. 2012;20(5):822-828.

[18] Rajdev N, Parikh SN. Growth of dysplastic trochlea and its relationship to the anterior distal femoral physis. Paper

presented at: Pediatric Orthopaedic Society of North America Annual Meeting; 2017; Barcelona, Spain.
[19] Liu RW, Armstrong DG, Levine AD, Gilmore A, Thompson GH, Cooperman DR. An anatomic study of the distal femoral epiphysis. J Pediatr Orthop. 2013;33(7):743-749.
[20] Nguyen CV, Greene JD, Cooperman DR, Liu RW. A radiographic study of the distal femoral epiphysis. J Child Orthop. 2015;9(3):235-241.
[21] Shea KG, Polousky JD, Jacobs JC Jr, et al. The patellar insertion of the medial patellofemoral ligament in children: a cadaveric study. J Pediatr Orthop. 2015;35(4):e31-e35.
[22] Schöttle PB, Schmeling A, Rosenstiel N, Weiler A. Radiographic landmarks for femoral tunnel placement in medial patellofemoral ligament reconstruction. Am J Sports Med. 2007;35(5):801-804.
[23] Huston KL, Okoroafor UC, Kaar SG, Wentt CL, Saluan P, Farrow LD. Evaluation of the Schöttle technique in the pediatric knee. Orthop J Sports Med. 2017;5(11):2325967117740078. doi:10.1177/2325967117740078.
[24] Donell S, McNamara I, ed. Tutorials in patellofemoral disorders, Case 1. Springer International Publishing, Switzerland: Springer; 2017.
[25] Greenrod W, Cox J, Astori I, et al. A magnetic resonance imaging study of the significance of the distal femoral physis during medial patellofemoral ligament reconstruction. Orthop J Sports Med. 2013;1(4):2325967113502638. doi:10.1177/2325967113502638.
[26] Nguyen CV, Farrow LD, Liu RW, Gilmore A. Safe drilling paths in the distal femoral epiphysis for pediatric medial patellofemoral ligament reconstruction. Am J Sports Med. 2017;45(5):1085-1089.
[27] Seitlinger G, Moroder P, Fink C, Wierer G. Acquired femoral flexion deformity due to physeal injury during medial patellofemoral ligament reconstruction. Knee. 2017;24(3):680-685.
[28] Parikh SN, Lykissas MG. Classification of lateral patellar instability in children and adolescents. Orthop Clin North Am. 2016;47(1):145-152.
[29] Parikh SN, Redman C, Gopinathan NR. Simultaneous treatment for patellar instability and genu valgum in skeletally immature patients: a preliminary study. J Pediatr Orthop B. 2018. doi:10.1097/BPB.0000000000000546.
[30] Nelitz M, Dreyhaupt J, Williams SRM. No growth disturbance after trochleoplasty for recurrent patellar dislocation in adolescents with open growth plates. Am J Sports Med. 2018;46(13):3209-3216. doi:10.1177/0363546518794671
[31] McNeilan RJ, Everhart JS, Mescher PK, Abouljoud M, Magnussen RA, Flanigan DC. Graft choice in isolated medial patellofemoral ligament reconstruction: a systematic review with meta-analysis of rates of recurrent instability and patient-reported outcomes for autograft, allograft, and synthetic options. Arthroscopy. 2018;34(4): 1340-1354.
[32] Weinberger JM, Fabricant PD, Taylor SA, Mei JY, Jones KJ. Influence of graft source and configuration on revision rate and patient-reported outcomes after MPFL reconstruction: a systematic review and meta-analysis. Knee Surg Sports Traumatol Arthrosc. 2017;25(8):2511-2519.
[33] Parikh SN, Nathan ST, Wall EJ, Eismann EA. Complications of medial patellofemoral ligament reconstruction in young patients. Am J Sports Med. 2013;41(5):1030-1038.
[34] Nelitz M, Dreyhaupt J, Reichel H, Woelfle J, Lippacher S. Anatomic reconstruction of the medial patellofemoral ligament in children and adolescents with open growth plates: surgical technique and clinical outcome. Am J Sports Med. 2013;41(1):58-63.
[35] Ladenhauf HN, Berkes MB, Green DW. Medial patellofemoral ligament reconstruction using hamstring autograft in children and adolescents. Arthrosc Tech. 2013;2(2):e151-e154.
[36] Keyes S, Price M, Green DW, Parikh SN. Special considerations for pediatric patellar instability. Am J Orthop (Belle Mead NJ). 2018;47(3). doi:10.12788/ajo.2018.0017.
[37] Shah JN, Howard JS, Flanigan DC, Brophy RH, Carey JL, Lattermann C. A systematic review of complications and failures associated with medial patellofemoral ligament reconstruction for recurrent patellar dislocation. Am J Sports Med. 2012;40(8):1916-1923.
[38] Aoki SK, Grimm NL, Ewing CK, Klatt JB, Shea KG. Metaphyseal screw migration after medial patellofemoral ligament reconstruction in a skeletally immature patient: a case report. JBJS Case Connect. 2013;3(1):e28.
[39] Shea KG, Grimm NL, Belzer J, et al. The relation of the femoral physis and the medial patellofemoral ligament. Arthroscopy. 2010;26(8):1083-1087.
[40] Kepler CK, Bogner EA, Hammoud S, Malcolmson G, Potter HG, Green DW. Zone of injury of the medial patellofemoral ligament after acute patellar dislocation in children and adolescents. Am J Sports Med. 2011;39(7): 1444-1449.
[41] Nelitz M, Dornacher D, Dreyhaupt J, Reichel H, Lippacher S. The relation of the distal femoral physis and the medial patellofemoral ligament. Knee Surg Sports Traumatol Arthrosc. 2011;19(12):2067-2071.
[42] Shea KG, Polousky JD, Jacobs JC Jr, et al. The relationship of the femoral physis and the medial patellofemoral ligament in children: a cadaveric study. J Pediatr Orthop. 2014;34(8):808-813.
[43] Farrow LD, Alentado VJ, Abdulnabi Z, Gilmore A, Liu RW. The relationship of the medial patellofemoral ligament attachment to the distal femoral physis. Am J Sports Med. 2014;42(9):2214-2218. doi:10.1177/0363546514539917.
[44] Shea KG, Martinson WD, Cannamela PC, et al. Variation in the medial patellofemoral ligament origin in the skeletally immature knee: an anatomic study. Am J Sports Med. 2018;46(2):363-369.

第二十八章

软组织固定法重建内侧髌股韧带

Shital N. Parikh

概述

发病机制 / 历史观点

- 内侧髌股韧带（MPFL）是髌骨向外侧移位的主要内侧约束，对髌骨的内侧约束力贡献高达 60%。
- 已经描述了几种 MPFL 重建技术，包括各种移植物、隧道放置和固定，有或无伴随手术，手术均表现出较好的临床结局。然而，很少有关于使用软组织固定进行无植入物 MPFL 重建的报道。
- 对于骨骼发育不全的患者，MPFL 重建的一个关注点即股骨远端有可能发生医源性损伤。无植入物 MPFL 重建法可避免任何隧道或植入物，从而使其成为该患者人群的一种更安全的手术。
- 当髌骨尺寸较小时，在髌骨侧放置髌骨隧道存在髌骨骨折或软骨损伤的风险。无植入物重建技术将避免使用髌骨隧道，从而有助于避免这些风险。
- 在骨骼发育不全的患者中，有几种使用软组织方法重建 MPFL 的报道。例如，有一种三合一的手术方法，即外侧支持带松解、股内侧推进以及将髌腱内侧 1/3 转移到内侧副韧带（MCL）。
- 1921 年，Galeazzi 描述了使用半腱肌腱的方法，将完整远端进行连接，将其从近端肌肉肌腱连接处分离，并通过从远端内侧到近端外侧方向的倾斜隧道将其环绕髌骨，再将肌腱缝合到肌腱本身或髌骨前部。Baker 等报道了他们使用 Galeazzi 技术治疗 42 例患者（53 个膝关节）的结果：2/3 的患者有骨骺未闭，81% 的患者有良好到极好的结果。Letts 等报道了对 26 个膝关节使用这项技术的结果，发现有 23 个膝关节（88%）在随访时无症状。
- Deie 等描述了一种改良技术，该技术通过 MCL 中的滑轮重新布置半腱肌腱，以实现沿 MPFL 方向的拉力，而不是如前面所述的 Galeazzi 技术所致的内侧和远端拉力。他们报告了 4 例 10 岁以下儿童（6 个膝关节）的结果，并进行了 4 年的随访。1 例患者（双膝）髌骨恐惧试验阳性，但没有出现再脱位。他们的技术关注的是可能出现的 MCL 纤维分裂，使滑轮功能较少。
- Brown 和 Ahmad 介绍了一种利用半腱肌腱重建 MPFL 和髌胫内侧韧带的保体技术。肌腱远端附着在胫骨上，近端则使用对接技术放置在髌骨内侧长约 20 mm 盲道内，然后缝合到 MCL 的股骨附件点。与其他在儿童中使用的技术相比，这种技术所用的切口更小，并避免了使用软组织固定的髌骨钻孔问题。
- Steensen 等、Noyes 和 Albright 报道了在股侧使用股四头肌腱自体移植且无任何骨隧道的软组织 MPFL 重建，股四头肌腱在其髌骨止点保持附着。
- Chassaing 和 Tremulet 在法国报道了这项技术，随后 Parikh 也在英国对其进行了报道。
- 对于 MPFL 的再次重建，在有既往髌骨隧道 / 骨折或小髌骨的情况下，该技术提供了不同的固定选择。
- 该技术不使用任何植入物，在资源或经济条件有限的情况下可以考虑使用。
- 微创手术切口小，手术并发症和术后疼痛发生率减低。

解剖学

- 髌骨前部有 3 层纤维软组织结构。这些结构从浅到深依次为浅筋膜层（纤维横向走行）、中筋膜层（斜向）和紧贴且最厚的股直肌纤维（纵向）。在 MPFL 重建过程中，MPFL 移植物通过这 3 层下面的软组织隧道垂直于最深的髌骨纤维方向，从而提供良好的固定，而不会造成髌骨上纤维分裂或拉伸。
- 膝关节内侧面也有 3 层纤维软组织结构。在 MPFL 重建过程中，移植物环绕内侧支持带，位于内上髁的近端和后部。移植物位于第二层（支持带层）和第三层（关节囊层）之间。如果内侧上髁周围的内侧结构明显受损，应选择一个备用的股骨附着点；该决定应基于临床、磁共振成像（MRI）和术中评估。

静态与动态 MPFL 重建

- 如本章所述，MPFL 移植物的软组织固定被视为 MPFL 重建的动态形式，而移植物的骨固定，如使用隧道、锚或干扰螺钉，则被视为静态或刚性固定。混合固定是一端使用软组织固定（髌骨或股骨）和另一端骨固定的组合。
- Ostermeier 等评估了尸体标本静态和动态 MPFL 重建后髌股关节运动学的变化。虽然这两种技术都在侧向力作用下稳定了髌骨，但动态重建表现出了髌骨运动学的改变，而静态重建则显著地使髌骨运动居中。
- 最近，在尸体生物力学研究中，Rood 等证明，静态 MPFL 重建后，髌股压力从 60°~110°的弯曲增加了 3~5 倍，动态 MPFL 重建后的压力则与正常的 MPFL 相似。
- 尽管静态 MPFL 重建技术更常应用于临床，但从长远来看，增加髌股压力可能导致骨关节炎。MPFL 附着物位置上的小误差，特别是在股骨侧，可能会加重这些压力。另一方面，动态重建可能更具有可塑性，更具包容性，并且可能更像正常的 MPFL。
- 表 28.1 中列举了 MPFL 重建中软组织固定的适应证和禁忌证。

评估

病史

- 有复发性髌骨外侧脱位或单次髌骨脱位随后出现外侧半脱位和不稳定感病史的患者。
- 首次急性髌骨脱位后 MPFL 重建的适应证很少。在有对侧髌骨脱位病史需要手术稳定或骨软骨碎片需要修复的情况下，可以考虑采用这种方法。
- 评估人口统计学风险因素（年龄、骨骼成熟度和性别）、术前全面了解损伤机制和解剖风险因素有助于预测复发性髌骨不稳定。

体格检查

- 手术前的体格检查发现伸膝状态下往外侧推移髌骨出现髌骨恐惧感。随着膝关节屈曲，髌骨进入滑车槽复位后恐惧感消失，滑车槽保证了骨的稳定性。
- 股骨侧损伤的急性病例可能出现内上髁周围的压痛和肿胀。这点需要特别注意，因为内侧的“爆裂”会妨碍股骨附件侧的软组织固定。
- 应记录下肢旋转轮廓（如股骨前倾或胫骨扭转）、膝关节成角畸形（如外翻或内翻）和步态。
- 患者的韧带松弛度应通过关节活动度来评估。全身性韧带松弛应被视为“高风险”，因为自体移植物可能会随时间的推移而变得松弛。在这种情况

表 28.1　MPFL 重建中软组织固定的适应证和禁忌证

适应证	禁忌证
• 骨龄尚未成熟患者出现反复的外侧髌骨脱位 • 存在开放性远端股骨干 • 先前有髌骨骨折病史 • 髌骨发育不全 / 小髌骨 • 内侧髌股韧带（MPFL）重建翻修手术 • 植入物不可获得或资源有限 / 经济约束	• 习惯性或永久性髌骨脱位 • 具有明显关节过度活动性（Ehlers Danlos syndrome）的患者，由于软组织过度拉伸的可能性增加，属于相对禁忌证 • MPFL 股骨附着部周围存在创伤或受损组织

下，应考虑股骨侧的骨固定。同种异体移植物或更硬的自体移植物（半腱肌）也应被视为常规使用的股薄肌自体移植物的替代品。

影像学检查

- X 线检查应包括前后位、侧位和轴位。应注意股骨远端和胫骨近端骨骺的闭合情况。从侧位观察髌骨高度和滑车形态。
- 双下肢全长 X 线片有助于评估肢体是否对齐，所有骨骼发育不全的患者以及在体检中怀疑内翻或外翻的成人均应行该项检查。
- MRI 有助于进一步评估滑车的解剖结构，并可通过 MRI 测量胫骨结节—滑车沟距离。
- MRI 也可用于评估 MPFL 损伤（尤其是在其股骨附着处）、髌骨软骨表面、骨软骨损伤和膝关节伸展时的髌骨位置。

手术治疗

术前准备

- 尽管 MPFL 重建在恢复膝关节稳定性和功能方面经常能够取得成功，但一些患者可能需要额外的手术来治疗与不稳定性相关的其他解剖因素。手术前必须注意这些因素，并计划额外的手术。风险因素和处理程序的细节将在其他章节中讨论。
- MPFL 重建具有多种技术和移植选择，每种方法都各有利弊。对于这项技术，必须评估髌骨和股骨，以确保先前的隧道或硬件不会使植入物的放置复杂化。
- 与患者的术前讨论还应包括对移植选择。这项手术技术可以使用游离肌腱自体移植（首选股薄肌）或同种异体移植（半腱肌或股薄肌）。
- 术前应检查 MPFL 附着部位周围是否有任何明显的股骨侧损伤，因为移植物将在该部位的内侧支持带周围形成环。
- 手术前应检查关节的过度活动性，因为严重的过度松弛理论上可以拉伸移植物和软组织，这可能导致手术失败。在评估 Horan Beighton 评分时，如果患者可以将手掌放在地上，膝关节伸直，这表明他们的肌腱有很大的灵活性。在这种情况下，应考虑选择移植物，而不是自体肌腱移植。

移植物选择

- 此技术的首选移植物是股薄肌自体移植物。因为移植物的股端没有放置在隧道中，而且移植物的髌骨端绕软组织一周，肌腱的长度没有问题。
- 如果需要更长或更硬的移植物，则可选择半腱肌自体移植物。
- 考虑到韧带的关节外位置，同种异体移植用于 MPFL 重建是可行的。如果在初次存在手术中使用了自体腘绳肌腱移植，则同种异体半腱肌或股薄肌移植更倾向于翻修手术中。
- 同种异体移植对于严重松弛或关节过度活动的患者也是首选方法。
- 在这种技术中，任何游离的软组织移植物都可用于 MPFL 重建。

手术技术（视频 28.1）

麻醉下体格检查

- 患者仰卧位，大腿外侧摆放一个外侧柱挡板。如果计划从后内侧切口中取出股薄肌腱，则不使用腿外侧柱挡板。这将有助于髋关节外展和外旋，并有助于进入膝关节后内侧。
- 进行全身麻醉和局部神经阻滞麻醉。
- 在麻醉下进行体格检查，记录髌骨位置、活动度、活动轨迹和倾斜度。
- 在大腿近端扎上止血带，并有足够的填充物。
- 术前服用抗生素，并以常规无菌方式术前准备和覆盖下肢。
- 标记包括髌骨、内上髁、胫骨结节和计划切口在内的解剖学标志（图 28.1）。暂停一段时间，小腿驱血后止血带充气。

关节镜检查

- 建立标准的关节镜入路，包括用于出水口的上外侧入路、前外侧和前内侧入路。检查并记录髌股关节的软骨表面，0°、30°、60° 和 90° 髌股关节轨迹，髌骨悬垂和内、外侧骨骺结构（图 28.2）。其余的膝关节检查已经完成。
- 必要时进行关节内手术治疗软骨或骨软骨的损伤。

移植物的获取

- 于股薄肌腱通过胫骨近端前内侧做一 3 cm 纵向切口（图 28.1）获得。缝匠肌筋膜与皮肤切口成一

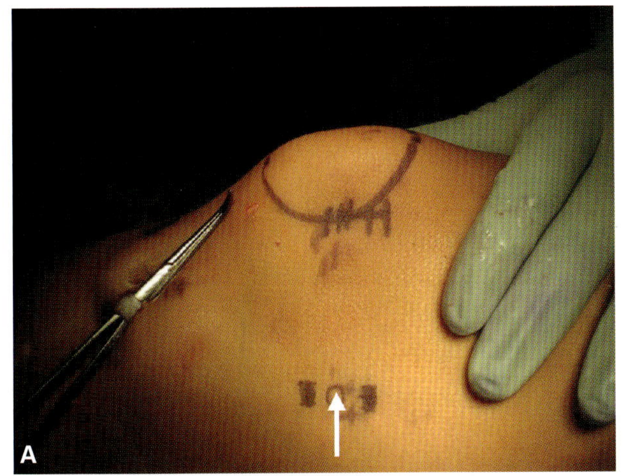

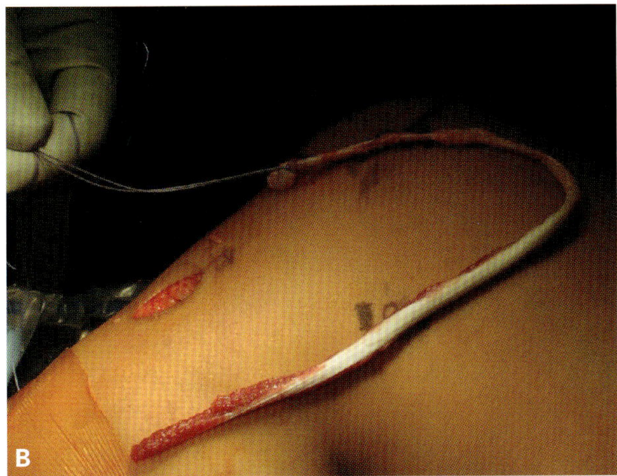

图 28.1 表面标志和右膝收获腓骨肌腱。右侧为髋部，左侧为脚。标出了内侧髌骨上髁（白色箭头）。分离（A）并获取（B）腓骨肌腱

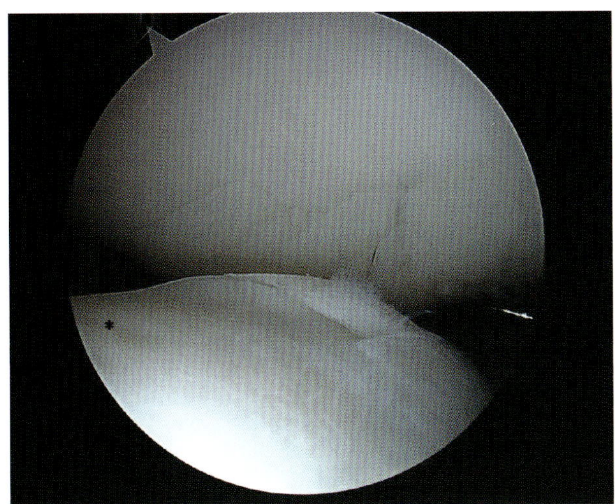

图 28.2 在关节镜下，膝关节屈曲 40°，髌骨在外侧滑脱过股骨滑车。注意到影响髌股关节的软骨病变

条直线，识别股薄肌腱，肌腱周围环绕一条缝线或 Penrose 引流管，用于牵引。肌腱从远端游离，然后使用闭合式取腱器从肌腹 - 肌腱连接处近端获取肌腱。

- 移植物获取的另一种方法（目前的方法）是通过腘窝横纹内侧 2 cm 切口的股薄肌腱后内侧后获得（图 28.3）。切口美观，且降低了隐神经吻合支损伤的风险。
- 将采集的移植物上的肌肉附着物等清理干净。无须缝合移植端、调整移植物直径或拉紧移植物。
- 在极少数情况下，如果股薄肌腱长度不足（< 20 cm），则可以取半腱肌的肌腱。

暴露和股骨固定

- 在髌骨前内侧 2/3 上方做一 3 cm 的纵向切口（图 28.1）。
- 提起皮下组织，识别股内侧斜肌和内侧支持带。
- 使用电刀在髌骨内侧边缘以外约 5 mm 处做长约 2 cm 切口，并在内侧将组织的骨膜下抬高。使用 Metzenbaum 剪刀将内侧支持带（第二层）与下方关节囊（第三层）分离。
- 一旦识别出这两层之间的初始平面，向标记的内上髁方向扩展剪刀状或刀片状，进一步将其打开。注意保留外滑膜。
- 将弯血管钳置于该平面内，然后向前移动至标记的内上髁近侧和后方 1 cm 处。在这一点上，用血管钳刺穿内侧支持带，然后血管钳向下移动至标记的内上髁，用血管钳顶起皮肤，做一 5 mm 的皮肤切口，将移植物的一端放入钳子中夹住并从前切口中取出（图 28.4）。
- 夹钳再次插入第二层和第三层之间，但这次朝着比先前穿透点低约 1 cm 的点插入，再次穿过内侧支持带，然后向前移动，通过先前的皮肤切口穿出，将移植物的另一端放置在夹子中，通过前切口取出（图 28.5）。
- 通过上面的步骤在内侧支持带周围形成一个移植环，作为股骨附件（图 28.6）。如果皮下组织或皮肤在环的部位皱起，则从外部通过皮肤切口放置止血钳，以释放皮肤和皮下组织，从而使移植物位于支持带上，而不夹在皮下组织上。固定的充分性可以通过牵引移植物的两端来评估。

髌骨固定

- 通过先前做的前皮肤切口进行髌骨固定。

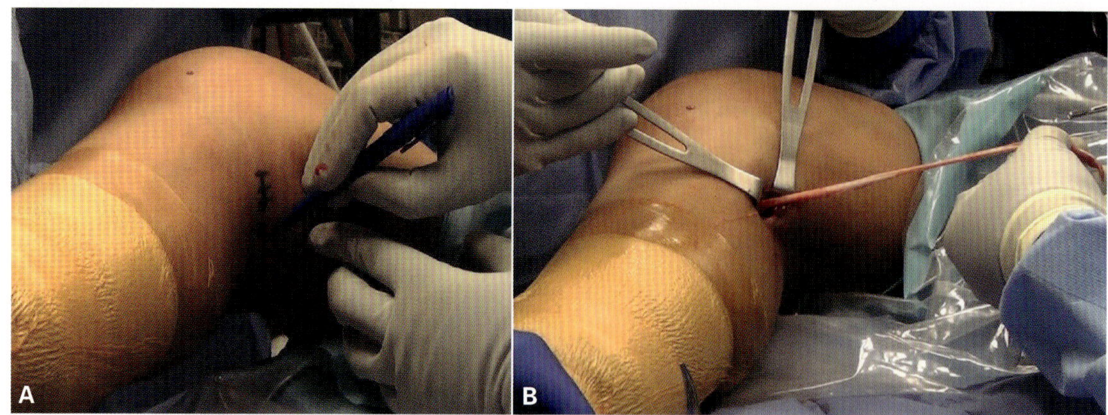

图 28.3 腓骨肌腱替代收获技术。A. 膝关节的背内侧沿膝窝纹做一条 2.5 cm 的切口。B. 使用开放式肌腱取腱器近端收获腓骨肌腱，远端使用闭合式肌腱取腱器

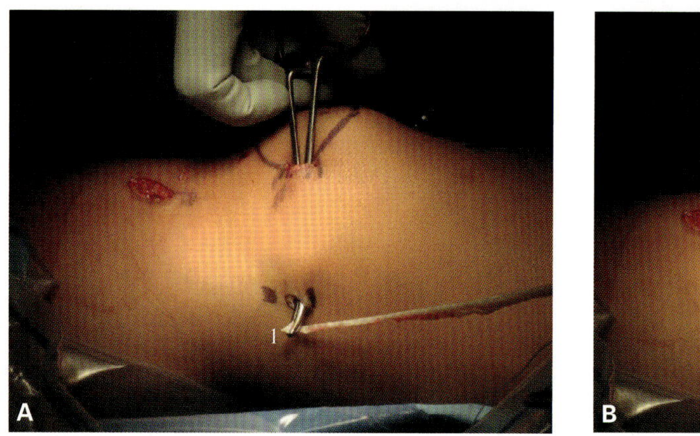

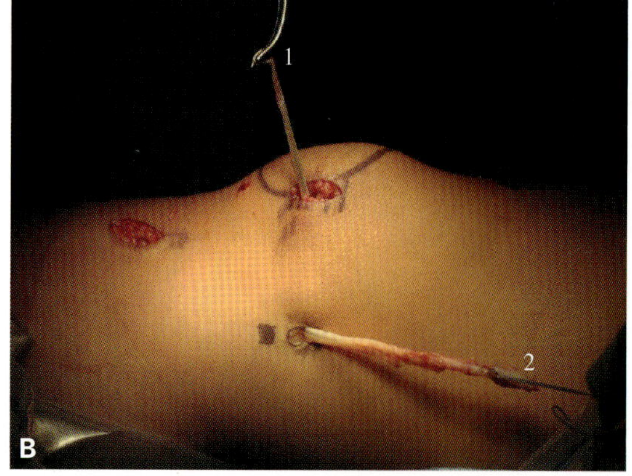

图 28.4 通过前切口在第二层和第三层之间放置一个斜夹，然后向前穿透内侧上髁近端和后方的内侧支持带。用钳夹的尖端夹持移植物的游离端（A），通过前切口拉出（B）

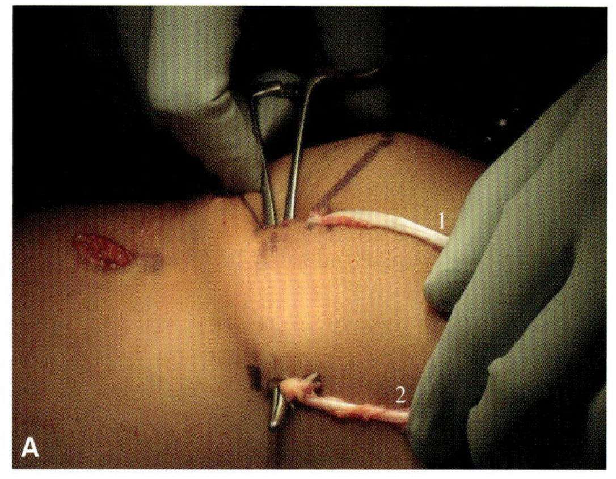

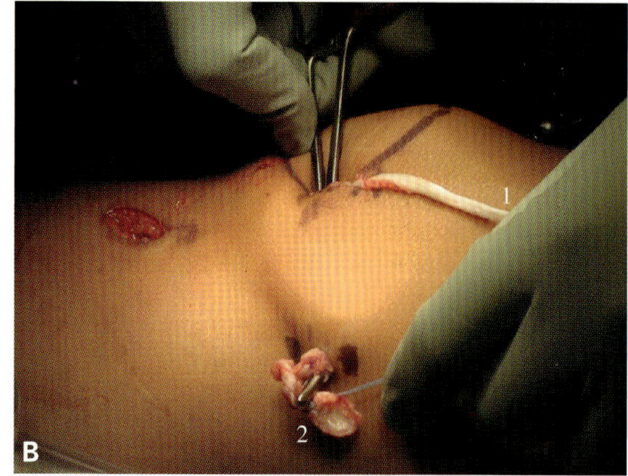

图 28.5 A. Kelly 钳夹再次插入两层之间，但现在它会穿透第一次穿透下方约 1 cm 处的内侧支持带，然后通过之前做的穿刺伤切口拉出。B. 移植物的另一端被夹住并通过

- 使用电刀在髌骨上方做一个长 1 cm 直达髌骨的切口，切口位于髌骨内侧 2/3、外侧 1/3 连接处。用剥离器朝向内侧支持带切口方向从外向内进行骨膜下剥离。
- 在髌骨前部形成了一个骨膜下隧道，再从外侧到内侧插入止血钳（图 28.7）。
- 将移植物的一端钳住并从隧道中取出，然后绕过前方软组织。

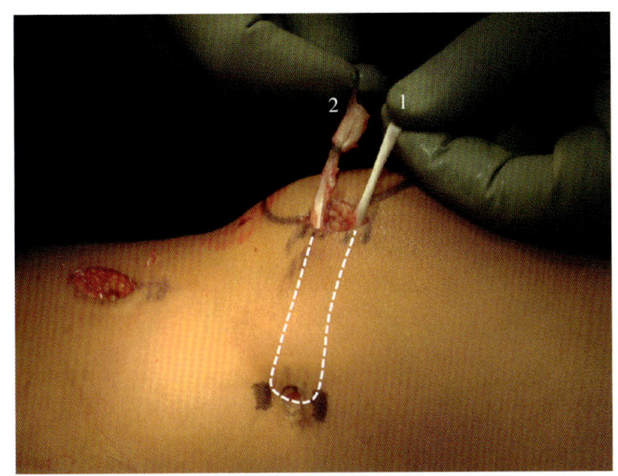

图 28.6 移植物的两端（编号 1 和编号 2）形成了一个环（虚线），环绕在内侧韧带上，它作为一个动态股骨附着点

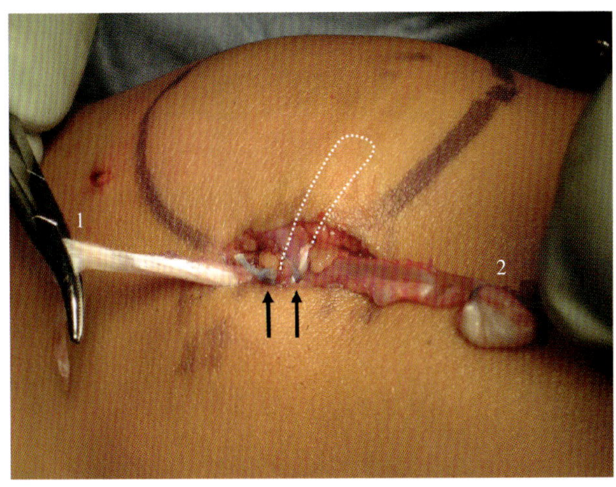

图 28.8 使用移植物的两端打一个方结，并用 1~2 根缝线（箭头所示）进行临时固定，同时将膝关节屈曲至 45°，保持髌骨复位。白色虚线显示了绕过前髌组织的环

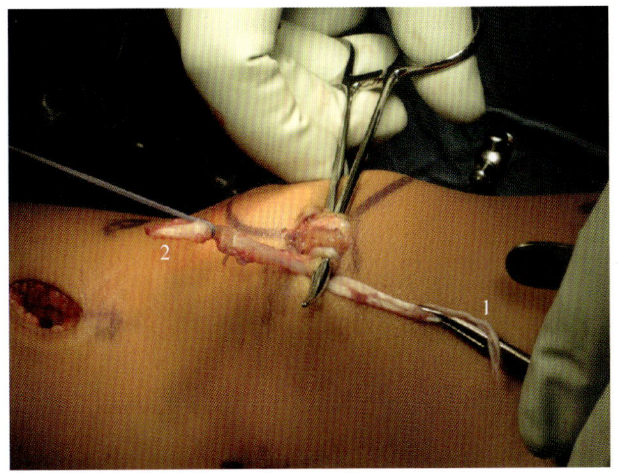

图 28.7 在髌骨前方，通过从外侧到内侧进行骨膜下解剖形成一个软组织通道。通道宽度应至少为 2.5 cm，并且应在前方组织的全部厚度下方。移植物的一端（编号 1）通过此通道穿过并围绕其周围以固定髌骨

- 膝关节经过几轮完全屈曲 – 伸展，最终放置在 45°屈曲位，髌骨位于滑车的中心，用移植物的两个自由端打一个方形结（图 28.8）。该结位于髌骨内侧，而不是其前面，以减少其突出。用 2 号 FiberWire 编织缝线（Arthrex）暂时固定绳结。

最终检查和关闭

- 将关节镜插入膝关节。评估膝关节屈曲 0°、30°、60°和 90°的 MPFL 移植物、髌骨位置和髌骨轨迹（图 28.9）。重要的是要确保髌骨至少能横向移动一个象限，同时膝关节处于伸展状态，以防止医源性内侧过度拉伸。MPFL 移植物的功能可以通过关节镜检查来评估；它会随着膝关节屈曲而放

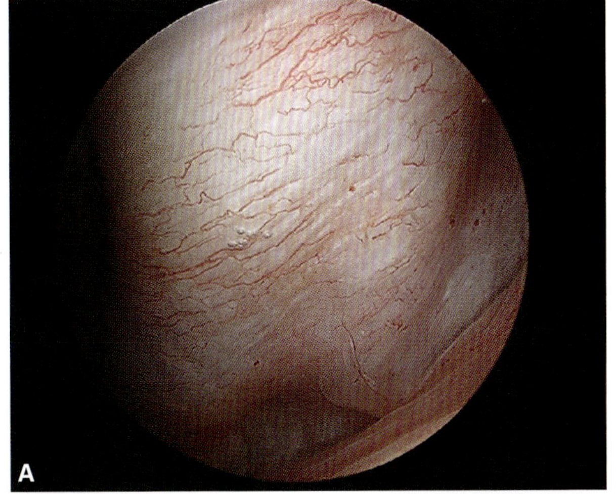

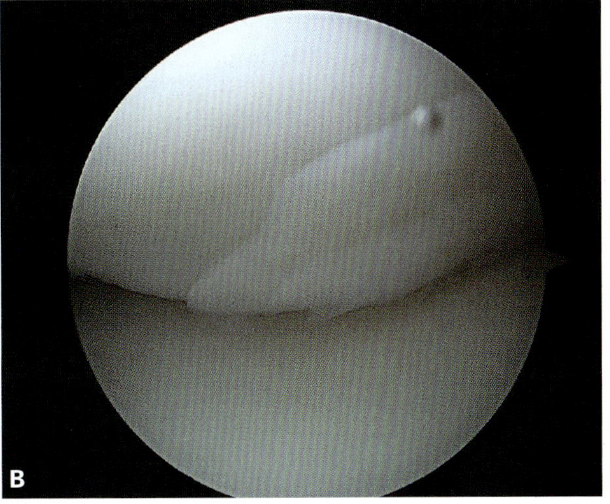

图 28.9 A. 关节镜视图显示了两股腓肠肌腱，形成了重建的内侧髌股韧带。B. 关节镜视图显示在膝关节屈曲 40°时髌骨的充分位置和追踪

松，并随着膝关节伸展而拉紧。

- 一旦确认髌骨位置和轨迹达到要求，方形结将使用 2 号 FiberWire 编织缝线（Arthrex）进一步固定。
- 内侧支持带覆在重建的 MPFL 上，并使用 0 号 Vicryl 缝线（Ethicon，Somerville，NJ）加固。使用 0 号 Vicryl 缝线（Ethicon）将两股移植物缝合到邻近的软组织以进一步加强，然后切除多余的移植物。
- 然后分层进行常规闭合（图 28.10），使用膝关节冰敷带并固定膝关节。
- 图 28.11 是通过软组织固定而不使用任何植入物的 MPFL 重建示意图。

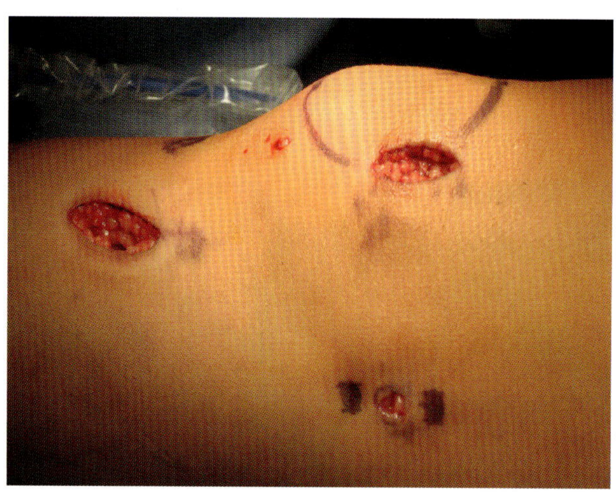

图 28.10 两个切口的长度为 2.5~3 cm，并分层闭合。在内侧髌骨下的刺痕切口用一根缝线进行闭合

- 图 28.12 显示了术后 MRI 上的环形 MPFL 移植物。

替代技术

- 还有一些已报道的手术方法也使用类似的原理实现 MPFL 移植物的软组织固定。Kodkani 在内上髁和内收肌结节之间的鞍座上提起 1 cm 长的韧带周围套筒，将腘绳肌腱移植物做成环并固定在韧带

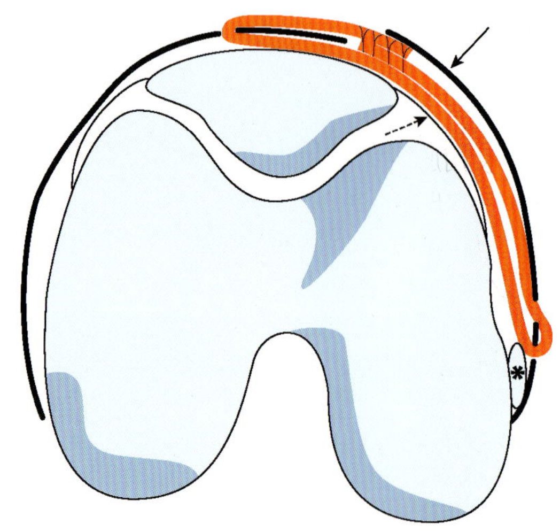

图 28.11 采用软组织固定进行内侧髌股韧带重建的示意图。移植物被放置在网膜层（实线箭头）和滑膜层（虚线箭头）之间。在内侧髌骨下的固定点用星号标记。内侧网膜层覆盖在移植物和髌骨组织上

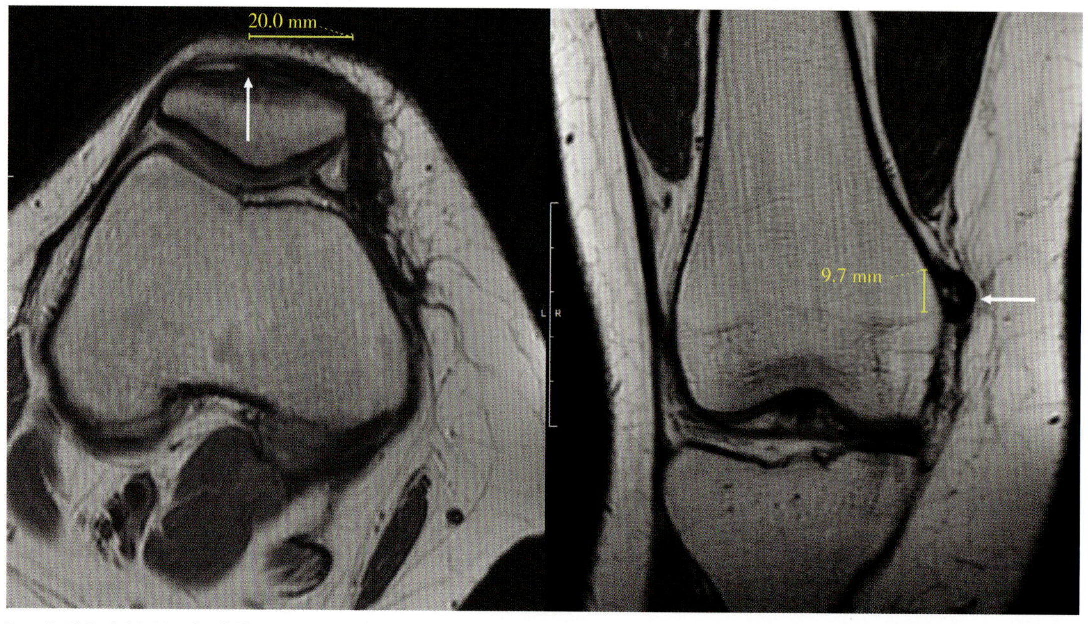

图 28.12 术后患者的磁共振成像（MRI），显示了软组织内侧髌股韧带重建的患者的轴位和冠状位图像，显示了被环绕的移植物（白色箭头）

周围套筒上，当腘绳肌腱移植物游离端从伸肌支持带套管穿出后，将其缝合到髌骨上。

- 上文提到 MPFL 重建的混合技术（即一端软组织固定，另一端骨固定）。Miswan 等描述了他们使用半腱肌自体移植重建 MPFL 的手术技术。将移植物环接在髌前伸肌组织（软组织固定）周围，然后用股骨隧道内的界面螺钉（骨固定）固定在股骨上。

术后管理

- 患者在手术当天出院回家，手术的肢体在使用拐杖的情况下按指示进行允许范围内的负重。
- 如果使用股神经导管，则应安排在 2 天内帮助患者在家取出导管。
- 门诊理疗在术后 2~3 天后开始，进行运动范围练习和股四头肌肌力锻炼。
- 膝关节固定器和拐杖（允许负重）用于日常活动，直到股四头肌功能激活（通常时间为 3 周）。
- 运动范围的目标是在 3~4 周结束时膝关节屈曲至少 90°，在 6 周结束时至少 120°。
- 6 个月后一旦达到恢复运动标准，则恢复运动。恢复运动标准包括全方位运动，无疼痛或肿胀，等速运动强度大于对侧肢体的 80%，以及通过跳跃试验验证的神经肌肉控制。

结果

- Chassaing 和 Tremoulet 在 145 个膝关节（127 例，78 例女性，平均年龄 25 岁）上使用该技术。所有患者均出现外侧支持带松弛无挛缩，27 例患者出现胫骨结节中间化，23 例患者出现胫骨结节远心移动趋势。大多数患者都获得满意的结果。并发症包括关节出血（7 个膝关节）、感染（1 个膝关节）、静脉炎（1 个膝关节）、痛觉痛（4 个膝关节）和需要麻醉下进行松解的僵硬（3 个膝关节）。5 个膝关节出现反复性髌骨不稳定。
- Gomes 和 Becher 等进行静态和动态（软组织法）MPFL 重建法的对照研究。尽管两组患者报告的结果和放射学评价在这两项研究中没有差异，但作者得出结论，与刚性或静态固定相比，动态固定更具优势。

并发症

- 一些技术要点值得注意，以防止术中并发症。在髌骨内侧放置 MPFL 移植物的解剖位置应保持在滑膜外，以防止移植物摩擦股骨髁，并确保移植物的愈合。
- 应注意，通过仔细的骨膜下剥离，在髌骨上方形成适当的软组织桥（≥ 2.5 cm）。手术刀可以用来进行骨膜下剥离。
- 应注意避免移植物过度张紧，从而过度阻塞髌股关节或导致髌骨内侧半脱位。固定后，应能将髌骨在内侧和外侧约一个象限的位置移动。
- 术后疼痛很常见，尤其是在股骨附着处。移植物应位于支持带上，并避免皮下组织的介入或撞击。术后在内侧切口周围注射局部麻醉剂会有所帮助。

结论

- 软组织 MPFL 重建是 MPFL 重建的另一种选择。临床结果令人满意，并与静态 MPFL 重建类似。此技术可用于复发病例需要避免以前的隧道或固定时。

表 28.2　内侧髌股韧带采用软组织固定进行重建的经验和教训

经验	教训
• 仔细解剖横向纤维在髌骨插入处，并识别底层包裹层将有助于打开第二层和第三层之间的平面 • 通过内侧网层进行的两个穿刺应该由至少 1 cm 的组织桥分隔，以确保足够的股骨固定 • 保持至少 2.5 cm 的足前软组织桥 • 通过允许移植物在整个膝关节活动范围内设置长度，以及在放置固定缝时避免任何过度紧绷移植物，可以避免移植物的过度紧张 • 在股骨插入点周围行局部麻醉以控制术后疼痛	• MRI 应该在术前评估，以排除内侧“爆裂”，可能影响股骨固定 • 在打开第二层和第三层之间的平面时，对关节囊的穿透可以通过可视化、关节镜液体泄漏或关节镜检查来识别。一旦识别，应在移植物放置之前缝合 • 股骨固定区域应位于内侧髌骨上髁的近侧和后侧 • 在移植物穿过内侧软组织层时，应避免扩大穿刺口，以保持其完整性 • 内侧皮肤出现皱褶可能表明移植物环下方有皮下组织被困。应使用止血钳或骨拨清除

参考文献

[1] Desio SM, Burks RT, Bachus KN. Soft tissue restraints to lateral patellar translation in the human knee. Am J Sports Med. 1998;26(1):59-65.

[2] Hautamaa PV, Fithian DC, Kaufman KR, Daniel DM, Pohlmeyer AM. Medial soft tissue restraints in lateral patellar instability and repair. Clin Orthop Relat Res. 1998;(349): 174-182.

[3] Smirk C, Morris H. The anatomy and reconstruction of the medial patellofemoral ligament. Knee. 2003;10(3):221-227.

[4] Christiansen SE, Jacobsen BW, Lund B, Lind M. Reconstruction of the medial patellofemoral ligament with gracilis tendon autograft in transverse patellar drill holes. Arthroscopy. 2008;24(1):82-87.

[5] Ellera Gomes JL, Stigler Marczyk LR, Cesar de Cesar P, Jungblut CF. Medial patellofemoral ligament reconstruction with semitendinosus autograft for chronic patellar instability: a follow-up study. Arthroscopy. 2004;20(2):147-151.

[6] Nomura E, Inoue M. Hybrid medial patellofemoral ligament reconstruction using the semitendinous tendon for recurrent patellar dislocation: minimum 3 years' follow-up. Arthroscopy. 2006;22(7):787-793.

[7] Panagopoulos A, van Niekerk L, Triantafillopoulos IK. MPFL reconstruction for recurrent patella dislocation: a new surgical technique and review of the literature. Int J Sports Med. 2008;29(5):359-365.

[8] Schock EJ, Burks RT. Medial patellofemoral ligament reconstruction using a hamstring graft. Oper Tech Sports Med. 2001;9(3):169-175.

[9] Schottle PB, Fucentese SF, Romero J. Clinical and radiological outcome of medial patellofemoral ligament reconstruction with a semitendinosus autograft for patella instability. Knee Surg Sports Traumatol Arthrosc. 2005;13(7):516-521.

[10] Schneider DK, Grawe B, Magnussen RA, et al. Outcomes after isolated medial patellofemoral ligament reconstruction for the treatment of recurrent lateral patellar dislocations: a systematic review and meta-analysis. Am J Sports Med. 2016;44(11):2993-3005.

[11] Myers P, Williams A, Dodds R, Bulow J. The three-in-one proximal and distal soft tissue patellar realignment procedure. Results, and its place in the management of patellofemoral instability. Am J Sports Med. 1999;27(5):575-579.

[12] Oliva F, Ronga M, Longo UG, Testa V, Capasso G, Maffulli N. The 3-in-1 procedure for recurrent dislocation of the patella in skeletally immature children and adolescents. Am J Sports Med. 2009;37(9):1814-1820.

[13] Galeazzi R. Nuove applicazioni del trapianto muscolare e tendineo. Archivo di Ortopedia Milano.1922;38:315-323.

[14] Baker RH, Carroll N, Dewar FP, Hall JE. The semitendinosus tenodesis for recurrent dislocation of the patella. J Bone Joint Surg Br. 1972;54(1):103-109.

[15] Letts RM, Davidson D, Beaule P. Semitendinosus tenodesis for repair of recurrent dislocation of the patella in children. J Pediatr Orthop. 1999;19(6):742-747.

[16] Deie M, Ochi M, Sumen Y, Yasumoto M, Kobayashi K, Kimura H. Reconstruction of the medial patellofemoral ligament for the treatment of habitual or recurrent dislocation of the patella in children. J Bone Joint Surg Br. 2003; 85(6):887-890.

[17] Brown GD, Ahmad CS. Combined medial patellofemoral ligament and medial patellotibial ligament reconstruction in skeletally immature patients. J Knee Surg. 2008; 21(4):328-332.

[18] Steensen RN, Dopirak RM, Maurus PB. A simple technique for reconstruction of the medial patellofemoral ligament using a quadriceps tendon graft. Arthroscopy. 2005; 21(3):365-370.

[19] Noyes FR, Albright JC. Reconstruction of the medial patellofemoral ligament with autologous quadriceps tendon. Arthroscopy. 2006;22(8): 904.e1-904.e7.

[20] Chassaing V, Tremoulet J. Medial patellofemoral ligament reconstruction with gracilis autograft for patellar instability [in French]. Rev Chir Orthop Reparatrice Appar Mot. 2005;91(4):335-340.

[21] Parikh SN. Medial patellofemoral ligament reconstruction in skeletally immature patients. Tech Knee Surg. 2011;10(3): 171-177.

[22] Dye SF, Campagna-Pinto D, Dye CC, Shifflett S, Eiman T. Soft-tissue anatomy anterior to the human patella. J Bone Joint Surg Am. 2003;85-A(6):1012-1017.

[23] Warren LF, Marshall JL. The supporting structures and layers on the medial side of the knee: an anatomical analysis. J Bone Joint Surg Am. 1979;61(1):56-62.

[24] Ostermeier S, Holst M, Bohnsack M, et al. In vitro measurement of patellar kinematics following reconstruction of the medial patellofemoral ligament. Knee Surg Sports Traumatol Arthrosc. 2007;15(3):276-285.

[25] Rood A, Hannink G, Lenting A, et al. Patellofemoral pressure changes after static and dynamic medial patellofemoral ligament reconstructions. Am J Sports Med. 2015;43(10): 2538-2544.

[26] Elias JJ, Cosgarea AJ. Technical errors during medial patellofemoral ligament reconstruction could overload medial patellofemoral cartilage: a computational analysis. Am J Sports Med. 2006;34(9):1478-1485.

[27] Kodkani PS. "Basket weave technique" for medial patellofemoral ligament reconstruction: clinical outcome of a prospective study. Indian J Orthop. 2016;50(1):34-42.

[28] Miswan MF, Al-Fayyadh MZ, Seow Hui T, et al. Soft-tissue loop for medial patellofemoral ligament reconstruction. Arthrosc Tech. 2016;5(2): e321-e327.

[29] Gomes JE. Comparison between a static and a dynamic technique for medial patellofemoral ligament reconstruction. Arthroscopy. 2008;24(4):430-435.

[30] Becher C, Kley K, Lobenhoffer P, et al. Dynamic versus static reconstruction of the medial patellofemoral ligament for recurrent lateral patellar dislocation. Knee Surg Sports Traumatol Arthrosc. 2014;22(10):2452-2457.

第二十九章

小儿髌骨远端稳定术

Colleen Wixted, Meghan Price, Daniel W. Green, Shital N. Parikh

概述

- 髌骨脱位是一种常见的影响儿童和青少年群体的急性膝关节损伤。对于初次外伤性髌骨脱位，通常建议采用物理治疗以及运动调节等非手术方法保守治疗。针对髌骨不稳的手术方法有很多，但内侧髌股韧带（Medial Patellofemoral Ligament，MPFL）重建与远端固定仍是最常用的手术方法。本章的重点聚焦于远端重建术，特别是对于那些骨骼还未完全发育成熟的儿童。
- 目前已经成熟的远端重建的方法包括：胫骨结节截骨术（Roux-Goldthwait 技术），髌腱转移术（Nietosvaara 技术），MPFL 和内侧髌胫韧带（Medial Patellotibial Ligament，MPTL）联合重建术，以及 Galeazzi 技术。
- 胫骨结节截骨术仅适用于胫骨近端骨骺闭合或正在闭合的青少年。这技术将在第三节中讨论。
- 当然也存在其他治疗方法，其中一些由于疗效不佳而放弃。

适应证

- 对于保守治疗失败并且有持续性症状的患者，远端重建术可以取得良好的效果。从临床经验来看，Q 角增大、滑车发育不良、高位髌骨和其他影像学检查结果异常都可被认为是小儿远端重建的一个指标
- 如表 29.1 所示，远端重建术因患者各异的临床和影像学表现采取不同的手术方法。
- Roux-Goldthwait 术适用于保守治疗失败、症状持续、Q 角增大的患者。
- 髌骨肌腱转移术通常用于年龄在 10 岁及以下，Q 角异常，股骨角增高，胫骨结节—滑车沟（Tibial Tubercle—Trochlear Grove，TT—TG）距离增加的患者。
- Nietosvaara 等也同样报道了重度 Q 角异常、过度的高位髌骨和滑车发育不良作为远端重建术的适应证。
- Galeazzi 技术用于骨骼未成熟、韧带松弛并出现高位髌骨等其他异常临床发现的患者。
- 在我院，对于 TT—TG 距离增加的患者，我们会在远端重建的基础上再加上一个 MPFL 重建。
- 在测量儿童患者的 TT—TG 距离时，重要的是使用年龄相关的正常值，而不是成人固定参数。Dickens 等在对 608 个磁共振成像（MRI）的研究中发现，TT—TG 距离与年龄的自然对数呈正相关。
- 在 TT—TG 距离轻度升高的情况下，如有滑车发育不良或 J 形征阳性等其他因素，我们同样也考虑进行远端重建。

手术技术

Roux-Goldthwait 技术

- 1888 年和 1895 年，Roux 和 Goldthwait 分别首次描述了 Roux-Goldthwait 技术，后来在 1985 年进行了改进，包括外侧松解、内侧支持带折叠和髌骨外侧肌腱内侧转移，同时伴有或不伴有股内侧肌的增强。
- 最近，Marsh 等介绍了一种新的方法将伸肌肌群

表 29.1　按手术适应证分类

手术技术	研究	研究队列	适应证（除髌骨不稳定以外）
Roux-Goldthwait 技术	Marsh 等	n=20 人（30 个膝关节） 年龄：3~18 岁， 平均年龄 =14.2 岁	• Q 角增大 • 症状持续：疼痛 / 肿胀
	Vähäsarja 等	n=48 人（57 个膝关节） 年龄：7~16 岁， 平均年龄 =13.4 岁	• 影像学检查（如 Insall-Salvati 指数、髌股外侧角、髌骨外侧偏移、髌骨外侧倾斜、沟角、Q 角）结果 • 保守治疗失败 • 症状持续时间长 • 关节镜手术中髌骨的病理性侧移
Galeazzi 技术	Grannatt 等	n=28 人（34 个膝关节） 年龄：4.5~15.8 岁， 平均年龄 =11.1 岁	• 骨骼不成熟 • 保守治疗失败
	Letts 等	n=22 人（26 个膝关节） 年龄：8~17 岁， 平均年龄 =14.3 岁	• 骨骼不成熟 • 髌骨上移 • 韧带松弛
	Hall 等	n=21 人（26 个膝关节） 年龄：4~30 岁， 平均年龄 =14.5 岁	• 症状持续：疼痛 / 肿胀 • 影像学征兆（髌骨外侧倾斜、骨软骨骨折） • 临床症状（如髌骨面压痛、恐惧试验阳性、髌股关节捻发音、股四头肌萎缩、伸展半脱位）
	Baker 等	n=42 人（53 个膝关节） 年龄：5~17 岁， 平均年龄 =12 岁	• 髌骨松弛机制、高位髌骨、膝外翻和膝过伸、低外侧股骨髁的相关因素
Nietosvaara 技术	Giordano 等	NA	• 显著髌骨高位 • 大 Q 角（＞ 15°） • 滑车发育不良 • TAGT（前结节与沟最深处之间的距离）＞ 1.2 cm • 过度松弛
	Nietosvaara 等	n=62 人（64 个膝关节） 年龄：小于 16 岁	• 复发性髌骨脱位伴功能性残疾
髌骨肌腱转移术	Nepple 和 Luhmann	NA	• 通常是 10 岁或更小 • 骨错位 • Q 角异常 • TT—TG 距离增大 • 滑车发育不良和髌骨上位（有时存在）
	Luhmann 等	n=23 人（27 个膝关节） 年龄：8.8~18.3 岁， 平均年龄 =14.1 岁	• Q 角＞ 15°
	Garin 等	n=35 人（50 个膝关节） 年龄：5~15 岁， 平均年龄 =11 岁	• 股骨沟角异常

缩写：NA，不适用；TT—TG，胫骨结节—滑车沟

与股骨干更好地对齐，在这一技术中将髌腱纵向切开，它的外侧半部分被分离并从远端转移到内侧半部分之下，然后将游离端缝合到胫骨内侧骨膜上，经过平均 6.2 年的随访调查，65% 取得了非常好的效果，11% 效果良好，3% 失败。在这个队列研究中，80% 的患者评估患肢力量恢复达到了 90%。

• 尽管这项研究和其他研究报告的结果有所改善，但是仍有越来越多的文献报道这种方式有高的复发率，出现低位髌骨，以及在重建过程中产生的其他并发症。
• 一项关于采用内收肌转移进行 MPFL 重建术与 Roux-Goldthwait 技术对比发现 MPFL 组患者术后疼痛较轻。Kujala 和 Lysholm 评分、复发率、髌

股角和髌骨恐惧试验测试结果显示两组间无显著差异，并且 MPFL 重建组异常髌股适合角一致明显减少，髌骨内侧形成良好，腘绳肌峰值扭矩较高

- 本章稍后将详细描述 Roux–Goldthwait 技术。

髌腱转移技术

- 髌骨韧带转移近端重建术特别适用于年轻伴有骨或解剖异常的髌股关节不稳定的患者。这一技术在年轻儿童中的使用逐渐增加，是因为它比其他重建术更好地模仿原生解剖，不需要骨重塑。
- 对于髌骨不稳定的年轻患者，早期的手术干预能够防止滑车发育不良和髌骨不稳定病情出现恶化和进展。
- 正如 Gordon 和 Schoenecker 所描述的，髌腱转移技术首先进行广泛的外侧支持带松解，然后将髌腱从胫骨结节的远端附着处分离出来，在不向下移动的情况下向内侧移动。然后在确定髌骨轨迹以及在移植物就位的情况下将膝关节从 0° ~90° 屈曲，期间无异常后，用多个不可吸收的缝线水平固定髌骨肌腱（图 29.2）。
- 值得注意的是，对于骨骼发育成熟的患者，胫骨结节截骨术也可以达到同样的目的。在这项技术中，不只是将髌腱从胫骨附着点分离，而是将附着髌腱的胫骨结节与胫骨分离。这种截骨术已被

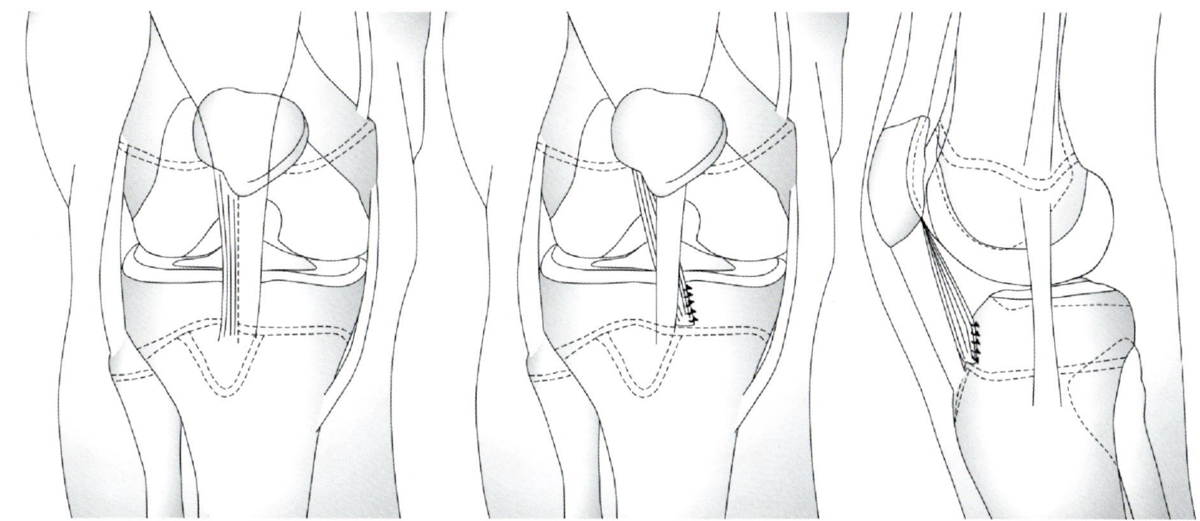

图 29.1　Roux–Goldthwait 技术

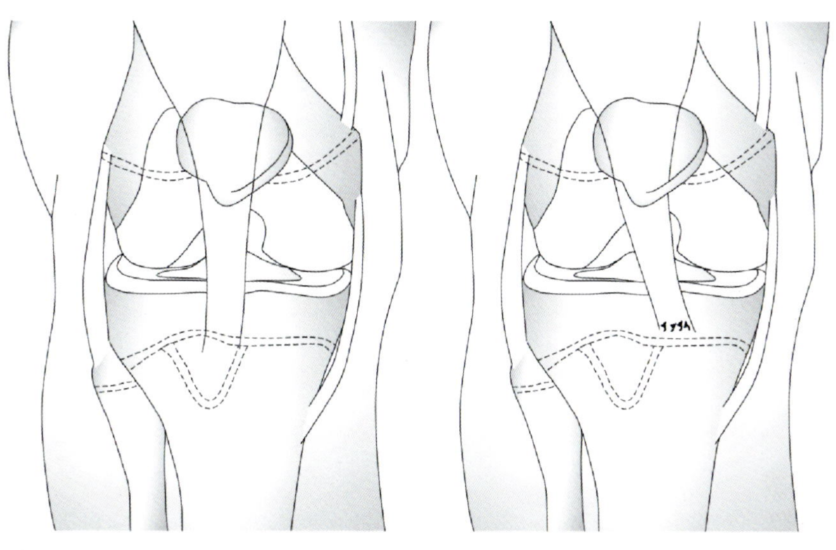

图 29.2　髌腱转移术

证明可以可靠地改善骨成熟患者髌骨高度的增加和使 TT—TG 距离的增加。

- 对髌腱转移的初步随访中便有着良好的结果，在平均 5.1 年的随访中，患者报告疼痛减轻，活动度（Range of Motion，ROM）和活动增加，只有一例报告术后再脱位。
- 最近的研究中，Benoit 等和 Garin 等都回顾了用髌骨肌腱转移治疗髌骨不稳定的病例，以解决伴有髌骨对位和解剖异常的髌骨不稳定。他们的追踪结果显示术后具有良好的功能、临床和影像学结果，复发率分别为 12.5% 和 16%。他们还注意到患者有股骨沟角的影像学改善，特别是对于年轻患者，这表明手术是有效的，并可以解决骨畸形导致的一系列问题。

Nietosvaara 技术

- 对于急性髌骨脱位初次修复后产生的长期的功能不良，Nietosvaara 等在 Galeazzi 手术的基础上进行了改良。
- 该技术采用带蒂半腱肌自体移植，其纵向穿通髌骨中部。然后将移植物从皮下转移到内侧上髁，并固定在 MPFL 的起点（图 29.3）。
- Giordano 等将自体半腱移植与股薄肌腱增强术相结合，改善髌骨对股四头肌收缩的阻力，有利于髌股关节稳定。由于移植物由两根肌腱组成，因此对骨骼不成熟患者的复发性髌骨脱位导致的韧带松弛和高位髌骨或异常的 TT—TG 距离有更好的疗效。

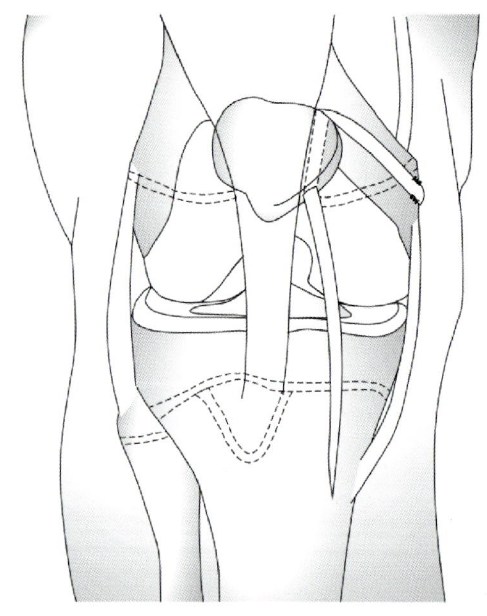

图 29.3 Nietosvaara 技术

MPFL 与 MPTL 联合重建术

- 虽然 MPTL 重建一直不作为远端髌骨重建的一种方法，但由于它对髌骨重建和远端定位的潜在影响，我们选择将其包括在本章中。
- 最近的研究表明，MPTL 对于膝关节的高屈伸具有重要作用。MPTL 作为次级限制韧带，通过降低 Q 角和进一步规范髌骨轨迹，可以减轻 MPFL 的压力。
- 对于表现为膝关节过度松弛或过度伸展并伴有髌骨半脱位的患者，可采用这种附加的稳定手术
- 最近，Hinckel 等描述了一种联合 MPFL/MPTL 重建方法，通过采用股四头肌腱移植重建 MPFL，髌韧带移植重建 MPTL。此方法是在采集各移植物后，在荧光镜下将移植物植入股骨以重建 MPFL，这样就可以在股骨干远端生长板插入锚钉。对于 MPTL 的植入，在胫骨关节线以下和髌腱内侧 2 cm 处，近端骨骺生长板上方，荧光镜下插入锚钉。将 MPTL 移植物在膝关节 90° 屈曲处缝合，以建立与髌腱相似的张力。然后将膝关节维持 30° 屈曲，将 MPFL 移植物固定于髌骨内侧，以防止髌骨过度侧移（图 29.4）。

Galeazzi 技术

- Galeazzi 于 1922 年发表的半腱肌腱固定术是第一个通过远端重建来解决髌骨不稳定的软组织技术之一，这种技术可以稳定髌骨而不改变胫骨结节。
- 在最开始的手术中，截取一部分半腱肌腱，胫骨左侧附着点完好。然后用缝线在内侧髌骨骨膜沟处固定肌腱的游离端。
- Fiume 通过增加外侧松解和内侧支持带收缩来改进这项技术。
- 最近 Baker 等在此基础上进行改进，从髌骨的内侧到外侧边缘钻一个隧道（如图 29.5），目的是为了在移植肌腱上施加的张力用于内侧复位髌骨并将其向下拉。
- 文献报道此改良术的临床随访结果，成功率约为 75%。
- 最近的一项研究评估了 14 例患者（16 个膝关节）

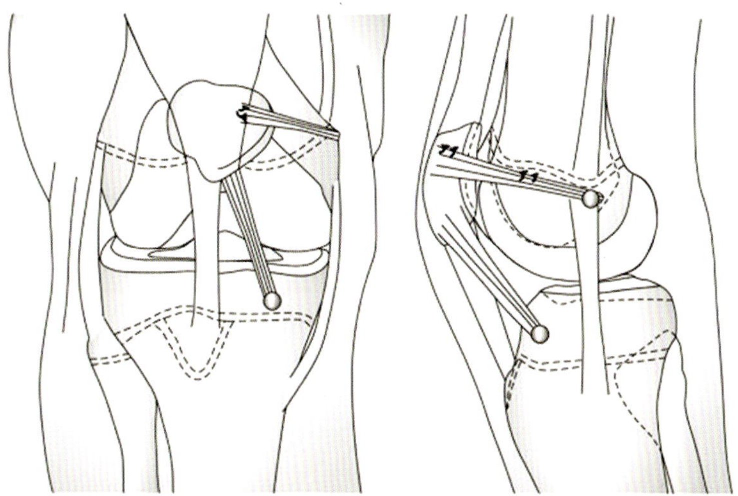

图 29.4　髌骨内侧韧带联合髌股内侧韧带重建

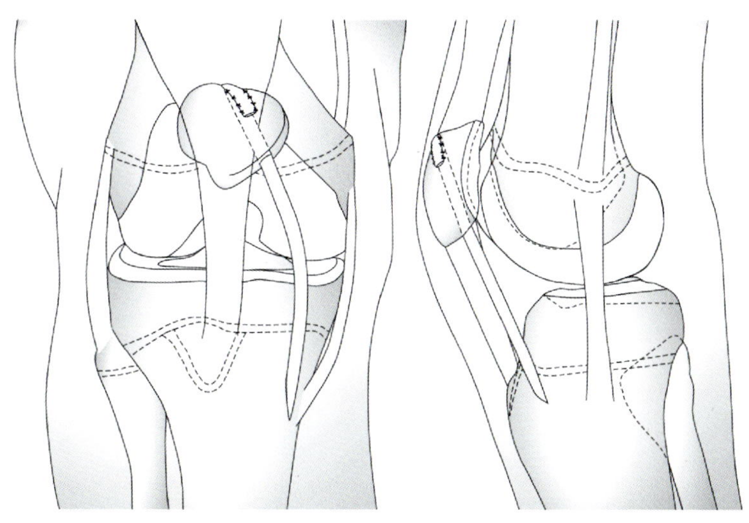

图 29.5　Galeazzi 术

的临床和影像学结果，显示此手术虽 62.5% 的患者预后良好，但是单独使用这个手术不能解决有解剖异常的髌骨如高位髌骨的患者的问题。此外，在一项对 28 例接受该手术的患者（34 个膝关节）的研究中，82% 的患者报告在随访时有复发性半脱位或脱位，35% 的患者接受了额外的手术以解决其髌股关节不稳定。

- 虽然 Galeazzi 技术是治疗骨不成熟患者髌股关节不稳定的一种安全的方法，但由于报道结果不佳，不推荐使用该技术。

病例分析

- 一例 10 岁男性患者，因患指甲 – 髌骨综合征及先天性髌骨脱位，经开放外侧松解术和自体半腱肌腱移植以及髌腱转移后 MPFL 重建，以矫正右膝远端畸形（图 29.6~ 图 29.8）。由于患者股四头肌张力大，也进行了股中间肌和股直肌的股四头肌 Z 形延长成形术。

Roux–Goldthwait 技术

- Roux–Goldthwait 技术的适应证和禁忌证见表 29.2。

术前准备

- 测量膝关节伸直和屈曲时的 Q 角。
- 评估髌骨不稳定的类型（屈曲时习惯性脱位、伸

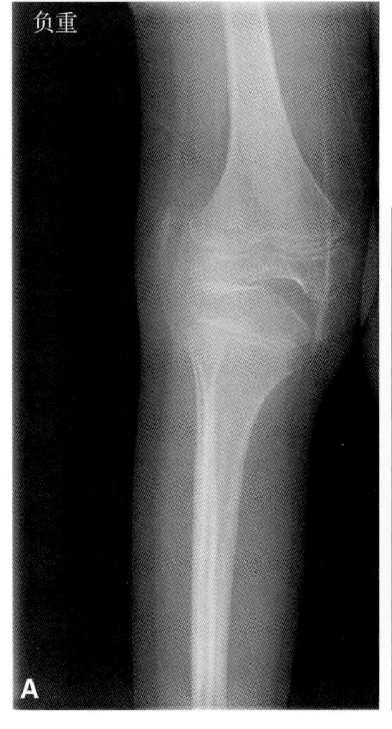

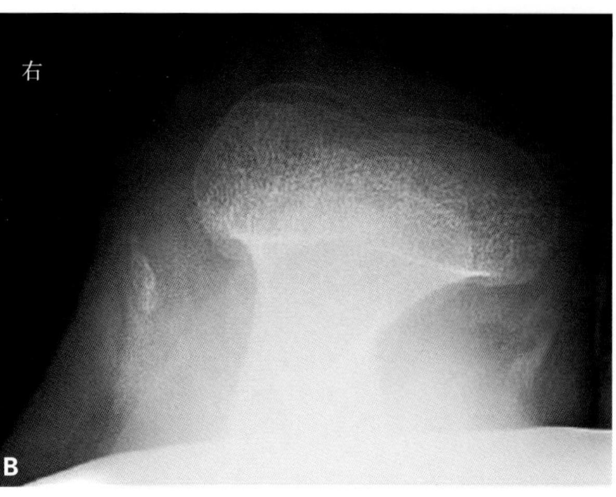

图 29.6 术前 AP（A）和轴位（B）X 线片的 10 岁男性指甲髌骨综合征和先天性髌骨脱位。X 线片显示右髌骨发育不良脱位

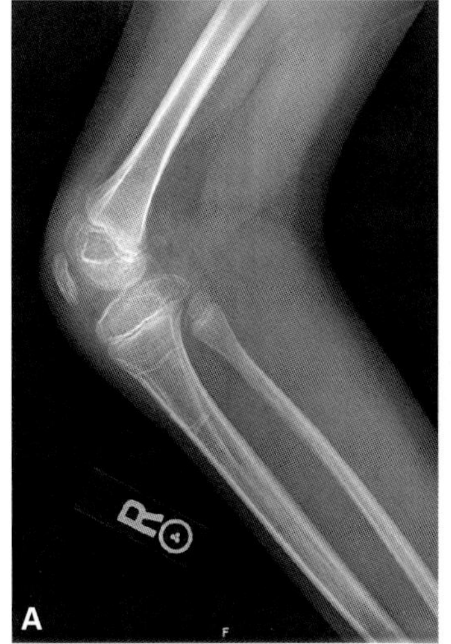

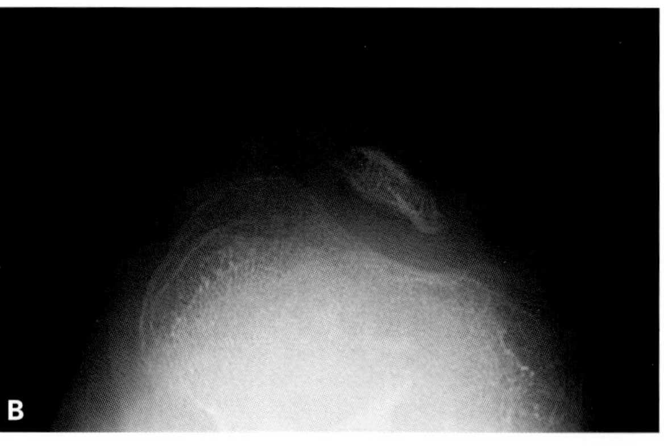

图 29.7 术后 2 年侧位（A）和轴位（B）X 线片显示右髌骨位置正确

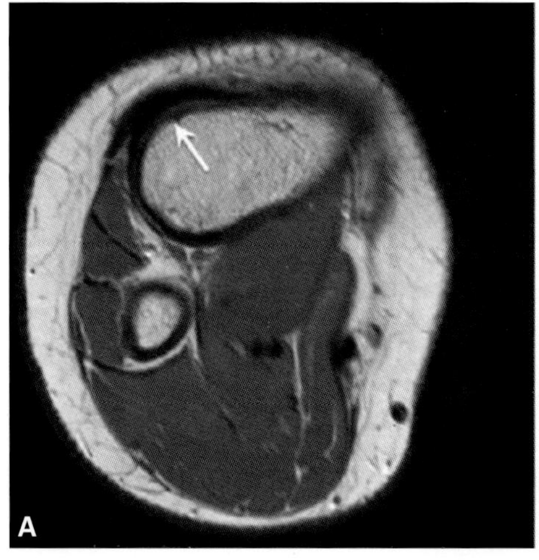

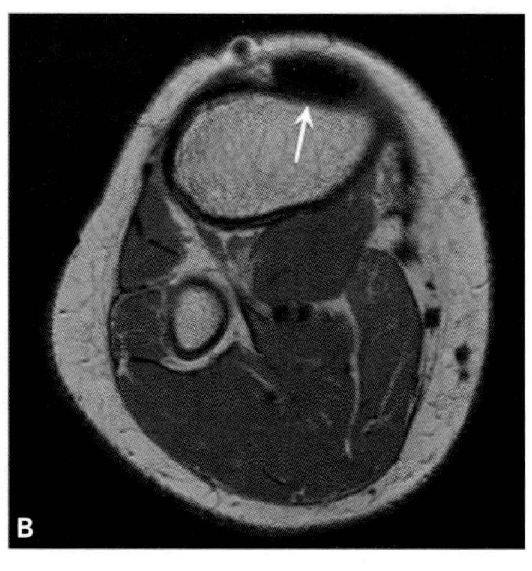

图 29.8 术前（A）和术后（B）磁共振成像显示远端复位前后胫骨近端髌骨肌腱（白色箭头）的位置

表 29.2 Roux-Goldthwait 技术的适应证和禁忌证

适应证	禁忌证
• 作为近端复位手术（股四头肌成形术、外侧松解 / 延长术、内侧髌股韧带重建）的辅助手术 • TT—TG 距离＞20（需要考虑对年幼儿童和较小膝盖的价值较小） • 髌骨定位在滑车上后，术中评估 Q 角增大情况 • 骨骼未成熟且近端胫骨骺板未闭合的患者	• 骨骼已成熟的患者（改为进行胫骨结节截骨术） • 临界 TT—TG 距离（相对）

展时习惯性脱位、发育性脱位和先天性脱位）。

- 步态评估：习惯性伸展性脱位患者可能用脚趾走路。
- 髌骨推入滑车活动度检测：如果屈膝受限在 90°以下，是否需要股四头肌延长。
- X 线检查评估膝关节前后位（Anteroposterior，AP）、侧位和髌骨轴位。
- MRI 测量 TT—TG 距离。
- 手骨龄 X 线检查。
- X 线检查双下肢全长。

体位

- 患者采取仰卧位平躺在手术台上。
- 非无菌止血带捆扎于大腿近端，并有足够的填充物。
- 在手术过程中通常不需要 C 臂透视机。
- 在手术过程中，膝关节下放垫块，用以屈曲膝关节，拉伸股四头肌。
- 铺单前检查对侧膝关节。

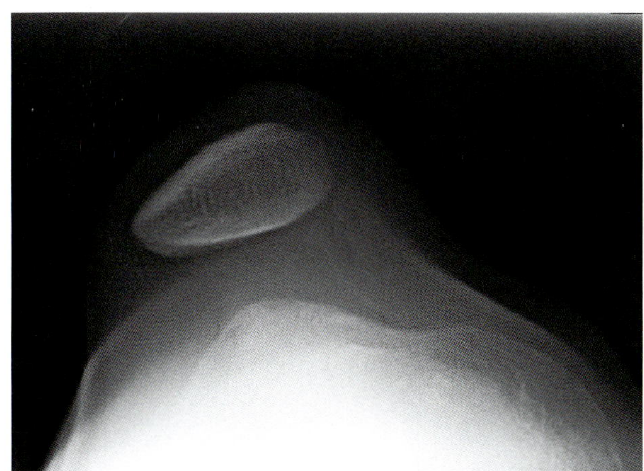

图 29.9 习惯性髌骨脱位患者的术前右膝髌骨轴位片。进行了 Roux-Goldthwait 手术，并辅之以股四头肌成形术和外侧松解术

- 全身麻醉与术前神经局部阻滞用于疼痛管理。
- 术前常规使用抗生素。

麻醉下体格检查 / 关节镜检查

- 在关节镜术前进行麻醉下体格检查。
- 评估髌骨内外侧的偏移和外侧支持带的紧度。评估髌骨屈伸位。
- 进行诊断性膝关节镜检查并处理相关的关节内病灶。对于非常年幼的儿童，诊断性关节镜检查是非必需的，因为这些患者不太可能有软骨损伤。

手术方法（视频 29.1）

- 在上述的 Roux-Goldthwait 手术中，使用中间切口同时进行股四头肌成形术和侧方松解术。也可以在髌腱上做 5 cm 的切口（图 29.10）。
- 弯曲和伸展膝关节，评估远端对齐（从髌骨到胫骨结节）。
- 通常，髌骨插入胫骨结节处时在滑车中的重新复位会增加股四头肌矢量（图 29.11）。
- 在这时即可实施 Roux-Goldthwait 手术。

手术步骤

- 膝关节屈曲约 45° ~60°，以保持股四头肌处于紧张状态。
- 内外侧关节切开术在髌腱两侧延伸至胫骨结节（图 29.12）。
- 在髌腱下放置止血钳或剥离子，以观察其在胫骨结节上的附着。
- 髌腱上的副腱在中线处切开，在内侧和外侧大约 8~10 mm 处锐刀片切断。
- 可见髌腱从髌骨到胫骨结节的整个宽度。
- 使用 15 号刀片，在髌腱中心切开，从髌骨下极近端

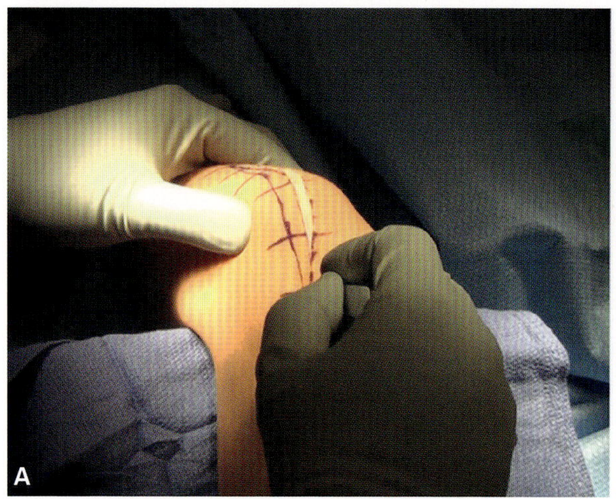
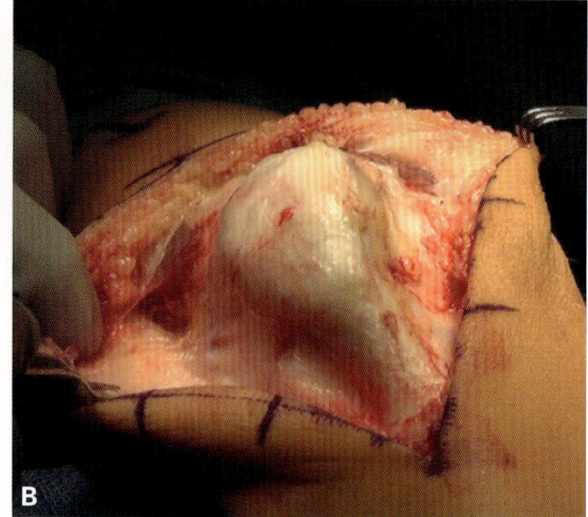

图 29.10 A. 中线切口。B. 创建内侧和外侧皮瓣

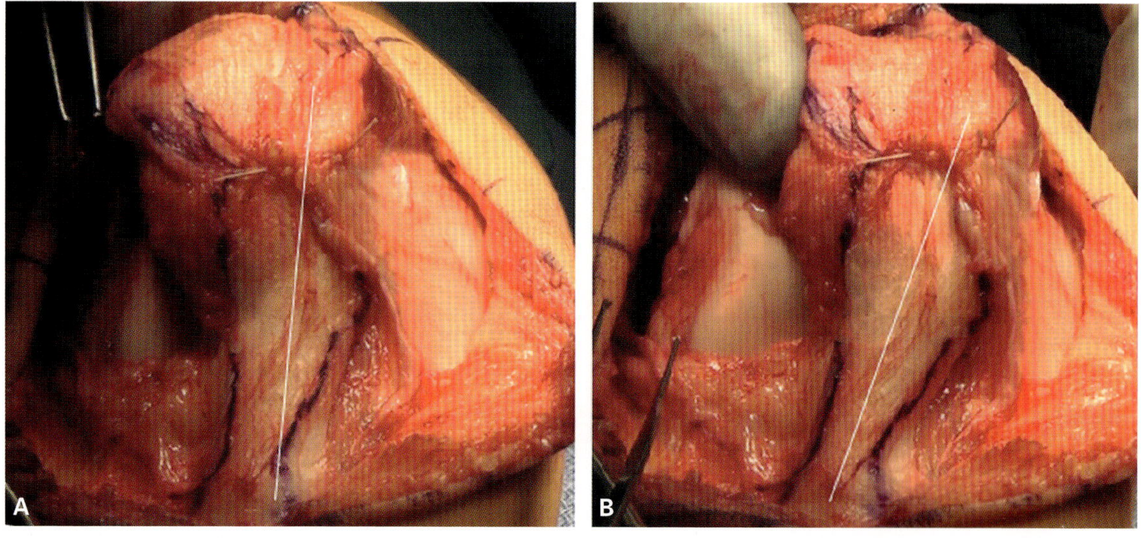

图 29.11 当髌骨从半脱位重新复位时，股四头肌矢量（白线）会增加。A. 髌骨半脱位。B. 髌骨复位

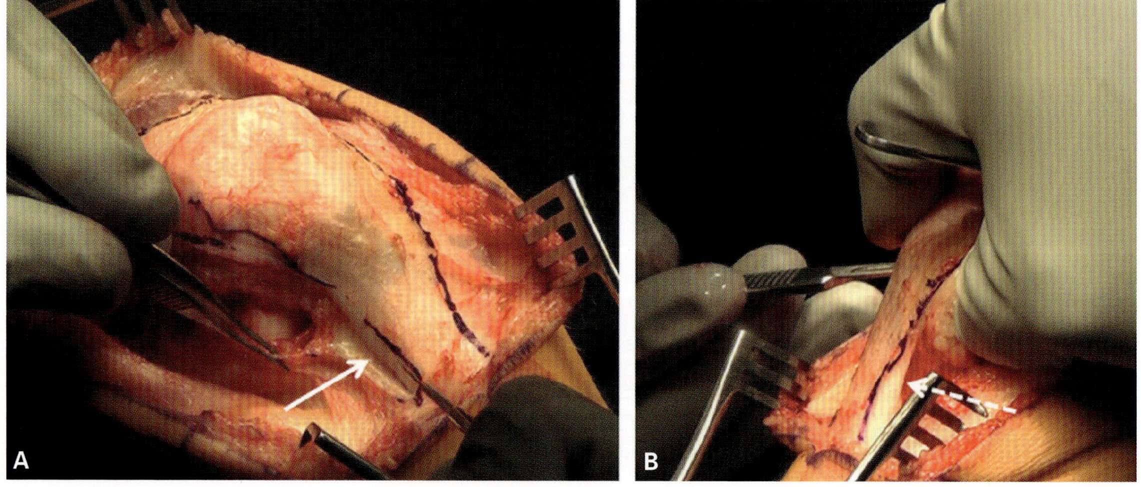

图 29.12 A. 髌腱内侧边界（白色箭头）。B. 髌腱外侧边界（虚线箭头）

开始，在其附着处向远端延伸分离（图 29.13 A）。

- 为了保证髌腱的完全分离，在这个切口中放置了一个镊子进行辅助。
- 用锋利干净的切口一次性将髌腱全层切下，可防止从髌腱切口端纤维断裂。
- 然后将 15 号刀片置于髌骨肌腱切端之间，在髌腱外侧端下方成一定角度插入。将髌腱的外侧端由从内到外的方向迅速切断（图 29.13 B），注意避免在胫骨结节韧带附着处切得过深。
- 将髌腱的外侧部分外翻以切断附着在其上的软组织 / 脂肪，从而使髌腱移位而不发生扭结或撞击（图 29.13 C）。
- Ellis 钳或止血钳以内侧到外侧的方向插入髌腱内侧中下部。
- 抓住髌腱外侧半截截端，从内侧半截肌腱下方拔出（图 29.14 A）。
- 转移的区域通常在胫骨结节的内侧 8~10 mm，稍低于胫骨结节。在这个区域进行了锐性分离以显露骨膜（图 29.14 B）。
- 2 号缝线以鞭针法或 Krackow 方式穿过切开的髌腱的一半。另一条 2 号线缝合穿过另一侧切开的髌腱（图 29.15 A）。
- 缝线穿过骨膜放置在预定的转位肌腱计划止点处（图 29.15 B）。
- 然后将两根缝线绑紧，从而完成将移位的肌腱与骨膜的初步融合（图 29.16 A）。
- 对青春期前的儿童来说，将骨膜缝合就足够了。但对于年龄较大的儿童，可以在髌腱转移区暴露的骨膜与新生骨上制作一个切口再进行缝合。
- 一旦初步固定完成，进行髌股关节评估。

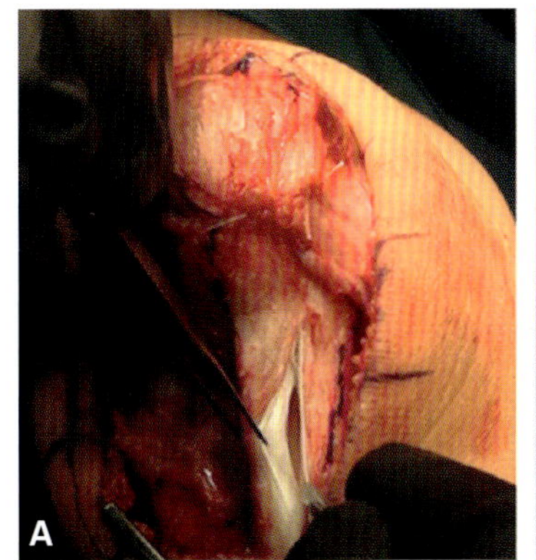

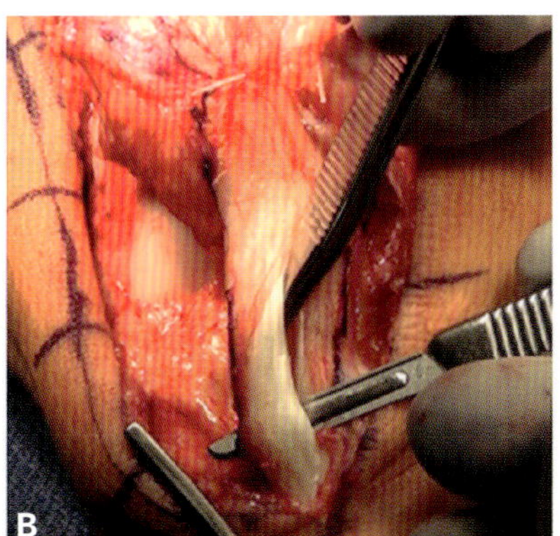

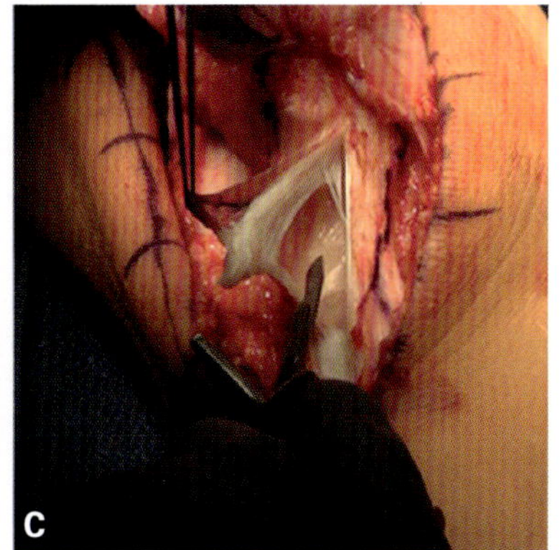

图 29.13 A. 髌腱的中线切口。B. 髌腱的外侧端从其附着处以内向外的方向切断。C. 切断的髌腱外侧部分与下方的脂肪垫分离

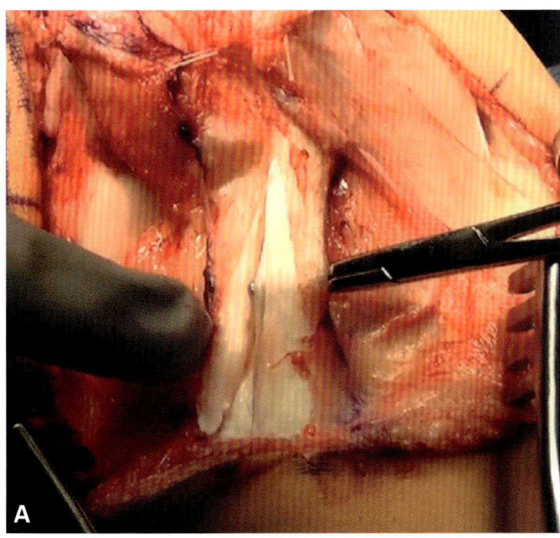

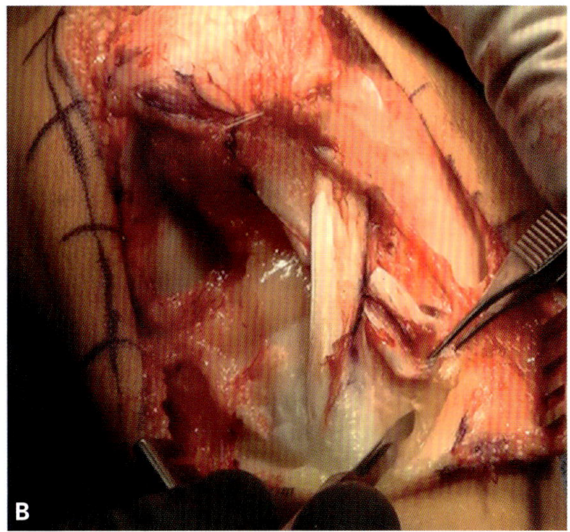

图 29.14 A. 髌腱外侧半部分的切口末端在内侧半部分下方进行内侧转位。B. 在转位区进行锐性剥离以暴露骨膜

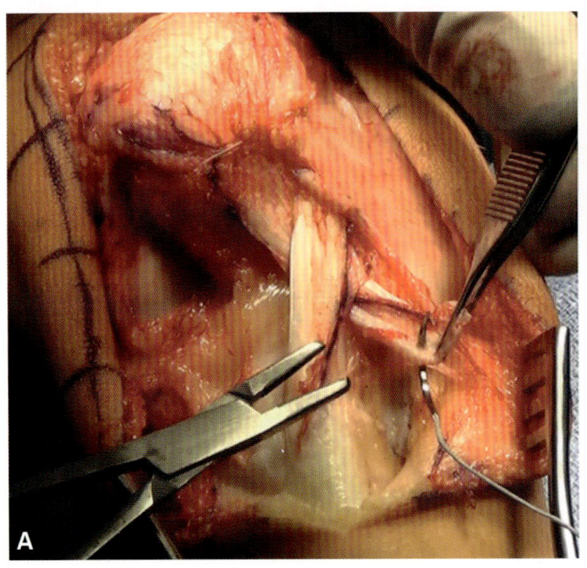

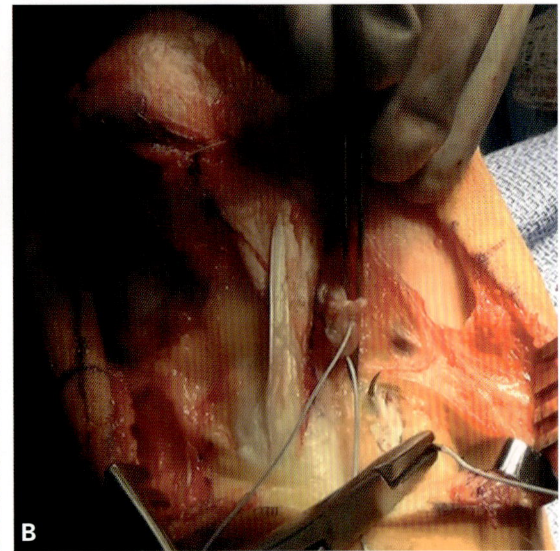

图 29.15 缝线穿过髌腱（A）和骨膜（B）

- 一旦达到满意的股四头肌矢状位和 Q 角，使用 0 号 Vicryl 缝线在转位肌腱一侧进行加强缝合，进一步加强骨膜的修复（图 29.16 B）。
- 这就完成了远端重建术 /Roux-Goldthwait 技术 / 半髌腱转移术（图 29.17）。
- 然后完成近端重建。再次检查髌股关节，在整个髌股关节活动期间髌骨应保持稳定。膝关节应至少屈曲 90°（否则需进行股四头肌延长）。
- 用大量生理盐水冲洗伤口，腱鞘一般不关闭，用 2-0 Vicryl 缝线缝合皮下组织和 4-0 Monocryl 缝线缝合皮肤。
- 使用无菌敷料覆盖伤口，止血带放气。

术后管理

- 使用筒形石膏固定 3~4 周，膝关节屈曲 10° ~15°。石膏固定可以确保年幼的孩子遵循医嘱。
- 当患者戴石膏时脚趾轻触负重 3~4 周。
- 一旦石膏被拆除，使用膝关节固定器 2 周，主要是用来辅助行走。

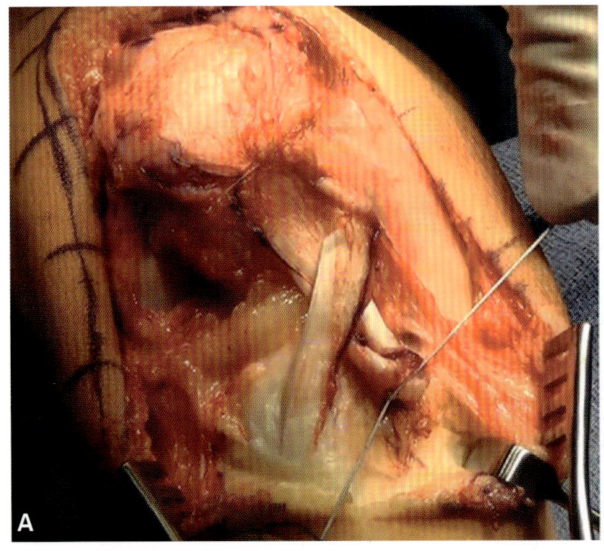

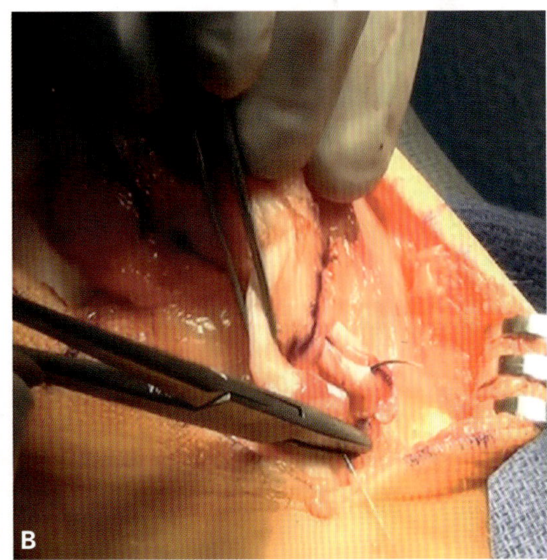

图 29.16 A. 进行初步缝合固定。B. 随后加强缝合

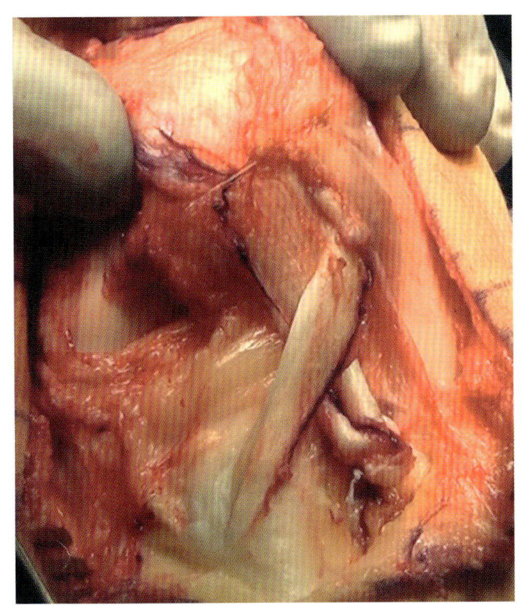
图 29.17 Roux-Goldthwait 术完成时

- 在去除石膏后，可使用辅助工具（助行器 / 拐杖）和膝关节固定器来承受重量。
- 一旦石膏被移除，就要开始功能锻炼。目标是在从石膏拆除后 4~6 周内实现膝关节 90° 屈曲。在此期间应避免被动屈曲超过 90°，以防止转位肌腱承受过大的应力。
- 术后第 6 周开始膝关节主动伸展和股四头肌强化训练。
- 术后 3 个月，达到膝关节预期全活动度。
- 继续进行功能锻炼，直到达到足够的四头肌力量，没有伸肌延迟。
- 一旦患者能够进行自由活动，进行每年随访，直到骨骼发育成熟（图 29.18）。

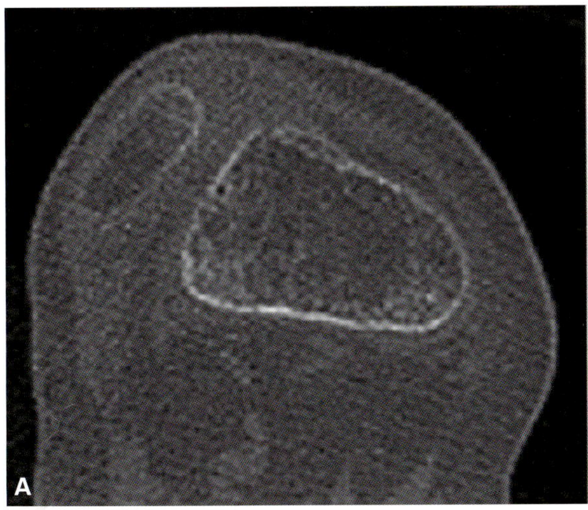

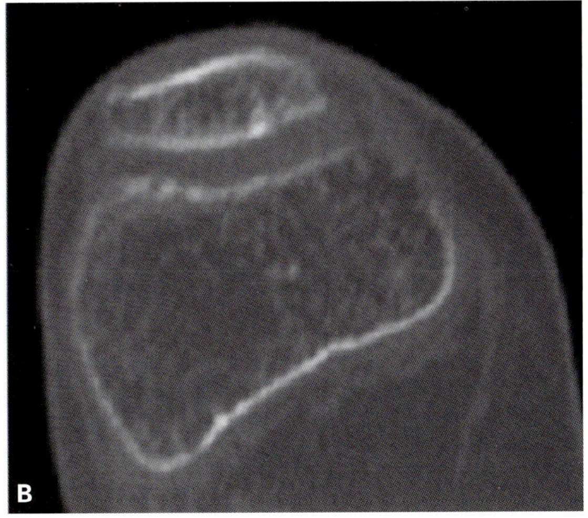

图 29.18 术前（A）和术后（B）2 年随访的 CT 扫描显示髌骨和滑车重塑良好

表 29.3 Roux-Goldthwait 技术的经验和教训

经验	教训
• 使用新的锋利刀片有助于在切割髌腱时实现干净利落的切口，而不会损伤任何纤维 • 在分离髌腱过程中，要小心避免损伤或切割到胫骨结节软骨 • 处理髌腱时应采用非创伤性方法，以防止意外损伤髌腱 • 对于年龄较小的儿童，可以使用一根缝线（而不是两根）来进行髌腱的鞭状缝合 • 在缝合髌腱时，膝关节应处于屈曲状态，以防止髌腱远端移位和张力增加 • 髌腱应转位至胫骨结节内侧	• 深度切割胫骨结节软骨可能导致生长障碍 • 内侧转位过远可导致髌骨绕垂直轴旋转 • 术后石膏可以帮助转位肌腱愈合，而不需要对其施加很大的力 • 远端稳定过程本身不足以稳定髌骨。它必须与近端稳定手术相结合 • 伸肌滞后在手术后不久很常见。物理治疗和增强股四头肌有助于解决这个问题

并发症

- 伤口裂开，伤口愈合问题（尤其是有症状的儿童）。
- 关节坏死，特别是屈曲受限。
- 低位髌骨。
- 股四头肌无力或伸肌滞后。
- 髌腱断裂。
- 恐惧试验阳性、半脱位或复发性脱位。
- 髌股关节疼痛或关节病。

结论

- 儿童远端稳定手术与近端稳定手术如 MPFL 重建或股四头肌置换术应一起进行。TT—TG 距离的测定有助于临床决策。Roux–Goldthwait 手术（半腱转移）或完整的髌腱转移是常用的手术方法。术后石膏用于儿童以确保依从性，使得肌腱在新的位置愈合。手术结果总体上令人满意。

参考文献

[1] Nietosvaara Y, Aalto K, Kallio PE. Acute patellar dislocation in children: incidence and associated osteochondral fractures. J Pediatr Orthop. 1994;14(4):513-515.

[2] Fithian DC, Paxton EW, Stone ML, et al. Epidemiology and natural history of acute patellar dislocation. Am J Sports Med. 2004;32(5):1114-1121. doi:10.1177/0363546503260788.

[3] Servien E, Verdonk PC, Neyret P. Tibial tuberosity transfer for episodic patellar dislocation. Sports Med Arthrosc. 2007;15(2):61-67. doi:10.1097/JSA.0b013e3180479464.

[4] Hennrikus W, Pylawka T. Patellofemoral instability in skeletally immature athletes. J Bone Joint Surg Am. 2013;95(2):176-183.

[5] Weeks KD, Fabricant PD, Ladenhauf HN, Green DW. Surgical options for patellar stabilization in the skeletally immature patient. Sports Med Arthrosc. 2012;20(3):194-202.

[6] Grannatt K, Heyworth BE, Ogunwole O, Micheli LJ, Kocher MS. Galeazzi semitendinosus tenodesis for patellofemoral instability in skeletally immature patients. J Pediatr Orthop. 2012;32(6):621-625. doi:10.1097/BPO.0b013e318263a230.

[7] Aulisa AG, Falciglia F, Giordano M, Savignoni P, Guzzanti V. Galeazzi's modified technique for recurrent patella dislocation in skeletally immature patients. J Orthop Sci. 2012;17(2):148-155. doi:10.1007/s00776-011-0189-1.

[8] Marsh JS, Daigneault JP, Sethi P, Polzhofer GK. Treatment of recurrent patellar instability with a modification of the Roux-Goldthwait technique. J Pediatr Orthop. 2006;26(4):461-465. doi:10.1097/01.bpo.0000217711.34492.48.

[9] Vähäsarja V, Kinnunen P, Lanning P, Serlo W. Operative realignment of patellar malalignment in children. J Pediatr Orthop. 1995;15(3):281-285.

[10] Nepple J, Luhmann S. Medial patellar tendon transfer with proximal realignment. In: Green DW, Cordasco FA, eds. Pediatric Adolescent Knee Surgery. New York, NY: Wolters Kluwer; 2015:148-153.

[11] Luhmann SJ, O'Donnell JC, Fuhrhop S. Outcomes after patellar realignment surgery for recurrent patellar instability dislocations. J Pediatr Orthop. 2011;31(1):65-71. doi:10.1097/BPO.0b013e318202c42d.

[12] Garin C, Chaker M, Dohin B, Kohler R. Permanent, habitual dislocation and recurrent dislocation of the patella in children: surgical management by patellar ligamentous transfer in 50 knees [in French]. Rev Chir Orthop Reparatrice Appar Mot. 2007;93(7):690-700.

[13] Nietosvaara Y, Paukku R, Palmu S, Donell ST. Acute patellar dislocation in children and adolescents. J Bone Joint Surg Am. 2009;91(suppl 2):139-145. doi:10.2106/JBJS.H.01289.

[14] Giordano M, Falciglia F, Aulisa AG, Guzzanti V. Patellar dislocation in skeletally immature patients: semitendinosous and gracilis augmentation for combined medial patellofemoral and medial patellotibial ligament reconstruction. Knee Surg Sports Traumatol Arthrosc. 2012;20(8):1594-1598. doi:10.1007/s00167-011-1784-6.

[15] Letts RM, Davidson D, Beaule P. Semitendinosus tenodesis for repair of recurrent dislocation of the patella in children. J Pediatr Orthop. 19(6):742-747.

[16] Hall JE, Micheli LJ, McManama GB. Semitendinosus tenodesis for recurrent subluxation or dislocation of the patella. Clin Orthop Relat Res. 1979;(144):31-35.

[17] Baker RH, Carroll N, Dewar FP, Hall JE. The semitendinosus tenodesis for recurrent dislocation of the patella. J Bone Joint Surg Br. 1972;54(1):103-109.

[18] Gausden EB, Fabricant PD, Taylor SA, et al. Medial patellofemoral reconstruction in children and adolescents. JBJS Rev. 2015;3(10):1. doi:10.2106/JBJS.RVW.N.00091.

[19] Dickens AJ, Morrell NT, Doering A, Tandberg D, Treme G. Tibial tubercle-trochlear groove distance: defining normal in a pediatric population. J Bone Joint Surg Am. 2014;96(4):318-324. doi:10.2106/JBJS.M.00688.

[20] Dejour H, Walch G, Nove-Josserand L, Guier C. Factors of patellar instability: an anatomic radiographic study. Knee Surg Sports Traumatol Arthrosc. 1994;2(1):19-26. doi:10.1007/BF01552649.

[21] Tateishi T, Tsuchiya M, Motosugi N, et al. Graft length change and radiographic assessment of femoral drill hole position for medial patellofemoral ligament reconstruction. Knee Surg Sports Traumatol Arthrosc. 2011;19(3):400-407. doi:10.1007/s00167-010-1235-9.

[22] Roux C. The classic: recurrent dislocation of the patella: operative treatment. Clin Orthop Relat Res. 2006;452:17-20. doi:10.1097/01.blo.0000238832.88304.0e.

[23] Fondren FB, Goldner JL, Bassett FH. Recurrent dislocation of the patella treated by the modified Roux-Goldthwait procedure. A prospective study of forty-seven knees. J Bone Joint Surg Am. 1985;67(7):993-1005.

[24] Goldthwait J. Dislocation of the patella. Trans Am Orthop Assn. 1895;.8:237

[25] Abraham E, Washington E, Huang TL. Insall proximal realignment for disorders of the patella. Clin Orthop Relat Res. 1989;(248):61-65.

[26] Aglietti P, Insall JN, Cerulli G. Patellar pain and incongruence. I: Measurements of incongruence. Clin Orthop Relat Res. 1983;(176):217-224.

[27] Chrisman OD, Snook GA, Wilson TC. A long-term prospective study of the Hauser and Roux-Goldthwait

procedures for recurrent patellar dislocation. Clin Orthop Relat Res. 1979;(144):27-30.

[28] Niedzielski KR, Malecki K, Flont P, Fabis J. The results of an extensive soft-tissue procedure in the treatment of obligatory patellar dislocation in children with ligamentous laxity: a post-operative isokinetic study. Bone Joint J. 2015;97-B(1):129-133. doi:10.1302/0301-620X.97B1.

[29] Benoit B, Laflamme GY, Laflamme GH, Rouleau D, Delisle J, Morin B. Long-term outcome of surgically-treated habitual patellar dislocation in children with coexistent patella alta. Minimum follow-up of 11 years. J Bone Joint Surg Br. 2007;89(9):1172-1177. doi:10.1302/0301-620X.89B9.19065.

[30] Äärimaa V, Ranne J, Mattila K, Rahi K, Virolainen P, Hiltunen A. Patellar tendon shortening after treatment of patellar instability with a patellar tendon medialization procedure. Scand J Med Sci Sports. 2008;18(4):442-446. doi:10.1111/j.1600-0838.2007.00730.x.

[31] Nelitz M, Dreyhaupt J, Williams SRM. Anatomic reconstruction of the medial patellofemoral ligament in children and adolescents using a pedicled quadriceps tendon graft shows favourable results at a minimum of 2-year follow-up. Knee Surg Sports Traumatol Arthrosc. 2018;26(4):1210-1215. doi:10.1007/s00167-017-4597-4.

[32] Malecki K, Fabis J, Flont P, Niedzielski KR. The results of adductor magnus tenodesis in adolescents with recurrent patellar dislocation. Biomed Res Int. 2015;2015:1-7. doi:10.1155/2015/456858.

[33] Galeazzi R. Nuove applicazioni del trapianto musculare e tendineo. Ard Di Orthop Milano. 1922;(38):315-323.

[34] Gordon JE, Schoenecker PL. Surgical treatment of congenital dislocation of the patella. J Pediatr Orthop. 19(2):260-264.

[35] Koh JL, Stewart C. Patellar instability. Orthop Clin North Am. 2015;46(1):147-157. doi:10.1016/j.ocl.2014.09.011.

[36] Arendt EA, Fithian DC, Cohen E. Current concepts of lateral patella dislocation. Clin Sports Med. 2002;21(3):499-519.

[37] Hinckel BB, Gobbi RG, Demange MK, Bonadio MB, Pécora JR, Camanho GL. Combined reconstruction of the medial patellofemoral ligament with quadricipital tendon and the medial patellotibial ligament with patellar tendon. Arthrosc Tech. 2016;5(1):e79-e84. doi:10.1016/j.eats.2015.10.004.

[38] Mani S, Kirkpatrick MS, Saranathan A, Smith LG, Cosgarea AJ, Elias JJ. Tibial tuberosity osteotomy for patellofemoral realignment alters tibiofemoral kinematics. Am J Sports Med. 2011;39(5):1024-1031. doi:10.1177/0363546510390188.

[39] Panagiotopoulos E, Strzelczyk P, Herrmann M, Scuderi G. Cadaveric study on static medial patellar stabilizers: the dynamizing role of the vastus medialis obliquus on medial patellofemoral ligament. Knee Surg Sports Traumatol Arthrosc. 2006;14(1):7-12. doi:10.1007/s00167-005-0631-z.

[40] Desio SM, Burks RT, Bachus KN. Soft tissue restraints to lateral patellar translation in the human knee. Am J Sports Med. 1998;26(1):59-65. doi:10.1177/0363546598026001270 1.

[41] Philippot R, Boyer B, Testa R, Farizon F, Moyen B. The role of the medial ligamentous structures on patellar tracking during knee flexion. Knee Surg Sports Traumatol Arthrosc. 2012;20(2):331-336. doi:10.1007/s00167-011-1598-6.

[42] Fiume M. La rotulopessi secondi Galeazzi nella lussazione recidivante di rotula [in Italian]. Minerva Ortop. 1954;(5):171-174.

[43] Moyad TF, Blakemore L. Modified Galeazzi technique for recurrent patellar dislocation in children. Orthopedics. 2006;29(4):302-304.

第三十章

小儿股四头肌成形术

Shital N. Parikh

概述

发病机制

- 先天性髌骨脱位起病于宫内发育时期，且与出生时显著的畸形（膝关节屈曲、外旋及外翻）有关。先天性髌骨脱位应与其他形式的髌骨脱位相区别，这些脱位会在行走年龄之后出现，而且与出生时的显著畸形无关。
- 习惯性髌骨脱位的定义是在膝关节的每个屈伸周期中会发生髌骨的脱位和复位。髌骨可以在伸膝过程中脱位并在屈膝时复位（伸膝习惯性脱位），或者它可以在屈膝过程中脱位并且在伸膝时复位（屈膝习惯性脱位）。
- 习惯性髌骨脱位的别称是强制性髌骨脱位或非自愿性髌骨脱位。某种程度上，习惯性脱位是一种误称，因为它将脱位的原因归因于患者的习惯，行为或意志。习惯性脱位是非自愿的，不受患者控制的。
- 与屈膝习惯性脱位相比，伸膝习惯性脱位（有时报道为夸张的 J 形征）与严重发育不良的关系较轻。当膝关节从屈曲位伸展时，如果髌骨在膝关节屈曲超过 30° 时跳出（脱位），那么即为真伸膝习惯性脱位。这与 J 形征中髌骨在膝关节运动 0° ~30° 之间偏向或滑出滑车相比有所不同。伸膝习惯性脱位通常不需要股四头肌成形术。
- 另一方面，屈膝习惯性脱位伴有明显的发育不良，并且很可能需要进行股四头肌成形矫正。
- 永久性髌骨脱位可能是发育性的，也可能与综合征有关（图 30.1）。在第三章已经讨论了不同类型的髌骨不稳定类型。
- 习惯性 / 永久性髌骨脱位的病理解剖是由于股四头肌的外旋，使得股四头肌腱、髌骨和髌腱位于膝关节的侧面。除了外旋和侧向定位外，股四头肌也相对缩短。
- 由于股四头肌相对较短，如果髌骨被动且强制地置于滑车上，则膝关节屈曲程度会明显降低。这种情况下，髌骨横向脱位是进一步屈曲膝关节的唯一方法。
- 最初，脱位可能可以被动复位，但进展后，可能成为永久的不可复位的脱位（图 30.2）。
- 脱位可以单侧发生，也可以双侧发生。

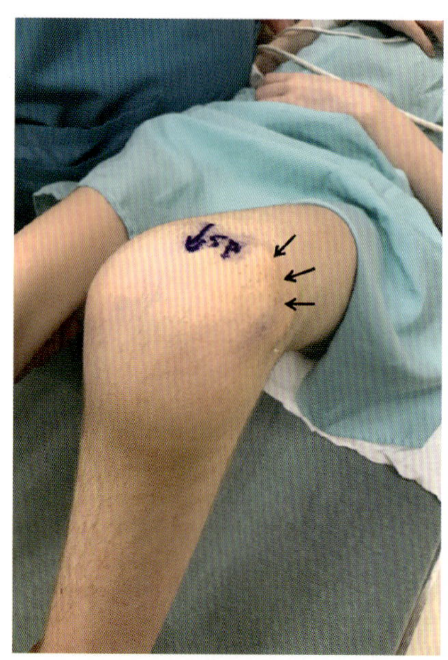

图 30.1 一个患有 Joubert 综合征（小脑畸形）的年轻女童的永久性外侧髌骨脱位（箭头所示）

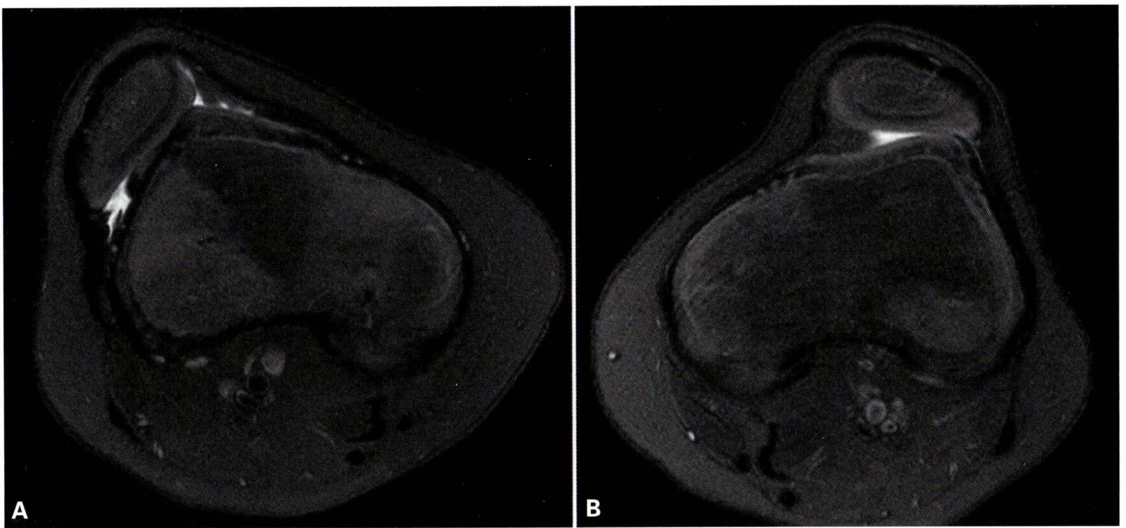

图 30.2 右膝有髌骨脱位（A），左膝有髌骨脱位可能（B）。一段时间后，左侧的髌骨不稳定可能会发展为与右侧类似的永久性或固定的髌骨脱位

- 其可能与其他畸形如马蹄内翻足、肢体短缩或发育性髋关节脱位相关。髌骨脱位可能是综合征的一部分。
- 如果要解决这种复杂的不稳定模式，一个孤立的内侧髌股韧带（MPFL）重建术是不够或者不成功的。
- 由于习惯性 / 永久性髌骨脱位的病理学与股四头肌的定位和长度改变有关，因此其矫正需要重新定位，加长 / 不加长股四头肌腱。重新定位或延长股四头肌腱的过程称为股四头肌成形术。
- 股四头肌成形术有多种类型。第十三章概述了不同类型的股四头肌成形术。
- 股四头肌成形术可大致分为调整远端股四头肌的技术或调整整个（近端和远端）股四头肌的技术。
- 第三十一章详细介绍了股四头肌延长术。
- 股四头肌成形术需要与近端重排 / 关节囊手术［股内斜肌（VMO）成形术、VMO 叠瓦术、VMO 提升术、内侧折叠术］相区别。股四头肌成形术是一种更加广义的手术。
- 我们的四合一股四头肌成形术结合了外侧支持带延长（进一步侧方松解），改良的 Insall 近端管重排，Roux-Goldthwait 手术和股四头肌滑动 / 延长术。图 30.3 和图 30.4 为该手术关键步骤的示意图。

分类

- 在治疗儿科患者，特别是儿童时，重要的是要熟

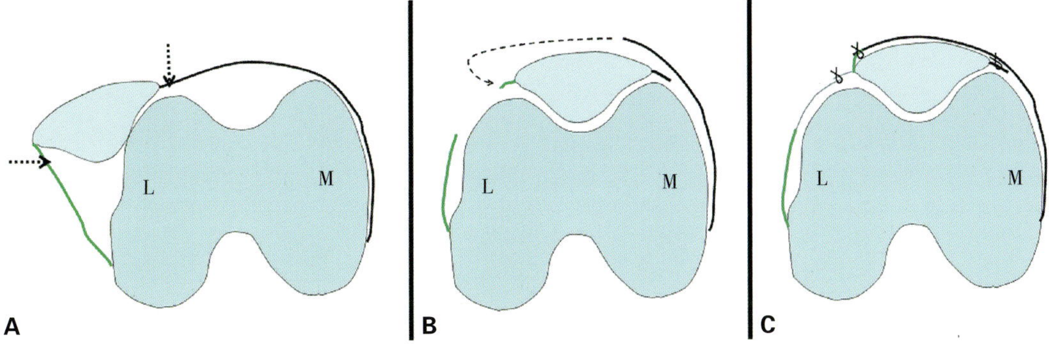

图 30.3 髌骨脱位手术稳定关键步骤的示意图。黑线代表内侧支持带（M），绿线代表外侧支持带（L）。A. 进行内侧和外侧髌旁关节切开术和延长外侧松解（箭头所示）。侧方关节入路应采用外侧支持带延长术的入路。B. 将髌骨重新定位，并将内侧皮瓣缝合到髌骨的外侧（虚线箭头所示）。C. 将髌骨内侧边缘缝合到内侧皮瓣的下表面有助于防止髌骨倾斜。将外侧支持带缝合在其延长的位置以帮助填充由髌骨复位产生的空隙

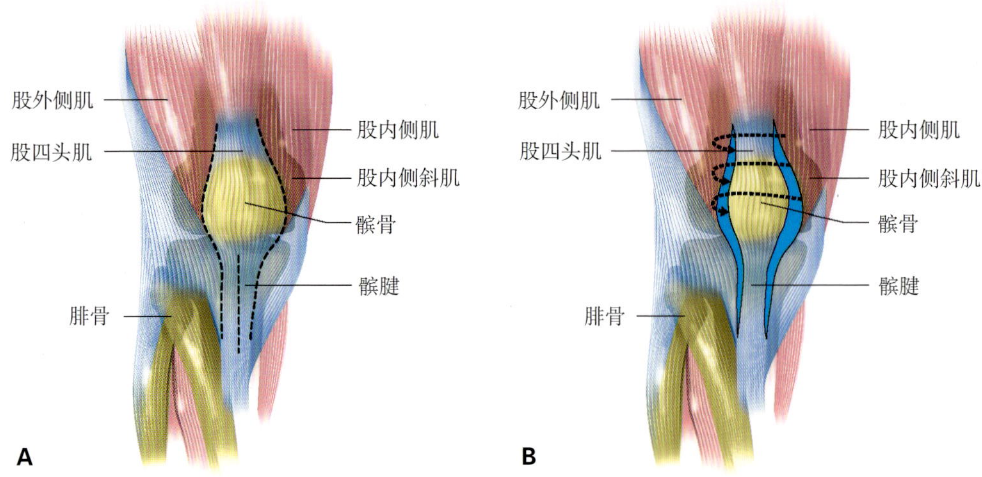

图 30.4 四合一手术关键步骤的示意图。A. 虚线黑线是设计的髌旁关节内侧和外侧的切口，延伸到股四头肌中央腱。中央髌腱切口将允许 Roux–Goldthwait 半髌腱转移。外侧切口将有助于扩大外侧松解，包括股外侧肌腱、髂胫束、外侧髌股韧带和外侧髌胫或髌半月板韧带的松解。B. Insall 的近端管重新对准原则，将内侧支持带皮瓣缝合到髌骨和股四头肌腱的外侧面（弯曲的虚线箭头）

悉年幼人群中可能存在的各种髌骨不稳定类型。

- 作者报道了不同类型的不稳定类型，特别是在儿科患者中，以帮助确定哪些患者能够很好地进行 MPFL 重建，以及哪些患者需要进行股四头肌成形术。
- 有Ⅲ型（脱位可能）和Ⅳ型（脱位）髌骨的患者通常需要行股四头肌成形术。他们可能需要或不需要 MPFL 重建。
- 表 30.1 列出了股四头肌成形术的适应证和禁忌证。

评估

病史

- 父母带孩子就诊常因膝关节畸形加重（膝外翻）、频繁跌倒或步态异常。
- 父母抱怨他们的孩子的步态改变和跛行随着成长逐渐恶化。
- 父母可能已经注意到孩子的髌骨脱位，也可能没有察觉。
- 年龄较大的儿童通常会抱怨疼痛、打软腿、频繁跌倒和防痛步态。在年轻一些的患者中，疼痛较少表现。
- 马蹄内翻足，髋关节发育不良，发育迟缓或任何综合征的治疗史。
- 家族史，如指甲 – 髌骨综合征。

体格检查

- 体格检查应包括对孩子的全面检查，包括脊柱、臀部、膝关节、脚踝和脚。
- 应评估仰卧位和站立位时的肢体长度差异和肢体畸形。在膝外翻存在的情况下，应检查是否可被动矫正。
- 应评价步态有无不对称、跛行、疼痛和代偿。
- 膝关节检查应与对侧膝关节进行比较，并应包括

表 30.1 股四头肌成形术的适应证和禁忌证

适应证	禁忌证
• 髌骨习惯性脱位 • 永久性髌骨脱位 • 发育性髌骨脱位 • 先天性髌骨脱位 • 习惯性髌骨伸膝脱位可能需要或不需要行股四头肌成形术	• 外伤性髌骨脱位不需要股四头肌成形术 • 患有某些综合征，神经肌肉疾病和非原发性高血压的患者（相对禁忌证） • 有麻醉风险或病情严重，不适合手术治疗

对压痛，活动范围，髌骨位置和可复位性以及髌股关节运动轨迹的评估。如果髌骨可以复位，则在滑车上保持复位并且进行膝关节屈曲。如果膝关节可屈曲至 90°，则不需要进行股四头肌成形术。

- 伸膝时髌骨脱位可能不发生，但屈膝时可明显脱位。
- 关节过度活动在儿童中很常见。可评估 Beighton 评分，但定义松弛的分数阈值在文献中有所不同。
- 膝关节检查通常是无痛的，但如果孩子在膝关节评估期间表现出疼痛或哭闹，则应考虑软骨损伤。
- 我们还应通过评估髌骨内侧平移和髌骨外翻的程度来评估外侧支持带的松紧度。
- 膝关节活动范围和髌骨运动轨迹测量应在髋关节伸展时进行检查，然后将髋关节屈曲至 90°。当髋关节屈曲时髌骨轨迹看起来是正常的，但髌骨会随着髋关节伸展而脱位，从中可以认识到股直肌对不稳定性的作用。

影像学检查

- 膝关节平片包括前后位片，膝关节在 20° ~30° 屈曲时的标准侧位片，以及轴位片。
- 髌骨骨化始于 3~5 岁。横位和轴位片可能不能显示此年龄段患者的髌骨。
- 下肢全长片对评估整体对齐很有用，应该应用于骨骼不成熟的患者和那些体格检查怀疑有明显内翻或外翻的患者。应计算股骨远端外侧和胫骨近端内侧角度，以确定畸形的来源。通常，膝外翻的来源是外侧组织的束缚，一旦进行了足够的侧方松解和股四头肌成形术并复位髌骨，外翻就会矫正。
- MRI 可用于观察髌骨脱位，评估关节软骨表面，评估滑车的解剖结构，并可以测量胫骨结节—滑车沟（TT—TG）距离。在较年轻的患者（通常小于 8 岁）中，可能需要在 MRI 过程中使用镇静剂。
- 超声可以提供关于髌骨位置和髌股关节几何形状的有用信息，但对不熟练的人来说，它的结果可能很难理解，并且它主观性很强。

鉴别诊断

- 有关节过度活动的综合征，如唐氏综合征。
- 其他综合征：舞蹈综合征、Rubinstein–Taybi 综合征、指甲 – 髌骨综合征、髌骨发育不良。
- 神经肌肉疾病，包括脑瘫。
- 一系列下肢畸形，包括股骨近端局灶性缺损、股外侧髁发育不全、十字韧带缺损、腓侧半肢畸形、杵臼踝关节、跗骨联合和（或）外侧线缺失。

非手术治疗

- 屈膝性和永久性的习惯性脱位通常需要手术治疗，因为功能缺陷可能会持续存在并随生长而恶化。非手术治疗仅限用于那些病情严重而不能手术治疗或有其他手术禁忌证的患者。

手术治疗

术前准备

- 虽然四合一股四头肌成形术在恢复髌骨稳定性和功能方面取得了成功，但仍需评估与不稳定性相关的所有解剖风险因素。
- 只有将髌骨复位至滑车上，才能明显增加髌腱的侧向矢量。如果胫骨结节隆起和胫骨近端骨骺暴露，则禁止行胫骨结节截骨移位术。可以进行髌腱的半移位（Roux–Goldthwait 技术）或完全分离移位整个髌腱。
- 可以进行外侧支持带松解而非外侧支持带延长。然而，外侧松解将在髌骨复位前的外侧区域中留下很大的空隙（和暴露的关节）。外侧支持带延长有助于填补这一空隙（图 30.3）。
- 如果必要，可以在股四头肌成形术后增加 MPFL 重建术，但通常不必要。
- 可以在股四头肌成形术时进行滑车重塑，但作者目前认为不必要。患者越年轻，髌骨稳定有助于滑车重塑的概率就越高。在 10~11 岁后，滑车重塑就很少了。
- 在髌骨脱位的儿童中，明显的膝外翻通常是由于侧向支持带和髌骨的位置异常，而非潜在的股骨或胫骨畸形。侧方延长松解，股四头肌成形术和髌骨复位通常可纠正这些膝关节畸形，包括膝外翻。
- 在四合一手术中不需要 C 臂透视机，植入物或自体 / 同种异体移植物。如果计划加入其他术式，则有需要。
- 股四头肌成形术有若干术式，每一种都有其优势和劣势。目前尚无研究支持某种较其他更优。
- 本章介绍的术式基于 Insall 的近端管重排技术。最初的术式是针对成年患者设计的，该术式涉及髌骨内侧皮瓣的骨膜下抬高，延伸至股四头肌和髌腱。这种孤立术式的预后不是很好。
- 最早的管重排技术已被改进，包括了内侧髌旁关节切开术（不是内侧骨膜下皮瓣）和延长的侧向松解。此外，还伴随其他手术，包括侧向支持带延长术、Roux-Goldthwait 技术和股四头肌滑动 / 延长术（如果需要）。

手术技术（视频 30.1）

体位
- 患者以仰卧位躺在手术台上。
- 止血带扎于大腿近端。根据需要，可以放气以评估股四头肌成形术期间或之后的髌骨轨迹。
- 在手术髋部下方放置一个小垫块。

麻醉下检查
- 使用全身麻醉，充分放松肌肉。
- 评估髌骨的内侧和外侧偏移以及外侧支持带的紧张程度。检查髌骨是否可以复位。如果可以复位，则记录髌骨复位时所能达到的膝关节屈曲程度。这可以评估是否需要进行股四头肌延长术。
- 止血带充气压力为 225 mmHg。
- 然后选择标准入路行诊断性膝关节镜检查。外上侧入路关节镜检查可以帮助评估髌骨位置和髌股关节运动轨迹。同时处理任何相关的关节内病变。
- 诊断性关节镜检查是可选择的，非必要的。

入路
- 膝关节屈曲并选择前正中线纵向切口。根据膝关节的大小，切口长度约为 12 cm 或 15 cm。选择切口时应忽略脱位髌骨。触诊股骨内外侧髁后，应标记股骨远端的中心。标记胫骨结节，且切口选在胫骨结节的内侧。由于膝外翻，切口可能看起来是倾斜的，但在矫正后会更直（图 30.5）。
- 切开皮肤，并通过皮下组织向下进行手术，直到可见髌骨。在髌骨周围形成手术平面，从而显露股四头肌腱、VMO、股外侧肌腱、内侧和外侧支持带、髂胫束、髌腱和胫骨结节。在髌骨的外侧面和皮下组织之间可能存在一些粘连或纤维连接，分离这些连接。

外侧支持带延长和侧方延长松解
- 选择外侧和内侧髌旁切口（图 30.6）。
- 膝关节外侧入路的第一步是外侧支持带延长（图 30.7）。髌骨可以用拉钩向内侧拉回，以保持外侧支持带的张力。冠状面 Z 字延长术从髌骨近端下方到前外侧关节镜入口。过表皮的纵向切口沿髌

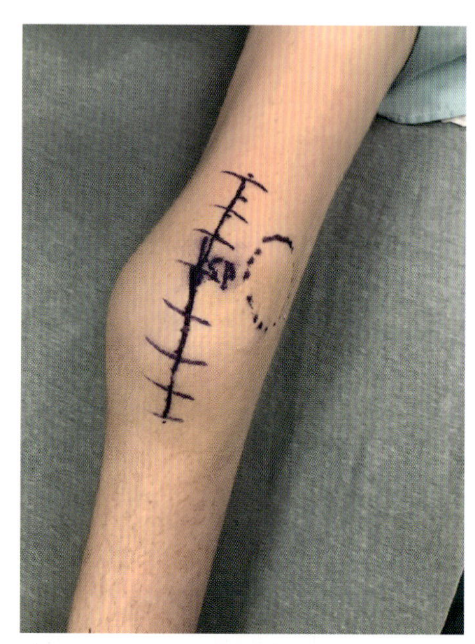

图 30.5　在该髌骨永久性侧脱位患者的左膝处行正中纵向切口。随后的图片（图 30.5~ 图 30.17）为同一患者的左膝手术

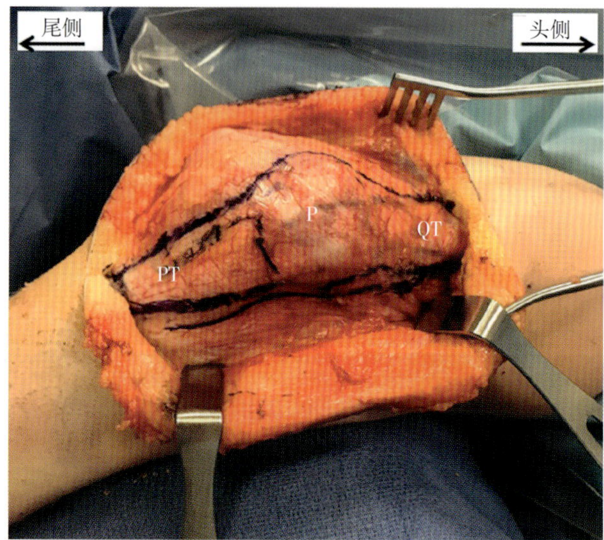

图 30.6　确定髌骨（P）、髌腱（PT）和股四头肌腱（QT）。行外侧髌骨切口

骨的外侧边缘开始，并在浅斜向肌纤维和深横向纤维之间向后行约 1.5 cm。穿过深横向纤维的后部切口将穿过关节囊 / 滑膜层。此即侧髌旁关节切开术。

- 近端外侧延长切口大约延伸至股直肌腱 5 cm；因此，股外侧肌腱将被分离。远端外侧支持带切口沿髌腱外侧缘延伸至胫骨粗隆（图 30.7）。注意在该区域避免切开胫骨结节隆起。
- 至此，完成了完整的外侧髌旁关节切开术。这将松解髌骨与髂胫束、股外侧肌、外侧支持带和外侧髌胫 / 髌半月板韧带之间的所有粘连（图 30.7）。

内侧关节切开术和 Roux-Goldthwait 技术

- 接下来，进行内侧髌旁关节切开术。关节切开术切口将向近端延伸到髌骨近端约 5 cm。在远端，关节切开术切口沿着髌腱的内侧缘至胫骨粗隆（图 30.8）。
- 在内侧关节切开术中，VMO 保留 2 mm 的股直肌腱袖，以帮助后期修复。
- 一旦暴露膝关节的软骨表面，在整个手术过程中，每 10~15 min 用生理盐水冲洗保持湿润。
- 此时，髌骨上有完整的股四头肌腱和髌腱附着；内侧或外侧没有附着物（图 30.9）。
- 髌骨复位至滑车上。这将显示髌骨和胫骨粗隆之间的髌腱角。

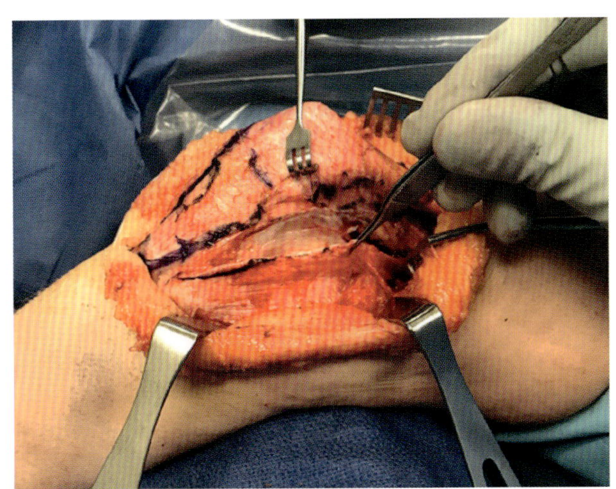

图 30.7 外侧支持带延长及髂胫束，股外侧肌腱和其他外侧结构进一步分离的 Z 形延长术

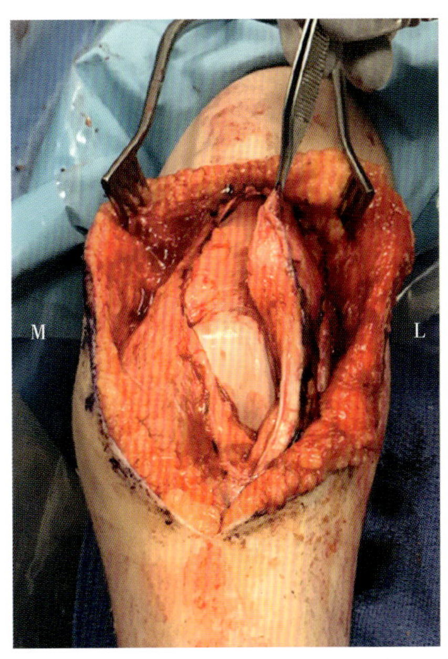

图 30.8 内侧（M）组织因外侧（L）髌骨脱位而被拉伸。行内侧髌旁关节切开术

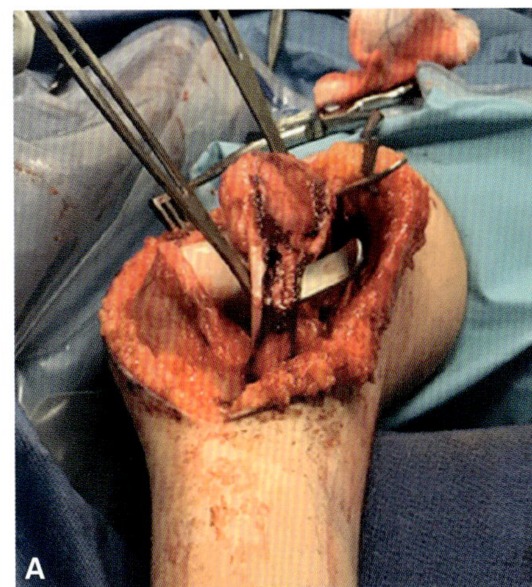

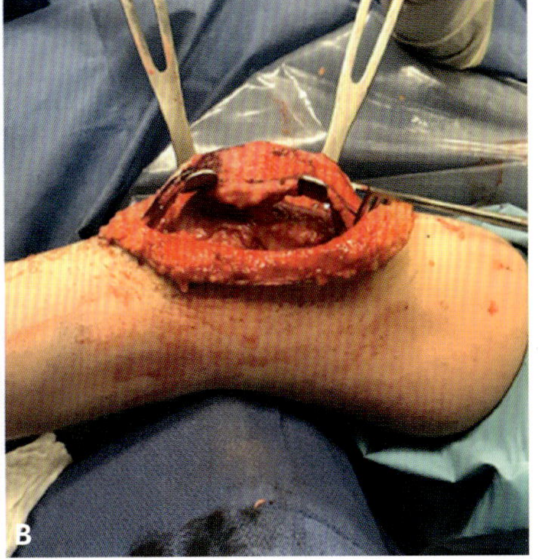

图 30.9 A、B. 髌骨从内侧和外侧得到充分释放。中枢伸肌机制完整。用钝性手指分离去除关节内粘连

- 接下来屈膝进行 Roux-Goldthwait 技术。使用新的 15 号刀片，在中心切开髌旁组织并拉到两侧。然后将髌腱从中间分开（图 30.10）。髌腱的外侧半部与其在胫骨粗隆上的附着部分切断。当髌腱从其附着点分离时，在髌腱侧面游离更安全，而不是切开胫骨粗隆的软骨表面。
- 在髌腱的下半部内侧由内至外钳夹止血钳。夹住肌腱的外侧游离端并从内侧下方拉出（图 30.11）。注意确保此时髌骨没有过度倾斜。如果发生过度倾斜，则将肌腱的外侧半部放置在内侧半部之上并再次检查。
- 在胫骨粗隆内侧和远侧进行分离以暴露骨膜。
- 使用 2 号 FiberWire（Arthrex，那不勒斯，佛罗里达州）缝线沿着髌腱的远端用 Krackow 缝合。一旦肌腱紧密缝合，即用针穿过骨膜。在屈膝且髌骨定位在滑车的情况下，髌腱紧密缝合。这将完成临时性的 Roux-Goldthwait 技术。

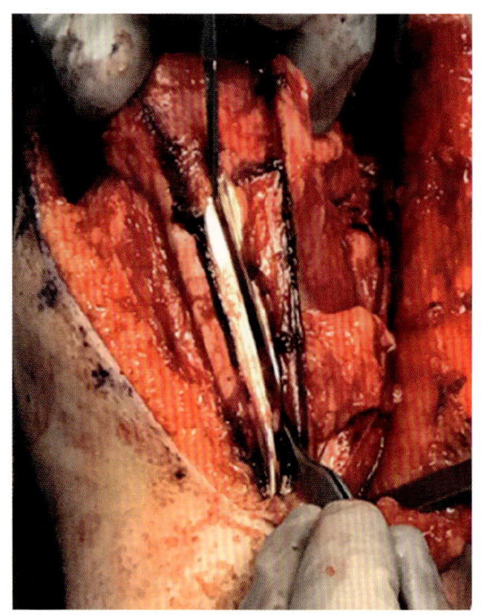

图 30.10 Roux-Goldthwait 髌骨肌腱半转位术

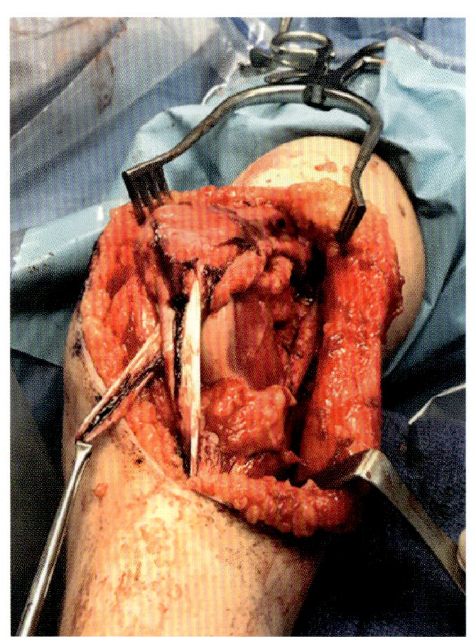

图 30.11 髌腱的外侧半部分被切断并向内侧和远端转移。将其缝合到远离胫骨结节骨骺的骨膜上。这是四合一手术的重要组成部分

近端股四头肌管成形术

- 首先使用 0 号 Vicryl 缝线（Ethicon，萨默维尔，新泽西州）行两次临时缝合。
- 上方的缝合：从髌骨的内上侧松解的 VMO 被移至髌骨 / 股四头肌腱上并缝合到髌骨的外上侧（图 30.12）。
- 下方的缝合：从髌骨下内侧松解的内侧支持带被移至髌骨上并缝合到髌骨的下外侧（图 30.13）。
- 这两条缝线实质上构成了股四头肌管，髌骨位于其中。
- 膝关节进行多种运动并检查髌股关节运动轨迹。
- 如果下方缝线上有明显的张力或者髌骨被牵扯外翻（垂直旋转，关节面朝向外侧），则剪断下方缝线，并在其近端放置临时缝线。缝线在髌骨中部水平且位于髌骨内侧支持带和髌骨外侧之间。
- 再次检查膝关节活动范围和髌股关节运动轨迹。评估下方缝线的张力以确保它不会过紧。如果膝关节屈曲受限于 90° 内，则先松开止血带并再次

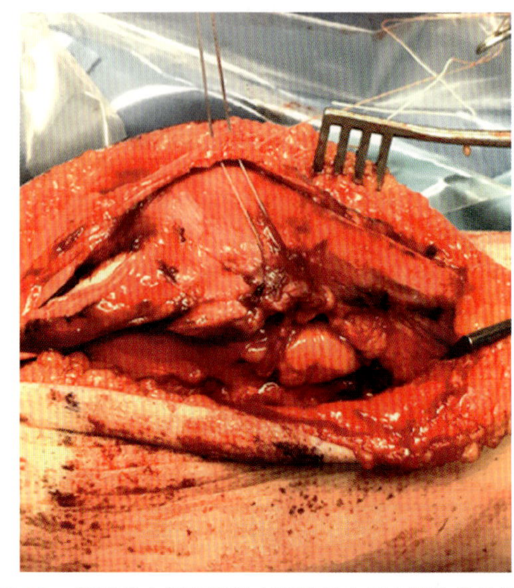

图 30.12 缝线从内侧皮瓣缝合到髌骨上极水平处的外侧边缘

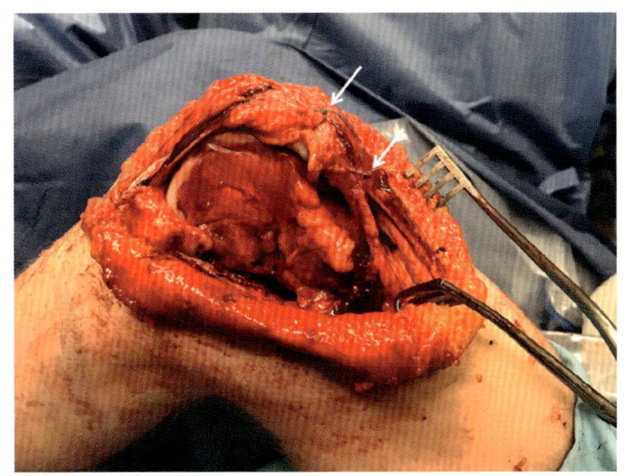

图 30.13　从内侧皮瓣到髌骨外侧边缘放置了两根试探性的缝线（白色箭头所示）。通过屈伸膝关节来检查髌骨的稳定性和缝线的张力。髌骨被肌管遮挡，可以看到髌骨脱位后形成的大面积外侧空隙

检查运动。如果仍然受限，则将一个 Cobb 拉钩通过股骨前方，将髌上囊向近端拉约 7~10 cm。这可以盲目地从股骨前部释放股中间肌并允许其向前运动。在此步骤中，Cobb 拉钩应与骨骼接触。

- 如果股骨远端前方股四头肌的抬高不足以恢复 90° 屈膝，则行正常的股四头肌延长术。但很少需要且最好避免如此做。我们优先选择的延长方法是在股直肌和股中间肌腱之间的冠状面做 Z 形延长术，如第三十一章所述。股四头肌延长的其他选择是 V-Y 股四头肌成形术或矢状面 Z 形延长术。
- 一旦髌股关节运动轨迹良好，且膝关节运动范围大于 90°，则可以进行最终固定。

最终固定和切口闭合

- 拆除上下缝线，使用 Allis 组织钳夹住并抬起 VMO/ 内侧支持带皮瓣。使用 2 根 0 号 Vicryl 缝线将髌骨的内侧缘缝合到内侧皮瓣的下表面。以此防止髌骨外翻或倾斜（图 30.14）。
- 然后将内侧皮瓣放于髌骨上，并使用 2 根 FiberWire 缝线在预定点处通过髌骨 / 股四头肌腱的外侧面放置上下缝线。
- 通过一系列膝关节运动以检查髌股关节运动轨迹和膝关节屈曲，并避免膝关节屈曲时缝线张力过大。每缝两三针重复该步骤。如果认为缝合欠佳，则可以把止血带放气（如果没有放气），再次检查股四头肌的偏移。
- 使用 0 号 Vicryl 缝线将整个内侧皮瓣缝合到股四头肌腱的外侧和髌骨的外侧缘。修复范围将从关节切口的近端延伸到下缝线水平（图 30.15）。
- 在下缝线的远端，内侧皮瓣斜穿过髌骨和髌腱。在该位置缝合髌前和骨膜下组织。
- 用 0 号 Vicryl 缝线穿过肌腱和骨膜来进一步加强髌骨肌腱附着区域（Roux-Goldthwait 技术）。
- 然后将浅斜外侧支持带层在其延长位置缝合到深横向支持带层。除了闭合外侧面缺损外，这也有助于防止髌骨外翻（图 30.16）。
- 在屈膝位，将股外侧肌腱缝合到直肌腱或髌骨的上外侧面，以免产生过度张力（图 30.16）。

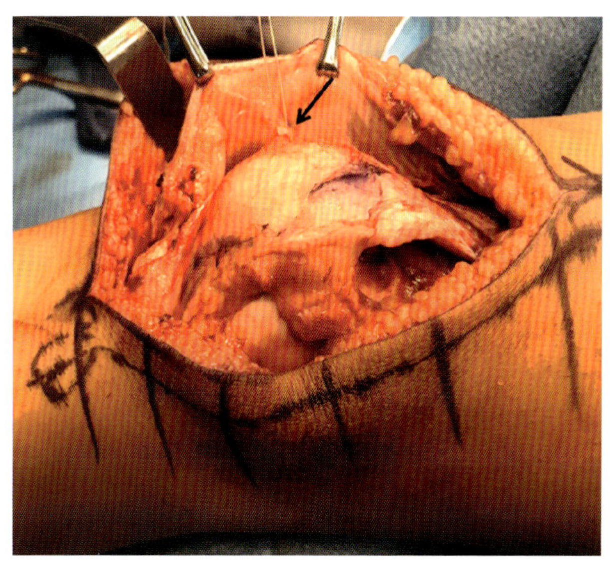

图 30.14　在最终固定期间，在髌骨内侧边界和内侧皮瓣下表面之间放置缝线（黑色箭头）。这将防止髌骨倾斜和外翻

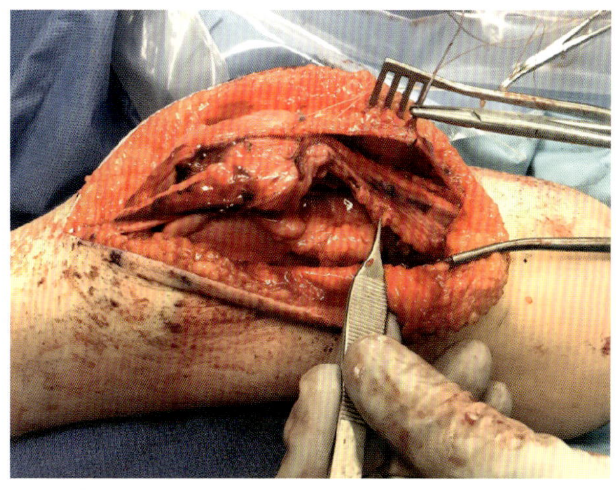

图 30.15　内侧皮瓣置于髌骨和股四头肌腱之上，并缝合于其外侧边界

- 最终缝合分两层进行。不放置引流管（图 30.17）。
- 进行双侧区域神经阻滞（如果术前未进行）。
- 膝关节保持屈曲 15°~20°，然后用敷料和填充良好的膝石膏包扎固定（图 30.18）。

替代手术

- 在第十三章和第三十一章介绍了股四头肌成形术的替代手术。
- 以前作者使用肩袖补片（修复）在髌骨复位后缝合外侧面间隙，以使髌骨外侧缘固定（图 30.19）。阔筋膜移植术也被用于填补这种间隙。随着外侧支持带延长，大多数外侧面缺损可以在没有任何补片的情况下闭合。外侧间隙也可以保持开放；理论上存在开放性关节，滑膜渗漏和组织瘢痕形成的风险，但临床结果不受影响。
- 可以进行进一步的股四头肌成形术（近端和远端），但作者觉得不必采用四合一术。
- 展示一例使用改良的 Stanisavljevic 术治疗髌骨发

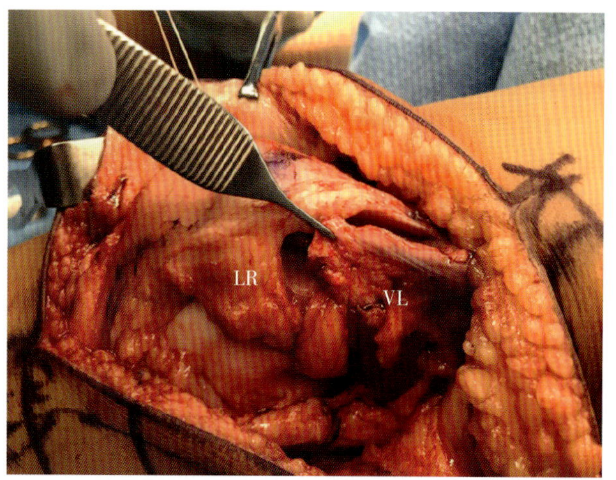

图 30.16 股外侧肌腱（VL）在膝关节屈曲时与股直肌连接。延长外侧支持带（LR）以覆盖外侧空隙

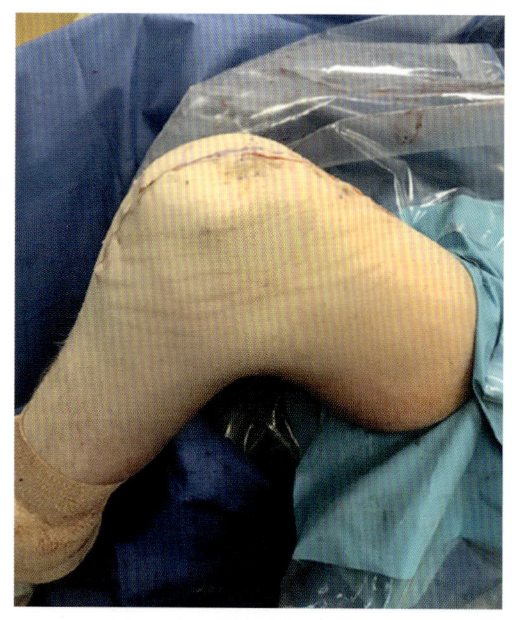
图 30.17 手术完成后，膝关节可屈曲 90°以上，髌骨位于滑车上

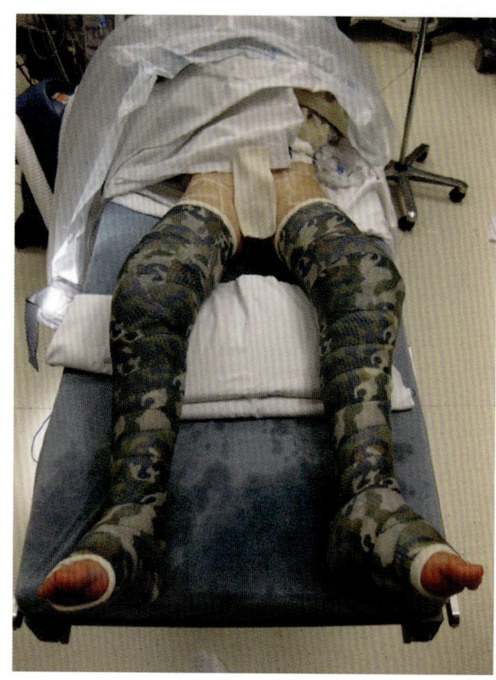
图 30.18 手术完成后，双侧膝上石膏固定，并在膝关节处于 15°~20°屈曲位置。双侧区域神经阻滞导管可见于腹股沟处

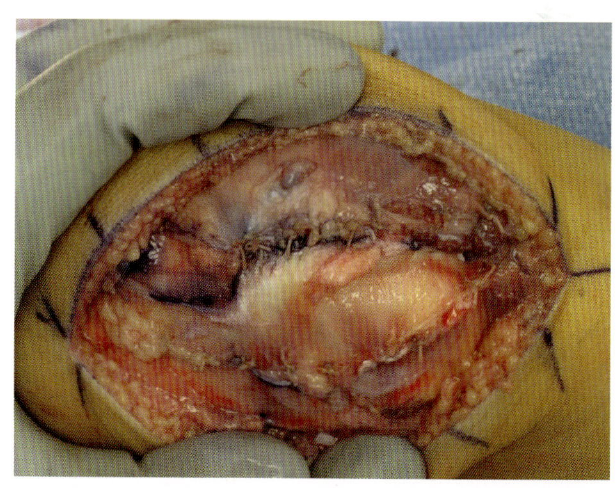
图 30.19 为了避免留下大的空隙，使用了肩袖补片（异种移植物）以在不对缝线产生张力的情况下实现充分闭合

育性脱位的病例（图 30.20）。

术后管理

- 术后石膏制动约 3~4 周（图 30.18）。这将让髌腱和软组织的充分愈合。在此期间可用拐杖辅助脚趾轻点地负重。
- 拆除石膏后，在小儿运动时仍需用膝关节支具额外固定 2~3 周。
- 拆除石膏后运用理疗帮助恢复活动范围。幼儿（＜5 岁）不需要正式的理疗。
- 鼓励游泳或泡在泳池或浴缸里。
- 膝关节运动范围在第 1 年持续恢复。
- 如有必要，术后 1 年摄下肢全长 X 线片。

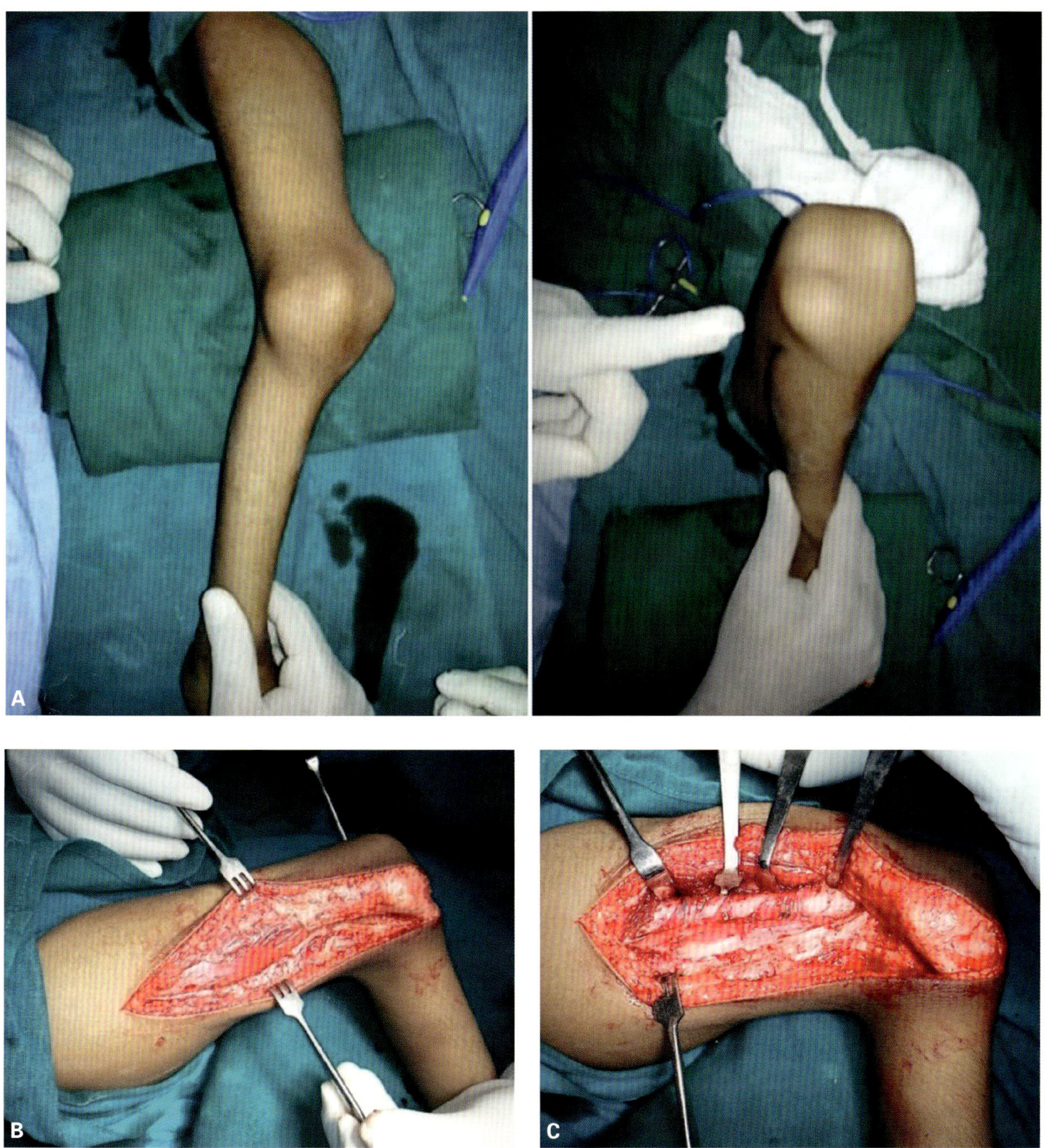

图 30.20 改良 Stanisavljevic 手术治疗 4 岁男孩右侧髌骨发育脱位。A. 术前临床评估显示膝关节屈伸髌骨脱位和外翻畸形。B. 在大腿外侧开一个长切口，跨过膝关节到达其前内侧。切开髂胫束。C. 股外侧肌从肌间隔上提起。沿股骨外侧和前方进行骨膜外剥离

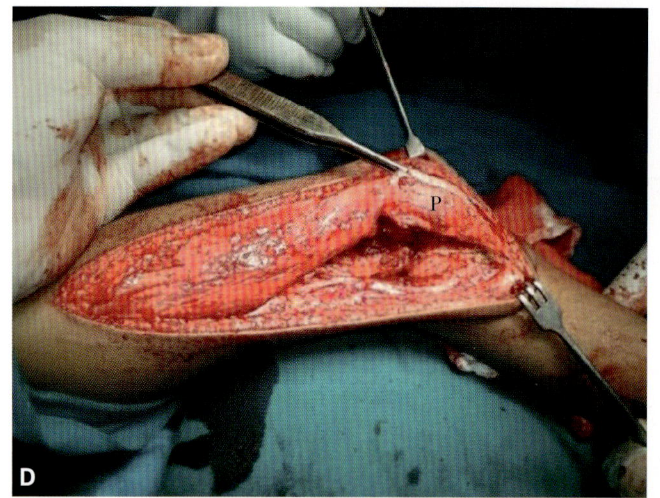

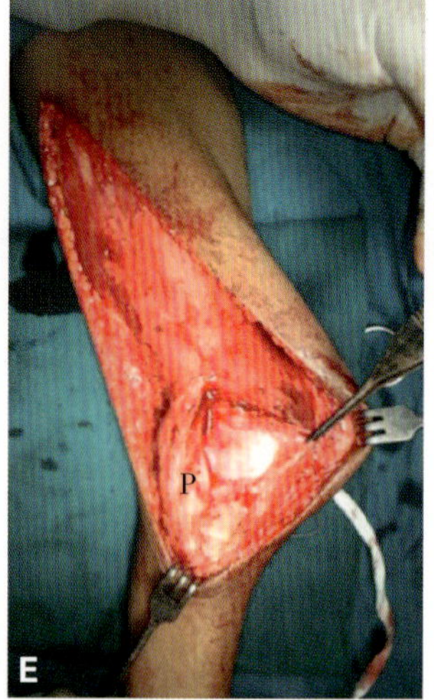

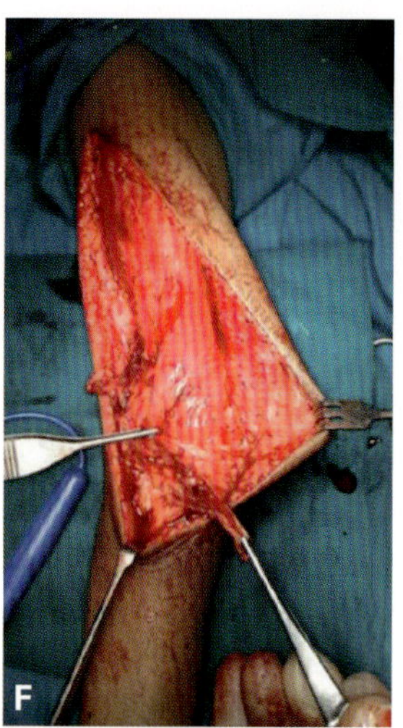

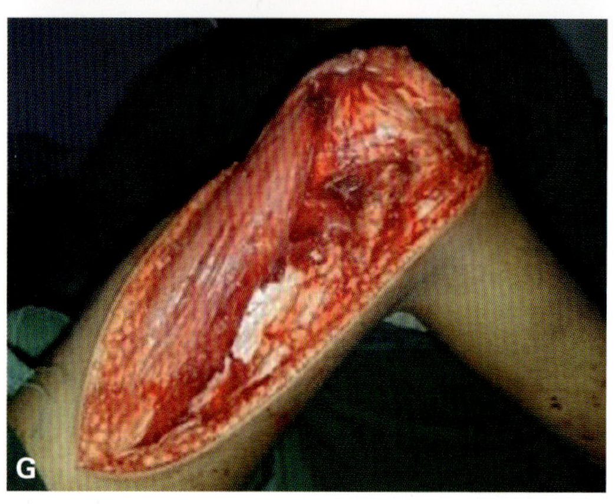

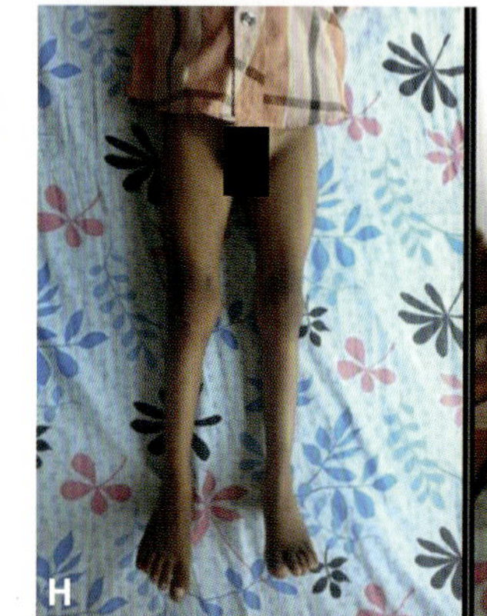

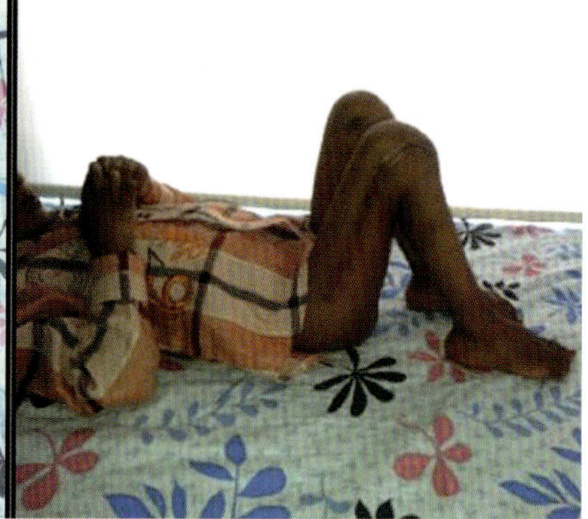

图 30.20（续） 。D. 进行远端剥离，并进行延长外侧支持带松解。髌骨（P）的所有外侧系带被释放直至胫骨粗隆。E. 进行内侧关节切开术，内侧支持皮瓣抬高。F. 内侧皮瓣置于髌骨上并缝合于其外侧缘。髌腱纵裂，其外侧半部分向内侧和远端转位 Roux-Goldthwait 手术。G. 最终修复后股四头肌去旋转并重新定向，膝关节屈曲达到至少 90°。H. 最新的随访中，切口愈合良好，胫骨外翻畸形已得到解决，膝关节活动范围达到 120°（致谢：Maulin Shah，MD）

表 30.2　股四头肌成形术的经验和教训

经验	教训
• 关节镜检查是可选的，可以避免 • 先应完全解除髌骨外侧所有粘连 • 逐步的释放和修复可以防止不必要的手术。如果通过释放可以实现 90° 的膝关节屈曲，就不需要进行股四头肌延长手术 • “下方缝线”的位置是可变的，取决于股四头肌发育不良的程度。通过“试错法”来找到该缝线的正确位置 • 髌腱转位（部分或全部）是手术的重要组成部分 • 手术期间保持关节表面湿润 • 术后石膏可以帮助髌腱和软组织愈合	• 手术不应延迟，因为这些不稳定的模式不太可能随着时间的推移而改善。早期稳定有助于幼童滑车在重新定位的髌骨周围重塑（图 30.21） • 外侧支持带松解（不延长）可导致外侧出现较大的缺损。临床上，这似乎不是问题，但存在皮肤瘢痕和关节开放伴滑液渗漏的风险 • 手术过程中应注意胫骨结节骨骺周围的操作，以避免生长障碍 • 将髌骨内侧边缘与内侧皮瓣下表面缝合有助于防止髌骨垂直旋转 / 外翻 • 应通过定期检查髌股关节的轨迹情况和膝关节屈曲情况来避免组织过度紧张 • 理论上，扩展内侧和外侧关节切开术可能会导致髌骨血管有受损的风险。但在临床上尚未发现相关问题

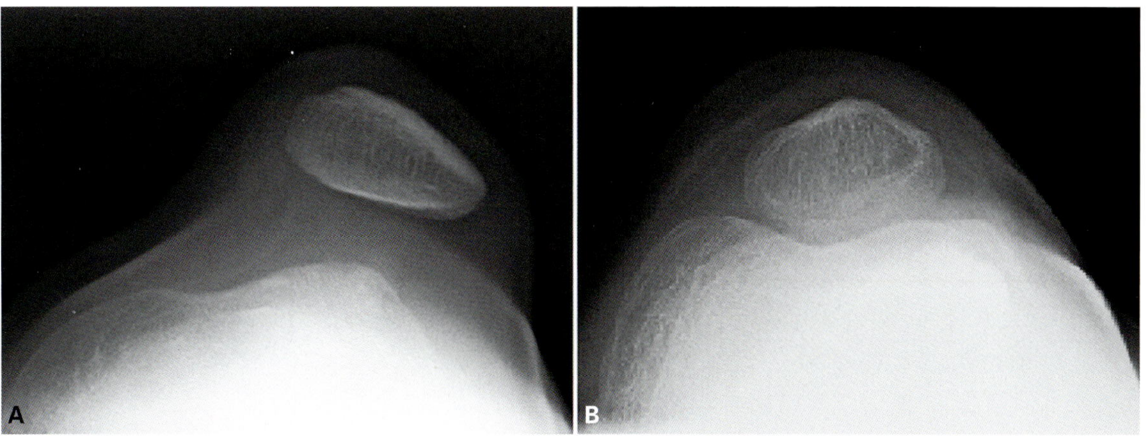

图 30.21　A. 10 岁男孩习惯性伸展脱位的术前髌骨轴位图。B. 手术稳定后 3 年，术后髌骨轴位图显示髌骨复位良好，滑车重构。患者有运动恐惧症和恐惧试验阳性，但能够进行包括运动在内的所有活动，无疼痛或复发性不稳定

结果

- 进行了 12 例四合一手术；其中 4 例患者为习惯性伸膝脱位，4 例患者为习惯性屈膝脱位，4 例患者为髌骨永久性脱位。患者年龄从 2~10 岁不等，没有患者需要股四头肌延长，12 例患者中没有发生髌骨再脱位。
- 年轻患者的膝外翻继发于髌骨脱位和外侧组织黏连。充分的松解和髌骨复位可以矫正膝外翻（图 30.22）。
- 表 30.3 总结了类似手术治疗儿童习惯性 / 永久性髌骨脱位的预后。

并发症

- 僵硬：通过术中确保至少 90° 膝关节屈曲可以避

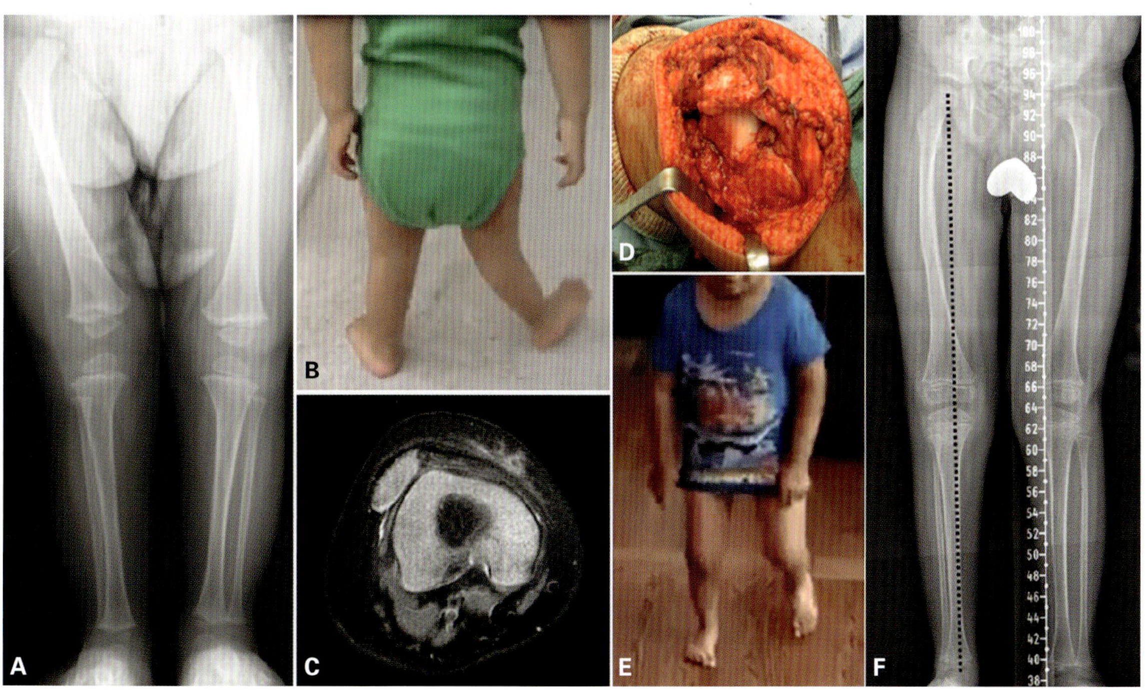

图 30.22　术前 X 线片（A）、临床评估（B）和 MRI（C）显示一名 2 岁儿童因发育性髌骨脱位而导致的脱位髌骨和膝外翻。由于步态异常，患者由父母带来就诊。术中照片（D）和术后对齐情况（E、F）显示经过四合一手术后，膝外翻得到纠正，髌骨稳定

表 30.3　儿童习惯性髌骨脱位的治疗方法效果研究

参考文献	患者人数（膝关节数）	F:M	年龄（年），均值（范围）	诊断	进行的手术操作	随访时间（月）（范围）	结果	并发症
Joo	5（6）	5:0	6.1（4.9~6.9）	习惯性屈膝脱位和过度松弛	LR，Insall 管，Roux-Galleazzi（四合一）	54.5（31~66）	5 优秀 1 良好 Kujala 评分 95.3	2 例边缘皮肤坏死 1 例髌骨脱位 1 例剧烈活动时疼痛
Benoit	8（12）	4:4	10.3（7~14）	习惯性屈膝脱位和高位髌骨	LR，VMO 前移，髌腱远端化	13.5（11~16）	11 例患者髌骨高度矫正	1 例疼痛 1 例脓肿 1 例暂时性足下垂 1 例因再脱位进行的修复手术 2 例髌骨下移
Niedzielski	11	7:4	13.8（12~15）	习惯性脱位伴轻度松弛	LR、VMO 前移、Roux、Galleazzi	8.1（5~15）	等速肌力测试显示股四头肌持续无力	1 例再次脱位 9 例在剧烈活动时有疼痛 5 例继续出现不稳定感
Sever	12（15）	9:3	7.4	8 例永久性脱位 7 例习惯性屈膝脱位	改良的 Stanisavljevic 手术	46.2（14~121）	Pedi IKDC 评分 86	1 例再脱位 1 例浅表伤口
Malagelada	12（16）	8:4	12.6（9~16）	11 例习惯性屈膝脱位	LR，内侧紧缩，Insall 管，Roux（四合一）	65（36~98）	Kujala 评分 83 Pedi IKDC 评分 79.5	3 例髌骨错位 2 例活动时疼痛 1 例浅表伤口 2 例瘢痕增生

缩写：F：女性；LR：外侧松解；M：男性；Roux：Roux-Goldthwait 手术；VMO：股内侧斜肌

免术后屈曲障碍。在手术过程中，反复的屈曲伸展可避免修复后过度紧张。术后第 1 年继续增加运动。在作者的系列手术中，有 1 个膝关节（共 12 膝关节）因为膝关节活动范围在术后 3 个月时小于 90°，需要在麻醉下进行松解。

- 复发髌骨外侧脱位：如果在术中发现，可行 MPFL 重建等其他手术以实现髌骨稳定。作者尚未发现需在股四头肌成形术同时进行 MPFL 重建。有报道称，如果需要，骨骼未成熟患者的滑车发育不良问题可通过侧向抬高或沟槽加深的滑车成形术解决。长期来看，修复可以随着时间的推移而伸展，作者已经注意到阳性的恐惧试验或运动恐惧症（两膝），但在股四头肌成形术后尚未发现复发髌骨外侧脱位。
- 外翻，髌骨外旋：髌骨过度内侧牵拉可以使髌骨外翻，导致髌骨围绕垂直轴旋转和脱位，其关节面朝向外侧。作者曾见过一例髌骨外翻，其中患者在外部医院进行了标准 Insall 手术（从髌骨内侧一半的股四头肌骨膜下抬高）。在翻修手术中，移植物通过骨膜下内侧皮瓣进行 MPFL 重建以将其重新定位在髌骨上（图 30.23）。将内侧髌骨缝合到内侧皮瓣的下表面并通过外侧支持带延长来横向稳定髌骨，可以防止髌骨外翻。
- 伸肌迟滞：若切断或延长中央股四头肌腱，则股四头肌无力和伸肌迟滞很常见；通过物理疗法和一段时间可缓解。
- 切口裂开：一例患者术后 3 周出现浅表切口裂开（拆除石膏时），但无感染。行局部伤口护理，不用抗生素治愈。
- 目前尚无髌骨再脱位，生长停滞，髌骨或股四头肌腱断裂，髌骨缺血性坏死，深部感染或神经血管损伤的病例。

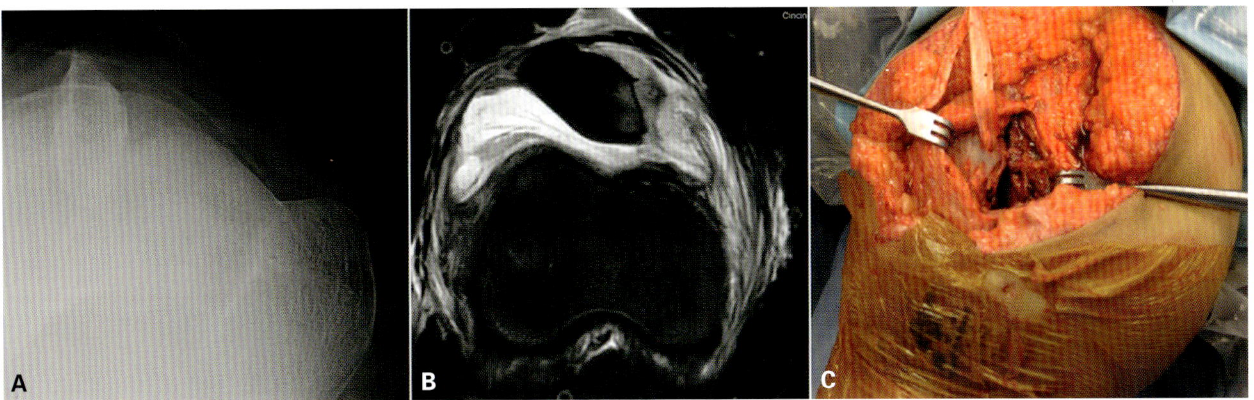

图 30.23　轴位 X 线片（A）和 MRI（B）显示在 Insall 近端管复位手术后髌骨外翻。在手术（C）中，髌骨内侧股韧带移植物穿过髌骨，然后通过伸肌装置，使髌骨膜下内侧伸肌皮瓣可以定位到髌骨上。髌骨内侧缘与内侧皮瓣下表面缝合及外侧支持带延长可预防此并发症

结论

- 髌骨习惯性屈膝脱位和永久性脱位是髌骨不稳定的复杂类型。
- 没有骨性手术的四合一股四头肌成形术是一种有效的外科手术，特别是在年轻患者中。
- 关键手术步骤包括延长外侧松解，外侧支持带延长、Insalls 近端管重排、Roux-Goldthwait 技术和术后石膏固定。股四头肌延长很少需要。
- 并发症很少，但缺乏长期的预后研究。

参考文献

[1] Insall J, Bullough PG, Burstein AH. Proximal "tube" realignment of the patella for chondromalacia patellae. Clin Orthop Relat Res. 1979;(144):63-69.

[2] Goldthwait JE. Permanent dislocation of the patella. The report of a case of twenty years' duration, successfully treated by transplantation of the patella tendons with the tubercle of the tibia. Ann Surg. 1899;29(1):62-68.

[3] Joo SY, Park KB, Kim BR, Park HW, Kim HW. The 'four-in-one' procedure for habitual dislocation of the patella in children: early results in patients with severe generalised ligamentous laxity and aplasis of the trochlear groove. J Bone Joint Surg Br. 2007;89(12):1645-1649.

[4] Niedzielski KR, Malecki K, Flont P, Fabis J. The results of an extensive soft-tissue procedure in the treatment of obligatory patellar dislocation in children with ligamentous laxity: a post-operative isokinetic study. Bone Joint J. 2015;97-B(1):129-133.

[5] Benoit B, Laflamme GY, Laflamme GH, Rouleau D, Delisle J, Morin B. Long-term outcome of surgically-treated habitual patellar dislocation in children with coexistent patella alta. Minimum follow-up of 11 years. J Bone Joint Surg Br. 2007;89(9):1172-1177.

[6] Stanisavljevic S, Zemenick G, Miller D. Congenital, irreducible, permanent lateral dislocation of the patella. Clin Orthop Relat Res. 1976;(116):190-199.

[7] Sever R, Fishkin M, Hemo Y, Wientroub S, Yaniv M. Surgical treatment of congenital and obligatory dislocation of the patella in children. J Pediatr Orthop. 2017. doi:10.1097/BPO.0000000000000973.

[8] Malagelada F, Rahbek O, Sahirad C, Ramachandran M. Results of operative 4-in-1 patella realignment in children with recurrent patella instability. J Orthop. 2017;15(1):13-17.

第三十一章

先天性髌骨脱位的股四头肌成形术和高位髌骨的髌腱缩短术

Jack Andrish

股四头肌成形术

发病机制

- 先天性髌骨脱位可以分为习惯性脱位或固定性脱位。
- 习惯性髌骨脱位的特征还包括前伸脱位和屈曲脱位。
- 无论脱位是固定的（永久性的）还是习惯性的，股四头肌挛缩是一种常见的相关畸形。
- 未认识到伸肌装置挛缩作为髌骨脱位病理的一部分，可能导致髌骨力线矫正术失败。
- 通常，当膝关节屈曲超过 30°~50°时，如果试图手动维持习惯性髌骨脱位的复位，则无法保持复位。膝关节要么无法完全屈曲，要么以髌骨重新脱位为代价来继续屈膝。
- 永久性（固定）先天性髌骨脱位的矫正手术也存在同样的情况。一旦广泛的外侧松解允许髌骨再复位，尝试屈膝将导致屈曲受限或以髌骨再脱位为代价来继续完成屈膝。
- 通过对病理解剖学的了解，通常需要延长股四头肌，以保证髌骨对齐和运动充分。
- 先天性膝关节脱位、关节挛缩和关节纤维化等也可能存在需要延长股四头肌的情况。
- 除了股四头肌挛缩，先天性髌骨脱位可能是复杂的，涉及许多需要在手术矫正过程中解决的病理解剖学问题。包括股外侧肌和髂胫束挛缩，有时还有膝关节过度外翻（图 31.1）。因此，为了获得伸肌装置的适当平衡，需要考虑不同的松解和延长。
- 在下面描述的技术中，我们试图保持股四头肌的宽度，但允许股外侧肌与股内侧肌的不同延长。
- 总之，在手术治疗习惯性或固定性髌骨脱位时，只要膝关节在复位后不能屈曲至或超过 90°而不引起另一次习惯性再脱位，就需要进行股四头肌延长；或者，当维持髌骨复位时，防止屈曲至 90°。股四头肌延长术也适用于有防止屈曲超过 90°的伸直性挛缩患者。
- 表 31.1 列出了股四头肌成形术的适应证和禁忌证。

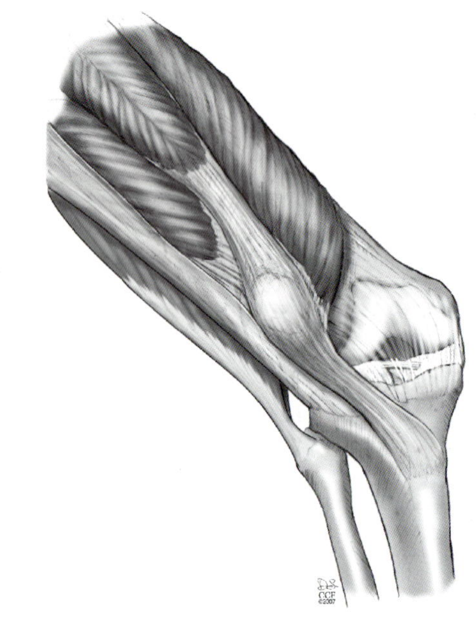

图 31.1 固定性髌骨外侧脱位时，伸肌装置的移位促进膝关节屈曲和外旋，而不是伸直

表 31.1　股四头肌成形术的适应证和禁忌证

适应证	禁忌证
• 固定性（先天性）髌骨外侧脱位 • 屈曲位习惯性髌骨脱位 • 关节纤维化，关节僵直伴股四头肌挛缩 • 要求远端移位的重度高位髌骨	• 无股四头肌挛缩 • 依从性差的患者

外科技术（视频 31.1）

切口

- 做一个前外侧切口，从胫骨结节（或远端）延伸到髌骨近端 6~10 cm。

外侧广泛松解

- 最初的目标是进行必要的外侧松解，以便髌骨重新复位。
- 首先，可以从剥离外侧支持带的浅表斜行和深部横向纤维开始，正如 Larson 等描述的（图 31.2）。这并不总是可能的，因为很多时候这些膝关节以前已经做过比如外侧支持带松解等手术，即在处理髌骨不稳定时，除了髌骨的重新定位和重新平衡外，最终的闭合还应包括认识到外侧支持带对髌骨外侧稳定性的贡献。这可能需要延长而不是松解外侧支持带，或者有时需要重建外侧支持带。
- 接下来，完成外侧关节囊的完全松解，然后向远端剥离外侧髌下脂肪垫，在那里松解外侧髌骨半月板韧带（图 31.2）。这是外侧松解的最后一步，这将允许髌骨平和复位。
- 下一步，注意力指向近端，股外侧斜肌的后部肌肉附着部可以通过从外侧肌间隔进行锐利和钝性的剥离来松解（图 31.3）。

股四头肌延长术

- 股四头肌延长的方法首先是将股外侧肌从髌骨的近侧 / 外侧分离至近端 6~10 cm（图 31.4）
- 接下来，在髌骨近端的股直肌腱上做一个横向切口。切开是为了松解股直肌腱，但保留了股中间肌的下层肌腱。
- 然后在距离松解处约 6~8 cm 的近端进行剥离，再通过股中间肌的下方松解下层肌腱。
- 股内侧肌可能需要也可能不需要沿着延长的内侧边界切开。
- 这种方法允许不牺牲股四头肌宽度而进行冠状面

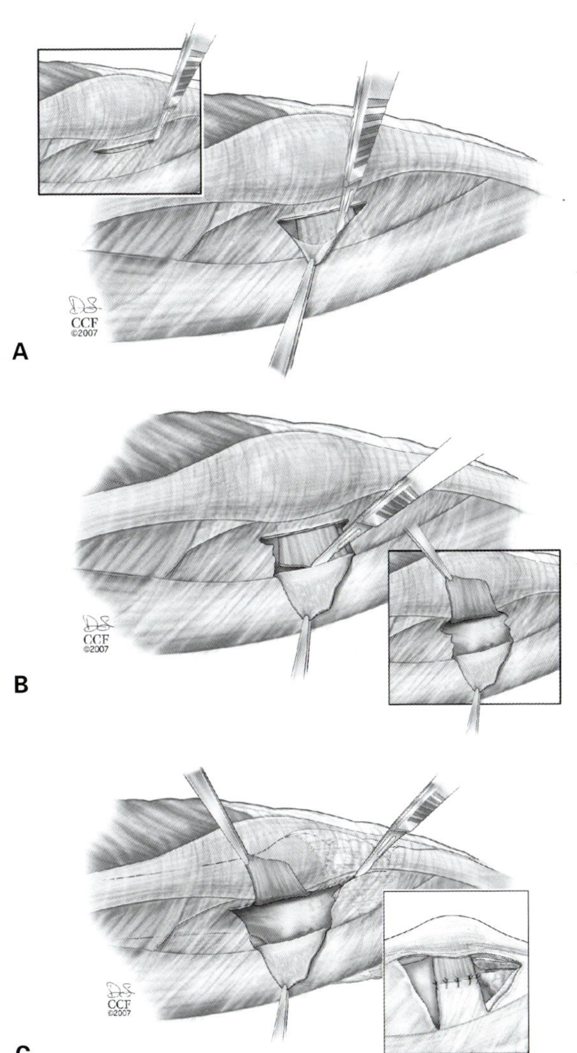

图 31.2　强制松解所有紧张和紧缩的软组织，重新定位膝关节。然而，为了防止医源性内侧髌骨不稳定，延长而不是完全松解外侧支持带是首选的。A. 在髌骨外侧缘附近做一切口，进行锐性剥离，在浅表斜行和深部横行纤维之间形成一个间隔。B. 在髂胫束后方水平处锐性分离深部横向支持带，然后通过锐性剥离将其剥离出关节囊。C. 然后，将关节囊外侧从股外侧肌腱水平松解至脂肪垫的前外侧。特别强调通过触诊识别和松解脂肪垫内发现的紧缩的外侧髌骨半月板韧带。插图描绘了修复和延长的外侧支持带

的延长。

- 通常情况下，保持髌骨复位的同时屈膝至 90°，然后将缝合延长后的股四头肌中央部以适应屈膝幅度。虽然股四头肌中央部的缝合修复可以在屈膝 90°的情况下进行，但在技术上通常更容易直观地评估达到 90°屈曲所需的肌腱重叠量，然后在膝关节伸直的情况下完成此修复。
- 重建的最后一部分是适应股外侧肌延长，通过侧对侧的方式修复股外侧肌腱的中央部延长。这段修复是在膝关节伸直的情况下进行的，并且因为这部分修复跨越了股直肌 / 股中间肌修复的部位，因此可以进一步加强股四头肌的中央部延长。

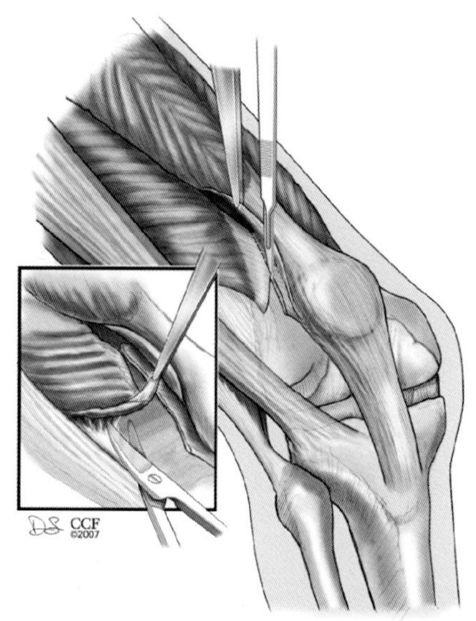

图 31.3 股外侧肌的任何部分都可以从髌骨的上外侧边缘快速松解，外侧肌间隔的肌肉起点也可以通过钝性剥离从近端松解。从髌骨上外侧角松解股外侧肌腱，并从近侧切开，直到遇到肌腱交界处。如有需要，可钝性剥离将肌肉近端进一步分离

手术步骤和矫正顺序

- 还应注意重建内侧支持带，有时也应进行截骨术，以治疗滑车发育不良、胫骨结节过度外侧放置和 / 或膝关节过度外翻。
- 在髌骨不稳定的治疗中，病理解剖的纠正顺序是很重要的。
- 如上所述，最初外侧支持带、外侧髌骨半月板韧带和股外侧肌的所有挛缩都被松解，以便允许髌骨在滑车中央平和重新复位。
- 如果需要内侧髌股韧带（MPFL）重建，作者将进行内侧腘绳肌的获取，然后确定股骨附着部。这两种操作都需要屈膝，如果在远端手术和（或）股四头肌延长之前进行，这种操作可以更安全地进行。为了调整髌骨新位置，MPFL 重建的最终位置和张力仅在近端和远端手术完成后才进行。
- 最后，在膝关节伸直位修复或延长外侧支持带，使髌骨位于近端滑车的中央位置。
- 在尸体标本上演示了股四头肌延长术的步骤（图

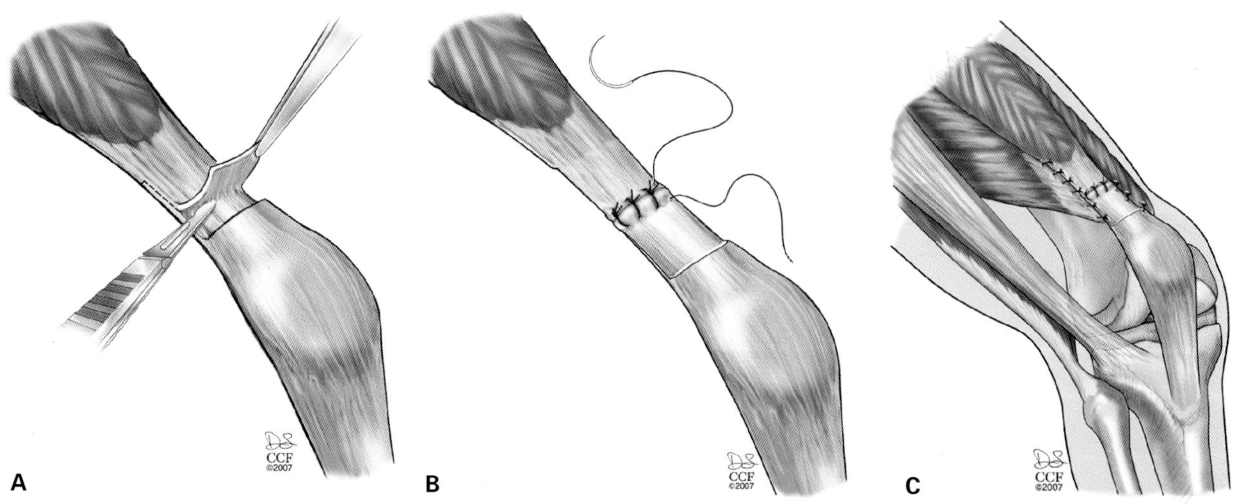

图 31.4 A. 将股四头肌的股中间肌腱与股内侧肌和股外侧肌分离后，在冠状面进行延长，首先从髌骨近端边缘松解前半段，在近端确定一个间隔，将股中间肌腱向后分开，将股直肌腱向前分开。B. 然后切开后部，并对股中间肌腱进行一定量的延长，以使膝关节屈曲至 90°或以上，同时复位髌骨。C. 侧对侧修复股内侧肌和股外侧肌腱完成这一过程

31.5)。

- 股四头肌成形术治疗先天性髌骨脱位的经验与教训见表 31.2。

替代手术

- 在第十三章和第三十章中讨论了股四头肌成形术的替代手术。

术后管理

- 术后护理不仅受股四头肌延长术的影响，而且还受手术中所包括的“其他操作”的影响。
- 通常，最初几周需要保护。

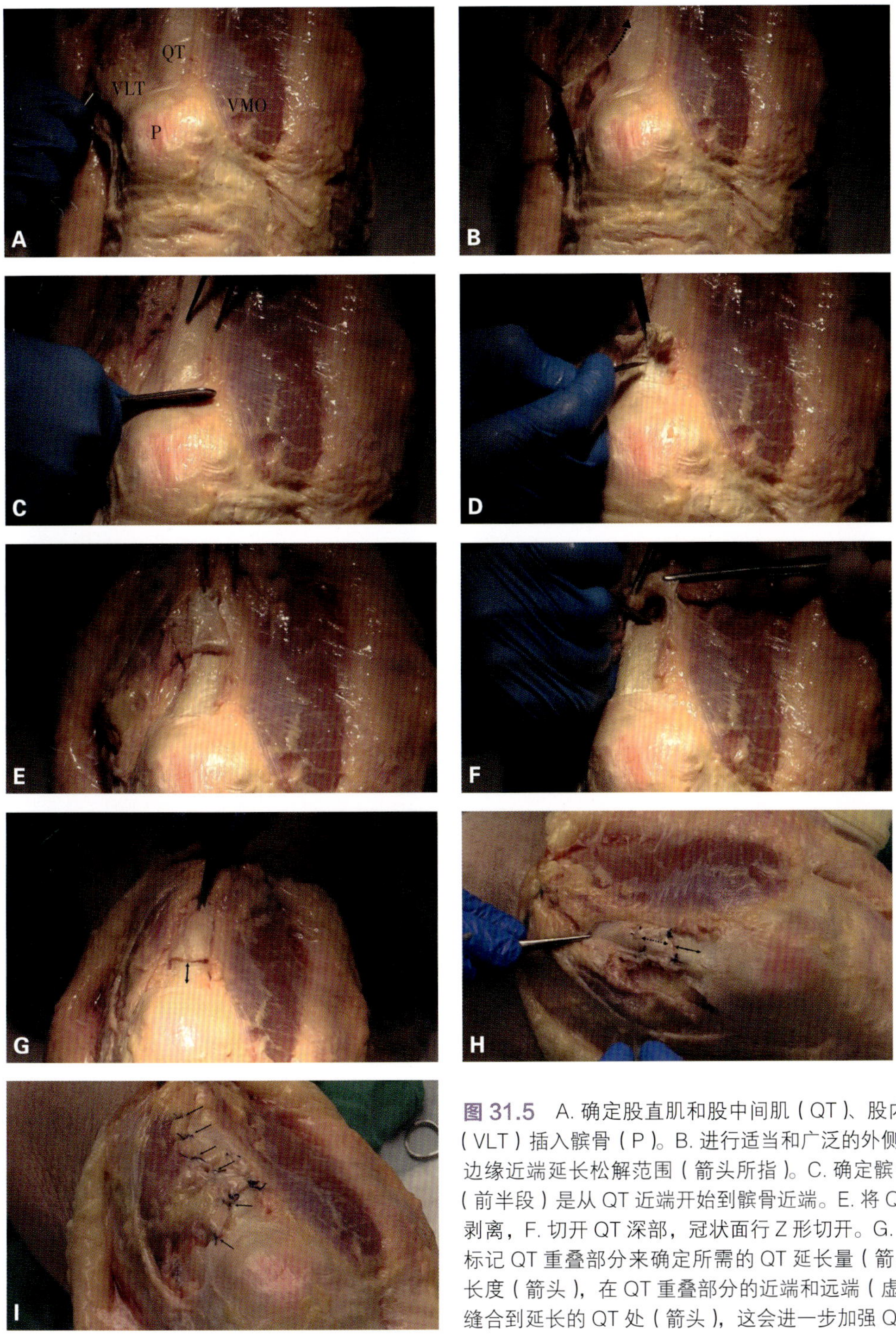

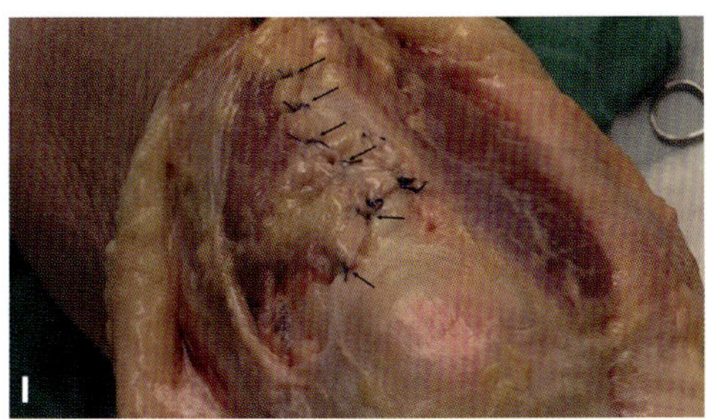

图 31.5 A. 确定股直肌和股中间肌 (QT)、股内斜肌 (VMO) 和股外斜肌腱 (VLT) 插入髌骨 (P)。B. 进行适当和广泛的外侧松解，包括切除 VLT 并沿 QT 边缘近端延长松解范围 (箭头所指)。C. 确定髌骨近端或上极。D. QT 的分离 (前半段) 是从 QT 近端开始到髌骨近端。E. 将 QT 股直肌部分与股中间肌下部剥离，F. 切开 QT 深部，冠状面行 Z 形切开。G. 当膝关节屈曲至 90° 时，通过标记 QT 重叠部分来确定所需的 QT 延长量 (箭头)。H. 一旦达到预期的延长长度 (箭头)，在 QT 重叠部分的近端和远端 (虚线箭头) 进行缝合。I. 将 VLT 缝合到延长的 QT 处 (箭头)，这会进一步加强 QT 延长修复

表 31.2 股四头肌成形术治疗先天性髌骨脱位的经验与教训

经验	教训
• 进行允许 90°屈曲的修复；通常通过康复达到完全或接近完全屈曲 • 保持非承重 6 周，但如果需要承重，需使用带有伸缩锁的支具	• 不能过度延长 • 不要在依从性差的患者中实施

- 前 6 周需要使用拐杖使患肢非负重触地，随后是逐渐负重，最终在 8~12 周内脱离拐杖。
- 作者的偏好是使用初始设置为 0° ~30°屈曲的支具。术后 2~3 周，允许屈曲量每周增加 10° ~20°，术后 6 周时去除支具。如果在此期间需要完全承重，可以将支具锁定在 0°伸展位步行，并在不步行时松开锁定。
- 在术后的前 6 周，物理治疗仅限于肌肉等长收缩锻炼和核心肌群训练。
- 在 3 周时，患者做屈伸活动练习时可以去除支具，但在行走和睡觉时需继续佩戴。
- 一般情况下，到 6 周时，支具将不再使用。
- 最终恢复全部活动取决于许多变量，如年龄、期望和消除显著的肌力不足，具体时间范围可能为 6~12 个月。

结果

- 与任何肌腱延长术一样，延长会导致至少一个等级的肌肉力量弱化。
- 在进行相当广泛的股四头肌延长术后，作者多次遇到问题。股四头肌的中间肌腱是否真的会愈合？是否容易断裂甚至不愈合？患者是否会恢复足够的股四头肌力量以消除主动伸直滞后？患者会长期抱怨无力吗？这些都是我们在缝合伤口时以及之后在康复阶段所面临的真正的问题。
- 这就是说，在康复过程中，所有这些问题都得到了统一消除，这使作者放心。然而，这个过程是漫长的，需要手术后一年的大部分时间。

并发症

- 股四头肌无力。
- 股四头肌腱断裂。
- 髌骨不稳定复发。
- 屈曲功能丧失。
- 神经血管并发症。

髌腱缩短术

发病机制

- 高位髌骨已被证实是复发性髌骨脱位的常见病理解剖学之一。
- 高位髌骨和滑车发育不良的存在可能是使髌骨向远端移位的另一个诱因，以加速髌骨更早地进入滑车的远端（通常是适合的 / 有功能的）区域。
- 也就是说，高位髌骨的确定是有问题的。已经描述了许多影像学指标作为参考。也许最广泛使用的指数是 Insall-Salati 指数，但 Caton-Deschamps 指数被认为更有效。
- 最近，在磁共振成像中测量的髌骨滑车指数更准确地说明了髌骨软骨表面与滑车软骨区域的真实关系。
- 当设计伸肌装置矫正和重建的手术入路时，最好将髌骨高度矫正作为手术的一部分。
- 处理高位髌骨的传统手术方法是远端截骨移位术。虽然这项技术被很好地描述，但潜在的并发症也被经常报道。此外，胫骨结节截骨术在骨骼不成熟的患者中是禁忌证。因此，另一种髌腱重叠术（PTI）已经被描述。
- 当 Insall-Salati 指数或 Caton-DesChamps 指数 ≥ 1.5 时，考虑 PTI。
- 表 31.3 列出了 PTI/ 髌腱缩短术的适应证和禁忌证。

手术技术

- 前外侧切口暴露髌腱。
- 肌腱上覆盖的浅筋膜从肌腱上反折覆盖，脂肪垫

表 31.3 PTI / 髌腱缩短术的适应证和禁忌证

适应证	禁忌证

• Insall-Salati 指数＞ 1.5
• Caton-Deschamps 指数＞ 1.5
	• 既往髌腱手术史
	  • 自体移植
	  • 肌腱断裂的修复
	• 依从性差的患者

从后表面分离。

- 术前计划可以从肌腱的直接 X 线测量中判断。
- 除非髌骨有一个很长的鼻部形状，否则手术的目的是使 Insall–Salati 指数正常化。由此确定具体缩短程度。
- 图 31.6 展示了此步骤的细节。
- PTI / 髌腱缩短术治疗高位髌骨的经验与教训见表 31.4。

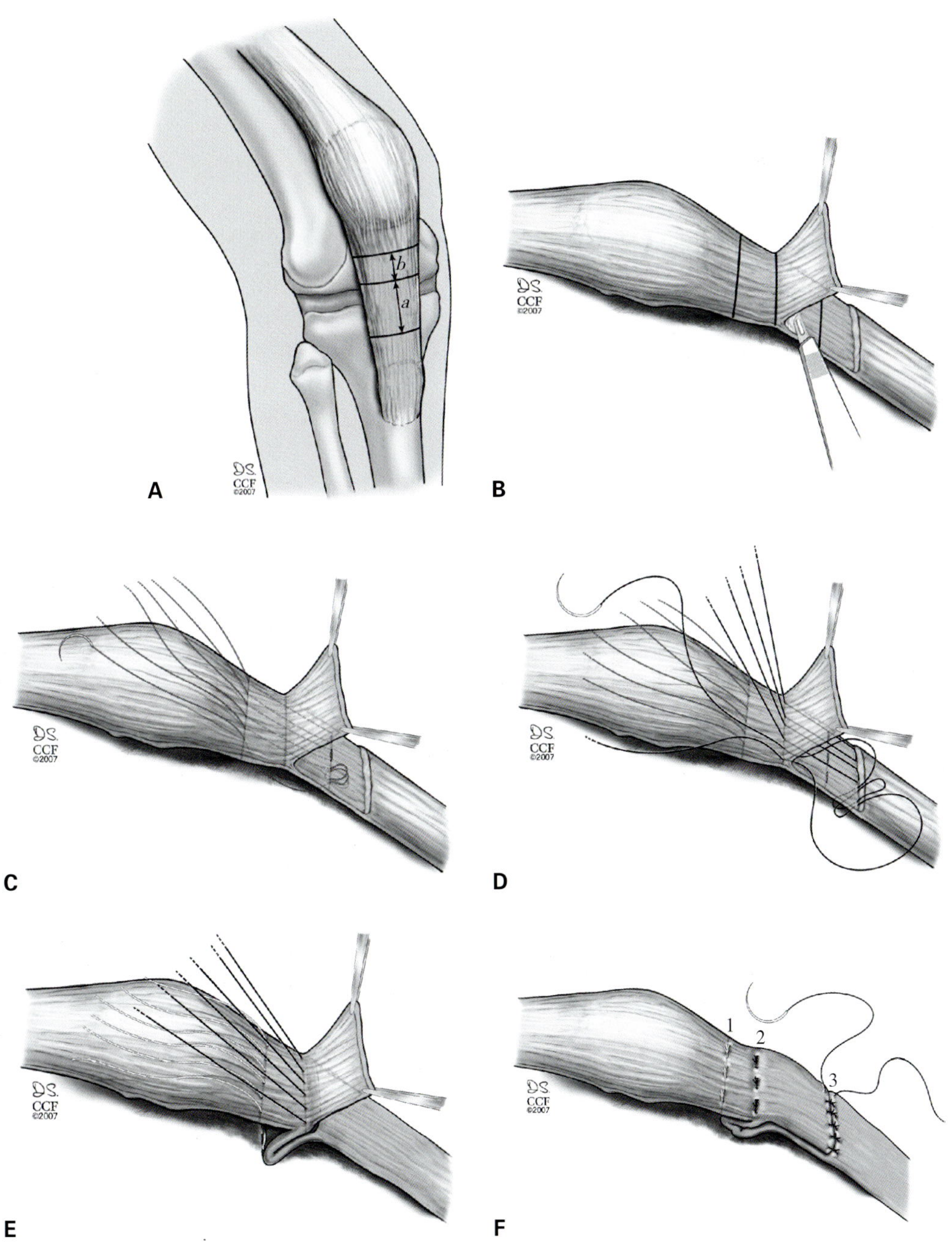

图 31.6 髌腱缩短术可以解决高位髌骨，并且在骨骼未成熟患者中也可以安全使用。A. 通过术前 X 线片确定髌腱缩短术的缩短值，然后用记号笔标出（*a*）。在离剥离水平近缘画出第三条线，这是延长距离的一半（*b*=1/2*a*）。通过锐性和钝性剥离分离脂肪垫和肌腱。B. 从远端标记处，通过近端锐性剥离将髌腱的前半段抬高至预定水平。C. 放置第一排 3 根（#1 可吸收）缝线，从近端标记处进针，进到肌腱深处，并在完整肌腱的后端中间出现。打结锁定，将缝线返回至近端标记处。D. 使用 #2 号 FiberWire，在远端放置 3 根带有锁定缝合的水平缝线，以创建和维持叠瓦状紧缩。E. 打结 FiberWire 缝线。有时手工移动髌骨远端是有帮助的，因为缝线被绑住以适应叠瓦状紧缩。F. 将之前放置但未打结的可吸收缝线打结，从而叠瓦状重叠肌腱后段。采用“裤子—背心”方式，用 #0 可吸收缝线修复游离肌腱前段远端。可以在叠瓦部分的内、外侧增加一些可吸收缝线

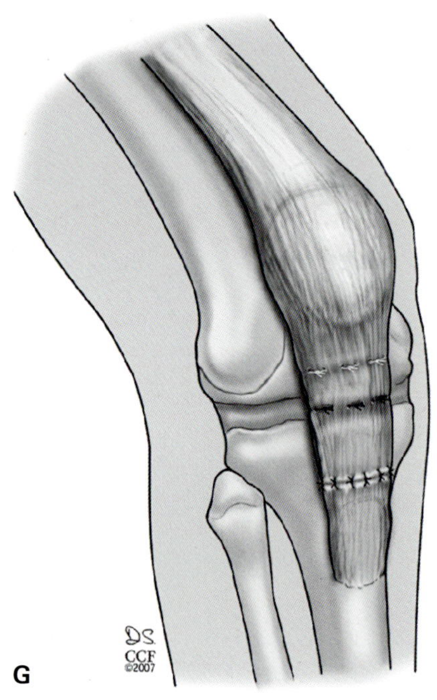

图 31.6（续） G. 膝关节屈曲至 90°，以评估缝线的张力和股四头肌延长的需要

表 31.4 PTI / 髌腱缩短术治疗高位髌骨的经验与教训

经验	教训
• 如果需要胫骨结节内移，可以先进行简单的 Elmslie–Trillat 截骨术，然后进行 PTI • 如果需要 MPFL 重建，首先进行取腘绳肌腱和股骨附着部位的识别和准备，最后在固定股骨和调整 MPFL 重建张力之前进行 PTI • 屈膝保持肌腱张力时进行肌腱的获取，在髌骨上进行伸直和远端牵引时用缝线编织肌腱 • 在编织缝线之前将脂肪从髌腱分离 • 在严重的高位髌骨存在时，需要做股四头肌成形术 • 保持非负重 6 周，但如果需要负重，需使用带有伸屈锁定装置的支具	• 在前 6 周不允许无限制的运动 • 在头 3 个月不允许股四头肌开链阻力练习

术后管理

• 无论 PTI 是与股四头肌延长术联合进行，还是单独进行，与近端髌骨矫形和重建联合进行，还是与胫骨结节截骨术联合进行，手术后的处理与上述股四头肌延长术相同。

结果

• PTI 手术也是令人放心的。没有发生与手术直接相关的并发症。
• 然而，有两种情况下缩短量会丢失。
• 第一种情况是在最初的一系列患者中，在手术后的前 6 周内没有使用支具，并且对非负重状态的强调不够。年轻患者在术后 3 周几乎可以完全恢复运动且没有疼痛，但代价是矫正失败。
• 第二种情况是严重的高位髌骨患者，作者进行了髌腱重叠术，但未能认识到也需要适当延长股四头肌机制以缓解过度紧张。
• 最近，对年龄在 12~35 岁的 54 例患者（64 个膝）进行了至少 2 年的随访研究，结果显示平均缩短 1 cm，但随着时间的推移没有明显变化。没有发生与手术直接相关的并发症。没有发生肌腱断裂，也没有发生医源性髌骨骨折的病例。

并发症

• 髌骨高度矫正失败。
• 肌腱断裂（潜在并发症，未观察到）。
• 低位髌骨（潜在并发症，未观察到）。

参考文献

[1] Andrish J. Surgical options for patellar stabilization in the skeletally immature patient. Sports Med Arthrosc Rev. 2007;15(2):82-88. doi:10.1097/JSA.0b013e31805752d0.

[2] Tercier S, Shah H, Joseph B. Quadricepsplasty for congenital dislocation of the knee and congenital quadriceps contracture. J Child Orthop. 2012;6(5):397-410. doi:10.1007/s11832-012-0437-8.

[3] Bergman NR, Williams PF. Habitual dislocation of the patella in flexion. J Bone Joint Surg Br. 1988;70(3):415-419.

[4] Zeier FG, Dissanayake C. Congenital dislocation of the patella. Clin Orthop Relat Res. 1980;(148):140-146.

[5] Hung NN, Tan D, Do Ngoc Hien N. Patellar dislocation due to iatrogenic quadriceps fibrosis: results of operative treatment in 54 cases. J Child Orthop. 2014;8(1):49-59. doi:10.1007/s11832-014-0564-5.

[6] Mehlman CT, Rubinstein JH, Roy DR. Instability of the patellofemoral joint in Rubinstein-Taybi syndrome. J Pediatr Orthop. 1998;18(4):508-511.

[7] Rose RE. Judet quadricepsplasty for extension contracture of the knee. West Indian Med J. 2005;54(4):238-241.

[8] Fiogbe MA, Gbenou AS, Magnidet ER, Biaou O. Distal quadricepsplasty in children: 88 cases of retractile fibrosis following intramuscular injections treated in Benin. Orthop Traumatol Surg Res. 2013;99(7):817-822. doi:10.1016/j.otsr.2013.04.014.

[9] Mahran M, El Batrawy Y, Sala F, Al Kersh M. Quadricepsplasty: a sustained functional achievement in front of a deteriorated flexion gain. Injury. 2014;45(10):1643-1647.doi:10.1016/j.injury.2014.04.042.

[10] Reddy RK, Kondreddi V. Treatment of habitual dislocation of patella in an adult arthritic knee. Indian J Orthop. 2013;47(6):630-633. doi:10.4103/0019-5413.121599.

[11] Patwardhan S, Shah K, Shyam A, Sancheti P. Assessment of clinical outcome of percutaneous needle quadriceps tenotomy in the treatment of congenital knee dislocation. Int Orthop. 2015;39(8):1587-1592. doi:10.1007/s00264-015-2806-7.

[12] Abdelaziz TH, Samir S. Congenital dislocation of the knee: a protocol for management based on degree of knee flexion. J Child Orthop. 2011;5(2):143-149. doi:10.1007/s11832-011-0333-7.

[13] Hahn SB, Lee WS, Han DY. A modified Thompson quadricepsplasty for the stiff knee. J Bone Joint Surg Br. 2000;82:992-995.

[14] Larson RL, Cabaud HE, Slocum DB, James SL, Keenan T, Hutchinson T. The patellar compression syndrome: surgical treatment by lateral retinacular release. Clin Orthop Relat Res. 1978;(134):158-167.

[15] Dejour D, Saggin PR, Meyer X, Tavernier T. Standard x-ray examination: patellofemoral disorders. In: Zaffagnini S, Dejour D, Arendt EA, eds. Patellofemoral Pain, Instability, and Arthritis: Clinical Presentation, Imaging, and Treatment. Berlin, Heidelberg: Springer; 2010:51-59. doi:10.1007/978-3-642-05424-2_6.

[16] Portner O, Pakzad H. The evaluation of patellar height: a simple method. J Bone Joint Surg Am. 2011;93(1):73-80. doi:10.2106/JBJS.I.01689.

[17] Berg EE, Mason SL, Lucas MJ. Patellar height ratios. Am J Sports Med. 1996;24(2):218-221. doi:10.1177/036354659602400218.

[18] Biedert RM, Albrecht S. The patellotrochlear index: a new index for assessing patellar height. Knee Surg Sports Traumatol Arthrosc. 2006;14(8):707-712. doi:10.1007/s00167-005-0015-4.

[19] Dejour D, Ferrua P, Ntagiopoulos PG, et al. The introduction of a new MRI index to evaluate sagittal patellofemoral engagement. Orthop Traumatol Surg Res. 2013;99(suppl 8):S391-S398. doi:10.1016/j.otsr.2013.10.008.

[20] Magnussen RA, De Simone V, Lustig S, Neyret P, Flanigan DC. Treatment of patella alta in patients with episodic patellar dislocation: a systematic review. Knee Surg Sports Traumatol Arthrosc. 2014;22(10):2545-2550. doi:10.1007/s00167-013-2445-8.

[21] Neyret P, Robinson AH, Le Coultre B, Lapra C, Chambat P. Patellar tendon length—the factor in patellar instability? Knee. 2002;9(1):3-6.

[22] Mayer C, Magnussen RA, Servien E, et al. Patellar tendon tenodesis in association with tibial tubercle distalization for the treatment of episodic patellar dislocation with patella alta. Am J Sports Med. 2012;40(2):346-351. doi:10.1177/0363546511427117.

[23] Feller JA. Distal realignment (tibial tuberosity transfer). Sports Med Arthrosc Rev. 2012;20(3):152-161. doi:10.1097/JSA.0b013e318262e8e7.

[24] Servien E, Archbold P. Shortening the patellar tendon. In: Neyret P, Demey G, eds. Surgery of the Knee. London, England: Springer; 2014:333-336.

第七部分

力线矫正技术

Robert A. Teitge

第三十二章

为什么要对髌骨不稳定患者行截骨术?

Robert A. Teitge

概述

- 所有髌骨不稳、脱位或半脱位的病例以及大多数髌股关节病变都是由于对髌骨施加过大的力量所致。这种力量主要是由股四头肌产生的。
- 身体的重量、构成杠杆的股骨和胫骨、胫骨长度以及膝关节的屈曲程度决定了通过屈膝来控制身体质量所需的股四头肌力量的大小。Brattström 于 1964 年将其称为股四头肌的合力。这个合力的方向很大程度上受到下肢对线情况的影响。因为股四头肌附着在髌骨上，所以股四头肌合力方向的任何变化直接影响髌骨 - 滑车关节中力的分布。
- 股骨或胫骨的结构与正常情况不同，会导致膝关节失去它在空间中的正常的最佳位置。这会改变股四头肌合力的方向以及通过膝关节传递体重的方向。
- 骨骼的冠状面（正面）平面或横向（水平）平面均可出现异常。由于股四头肌的合力几乎是所有髌股关节病变的原因，所以当存在异常的下肢对线时，通过截骨改变合力方向可能是至关重要的。截骨术改变了股四头肌的合力方向，是治疗髌骨不稳定的有力工具。

冠状面截骨术

- 当从冠状面观察下肢时，胫骨和股骨干之间的胫股角正常值为 5.8° ~6°。由于股骨头位于股骨近端的内侧，从股骨头中心到踝关节中心的直线正好经过胫骨棘的内侧（图 32.1）。
- 这条现在被称为机械轴的直线，由 Jan Mikulicz-Radecki 于 1879 年提出。
- 这条直线近似于经过膝关节的重量传递线。因为脚通常比髋关节更靠近中线，因此该机械轴向中间倾斜约 3°。关节线是水平的，因此在肢体内侧倾斜 3° 的情况下，胫骨内侧近端关节面与下肢机械轴之间的夹角为 87°，股骨内侧远端关节面与股骨机械轴之间的夹角为 93°。这些角度可以用于确定冠状面内的成角畸形是位于股骨还是胫骨。
- 以上情况须通过负重位下肢全长片和屈曲位膝关节的冠状位 X 线片来确定。
- 胫骨干轴线与胫骨平台顶部之间的 87° 角被称为胫骨近端内侧角。

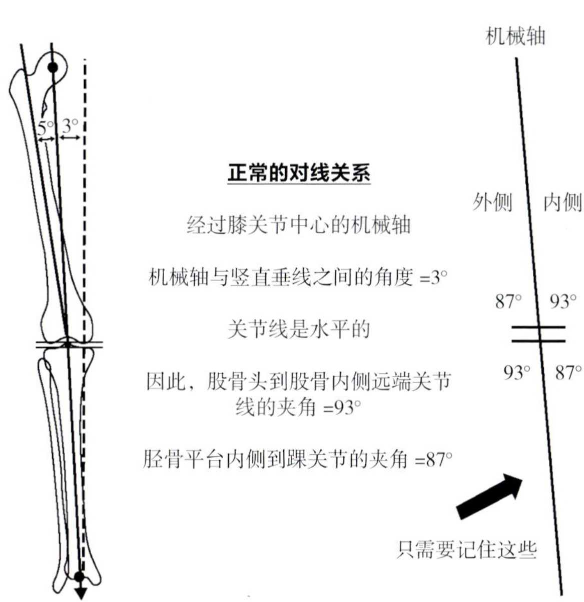

图 32.1 下肢的机械轴向内侧倾斜 3°。股骨干从机械轴向外侧倾斜 6°。如果关节线是水平的，将导致胫骨近端内翻倾斜 3°

- 股骨机械轴（从股骨头到膝关节中部）与股骨髁远端之间的 93° 角，被称为股骨远端内侧机械角，而股骨远端外侧的互补角，即股骨远端外侧机械角，等于 87°。
- 胫骨近端内侧角小于 87° 表示胫骨内翻。股骨远端内侧角小于 93° 表示股骨内翻。
- Paul MaQuet 解释了体重经过膝关节的合力（*R*）是远离膝关节内侧的负重（*P*）与穿过膝关节的总肌力（*L*）之和。也就是说，*R*=*P*+*L*。需要一个更大的外侧合力向量（外侧肌肉质量）来平衡合力（*R*）在膝关节中心附近的分力（图 32.2）。
- 体重的合力方向十分接近机械轴。如果机械轴比正常情况更偏向内侧，则下肢存在内翻畸形，将会有较大比例的体重合力通过内侧传递。如果机械轴比正常情况更偏向外侧，那么下肢存在外翻畸形，将会有更高比例的体重合力通过外侧传递。
- 由于股骨或胫骨的角度发生改变，膝关节或多或少会发生内翻或外翻。膝关节的外翻角越大，髌骨外侧位移力就会越大，膝关节内翻角越大，侧移力量则会越小。外侧位移力量是导致髌骨外侧脱位的主要原因。在治疗髌骨外侧脱位时，减小这个力量可能是足够的也是必要的。
- 1983 年，Fujikawa 研究发现，随着膝关节内翻畸形程度的增加，髌骨明显有由外侧向内侧滑车的移位。
- Madigan 在 1975 年指出，6/7 的膝外翻病例在髌骨脱位修复手术失败，而在他所有髌骨近端对线纠正失败的手术中膝外翻占 75%。
- 得克萨斯州苏格兰礼仪医院的 David Podeszwa 和他的同事对 10 例患有膝外翻和复发性髌骨脱位的青少年分别进行了 10 次内翻截骨手术（平均每例患者发生脱位 6.8 次）。10 例患者中有 8 例存在明显的滑车发育不良。10 例患者的髌股关节均未进行手术。术后有 8 例患者没有出现复发性不稳定，1 例患者发生髌骨半脱位，1 例因为再脱位而进行髌骨稳定手术。这是一项非常出色的研究，因为该研究只针对外翻畸形进行处理，避免了另外实施髌股关节稳定手术而产生的其他混杂因素的干扰。因此，它强调了下肢对线关系对髌骨平衡的重要性。
- 许多治疗髌骨不稳定的手术会涉及多个伴随手术步骤，既往有许多文献对此进行审查，但无法确定哪种手术是最有效的手术方式。如果某种情况是受到多个变量的共同作用，当其中每个变量的相对重要性未知时，那么将很难做决策。
- 观察性研究表明，下肢的中立位对线关系对髌骨保持平衡非常重要。由于在临床实际中无法确定股四头肌合力的大小和方向，只能推测外翻畸形对髌骨不稳定的具体影响。要证明下肢对线对髌骨保持平衡的重要性，还需进一步的研究，后续的研究可以将股四头肌的受力分析与下肢的几何结构联系起来。

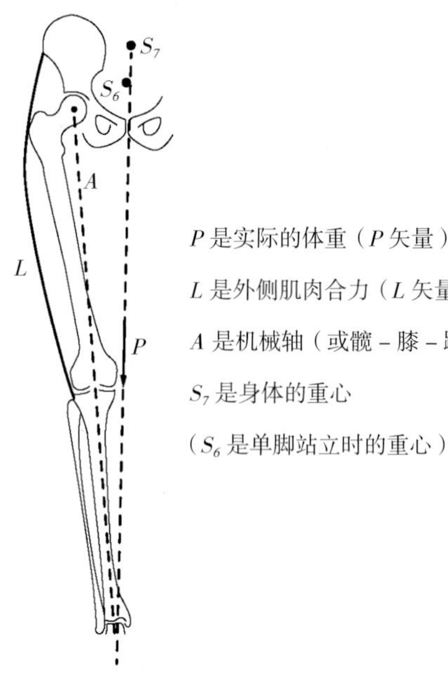

图 32.2 MaQuet 将穿过膝关节的合力描述为体重和穿过胫股关节的总肌力之和。正常情况下，这个合力的方向与下肢的机械轴完全对齐

额状面截骨术

- 下肢的内翻畸形可能与内侧髌骨脱位有关，外翻畸形常与髌骨外侧不稳定有关。
- 股骨或胫骨都可以发生外翻。
- 通过站立位下肢全长片判断下肢对线情况来确定畸形的部位，然后在此处实施截骨术。截骨术应该在畸形最严重的部位进行。在某些情况下，可能需要同时矫正胫骨和股骨。
- 截骨矫正可采用三角楔形、半楔形或新月形切口。最常见的是楔形截骨术。
- 对于外翻畸形，可以在外侧使用开口楔，也可以在内侧采用闭合楔。

病例

- 当多个因素共同造成了髌股关节乏力的复杂临床情况时，通常很难对这些因素的相对重要性进行排序。类似股骨的几何学结构、胫骨的几何学结构、内侧韧带的结构、外侧韧带的结构、髌骨的高度、髌骨的几何学结构、滑车的几何学结构、胫股的旋转和距下关节的方向都能被称为“危险”因素。如果从来没思考过每一个因素的重要性，我们就很难知道应该处理哪些因素以及处理多少个因素。以下是一个我们在临床治疗过程中可能会经常遇到的典型例子（图 32.3~ 图 32.7）。
- 该患者左下肢经过手术“治愈”后 9 个月再次返院，要求对右下肢施行同样的手术。于是我们为他在右下肢实施了同样的手术。
- 2016 年，即截骨手术后 14 年，该患者在没有进行其他手术的情况下，再次回院检查，他主诉自己已经运动不受限，并且没有疼痛、肿胀、退行性病变、骨质疏松或虚弱。
- 严重滑车发育不良和高位髌骨提示冠状面的下肢对线关系矫正是重要的基础手术。
- 2002 年的术前计划（图 32.7）给出了部分原始的机械轴（红色）、预期机械轴（橙色）以及外侧开放楔形截骨术所需的矫正角度（浅蓝色），矫正角度的顶点位于内侧干骺端。图片还展示了一个 95° 的刀片板，通过精确的矫正角度从股骨皮质外侧斜向插入，引导钢板插入预期的中、远侧，因此当达到所需的矫正角时，钢板将与股骨外侧皮

> 2002 年 4 月，18 岁的高中生
>
> 主诉：12 岁后双膝关节疼痛以及不适。
>
> 现病史：无外伤，膝关节不能侧向移动。存在骨头滑动。打篮球时无法运球。关节内空虚，但是关节存在滑动，伴有僵硬、肿胀、不稳。上下楼梯和爬山时，膝关节疼痛难忍。现在体育活动仅限于高尔夫球。
>
> 体格检查：身高 1.77 m，体重 72.6 kg。膝外翻，下蹲无不适，膝关节活动范围 7° ~135°。膝关节积液，左膝伸展时可听到摩擦音。J 形征 4+。恐惧试验阴性。临床表现出高位髌骨以及左大腿萎缩。没有内翻 – 外翻或前后方向上过度松弛。俯卧位检查，髋关节内旋 70°，外旋 60°，足 – 大腿角为 –10°，跟腱紧张。

图 32.3　一名膝关节疼痛和功能受限的 18 岁男性患者的病例报告

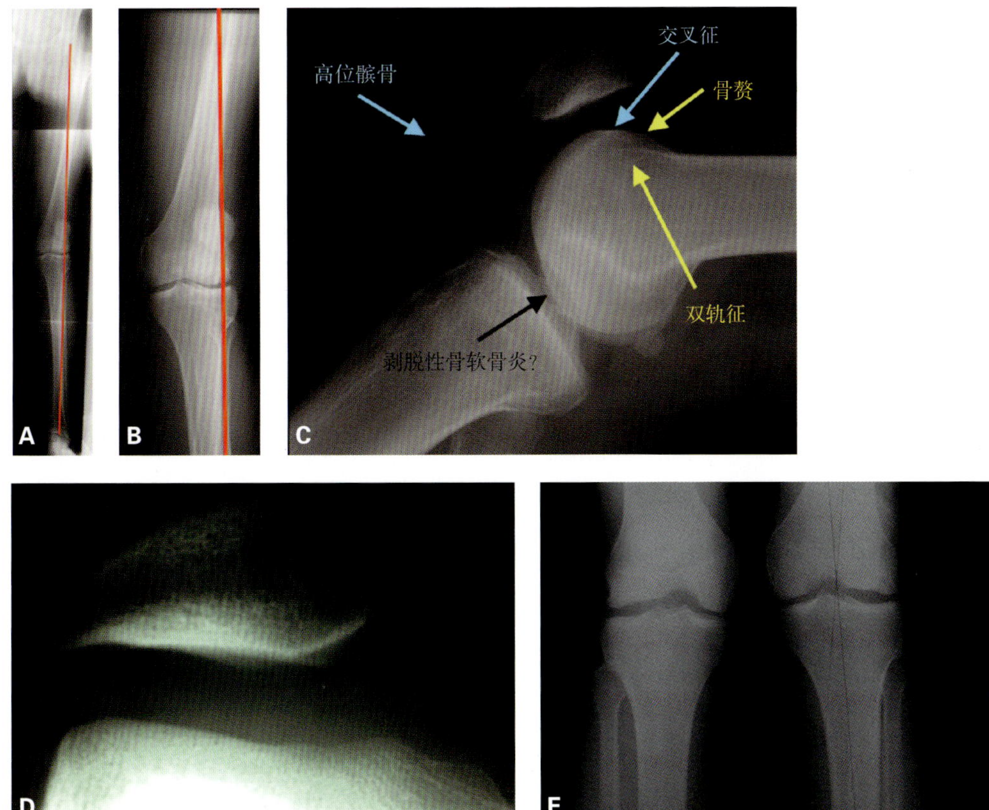

图 32.4　A~E. X 线片显示下肢存在外翻畸形，膝关节存在多处异常

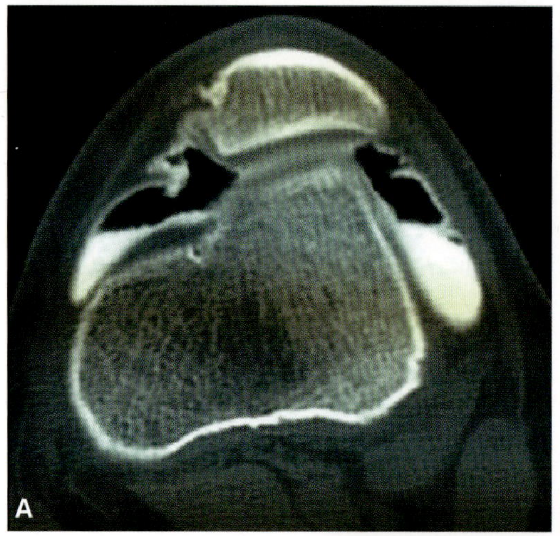

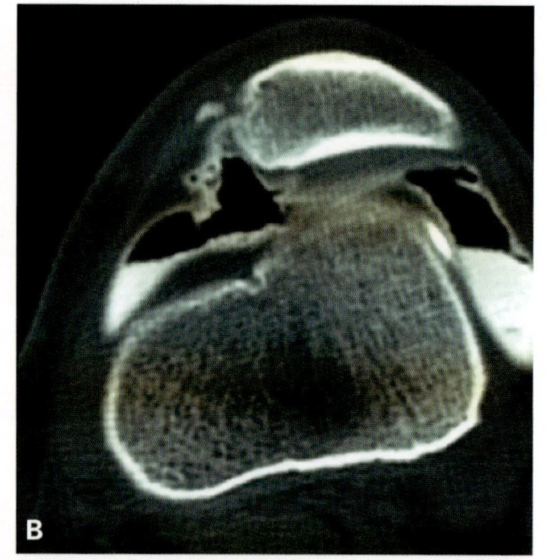

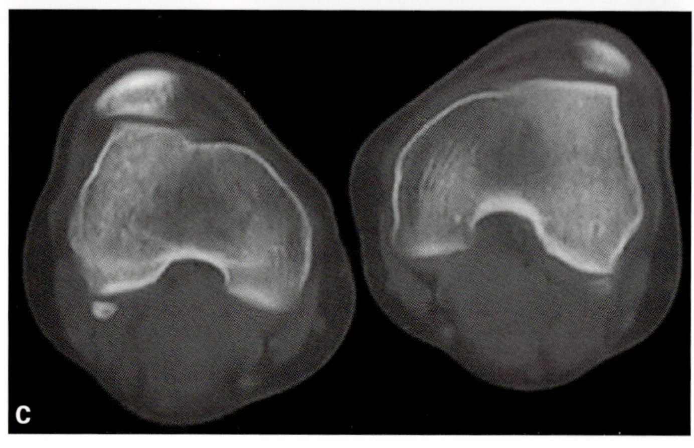

图 32.5 A~C. 计算机断层扫描（CT）和 CT 双对比关节造影显示，股骨远端存在髌骨外侧移位，悬崖形滑车发育不良，滑车接触面积过小，滑车外侧倾斜度减小，髌骨外侧小关节面的关节软骨相对完整

诊断：
（1）膝外翻。
（2）高位髌骨。
（3）滑车发育不良。
（4）OCD 股骨外侧髁。
（5）髌骨外侧半脱位。

> 8 个选择：不干涉或者。
（1）股骨内翻截骨：医用闭合或外侧开口楔。
（2）胫骨内翻截骨：医用闭合或外侧开口楔。
（3）胫骨远端结节不稳。
（4）滑车成形术。
（5）MPFL 重建。
（6）同种异体骨软骨移植、OATS、微骨折、ACI。
（7）旋转截骨。

该怎么选择？？？

图 32.6 5 种不同的解剖学诊断，以及多种手术治疗方案

质齐平。

- 没有人知道如果选择其他治疗方案，结果会如何。正常的肢体对线可能提供了最佳的生物力学环境，以最小化异常的关节负荷。建议在评估髌骨不稳定和膝关节前部疼痛时，应仔细评估下肢的对线情况。

横断面截骨术

- 当从横断面观察肢体时，股骨的正常前倾角度为 13°，胫骨的正常外扭转角度为 21°（图 32.8）。
- 长骨的扭转（或翻转）表示近端轴线和远端轴线之间的扭转程度。对股骨或胫骨中这些轴线的选择从来没有一个标准，这导致无法获得文献去比较关于测量方法的研究。胫骨和股骨的扭转均有较大范围的正常值。
- 下肢扭转常用的测量技术需要获得股骨头平面、股骨颈以及股骨髁远端交界处的股骨干平面这两个平面的计算机断层扫描或磁共振成像的轴向图像。
- 可以通过将两个近端断层重叠获得近端的轴线，然后在股骨颈与股骨干交点的断层上，从股骨头的中心到股骨干的中心画一条线。
- 沿股骨后髁的直线最接近于远端轴。

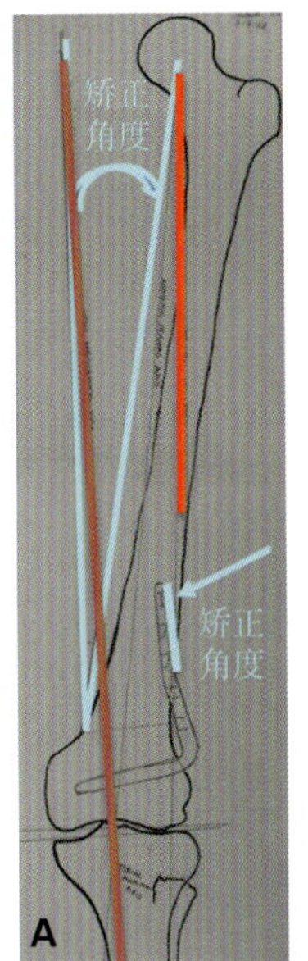

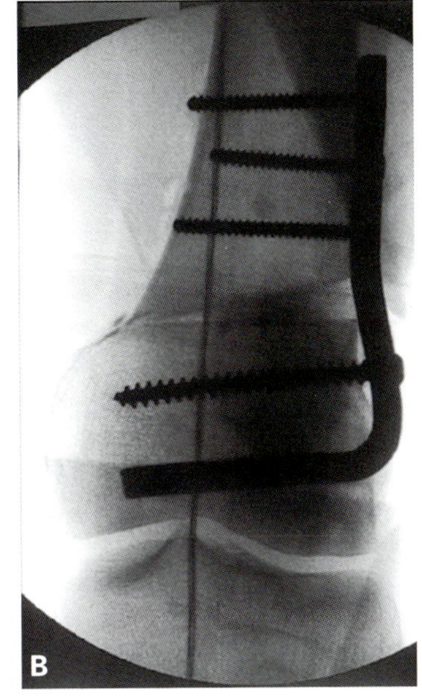

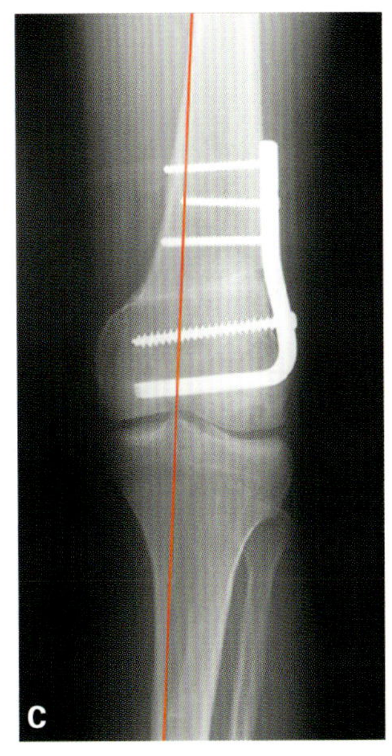

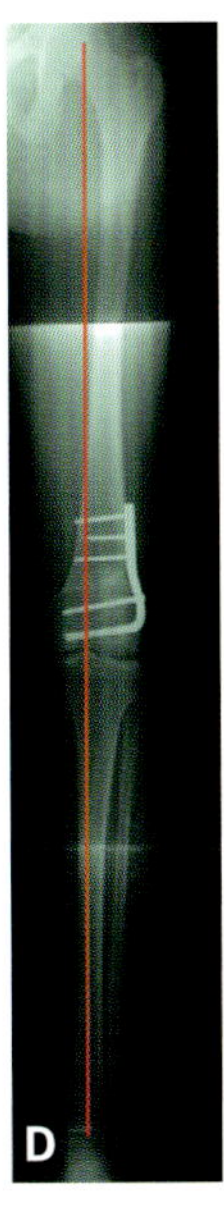

图 32.7 A~D. 术前计划及术中矢状位影像，以及 1 年后的下肢对线情况

- 能通过胫骨平台和踝关节的断层画出胫骨近端和胫骨远端的横轴线。这种构造的细节问题超出了本书讨论的主题范围。

下肢的扭转改变了股四头肌的方向

- 1964 年，Brattström 将 Q 角定义为“股四头肌合力方向 + 髌骨 + 髌韧带”形成的 175°的外翻角的补角。
- Q 角的近侧边是股四头肌的合力方向。在胫骨末端外旋表现为“拧紧”之前，伸展的 Q 角被 Brattström 列为 5°，但是会随着膝关节屈曲而减小。
- 股四头肌的外翻角正常，并且具有重要的力学功能。由于存在伸膝装置的外翻角，外侧的股四头肌对滑车的作用力更大，从而有更大的接触面积来保证正常的关节压力。
- Brattström 解释说，如果股骨远端内旋（如股骨前倾增加），代表股四头肌合力矢量的 Q 角将向外侧增加；如果股骨远端外旋，外侧的向量将减少（如股骨前倾减小）（图 32.9）。
- 通过横断面观察下肢，可以理解膝关节偏向内侧将如何增加股四头肌的横向位移矢量。当髋关节处于正常位置时，由于股骨前倾增加或由于足前倾时胫骨外扭转增加，可能会发生膝关节偏向内侧（图 32.10）。
- 当股骨远端发生内旋或“倾斜”时，股四头肌的外翻角将增加，从而增加髌骨外侧面的压力以及内侧髌韧带和内侧副韧带的张力（和紧张度）。股骨的进一步内旋使滑车从髌骨下方滑出，增加了股四头肌力的分布不均。正是由于这个原因，股骨前倾被列为髌骨外侧不稳定相关的“危险因素”之一。

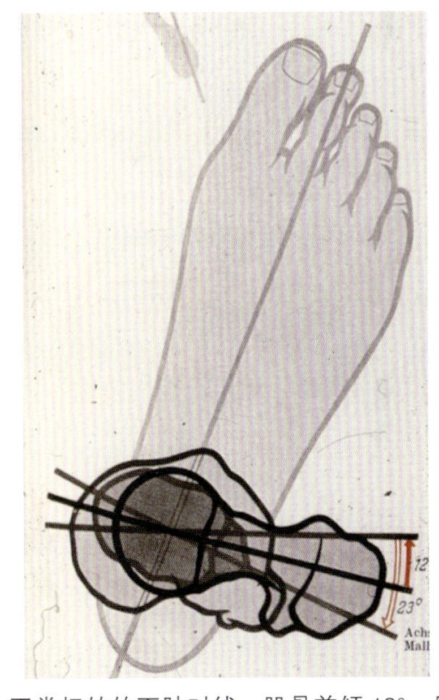

图 32.8 正常扭转的下肢对线，股骨前倾 13°，胫骨向外扭转 21° ~27°

- 股骨在髋部内旋或胫骨在膝关节外旋都会增加髌骨的侧向位移力并增加髌骨内侧韧带的压力。股骨前倾增加或胫骨外扭转增加会使膝关节偏向内

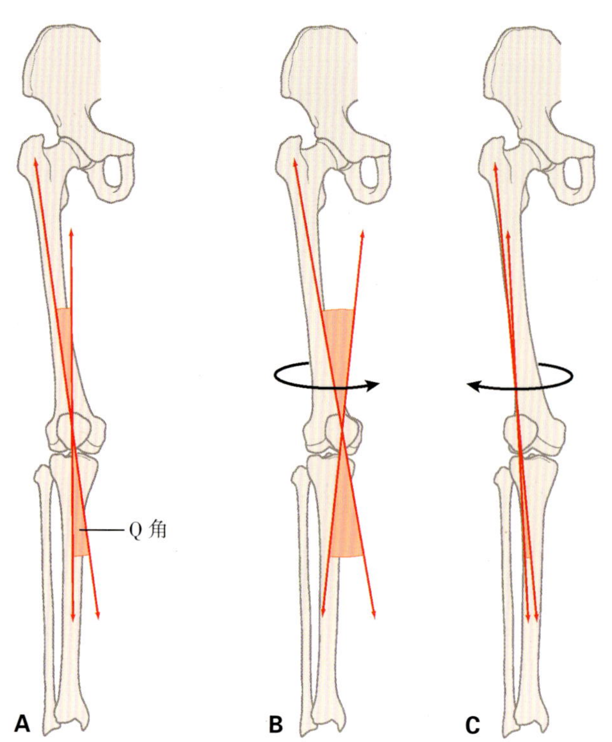

图 32.9 A. 正常 Q 角或四头肌矢量。B. Q 角随股骨前倾或股骨远端的向内扭曲增加而增加。C. Q 角随股骨后倾或股骨远端向外扭转而减小

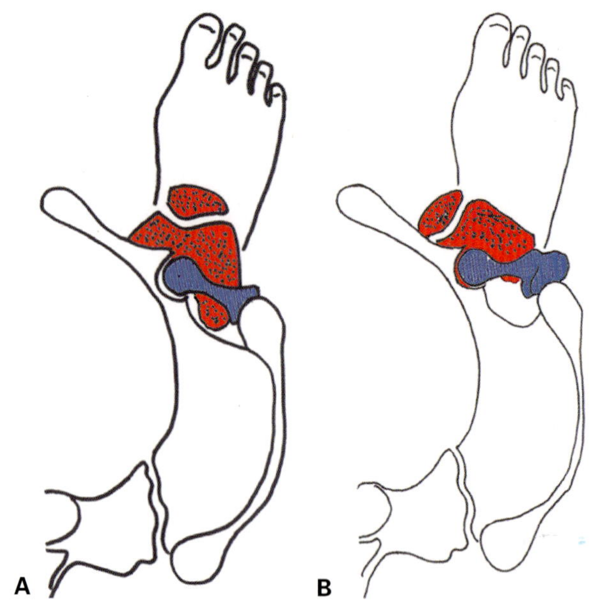

图 32.10 A、B. 正常扭转时，膝关节在行走时朝前。随着胫骨向外扭转增加、股骨前倾增加或两者均发生，膝关节朝向内侧，而足、骨盆和身体向前移动

侧的可能性更大（图 32.11）。

胫骨向外侧的扭转如何引起膝关节偏向内侧

- 当胫骨向外扭转增加并且膝关节朝前时，足部将指向外侧。但是如果足部指向前方，此时与之相连的胫骨会向外扭转过度，因为胫骨通过韧带连接到股骨，所以膝关节将会偏向内侧。
- 当膝关节更加指向内侧时，髌骨下方的滑车会更加内旋暴露在髌骨面之外，从而造成潜在的不稳定性。膝关节偏向内侧越多，股四头肌的侧向拉力会越大，侧面压力也会越大，内侧支持韧带和内侧髌韧带的张力也会越大。

加强髋部外旋的作用

- 膝关节偏向内侧（倾斜）或股骨前倾的常见治疗建议是加强髋部外旋的作用。尽管这种方法合乎逻辑并且有时是有效的，但是它还是会经常失败，因为当膝关节朝向前方时，股骨将会过度前倾，

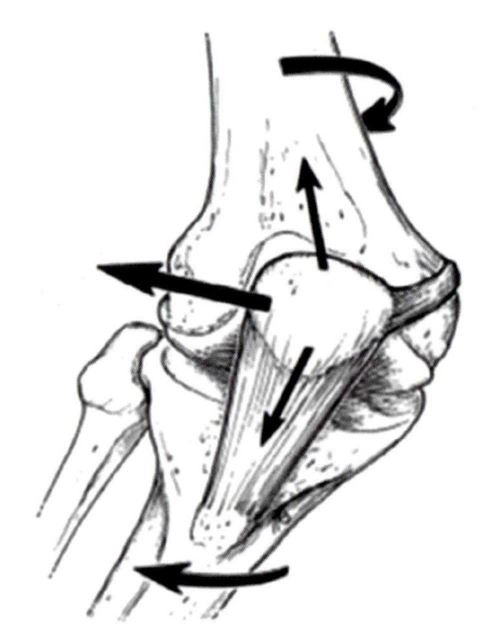

图 32.11 任何原因导致的膝关节相对于体重指向内侧引起髌骨侧向位移增加伴随内侧支持带、髌股关节和髌韧带的应力增加，以及髌骨外侧面负荷增加

股骨大转子会向内侧移动，从而缩短了髋关节旋转器的有效杠杆臂。有效杠杆臂的减少程度通常超过肌肉的收缩潜力（图 32.12）。

- 膝关节外翻、股骨前倾增加以及胫骨向外扭转的增加，都会增加股四头肌合力的横向矢量。

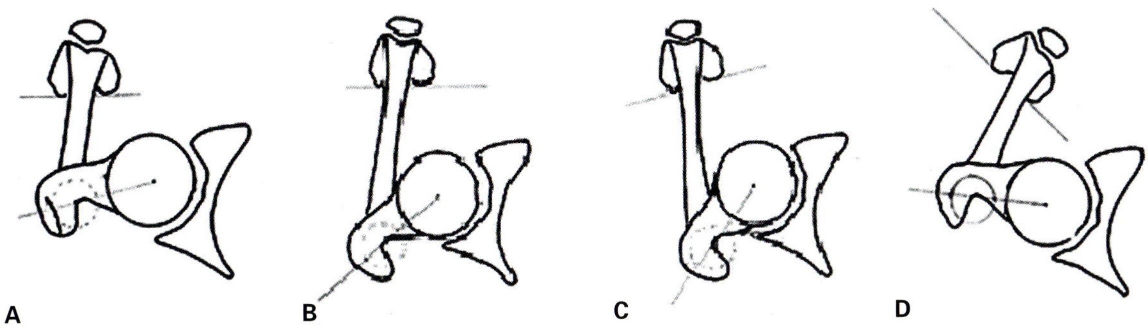

图 32.12　A. 膝关节向前，股骨前屈正常。B. 当膝关节朝向前方并且股骨前倾 40°时，髋部外侧的旋转器将会缩短并超过其最有效的拉伸长度位置。C. 股骨前倾 40°，髋关节处于最大外旋。股骨颈撞击限制了膝关节朝向外侧的能力。体格检查显示髋关节外旋受限。D. 股骨颈处于类似于（A）的中间位置，当股骨前倾 40°，与（A）中膝关节朝向前方相比，此时膝关节将朝向内侧 25°

- 由于股四头肌的收缩张力是髌股关节所有力的来源，因此减少下肢对线异常引起的变形力显得十分重要。通过截骨术获得正常的下肢结构可以最好地减小这种力。
- 我们可以通过旋转肢体的能力来调整股四头肌合力的横向矢量。这种调整可能是无意识的。
- 目前缺乏对患者正常活动期间调整膝关节方向的测量结果，以及缺乏关于通过改变旋转或改变骨骼扭转来改变肌肉力量的方法，因此目前不可能给出能考虑的截骨术的边界值。
- 目前无法测量股骨或胫骨扭转程度对髌骨不稳定的影响。
- 观察性研究表明，通过股骨和（或）胫骨截骨术来改变股四头肌的合力方向可能比改变股四头作用的结构更为重要。

旋转截骨术的原则

- 股骨或胫骨的旋转截骨术可以在测量扭转畸形的参考线之间的任何位置进行。
- 截骨术可以与任何能够保持矫正位置并加快愈合的装置合用。
- 可以通过手术进行矫正，也可以使用类似圆形框架的骨移植装置缓慢地进行矫正。
- 目标始终如一：准确矫正所有畸形，实现骨快速愈合，最小的软组织损伤，早期全范围内的运动和肌肉激活。鼓励术后早期进行屈曲活动，对运动范围没有限制（图 32.13）。
- 股骨近端旋转截骨术的优点是避免了髌骨附近股四头肌合力方向的突然改变以，而且截骨的横断面是圆形，因此可以使得截骨平面完全接触。
- 髋部的变形力很大，因此使用一种起到张力带作用的植入物可对截骨术表面施加高压力负荷，从而增强稳定性以及有助于一期愈合。
- 股骨干截骨很简单，但是用钉子固定后控制旋转的能力很差，截骨部位通常有很多微动，常常导致延迟愈合。髓内钉（IM）与发生致命的脂肪栓塞有关。由于正常股骨存在前弓，截骨碎片在骨柄内的旋转形成了一个 S 形的骨道，弯曲的钉子通常无法插进去。这些并发症在选择性截骨术治疗先天性扭转畸形时比在骨折畸形愈合时更常见。
- 股骨远端截骨必须在滑车上方进行，以避免直接干扰髌骨。股骨在该平面通常呈矩形，并且该平面的旋转会减小接触面积，增加了潜在的不稳定性。我们希望截骨的碎片直接绕股骨纵轴旋转，但是优于软组织铰链的存在，截骨碎片有可能围绕手术部位相对的完整软组织铰链旋转，这可能会造成更加不稳定的结构。
- 胫骨的旋转截骨术可以在任何平面进行。但是，作者一般建议在胫骨结节水平以下进行截骨。胫骨外扭转畸形很少发生在胫骨结节处，因此胫骨结节通常偏向于外侧。胫骨结节偏向内侧的变形可能增加膝关节的外旋畸形。通过矫正结节下方的扭转能够矫正畸形，但这将造成膝关节向内偏。
- 在足踝部肌腱区域的远端或极端实施旋转截骨术通常可以避免对肌肉造成损伤。必要的腓骨截骨术通常会有偏差，其可能会延缓愈合或可能造成明显的骨突出，特别是在踝部上方区域。这里我们已经观察到了一些滑膜融合。
- 胫骨近端旋转截骨术与腓骨截骨术位潜在的愈合和稳定提供了更大的表面积，但表面的稳定性可能受到胫骨近端略呈三角形的轴向截骨的限制，

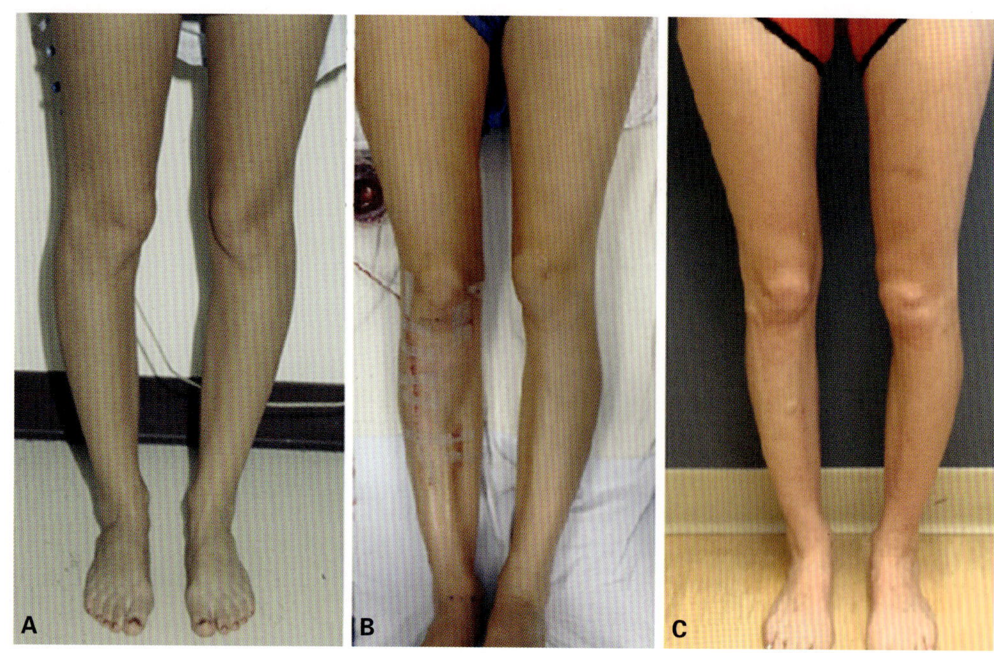

图 32.13 A. 典型的严重对线不齐。B. 手术室内，纠正严重畸形，股骨转子间外旋截骨及右下肢胫骨结节下内旋截骨术后。C. 右股骨外旋 + 胫骨内旋截骨术后 1 年

在皮肤下形成突出的边缘。因为腓骨神经通常与腓骨骨干紧密相连，所以总是存在前筋膜室肌肉损伤或腓骨神经牵拉性麻痹的风险。

- 所有的旋转截骨术都需要松解周围软组织，以确保不受限制地矫正。但是这会增加不稳定性，因此在进行横向平面上的矫正时，必须防止在冠状面或矢状面上可能发生畸形。
- 在不引起继发性畸形的情况下，很难利用现有的钢板获取轴向压缩。IM 钉的稳定性比刚度差，并且常常愈合较慢。

结论

- 股骨或胫骨在冠状面或横断面上的对线异常会改变股四头肌合力的方向，同时会改变作用在髌股关节的力。髌股不稳定是由股四头肌合力和位移力造成的。截骨术矫正外翻畸形，或股骨胫骨的扭转畸形，均可使股四头肌重新排列，这通常是治疗髌骨不稳定的关键原则。

参考文献

[1] Brattström. Shape of the intercondylar groove normally and in recurrent dislocation of patella. A clinical and X-ray anatomical investigation. Acta Orthop Scan Suppl. 1964;68:1-148.

[2] Moreland JR, Bassett LW, Hanker GJ. Radiographic analysis of the aXial alignment of the lower eXtremity. J Bone Joint Surgery. 1987;69A:745-749.

[3] MaQuet PGJ. Biomechanics of the Knee with Application to the Pathogenesis and the Surgical Treatment of Osteoarthritis. Berlin, Germany: Springer Verlag; 1984.

[4] Fujikawa K, Seedhom BB, Wright V, Biomechanics of the patello-femoral joint. Part II: a study of the effect of simulated femoro-tibial varus deformity on the congruity of the patello-femoral compartment and movement of the patella. Eng Med. 1983;12:13-21.

[5] Madigan R, Wissinger HA, Donaldson WF. Preliminary eXperience with a method of Quadricepsplasty in recurrent subluXation of the patella. J Bone Joint Surgery Am. 1975;57:600-607.

[6] Wilson PL, Black SR, Ellis HB, Podeszwa DA. Distal femoral valgus and recurrent traumatic patellar instability: is an isolated varus producing distal femoral osteotomy a treatment option? J Pediatr Orthop. 2018;38:e162-e167.

[7] Teitge RA. Osteotomy in the treatment of patellofemoral instability. Tech Knee Surg. 2006;5:2-18.

[8] Teitge RA. Treatment of complications of patellofemoral joint surgery. Oper Tech Sports Med. 1994;2:317-334.

第三十三章

冠状面截骨术治疗膝外翻畸形

Robert A. Teitge, Steffen Schröter

股骨远端截骨术

概述

- 膝外翻是指在进行膝关节测量出现的下肢力线外翻对线不良。
- 膝外翻时，机械轴通过膝关节外侧到达正常的位置，这使得股四头肌向量的外侧部分增加，从而造成髌骨受力不平衡。
- 若正常的胫股关节间隙存在且膝关节韧带正常时，外翻是由胫骨或股骨或两者的畸形引起。
- Eberbach 等回顾了 384 例非关节内膝外翻的下肢全长站立位 X 线片，发现 55.2% 的畸形位于胫骨，19.5% 位于股骨，25.2% 为两者皆有。这推翻了之前认为外翻肢体应通过股骨截骨术矫正的观点。对于每个病例都应当独立评估，以准确定位畸形部位。
- 股骨远端截骨术治疗髌骨不稳定最常用方法是减少股四头肌的外翻力量，这是由胫股外翻角增加引起的。通常采用股骨远端内翻截骨术来矫正股骨外翻畸形，以治疗髌股关节受力不平衡。

闭合楔形截骨术与开放楔形截骨术比较

- 外侧开放楔形截骨术（OWO）或内侧闭合楔形截骨术（CWO）通常是首选的治疗方法，因其易于实施。
- 术式的选择是基于愈合时间、稳定性、肢体长度变化和手术暴露的容易程度。
- 开放楔形截骨术之所以受到推荐，是因为在手术时可以通过将侧方截骨术切口延长到所需的矫正位置，使得术中更容易地调整截骨，而闭合楔形截骨术则需要角度精确的楔形截骨。
- 提倡闭合楔形截骨术者则认为其可以改善稳定性，且愈合时间更快。
- 使用 CWO 时，如果楔形骨闭合时矫正效果低于预期，那么当截骨表面被压缩时，技术上很难移除非常少量的额外骨量以获得适当的矫正。
- 如果 CWO 矫正超过预期，则很难进行植骨并获得与去除精确楔块时一样稳定的固定。
- CWO 可能缩短肢体，OWO 可能延长肢体。
- 应用 OWO，通常所需的愈合时间更长，术后膝关节更不稳定，矫正时丢失骨可能略大。

截骨术的位置和方向

- 截骨位置越远，愈合的表面积越大，松质骨的血管分布越好。
- 截骨可以是横向的，也被称为“垂直的”，因为它垂直于肢体机械轴，也可以倾斜于机械轴。
- 它可以在单个平面中进行，也可以在多个平面中组合。
- 截骨位置由外科医生决定。
- 截骨的方向也是由外科医生决定。
- 一般情况下，截骨应选择在畸形部位附近。因为髌股关节疾病通常与股骨外侧髁发育不良伴滑车发育不良相关，股骨外翻并不罕见。
- 股骨远端截骨术必须避免损伤滑车关节软骨，并应保护髌上囊不受损伤。这可以通过在截骨水平上抬高髌上脂肪垫和髌上囊以闭合关节来实现。
- 对于 CWO，实施截骨术的对侧肢体长度一般都是相同的，因此皮质骨会有圆周接触，从而提高稳定性。由于远端干骺端的突出，截骨术必须在冠状面上倾斜，以使近端和远端的截骨长度相同。

术前准备

第一步

- 截骨计划的第一步，是在下肢全长站立位 X 线片上确定一个新的机械轴（图 33.1 D）。
- 当确定畸形位于股骨时，新的机械轴从距骨中心开始，向近端延伸至膝关节中心。
- 新的机械轴穿过膝关节的具体位置取决于外科医生。当没有继发于关节软骨单室退变的胫股关节狭窄时，目标是重建正常的胫股关节对线关系。正常的肢体对线是 1° ~2° 的内翻，使得机械轴通过膝关节中心的内侧，但不会位于胫骨棘的顶端。

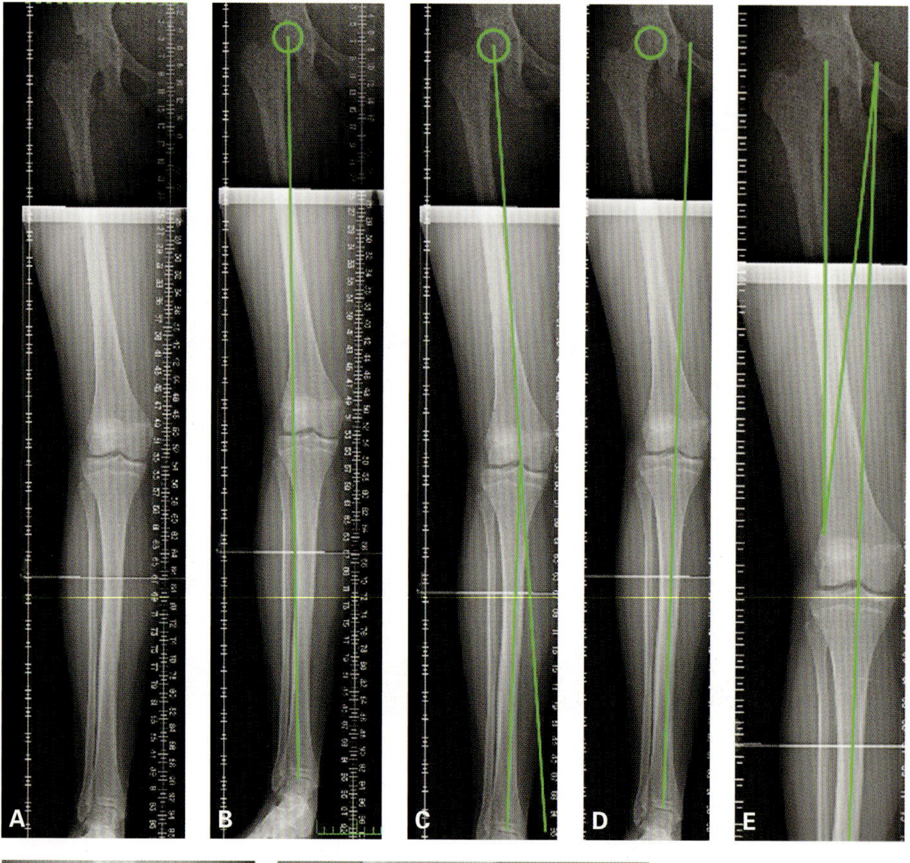

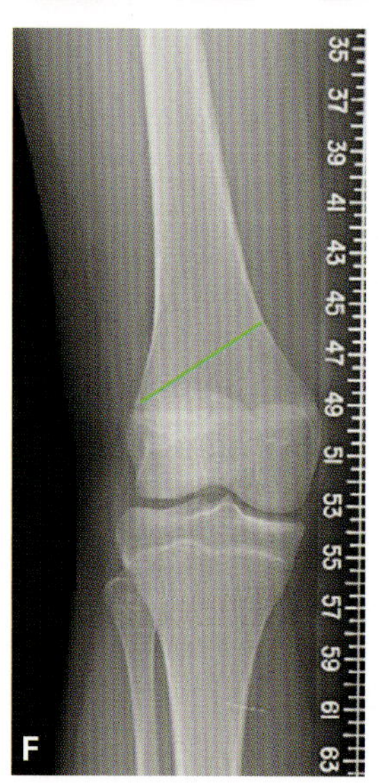

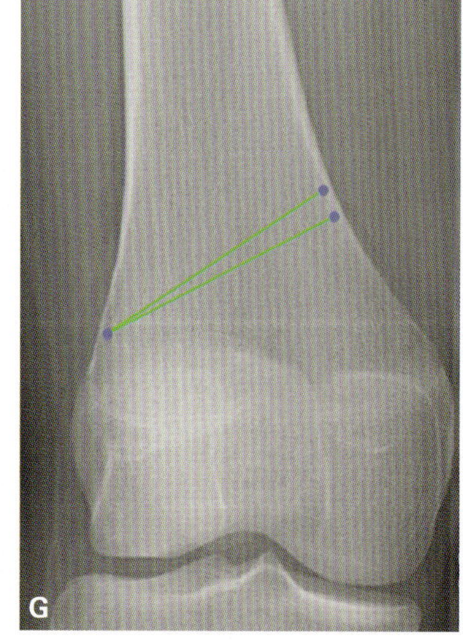

图 33.1 A~E. 一名 18 岁的大学生运动员，表现为前膝疼痛。A. 全下肢站立位。B. 机械轴穿过外侧间室。C. 肢体畸形角度 =6°。D. 从距骨中心通过膝关节中心近端的预期的新机械轴。E. 修正角。选择股骨远端截骨术的顶点位置。测量矫正角，即从股骨头中心到截骨端到新机械轴的角度。本病例矫正角度 =6°，同肢体畸形角度。但这些通常是不同的。F. 外科医生对截骨位置的选择。G. 矫正角，在全下肢站立位 X 线片绘制，是将股骨头移到新的机械轴上所需要的角度。截骨越水平，远端截骨越长；截骨越垂直，近端截骨越长。因此，倾斜角度被调整，直到两切口长度相等，甚至内侧皮质骨接触

第二步

- 当选择好截骨的位置，并决定开放或闭合楔形截骨时，将楔形截骨块的顶点放置在平面上。楔形的顶点将位于外侧 OWO 的内侧和内侧 CWO 的外侧。
- 顶点位置可以是截骨的任意位置，但通常只在滑车关节面的附近（图 33.1 F）。
- 为了确定楔块的大小、开放或闭合，从股骨头中心到 X 线片上代表楔形顶点的点画一条线。从顶点的近端绘制第二条线，以与新的预期机械轴相交。第二条线的长度必须与从股骨头到顶点的第一条线的长度完全相同。当第二条线与所需的机械轴相交时，这两条线所对应的角度就是预期的矫正角度（图 33.1 E）。

第三步

- 对于 CWO，顶点在股骨的外侧。位置越远越有优势，就像前面提到的一样。
- 下一步计划是调整闭合楔块的倾斜角，使两个切面的长度完全相同。在平面上放置一个等腰三角形，其顶点表示矫正角，并向近端或远端旋转，并向近端或远端旋转，直到两个相对的等长边同时到达股骨内侧皮质。
- 如果计划使用开放楔形截骨术，则倾斜角相对不重要，因为单个切口的两侧长度将与打开横向间隙的长度相同。切口越垂直，损伤髌上囊的可能就越小。OWO 的矫正角度与 CWO 相同，但对于外侧 OWO，楔形角的顶点位于股骨内侧皮质。

生物力学比较

- Brinkman 及其同事进行了生物力学研究，比较了 5 种不同的固定装置和不同的截骨结构。
- 最初的研究比较了 OWO 和 CWO。使用带锁定螺钉的钛板（Tomofix，Synthes）或带垫片的非锁定板（Arthrex）固定两侧 OWO。2/3 的内侧 CWO 用 90° 角叶片板（Sythes）进行固定，用于固定斜行 CWO 和水平（或垂直于肢体机械轴的）CWO。第三个 CWO 用锁定板（Tomofix）固定。
- 带有倾斜的叶片板的内侧 CWO 的斜位固定与刚性固定（加压）提供了最大的抗扭转和轴向负荷能力。
- Brinkman 的第二项研究将单一平面截骨术与“双平面”截骨术进行了比较，后者包括矢状面的前方斜切口和后方横切口，形成更大的愈合表面和一些隐性的稳定性增加，这是由于前垂直关节的形成（图 33.2）。这两种术式使用相同的锁定板（TomoFix）固定。
- 令人惊讶的是，双平面截骨在轴向负荷下比单平面截骨提供了更大的稳定性，但在扭转负荷下比单平面截骨的稳定性要小得多。

股骨上矫正角度的设置

- 已发明了多个导向装置来协助引导 CWO 楔角的切口。
- 作者已经做了大量的尝试，并发现一个包含两根克氏针的简单系统更为可靠。
- 根据术前计划确定所需的矫正角度。
- 这个角度需要转移到股骨上，在股骨上用两条相交的克氏针标记。
- 通过知道要移除的等腰楔块的边长，并通过如下所示的三角函数计算，可以知道从股骨内侧皮质

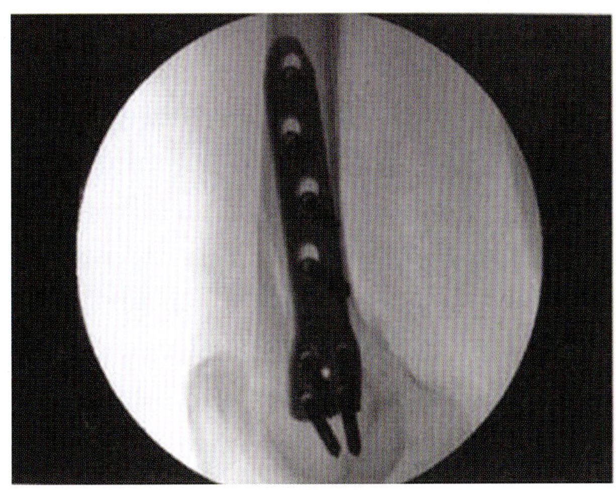

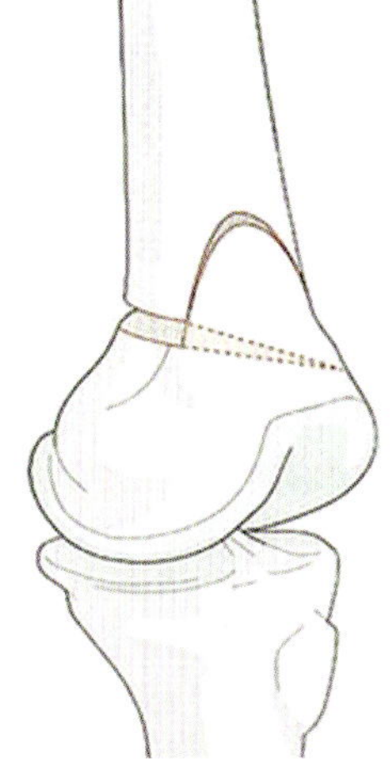

图 33.2　双平面截骨术的 X 线照片和图纸，旨在通过创建一个广泛的截骨表面积来提高稳定性和愈合，其中一个前斜切面位于矢状面，第二个横向后切面位于冠状面

切下的骨的长度。

- 对于直角（图 33.3），对侧长度（o）等于斜边长度（h）乘以 θ 的 sin 函数，即 $o=h\times\sin\theta$。
- 根据术前计划确定所需的矫正角度。可以测量从内侧皮质到预定楔形截骨顶点的距离。图 33.3 表示一半的等腰三角形角 θ，代表一半大小的所需的矫正楔块。使用 sin θ = 对侧 / 斜边，并知道 h（股骨截骨术的距离）和 θ 的角度，就可以计算对侧长度。sin θ 表示所需矫正角度的一半。
- 截骨角度表（表 33.1）用于角度为 5°及以上、股骨宽度为 40~80 mm 的计算。这张表可以挂在手术室的墙上，便于即时参考。

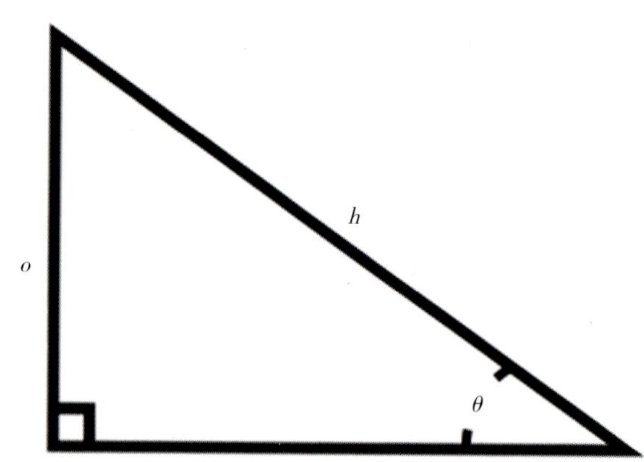

图 33.3 用来计算与期望的矫正角相对的皮质的长度的直角三角形。直角三角形是通过将要移除的楔形块等分创建的

手术入路

- 从内上髁近端下方开始，在大腿内侧中线做一个纵向切口，切口长度约为 8 cm。病程的长短取决于切口的大小和要使用的植入物的大小。
- 辨认股内侧远端筋膜，将其纵向切开。
- 辨认股肌的下缘，将其由远端向近端抬高。它不附着在股骨上，而是附着在肌间隔上。骨膜升降器可以将隔膜分离，使用手指可以将其从股骨干上分离出来。肌肉向前辐射，所以可以观察到股骨的内侧。
- 在这个水平上可以观察到一个恒定的血管束延伸到远端，循此暴露股骨进行截骨术。
- 使用透视机检查，以确保楔形切除的位置与术前计划相符。
- 在骨膜上的切口与截骨切口保持一致的，并将其从要切除的骨块翻起。
- Kristian Kley 完善了内侧 CWO 的小切口，该切口最低程度上暴露股肌，只从远端将锁定钢板（TomoFix）滑入股肌下，然后使用关节镜下的门静脉套管（Arthrex Passport Button Cannulas）穿过皮肤、股内侧肌，用于建立钻孔套管、钻头和螺钉进入钢板的通道。

截骨术闭合楔形的手术技术（图 33.4）

- 在股骨干内侧使用 2.5 mm 的钻头，在股骨外侧髁正上方的计划顶点上钻孔。髁突的阴影通常可以在图像上识别出来。
- 将一根长 15 cm、直径 2.0 mm 的克氏针插入该孔，但不能超出外侧皮质。为了测量骨切割的长度，第二根 15 cm 的克氏针被放置在第一根克氏针旁边，第二根克氏针超出第一根克氏针的长度是穿过股骨到楔形顶点的距离。
- 接下来，通过查阅截骨角度表（表 33.1）了解所需的矫正角度，知道从内侧皮质到计划要移除的楔块顶点的距离，就可以知道从内侧皮质移除的确切骨量。
- 第二个开孔位于第一根克氏针的远端（或近端），并瞄准克氏针的尖端。关键是不要让两根克氏针在外侧皮质外汇合，因为整个股骨段将被切断，造成完全不稳定的截骨术。重要的是，两根克氏针不能在外侧皮质内相接超过 3 mm，否则在试图闭合截骨术时皮质会断裂。
- 截骨术的切口应该足够深入外侧皮质，使其有弹性，但不完整。
- 一开始放置的 2.0 mm 的克氏针可以很容易地从 2.5 mm 孔中取出，并用 2.5 mm 克氏针取代，后者具有足够的摩擦力，通常不会因振动锯的振动松动。
- 带交错齿的薄锯（0.6 mm）比用于全关节置换的厚锯更适用于当前的手术。带有摆动尖端的锯片的优点是不需要大范围的移动就可以到达股骨的远端；然而，锯片越厚，切割的感觉可能越不敏感。
- 外科医生可能更喜欢商业导锯，这些导锯设计不一，通常带有多根克氏针，但如果在进行两次截骨时，根据透视机判断锯片垂直于股骨干，则可能不需要在截骨的每一侧放置两根克氏针。
- 软组织保护器通常插入在股骨切开位置的后面，以保护神经血管结构，但术者通常会将手指向后滑过股骨远端，与截骨部位保持一致，这样可以

表 33.1　截骨角度表，显示已知矫正角和股骨宽度时，楔形去除的大小

角度	克氏针长度																			
楔形	**40**	**41**	**42**	**43**	**44**	**45**	**46**	**47**	**48**	**49**	**50**	**51**	**52**	**53**	**54**	**55**	**56**	**57**	**58**	**59**
5	3.5	3.6	3.7	3.8	3.8	3.9	4.0	4.1	4.2	4.3	4.4	4.4	4.5	4.6	4.7	4.8	4.9	5.0	5.1	5.1
6	4.2	4.3	4.4	4.5	4.6	4.7	4.8	4.9	5.0	5.1	5.2	5.3	5.4	5.5	5.7	5.8	5.9	6.0	6.1	6.2
7	4.9	5.0	5.1	5.3	5.4	5.5	5.6	5.7	5.9	6.0	6.1	6.2	6.3	6.5	6.6	6.7	6.8	7.0	7.1	7.2
8	5.6	5.7	5.9	6.0	6.1	6.3	6.4	6.6	6.7	6.8	7.0	7.1	7.3	7.4	7.5	7.7	7.8	8.0	8.1	8.2
9	6.3	6.4	6.6	6.7	6.9	7.1	7.2	7.4	7.5	7.7	7.8	8.0	8.2	8.3	8.5	8.6	8.8	8.9	9.1	9.3
10	7.0	7.1	7.3	7.5	7.7	7.8	8.0	8.2	8.4	8.5	8.7	8.9	9.1	9.2	9.4	9.6	9.8	9.9	10.1	10.3
11	7.7	7.9	8.1	8.2	8.4	8.6	8.8	9.0	9.2	9.4	9.6	9.8	10.0	10.2	10.4	10.5	10.7	10.9	11.1	11.3
12	8.4	8.5	8.8	9.0	9.2	9.4	9.6	9.8	10.0	10.2	10.5	10.7	10.9	11.1	11.3	11.5	11.7	11.9	12.1	12.3
13	9.1	9.3	9.5	9.7	10.0	10.2	10.4	10.6	10.9	11.1	11.3	11.5	11.8	12.0	12.2	12.5	12.7	12.9	13.1	13.4
14	9.7	10.0	10.2	10.5	10.7	11.0	11.2	11.5	11.7	11.9	12.2	12.4	12.7	12.9	13.2	13.4	13.6	13.9	14.1	14.4
15	10.4	10.7	11.0	11.2	11.5	11.7	12.0	12.3	12.5	12.8	13.1	13.3	13.6	13.8	14.1	14.4	14.6	14.9	15.1	15.4
16	11.1	11.4	11.7	11.0	12.2	12.5	12.8	13.1	13.4	13.8	13.9	14.2	14.5	14.8	15.0	15.3	15.6	15.9	16.1	16.4
17	11.8	12.1	12.4	12.7	13.0	13.3	13.6	13.9	14.2	14.5	14.8	15.1	15.4	15.7	16.0	16.3	16.6	16.8	17.1	17.4
18	12.5	12.8	13.1	13.5	13.8	14.1	14.4	14.7	15.0	15.3	15.6	16.0	16.3	16.6	16.9	17.2	17.5	17.8	18.1	18.5
19	13.2	13.5	13.9	14.2	14.5	14.9	15.2	15.5	15.8	16.2	16.5	18.8	17.2	17.5	17.8	18.2	18.5	18.8	19.1	19.5
20	13.9	14.2	14.6	14.9	15.3	15.6	16.0	16.3	16.7	17.0	17.4	17.1	18.1	18.4	18.8	19.1	19.4	19.8	20.1	20.5
21	14.6	14.9	15.8	15.7	16.0	16.4	16.8	17.1	17.5	17.9	18.2	18.6	19.0	19.3	19.7	20.0	20.4	20.8	21.1	21.5
22	15.3	15.6	16.0	16.4	16.8	17.6	17.6	17.9	18.3	18.7	16.9	19.5	19.8	20.2	20.6	21.0	21.4	21.8	22.1	22.5
23	15.9	16.3	16.7	17.1	17.5	18.3	18.3	18.7	19.1	19.5	19.9	20.3	20.7	21.1	21.5	21.9	22.3	22.7	23.1	23.5
24	16.6	17.0	17.5	17.9	18.3	19.1	19.1	19.5	20.0	20.4	20.8	21.2	21.6	22.0	22.5	22.9	23.3	23.7	24.1	24.5
25	17.3	17.7	18.2	18.6	19.0	19.9	19.9	20.3	20.8	21.1	21.6	22.1	22.5	22.9	23.4	23.8	24.2	24.7	25.1	25.5

续表

角度	克氏针长度																				
楔形	60	61	62	63	64	65	66	67	68	69	70	71	72	73	74	75	76	77	78	79	80
5	5.2	5.3	5.4	5.5	5.6	5.7	5.8	5.8	5.9	6.0	6.1	6.2	6.3	6.4	6.5	6.5	6.6	6.7	6.8	6.9	7.0
6	6.3	6.4	6.5	6.6	6.7	6.8	6.9	7.0	7.1	7.2	7.3	7.4	7.5	7.6	7.7	7.9	8.0	8.1	8.2	8.3	8.4
7	7.3	7.4	7.6	7.7	7.8	7.9	8.1	8.2	8.3	8.4	8.5	8.7	8.8	8.9	9.0	9.2	9.3	9.4	9.5	9.6	9.8
8	8.4	8.5	8.6	8.8	8.9	9.1	9.2	9.3	9.5	9.66	9.8	9.9	10.0	10.2	10.3	10.5	10.6	10.7	10.9	11.0	11.2
9	9.4	9.6	9.7	9.9	10.0	10.2	10.4	10.5	10.7	10.8	11.0	11.1	11.3	11.5	11.6	11.8	11.9	12.1	12.2	12.4	12.6
10	10.5	10.6	10.8	11.0	11.2	11.3	11.5	11.7	11.9	12.0	12.2	12.4	12.6	12.7	12.9	13.1	13.2	13.4	13.6	13.8	13.9
11	11.5	11.7	11.9	12.1	12.3	12.5	12.7	12.8	13.0	13.2	13.4	13.6	13.8	14.0	14.2	14.4	14.6	14.8	15.0	15.1	15.3
12	12.5	12.8	13.0	13.2	13.4	13.6	13.8	14.0	14.2	14.4	14.6	14.8	15.1	15.3	15.5	15.7	15.9	16.1	16.3	16.5	16.7
13	13.6	13.8	14.0	14.3	14.5	14.7	14.9	15.2	15.4	15.6	15.8	16.1	16.3	16.5	16.8	17.0	17.2	17.4	17.7	17.9	18.1
14	14.6	14.9	15.1	15.4	15.6	15.8	16.1	16.3	16.6	16.8	17.1	17.3	17.5	17.8	18.0	18.3	18.5	18.8	19.0	19.3	19.5
15	15.7	15.9	16.2	16.4	16.7	17.0	17.2	17.5	17.8	18.0	18.3	18.5	18.8	19.1	19.3	19.6	19.8	20.1	20.4	20.6	20.9
16	16.7	17.0	17.3	17.5	17.8	18.1	18.4	18.6	18.9	19.2	19.5	19.8	20.0	20.3	20.6	20.9	21.2	21.4	21.7	22.0	22.3
17	17.7	18.0	18.3	18.6	18.9	19.2	19.5	19.8	20.1	20.4	20.7	21.0	21.3	21.6	21.9	22.2	22.5	22.8	23.1	23.4	23.6
18	18.8	19.1	19.4	19.7	20.0	20.3	20.6	21.0	21.3	21.6	21.9	22.2	22.5	22.8	23.2	23.5	23.8	24.1	24.4	24.7	25.0
19	19.8	20.1	20.5	20.8	21.1	21.5	21.8	22.1	22.4	22.8	23.1	23.4	23.8	24.1	24.4	24.8	25.1	25.4	25.7	26.1	26.4
20	20.8	21.2	21.5	21.9	22.2	22.6	22.9	23.3	23.6	24.0	24.3	24.7	25.0	25.4	25.7	26.0	26.4	26.7	27.1	27.4	27.8
21	21.9	22.2	22.6	23.0	23.3	23.7	24.1	24.4	24.8	25.1	25.5	25.9	26.2	26.6	27.0	27.3	27.7	28.1	28.4	28.8	29.2
22	22.9	23.3	23.7	24.0	24.4	24.8	25.2	25.6	25.9	26.3	26.7	27.1	27.5	27.9	28.2	28.6	29.0	29.4	29.8	30.1	30.5
23	23.9	24.3	24.7	25.1	25.5	25.9	26.3	26.7	27.1	27.5	27.9	28.3	28.7	29.1	29.5	29.9	30.3	30.7	31.1	31.5	31.9
24	24.9	25.4	25.8	26.2	26.6	27.0	27.4	27.9	28.3	28.7	29.1	29.5	29.9	30.4	30.8	31.2	31.6	32.0	32.4	32.8	33.3
25	26.0	26.4	26.8	27.3	27.7	28.1	28.6	29.0	29.4	29.9	30.3	30.7	31.2	31.6	32.0	32.5	32.9	33.3	33.8	34.2	34.6

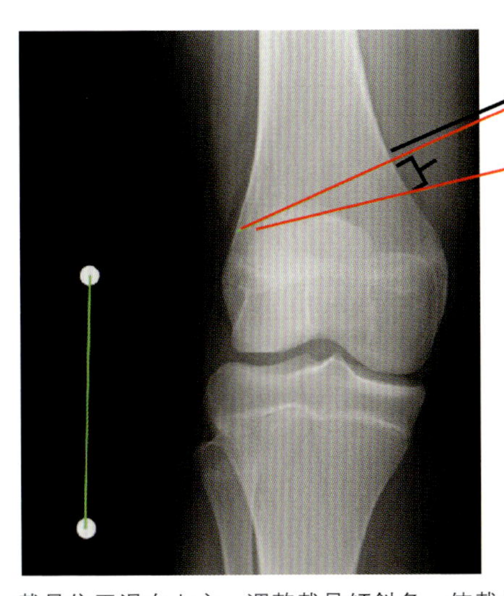

例：设置矫正角度

克氏针长度 =150 mm。

68 mm= 股骨距离。

左边的长度标记 =10 cm。

从截骨角度图：10° 楔形矫正用，股骨距离 68 mm，11.9 mm 的皮质需要去除。

下方克氏针在股骨上方克氏针下方 12 mm 处进入股骨。移除 2 根克氏针之间的楔形骨块以完成矫正。

图 33.4　截骨位于滑车上方，调整截骨倾斜角，使截骨远端和近端截骨面长度相同，形成等腰三角形，截骨闭合时内侧皮质接触。通过测量从股骨内侧突出的 150 mm 长的克氏针（红线）的长度，可以计算出股骨内的剩余长度。根据这个长度和想要矫正的角度，角度矫正表将会显示出需要去除的内侧皮质的高度

感觉到锯尖在振动，从而保护其不会切割到任何关键结构。

- 如果选择双平面截骨术，斜形横切通常在股骨中部的后方进行。这将允许双平面（矢状面）的方向保持在前面，并且不会超出横向切割的水平。切割的最终交叉点可以在两者启动后连接。

截骨术的闭合

- 取出楔块后，用手轻压完全闭合截骨处，避免外侧皮质破裂。
- 如果没有切除足够多的骨量，外侧皮质将会断裂，导致结构不稳定，并可能造成完全复位困难（图 33.10）。
- 如果截骨切口向外延伸太远，以致完全横切股骨，复位也会变得困难。
- 截骨术必须有足够的弹性才能闭合。
- 在足部承受轴向负荷的情况下，在内侧应用钢板时，截骨可以闭合。
- 弯曲骨骼的概念可能是错误的，因为骨骼的硬度不足以弯曲到足以进行通常的角度矫正。发生多发性微骨折的可能性更大，微骨折可能比更明显的骨折更稳定。

验证矫正效果

- 使用 Bovie 线或长力线杆检查术后的机械轴。
- 这需要用透视机观察股骨头中心和距骨中心。至关重要的是，这是在冠状面（额面）的膝关节轴线上完成的。最好的近似方法是将髌骨放置在图像上股骨远端的中心。
- 然而，在处理髌骨不稳定时，可能存在滑车发育不良，因此髌骨可能处于外侧半脱位，而不是在股骨中心。这些病例应该完善术前轴位图像，通过髌股关节的轴位片可以判断髌骨是位于股骨远端的中心还是向外侧半脱位。

接骨板的优势

- 接骨板现在不像锁定板那样经常使用，但它有一个优势，即一旦将固定骨凿插入远端骨碎片的正确方向，接骨板就成为对齐截骨术的工具。这是因为在股骨被切割之前，已经选择了接骨板的位置，所以一旦刀片被插入到术前确定的固定骨凿插入位置，它就可以控制远端的骨块，只需要将钢板沿着股骨干放置就可以减少截骨。这一点在应对对侧皮质无意间断裂时尤其有用。90° 接骨板有一个突出的大肩部，但 95° 没有，这通常与股骨远端重合（图 33.5，图 33.6，图 33.7 A 和图 33.9）。

OWO 外侧入路

- 股骨外侧入路相对简单。在中外侧行垂直切口，

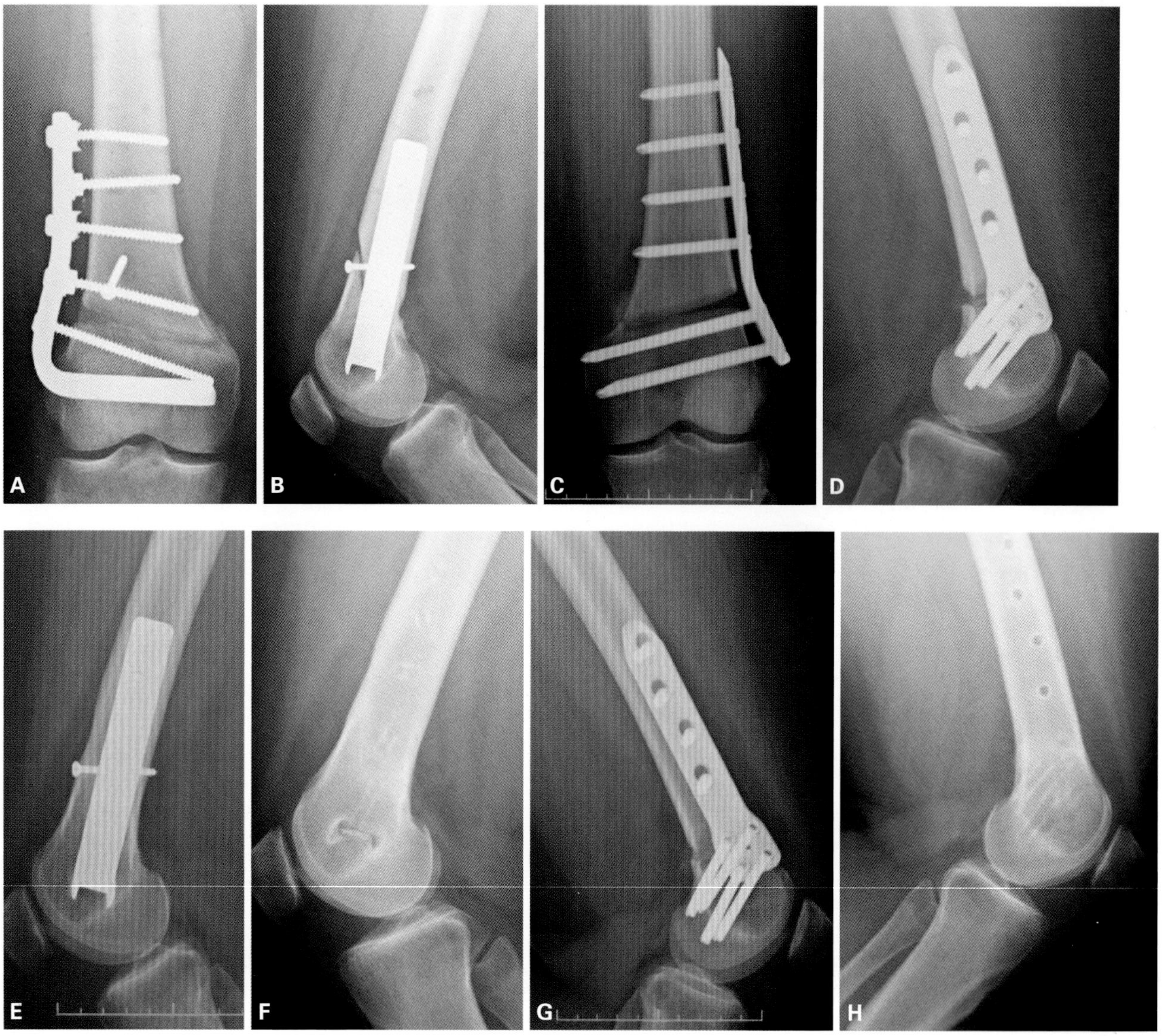

图 33.5 一名 18 岁女孩，膝前瘫痪，膝轻度外翻。两侧均行外侧开放楔形截骨术（OWO），右侧行 95° 髁突接骨板双平面固定，左侧行 TomoFix 锁定钢板。右侧正位螺钉固定双平面切口。A. 右侧 OWO 双平面。为了避免移除骨板的肩膀下的骨头，特意留下突出，但在钢板的内侧转换成带螺母的锁定结构。B. 右侧面。C. 左侧 OWO 前后位。D. 左侧面。E、G. 头侧。F、H. 钢板移除后的外侧。锁定钢板有时难以与股骨近端和远端对齐。由于左侧钢板不能很好地游离于骨轮廓外，外侧支持带被左侧钢板严重刺激，故该患者更倾向于从右向左截骨

图 33.6 髌股轴位片下外侧支持带下方的两块钢板的突起清晰可见。右边的轻度突起（箭头）完全没有症状。左侧锁板过于突出。植体取出后，两侧外观相似

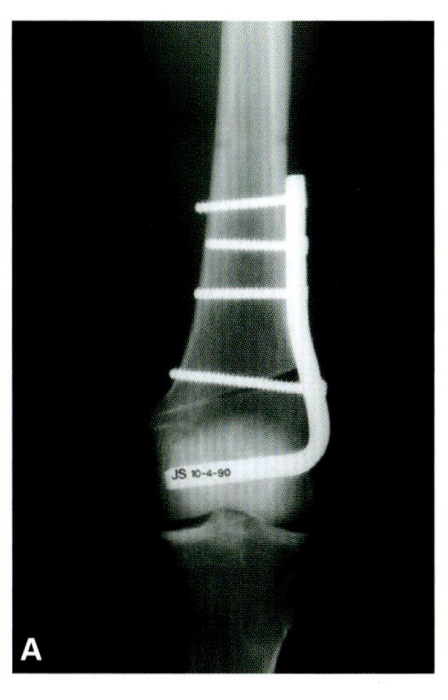

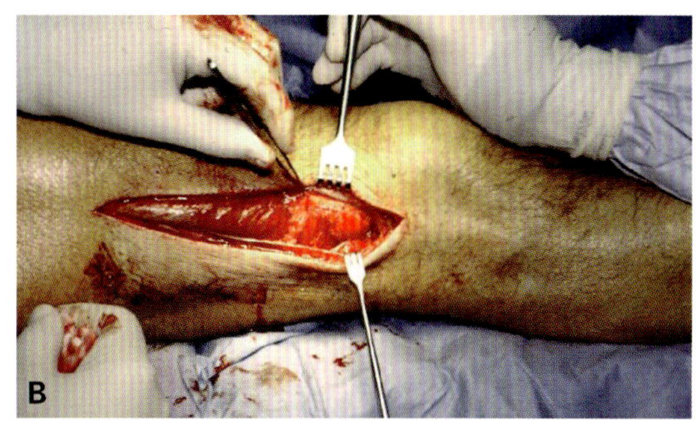

图 33.7　A. 髁突 95° 钢板轮廓良好，远端股骨。B. 外侧切口和股外侧肌

然后在髂胫束粗段前方做垂直切口（图 33.7）。

- 必要时切断髂胫束前方延伸至髌骨（图 33.7 B）。
- 股外侧肌不像股内侧肌那样向远端延伸，其远端边缘易于识别，因此可以抬高（图 33.8）。避免进入关节腔。
- 用透视机确定钢板的放置位置和截骨水平。
- 钻一个 2.5 mm 的孔，插入 2.5 mm 的 K 金属丝，完成截骨，用牵开器或手指保护后部结构。
- 截骨可能与内侧 CWO 一样为双平面。
- 用扩张器缓慢打开截骨，而用 Bovie 线或力线杆来测量机械轴。

总结

- 使用股骨截骨术来纠正下肢外翻，是髌骨不稳定手术的一个非常重要的辅助手段。它减少作用于髌股关节的位移力。无论是外侧开放楔形截骨术还是内侧闭合楔形截骨术，都能在冠状面得到准确的矫正。刚性固定的内侧闭合楔块可以很快愈合。外侧开放楔块可以更容易地控制手术时的精确矫正，但它因造成截骨，通常愈合较慢，初始稳定性较低（图 33.9 和图 33.10）。

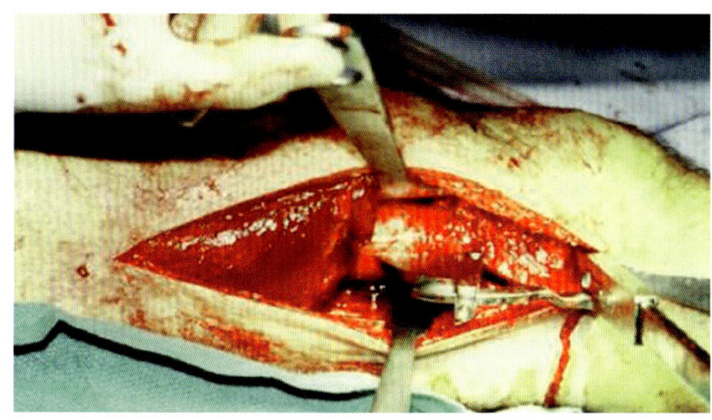

图 33.8　股外侧肌抬高，显露股外侧骨干，固定骨凿远端放置于股外侧髁

胫骨近端截骨术

概述

发病机制

- 建议在发生髌骨不稳定患者中纠正严重外翻畸形。
- 与外翻畸形通常局限于股骨远端的观点相反，Eberbach 等最近发表了对 420 例下肢全长负重 X 线片的分析结果。为避免出现关节线倾斜（公差为 ±2°），41% 的患者需要胫骨截骨、13.6% 的需要股骨截骨、45.5% 的需要双截骨。
- 文献中对外侧闭合高位胫骨截骨术（HTO）有很多描述，但对内侧闭合 HTO 的描述很少，尽管 Eberbach 等发现，在外翻肢体定位中，胫骨外翻比股骨外翻更常见。
- 表 33.2 显示了髌骨不稳定患者进行 HTO 的适应证和禁忌证。

鉴别诊断

- 扭转畸形。
- 股骨外翻畸形。
- 关节内畸形。
- 合并畸形。

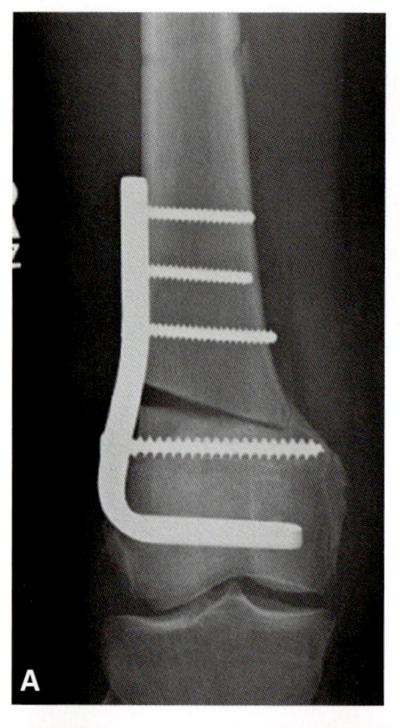

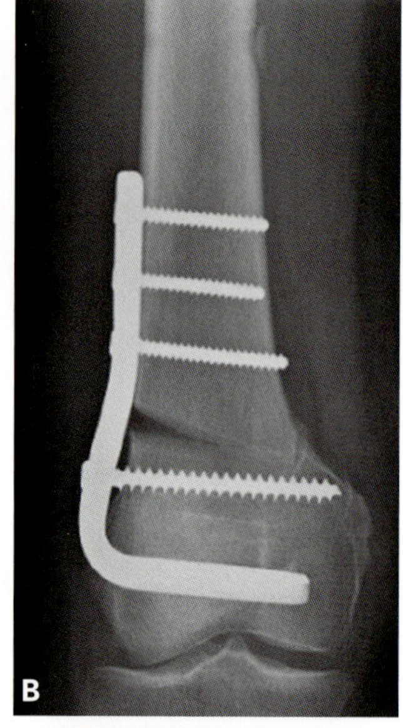

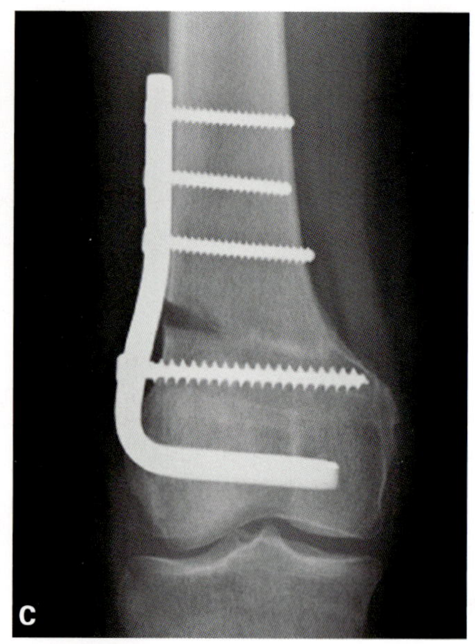

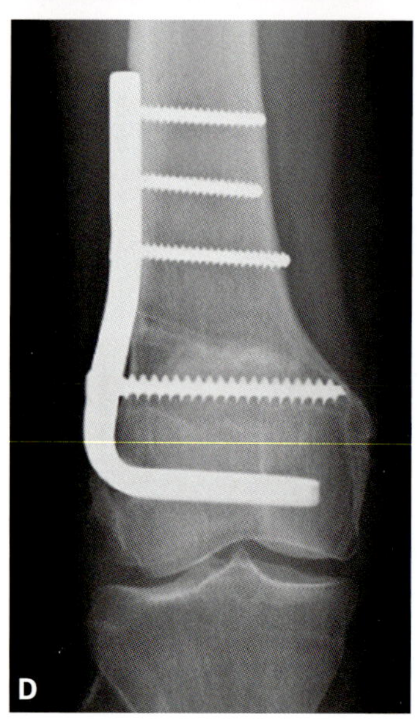

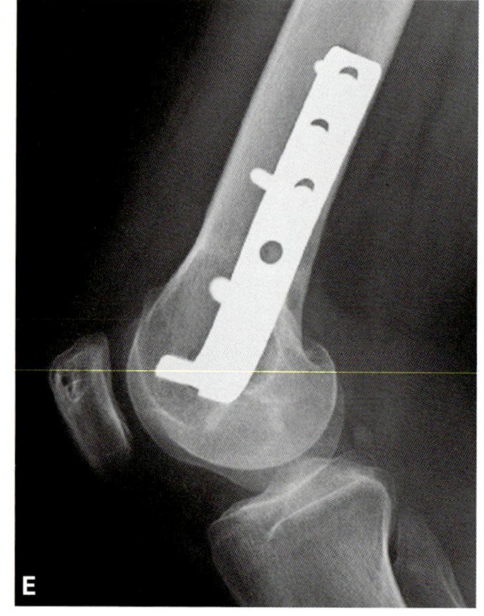

图 33.9 填充开放楔形截骨（A）术后 4 周进展，注意到松质螺钉内侧上方可见小的垂直骨折。这是一种在试图“弯曲”截骨时非常常见的骨折。B. 术后 8 周，在内侧骨折处出现了完全负重的骨痂。C. 4 个月时，骨折处的填充已经超过了中线。这在增加正常活动时通常是无痛的。术后 1 年前后位（D）和侧位片（E）

手术治疗

术前准备

- 术前体格检查从步态检查开始。
- 必须注意避免将扭转畸形误诊为外翻畸形。对于冠状面和横截面同时畸形的患者尤其如此。因此，在这些复杂的情况下，通常需要对这两个平面进行详细的分析。在冠状面分析必须根据 Paley 的方法进行。
- 可以适用来自不同公司的高可靠性的数字规划软件。
- 机械胫股角（mTFA）描述了畸形的程度。
- 图 33.11 展示了一例外翻畸形：mTFA 为 10°，股骨远端机械外侧角为 86°，胫骨近端机械内侧角为 95°。此外，患者还有股骨扭转畸形。为了矫正畸形，需要进行双平面截骨术。股骨只需要去除一个小的 2 mm 骨楔并进行扭转矫正。胫骨需要去除 9 mm 的骨楔（图 33.11 B）。模拟双骨矫形截骨术如图 33.11 C 所示。然而，本节介绍的手术技术用于纠正胫骨外翻畸形。

体位

- 患者取仰卧位。
- 对于双平面截骨术，胫骨矫正首先要评估第一次截骨导致的术中力线。建议使用定位杆（图 33.12）。基于该信息，可以通过略微调整第二次

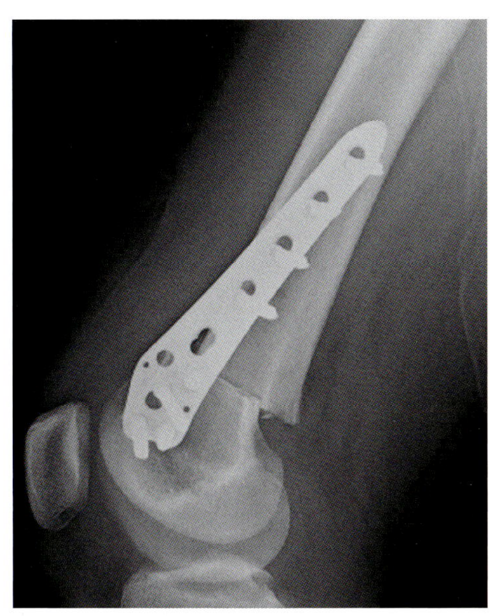

图 33.10　当对侧皮质完全骨折时，控制内外翻、旋转和屈曲－伸展是一个挑战，正如在这个参考病例中所看到的，牺牲了横向以获得对预期内翻外翻矫正的控制

截骨来平衡第一次截骨可能不准确的情况。在本病例中（图 33.11），胫骨外翻截骨术是根据术前计划进行的。

入路

- 内侧双平面闭合楔形 HTO 通过胫骨内侧和近端约 6 cm 的纵向切口进行。
- 切口定位于胫骨平台内侧水平，鹅足在胫骨平台水平下方 2 cm 处走行。
- 之后，对缝匠肌筋膜进行解剖。
- 然后，暴露位于内侧副韧带（MCL）浅层的和鹅足水平的胫骨后缘。
- 为了保护神经血管结构，分离软组织与骨，正确地放置放射性牵开器非常重要（图 33.13）。必须特别注意不要分离 MCL 的纤维。

表 33.2　髌骨不稳定高位胫骨截骨术的适应证和禁忌证

适应证	禁忌证
• 外翻畸形和髌骨不稳定 • 机械轴胫股角＞ 10° • 机械轴胫骨近端内侧角＞ 91°	• 胫骨近端内侧软组织问题 • 严重内侧韧带不稳定 • 外侧软骨严重丢失和连续外侧不稳定

手术步骤

- 完成入路并保护神经血管结构后，放置 4 根 K 金属丝标记截骨。
- 第一根 K 金属丝定位于腓骨尖端，位于鹅足近端

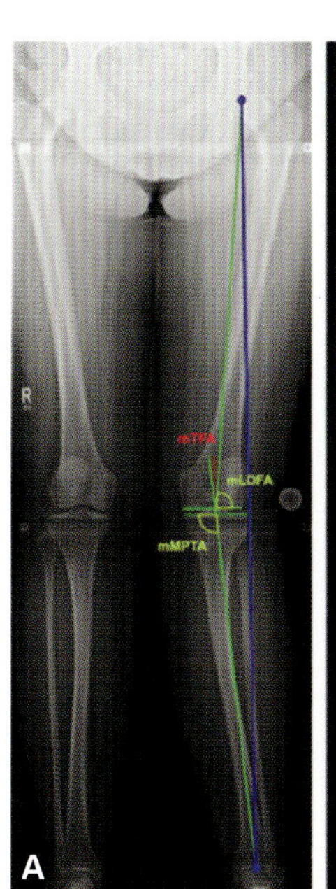

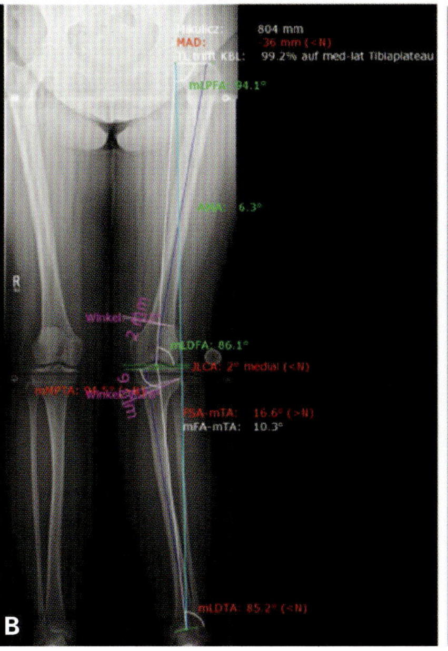

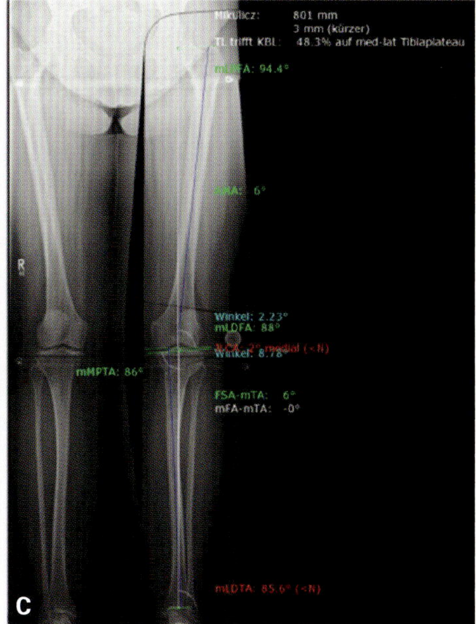

图 33.11　畸形分析及矫正的模拟。A. 畸形分析：机械胫股角（mTFA）位 10°，胫骨内侧近端机械角（mMPTA）为 95°，股骨远端外侧机械角（mLDFA）为 86°。畸形主要发生在胫骨近端。B. 模拟双平面截骨矫正结果。计划建立一个 2 mm 的股骨楔形底座（结合扭转矫正）和一个 9 mm 的胫骨楔形底座。C. 根据术前计划，矫正后 mTFA 为 0°，mMPTA 为 86°，mLDFA 为 88°

和 MCL 浅层的前缘。第二根 K 金属丝放置在前面 2 cm 处，并与第一根平行。

- 第三根 K 金属丝放置在第一根 K 金属丝附近的距离（h）。距离（h）根据术前计划，由楔形基座的高度决定。瞄定点在外侧皮质处距第一根 K 金属丝近端约 1~2 mm。第四根 K 金属丝与第三根 K 金属丝平行（图 33.14）。由于双平面截骨，向上和横切的交叉点的标记是很重要的。

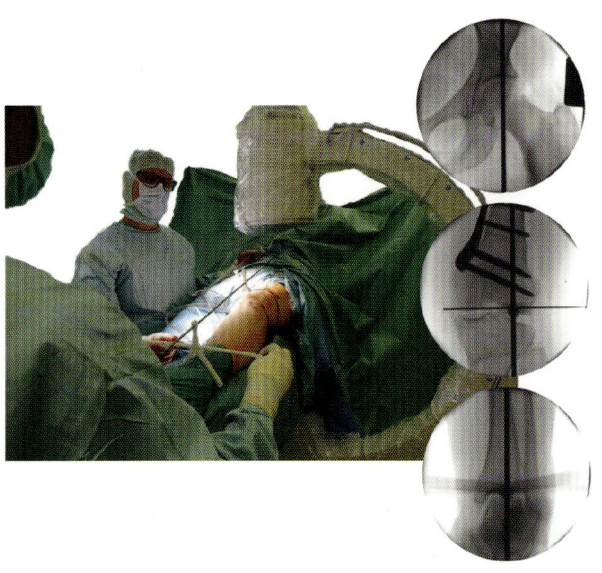

图 33.12 患者仰卧位。髋关节、膝关节和踝关节必须清晰可见，以便在手术过程中控制对线。在进行股骨矫正后，应检查对线。横髁轴线应与手术台平行。首先，在透视控制下将定位杆置于髋关节中心。然后将定位杆对准踝关节，最后用透视机检查膝关节的机械轴偏差

- 接下来，通过直接在近端 K 金属丝下方切割开始进行截骨。
- 锯片直接靠近远端 K 金属丝。
- 由于锯片的厚度（0.9~1.27 mm），K 金属丝在外侧皮质不能相互接触，这一点很重要。在 K 金属丝位置正确时，可以靠近外侧皮质的切割。
- 必须小心地完成后外侧骨皮质的切割。
- 对于双平面截骨术，然后以与横切 110° 的角度进行向上切割。必须鉴别髌韧带的位置。前方骨厚度 1.5 cm（胫骨结节）比较合适（图 33.15）。
- 随后，移除楔形骨块，并用轻力检查截骨后的活动度。
- 关闭截骨术应该相对简单。
- 使用透视机在两个平面检查钢板的位置（例如，Tomofix 内侧高胫骨，Synthes）（图 33.16）。
- 然后，在近端 3 个孔用 5.0 的锁定螺钉将钢板固定。
- 之后，在截骨术远端的第一个锁定加压钢板（LCP）孔中进行偏心钻孔。双皮质加压螺钉可以在截骨术时进行加压。如果需要更多的加压，第二个偏心压缩螺钉应插入第二个 LCP 孔的远端（第一个必须在拧紧第二个之前松开）。
- 然后，将 5.0 的锁定螺钉插入钢板的两个远端孔中。
- 随后，取下 2 枚皮质螺钉，并用 2 枚锁定螺钉替

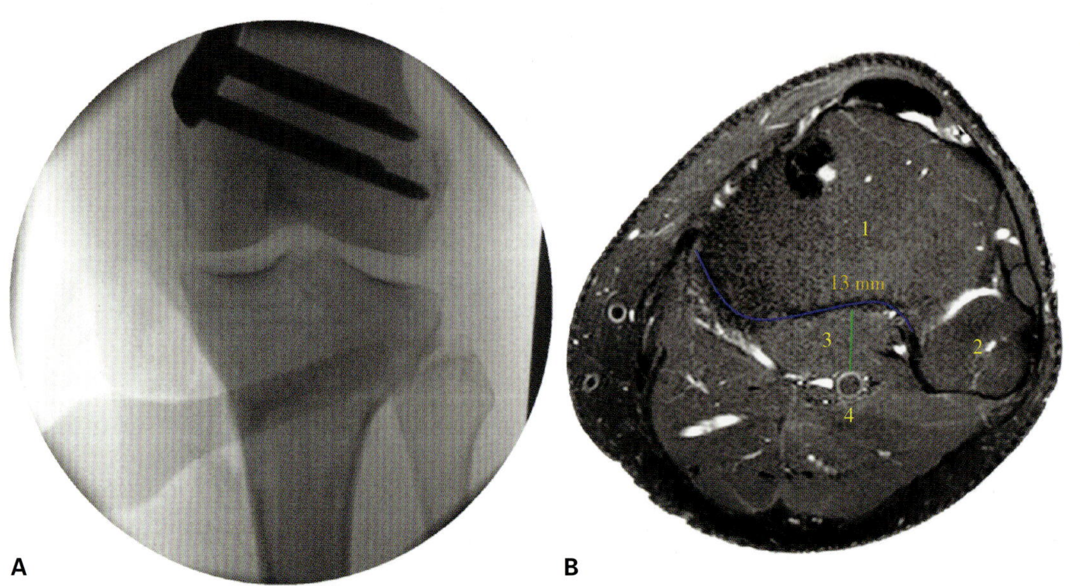

图 33.13 保护神经血管结构。A. 在计划的截骨术中使用放射性牵开器对膝关节进行 X 线检查。瞄准点在腓骨的尖端。B. 截骨水平的磁共振成像（病例）。蓝色的线表示实现适当保护的牵开器的位置。1，胫骨；2，腓骨；3，腘肌肌肉；4，腘动脉

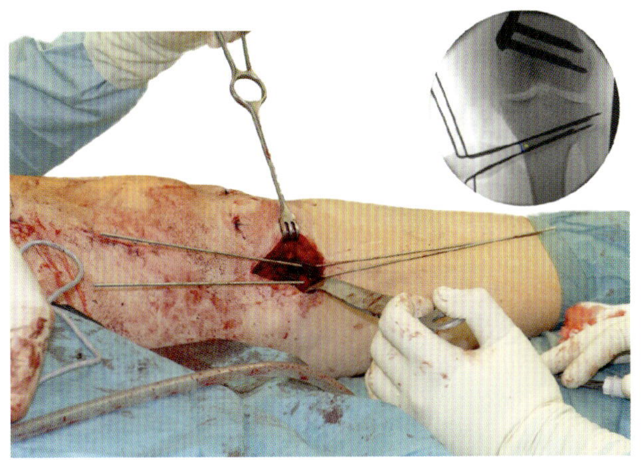

图 33.14　内侧入路。克氏针已经就位。远端克氏针位于鹅足之上。近端克氏针不应太靠近关节线，因为它们会干扰板的固定。然而，如果空间被限制在 TomoFix 钢板的 3 枚螺钉，仍然可以实现稳定的固定。外侧皮质处的克氏针尖端之间的距离为 1~2 mm，为锯片提供足够的空间。内侧皮质处的克氏针之间的距离为（h），与计划的楔基高度相对应

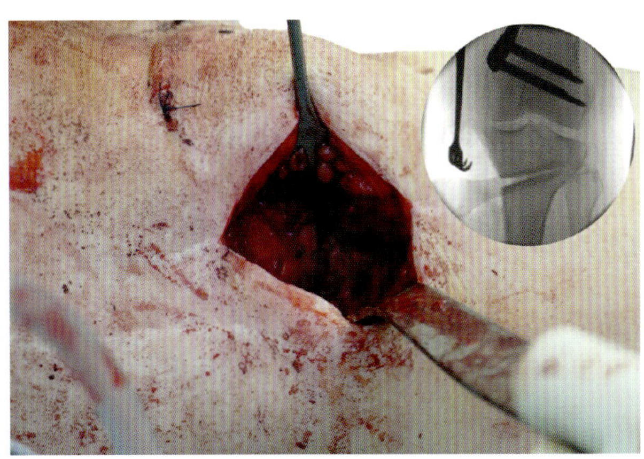

图 33.15　楔形物取出后，截骨应该是可移动的。如果没有，外侧皮质就应该被削弱一点

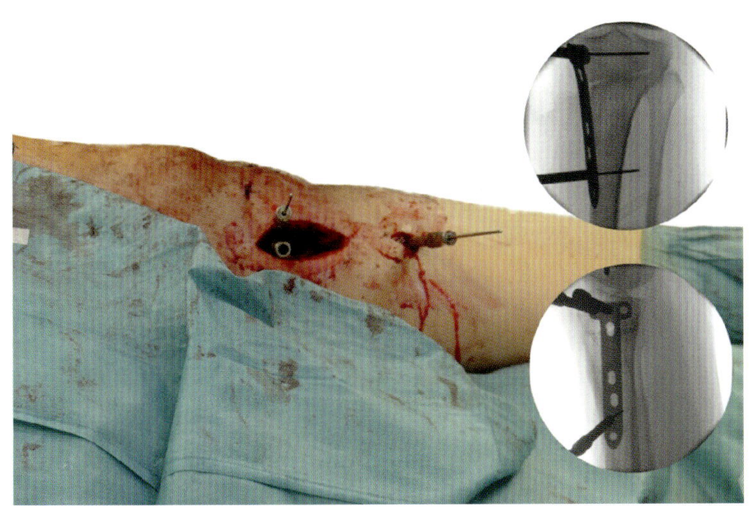

图 33.16　截骨术后钢板固定。一根克氏针在近端，另一根在远端。两个平面的放射性控制是强制性的。如果需要，钢板的位置必须调整

换（图 33.17）。

- 最后，使用力线杆检查力线情况（图 33.18）。
- 放置皮下引流管。
- 伤口闭合，并用弹性敷料加压包扎。
- 不使用矫形器。
- 膝外翻畸形冠状面截骨术的经验与教训见表 33.3。

术后管理

- 6 周后使用拐杖可以部分负重 20 kg。
- 自由活动。
- 理疗。
- 预防血栓。

结果

- 没有已发布的可用结果。我们的经验提示，如果达到正确的力线，手术和主观结果令人满意。

并发症

- MCL 损伤。
- 腘动脉损伤。
- 腘静脉损伤。
- 感染。
- 骨不连。
- 高位髌骨。

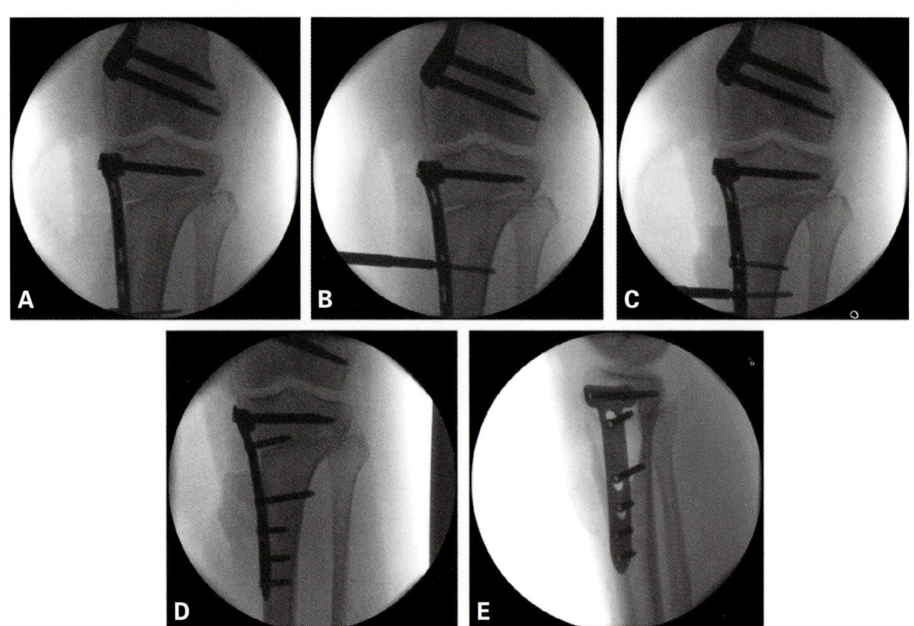

图 33.17 A. 近端用 3 枚锁定螺钉固定。B. 偏心钻孔后置入压缩螺钉。C. 为了进一步加压，可以置入第二枚加压螺钉。D. 前后位最终视图。E. 侧位的最终视图

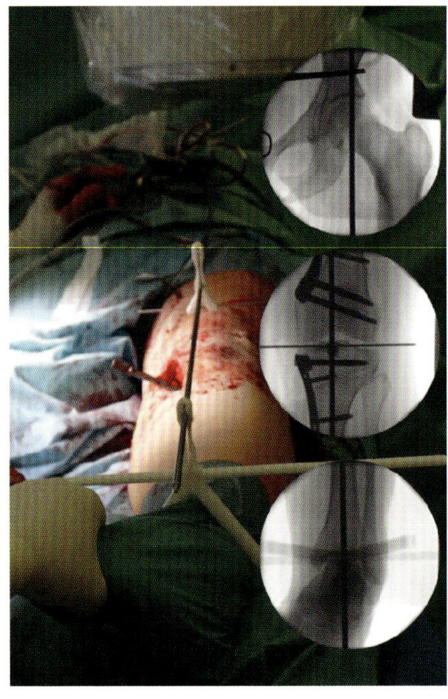

图 33.18 最后一次对线检查。对线应与规划一致。这根力线杆在膝关节中间偏内侧

表 33.3 膝外翻畸形冠状面截骨术的经验与教训	
经验	**教训**
• 复发性髌骨脱位可能需要再次进行内侧髌股韧带重建 • 牵开器必须置于腘肌前面以保护腘肌 • 对于高位髌骨，额外的胫骨粗隆向远端转移可能是有益的	• 铰链断裂 • 韧带不稳 • 由于楔形骨块的不完全移除而导致的欠矫正

参考文献

[1] Eberbach H, Mehl J, Feucht MJ, Bode G, Südkamp NP, Niemeyer P. Geometry of the valgus knee-contradicting the dogma of a femoral-based deformity. Am J Sports Med. 2017;45:909.

[2] Brinkman JM, Hurschler C, Agneskirchner JD, Freiling D, van Heerwaarden RJ. Axial and torsional stability of supracondylar femur osteotomies: biomechanical comparison of the stability of fve different plate and osteotomy confgurations. Knee Surg Sports Traumatol Arthrosc. 2011;19(4):579-587.

[3] Brinkman JM, Hurschler C, Staubli AE, van Heerwaarden RJ. Axial and torsional stability of an improved single-plane and a new bi-plane osteotomy technique for supracondylar femur osteotomies. Knee Surg Sports Traumatol Arthrosc. 2011;19(7):1090-1098.

[4] Frosch KH, Schmeling A. A new classifcation system of patellar instability and patellar maltracking. Arch Orthop Trauma Surg. 2016;136(4):485-497.

[5] Coventry MB. Osteotomy of the upper portion of the tibia for degenerative arthritis of the knee. A preliminary report. J Bone Joint Surg Am. 1965;47:984-990.

[6] Insall JN, Joseph DM, Msika C. High tibial osteotomy for varus gonarthrosis. A long-term follow-up study. J Bone Joint Surg Am. 1984;66(7):1040-1048.

[7] Koshino T, Morii T, Wada J, Saito H, Ozawa N, Noyori K. High tibial osteotomy with fxation by a blade plate for medial compartment osteoarthritis of the knee. Orthop Clin North Am. 1989;20(2) 227-243.

[8] Paley D, Herzenberg JE, Tetsworth K, McKie J, Bhave A. Deformity planning for frontal and sagittal plane corrective osteotomies. Orthop Clin North Am. 1994;25(3): 425-465.

[9] Paley D, Herzenberg J. Principles of Deformity Correction. Vol 3. Berlin, Germany: Springer; 2005:806.

[10] Schroter S, Ihle C, Mueller J, Lobenhoffer P, Stöckle U, van Heerwaarden R. Digital planning of high tibial osteotomy. Interrater reliability by using two different software. Knee Surg Sports Traumatol Arthrosc. 2013;21(1):189-196.

第三十四章

股骨近端旋转截骨术

Todd J. Frush

概述

发病机制

- 随着膝关节向内扭转，髌骨上的侧向位移力增加，这些力可能导致髌股韧带（PF）损伤、髌骨半脱位、脱位或软骨损伤（图 34.1）。膝关节前方疼痛是受力异常的常见表现。
- 当滑车发育不良时，内侧 PF 韧带损伤的风险随着膝关节旋转错位而增加。这可能导致髌骨脱位或半脱位。然而，如果骨性约束足以抵消 PF 关节上增加的力，则韧带可能不会损伤。其结果可能是增加关节软骨上的接触压力，导致髌骨软骨软化或关节退行性变。
- 股骨和胫骨扭转的变化改变了髋关节稳定装置的有效杠杆力臂，这可以来解释髋关节和骨盆周围软组织疾病，以及这些患者出现的骨盆倾斜和腰椎前凸增加的原因。在第三十二章中举例说明了髋关节和膝关节位置的变化与恒定的足部角度以及股骨和胫骨扭转的变化。
- 有生物力学证据证实了股骨旋转错位对 PF 关节影响。Lee 等使用尸体模型证明髌骨接触压力在旋转变形 20° 时增加。这种增加模式不是线性增加，因此，当不良旋转增加到 30° 时，接触压力有相当大的变化。
- 对于股骨内旋畸形，接触压力沿外侧髌骨小关节面增加。
- Fujikawa 等进行了一项生物力学研究，测量了 PF 的接触压力，并得出结论，如果角度畸形和扭转畸形共存，旋转组件会导致更大的 PF 改变。
- 从临床的角度来看，有充分的证据表明股骨的旋转错位导致 PF 症状。
- Takai 等测量了单间室关节炎患者的股骨和胫骨旋转，发现两者之间有着最显著的相关性。他们发现 PF 关节炎与股骨前倾角增加呈现正相关（PF

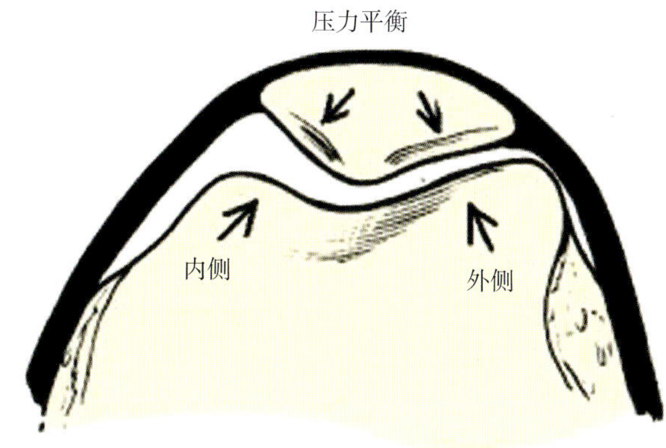

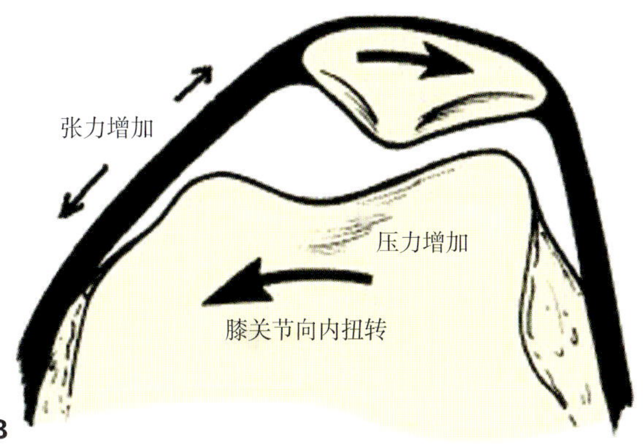

图 34.1 A. 在正常对线的膝关节中，支持带和 PF 韧带上的张力和关节软骨上的压力是平衡的。B. 随着膝关节向内扭转，内侧软组织张力和外侧 PF 关节软骨压力增加。这可能导致不稳定或关节软骨损伤

骨关节炎组为 23°，对照组为 9°）。
- Lerat 等注意到股骨内扭转与髌骨不稳定和软骨病变的相关性显著增加。
- Janssen 发现 PF 不稳定与股骨内侧扭转增加之间存在高度相关性，并推测股骨内侧扭转也是滑车发育不良的原因之一。
- Stroud 等随访观察了 92 例 5 岁患儿，髋关节内侧旋转（伸展位测量）比外侧旋转大 30°。在 24 岁时，内侧旋转组的 PF 疼痛增加了 30%，而对照组仅为 8%。
- 对于那些相信肌肉增强训练是治疗 PF 症状的关键的人来说，Nyland 等发现，临床上股骨内扭转增加的运动员的股内侧肌和臀中肌电图振幅明显降低，这可能具有重要意义。
- Arnold 等指出，股骨前倾角增加 30° ~40° 和外展力矩强度降低 40%~50% 足以影响正常行走，因此，这些人需要将膝关节向内转动，以防止髋关节塌陷。

扭矩测量

- 旋转评估可以通过计算机断层扫描（CT）或磁共振成像（MRI）进行；但是，由于 CT 能更好地显示骨解剖结构，CT 常为首选。
- 研究已经描述了许多用于评估旋转对准的技术。Kaiser 等最近的一项研究比较了在 52 例人类尸体股骨的 6 种不同测量技术（图 34.2）。研究发现，这 6 种测量技术都具有良好的观察者内部一致性和观察者间一致性，并且它们都能很好地与每种测量方法公布的标准值进行比较。从一项研究到另一项研究的变异性超过 11%，因此，了解所使用的特定测量技术的正常值是非常重要的。
- 我们首选的技术由 Murphy 等描述。近端轴利用叠加 CT 上的一条穿过股骨头的中心和股骨颈的底部的线，其中股骨干的圆形特征变得明显。远端轴是沿着股骨远端后髁的一条线。
- 表 34.1 列出了股骨近端旋转截骨术的适应证和禁忌证。

适应证

- 有许多解剖学变异和因素可能导致 PF 疼痛、关节炎和关节不稳定。这些包括滑车发育不良、旋转和冠状对线不良、高位髌骨、过度运动综合征、软组织缺陷、直接暴力创伤和医源性原因。必须对其中的每一项进行评估，以确定它们对整体状况的相对影响。
- 目的是通过（1）解剖复位（2）用最少的手术量完成这一目标的因素来修复主要的病理改变和改善症状。第二点很重要，因为这些患者经常有多种导致关节不稳定或关节病变的危险因素。如果目标是纠正所有因素，其导致的结果可能是瘢痕组织、长期僵硬和持续虚弱。
- 如果旋转不良的角度小于 20°，则可能对 PF 病理有一定贡献。在 Takai 等的研究中，14° 旋转不良

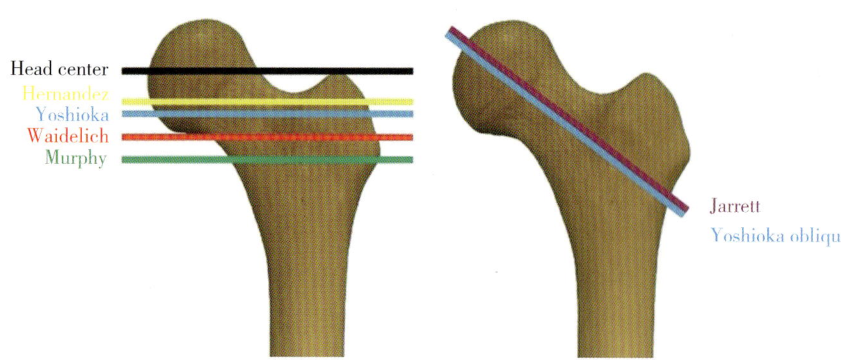

图 34.2 图示了测量股骨旋转的股骨近端的相关轴线

表 34.1 股骨近端去旋截骨术的适应证和禁忌证

适应证	禁忌证
• 纠正导致 PF 关节接触压力增加或不稳定的过度股骨旋转 • 与旋转不良超过 20° 相关的 PF 症状	• PF 关节旋转不良＜ 20° 相关症状 • 无症状旋转不良 • 外观原因纠正

与 PF 关节相关。然而，在 Lee 的研究中，实体模型中 PF 接触压力在旋转角度≥ 30°时才出现统计学上的显著增加。因此，作者建议，如果存在与旋转不良超过 30°相关的 PF 症状，则可能需要进行旋转截骨术。

- 值得注意的是，股骨近端旋转截骨术改变了髌骨的位移力，但并不会直接改变对软组织约束。

手术技术

- 对于单纯横断面上的股骨对线不良，可以在近端和远端参考点之间的任意位置进行截骨。作者更倾向于在股骨近端进行截骨术，因为这样避免了远端股四头肌的损伤和瘢痕形成。此外，当旋转像梯形的骨骼时，它可以避免在远端出现骨骼突起。
- 如果在冠状面存在必须同时矫正的畸形，最好在股骨髁上部分进行远端截骨。

钉子与钢板

- 股骨近端旋转截骨术可以用髓内钉（IMN）或钢板和螺钉来稳定。尽管最近许多关于此类截骨手术的研究使用了 IMN，但缺乏证据支持哪种技术最优。Teitge 在 20 世纪 80 年代的系列中已经用 IMN 完成了许多这样的截骨手术；然而，有几个原因可以考虑用钢板和螺钉进行固定。首先，IMN 是一种负荷分担装置，导致继发性骨愈合，而不是通过钢板或螺钉的加压达到所需的初次骨愈合。联合使用 IMN 的愈合速率可能较慢；因此，延迟的愈合可能是一个因素（图 34.3）。

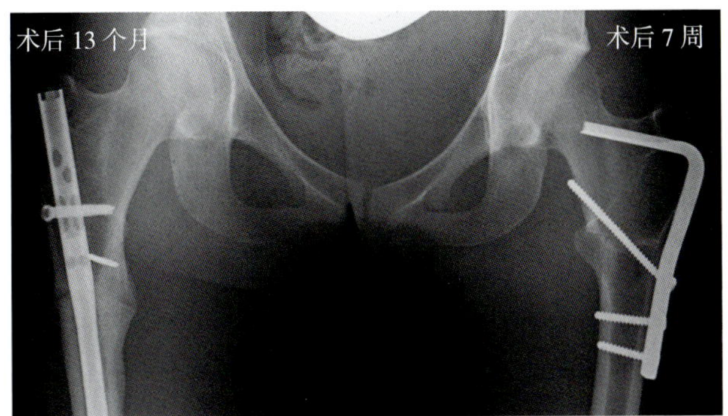

图 34.3　右侧股骨近端截骨术采用髓内钉治疗。左侧股骨用 AO 95°叶片钢板加压固定。请注意，左侧股骨在术后 7 周出现断端骨痂，而右侧股骨（术后 13 个月）则没有

- 医源性远端骨折并不少见，因为股骨前壁的旋转会产生一个螺旋式转动（图 34.4）。
- IMN 置入髓内管造成不必要的脂肪栓塞风险增加，甚至会导致肺和心脏并发症。
- 用钢板或螺钉进行实性压迫可以获得更好的稳定性并减少疼痛。

所需工具

- AO 95°叶片板及套件（图 34.5）。
- 固定骨凿、凿子可调导轨、髁状突板导轨和开槽锤。
- 2.5 mm 钻针。
- AO 角度导轨。
- 大型骨夹。
- AO 基本仪表组，包括铰接式拉紧器。
- 可透射线长工作台。
- 大型透视机 / C 臂透视机。

体位

- 患者仰卧于可进行术中透视的手术台上。
- 最理想的情况是，臀部放置于手术台边缘，让脂

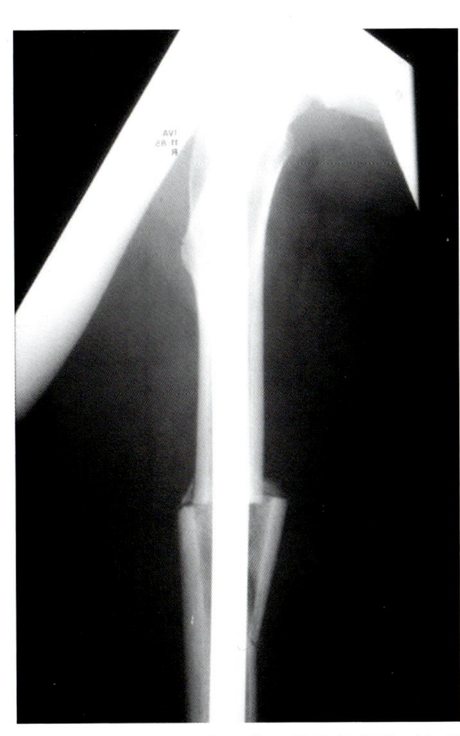

图 34.4　术后 X 线片显示由正常股骨前突旋转引起的医源性远端骨折

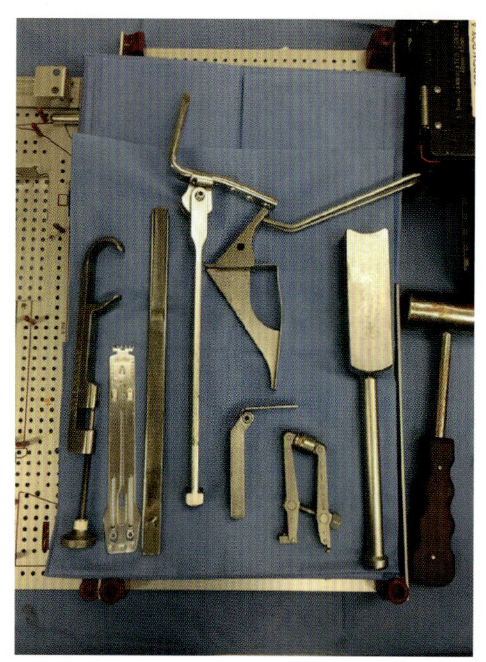

图 34.5 股骨近端去旋截骨术所需的器械

肪组织自然向后掉落，远离手术区域（图 34.6）。

- 应该允许 C 臂透视机通过前后位（AP）和蛙形侧位充分显示髋关节和股骨近端。
- C 臂透视机置于手术台对侧，观察屏幕放置在床尾附近。
- 外科医生可以坐或站在髋关节的外侧。
- 整个手术侧髋关节和下肢都做好术前准备并覆盖，以便于检查整个肢体的对线情况。

手术入路

- 在臀部做横向纵向切口。
- 在髂胫束前侧沿其纤维分开。
- 采用肌肉剥离入路将股外侧肌（VL）向前抬高。在此过程中，识别穿支动脉并烧灼止血。
- 牵开器放置在 VL 下方，以暴露股骨侧轴和大转子。
- VL 肌腱的一小部分可能需要向后切开，以便更好地暴露大转子，必要时可在闭合时进行修复。

手术步骤

- 在股骨外侧轴上放置一个 AO 髁板导向器。调整近端 / 远端，直到从近端平坦表面延伸至股骨头中心下方。然后将一根 2.0 mm 的克氏针插入平行于髁板导向器顶部的 2.5 mm 钻孔中，在侧位 C 臂图像上是以股骨头为中心（图 34.7）。
- 这有助于引导固定骨凿。通过摆放髋部蛙位侧位来获得侧位片。然后在此引入固定骨凿。
- 或者，可以将钻头导向器接在髁板导向器上，以产生用于固定骨凿的开口。这对致密的骨头是有利的。如果使用钻头导向，则在预期的固定骨凿道上从外到内创建 3 mm × 4.5 mm 的钻孔（图 34.8）。
- 当固定骨凿通过时，获得前后位和蛙位侧位片，以确保骨凿穿过股骨颈进入股骨头（图 34.9）。
- 骨凿可调节的导轨有助于确保它垂直于股骨柄。

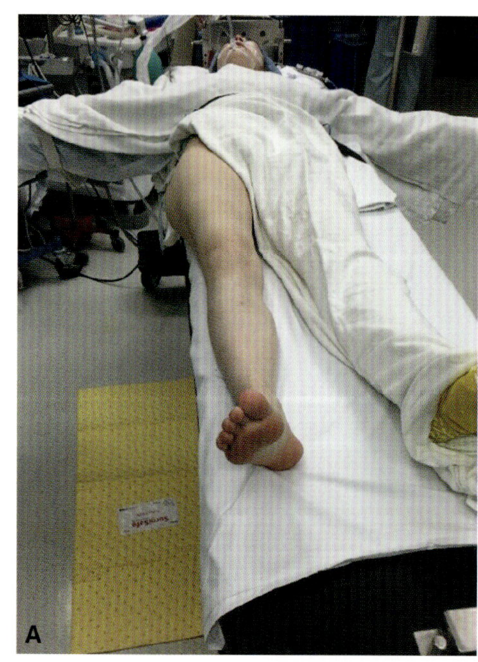

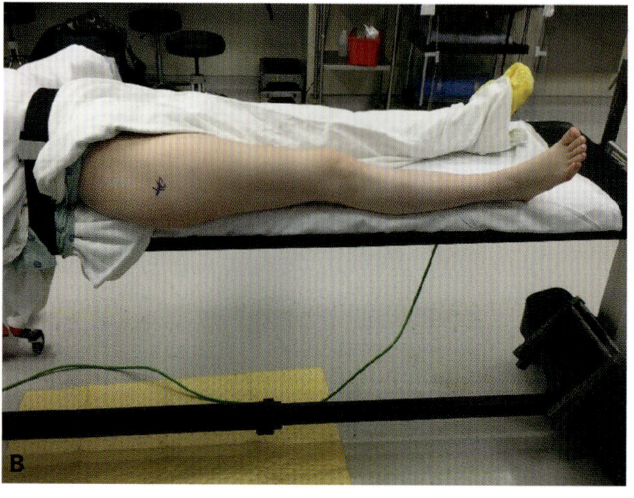

图 34.6 图像显示了在理想情况下，患者位于一个可进行术中透视的手术台上。A. 从脚向上观察。B. 从患者右侧观察

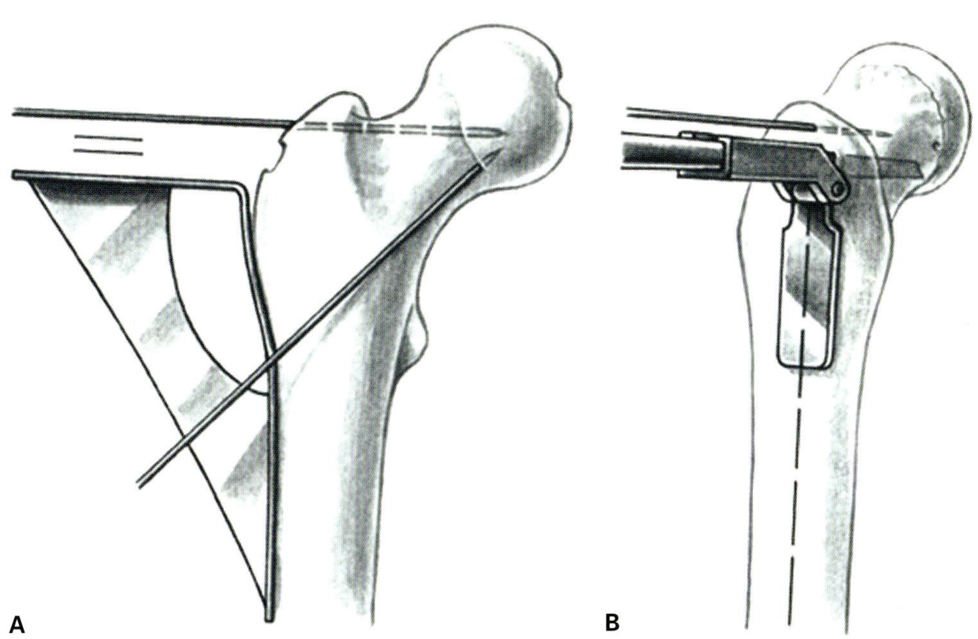

图 34.7 A. 放置平行于髁板导向器顶部的 2.0 mm 克氏针的前后位示意图。B. 使用 2.0 mm 克氏针作为导向的固定骨凿的横向放置图解

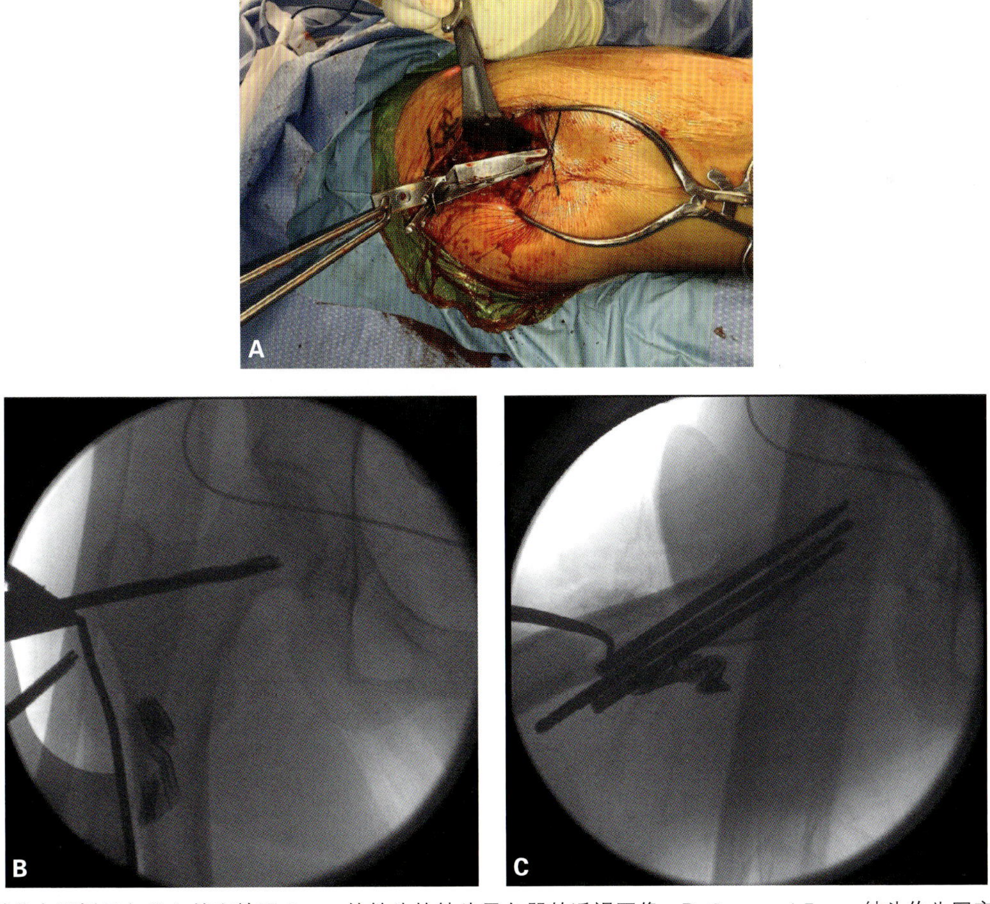

图 34.8 A. 附着在髁板导向器上的和放置 3 mm 的钻头的钻头导向器的透视图像。B. 3 mm × 4.5 mm 钻头作为固定骨凿道放置通道的前后位图像。C. 蛙位侧位图像

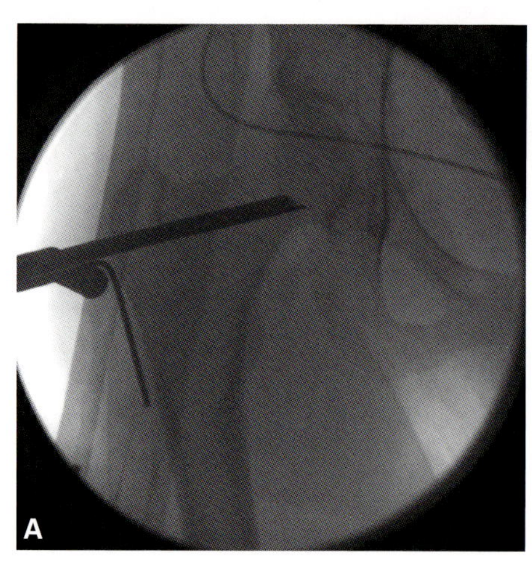
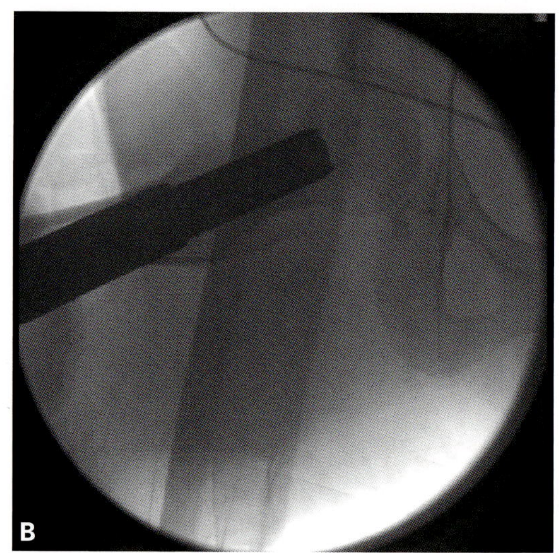

图 34.9 放置固定骨凿后的前后（A）和蛙位侧位（B）透视图像

一旦骨凿被适当地定位，深度（mm）就会被记录下来，以便选择合适的刀片长度。然后用开槽的锤子小心地取出骨凿。将一根 2.0 mm 的克氏针插入到骨道中，以便以后定位它。

- 开始行截骨术，首先将 2.5 mm 克氏针从外向内穿过股骨干，到达小粗隆的上 1/3 处。这应该放在尽可能接近完全垂直于骨干的位置，以避免该截骨术改变股骨近端的冠状位对线关系。
- 放置两根单独的 2.5 mm 克氏针——其中一根在截骨上方 1 cm，另一根在截骨下方 1 cm。将克氏针以手术前为矫正正确的精确角度放置。使用 AO 角度导轨帮助设置角度（图 34.10）。
- 或者，可使用智能手机上的电子角度测量应用程序。要做这类测量，需要将智能手机放在透明的无菌包装袋中。
- 注意当股骨旋转时，导航系统应放置在不会干扰刀片的位置。
- 将 Hohmann 牵开器放置在股骨干周围以保护软组织。使用小锯子进行截骨。作者更喜欢使用精密锯（Stryker，Kalamazoo，MI），因为它避免了不必要的软组织损伤。截骨时，获取前后位图像以帮助确定锯切没有扭曲，并且它垂直于股骨的轴线。
- 完成切割后，插入椎板扩张器以放松软组织，检查切割的骨性表面是否平坦。然后旋转股骨，使 2.5 mm 克氏针以预定角度对齐（图 34.11）。
- 将 AO 95° 四孔刀片插入由固定骨凿创建的骨道中。小心地将其压入适当的位置。如果在大转子上有侧方骨性突起，妨碍了理想的钢板定位，则使用骨刀将其去除以获得最佳位置。截骨适当对齐，将远端段夹在钢板上（图 34.11）。

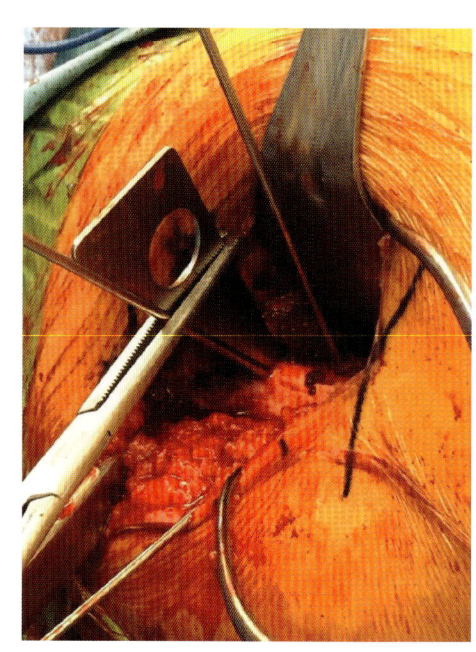

图 34.10 使用 20° 的 AO 导向器来放置 2.5 m 克氏针，用于计划的旋转矫正

- 使用 AO 压缩技术在远端段放置 4.5 mm 螺钉。这将使截骨在铰接式拉紧装置固定时保持稳定的位置（图 34.12）。
- 重要的是要将拉紧器放置在与钢板对齐的位置；否则，在施加张力时可能会导致矫正不足或过度矫正。在器械红线处施加张力，以最大限度地压缩截骨。

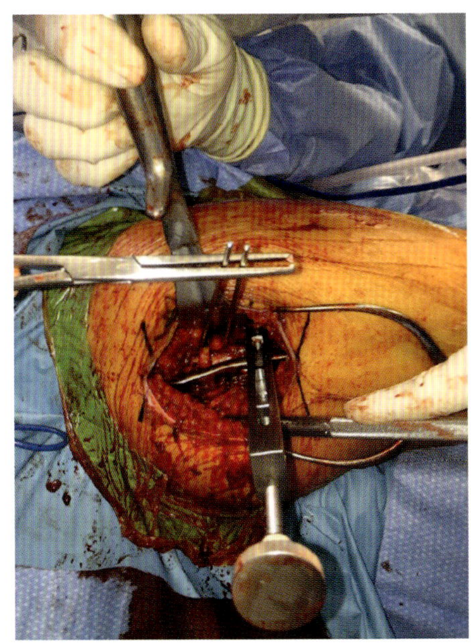

图 34.11　一旦截骨完成，将导航系统调整到计划的矫正角度，而钢板已在远端插入并固定

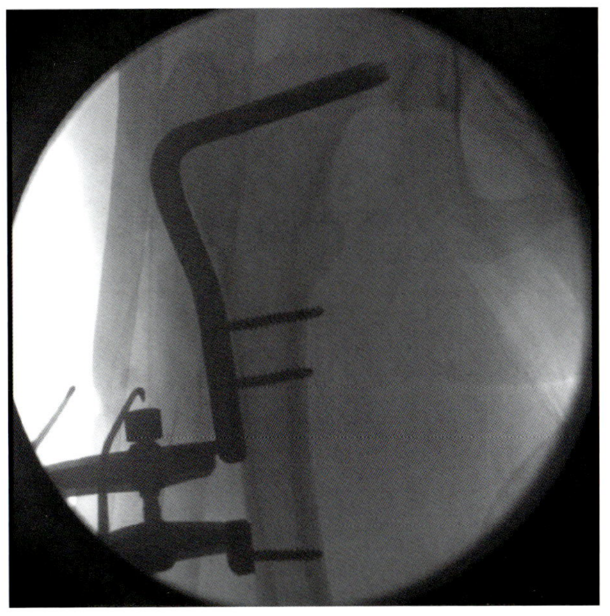

图 34.12　前后位透视图像显示了应用于最大压缩截骨的关节拉紧装置

- 置入剩余的螺钉以确保稳定性。通常远端只需要 2~3 枚螺钉。在近端防止螺钉在钢板受压时从近端移出。
- 通过 C 臂透视机的正交视图评估固定和对线。
- 放置深部引流管以防止血肿形成。
- 分层修复阔筋膜和浅筋膜。以标准方式缝合皮肤。
- 股骨近端旋转截骨术的经验与教训见表 34.2。

术后管理

- 如果使用负压吸引引流，当引流量小于 50 mL/ 次时，通常需要移除负压装置。
- 由于肌肉无力和步态障碍，患者最初是用脚趾接触负重。
- 大多数患者在术后 6 周时完全负重，尽管根据患者的功能和骨质进行性负重时，允许早于此时间完全负重。
- 物理治疗有助于扶拐训练、功能锻炼和恢复髋关节的活动范围。
- 通常在手术后 4~6 周内，X 线片上可以观察到截骨处骨痂（图 34.13）。

结果

- Ruesch 在 1995 年（未发表的论文）回顾了 Robert Teitge 博士为 31 例前膝关节疼痛和（或）不稳定患者实施了 35 次股骨外旋转截骨术的一系列手术。
- 26 例患者（84%）术后平均随访 5.3 年。这组患

表 34.2　股骨近端旋转截骨术的经验与教训

经验	教训
• 将切口置于阔筋膜的前方。这减少了筋膜修补破裂和钢板突出的风险 • 将髁板导向器在股骨外侧轴上下滑动，直到顶部与股骨头中心对齐。如果它的位置不协调，可以使用小锯子或骨刀来去除骨性突起 • 如果存在硬骨，可使用三重钻头导向器连接到髁板导向器的顶部，以钻取固定区 • 拆除固定骨凿后，将一根 2.0 mm 的克氏针放入骨道内，以便稍后定位 • 确保截骨垂直于股骨轴线。最好的方法是将 2.5 mm 的克氏针从外向内穿过股骨，到达小转子的上 1/3 处。这根克氏针将作为锯子的导轨。使用 C 臂透视机以确保刀片在切割时不会倾斜 • 截骨完成后，用椎板扩张器拉伸软组织 • 在将远端段固定到钢板之前，用升降器或 Hohmann 牵开器将远端段向前提起是有帮助的 • 加压越大，截骨的稳定性越好	• 在压缩截骨时，请确保关节拉紧器与钢板对齐；否则，可能会导致远端碎片旋转远离其所需的压缩角度 • 如果刀片试图退出近端碎片，则可能会发生无法维持压缩的情况。将一颗螺钉穿过钢板插入近端碎片可以防止这种情况发生

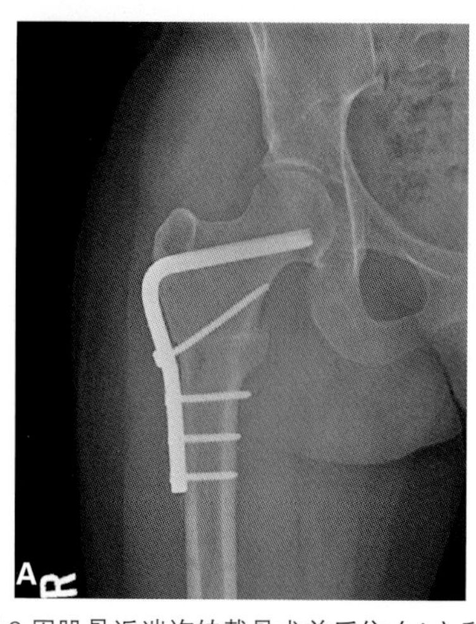

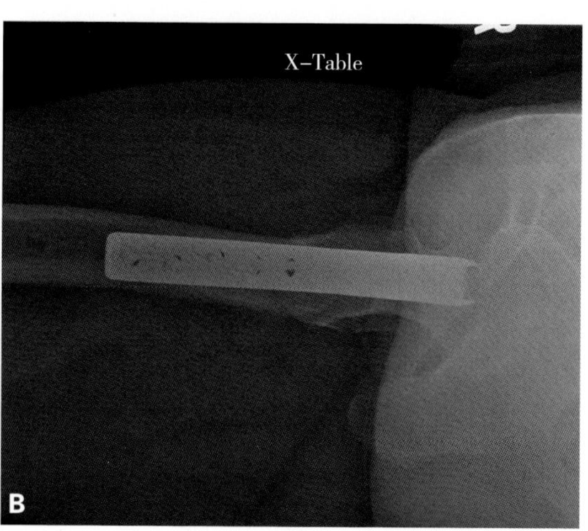

图 34.13 术后 6 周股骨近端旋转截骨术前后位（A）和交叉侧位片（B）图像。请注意，此时截骨似乎已完全愈合

者中有 88% 的患者 PF 手术失败，其中 23 例患者平均接受过 2 次以上的手术。只有 3 例患者之前没有做过手术。35 例截骨术中，6 例采用 IMN 髓内固定，29 例采用股骨粗隆间固定的方式。使用两个 PF 评分系统。Schwartz 评分的平均得分为 24.6 分（总分 29 分），35 分中 15 分为优、6 分为良、5 分为一般、9 分为差。Shea & Fulkerson 评分平均为 82.5 分（总分 100 分），其中优 20 分，良 6 分，可 1 分，差 8 分。不良结果主要反映既往存在的关节病变。然而，主观上，77% 的患者表示疼痛减轻，86% 的患者表示较小的改变，80% 的患者生活质量改善，42% 的患者髌骨后皱褶减少。在 3 例未接受过手术的患者中，Shea & Fulkerson 评分为 100 分，Schwartz 评分为 28.7 分。

- Latteier（未发表的数据）回顾了在 53 例表现在 PF 功能障碍的患者中进行的 72 例 Teitge 粗隆间外旋转截骨术。这些包括 Ruesch 之前描述的复查患者。平均随访 9.7 年（范围 2~17 年）。92% 的患者完成了随访。进行了术前和术后 Kujala、Lysholm 和 Tegner 评分。平均 Tegner 活动评分从 2.2 分提高到 4.0 分，平均 Kujala 评分从 53 分提高到 86 分，平均 Lysholm 评分从 49 分提高到 89 分。除 1 例患者外，所有患者术后评分均有改善。然而，在 20% 的患者中，Kujala 评分的改善不足以将分数提高到公平或较差范围之外，而 22% 的患者的 Lysholm 评分改善不足以将分数提高到公平或较差范围之外。患者主观上表示他们的平均改善度为 91%，所有受访者中 55% 的人报告改善度为 100%。结果最差的患者报告改善了 20%。3 例患者不再接受手术。
- Stambough 等评估了 28 例有症状的青少年患者，其股骨前倾角增加超过 30°。用头髓内钉固定，平均矫正 29°。在 28 例患者中，有 26 例患者的 IKDC 评分和 Tegner 评分有所改善。1 例患者因骨不连接受交换钉治疗，1 例矫正量不足。
- Bruce 和 Stevens 回顾性分析了 14 例因严重的对线不良引起膝前痛的患者，他们采用了股骨外旋转截骨术和胫骨内旋转截骨术联合治疗，平均随访 5 年，所有患者均表示对预后满意。Cooke 等报道 7 例外翻内旋截骨术治疗膝关节前痛伴胫骨外扭转过度患者，其中 5 例患者治疗效果显著。

并发症

- 与所有手术一样，股骨近端截骨术可能会出现并发症。充分的术前准备、计划和患者教育将有助于减少一些并发症的发生率。
- 最常见的并发症包括大转子上的疼痛和硬结症状。
- 也可能发生过度矫正和矫正不足、近端节段屈曲以及内翻 / 外翻畸形，可以通过术中精心操作降低这种风险。
- 如果使用 IMN 而不是叶片钢板，则畸形愈合、不愈合和术中骨折的风险更高。
- 坐骨神经和股神经血管束损伤一般是不会发生的，除非牵开器或锯子偏离预定的手术区域。

病例

- 一例 29 岁女性患者表现为双侧膝前痛和 PF 关节不稳定。影像学检查显示股骨前倾角为 47°，胫骨外旋为 54°。她的站立位照片如图 34.14 所示。螺旋 CT 检查如图 34.15 所示。在非手术治疗失败后，她接受了右侧股骨近端和胫骨近端旋转截骨术（图 34.16）。术后 1 年的站立照片如图 34.17 所示。

结论

- 异常的股骨扭转可能导致 PF 关节疼痛、髌骨不稳定或关节疾病，应该认识到可以通过截骨来恢复正常的解剖结构。
- 扭转错位的临床评估可能会比较困难；因此，通过 CT 了解目前的情况以及何时需要进行手术治疗。
- 当 PF 关节症状或本身 PF 关节病理改变是骨骼扭转所致时，旋转截骨术可能是唯一合适的手术治疗方式。
- 上文所描述的手术技术，虽然在技术上具有挑战性，但提供了一种稳定和压缩的截骨的方式，其优点是较少的疼痛和更快的髓内钉固定。
- 虽然病例系列通常在疼痛和功能方面表现出令人满意的结果，但目前缺乏结果研究。

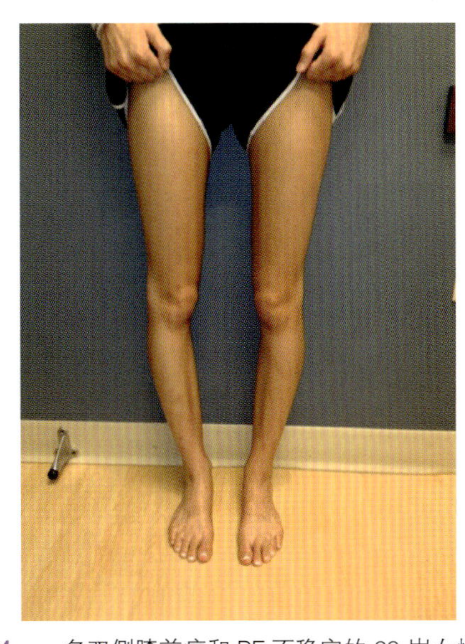

图 34.14 一名双侧膝前痛和 PF 不稳定的 29 岁女性

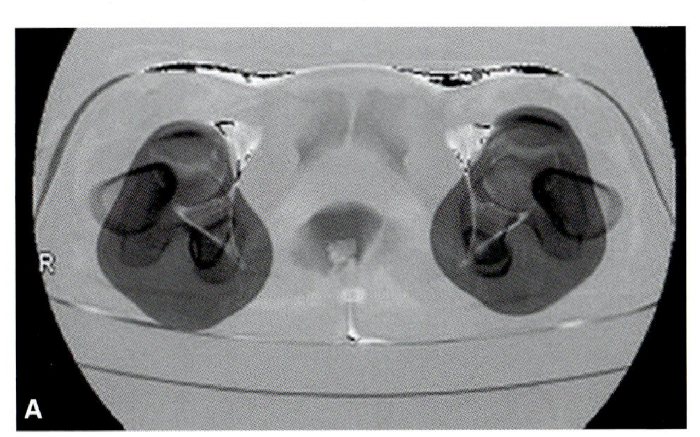

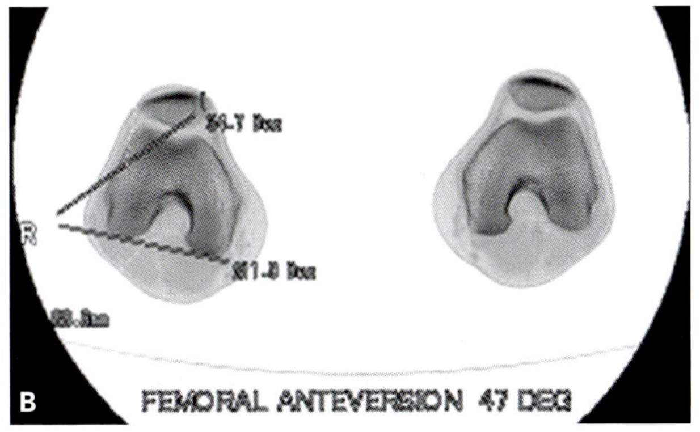

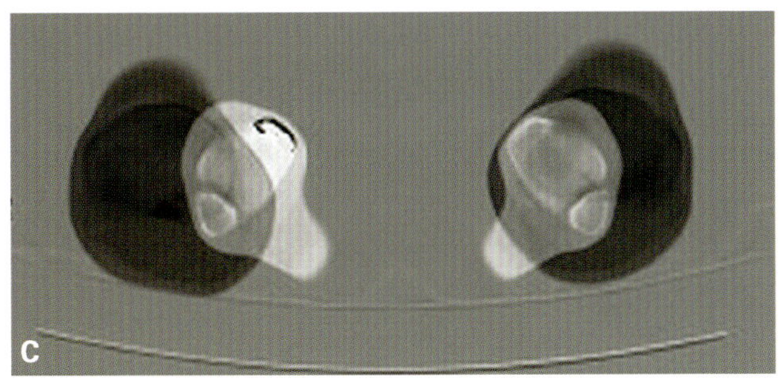

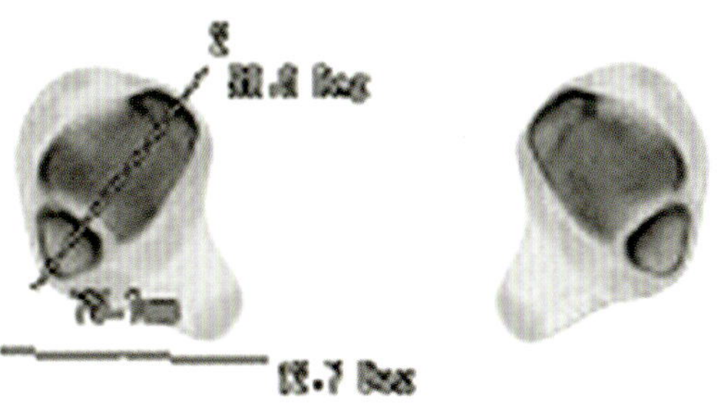

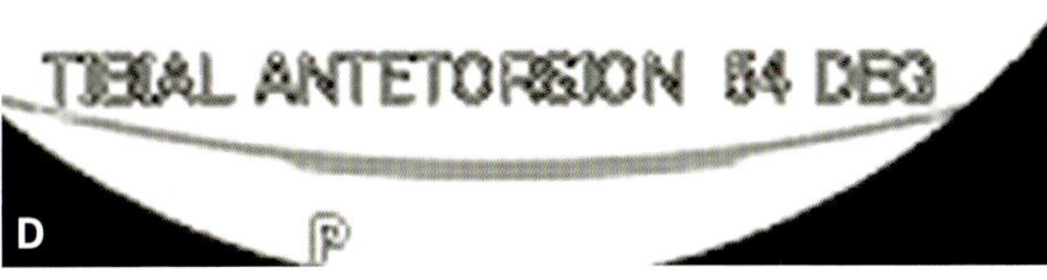

图 34.15 用螺旋计算机断层扫描研究一名伴有双侧膝前痛和 PF 不稳的 29 岁女性病例。A. 穿过股骨头、股骨颈、股骨远端的切面重叠。B. 从图 A 构建股骨颈轴线和后髁线。它们之间的夹角代表股骨前倾角为 47°。C. 通过胫骨近端和胫骨远端的 CT 切面重叠。D. 从图 C 构建沿着胫骨平台的后切线和穿过踝关节的线。它们之间的夹角代表胫骨外扭转 54°

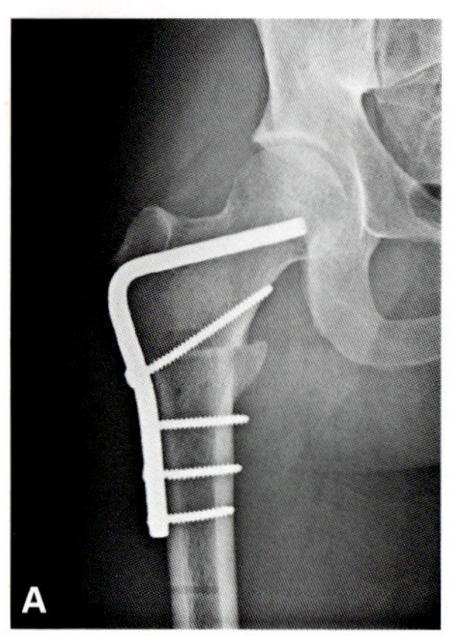

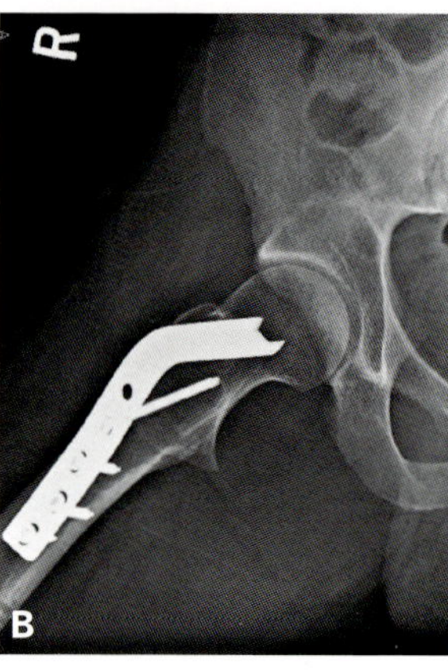

图 34.16 股骨近端旋转截骨术。右髋关节的前后位（A）和侧位（B）X 线片

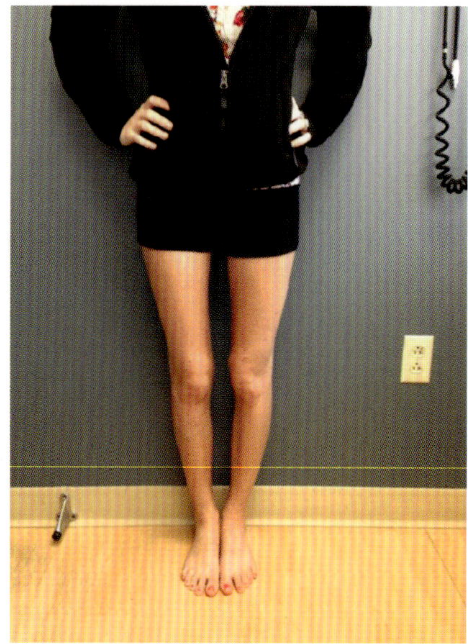

图 34.17 术后 1 年

参考文献

[1] Lee TQ, Anzel SH, Bennett KA, Pang D, Kim WC. The influence of fixed rotational deformities of the femur on the patellofemoral contact pressures in human cadaver knees. Clin Orthop. 1994;302:69-74.

[2] Arnold AS, Komattu AV, Delp SL. Internal rotation gait: a compensatory mechanism to restore abduction capacity decreased by bone deformity. Dev Med Child Neu- rol. 1997;39:40-44.

[3] Fujikawa K, Seedhom BB, Wright V. Biomechanics of the patello-femoral joint. Part I: a study of the contact and the congruity of the patello-femoral compartment and movement of the patella. Eng Med. 1983;12:3-11.

[4] Takai S, Sakakida K, Yamashita F, Suzu F, Izuta F. Rotational alignment of the lower limb in osteoarthritis of the knee. Int Orthop. 1985;9:209-215.

[5] Lerat JL, Moyen B, Bochu M, et al. Femoropatellar pathol- ogy and rotational and torsional abnormalities of the infe- rior limbs: the use of CT scan. In: Muller W, Hackenbruch W, eds. Surgery and Arthroscopy of the Knee. 2nd Congress of the European Society. Berlin, Germany: Springer-Verlag; 1988.

[6] Lerat JL, Moyen B, Galland O, Bochu M. Morphological types of the lower limbs in femoro-patellar disequilibrium. Analysis in 3 planes [in French]. Acta Orthop Belg. 1989;55: 347-355.

[7] Janssen G. Increased medial torsion of the knee joint producing chondromalacia patella. In: Trickey E, Hertel P, eds. Surgery and Arthroscopy of the Knee, 2nd Congress of the European Society. Berlin, Germany: Springer-Verlag; 1988: 263-267.

[8] Stroud KL, Smith AD, Kruse RW. The relationship between increased femoral anteversion in childhood and patellofemoral pain in adulthood. Orthop Trans. 1989;13(3):555.

[9] Nyland J, Kuzemchek S, Parks M, Caborn DN. Femoral anteversion influences vastus medialis and gluteus medius EMG amplitude: composite hip abductor EMG amplitude ratios during isometric combined hip abduction-external rotation. J Electromyogr Kinesiol. 2004;14:255-261.

[10] Kaiser P, Attal R, Kammerer M, et al. Significant differences in femoral torsion values depending on the CT measure- ment technique. Arch Orthop Trauma Surg. 2016;136(9): 1259-1264.

[11] Murphy SB, Simon SR, Kijewski PK, Wilkinson RH, Griscom NT. Femoral anteversion. J Bone Joint Surg Am. 1987;69:1169-1176.

[12] Pailhé R, Bedes L, Sales de Gauzy J, Tran R, Cavaignac E, Accadbled F. Derotational femoral osteotomy technique with locking nail fixation for adolescent femoral antetorsion: surgical technique and preliminary study. J Pediatr Orthop B. 2014;23(6):523-528.

[13] Stambough JB, Davis L, Szymanski DA, Smith JC, Schoenecker PL, Gordon, JE. Knee pain and activity outcomes after femoral derotation osteotomy for excessive femoral anteversion. J Pediatr Orthop. 2018;38(10):503-509.

[14] Teitge RA. Does lower limb torsion matter? Tech Knee Surg. 2012;11(3):137-146.

[15] Bruce WD, Stevens PM. Surgical correction of miserable malalignment syndrome. J Pediatr Orthop. 2004;24:392-396.

[16] Cooke TD, Price N, Fisher B, Hedden D. The inwardly pointing knee. An unrecognized problem of external rotational malalignment. Clin Orthop Relat Res. 1990;260:56-60.

第三十五章

股骨远端旋转截骨术

Steffen Schröter

概述

发病机制

- 影响髌骨不稳定 / 脱位病理的危险因素有很多。除了膝关节周围软组织结构病变是比较主要的危险因素外，骨畸形也同样会导致其发病。
- 股骨内扭转畸形是髌骨不稳定 / 脱位的重要危险因素之一。
- 最近几位作者的治疗概念中涵盖了横断面对位不良的描述。
- 旋转截骨术是为矫正横断面的畸形（扭转异常）而施行的首选外科治疗方法。
- 髌骨不稳定和内扭转畸形是先天性畸形，必须与创伤后病变相鉴别。
- 与创伤后病例相比，横断面畸形的矫正程度不适用于先天性病例的情况。
- 多年来，股骨扭转一直是人们感兴趣的研究课题。股骨内扭转影响步态可导致所谓的脚趾朝内步态。股骨扭转在儿童时期的发生减少。然而，增加的内扭转在 8 岁后并没有发生改变。保守治疗不能成功地矫正生长过程中的扭转。
- 理论上，股骨的每个层面都可以进行截骨手术。Dickschas 等的想法是纠正接近症状部位的畸形：髋关节撞击综合征应通过股骨近端截骨矫正，髌骨不稳定应通过股骨远端截骨矫正。
- 无论是股骨近端旋转截骨术还是股骨远端旋转截骨术，其优势都不明显。
- 本章将介绍股骨远端旋转截骨术。

分类

- 目前还没有对于扭转的分类及其治疗适应证的明确定义。
- 然而，有几种评估股骨旋转的测量技术。
- 只有 Waidelich 等（下文描述）提出正常参考值范围。
- Frosch 等最近提出了包括扭转在内的髌骨不稳分类。根据髌骨不稳的病理特点，他们推荐了几个手术步骤，但对何时以及如何纠正扭转却没有给出建议。
- 在 30 例的股骨远端旋转截骨术病例汇报中，作者也没有明确提出矫正扭转的适应证。
- 根据 Waidelich 等的研究，内扭转超过 30° 是股骨远端旋转截骨术治疗髌骨不稳定的适应证，而手术的目的是矫正股骨扭转至大约 20°。
- 表 35.1 列出了股骨远端旋转截骨的适应证和禁忌证。

表 35.1　股骨远端旋转截骨术的适应证及禁忌证

适应证	禁忌证
• 髌骨不稳定 • 根据 Waidelich 的方法测量的内扭转角超过 30° • 软组织治疗（内侧髌股韧带）失败，内扭转 20° ~30°，术后内扭转预计 10° ~15°	• 感染 • 屈曲活动范围小于 90°

评估

病史

- 与其他大多数骨科手术一样，患者的病史很重要。
- 了解第一次脱位、损伤类型以及区分半脱位和脱位非常重要。
- 例如，应该询问以下问题：
  - 患者髌骨脱位是在跑步时膝关节轻微内旋的情况下发生的，还是在足球比赛中由于严重创伤而发生的？
  - 患者髌骨脱位共多少次，是否可由特定情况引起？
  - 患者是走路时是否感觉疼痛，还是仅仅有关节不稳定的感觉？
  - 患者是否感到关节不稳并有半脱位的症状？
  - 患者在第一次脱位前是否曾抱怨过膝关节或髋关节有疼痛？
  - 患者过去做了多少次手术，做了哪些手术？
  - 患者是否有过度松弛，是否有特殊的坐姿？这一点对于年轻女性来说特别重要。

体格检查

- 膝关节指向内侧是体格检查时的典型表现。然而，膝关节指向内侧并不一定是导致髌骨不稳定或半脱位的原因。
- 更常见的症状是膝前痛、走路、爬楼梯困难、典型的足外旋步态。
- 当发生髌骨不稳定时，常伴有高度的股骨内扭转，而没有胫骨的高度外部畸形。
- 该病变可通过膝关节屈曲可检查来发现。
- 必须检查患者蹲姿或跪姿时的病理表现。
- 建立一个标准化流程评估髋关节、膝关节和踝关节的活动范围。然而，髋关节的扭转可采用不同的体位检查：仰卧位和俯卧位（图 35.1）。
- 不依赖检测技术，患者一般都存在髋关节的内旋

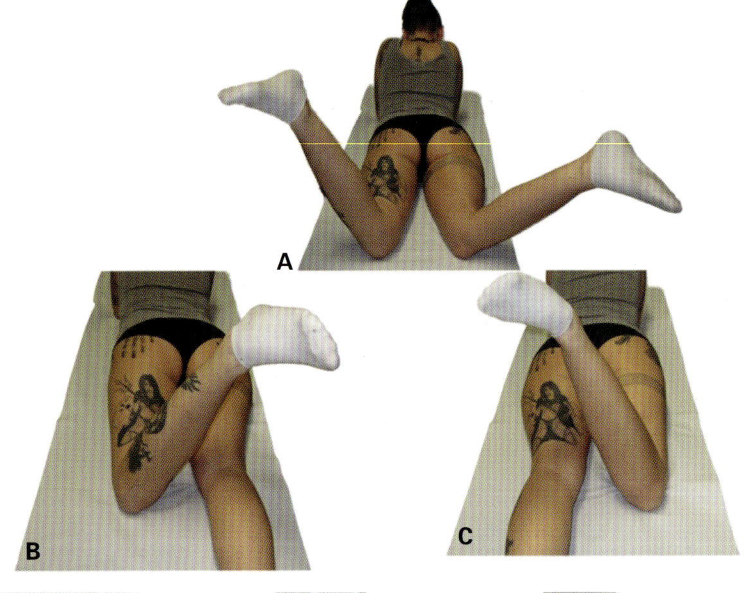

图 35.1 体格检查髋关节扭转是诊断股骨扭转不良的标准。俯卧位：A. 髋关节内扭转角度分析。B. 左髋关节最大外旋角度分析。C. 右髋关节最大外旋角度分析。仰卧位：D. 左髋关节最大外旋角度分析。E. 中立位分析。F. 髋关节最大内旋角度分析。注意：如果不固定髋关节就进行测量，会使骨盆额外旋转测量结果高于实际扭转角度

增加。在髋关节屈曲 90° 位分析髋关节旋转时，通过 0° 位置（内旋 – 0° – 外旋）来进行内旋和外旋通常没有问题。但是在创伤后扭转不良时可能出现问题。

- 根据作者的经验，如果患者外旋或内旋不能超过 0°（中线）时，患者会出现步态异常。
- 仰卧位检查髌骨轨迹。膝关节屈曲时，髌骨往往从外侧髁外侧（半脱位）向内侧远端移动（图 35.2，图 35.4）。患者会有疼痛或不舒服的感觉。

影像学

- 为了鉴别单独的韧带问题（内侧髌股韧带或 MPFL）和髌骨不稳定的多种混杂症状问题，必须进行螺旋计算机断层扫描（CT）检查。通过这种方法可分析扭转情况及胫骨结节—滑车沟距离。
- 通过对冠状位（内翻对比外翻）、横断位（内扭转对比外扭转、滑车发育不良）、矢状位（反屈、高位髌骨对比低位髌骨）进行分析，确定最佳治疗方案。
- Waidelich 等描述的方法是测量扭转最有效的方法，他们确定了正常标准值范围。
- 方法如图 35.3 所示。要进行正确的 CT 扫描，在扫描期间患者可以通过固定双脚来保持静止。需要股骨近端的两个扫描平面和股骨远端的一个扫描平面。问题是如何将它们与可用的软件叠加在一个图像中。通常 DICOM 没有这种类似工具。而 CT 软件有这个特性。
- 然后，外科医生应该自行测量畸形。因为医生在这些测量的同时，可对截骨术适应证进行评估。为了可以方便地测量扭转，新的软件 mediCAD（Hectec，Altdorf bei Landshut，Opalstr. 54，Germany）提供了一种新的工具。
- CT 扫描以及关节镜下均可分析扭转，显示髌骨脱位、滑车发育不良（图 35.4）。

手术治疗

体位

- 患者取仰卧位。
- 正确放置透视机的位置，以便于必要时可以使用整个下肢（髋关节、膝关节和踝关节）放射性影像图评估额平面对线关系。

手术技术

- 股骨远端旋转截骨的入路分为内侧或外侧入路（表 35.2）。

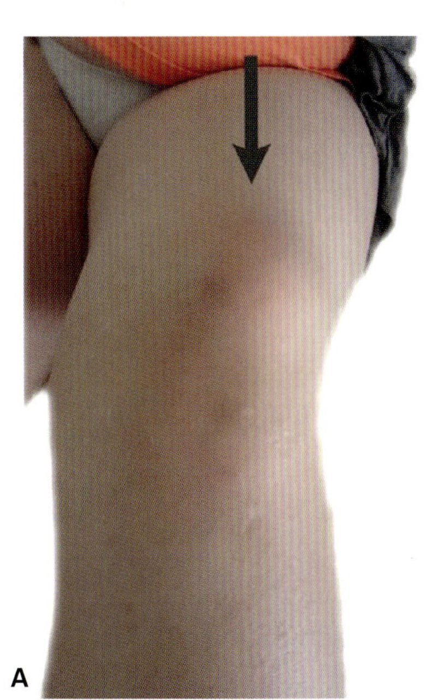

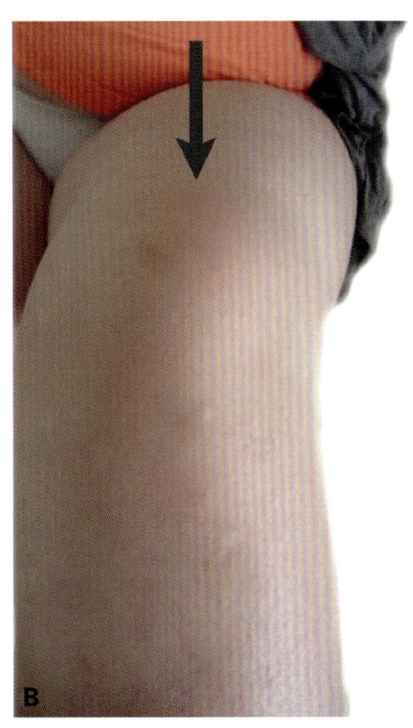

图 35.2 膝关节体格检查，髌骨轨迹检查。膝关节屈曲过程中，髌骨处于半脱位状态（A）和位于正中位置（B）

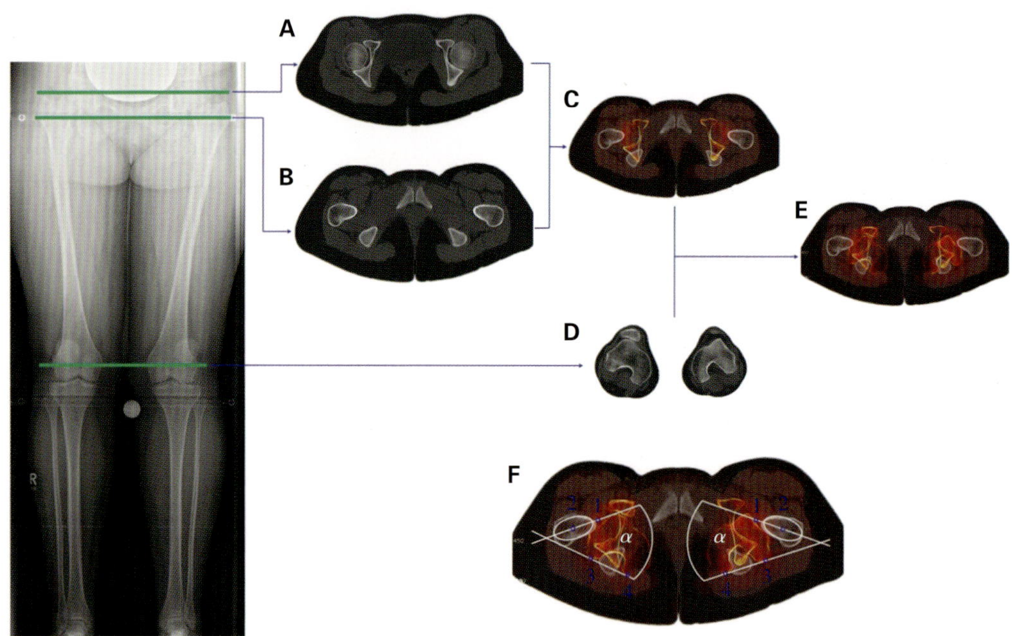

图 35.3 根据 Waidelich 等的方法分析扭转程度。A. 在髋关节中心水平的横截面。B. 大转子水平的横截面。C. A 与 B 的叠加图形。D. 膝关节水平后髁横截面。E. C 与 D 的叠加图。F. 扭转的测量：(1) 髋关节中心，(2) 转子中心 (与椭圆最吻合)，(3) 后外侧髁，(4) 后内侧髁。扭转角 α 定义为 (1) 和 (2) 连接线与 (3) 和 (4) 连接线之间的夹角。区分内侧和外侧扭转非常重要。内侧扭转是指髁突旋转相对于股骨近端是向内的，外侧扭转则相反

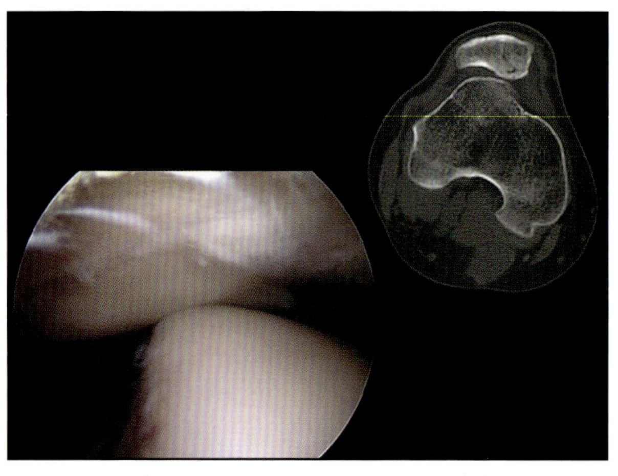

图 35.4 关节镜下髌股关节轨迹图及相应的计算机断层扫描横断面

- 无论哪种情况，股肌下入路都是标准入路。
- 手术入路取决于外科医生自身以及需要进行哪些附加手术。
- 内侧入路的优点是可减少定位钢板对软组织的刺激。此外，可以相对更容易从侧面固定 Schanz 螺钉，更方便进行手术。外科医生可以从内侧入路进行手术，将透视仪放置在外侧。
- 然而，外侧钢板定位会更适用于合并 MPFL 重建的情况。使用内侧钢板时几乎不可能完美地固定 MPFL。
- 两步手术是使用内侧板治疗的另一种选择。
- 下面描述股内侧肌下入路（图 35.5）。

表 35.2　内外侧入路的优点

内侧	外侧
• 较好的软组织保护 • 手术更方便 • 固定 Schanz 螺钉更方便	• 可同时进行内侧髌股韧带的手术 • 生物力学功能更加稳定 • 可进行髂胫束（ITB）的软组织刺激

手术步骤

- 确定截骨平面。
- 在截骨平面上，从股骨上分离肌间隔。
- 将 5.0 Schanz 螺钉按照预期的矫正角度分别插入截骨平面的近端和远端（图 35.6）。
- 在 Schanz 螺钉上安装一个骨固定支架（AO）杆用于骨融合，使用 AO 固定器后仍可旋转。
- 在透视仪监视下从内侧进行截骨（图 35.7）。
- 使用可透射线的牵开器保护后方神经血管结构（图 35.7）。

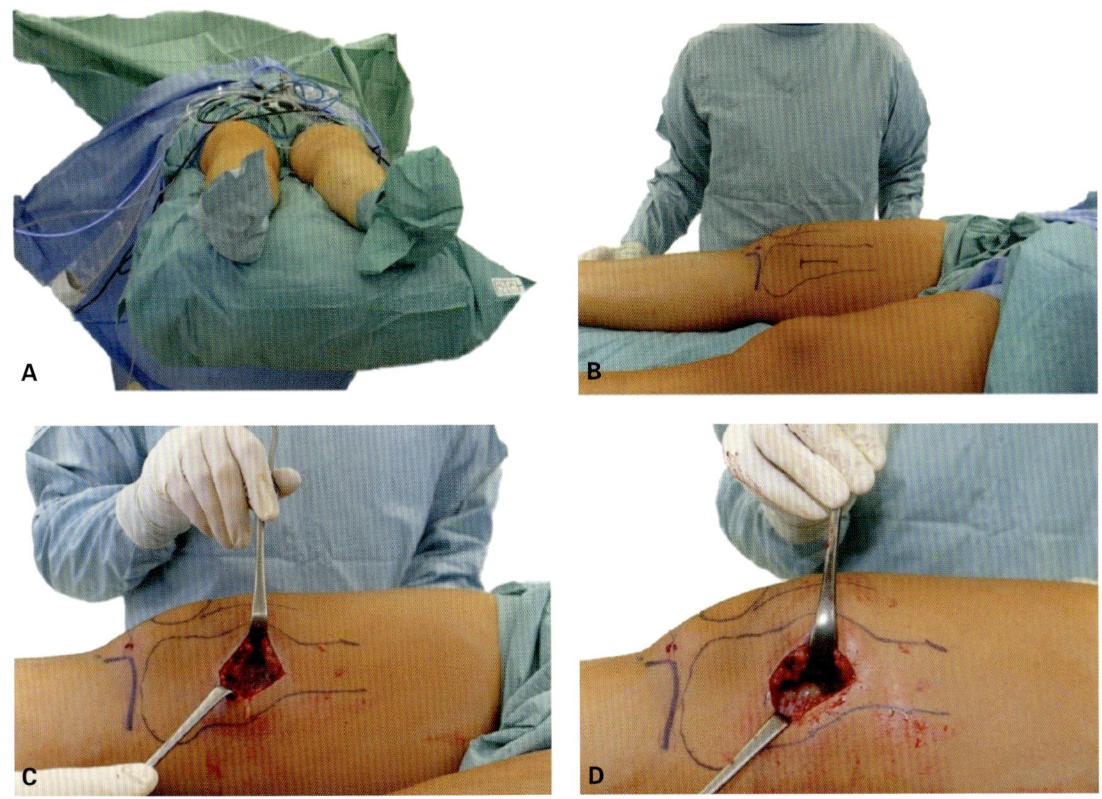

图 35.5　A. 患者取仰卧位，双下肢消毒。虽然不像 CT 检查那样精确，但是术中检查髋关节扭转角度对定位很重要。B. 股内侧肌下入路皮肤微创切口标记。C. 切开约 6 cm 的皮肤后，可以看到股内侧肌筋膜。D. 切开筋膜后，可用 Langenbeck 牵开器将股内侧肌腹部向前牵开

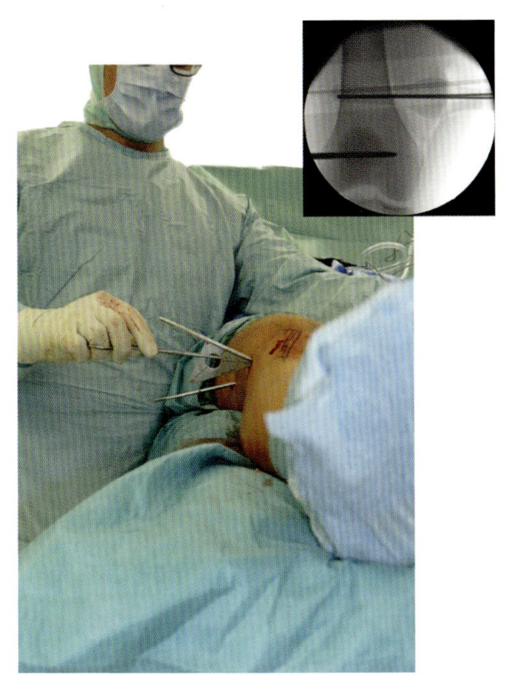

图 35.6　利用两根克氏针确定截骨平面。截骨平面应垂直于股骨机械轴，而非股骨解剖轴。截骨远端应有足够的空间固定钢板螺钉。例如，如果计划使用 TomoFiX 板，则应该有足够的空间放置 4 枚 5.0 Schanz 螺钉

- 完成旋转。
- 如有必要，安装第二根 AO 杆以增加其稳定性（图 35.8）。
- 两枚 5.0 Schanz 螺钉的定位：将它们安装在所需的角度以纠正横向平面的畸形，这非常重要。这意味着，如果右股骨内扭转 50°，计划调整到 20° 时，则需要矫正的角度为 30°。因此，第一枚 Schanz 螺钉应固定在截骨的近端，而不是由后外侧到前内侧。远端的 Schanz 螺钉应以 30° 的夹角从前外侧到后内侧。这两枚螺钉应该被同一根 AO 杆固定在 AO 固定器上。

固定和闭合

- 建议使用 TomoFiX 股骨内侧远端（MDF）钢板；当然，也可以使用其他钢板（图 35.9）。
- 用一块内侧钢板以及通过钻套插入两根克氏针固定截骨端。
- 对近端套筒做阶梯状切口（图 35.10）。
- 在透视仪前后位和侧位视角中检查位置是否恰当。

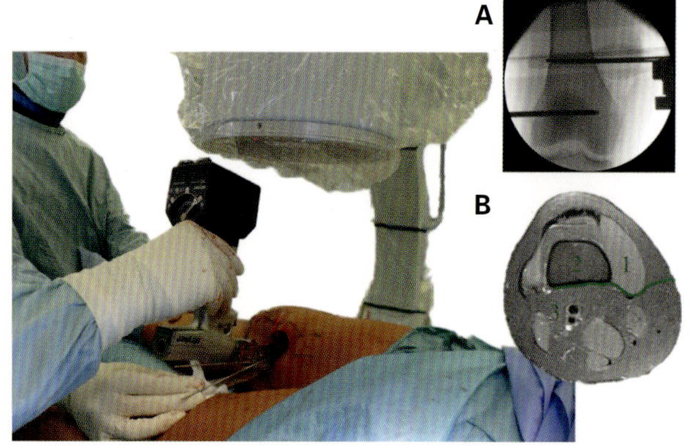

图 35.7 施行股骨远端旋转截骨术。A. 注意保护后方神经血管结构。由于有些位置视野不佳，可使用可透视的牵开器。B. 牵开器的位置。为了完美地放置牵开器，必须在截骨水平上从股骨内侧边缘将肌间隔分离出 3 cm 长度。绿线表示恰当的位置。(1) 股内侧肌。(2) 股骨。(3) 腘肌血管。在使用微创截骨术时，推荐使用 Stryker 精密锯。锯片的尖端活动，可有效防止肌肉受到刺激

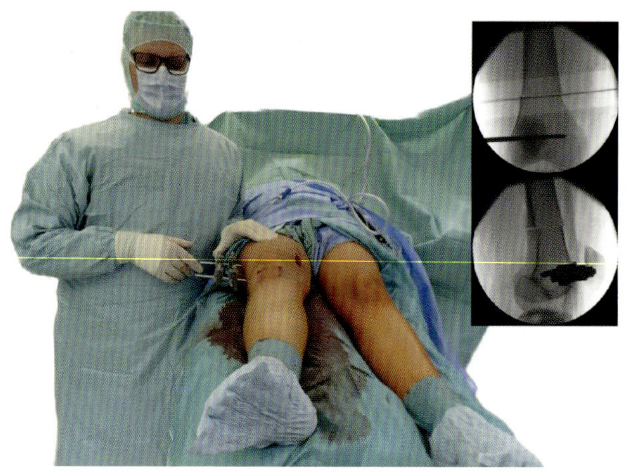

图 35.8 通过远端外旋来调整扭转，直到与 Schanz 螺钉平行后，固定 AO 杆以确保截骨更加稳定并更好控制。必须用透视机检查骨在两个平面的位置

- 调整钢板位置。
- 如果近端或远端有移位，可使用拉力螺钉复位。
- 将钢板远端固定，然后使用偏心钻孔和锁定加压钢板（LCP）以发挥增强加压作用。
- 用 5.0 Schanz 螺钉固定。
- 最后检查固定。
- 如果不能确定其稳定性，可横向安装第二块 3.5 锁定加压钢板以避免手术失败。
- 缝合切口。
- 不需要矫形器。
- 股骨远端旋转截骨术的经验与教训见表 35.2。

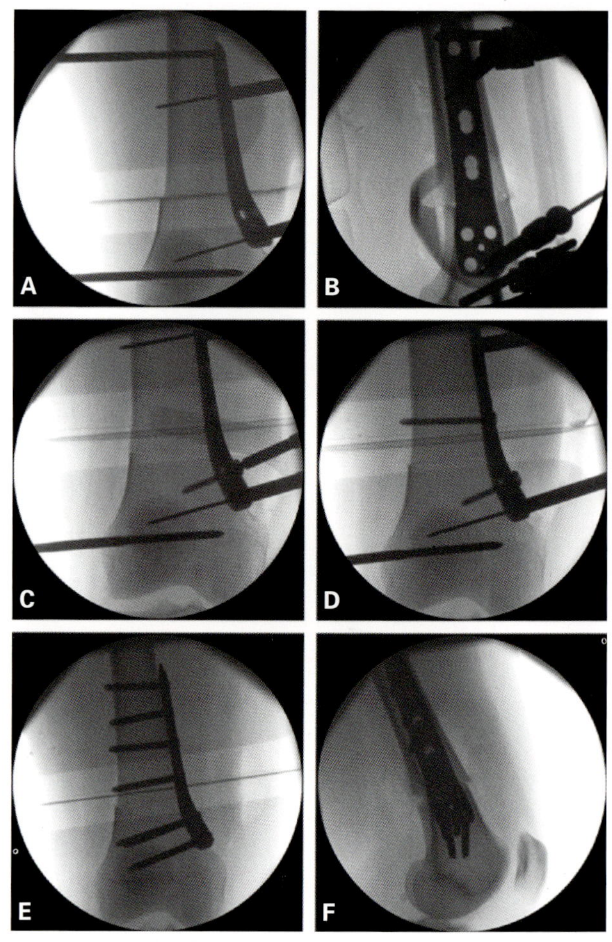

图 35.9 截骨固定。A. 前后位片上股骨内侧远端 TomoFiX 固定钢板的位置。B. 侧位片上两根克氏针穿过钻套获得完美位置。C. 如果前后有平移，可以使用拉力螺钉。D. 建议在第一锁定孔中采用偏心钻孔以获得较好的加压。如果远端螺钉固定截骨不够稳定，可使用 Schanz 螺钉。E. 待钢板近端和远端取得满意定位后，使用 5.0 锁定螺钉进行最终固定。F. 由于股骨在横切面上的形状，股骨远端去旋截骨术后常可见一个股骨台阶

术后管理

- 术后第 2 天拍摄膝关节前后位及侧位 X 线片、螺旋 CT。
- 6 周内可扶拐部分负重 20 kg，直到活动范围恢复正常。
- 局部负重端锻炼时全程进行抗凝治疗。
- 6 周后，拍摄膝关节前后位、侧位及下肢全长 X 线片。
- 如果观察到骨愈合或开始愈合现象，则可开始全负重练习。
- 手术后即可开始物理治疗，直至活动范围正常。

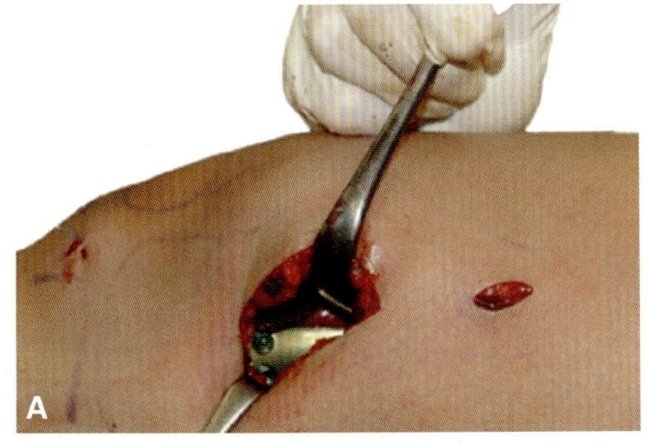

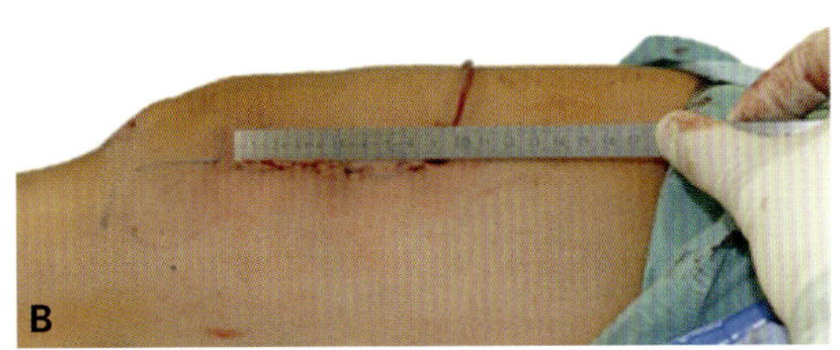

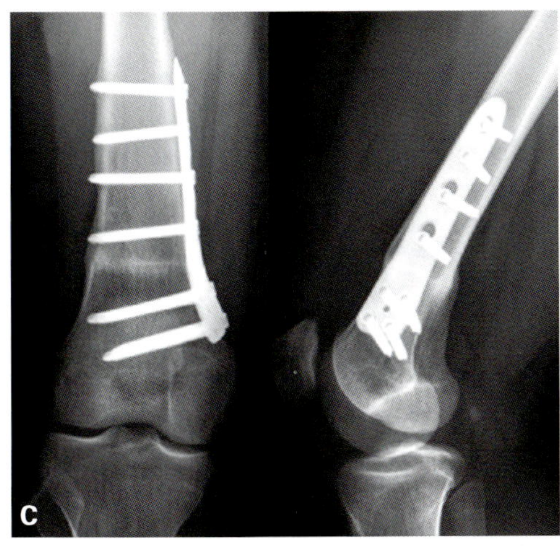

图 35.10 最终结果。A. 固定钢板。近端螺钉可采用阶梯状小切口固定。B. 用皮下针缝合伤口。C. 术后 5 个月的随访

表 35.2 股骨远端旋转截骨术的经验与教训

经验	教训
• 若为复发性髌骨脱位，则需要进行 MPFL 重建 • 使用可透视的牵开器 • 用一根 AO 杆固定 Schanz 螺钉。使用 AO 固定器可以实现旋转 • 用拉力螺钉复位远端或近端 • 要重新调整钢板的位置，确保始终只移除一根克氏针，尤其是侧面 • 如果不稳定，建议再使用一块 3.5 锁定加压钢板	• 间隔肌分离不足会导致牵开器定位困难 • 不要用微创的方法直接开始这个手术。术者需要至少 10 例双切口手术的经验 • 不要接受不完美的碎片复位。这可能带来延迟愈合或植入失败的风险 • 在拧紧拉力螺钉之前，先松开固定装置的螺钉 • 如果截骨术的方向与机械轴不垂直，那么在额平面轴上就会出现非预期的变化 • 如果有更多的症状，所有的症状都需要治疗，包括高位髌骨和 MPFL 损伤

- 术后 12 周后可恢复工作，20 周后可恢复重体力工作。

结果

- 目前只有少数证据等级为Ⅳ级的回顾性病例系列报道，这些研究均报告了截骨术获得成功。

并发症

- 可能会出现几种并发症。然而，须正确鉴别并发症和由于手术失误引起的症状。
- 并发症包括神经血管损伤、感染和骨不连。
- 手术失误定义为使用错误的手术方法进行矫正。例如，Wimmer 等报道双平面截骨术可导致远端骨质弱化。这种手术失误是不可原谅的（图 20.3 所示为双平面截骨术。）
- 图 35.11 A、B 为一例行股骨远端旋转截骨术后 5 个月的病例。虽然术中使用了非常稳定的钢板，但由于选择了错误的手术方式或术中操作不当导致固定失败。前部仅有一小块骨。这是手术失误的结果。
- 第二个病例（图 35.11 C、D）为年轻女性患者，

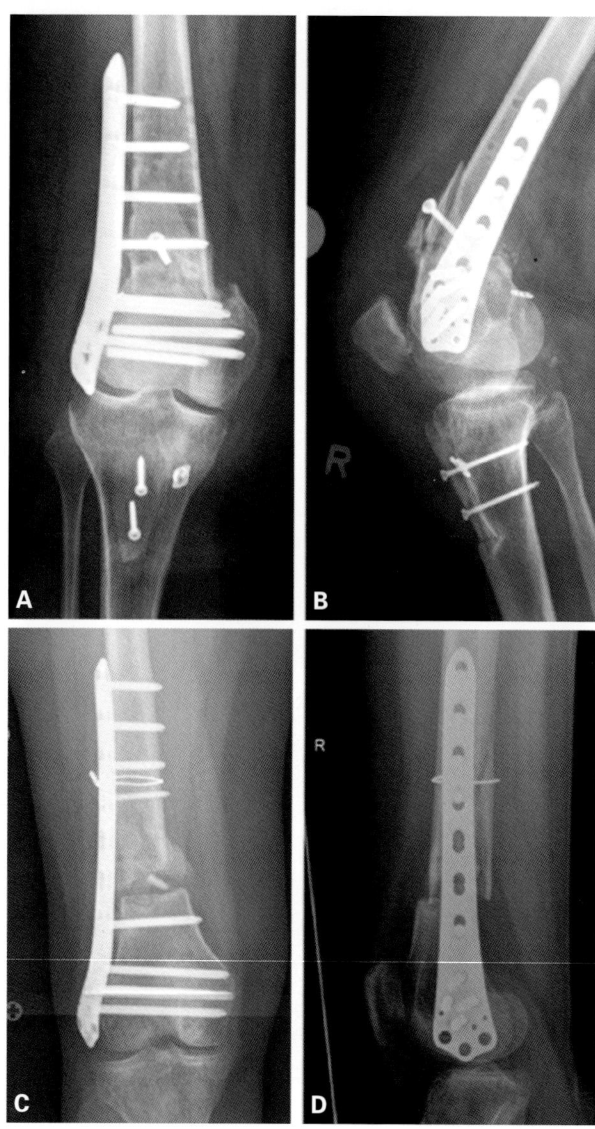

图 35.11 旋转截骨术的失误 / 并发症。A、B. 根据 Wimmer 等的方法实施旋转截骨术后 5 个月的随访。这项技术要求很高，且在本病例中很难实施。C、D. 术后 6 个月随访。无骨接触，钢板过远。手术入路大和软组织剥离广导致骨不愈合、疼痛和活动范围受限

她在行股骨远端旋转截骨术后 6 个月感到疼痛及关节活动范围受限。其 X 线片显示钢板位置过远，这个结果并不让人感到意外。本病例的另一个失误是，由于外科医生不正确地钻孔导致近端骨折（手术报告中有描述）。较大的入路表明外科医生没有很好地控制手术方向。如果使用固定器，这个问题是可避免的。此外，也没有正确解决这种不稳定的情况。在这种情况下，建议使用双钢板固定（内侧和外侧钢板）。

参考文献

[1] Askenberger M, Janarv PM, Finnbogason T, Arendt EA. Morphology and anatomic patellar instability risk factors in frst-time traumatic lateral patellar dislocations: a prospective magnetic resonance imaging study in skeletally immature children. Am J Sports Med. 2017;45(1):50-58.

[2] Diederichs G, Köhlitz T, Kornaropoulos E, Heller MO, Vollnberg B, Scheffler S. Magnetic resonance imaging analysis of rotational alignment in patients with patellar dislocations. Am J Sports Med. 2013;41(1):51-57.

[3] Frosch KH, Schmeling A. A new classifcation system of patellar instability and patellar maltracking. Arch Orthop Trauma Surg. 2016;136(4):485-497.

[4] Ateschrang A, Freude T, Grünwald L, Schäffler A, Stöckle U, Schröter S. Patella dislocation: an algorithm for diagnostic and treatment considering the rotation [in German]. Z Orthop Unfall. 2014;152(1):59-67.

[5] Fabry G, MacEwen GD, Shands AR Jr. Torsion of the femur. A follow-up study in normal and abnormal conditions. J Bone Joint Surg Am. 1973;55(8):1726-1738.

[6] Alvik I. Increased anteversion of the femur as the only manifestation of dysplasia of the hip. Clin Orthop. 1962;22:16-20.

[7] Dickschas J, Harrer J, Reuter B, Schwitulla J, Strecker W. Torsional osteotomies of the femur. J Orthop Res. 2015;33(3):318-324.

[8] Kaiser P, Attal R, Kammerer M, et al. Signifcant differences in femoral torsion values depending on the CT measurement technique. Arch Orthop Trauma Surg. 2016;139(9):1259-1264.

[9] Waidelich HA, Strecker W, Schneider E. Computed tomographic torsion-angle and length measurement of the lower eXtremity. The methods, normal values and radiation load [in German]. Rofo. 1992;157(3):245-251.

[10] Strecker W, Keppler P, Gebhard F, Kinzl L. Length and torsion of the lower limb. J Bone Joint Surg Br. 1997; 79(6):1019-1023.

[11] Frosch KH, Akoto R, Drenck T, Heitmann M, Pahl C, Preiss A. Arthroscopic popliteus bypass graft for posterolateral instabilities of the knee: a new surgical technique. Oper Orthop Traumatol. 2016;28(3):193-203.

[12] Cooke TD, Price N, Fisher B, Hedden D. The inwardly pointing knee. An unrecognized problem of eXternal rotational malalignment. Clin Orthop Relat Res. 1990;(260):56-60.

[13] Schroter S, Elson DW, Ateschrang A. Lower limb deformity analysis and the planning of an osteotomy. J Knee Surg. 2017;30(5):393-408.

[14] Dickschas J, Harrer J, Pfefferkorn R, Strecker W. Operative treatment of patellofemoral maltracking with torsional osteotomy. Arch Orthop Trauma Surg. 2012;132(3):289-298.

[15] Leonardi F, Rivera F, Zorzan A, Ali SM. Bilateral doubleosteotomy in severe torsional malalignment syndrome: 16 years follow-up. J Orthop Traumatol. 2014;15(2):131-136.

[16] Hinterwimmer S, Minzlaff P, Saier T, Niemeyer P, Imhoff AB, Feucht MJ. Biplanar supracondylar femoral derotation osteotomy for patellofemoral malalignment: the anterior closed-wedge technique. Knee Surg Sports Traumatol Arthrosc. 2014;22(10):2518-2521.

第三十六章

胫骨旋转截骨术

Ronald J. Van Heerwaarden, Robert A. Teitge

概述

发病机制

- 先天性下肢扭转畸形可能是髋臼、股骨、胫骨或足部生长障碍的结果，也可能是引起青少年和成人髋关节、膝关节和踝关节功能严重受限和症状的原因。
- 出生时的髋臼窝前扭转在生长过程中很大程度保持不变，根据股骨头的发育情况，很少有改变。相反，股骨和胫骨在出生时一般内旋，在儿童时期则外旋。髋臼前扭转和股骨与胫骨旋转在 8 岁以后不会再有改变。
- 过量的股骨前倾可能与胫骨外扭转增加有关，也可能与此无关。尽管没有证据，这通常被称为代偿。
- 先天性扭转畸形可引起青少年和成人所有下肢关节严重的症状，并导致功能限制。
- 膝关节是受影响最频繁的关节，因为与髋关节或上踝关节相比，膝关节几乎没有旋转补偿的能力。
- 下肢扭转畸形可导致髌骨接触压力增加，继发性髌骨后软骨损伤或髌后关节退变，或髌股关节畸形伴髌骨半脱位 / 脱位。
- 尚不清楚股骨或胫骨扭转异常对膝关节骨关节炎的影响。Yagi 报道胫骨内扭转增加与内翻内侧间室骨关节炎有关。Goutallier 等报道称，内侧间室骨关节炎行外翻高位胫骨截骨术（HTO）后，股骨前倾增加与膝关节外侧间隙减少有关。
- 由于踝关节上部和足部的非生理性负荷分布，下肢扭转畸形会影响步态模式和从脚跟到脚趾的负重，并可导致关节改变。

术语

- “扭转”一词指的是骨段在如股骨和胫骨等长骨的纵轴上的生理旋转。相反，术语“旋转”指的是两个骨段之间的旋转，因此用于描述关节处的关系，例如髋关节的内、外旋。
- 扭转角是指长骨远端关节轴相对于近端关节在横断面上的夹角。
- 不同文献报道有很大的分歧。最近的一篇综述表明，文献报道的胫骨扭转的正常范围为 14° ~41.7°。Rosskopf 认为正常平均值是 30°，Jend 则认为 41°是正常平均值，Turner 用卡尺测量踝关节足踝和胫骨粗隆做标记进行的一项临床观察研究（他没有定义一个胫骨轴）并阐述平均值是 19°，在 15° ~25°之间属于正常。Strecker 报告称平均 34°属于正常。这些研究大多数未能定义准确的扭转测量方法，这也是难点所在。确定多少才是真正的正常（角度）值也是一个难点。大多数研究都不是从胫骨标本的测量开始的——仅仅靠影像学的图片。
- Yagi 认为胫骨扭转范围为 23.5° ± 5.1°。Yagi 该项研究中用 CT 检查 13 名正常个体作为对照组，但是没有说明扫描层面或者提供测量的例子。
- 不同种族人群的标准值不同。
- 病理扭转被定义为超出正常值的两个标准差，但其在疼痛或功能受限的证据尚不完全。
- 表 36.1 列出了旋转截骨术的适应证和禁忌证。疼痛和功能障碍通常由多因素引起，因此没有证据表明特定的扭转角度是手术的指征。

表 36.1 胫骨旋转截骨术适应证和禁忌证

适应证	禁忌证
• 疼痛和功能障碍的病因是多方面的，胫骨扭转角度并不作为手术指征 • 畸形是矫正手术的指征，在未受影响的部位进行补偿性矫正手术会使畸形更复杂	• 没有临床症状的单纯旋转畸形不需要手术 • 如果有临床症状，但病理表现不明显（CT 扫描结果最多只有两个标准偏差），建议采用保守治疗

评估

体格检查

- 临床检查必须评估下肢在额状面和矢状面的对线关系。必须特别注意髌骨的对线和足部的位置。在没有髌股病理改变的情况下，髌骨通常位于股骨远端中心附近。胫骨通常有一个胫骨外扭转，所以髌骨指向前，足部稍微向外。
- 髌骨指向内侧、负重轴外翻或足部指向内侧表示股骨的内向扭转增加。膝、髌骨或足部指向外侧提示可能出现股骨逆向扭转。
- 类似地，髌骨指向外侧、负重轴内翻或足部指向外侧表示股骨逆向扭转。
- 1979 年，Stanley James 将严重畸形定义为畸形组合，临床表现为股骨前倾、倾斜髌骨、膝内翻、髌骨 Q 角增大、胫骨外旋以及足部代偿性内旋。增加的 Q 角和倾斜的髌骨是膝内翻的表现，胫骨外旋可能是胫骨扭转引起的。
- Staheli 表示，胫骨截骨术的适应证是足 - 大腿轴偏离正常范围超过 3 个标准偏差，此时可考虑踝上截骨术。
- Staheli 的评估方案非常适合确定畸形的确切位置和范围。
- 首先，分析步态并评估足部旋转程度。前足在步行时通常是于 10° ~35° 外旋。
- 接着，患者俯卧位检查髋部的内旋和外旋，与正常范围做比较，髋关节的正常内外旋转范围很广，因此必须注意左右对比。
- 患者俯卧位，膝关节 90° 屈曲，测量脚的纵轴与过大腿的直线之间的角度，上踝关节处于中立位（范围：10° ~30° ）。重点观察是否存在小腿扭转，同时注意足部畸形（如新月形脚、马蹄内翻足）。

影像学检查

- 利用数学公式分析 X 线片结果可用于诊断常规的股骨和胫骨扭转。
- 然而，轴向计算机断层扫描（CT）将简化对这些角度的精确测量，因为检查时患者是处于仰卧位并且双下肢平行。
- 在股骨头水平、股骨颈底部、股骨髁、胫骨髁和踝关节水平进行扫描。获取扭转角的方法如图 36.1 所示。
- 测量胫骨结节—滑车沟（TT—TG）距离。TT—TG 距离通常为 10~15 mm。它不是扭转的度量。对于胫骨相对于股骨的任何旋转，必须矫正 TT—TG 距离，因为这是髌骨不稳定的常见现象。

手术治疗

术前准备

截骨技术

- 本文介绍的截骨术旨在通过一期截骨术矫正畸形。应用外固定系统（单侧固定器、环固定器）的多维和渐进矫正不是本章内容。
- 截骨术术式选择取决于目标固定方法。
- 经皮钻孔截骨术或通过迷你皮肤切口使用 Gigli 锯适用于髓内钉或外固定器。

截骨平面

- 长骨干骺端生长和愈合潜能较好，骨干区则需较长的骨愈合时间。
- 胫骨近端可做胫骨粗隆下截骨，也可做胫骨粗隆上截骨。
- 粗隆水平以上的干骺端截骨骨愈合良好，但近节段不方便上内固定（图 36.2 A）。

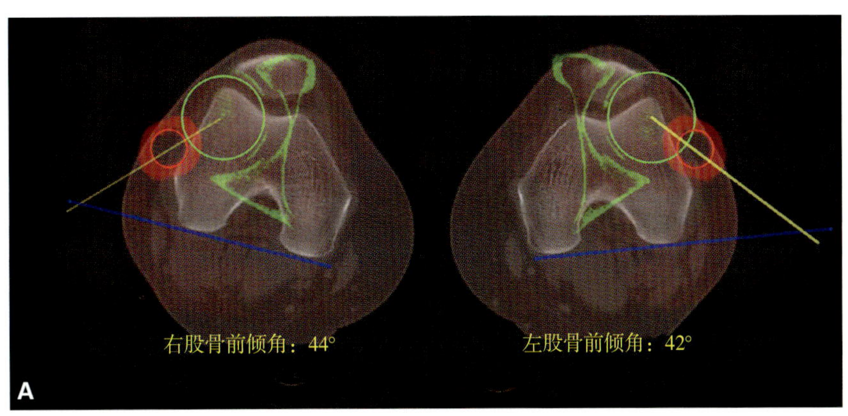

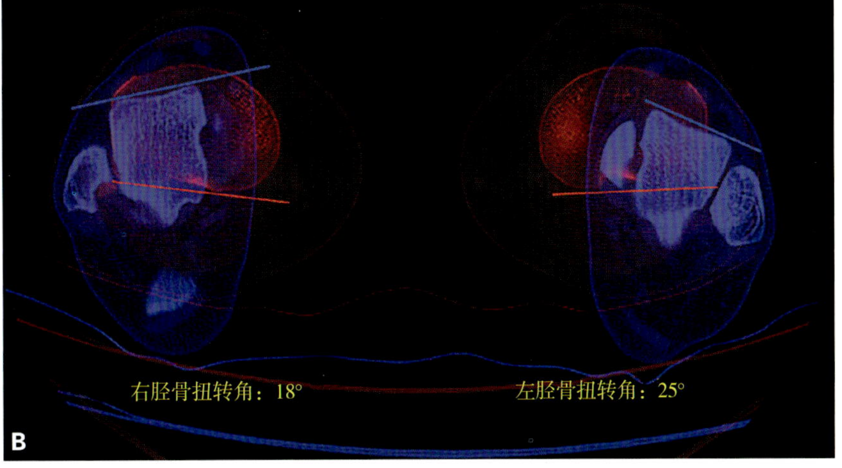

图 36.1 计算机断层扫描（CT）测量髋关节、膝关节和踝关节重叠轴向图层的股骨和胫骨扭转角切线。A. 股扭转角是连接股骨头中心与股骨颈基底中心的连线（从这个水平叠加的两个层面）与股骨后髁在横切面上的切线之间的夹角。B. 胫骨扭转角是指胫骨近端髁突的后切角与生长停止后的中远端踝关节水平轴之间的夹角

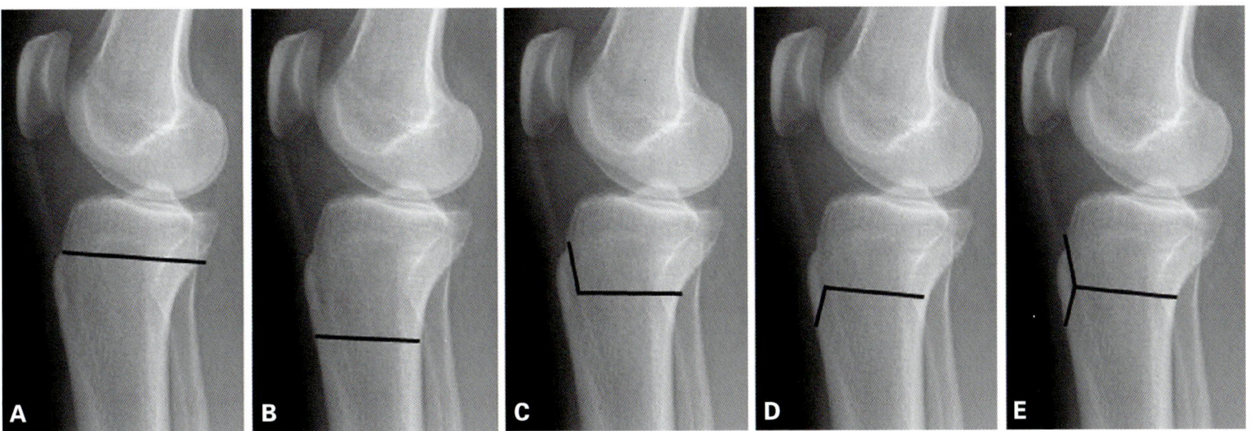

图 36.2 胫骨近端旋转截骨水平。A. 结节近端横截骨。B. 结节远端横截骨。C. 结节水平横截骨，前锯斜切，沿颅骨方向上行。D. 结节水平横截骨，前锯沿尾侧斜切。E. 结节处的横截骨与单独截骨

- 粗隆水平以下截骨的缺点是骨愈合较差（图 36.2 B），但它允许近端的安全内固定。
- 胫骨粗隆水平的横向截骨相比骨干端具有更好的愈合潜力。
- 在粗隆后沿头侧向上（图 36.2 C）或沿足侧向下作斜切（图 36.2 D），可使粗隆完整无损。在后者技术中，使用拉力螺钉来防止髌腱所导致的撕脱性骨折。
- 如果将粗隆水平的横向截骨术与分离粗隆的截骨术合并（图 36.2 E），建议使用 2~3 枚拉力螺钉固

定粗隆。

- 粗隆水平以上的截骨术必须考虑到远端旋转导致粗隆向内侧或外侧移位。移位的程度可以通过追踪 CT 图像确定，也可以用图 36.3 所示的公式进行计算。
- 粗隆下旋转截骨不存在上述问题，因为粗隆位于近端，远端旋转矫正后胫骨结节—滑车沟（TT—TG）距离不变。
- 如果在术前计划中发现旋转截骨术将导致病理上的 TT—TG 距离增加或减少，可考虑替代性的截骨平面或者分离粗隆的截骨术并伴有适当的粗隆外侧或内侧位移。
- 胫骨外扭转的明显力学效应取决于膝关节和踝关节平衡运动的步态模式。胫骨外扭转导致下胫骨相对于上胫骨向外扭转。在胫骨外扭转过多的情况下，步态中如果脚向前放置，膝关节必然是指向内侧，这就增加了股四头肌的侧向位移矢量。粗隆下截骨纠正了异常升高的股四头肌的侧向位移矢量。MacWilliams 等对 10 例胫骨外扭转患者行踝上内旋截骨前后的步态进行分析，发现其术后术前步态动力学与正常对照组有显著差异。恢复正常的足部进展角就是其中一个变量。Stott 和 Stevens 在胫骨粗隆下进行了一系列旋转截骨术，使人们相信在粗隆下进行胫骨扭转矫正是合适的。由于胫骨扭转是一种使膝关节屈曲轴线与踝关节屈曲轴线错位的畸形，它不是胫骨粗隆位置不正的畸形。根据资深作者（RT）的观点，在大多数情况下，旋转截骨应该位于髌腱止点以下的平面。在髌腱止点和踝关节之间的任何位置进行截骨手术，都可以在不改变正常滑车结节关系的情况下，将膝关节轴和踝关节轴之间的角度修复到正常。
- 如果矫正的目标是建立踝关节轴和膝关节轴之间的正常角度关系，那么在胫骨粗隆和踝关节之间的任何位置行截骨术都应该得到相同的结果。因此，可以选择胫骨粗隆下的胫骨近端截骨术、骨干截骨术或踝上截骨术。远端胫骨旋转截骨术具有良好的骨愈合潜力，应定位于胫腓骨联合上方的干骺端区域。
- 由于胫骨干的三角形截面，骨干区域旋转可能引起不协调和临床症状。

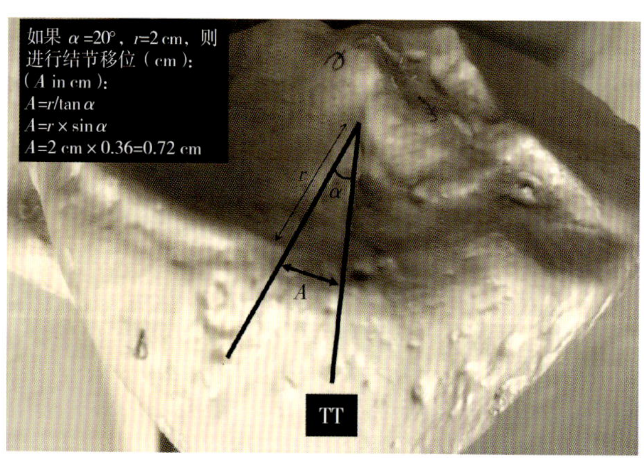

图 36.3 在胫骨近端旋转矫正术中，当截骨高于结节水平时，术前计算结节移位方案。根据公式，对于计划旋转矫正 20°及 r=2 cm（基于胫骨近端正常平均直径），内旋转矫正后胫骨粗隆向内侧移动 7.2 mm

软组织和神经血管结构

- 尽管胫骨骨干和远端扭转变化可能导致肌肉间室的扭转和伸长，或肌腱的拉力方向发生改变，但只要矫正角小于 45°，就不会出现功能受限。
- 由于腓总神经绕腓骨小头走行，内旋截骨术中胫骨近端内扭转增加，可能导致神经过度伸展或夹在前侧和外侧肌间隔的隔室中。
- 外旋截骨术中，腓骨神经可能因受压于间室隔膜或受压于前室筋膜张力而损伤。
- 如果矫正角大于 20°，可以通过仔细地神经减压或进行胫骨骨干或远端反旋转来避免上述问题。
- 胫骨远端外旋截骨术可引起小腿后间室筋膜内胫后神经过度伸展和跗骨隧道内踇外展肌筋膜张力增大。这些并发症可以通过松解跗骨隧道中的筋膜来预防。
- 如果预计胫骨旋转矫形超过 20°，在胫骨近端旋转截骨术或选择骨干或远端反旋转时，必须小心地进行腓神经减压。
- 无论如何，建议采用筋膜切开减压术进行间室减压。

腓骨截骨术

- 胫骨近端去旋转截骨达 20°，一般不需要腓骨截骨。
- 近端和远端胫腓联合允许腓骨代偿性旋转。上胫腓联合没有不协调时，胫距关节旋转到 16°是有可能的。
- 如果胫骨远端矫正的范围超过了这个角度，则需要在腓骨远端 1/3 进行额外的横向截骨。
- 腓骨近端截骨或松解近侧胫腓联合将增加胫骨远端截骨区域的稳定性，但存在着腓神经损伤和近侧胫腓关节永久性不稳定症状的风险。

设备和仪器

- 大型透视仪。
- 螺纹和非螺纹克氏针。
- 无菌测角仪。
- 三角测量板。
- 在胫骨横向截骨中，置于头侧或尾侧方向切割粗隆时的一种有角度的保护板，用于保护粗隆。
- 无菌厘米尺。

截骨方向

- 在单纯纠正下肢扭转畸形时，仅在横断面进行纠正是非常重要的。横向平面定义为垂直于腿的生理承重轴（机械轴）的平面。
- 胫骨的机械轴和解剖轴几乎完全相同。这些线是平行的，解剖轴与机械轴之间的距离只有几毫米。
- 术中使用长测量杆来确定机械轴。在透视仪下，该杆位于近端股骨头中心和远端上踝关节中心之间。
- 在开始截骨前，还应在透视仪下验证锯片的准确角度。在透视仪下，可将克氏针作为用于确定横向截骨的导丝。

固定的选择

- 根据锁定髁突钢板（LCP）和微创稳定系统原则，旋转截骨的固定方式包括钉子、外固定架、钢板内固定、髓内钉和使用角度固定的锁定头螺钉的内固定架。与锁定髁突钢板（LCP）一致或创伤更小稳定系统原理。
- 作者推荐使用固定角度的锁定钢板，因为其较高的力学稳定性可以防止二次矫正丢失，保护骨膜血管，并且可以通过小切口微创插入螺钉。
- 采用 LCP T 形钢板固定胫骨远端旋转截骨。根据胫骨的正位和侧位 X 线片来决定所使用钢板的大小、钢板和螺钉的位置。对于体形偏瘦的患者或者软组织情况不稳定的患者，建议使用体积较小的小块 T 形钢板代替 LCP。

不协调和纠正损失

- 通过适当地旋转某节段矫正扭转畸形后，经常发现骨皮质在截骨水平上不整齐，这将妨碍硬钢板的使用。
- 将刚板向轴向推进会导致矫正损失，特别是在插入双皮质螺钉的情况下。
- 这可以通过磨平远端节皮质来预防。也证明可以磨平截面任何不整齐的远端切口。例如，当钢板向骨移动时，可以通过在钢板和皮质之间像栅栏样楔入短克氏针或短锯片来防止纠正损失。
- 在植入钢板之前，可以用克氏针暂时稳定截骨平面，而不是使用复位钳。
- 如果在截骨术中使用到螺钉、髓内钉或外固定物，皮质的不整齐就不是问题。

手术技巧：胫骨近端旋转截骨术（视频 36.1）

体位

- 患者取仰卧位，术者坐于患者术侧。
- 无菌被单应尽量覆盖于髂嵴以上，保证术中可自由活动患者下肢，以便于临床评估机械轴。
- 可以在大腿绑上无菌止血带，但根据既往经验，这一操作可以省略。
- 透视仪放置于对侧（图 36.4）。

手术步骤

- 膝关节处于伸直位，腘窝后置一毛巾卷使其呈稍屈曲状态。
- 标准的手术方法是前外侧弧形入路（图 36.5）或粗隆前 5~7 cm 的纵向切口。
- 在胫骨附着处外侧约 1 cm 处纵向切开胫骨前室筋膜，术毕后将筋膜重新与内侧剩余部分缝合。
- 剥离大约 5 cm 的胫前肌以暴露胫骨近端外侧。
- 在粗隆内侧纵向切开骨膜后，将骨锉从骨膜下穿过，分离骨膜，直至能将 Hohmann 拉钩置入胫骨后内侧缘后方（图 36.6）。这样可保护内侧副韧带和鹅足肌腱。
- 经皮在内侧半月板和外侧半月板下插入两个套管，

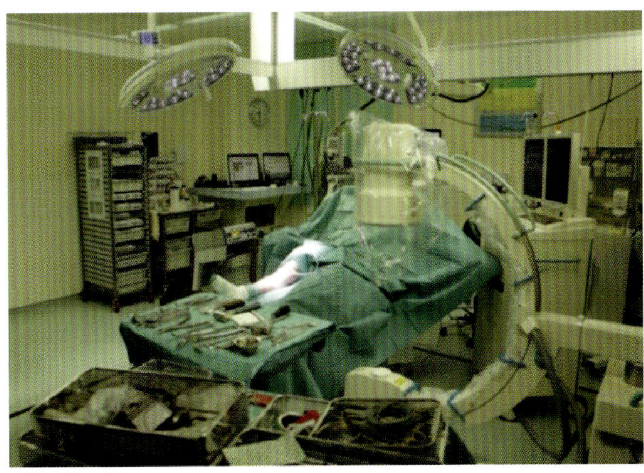

图 36.4　右胫骨近端旋转截骨矫正右胫骨外扭转的手术室设置

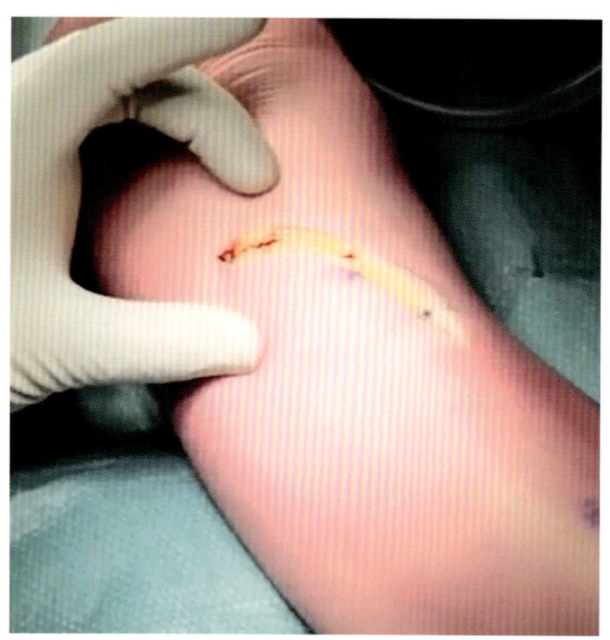

图 36.5 胫骨近端前外侧弧形切口。右腿，仰卧位

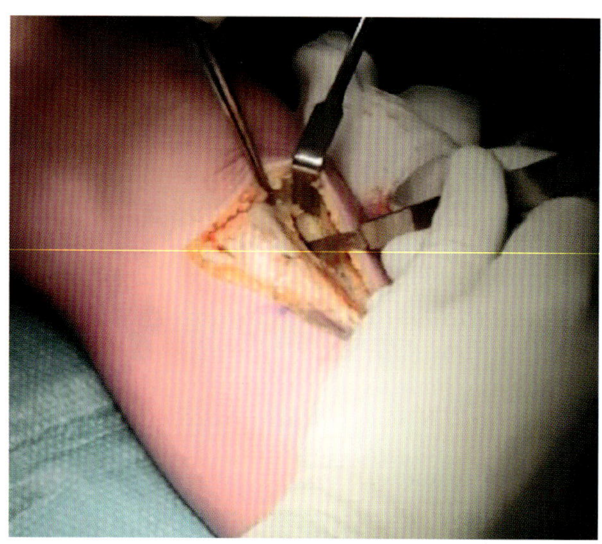

图 36.6 在胫骨结节内侧做一纵向切口，行骨膜下剥离，并在胫骨后内侧缘插入牵开器，以保护内侧副韧带和鹅足肌腱

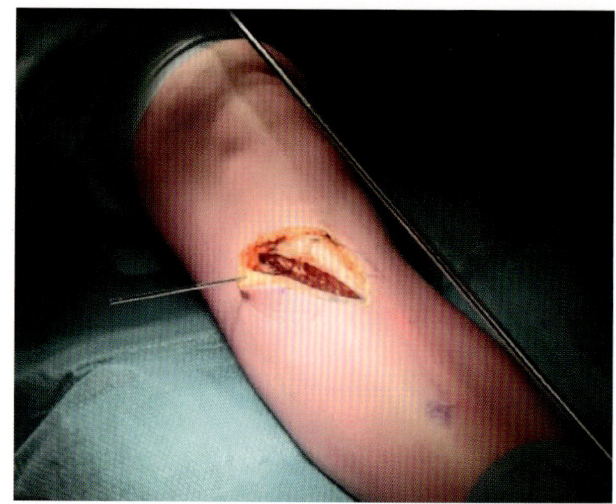

图 36.7 克氏针垂直于胫骨机械轴插入，标记截骨的水平和方向。从髋关节到踝关节的定位杆或定位线用于估计机械轴

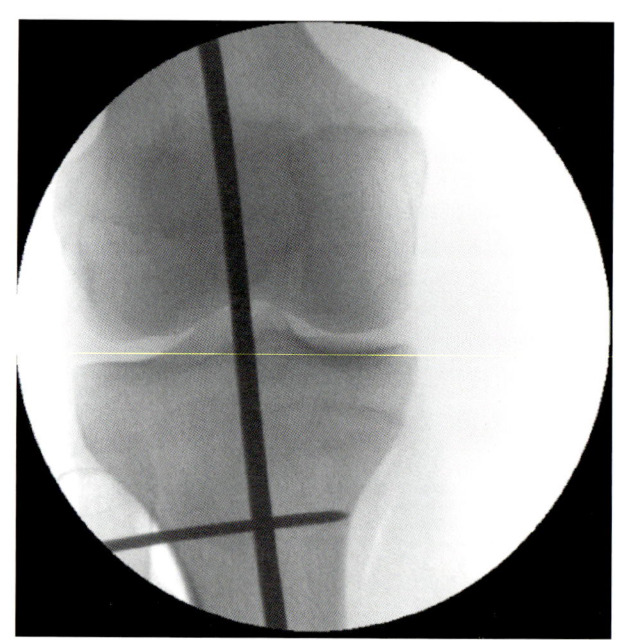

图 36.8 透视影像确认截骨方向和截骨水平

有助于标记关节线。

- 在透视仪下用测量杆确定胫骨轴线。透视仪与克氏针还用于标记截骨的方向（图 36.7，图 36.8）。用电灼法在距粗隆头侧约 1 cm 处垂直于胫骨力线轴标记截骨水平。
- 在透视仪下将内固定架置于胫骨外侧，并预钻两个近端螺钉孔。
- 取下钢板，并做向头侧斜行向上或足侧斜行向下的截骨标记。
- 如果不需要将粗隆移位，锯片向远端延伸。如果需要将粗隆需要与远端一起移位（以纠正 TT—TG 距离），则前侧截骨必须是头侧截骨，以便保留粗隆的远端。
- 横向截骨与斜行截骨夹角约为 110°，粗隆段宽度为 10~15 mm。
- 首先，使用薄锯片进行前斜截骨（图 36.9）。需要注意，确保使用锯片时是严格在前平面和用牵开器保护髌腱的状态下。对于该患者，前侧截骨沿足侧方向倾斜（图 36.2 D）。
- 接下来，在透视仪下进行胫骨横向截骨，方向同样是从外侧到内侧，垂直于胫骨力线轴（图36.9）。

- 在做横向胫骨截骨时，需保留锯片或角度保护板来保护胫骨粗隆（图 36.9）。
- 螺纹克氏针以矫正所需的旋转角从两侧插入；分别在拟截骨的近端和远端，并都垂直于胫骨轴，以观察去旋转的程度。使用无菌测角仪测量克氏针近端与远端夹角（图 36.10）。
- 将保护性锯片从粗隆截骨切口中取出后，从粗隆后胫骨中取出少量骨，以便旋转骨段。
- 然后马上旋转骨段来验证是否可以轻松无阻力，可能需要用骨凿小心地去掉任何残留的骨桥（图36.11）。
- 接下来，远端骨段相对于近端骨段旋转，直到达到符合预期的矫正，并且近端和远端的两根克氏针彼此平行（图 36.12）。重要的是确保足部与髌骨和胫骨粗隆的正对线关系。
- 在不妨碍角度固定的钢板固定器应用的情况下，可以用两根克氏针暂时稳定矫正。

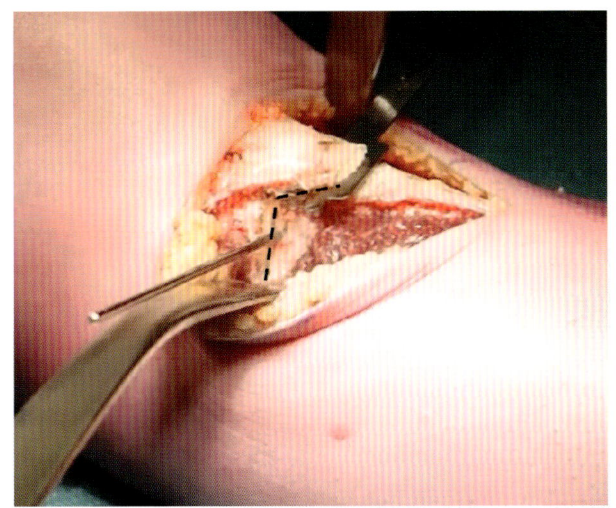

图 36.9　尾端粗隆截骨和横向截骨垂直于胫骨轴，用虚线标出。在粗隆截骨术中留下锯片以保护粗隆

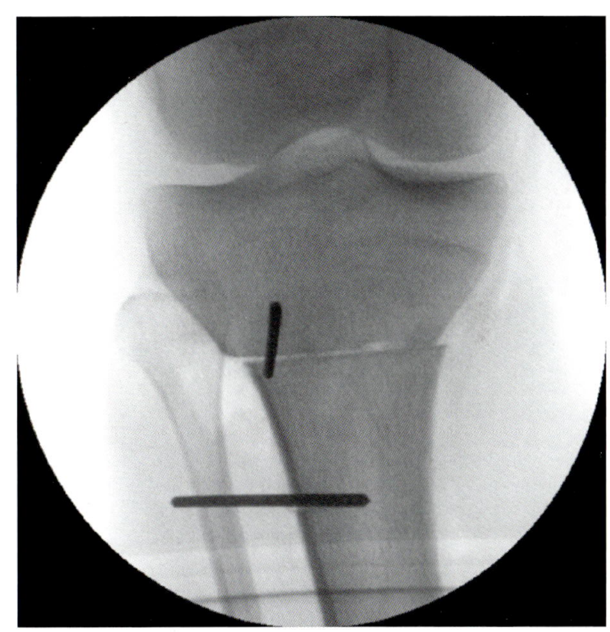

图 36.11　透视确认完成截骨和克氏针置入。可以从结节后面取出一小块骨，以便进行旋转

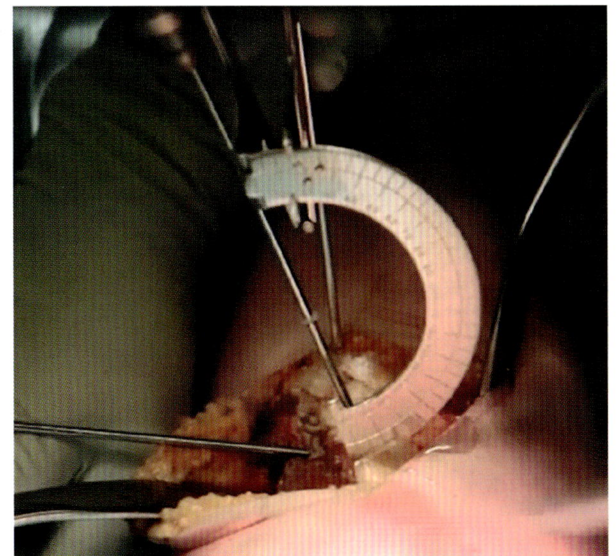

图 36.10　将两根螺纹的克氏针插入到所需的矫正角度。用角度计来测量角度

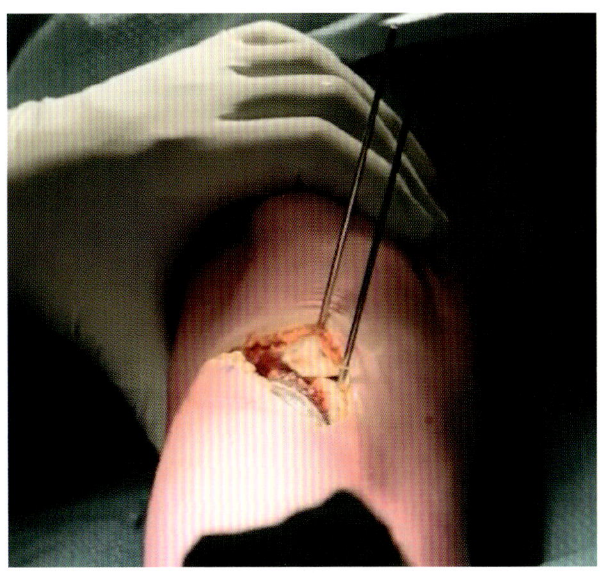

图 36.12　将远端节段相对于近端节段旋转至两根克氏针平行，以实现旋转矫正

- 固定钢板以使近端钢板的两个孔与胫骨近端 2 个预钻孔对齐（图 36.13）。
- 经长度测量后，插入适当长度的 2 枚头侧锁定螺钉（图 36.14）。
- 稳定固定要求在截骨平面远端钢板的孔插入 3 枚单皮质螺钉（图 36.15）。
- 在胫骨粗隆足侧截骨术中，植入 1 枚拉力螺钉防止髌腱撕裂粗隆碎片（图 36.16，图 36.17）。
- 我们的经验表明，小于 20° 的去旋转矫正不需要进行腓骨神经减压或腓骨截骨，也不需要对近端胫腓联合进行松解。
- 缝合胫骨前室筋膜，覆盖内固定钢板（图 36.18）。
- 为了防止术后血肿形成导致前肌间室压力增加，在前室筋膜做切口（图 36.19）。
- 最后，插入引流管，分层缝合切口（图 36.20）。
- 术前和术后评估显示旋转矫正已达到，符合术前计划（图 36.21）。

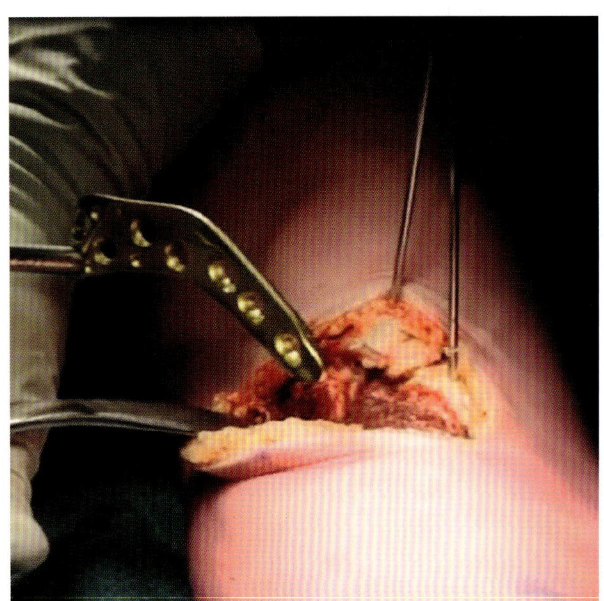

图 36.13 锁定板沿胫骨近端前外侧方向插入

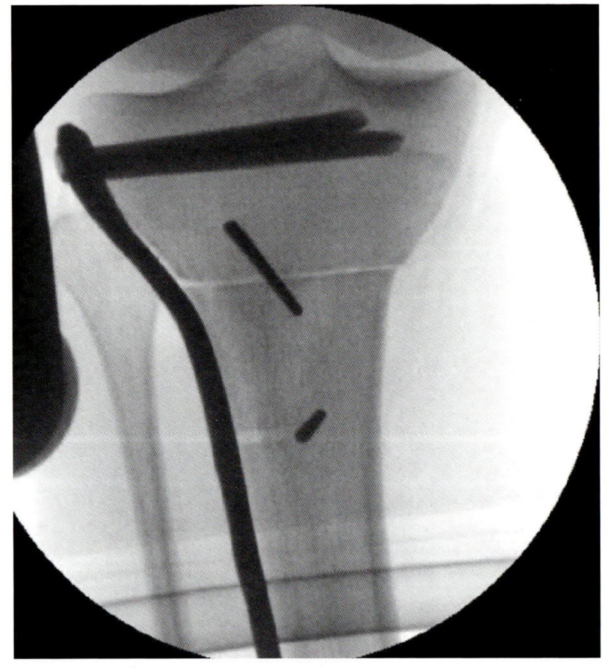

图 36.14 2 个近端板孔与胫骨近端段的 2 个预钻孔孔对齐

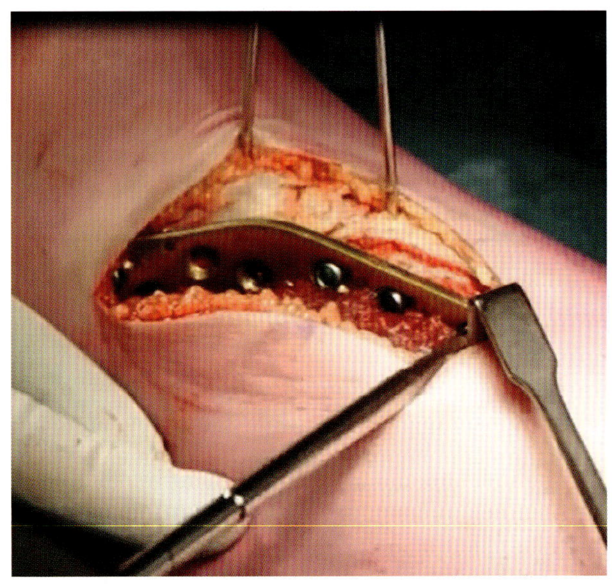

图 36.15 植入 3 枚远端单皮质锁定螺钉

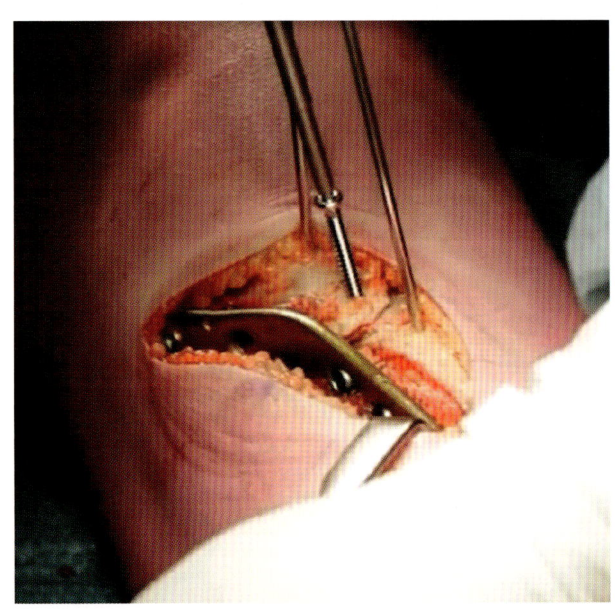

图 36.16 将拉力螺钉穿过胫骨结节段

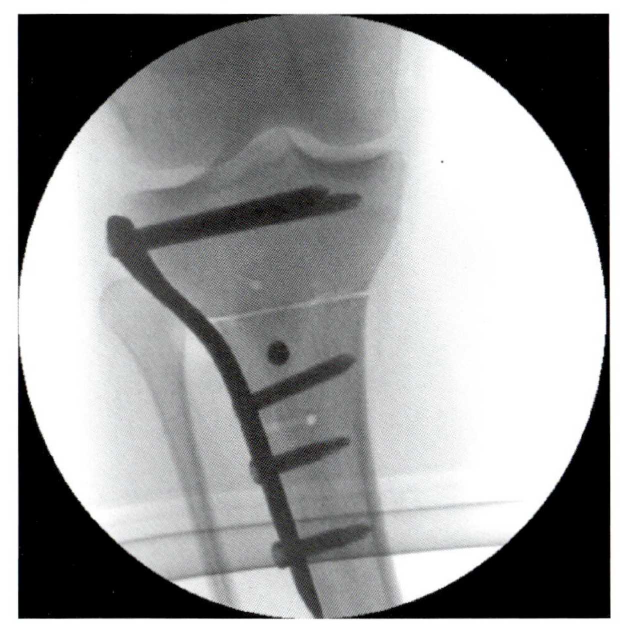

图 36.17 透视显示截骨妥当固定

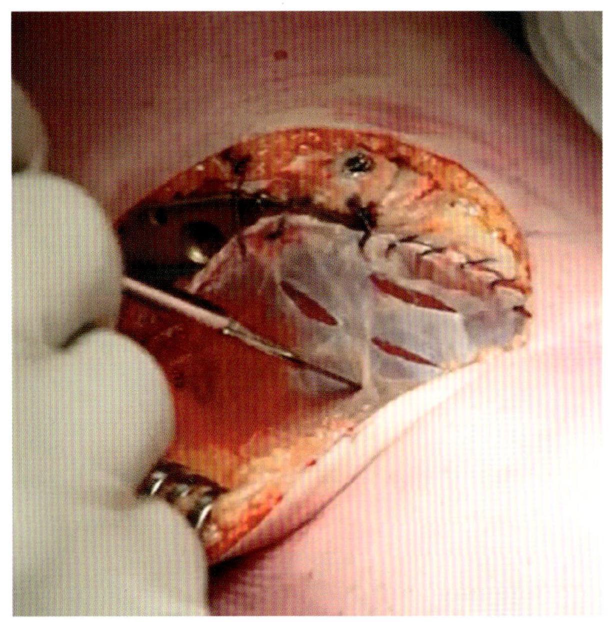

图 36.19 在前筋膜室进行预防性筋膜切开术

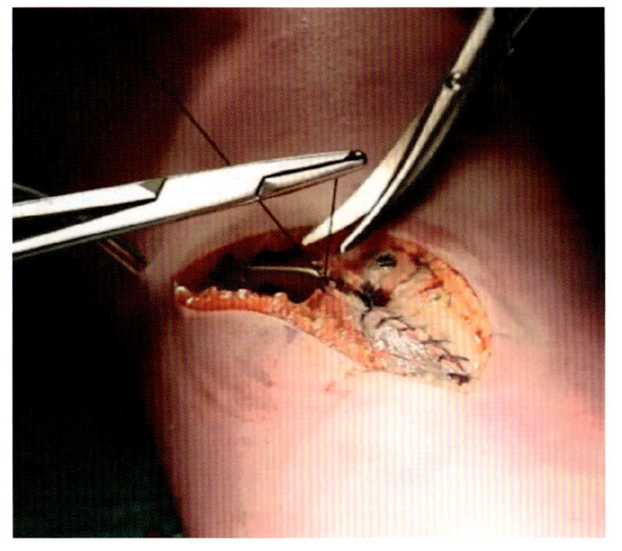

图 36.18 在钢板上缝合前间室筋膜

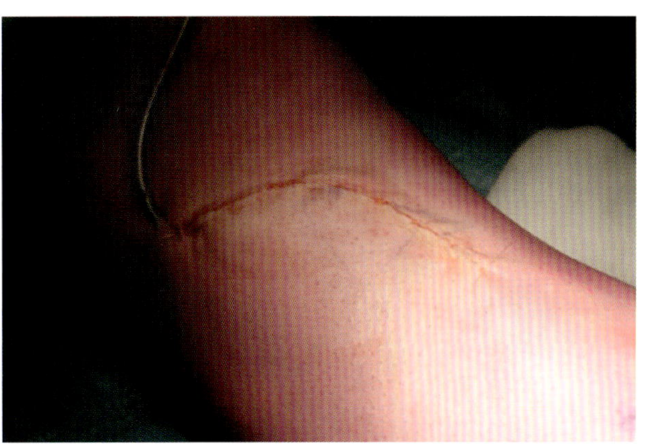

图 36.20 覆盖引流管的基础上闭合切口

替代技术

- 如果截骨术造成胫骨粗隆和滑车之间的病理距离（TT—TG 距离 $>$ 15 mm 或 $<$ 10 mm），则必须计划做分离胫骨粗隆的截骨术，以达到正常范围内的矫正的中位或侧位。在这些病例中，首先用薄锯片从垂直于矢状面 6 cm 以上的外侧入路进行完整的粗隆截骨，然后进行胫骨横向截骨。如果整个粗隆需要被分离和转移，应该在双侧皮质插入 2、3 枚短小的螺钉使之稳定。

术后管理

- 术后第 1 天拔除引流管并更换敷料。
- 术后 6 周内，允许扶拐进行部分负重至半负重活动。
- 膝关节的被动和主动运动不受限制；然而，应避免抗阻运动。
- 术后第 3 天及术后第 6 周进行影像学复查（图 36.22）。
- 根据临床和影像学结果，可从术后第 7 周开始完全负重。
- 如果对胫骨粗隆行单独的内侧或外侧移位，术后 6 周使用可拆卸夹板，以减少行走时四头肌对粗隆的拉力。

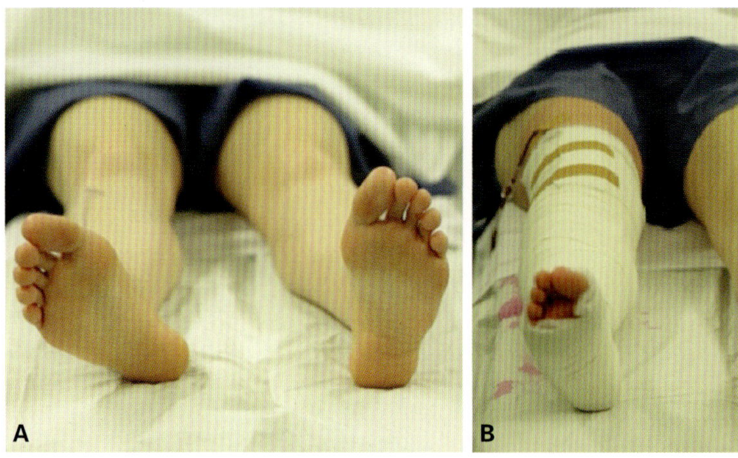

图 36.21 胫骨近端旋转截骨术前（A）和术后（B）下肢的临床评估

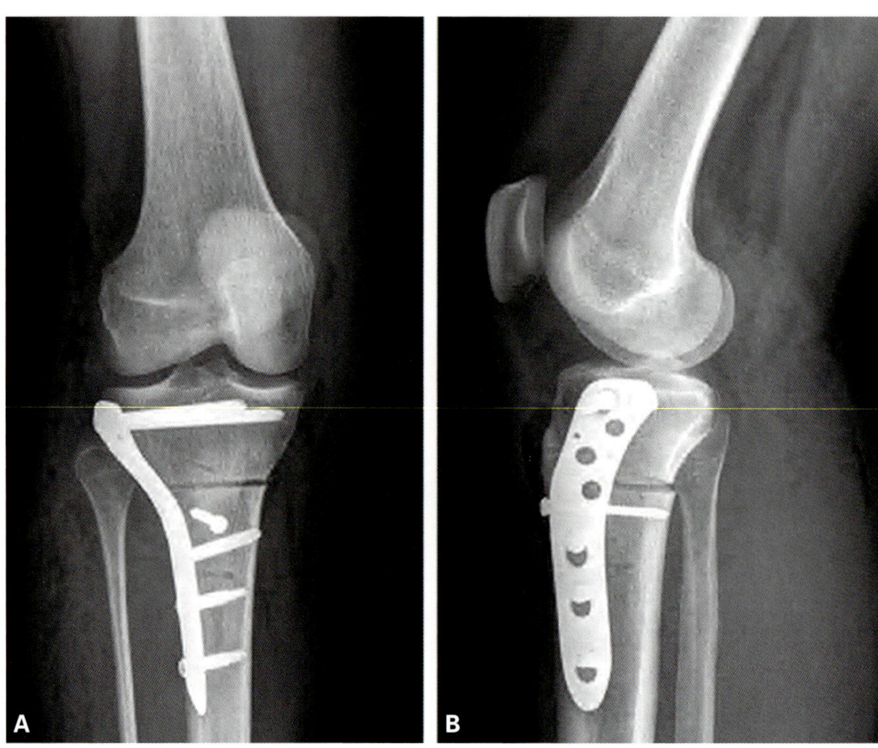

图 36.22 术后正位（A）及侧位（B）X 线片

手术方法：胫骨和腓骨远端旋转截骨（视频 36.2）

体位

- 患者取仰卧位。
- 无菌被单应尽量覆盖于髂嵴以上，保证术中可自由活动患者下肢，以便于临床评估机械轴。
- 可以在大腿绑上无菌止血带，但根据既往经验，这一步操作可以省略。

手术步骤

- 首先，在腓骨骨干中下 1/3 处用摆锯进行腓骨横向截骨（图 36.23）。在这个过程中，通过在截骨的水平上与骨直接接触，插入两个小的 Hohmann 拉钩在腓骨小头周围以保护腓骨肌肉和腓神经。
- 胫骨远端入路为胫前肌腱内侧约 4 cm 长的略斜的皮肤切口。切口走向取决于拟旋转方向。如果拟矫正胫骨外旋，则切口应稍至后内侧；如果拟矫正内旋，切口略至外侧。去旋转后，斜切口变成

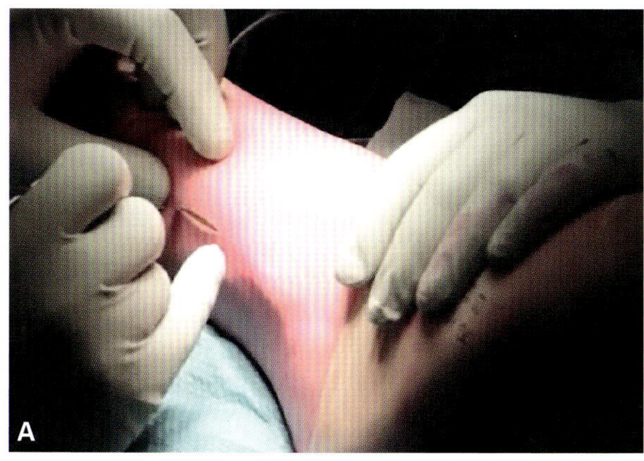
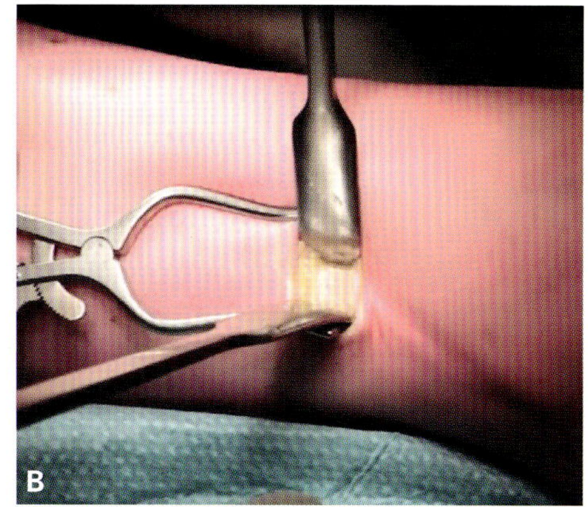
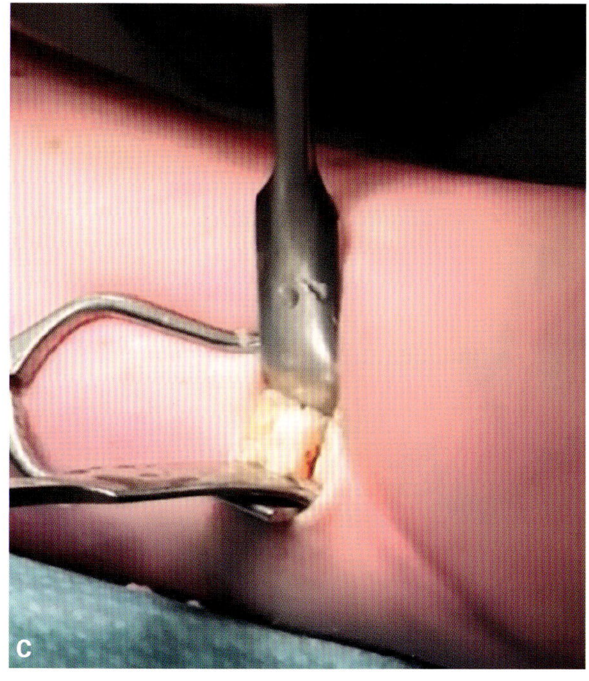

图 36.23 右胫骨远端旋转截骨术及胫骨外扭转术。A. 腓骨在接近关节中下 1/3 处做第一个切口。B. 将两个 Hohmann 牵开器置于骨膜下。C. 完成腓骨小头横截骨

了纵切口。

- 在截骨过程中仔细地解剖游离大隐静脉，以免其受到损伤（图 36.24）。
- 然后植入 T 形钢板。建议将钢板纵轴先沿骨头侧方向滑动，然后在透视仪下将 T 形钢板两臂部分置于内踝上方，使远端锁定螺钉刚好位于胫骨关节线上。当内固定置于正确的位置时，由助手将其正确固定，并将两个远端板孔的钻套安装好。除了在钻套的帮助下对两枚远端螺钉孔进行双皮质预钻孔外，靠近 T 臂的第一个螺钉孔仅行单侧皮质预钻孔（图 36.25）。
- 在钢板竖直部分的第一和第二板孔之间用电刀标记胫骨远端截骨水平。然后取出 LCP T 形板。
- 在胫骨截骨的标记处，切开骨膜，在透视下沿

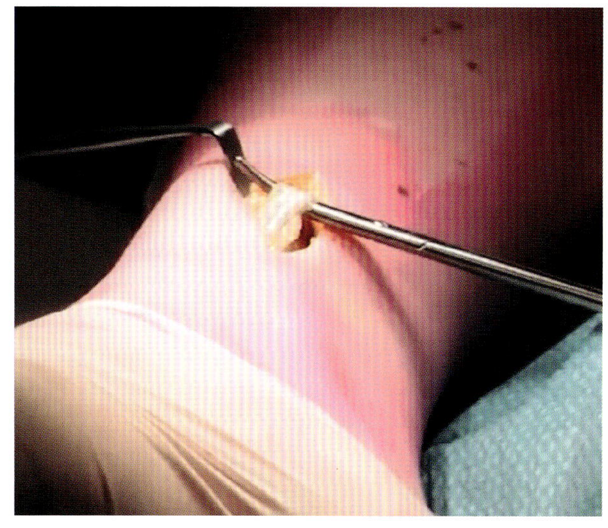

图 36.24 术中分离和保护大隐静脉

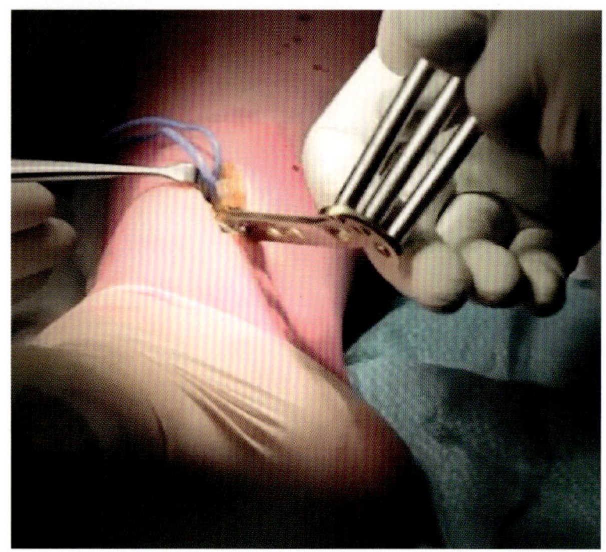

图 36.25 插入锁定板，准确定位后，使用钻套对远端两个螺钉孔进行预钻孔。标记骨切开的水平

相对于胫骨力线轴的方向插入螺纹克氏针（图 36.26，图 36.27）。

- 然后，于计划横向截骨的近端和远端、垂直胫骨轴插入螺纹克氏针。将两根克氏针置于与测角仪测得的矫正角度对应的偏移量中，即两根克氏针夹角表示术前拟矫正程度（图 36.28）。
- 将两个 Hohmann 拉钩插入骨膜下后，在克氏针引导下用摆锯进行横向截骨（图 36.29）。
- 截骨完成后，旋转足部直到两根克氏针平行，矫正完成（图 36.30）。

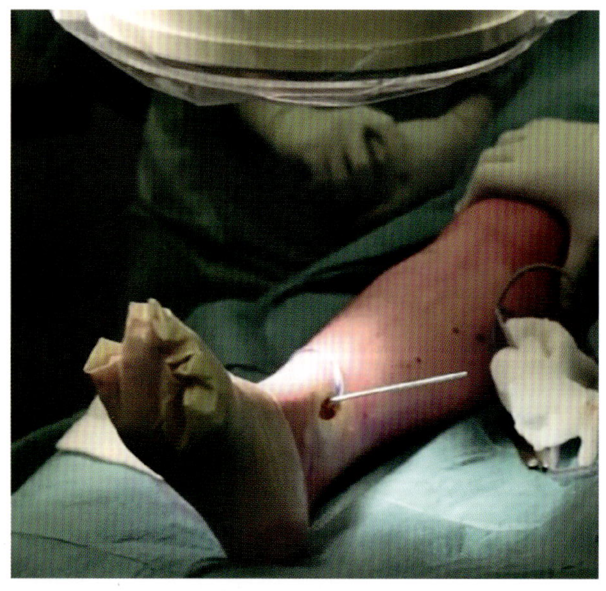

图 36.26 用一根垂直于胫骨的克氏针来标记截骨的方向

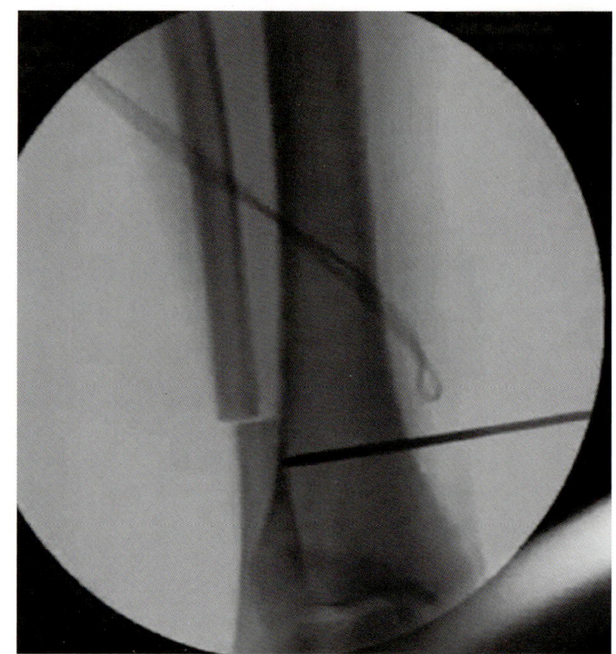

图 36.27 截骨的水平和方向在透视图像上是一致的。可见腓骨截骨

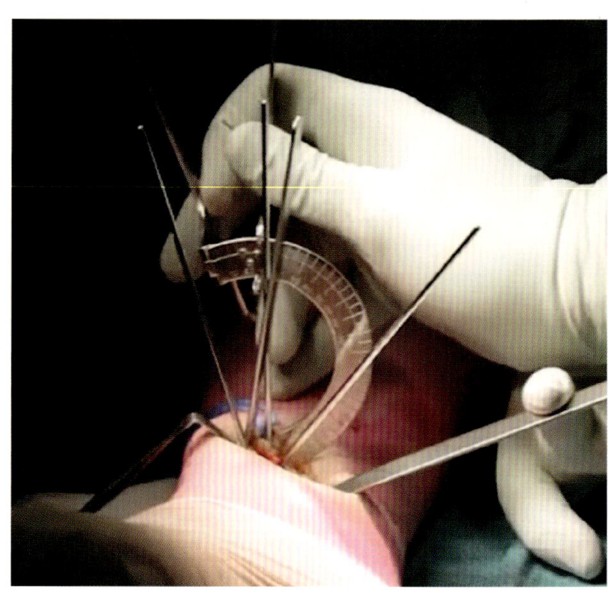

图 36.28 用两根穿针在骨切开的近端和远端用测角器标记矫正角度

- 在临床和影像学检查轴线之前，可以用两根克氏针暂时固定断端。
- 必须注意与髌骨和胫骨粗隆有关的足部的正确对线。此外，用测量棒进行的放射学评估必须显示机械轴的生理校准。
- 将 T 形钢板再次置于胫骨远端，将一枚单侧皮质锁定螺钉和两枚双皮质锁定螺钉插入相应的预钻

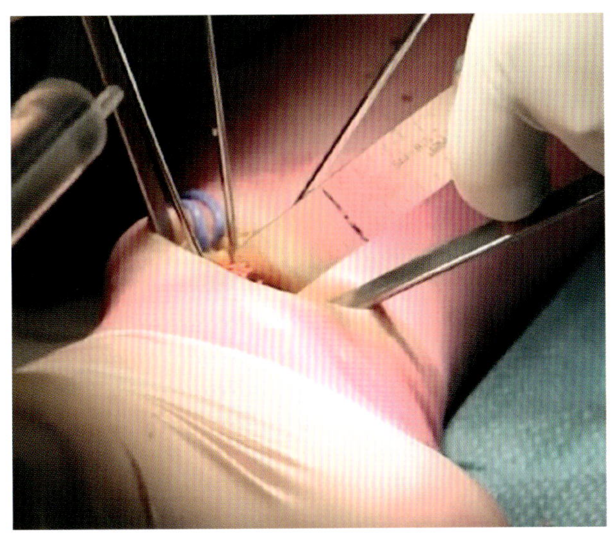

图 36.29 使用摆锯进行胫骨远端横向截骨，并配合使用骨刀完成截骨。在这个过程中使用盐水冲洗，以防止骨头热坏死

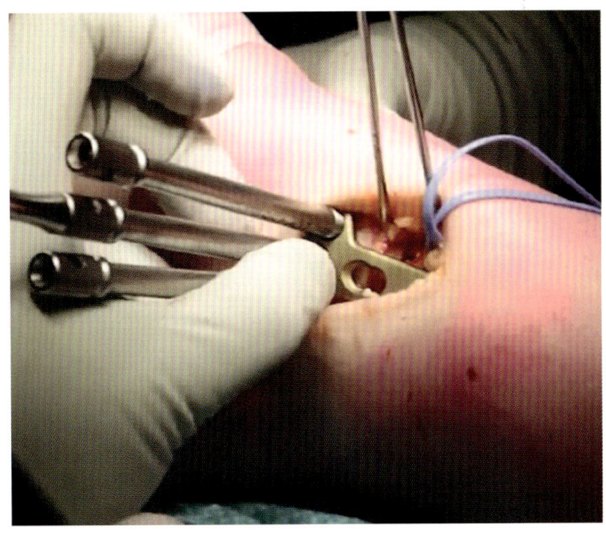

图 36.31 将 T 形钢板插入胫骨远端，将远端螺钉插入预先钻好的孔中

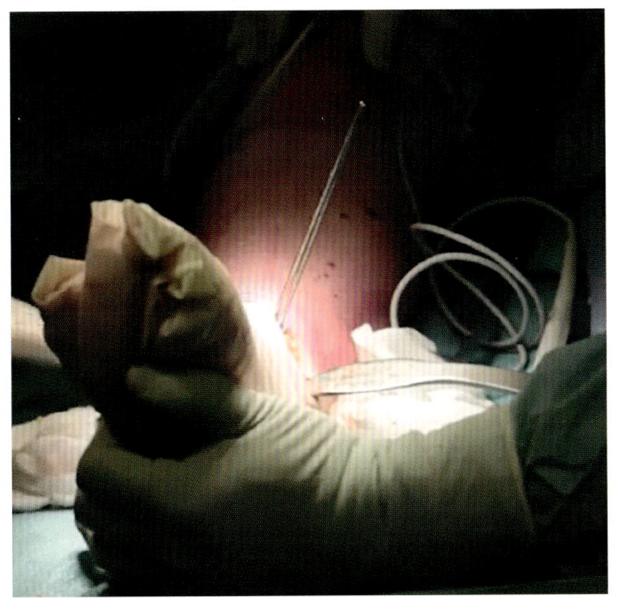

图 36.30 旋转远端碎片直到两根克氏针平行，达到矫正角度

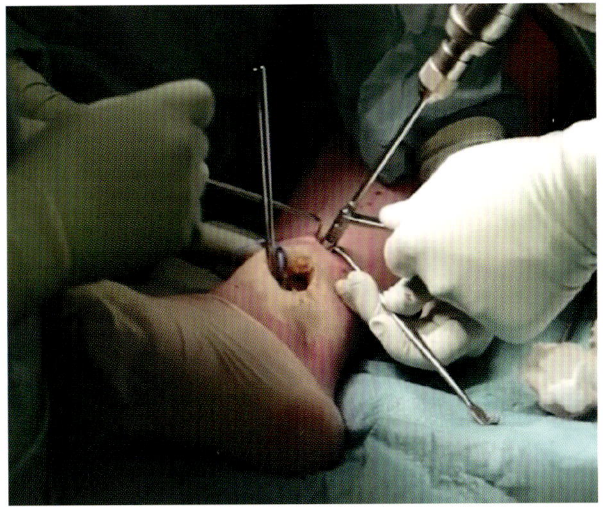

图 36.32 如果需要的话，近端锁定螺钉可以通过做小切口置入

孔中来固定 T 形钢板（图 36.31）。

- 然后，在截骨近端钢板第一个孔置入一个临时的拉力螺钉。
- 这样使得 LCP T 形钢板更接近胫骨远端骨表面。
- 也可以应用动态压缩原理对截骨进行压缩。
- 通过小切口将单侧皮质锁定螺栓置入钢板竖直部分的其他孔中（图 36.32）。
- 现在可将克氏针取下。
- 操作的最后一步是用双皮质锁定螺钉替换拉力螺钉。
- 与近端手术操作一样，在胫骨远端截骨术中，筋膜切开间室内减压也很重要。
- 综上，手术结果有影像学记录（图 36.33）。
- 插入 Redon 引流管，分层缝合切口（图 36.34）。
- 术前术后对比，评估旋转矫正效果（图 36.35）。
- 胫骨旋转截骨术的经验与教训见表 36.2。

术后管理

- 术后换药和术后放射学随访与近端胫骨旋转截骨术相同。
- 术后 6 周内腋下拄拐部分负重（10 kg）。
- 保持上踝关节活动自由。

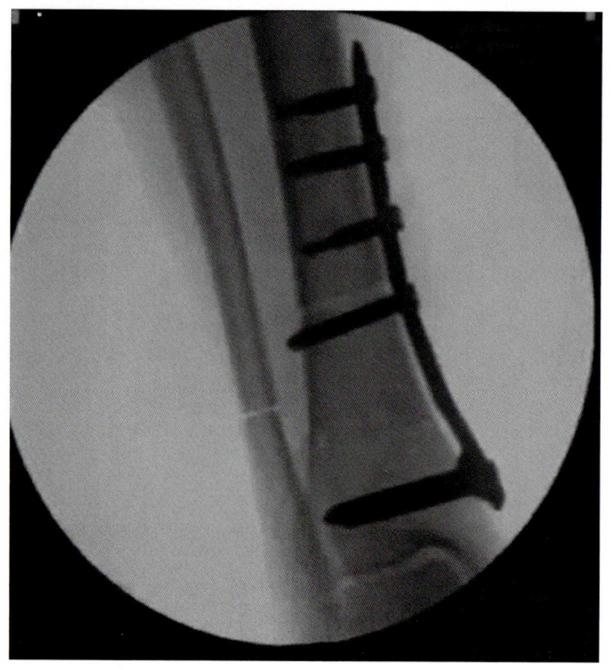

图 36.33 胫骨远端旋转截骨术后透视图像及锁定钢板的应用

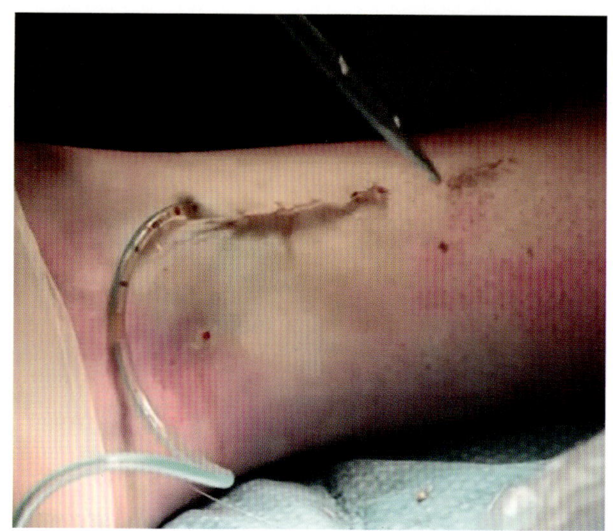

图 36.34 覆盖引流管的基础上逐层缝合切口

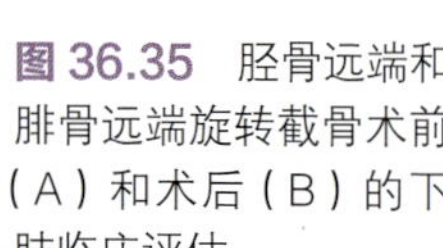

图 36.35 胫骨远端和腓骨远端旋转截骨术前（A）和术后（B）的下肢临床评估

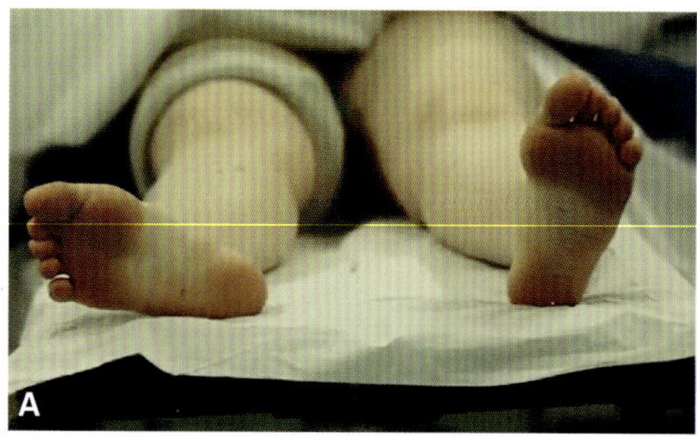

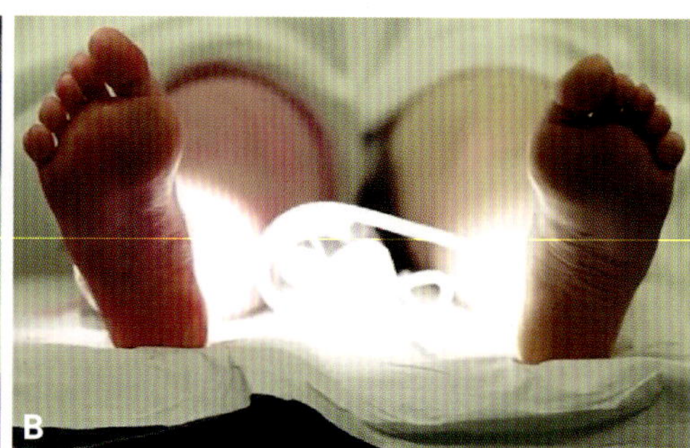

表 36.2 胫骨旋转截骨术的经验与教训

经验	教训
• 在平卧位，下肢放松时评估下肢对齐情况。术前准备时将足部放置在透明的无菌手术隔离袋中以便评估足部位置 • 腓骨小头因其会限制内旋，通常会被切除。不采用近端胫腓韧带加固术而是选择斜面腓骨截骨术，倾斜表面增大接触面积，可以减少移动和疼痛，促进愈合 • 使用薄锯片（0.6 mm）切割胫骨。用于假体手术的较厚刀片无法平滑切割，会产生更多创伤和热损伤，并且更难控制。切割时若能通过正位片显示刀片的最薄处，并且胫骨切面是平的，则可以垂直于矢状视图中的胫骨轴切割，通常还另外需要克氏针作为引导 • 在横向平面截骨术期间，保持内翻外翻、屈伸和平移的对线关系 • 侧面锁定板（TomoFix）可能需要矫直，以便在外翻过多的情况下为胫骨外侧提供一致的匹配	• 腓骨的横行截骨术可能会导致运动时不稳定和疼痛，且常常愈合缓慢 • 截骨时切开了骨膜。必须去除周边所有的软组织，以免影响围绕胫骨中心轴的旋转 • 横断面中胫骨并非正圆形，因此旋转截骨术后会有少量的皮质缺损 • 骨块之间的压力可以增加稳定性。这可以通过在钢板与胫骨干之间放置张力装置来实现。由于张力装置引入的张力在胫骨中心轴的外侧，因此通常会导致截骨后外翻，在内侧留下间隙。有些情况下钛板和螺钉可能具有足够的灵活性，可以使内侧间隙渐渐自行闭合。建议通过从足部施加轴向负荷帮助愈合，但是这只是理想下的状态，实际上通过这种方式施加的压缩力很有限 • 胫骨远端截骨术和钢板固定的缺点是钢板直接位于皮下，且大都需要取出

结果

- 1996 年，Server 等的研究显示，35 例因胫骨病理性外旋需要进行旋转矫正治疗慢性髌骨半脱位的患者中，88.5% 患者预后良好，仅 5% 的病例术后残留髌骨不稳定。
- 1990 年，Cooke 等报道胫骨近端旋转和内翻截骨术合并结节移位和外侧支持带松解的良好效果。7 例患者共 9 个膝关节手术中，2 例 1 年内无症状，5 例 2 年内无症状，2 例 “进展良好”。
- Meister 和 James 对 7 例膝关节疼痛患者进行了胫骨内旋截骨术。平均旋转矫正角度为 19.7°，10 年后 1 例预后极好、5 例良好、1 例尚可，此外，3 例功能预后极好、4 例良好。
- Cameron 和 Saha 报告了 17 例髌骨不稳定患者进行 18 个内旋胫骨截骨术结果。该组包括许多因复发性髌骨脱位或膝前痛而手术失败的患者。体格检查测量平均畸变 40°（范围 37° ~65°），平均矫正度为 24°。8 例预后极好，5 例良好，4 例预后较差。
- Paulos 等报告了 12 例髌骨脱位或半脱位患者，接受胫骨内旋截骨术和内侧支持带重建并外侧支持带松解术。将这些患者与 13 例接受 Elmslie-Trillat 结节转移术的类似患者进行比较。体格检查发现后者扭转畸形大于 30°，结节沟角大于 10°。旋转截骨术组结果明显更优。
- Dickschas 报告了 49 例胫骨旋转截骨术，其中 42 例是由于疼痛，19 例是由于髌骨不稳定，术前平均扭转度为 47.4°（37° ~66°），平均矫正度为 10.8°（5° ~18°）。随访时，Lysholm 评分从 66 分改善到 92 分，Tegner 评分从 3.9 分改善到 4.3 分，7 例患者（14%）无疼痛。49 人均接受了外侧支持带松解术，43%（21/49）接受外翻截骨术，为异质组。
- 作者进行了一项追踪研究，以评估 18 例（23 个肢体）胫骨近端旋转截骨术治疗单纯胫骨外扭转患者的预后。术前胫骨外扭转平均为 50°（42° ~68°）。将所有肢体的内旋度矫正为 15° ~20°。施行近端上行双平面截骨 14 例，远端下行双平面截骨 6 例，完全横向截骨 3 例。
- 据报道，仅 1 例患者出现围手术期并发症，因畸形导致斜度异常而需要翻修。其他患者固定效果极好且无矫正异常。除 1 例患者外，所有患者的骨愈合时间均正常。仅 1 例可见骨愈合延迟，术后 5 个月顺利愈合。没有观察到神经血管（腓神经）并发症。
- 术前最常见的主诉是膝关节疼痛（19 个膝）和髌骨半脱位（13 个膝）。症状持续时间平均为 14 年（6~22 年）。7 例患者曾经做过手术（如关节镜检查、伸肌装置重新对线），但没有改善。
- 平均随访时间为 50 个月（20~92 个月）。随访时，略少于一半的患者仍然有一定程度的膝部不适，但不影响日常生活。除 1 例患者外，所有患者的疼痛均明显少于术前。3 例患者（4 个膝）仍出现髌骨半脱位，但不频繁。在 18 例患者中，有 14 例接受二次手术。
- 患有扭转畸形综合征的年轻患者中，股骨远端外旋截骨术结合内旋截骨术矫正胫骨的近端或远端可以明显减轻临床症状，以及改善的经步态学评估的步态模式。无论是否同时进行腓骨截骨，胫骨远端旋转截骨术已被证明是治疗胫骨病理性扭转的一种安全有效的方法。

并发症

- 股骨和胫骨旋转手术可能发生的并发症有：由于术前规划不当导致的矫治过度和矫治不足、额状面或矢状面错位、继发性矫正丧失和植入失败、骨折和术后感染。
- 下肢旋转截骨术后并发症的报道主要见于儿科手术。

结论

- 有症状的下肢扭转畸形需要仔细的临床检查和准确的影像学评估。
- 旋转截骨术仅在定位准确并确定畸形后才能考虑实施。
- 截骨术应在病理层面进行，并考虑神经血管结构、TT—TG 距离和骨骼的愈合潜力。
- 使用内固定钢板固定器（固定角度的锁定板）来稳定矫正，可确保较高的机械稳定性，术后及时进行功能性康复，减少接受二次矫正的风险。

参考文献

[1] van Heerwaarden RJ, van der Haven I, Kooijman M, Wymenga A. Derotation osteotomy for correction of congenital rotational lower limb deformities in adolescents and adults. Surg Tech Orthop Traumatol. 2003;55(10):575-

585.
[2] Teitge RA. Treatment of complications of patellofemoral joint surgery. Oper Techn Sports Med. 1994;2:317-334.
[3] Shtarker H, Volpin G, Stolero J, Kaushansky A, Samchukov M. Correction of combined angular and rotational deformities by the Ilizarov method. Clin Orthop Relat Res. 2002;402:184-195.
[4] Staheli LT, Corbett M, Wyss C, King H. Lower-extremity rotational problems in children. Normal values to guide management. J Bone Joint Surg Am. 1985;67(1):39-47.
[5] Cooke TD, Price N, Fisher B, Hedden D. The inwardly pointing knee. An unrecognized problem of external rotational malalignment. Clin Orthop Relat Res. 1990;260:56-60.
[6] Staheli LT. Rotational problems of the lower extremities. Orthop Clin North Am. 1987;18(4):503-512.
[7] Delgado ED, Schoenecker PL, Rich MM, Capelli AM. Treatment of severe torsional malalignment syndrome. J Pediatr Orthop. 1996;16(4):484-488.
[8] Staheli LT. Torsion-treatment indications. Clin Orthop Relat Res. 1989;247:61-66.
[9] Eckhoff DG. Effect of limb malrotation on malalignment and osteoarthritis.Orthop ClinNorth Am. 1994;25(3):405-414.
[10] Yagi T, Sasaki T. Tibial torsion in patients with medial-type osteoarthritic knees. Clin Orthop Relat Res. 1986;213:177-182.
[11] Server F, Miralles RC, Garcia E, Soler JM. Medial rotational tibial osteotomy for patellar instability secondary to lateral tibial torsion. Int Orthop. 1996;20(3):153-158.
[12] Paley, D. Principles of Deformity Correction. Berlin, Germany: Springer-Verlag; 2002:235-410:chaps 9-11.
[13] Goutallier, D, Van Driessche S, Manicom O, Sariali E, Bernageau J, Radier C. Influence of lower-limb torsion on long-term outcomes of tibial valgus osteotomy for medial compartment knee osteoarthritis. J Bone Joint Surg Am. 2006; 88(11):2439-2447.
[14] Cheng JC, Chan PS, Chiang SC, Hui PW. Angular and rotational profle of the lower limb in 2630 Chinese children. J Pediatr Orthop. 1991;11:154-161.
[15] Dejour H, Walch G, Nove-Josserand L, Guier C. Factors of patellar instability: an anatomic radiographic study. Knee Surg Sports Traumatol Arthrosc. 1994;2(1):19-26.
[16] Herzenberg JE, Smith JD, Paley D. Correcting torsional deformities with Ilizarov's apparatus. Clin Orthop Relat Res. 1994;302:36-41.
[17] Winquist RA. Closed intramedullary osteotomies of the femur. Clin Orthop Relat Res. 1986;212:155-164.
[18] Lundberg A, Svensson OK, Bylund C, Selvick G. Kinematics of the ankle/foot complex—Part 3: influence of leg rotation. Foot Ankle. 1989;9(6):304-309.
[19] Manouel M, Johnson LO. The role of fbular osteotomy in rotational osteotomy of the distal tibia. J Pediatr Orthop. 1994;14(5):611-614.
[20] Schrock RD Jr. Peroneal nerve palsy following derotation osteotomies for tibial torsion. Clin Orthop Relat Res. 1969;62:172-177.
[21] Kempf I, Grosse A, Abalo C. Locked intramedullary nailing. Its application to femoral and tibial axial, rotational, lengthening and shortening osteotomies. Clin Orthop Relat Res. 1986;212:165-173.
[22] Rüedi TP, Murphy WM. AO Principles of Fracture Management. Stuttgart, Germany: Thieme-Verlag; 2000.
[23] Meister K, James SL. Proximal tibial derotation osteotomy for anterior knee pain in the miserably maligned extremity. Am J Orthop (Belle Mead NJ). 1995;24(2):149-155.
[24] Cameron JC, Saha S. External tibial torsion: an underrecognized cause of recurrent patellar dislocation. Clin Orthop Relat Res. 1996;(328):177-184.
[25] Paulos L, Swanson SC, Stoddard GJ, Barber-Westin S. Surgical correction of limb malalignment for instability of the patella: a comparison of 2 techniques. Am J Sports Med. 2009;37(7):1288-1300.
[26] Dickschas J, Tassika A, Lutter C, Harrer J, Strecker W. Torsional osteotomies of the tibia in patellofemoral dysbalance. Arch Orthop Trauma Surg. 2017;137(2):179-185.
[27] Dodgin DA, De Swart RJ, Stefko RM, Wenger DR, Ko JY. Distal tibial/fbular derotation osteotomy for correction of tibial torsion: review of technique and results in 63 cases. J Pediatr Orthop. 1998;18(1):95-101.
[28] Staheli LT, Clawson DK, Hubbard DD. Medial femoral torsion: experience with operative treatment. Clin Orthop Relat Res. 1980;146:222-225.

第八部分

髌骨稳定术后并发症

Beth E. Shubin Stein

第三十七章

内侧髌股韧带重建术后并发症

Peters T. Otlans, Beth E. Shubin Stein, Jacqueline M. Brady

概述

- 内侧髌股韧带（MPFL）重建通过限制髌骨外移常用于治疗髌股关节不稳。
- 将游离移植肌腱固定于髌骨和股骨，或者将已经附着在这些部位的肌腱（例如股四头肌或内收肌腱）的一部分转移到新的部位进行固定。
- 与重建强健的韧带如前交叉韧带不同，实际上任何用于重建 MPFL 的移植物都可以提高原韧带的生物力学强度，因此外科医生可根据各移植物的风险和益处以及自己整体的经验和偏好来进行选择。可供选择的移植物列表及各自的风险和益处见表 37.1。
- MPFL 重建通常与远端骨重排或其他软组织手术相结合，例如外侧支持带松解或延长。每种手术均有其自身的手术并发症。总体而言，这些术式疗效优良、并发症较少，但确实有并发症发生，并且许多时候是可以避免的。在本章中，我们将把重点放在与 MPFL 重建相关的并发症上。

总体并发症发生率

- MPFL 重建术后的并发症真实发生率难以确定，因为许多报道并未关注并发症，许多报告中包括同时接受多种手术治疗髌股关节不稳的患者。
- 已报道的发生率范围为 0（在 51 例患者的病例系列中）~26.1%（在关注并发症发生率的系统综述中）。真正的并发症发生率可能介于两者之间。在一项 179 例单一机构的膝关节病例系列报告中，Parikh 等报道年轻患者的并发症发生率为 16.2%。
- 随着 MPFL 重建术的逐渐普及以及技术的改进，

表 37.1　内侧髌股韧带重建的移植物选择

移植物	优点	缺点
腘绳肌腱：半腱肌或股薄肌	• 大多数骨科医生都熟悉 • 长度可预测	• 需要额外切口 • 隐神经损伤可能
腘绳肌腱后内侧入路	• 长度可预测 • 美容切口 • 对隐神经安全	• 大多数骨科医生都不熟悉 • 血管损伤可能
股四头肌腱	• 不需要额外的髌骨固定	• 移植物不等距：股四头肌腱较髌骨位置偏上 • 伸膝功能紊乱：理论上可能导致额外的股四头肌萎缩
内收肌腱	• 不需要额外的股骨固定	• 移植物不等距：内收肌腱较 Schöettle 点位置偏后 / 上 • 获取时对神经血管束有损伤可能
同种异体移植物	• 无供区并发症	• 愈合较自体移植慢 • 花费高
人工韧带	• 无供区并发症	• 用于内侧髌股韧带重建临床资料有限 • 以往使用人工韧带失败率高

并发症发生率显著下降。Stupay 等的系统综述显示，早期的研究（1992—2011 年）并发症发生率约为 18%，而较新研究的并发症发生率为 9%。

- 技术方面的考量可以大大降低并发症的风险，因为多达一半的并发症可能是由于技术上的错误造成的。其他已确定的危险因素与接受治疗的人群有关。在一项研究中，女性患者发生并发症的风险是男性的 5.45 倍（$P < 0.05$），接受双侧重建的患者有 1.81 倍的并发症发生风险（P=0.11）。Schiphouwer 等评价了接受单独 MPFL 重建与联合手术的患者之后，发现发生并发症的患者平均年龄比未发生并发症的患者年轻 2.4 岁。

常见并发症

髌骨骨折

- 髌骨骨折是 MPFL 重建的严重并发症，第四十章中详细综述了 MPFL 重建后髌骨骨折的危险因素和骨折类型，以及避免骨折的策略方法。

髌骨不稳定复发

- 脱位复发在 MPFL 重建后并不常见，常与跌倒、膝直接创伤如运动损伤、车辆撞击等有关。无外伤的复发常与未经治疗或未意识到的解剖危险因素有关。
- 文献报道中脱位复发的发生率范围为 0~13%。系统综述显示真实的发生率比较低，Shah 等发现髌骨不稳定的总体发生率为 3.7%，其中 2% 需要再次手术。Schneider 报道髌骨不稳定的发生风险为 1.2%。Schiphouwer 发现骨骺未闭合的患者复发的风险更大，提示髌骨不稳定的复发可能存在一些危险因素。尽管大多数复发病例为髌骨外侧不稳定，Schiphouwer 报道了 1 例在行 MPFL 重建联合外侧支持带松解术后出现在了向内侧脱位的病例。
- 令人挫败的是，虽然有些病例中已证实患者没有脱位，但半脱位或者恐惧感却仍持续存在。Shah 等报道在最后一次的随访中，有 8.2% 的患者存在恐惧、髌骨过度活动或者自觉髌骨不稳定。Schneider 等报道 MPFL 重建术后的恐惧发生率为 3.6%。幸运的是，随着技术的改进，在新的研究中，Stupay 等定义的手术“功能性失败”：包括恐惧、半脱位、脱位等的发生率由 9.55% 降低至了 4.77%。
- 两种类型的错误可导致复发：不符手术指征以及手术技术上的错误。
- 表 37.2 列举出了髌骨不稳定复发的解剖危险因素。未意识到的先天发育不良以及在冠状位、矢状位和轴位（旋转位）的力线不良将导致 MPFL 重建不足。
- 外科手术技术上的错误可导致移植物无效，最明显的就是固定移植物时对髌骨外移的约束不足。大多数作者建议固定 MPFL 移植物以允许髌骨有 1~2 个象限的内侧和外侧髌骨平移。关于移植物固定的屈膝位置仍存在争议，有的偏向 30° 屈曲，有的偏好 60° 屈曲。Shah 等报道当移植物在膝关节屈曲小于 60° 时固定，术后恐惧及主观过度活动的发生率会更高。
- 骨道或移植物插入位置对 MPFL 移植效果起着关键的作用。股骨作为运动支点，它的固定点在等距移植中起着最重要的作用。Schöettle 等制定了股骨固定点放置的影像学标准。股骨隧道最常见的错误位置是前位（图 37.2）。Parikh 等发现在 8 例髌骨不稳定复发的患者中，有 7 例存在股骨隧

表 37.2 髌骨不稳定的解剖危险因素

解剖因素	影像学 / 检查表现
滑车发育不良	股骨滑车沟浅、平或凸出；滑车上突起征
膝外翻	站立时力线外翻，在双侧全长负重 X 线片上发现膝外翻
胫骨结节外偏	Q 角增大，胫骨结节—滑车沟距离增大，或胫骨结节—后交叉韧带距离增大
高位髌骨	侧位 X 线片上测量髌骨高度指数
外侧支持带紧缩	髌骨外侧倾斜
韧带松弛	Beighton 评分高，尤其是膝过伸
旋转对线不良	股骨前倾增加，胫骨外旋增加，CT 或 MRI 显示旋转的影像学表现

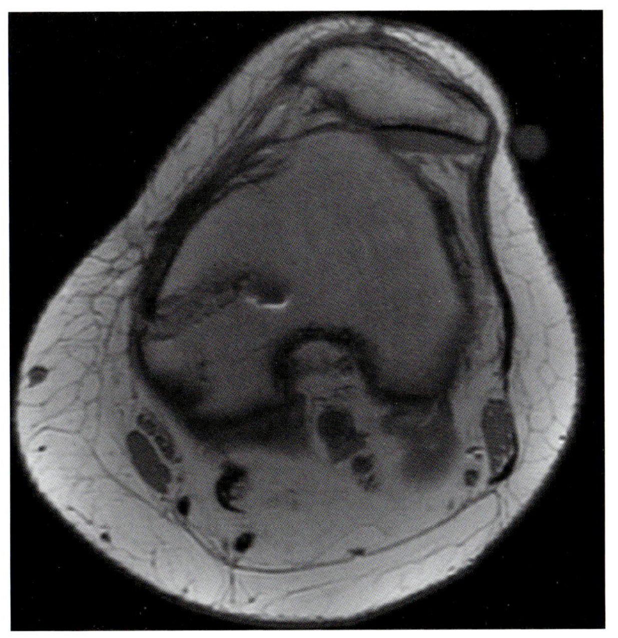

图 37.1 在手术一段时间后，由于严重滑车发育不良而非外伤所致的 MPFL 重建失败。移植物完整却被拉长，导致复发性髌骨不稳定。股骨隧道的位置是合适的

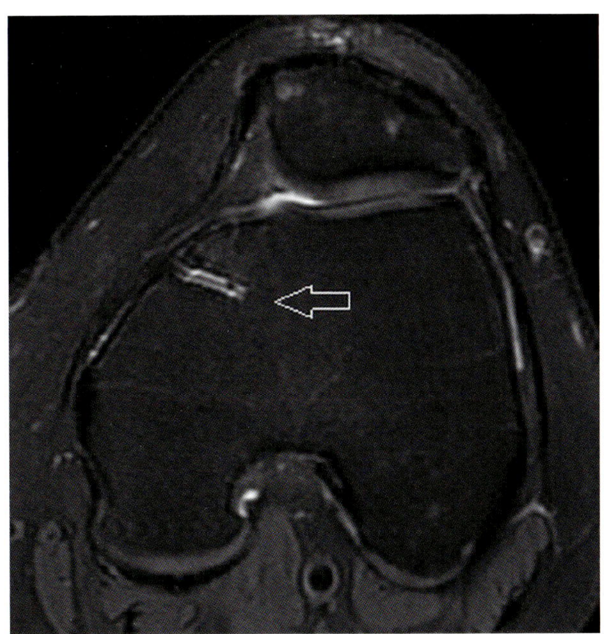

图 37.2 股骨隧道位置过前（箭头），患者需要翻修手术

道位置不正，其中 4 例隧道太偏前，而其他 3 例隧道位置分别过前、过近，过后、过近以及过远。

- 在侧位片或透视检查上评估股骨隧道，对股骨髁的位置十分敏感。为了避免对股骨隧道位置评估的失误，需要股骨内外侧髁后、远端的完美重叠（图 37.3）。
- 由于股骨干远端弓形或发育不良，对股骨隧道的定位可能存在困难（图 37.4）。内收肌腱、内收结节、内收结节与内上髁之间的鞍座等标志性结构的等距评估或切开辨别有助于股骨隧道的准确定位。
- 在最终固定前，移植物的等距评估有助于明确定位，尤其是在胫骨结节—滑车沟距离较长或者髌骨高度过大时。
- 另一个错误涉及 MPFL 移植物髌骨侧的固定。如在固定过程中出现髌骨皮质劈裂，则与移植物固

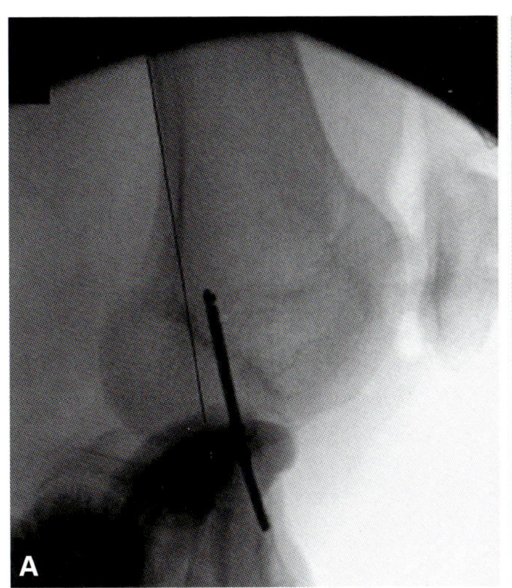

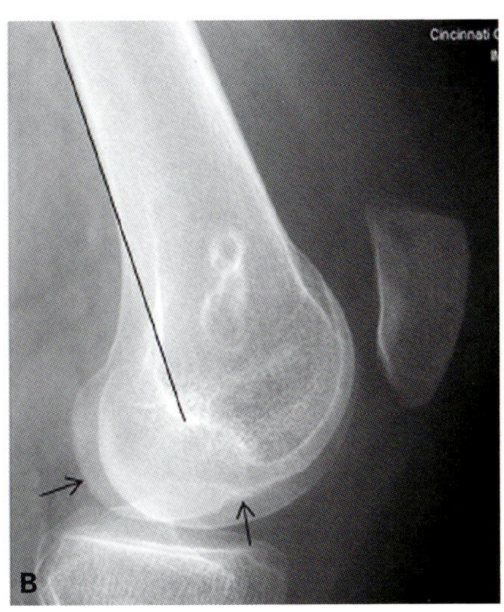

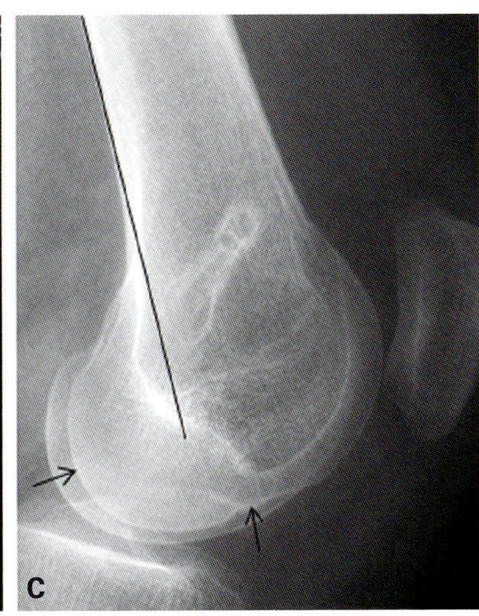

图 37.3 透视识别股骨隧道存在局限。图中黑线代表远端股骨的后部皮质。A. 术中透视示股骨髁完美重叠时，股骨隧道位置良好。在术后 X 线片的粗略评估（B、C）上，侧位影像所见相似。这些 X 线片显示轻度旋转对股骨隧道评估的影响。B. 轻度外旋导致股骨隧道位置偏前。C. 轻度内旋导致股骨隧道位置偏后。黑箭头示股骨外侧髁

定失败有关。图 37.5 显示的是使用模板以标准距离分隔锚钉来进行 MPFL 重建的一位患者。不幸的是，近端锚钉与髌骨上极距离太近，导致髌骨皮质破裂并使移植物的近端固定失效，从而在施加适当的应力时脱位复发。

- 当移植物从隧道中拔出或切断时，MPFL 移植物可能发生灾难性的破坏（图 37.6）。

僵硬

- 术后僵硬是已知的可能由多因素导致的并发症。
- 活动丧失的程度和方向可能不同。在 Dreaz 等报道的 15 例患者的病例系列中，相比于对侧膝关节，4 例患者屈膝受限，但未超过 10°。在 Shah 等报道 629 例患者中，22 例残余屈曲受限（3.5%），9 例患者在麻醉下接受了手法松解。Parikh 等报道屈曲丧失患者中，即使没有伸膝缺陷，4.5% 需要接受处理。
- 股骨隧道位置不正，如未导致移植失败，可导致膝关节僵硬（图 37.7）。MPFL 移植物放置必须允许膝关节活动范围完整。解剖位放置则是预防僵硬的关键。股骨固定点过前或过近均会导致屈曲受限。Bollier 等报道了 5 例 MPFL 手术后接受修复的病例，其中 4 例股骨隧道位置过近，而 5 例

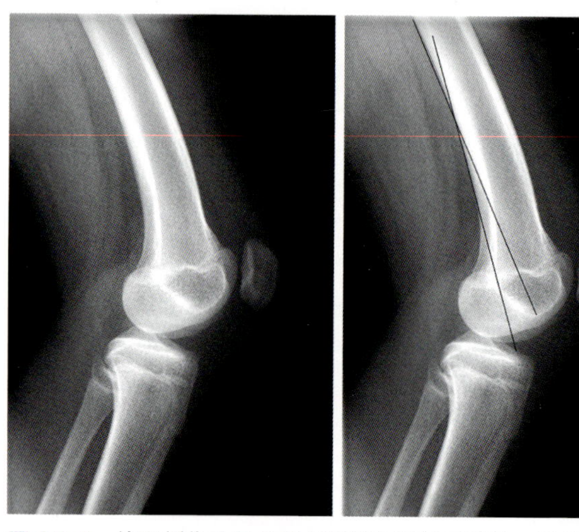

图 37.4　使用侧位片显示股骨隧道位置的局限性。远端股骨发育不良且存在弓状。即使侧位照片非常完美（股骨髁重叠），沿股骨后侧皮质可画出多条直线

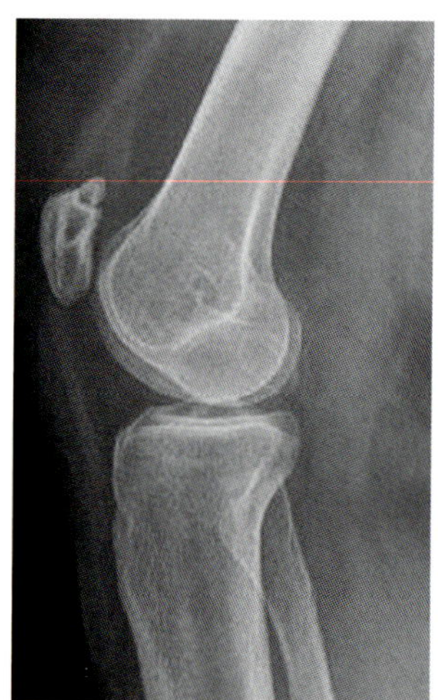

图 37.5　内侧髌股韧带锚钉固定时，髌骨近端皮质劈裂，导致移植物近端肢体功能不全（亦可见股骨隧道偏前）

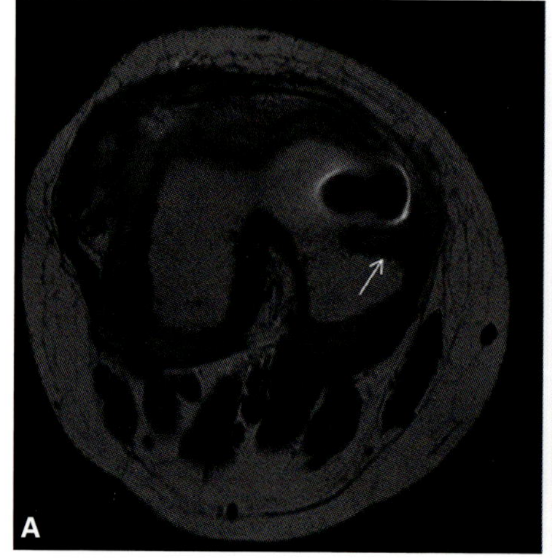

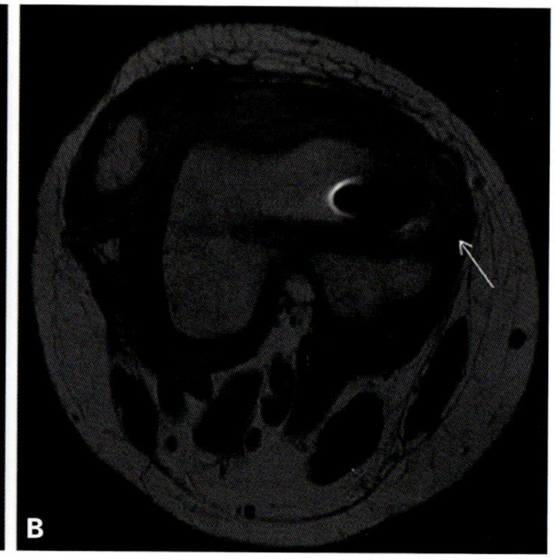

图 37.6　轴位磁共振成像显示内侧髌股韧带（MPFL）重建 6 周后复发性脱位。A. 股骨界面螺钉（箭头）在原位。B. MPFL 移植物端（箭头）位于股骨隧道外。移植物很可能是在拧入界面螺钉时被切断。采用先前制作的隧道和同种异体移植物对 MPFL 进行翻修。随访 5 年髌骨稳定

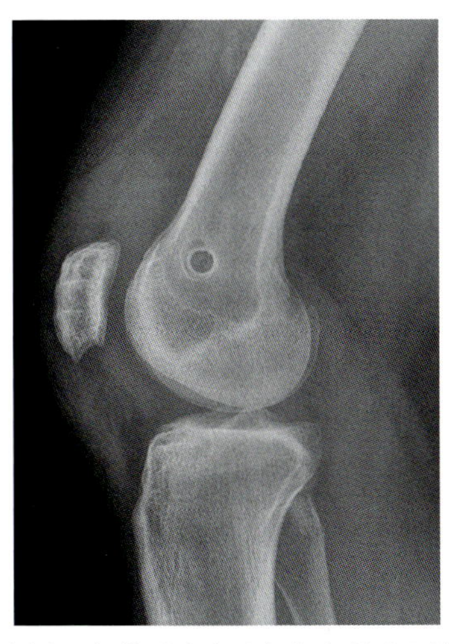

图 37.7 内侧髌股韧带重建术后患者出现明显的膝关节僵硬。术后 X 线片显示股骨隧道位置不良，太靠前。此患者在麻醉下接受了处理，膝关节的活动得到恢复，不需要接受修复手术

患者均有股骨隧道过前。另有研究发现，在 5 例需要麻醉下处理的患者中，3 例股骨隧道位置过前，2 例股骨隧道位置过前及过远。

- 其他导致僵硬的潜在因素包括 MPFL 移植物的张力不合适，或物理治疗及活动的延迟。

内侧软骨过载

- 最难识别的 MPFL 重建后并发症可能就是内侧髌股关节过载，这是由于移植物在固定前被过分拉紧所导致的。
- 如果移植物不能使髌骨正常平移，则可能导致关节僵硬或持续疼痛。Elias 与 Cosgarea 等使用计算模型报道了移植物过短或位置不正，且固定移植物时屈膝角度较小时，可导致髌骨内侧的压力峰值增加 50%。Beck 等在一具尸体研究中有相似发现。
- 外科医生评估患者术后疼痛时必须保持高度怀疑指数，因为影像学表现可能不显著，检查结果可能不明显。
- 图 37.8 为一名患者的前后位 X 线片，她的 MPFL 移植物放置得很好，但是股骨固定使用的是可调节的袢结构，这可能导致移植物过度拉紧。保守治疗对她术后的疼痛无效，最后她的疼痛通过切断之前的移植物而得到缓解。

其他髌股关节疼痛

- 术后可能会出现持续性疼痛，在某些情况下，可以确定疼痛的来源。
- Toritsuk 等报道了 1 例术后低位髌骨，导致术后持续疼痛。
- 复发性脱位或半脱位也可导致软骨累积性损伤和由此产生的疼痛。
- Parikh 等报道 179 例患者中有 5 例（2.8%）在接受保守治疗的情况下仍因进行性骨关节病而持续疼痛。影像学显示均为股骨隧道位置不正，其中 3 例为隧道偏前，2 例为隧道同时偏前及偏远。同时，此综述报道了 1 例复杂区域疼痛综合征。

生长停滞

- 股骨远端骺板离 MPFL 的起点很近，而髌股脱位的患者多是儿童或青少年。
- 在一个病例报告中，将螺钉固定于股骨骺板后内侧后，患者由于生长停滞从而出现继发屈曲畸形。

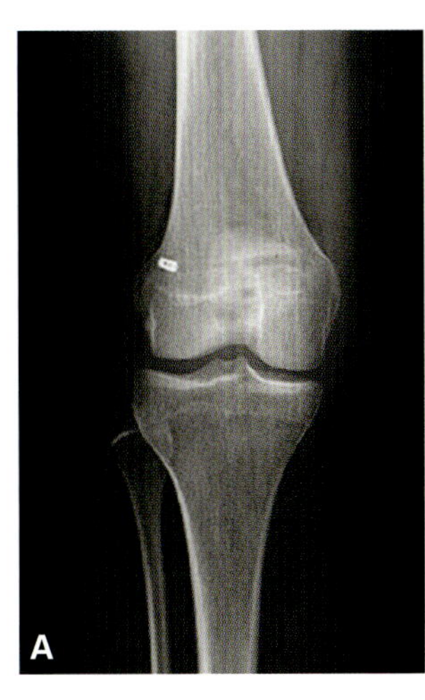

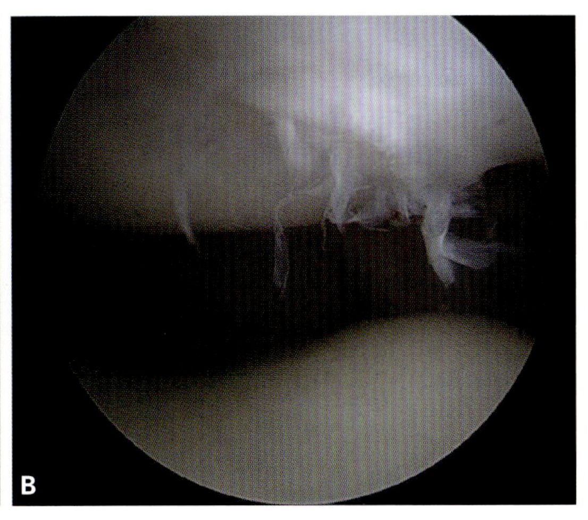

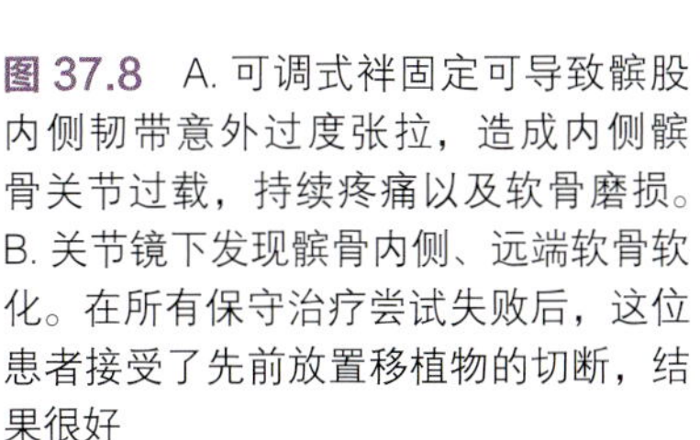

图 37.8 A. 可调式袢固定可导致髌股内侧韧带意外过度张拉，造成内侧髌骨关节过载，持续疼痛以及软骨磨损。B. 关节镜下发现髌骨内侧、远端软骨软化。在所有保守治疗尝试失败后，这位患者接受了先前放置移植物的切断，结果很好

- 股骨内侧骨骺的起伏性使青少年患者的隧道定位复杂化。
- 在 MPFL 重建过程中，为了保护股骨远端骺板，可采取几种策略，例如将移植物编织在周围和（或）将缝线固定在邻近的内收肌腱或内侧副韧带上。
- Green 等报道，只要注意股骨固定的位置和方向，即使使用骨性插入的方法固定移植物，也能安全保护骺板。Nguyen 详细描述了股骨骨性插入过程中避开骺板所需要的路径，Nelitz 提出“Pull-Through”的方法以避开骺板。
- 对于髌股关节不稳和骨骺未闭的患者，必须采取评估措施，通过诸如月经初潮时间、骨龄、Tanner 分期或 X 线片等策略来反映骨骺的状态，以便选择合适的治疗策略，将风险降到最低。

神经血管损伤

- MPFL 重建术中神经血管损伤的风险最高的是移植物获取和股骨固定。
- 对于使用内收肌腱作为 MPFL 重建移植物的外科医生来说，内收肌裂孔是需要考虑进去的因素，它平均位于内收肌结节近端 10 cm 处（图 37.9）。
- 在腘绳肌腱分离的过程中，必须注意保护隐神经，因为已有术后因神经瘤和神经麻痹导致隐神经分布区域感觉暂时丧失的报道。相比传统的腘绳肌腱获取方法，后内侧入路是另一种选择（图 37.10），除了可在腘横纹处行美容切口外，还可降低隐神经损伤的发生率。
- 术后评估时应考虑局部阻滞所致的神经损伤或持续性无力。已有报道描述坐骨神经阻滞术后出现足下垂。在一项两年的随访中，遗留的肌无力持续存在。

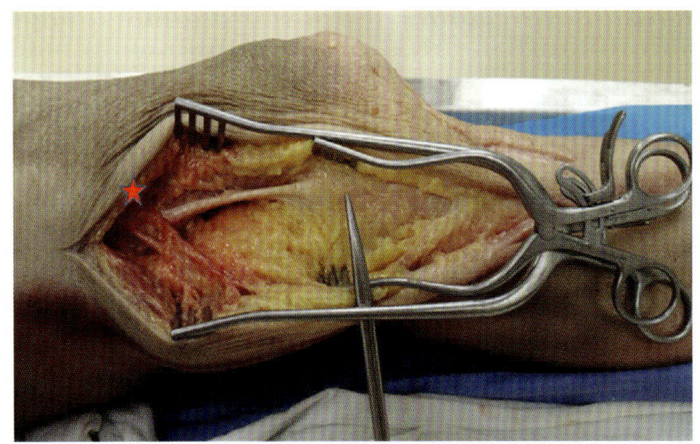

图 37.9 尸体显示膝内侧的内收肌裂孔（红星）与内收肌腱（用解剖剪刀标记）的距离。切取内收肌腱重建髌股内侧韧带时，必须注意保护神经血管结构

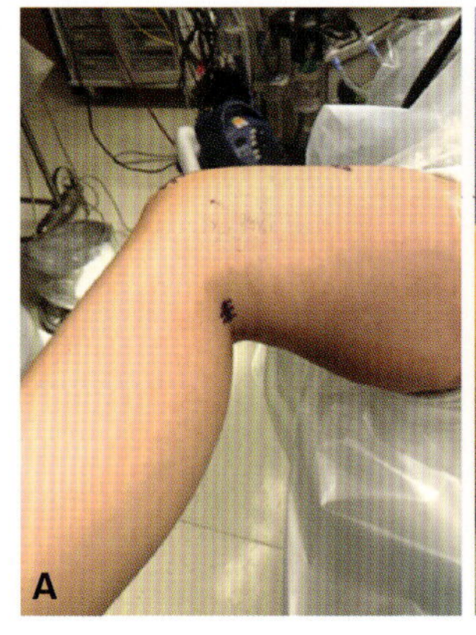

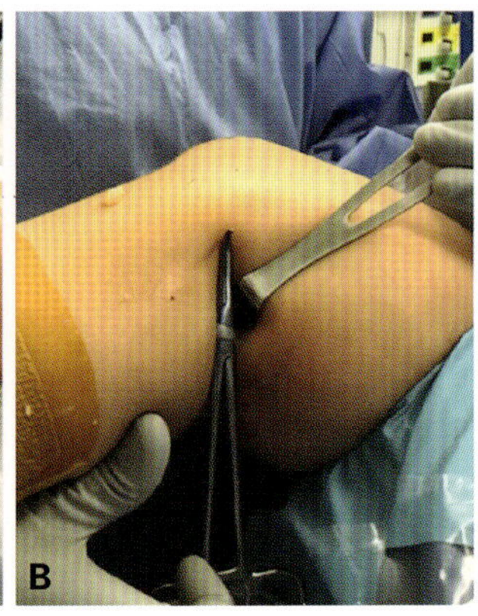

图 37.10 做腘横纹后内侧皮肤切口（A）中切取腘绳肌腱是一种美容手术，可降低隐神经损伤的风险。利用开放式和闭合式取腱器分离并获取股薄肌腱（B）

肌无力及肌萎缩

- 部分患者在 MPFL 重建后很难恢复下肢力量。
- 尤其是四头肌萎缩，可能受多重因素影响，包括术前功能状态、围手术期局部镇痛（如股神经阻滞）和术后康复策略。在 2 年的随访中，Drez 等报道 15 例患者中有 9 例存在客观的股四头肌萎缩。此外，Dopirak 等报道了 14 例患者中有 2 例存在股四头肌萎缩。

伤口并发症

- MPFL 重建可并发伤口愈合困难。
- 股骨插入点通常靠近任何可能用到的术后支具的垫料，因此必须小心地垫好该区域，并监测伤口是否有刺激或开裂的迹象。
- 感染是任何手术的风险，当然，也是 MPFL 重建后的一个问题。
- 最后，如果在伤口缝合前没有彻底止血，就可能形成血肿，并有出现继发性风险的可能。
- 术后即刻出现伤口裂开可采用一期或二期缝合治疗（图 37.11）。
- Shah 等报道了 629 例膝关节的 13 例伤口并发症（2%）：血肿 3 例，伤口感染 5 例，伤口裂开 4 例，术后神经瘤 1 例。Parikh 等报道了 5 例伤口并发症（2.8%）：2 例伤口裂开，1 例血肿，1 例缝合肉芽肿需要清创，1 例滑膜组织进入关节镜

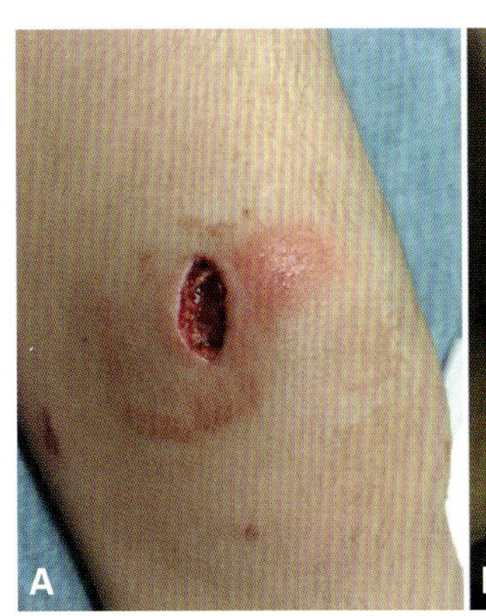

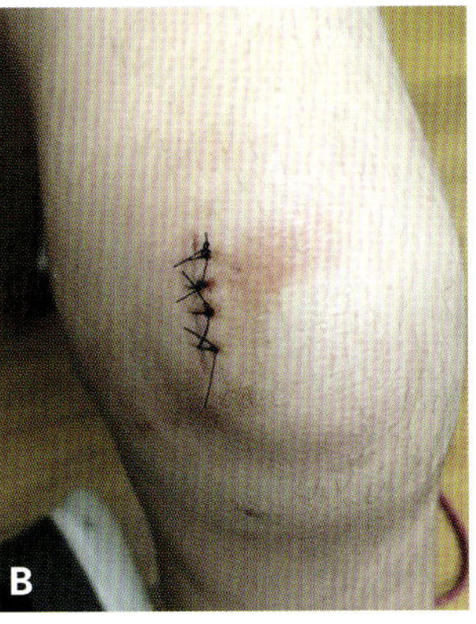

图 37.11　A. 因 MPFL 重建术 3 周后跌倒导致前内侧伤口裂开。B. 采用伤口清创与一期缝合治疗

入口而进行清创。

- 减少同时多种手术方式可能会降低伤口并发症的风险，因为 Schiphouwer 等报道了采用联合手术治疗的 157 例膝关节发生伤口并发症的有 12 例，而 35 例单纯 MPFL 重建患者伤口没有问题。

固定物引发的症状

- 与许多骨科干预措施一样，MPFL 重建可能并发固定物引发的症状。最常见的是，其与股骨隧道部位的疼痛或刺激有关。少数情况下，会出现固定物松动或迁移（图 37.12）。
- Shah 等报道固定物症状发生率为 3.3%，1.1% 的患者接受再次手术以取出固定物。
- 移植物固定技术可能会影响需要移除固定物的手术率，因为有病例系列报道内侧股骨内侧螺钉移除率为 8.8%，而另一项使用门形钉方法的病例系列报道固定物症状发生率为 41%。

血栓栓塞性疾病

- 虽然单纯 MPFL 重建术后的深静脉血栓（DVT）极其罕见，但仍有 19 岁女性 DVT 的病例报道。
- 研究发现，膝关节镜手术后 DVT 发病率为 1.2%。幸运的是，据 Lau 等的报道，在儿童及青少年人群中，膝关节镜术后的 DVT 发病率低至 0.27%。
- 尽管缺乏相关报告，仍应高度警惕是否存在高危患者和有血栓栓塞迹象的患者（表 37.3）。
- 如果对患者行 MPFL 重建术联合胫骨结节截骨术，则可考虑在成人人群中进行药物预防，因为在这种情况下 DVT 的发生率是前者的 2 倍多，尤其是在患者同时服用口服避孕药的情况下。
- 与其他外科手术一样，在手术期间采用保持血液流动的压缩装置和术后早期运动等干预措施是明智的。

MPFL 重建术后的并发症管理

- 表 37.3 总结了 MPFL 重建的潜在并发症以及避免这些并发症的建议。
- 表 37.4 列出了识别和管理并发症的策略。

结论

- 通过对临床适应证、术前计划和术中细节的仔细考量，MPFL 重建是一种安全有效的方法，能使髌骨不稳定导致功能障碍的患者获益很大。

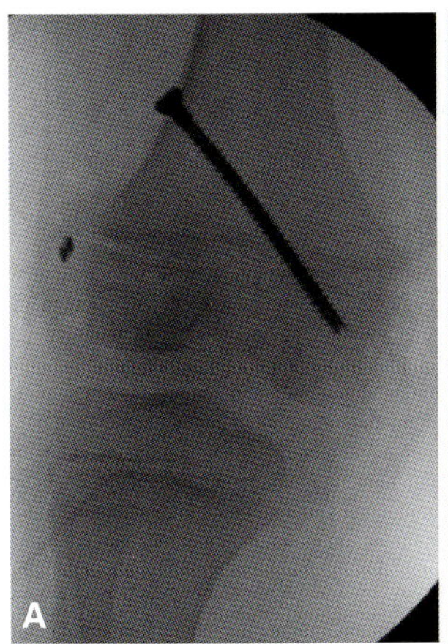

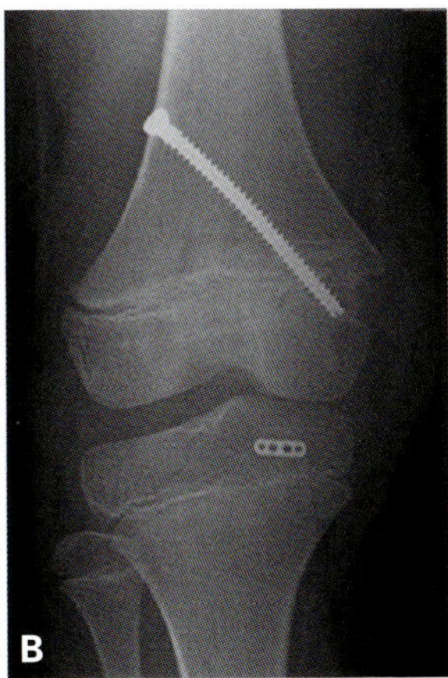

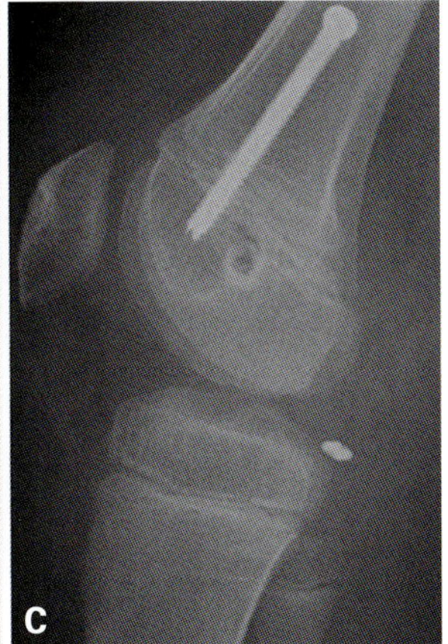

图 37.12　MPFL 重建后固定物移位。A. 术中透视显示骨未成熟患者的股骨皮质悬吊固定。使用穿骺螺钉同时矫正膝外翻。B、C. 随访 9 个月的 X 线片显示皮质扣移位至关节腔后部。在取出穿骺螺钉同时使用关节镜取出关节腔皮质扣。术后患者症状消失

表 37.3 MPFL 重建的潜在并发症以及预防并发症的建议

并发症	预防此并发症的小建议
不稳复发	• 通过临床检查和影像学检查仔细评估患者，排除可能需要进一步纠正的解剖危险因素 • 优化隧道位置和移植物固定 • 一旦移植物固定，保证髌骨向外侧一到两个象限的移动度
关节僵硬	• 避免隧道位置不正 • 在固定前优化移植物的等距 • 优化术后物理疗法
内侧软骨过载	• 在固定前优化移植物的等距 • 一旦移植物固定，确保髌骨外侧移位两个象限 • 避免常规或单纯的外侧支持带松解
生长停滞	• 考虑保留骺板的方式，如内收肌腱转移或内收肌“悬吊”的方式 • 注意股骨插入点或隧道角度，避开骺板 • 术中透视评估
长期肌无力或肌萎缩	• 与对髌股关节不稳定感兴趣的物理治疗师配合，确保患者的依从性。术后第 1 周尽早开始物理治疗 • 考虑局部治疗，如电刺激以帮助激活肌肉 • 避免股神经阻滞
伤口并发症	• 仔细检查与股内侧伤口的接触物，特别是支具，考虑使用成型支具和（或）在伤口上垫大量敷料
固定物突出 / 引发症状	• 避免门形钉或移植物突出 • 界面螺钉或锚钉应完全埋入骨表面以下 • 尽可能将缝合结埋于筋膜下 • 特别注意倾斜的固定物（如避开骺板的股骨螺钉），以避免其向各方向突出
髌骨骨折	• 避免横向髌骨隧道 • 避免大直径（$>$ 4.5 mm）髌骨隧道 • 将隧道位置限制在髌骨宽度的内侧 1/3 • 确保股骨隧道定位准确和移植物等距以减少应力

表 37.4 内侧髌股韧带重建术后并发症的评估与管理

并发症	检查	管理
不稳复发	• 病史（创伤性比非创伤性） • 体格检查 • 影像学（X 线检查、磁共振成像）以确定诊断及确定解剖因素，如畸形或固定物 / 移植物位置不当	• 干预必须针对复发的具体病因 • 如果 MPFL 移植物的固定位置不佳，且没有发现其他解剖危险因素，可以考虑翻修 MPFL • 如果发现力线不良，考虑通过截骨术矫正（或引导未成熟骨骼生长）
关节僵硬	• 病史（手术后时间、移植物类型） • 体格检查（髌内外侧活动度、屈曲挛缩与屈曲不能） • 影像学评估隧道位置、髌骨位置（低位髌骨）或机械原因	• 如果僵硬不是由于手术指征或技术原因导致的，考虑在麻醉下手法松解和（或）行松解术治疗关节僵硬。理想情况下在术后 3 个月左右进行 • 如果认为僵硬是由于 MPFL 移植物位置不当或张力过大，而“制动”了膝关节，考虑翻修手术并行粘连松解术 • 若出现屈曲受限，则考虑串行延伸铸造
内侧软骨过载	• 详细询问病史，保持怀疑是关键 • 体格检查的重点是慢性疼痛，即持续不断的疼痛且术后一直没有缓解 • 影像学检查可以确定髌骨内侧倾斜，也可以不显著	• 干预手术必须松解髌股内侧间室的约束力量：通常是用于 MPFL 重建的移植物 • 作者不建议将这种干预方式联合其他手术同时进行—即使患者仍然担心复发性不稳—他们担心在短期内疼痛可能有其他来源 • 由于不适当的外侧支持带松解而导致的侧方松弛可能需要解决
生长停滞	• 体格检查确定角度畸形或长度差异 • 影像学检查确诊	• 适当的干预（观察比手术）应根据患者的骨骼年龄、剩余生长以及现有 / 预期的畸形程度进行调整

续表

并发症	检查	管理
长期肌无力或肌萎缩	• 病史（股神经阻滞，物理治疗记录，病程长短） • 体格检查，测量四头肌周长，通过功能测试评估控制能力，如单腿下楼梯	• 物理治疗的重点是增强肌肉力量 • 在这种情况下，电刺激和限制血流性训练等有一定前景
伤口并发症	• 病史（外伤、发热、疼痛、引流） • 体格检查评估伤口的位置和程度 • 考虑波动区域抽吸术，如怀疑深部感染，考虑膝关节腔抽吸术	• 无感染（创伤后）的伤口裂开需要缝合 • 治疗可从肉芽肿缝合的短疗程抗生素应用，到深部感染时的翻修手术，伴或不伴移植物 / 固定物去除的冲洗和清创 • 抗生素应用的时间和类型必须根据培养结果而定，还要考虑到移植物或固定物的持续存在
固定物突出 / 引发症状	• 病史（起病症状、疼痛类型） • 主要体格检查：固定物部位压痛，可精确定位，可触及植入物 • 影像评估有助于定位内植物的位置和较周围组织突出	• 部分患者由于他们所感知到的肿块为固定物便消除疑虑而不再寻求进一步治疗 • 其他症状明显者，倾向于移除固定物。必须小心，避免损伤之前置入的移植物
髌骨骨折	• 病史（外伤、膝关节僵硬） • 影像学（上极骨折、横断、内侧缘撕脱）	• 非移位骨折可采取制动治疗 • 横向移位骨折需要切开复位和内固定和（或）植骨保留、替代固定

参考文献

[1] Arendt EA. MPFL reconstruction for PF instability: the soft (tissue) approach. Orthop Trauma Surg Res. 2009;95(8):97-100.

[2] Kang HJ, Cao JH, Pan S, Wang XJ, Yu DH, Zheng ZM. The horizontal Y-shaped graft with respective graft tension angles in anatomical two-bundle medial patellofemoral ligament reconstruction. Knee Surg Sports Traumatol Arthrosc. 2014;22(10):2445-2451. doi:10.1007/s00167-014-3005-6.

[3] Shah JN, Howard JS, Flanigan DC, Brophy RH, Carey JL, Lattermann C. A systematic review of complications and failures associated with medial patellofemoral ligament reconstruction for recurrent patellar dislocation. Am J Sports Med. 2012;40(8):1916-1923. doi:10.1177/0363546512442330.

[4] Parikh SN, Nathan ST, Wall EJ, Eismann EA. Complications of medial patellofemoral ligament reconstruction in young patients. Am J Sports Med. 2013;41(5):1030-1038. doi:10.1177/0363546513482085.

[5] Stupay KL, Swart E, Shubin Stein BE. Widespread implementation of medial patellofemoral ligament reconstruction for recurrent patellar instability maintains functional outcomes at midterm to long-term follow-up while decreasing complication rates: a systematic review. Arthroscopy.2015;31(7):1372-1380. doi:10.1016/j.arthro.2014.12.029.

[6] Schiphouwer L, Rood A, Tigchelaar S, Koëter S. Complications of medial patellofemoral ligament reconstruction using two transverse patellar tunnels. Knee Surg Sports Traumatol Arthrosc. 2017;25(1):245-250. doi:10.1007/s00167-016-4245-4.

[7] Steiner TM, Torga-Spak R, Teitge RA. Medial patellofemoral ligament reconstruction in patients with lateral patellar instability and trochlear dysplasia. Am J Sports Med. 2006;34(8):1254-1261. doi:10.1177/0363546505285584.

[8] Thaunat M, Erasmus PJ. Recurrent patellar dislocation after medial patellofemoral ligament reconstruction. Knee Surg Sports Traumatol Arthrosc. 2008;16(1):40-43. doi:10.1007/s00167-007-0418-5.

[9] Schöttle PB, Fucentese SF, Romero J. Clinical and radiological outcome of medial patellofemoral ligament reconstruction with a semitendinosus autograft for patella instability. Knee Surg Sports Traumatol Arthrosc. 2005;13(7):516-521. doi:10.1007/s00167-005-0659-0.

[10] Schneider DK, Grawe B, Magnussen RA, et al. Outcomes after isolated medial patellofemoral ligament reconstruction for the treatment of recurrent lateral patellar dislocations: a systematic review and meta-analysis. Am J Sports Med. 2016;44(11):2993-3005. doi:10.1177/0363546515624673.

[11] Amis AA, Firer P, Mountney J, Senavongse W, Thomas NP. Anatomy and biomechanics of the medial patellofemoral ligament. Knee. 2003;10:215-220. doi:10.1016/S0968-0160(03)00006-1.

[12] Schöttle PB, Schmeling A, Rosenstiel N, Weiler A. Radiographic landmarks for femoral tunnel placement in medial patellofemoral ligament reconstruction. Am J Sports Med. 2007;35(5):801-804. doi:10.1177/0363546506296415.

[13] Redler LK, Meyers KN, Munch JL, Dennis ER, Nguyen JT, Shubin Stein BE. Anisometry of medial patellofemoral ligament reconstruction in the setting of patella alta and increased tibial tubercle-trochlear groove (TT-TG) distance. Arthroscopy. 2018;34(2):502-510.

[14] Drez D, Edwards TB, Williams CS. Results of medial patellofemoral ligament reconstruction in the treatment of patellar dislocation. Arthroscopy. 2001;17(3):298-306. doi:10.1053/jars.2001.21490.

[15] Bollier M, Fulkerson J, Cosgarea A, Tanaka M. Technical failure of medial patellofemoral ligament reconstruction. Arthrosc J Arthrosc Relat Surg. 2011;27(8):1153-1159. doi:10.1016/j.arthro.2011.02.014.

[16] Harrison RK, Magnussen RA, Flanigan DC. Avoiding

complications in patellofemoral surgery. Sport Med Arthrosc. 2013;21(2):121-128.
[17] Elias JJ, Cosgarea AJ. Computational modeling: an alternative approach for investigating patellofemoral mechanics. Sports Med Arthrosc. 2007;15(2):89-94. doi:10.1097/JSA.0b013e31804bbe4d.
[18] Beck P, Brown NAT, Greis PE, Burks RT. Patellofemoral contact pressures and lateral patellar translation after medial patellofemoral ligament reconstruction. Am J Sports Med. 2007;35(9):1557-1563. doi:10.1177/0363546507300872.
[19] Toritsuka Y, Amano H, Mae T, et al. Dual tunnel medial patellofemoral ligament reconstruction for patients with patellar dislocation using a semitendinosus tendon autograft. Knee. 2011;18(4):214-219. doi:10.1016/j.knee.2010.05.007.
[20] Kepler CK, Bogner EA, Hammoud S, Malcolmson G, Potter HG, Green DW. Zone of injury of the medial patellofemoral ligament after acute patellar dislocation in children and adolescents. Am J Sports Med. 2011;39(7):1444-1449. doi:10.1177/0363546510397174.
[21] Nelitz M, Williams SRM. Anatomic reconstruction of the medial patellofemoral ligament in children and adolescents using a pedicled quadriceps tendon graft. Arthrosc Tech. 2014;3(2):1-6. doi:10.1016/j.eats.2014.01.005.
[22] Shea KG, Grimm NL, Belzer J, Burks RT, Pfeiffer R. The relation of the femoral physis and the medial patellofemoral ligament. Arthroscopy. 2010;26(8):1083-1087. doi:10.1016/j. arthro.2009.12.020.
[23] Atkin DM, Fithian DC, Marangi KS, Stone ML, Dobson BE, Mendelsohn C. Characteristics of patients with primary acute lateral patellar dislocation and their recovery within the first 6 months of injury. Am J Sports Med. 2000;28(4):472-479.
[24] Jaquith BP, Parikh SN. Predictors of recurrent patellar instability in children and adolescents after first-time dislocation. 2015;37(7):484-490.
[25] Lewallen LW, McIntosh AL, Dahm DL. Predictors of recurrent instability after acute patellofemoral dislocation in pediatric and adolescent patients. Am J Sports Med.2013;41(3):575-581. doi:10.1177/0363546512472873.
[26] Sanders TL, Pareek A, Hewett TE, Stuart MJ, Dahm DL, Krych AJ. Incidence of first-time lateral patellar dislocation: a 21-year population-based study. Sport Health. 2018;10(2):146-151. doi:10.1177/1941738117725055.
[27] Seitlinger G, Moroder P, Fink C, Wierer G. Acquired femoral flexion deformity due to physeal injury during medial patellofemoral ligament reconstruction. Knee. 2017;24(3):680-685. doi:10.1016/j.knee.2017.02.003.
[28] Farrow LD, Alentado VJ, Abdulnabi Z, Gilmore A, Liu RW. The relationship of the medial patellofemoral ligament attachment to the distal femoral physis. Am J Sports Med. 2014;42(9):2214-2218. doi:10.1177/0363546514539917.
[29] Andrish J. Surgical options for patellar stabilization in the skeletally immature patient. Sports Med Arthrosc. 2007;15(2):82-88. doi:10.1097/JSA.0b013e31805752d0.
[30] Haskel JD, Uppstrom TJ, Gausden EB, Green DW. Low risk of physeal damage from a medial patellofemoral ligament (MPFL) reconstruction technique that uses an epiphyseal femoral socket in children. Presented at: American Orthopaedic Society for Sports Medicine; 2015; Orlando, FL.
[31] Nguyen CV, Farrow LD, Liu RW, Gilmore A. Safe drilling paths in the distal femoral epiphysis for pediatric medial patellofemoral ligament reconstruction. Am J Sports Med. 2017;45(5):1085-1089. doi:10.1177/0363546516677795.
[32] Nelitz M, Reichel H, Dornacher D, Lippacher S. Anatomical reconstruction of the medial patellofemoral ligament in children with open growth-plates. Arch Orthop Trauma Surg. 2012;132(11):1647-1651. doi:10.1007/s00402-012-1593-5.
[33] Olson SA, Holt BT. Anatomy of the medial distal femur: a study of the adductor hiatus. J Orthop Trauma. 1995;9(1):63-65.
[34] Muneta T, Sekiya I, Tsuchiya M, Shinomiya K. A technique for reconstruction of the medial patellofemoral ligament. Clin Orthop Relat Res. 1999;(359):151-155.
[35] Luo TD, Ashraf A, Dahm DL, Stuart MJ, McIntosh AL. Femoral nerve block is associated with persistent strength deficits at 6 months after anterior cruciate ligament reconstruction in pediatric and adolescent patients. Am J Sports Med.2015;43(2):331-336. doi:10.1177/0363546514559823.
[36] Dopirak R, Adamany D, Bickel B, Steensen R. Reconstruction of the medial patellofemoral ligament using a quadriceps tendon graft: a case series. Orthopedics. 2008;31(3):217.
[37] Nomura E, Horiuchi Y, Kihara M. Medial patellofemoral ligament restraint in lateral patellar translation and reconstruction. Knee. 2000;7(2):121-127. doi:10.1016/S0968-0160(00)00038-7.
[38] Ng W, Chan K, Lim A, Gan E. The incidence of deep venous thrombosis following arthroscopic knee surgery. Med J Malaysia. 2005;60(suppl C):14-16.
[39] Lau B, Jagodzinski J, Pandya N. Incidence of symptomatic pulmonary embolus and deep vein thrombosis after knee arthroscopy in the pediatric and adolescent population. Clin J Sport Med. 2017. doi:10.1097/JSM.0000000000000519.
[40] Tanaka MJ, Munch JL, Slater AJ, Nguyen JT, Shubin Stein BE. Incidence of deep venous thrombosis after tibial tubercle osteotomy: a single case series study. Orthop J Sports Med.2014;2(8):1-5. doi:10.1177/2325967114544457.

第三十八章

内侧髌股韧带重建失败：原因及处理

Laurie A. Hiemstra, Sarah Kerslake

概述

- 髌股外侧不稳定是一个极具挑战性的难题，因为其病因为多因素的，且事实上，其表现出来的病理生理特征也因人而异。
- 对于解剖危险因素较小的复发性髌骨外侧不稳的患者，内侧髌股韧带（MPFL）重建（MPFLR）被广泛认为是一种安全可靠的重建患者外侧稳定性的方法。
- MPFLR 在中长期随访中显示出良好的临床效果。
- 对于有明显解剖危险因素的患者，在行 MPFL 重建的基础上，可同时进行胫骨结节截骨术、外侧支持带松解或延长术、旋转截骨术或滑车成形术。关于是否要进行上述任一手术的标准。
- 单独 MPFLR 或同时结合其他的治疗措施已经被证明对于功能及生活质量的改善是有效的、持续的。
- 尽管拥有这些极好的结果，MPFLR 仍然有一些关于并发症或者失败的报道。虽然有一些大型病例报告已经被发表，但有关手术失败率的信息主要在系统综述中描述。这些综述报道其手术失败率为 1%~5%。

MPFLR 失败

失败的定义

- 手术失败的定义有很多种方式。对于很多髌股关节不稳定的患者，手术失败在文献中有不同的描述，髌骨再脱位、髌骨半脱位、残留或者复发的恐惧、疼痛和较差的生活质量。
- 尽管这些因素都会影响 MPFLR 的结果，但是就本讨论而言，失败被定义为持续的髌骨外侧不稳定，包括复发的髌骨再脱位及半脱位。

导致失败的原因

- 从生物力学的角度来看，当更多的应力作用于重建的韧带，超过它的承受能力时，就会发生失败，移植物会被拉伸或者撕裂。
- 在正常的膝关节中，移植物应力增加可由单纯的创伤所致。而病理解剖特征的存在也可导致髌骨外侧应力的增加，同样，也能增加重建后的 MPFL 的应力。
- 当膝关节的解剖和生物力学不太理想时，撕裂移植物所需的应力会降低。
- 重建移植物的组织质量和拉伸特性不佳，可导致普遍的关节高运动强度的患者手术失败。
- 神经肌肉控制不良可通过增加 MPFL 重建移植物的应力而导致手术失败。

文献告诉了我们一些失败原因

- 关于 MPFLR 的失败率的信息主要来源于病例报道，随后在多篇系统综述中进行了报道。目前报告的 MPFLR 失败率为 1%~5%。这一失败率是基于最近的文献，以及短期到中期的随访报告，对 600 多例患者进行了汇总，作者注意到失败率随着手术时间的增加而增加。

- 几个描述性的病例系列研究了 MPFLR 移植失败的潜在原因。
- Nelitz 等报道了 19 例 MPFLR 术后出现临床问题的患者，其中 6 例为复发性不稳定，23 例均为重度滑车发育不良，其中 5 例在 MPFLR 同时进行了滑车成形术治疗。
- Parikh 等报道了 179 例 MPFLR 后的并发症，并评估了 8 例失败病例，这些作者指出，在 8 次失败中，有 7 次是股骨隧道定位错误的原因。
- Chatterton 等报告了 23 例失败的 MPFLR，并评估发现了队列中失败的 MPFLR 有 2/3 存在非解剖股骨隧道（Nonanatomic Femoral Tuune）。在本研究中，与成功的 MPFLR 相比，失败病例中滑车发育不良的发生率没有显著差异。
- 然而，所有这些研究都包含了少量的失败案例，这使得准确地确定导致失败的原因变得很困难。此外，失败队列中危险病理解剖的发生率和范围没有明确报告，也没有与类似的完整 MPFLR 组进行比较。
- 最近的一项研究没有包括在这些系统回顾中，其报告了 256 例患者在单独的 MPFLR 治疗后的失败率为 5.1%。比较统计了成功的 MPFLR 组和移植失败组的危险因素，并证明了失败组的患者在手术时的年龄更为年轻在统计学上具有显著性。这可能反映了年轻时复发的风险更高，这一发现与之前的研究一致。两组在性别、体重指数或第一次脱位时的年龄方面没有统计学上的显著差异。该研究同样比较了两组患者的病理解剖危险因素，发现失败病例与成功稳定病例在滑车发育不良、广泛性的关节松弛、高位髌骨或胫骨结节—滑车沟（TT—TG）距离方面无统计学差异。这些失败都不是继发于技术原因或错误的股骨隧道位置。有趣的是，这项研究确实证明了失败的患者在失败发生前的术后生活质量得分显著低于成功组的患者。
- 虽然统计学的危险因素如双侧对称不稳、年龄、性别和病理解剖的危险因素如滑车发育不良、TT—TG 距离过大和高位髌骨，与第一次脱位后复发的风险有关，但这些危险因素与失败的关系尚待确定。
- 髌股关节不稳定可能是多因素性的结果，每个患者都是独特的，影响了某个患者结果的某个因素，可能不会影响另一个患者。

MPFLR 失败原因分析

技术原因

股骨隧道位置错误

- 有几篇论文报道，高达 50% 的 MPFLR 失败是技术原因造成的。
- 生物力学研究表明，股骨隧道位置对 MPFLR 移植物和髌股关节的受力有显著影响。
- 许多病例系列研究也报道了股骨隧道定位错误是 MPFLR 失败的原因（图 38.1）。
- 与这些发现相反，其他研究还不能证明股骨隧道位置与移植失败或疾病特异性的较差生活质量之间的关系。
- 这一发现的一个原因可能是使用影像学标志作为最佳股骨隧道位置的参考标准的挑战，最近的一些文献对隧道位置的影像学评估与 MPFL 真正的解剖插入点之间的关系提出了质疑。

移植物的固定

- 固定类型被认为是 MPFLR 失败的一个因素。

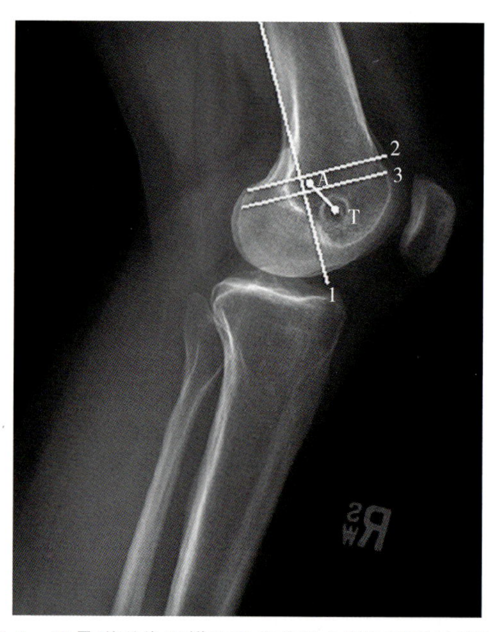

图 38.1 股骨隧道位置错误患者髌股内侧韧带股骨隧道相对于 Schöttle 点的准确性评估。线 1 为股骨皮质的后部。线 2 为股骨内侧髁上缘与线 1 的垂线。线 3 为髁间窝顶点与线 2 的平行线。Schöttle 点（A）位于线 1 前 1.3 mm 的中心，线 2 和线 3 中间。股骨隧道中心（T）。从 A 到 T 的距离（mm）可用于确定 Schöttle 点的隧道精度

- Lind 等描述了一种非自然的软组织固定技术，与大量的成人股骨隧道植入相比，儿童利用自体股薄肌腱环绕内收肌腱的植入的失败率为 25%，成人为 2.8%。这些作者的结论是，采用软组织移植物固定技术的结果较差，失败率较高。
- Parikh 等还检查了儿童软组织固定 MPFLR 技术后的并发症，并评估了使用软组织固定时失败率的增加。

髌骨骨折

- 髌骨骨折是 MPFLR 已知的并发症，因此，手术技术被用来避免髌骨内过大的隧道以及穿髌骨隧道。
- 髌骨固定的位置也可能与髌骨骨折的风险有关。在髌骨前后厚度中心钻孔，避免软骨下骨穿孔，可降低髌骨骨折的风险。
- 髌骨骨折的发生率似乎在下降，这可能是因为人们越来越重视髌骨固定的位置，以及出现了新的避免穿髌骨隧道的手术技术。
- MPFLR 术后髌骨骨折的处理将在第四十章进一步讨论。

病理解剖因素

- 未经矫正的病理解剖，如滑车发育不良、高位髌骨、TT—TG 距离异常、旋转异常、力线外翻和髌骨倾斜，都可能导致 MPFL 移植物受力增加，最终导致手术失败。
- 如果这些病理解剖特征很显著，并且没有被纠正，髌骨稳定手术可能依赖于软组织手术来解决骨性问题。

滑车发育不良

- 体格检查应包括评估滑车形状和髌骨的内、外侧平移。
- J 形征可以帮助了解滑车发育不良严重程度及其对髌骨轨迹的影响。
- 真正的侧位 X 线片和轴向成像［磁共振成像（MRI）或计算机断层扫描（CT）］被用来充分评估滑车发育不良。侧位片允许对滑车凸起进行简单的评估，而轴向成像则可用来更为彻底的评估发育不良的滑车与髌骨之间的关系（图 38.2）。
- 滑车发育不良被认为是髌骨不稳定的最重要的病理解剖危险因素，也可能是 MPFLR 失败的原因。
- 一个大型研究系列评估了导致 MPFLR 失败的重要病理解剖因素，并证明 64.5% 的 MPFLR 手术移植物失败患者存在严重的滑车发育不良，而整个数据库的患者为 48.4%。在进行 MPFLR 翻修手术的患者中，有 2/3 的患者同时进行了滑车成形术，以改善髌股力学和优化移植物的生物力学。
- 这些数据与其他最近的研究一致，这些研究表明，临床结局受重度滑车发育不良的影响，而重度滑车发育不良的治疗与滑车成形术可以降低失败率，改善临床结局。
- 对于 MPFLR 失败和重度滑车发育不良的患者，应考虑用滑车成形术矫正发育不良。对于 Dejour B 型和 D 型滑车发育不良和滑车明显隆起的所有失败病例，应考虑采用深沟滑车成形术（图 38.2）。对于罕见的 Dejour C 型发育不全，可以考

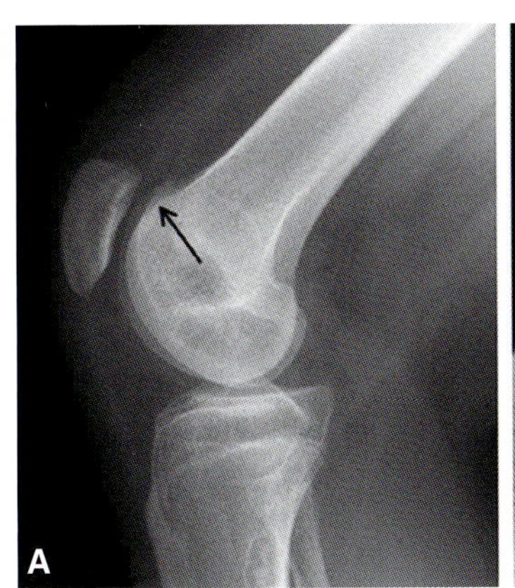

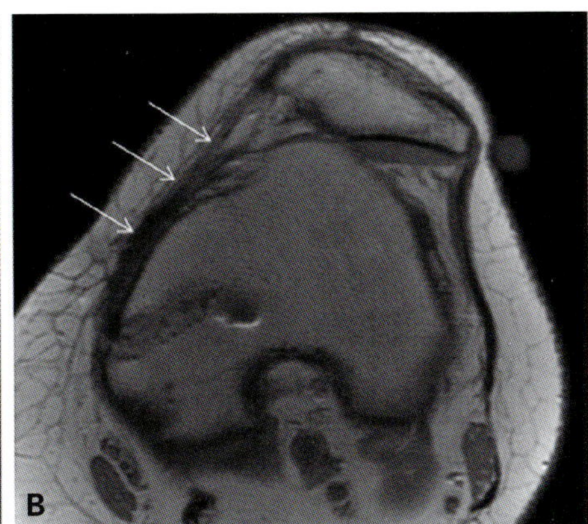

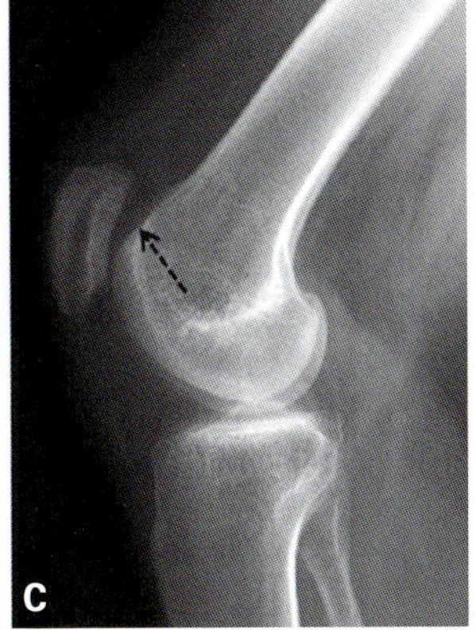

图 38.2 滑车发育不良是内侧髌股韧带（MPFL）重建术后复发性髌骨不稳和失败的重要危险因素之一。A. 侧位片显示交叉征和滑车上凸起（黑色箭头），提示滑车发育不良。B. 磁共振轴位像，单独的 MPFL 重建术后 2 年，显示髌骨半脱位，凸形滑车，和被拉长的 MPFL 移植物（白色箭头），患者有复发性髌骨不稳定。C. Thin-Flap 滑车成形术（黑色虚线箭头）与 MPFLR 翻修术同时进行，结果成功

虑采用 Albee-Type 滑车成形术。

高位髌骨

- 高位髌骨最好用侧位片来评估，许多可靠的比值可供使用，包括 Caton-Deschamps 指数、Blackburne-Peel 指数和 Insall-Salvati 指数。
- 平片允许评估髌骨和胫骨高度之间的骨性关系，但是，它没有考虑软骨滑车的形态。
- Biedert 等描述了评估髌骨与滑车关节面的关系的髌滑车指数。
- Munch 等将髌滑车指数与 Caton-Deschamps 指数和 Blackburne-Peel 指数相关，但确定该指数与改良的 Insall-Salvati 指数无关。
- 高位髌骨通常被认为是髌股关节不稳定的病因，然而，最近有人提出质疑，高位髌骨可能是髌骨不稳定的原因，也有可能是其结果。
- 在脱位后，MPFL 和内侧支持带被撕裂，这可能导致髌骨近端半脱位，并造成高位髌骨比值的继发性增加。有趣的是，在这一理论的支持下，一些研究已经证明在 MPFLR 后髌骨高度比值变得正常。
- 无论高位髌骨是髌股关节不稳定的原因还是结果，目前的研究不能将高位髌骨的存在与 MPFLR 后的临床结果联系起来。
- 此外，没有令人信服的证据表明高位髌骨是髌股稳定手术失败的危险因素。这可能是由于高位髌骨很少单发，因为它常常与其他重要的病理解剖共存，例如滑车发育不良和旋转异常，它们与髌股关节不稳定有关。
- 研究表明，在患有高位髌骨的患者中，有高达 50% 的患者在单纯 MPFLR 后会有髌骨高度比值的改善（图 38.3）。
- 尽管有这些结果，研究还没有提供明确的指导，以准确地确定哪些患者可能需要在 MPFLR 的同时进行额外的胫骨结节向远端移位固定。
- MPFLR 失败的病例，如果侧位片显示明显的高位髌骨（Caton-Deschamps 指数> 1.2），且髌骨结合面积小于 40%，则应考虑胫骨结节向远端移位固定。

TT—TG 距离过大

- 与 TT—TG 距离临床推论相关的有股四头肌或 Q 角，因 Q 角测量存在可重复性的问题，故常从影像学资料上来评估 TT—TG 距离。
- TT—TG 距离可以在 CT 或 MRI 上测量，同时应考虑到 MRI 最多可低估 TT—TG 距离 3 mm。
- 由于胫骨结节的位置、膝关节旋转和滑车沟的位置都会影响 TT—TG 距离，胫骨结节—后交叉韧带（Tibial Tubercle—Posterior Cruciate Ligament）距离最近被引入用于单独评估胫骨结节的偏移。
- 生物力学研究表明，Q 角增加导致髌骨外侧的应力增加，在 TT—TG 距离升高的病例中，胫骨结节的内移可以减少髌股关节应力。尽管如此，在使用 Kujala 评分或 Lysholm 评分的临床研究中，

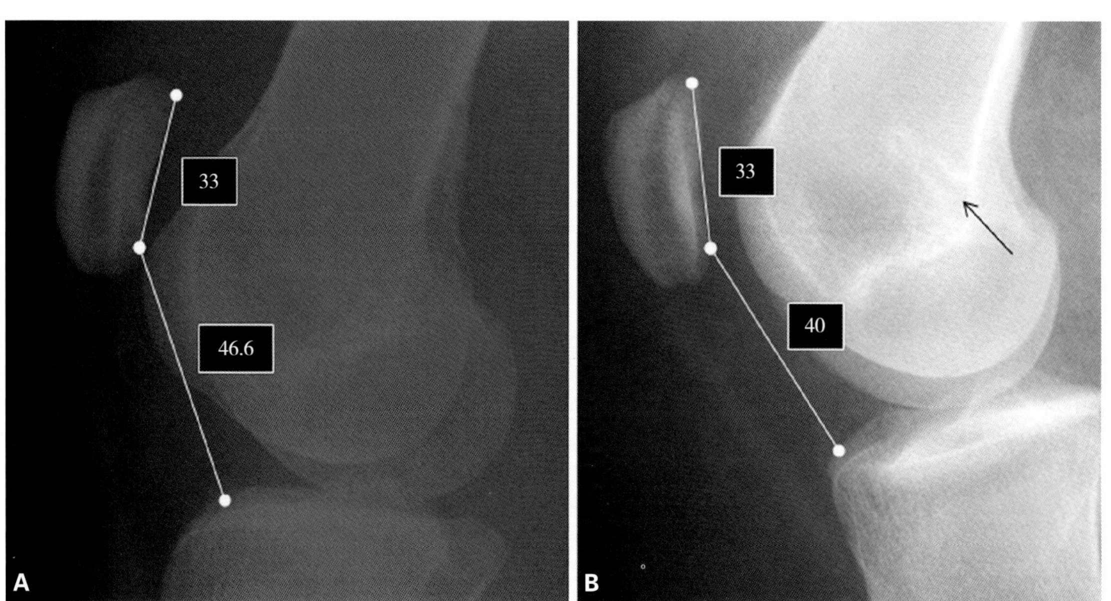

图 38.3 侧位片测量髌骨高度。A. 术前 Caton-deschamps 指数为 46.6/33=1.41。B. 单独内侧髌股韧带（MPFL）重建后，髌骨高度降至 40/33=1.21。MPFL 股骨隧道（黑色箭头）

TT—TG 距离升高和不升高患者的临床结果并没有差异。

- 关于精确治疗 TT—TG 距离升高的争论仍在继续，对于 MPFLR 失败的患者，重要的是要考虑是什么导致了 TT—TG 距离测量值的增加。TT—TG 距离升高可能是由于股骨滑车沟的内移引起的，如在重度滑车发育不良中所见，也可能是由于膝关节旋转或胫骨结节的外移引起的。
- 有趣的是，Askenberger 等发现，在髌骨外侧不稳定的患者中，TT—TG 距离的升高不是单独发生的。这些作者证明，TT—TG 距离的升高是解剖异常的标志，本身可能不是病理性的。
- 在 MPFLR 失败的病例中，如果 TT—TG 距离大于 20 mm，应考虑胫骨结节的内移，目前对患者的评估表明结节的外移是病理表现。
- 如果 TT—TG 距离的升高是因为滑车沟偏内且重度发育不良，那么可以使用深沟滑车成形术，通过使沟外移来矫正 TT—TG 距离。
- 如果 TT—TG 距离的升高是由于旋转异常所致，则应考虑旋转截骨术以纠正。

TT—TG 距离过小

- 如果此前有过胫骨结节内移，这种情况下则应测量术后 TT—TG 距离。
- 如果 TT—TG 距离明显过小，应考虑进行胫骨结节截骨外移术以改善髌股关节上的力学矢量和应力。这已在第三十七章中做了进一步讨论。

股骨前倾角过大

- 临床上可以通过评估站立及活动度大小来确定过度的股骨前倾角，股骨前倾角的患者在站立评估时显示髌骨斜视征（图 38.4）。
- 临床上可在仰卧位或俯卧位测量股骨前倾角。髋关节内旋大于 70°，或者髋关节内旋较外旋大 30° 以上，应被视为进一步影像学检查的信号。
- 旋转的轮廓可以通过 MRI 或 CT 检查来完成（图 38.5）。
- 在 MPFLR 失败后何时解决过大的股骨前倾角的阈值尚不清楚。
- 一项生物力学研究表明，在 MPFL 完整的情况下，股骨前倾角比正常值增加 20° 会增加髌股关节不稳定的风险。在 MPFL 撕裂的情况下，股骨内旋增加 10° 是不稳定的重要危险因素。
- Nelitz 等在其一系列的 MPFLR 中进行了包含 25° 的股骨旋转截骨术，本研究报告结果良好，没有失败的病例。

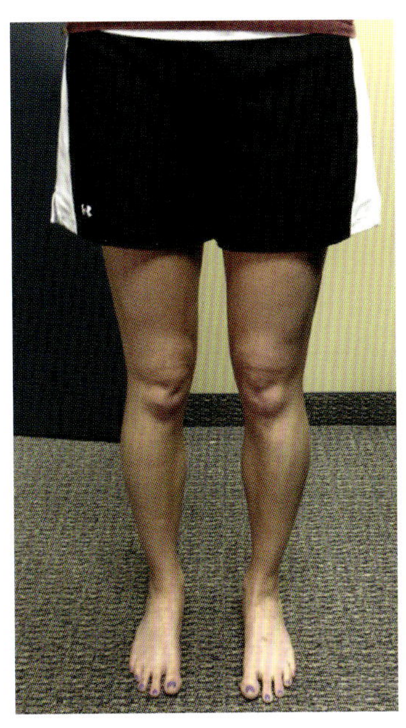

图 38.4　双侧股骨前倾患者明显的“髌骨斜视”

- 必须对每个患者的临床表现和伴随的危险因素进行评估，但对于 MPFLR 失败的患者，在股前倾角超过 25° 的情况下，应考虑进行股骨旋转截骨术。
- 如果存在严重的对线不良（合并股骨前倾和胫骨外旋过大），应考虑纠正股骨和胫骨的旋转畸形（图 38.6）。

全身性关节松弛

- 全身性关节松弛可以用 Beighton 评分进行临床评估（图 38.7）。
- 虽然全身性关节松弛被认为是髌股关节不稳定的一个危险因素，但缺乏确切的证据表明髌股关节不稳定、稳定手术后的复发或临床结果受关节松弛影响。
- 一项研究报告，在髌股关节稳定后，关节松弛患者（Beighton 评分 ≥ 6 分）的评分显著降低。然而，本研究并未评估高 Beighton 分数对失败率的影响。
- 这些结果与最近的一个大型病例研究的检查结果形成对照，该结果确定，与没有关节松弛的患者相比，关节松弛患者的临床、功能或病例报告的结果没有差异。
- 另一项最新研究表明，全身性关节松弛可能是导致手术失败的病理解剖因素，是失败原因中第二

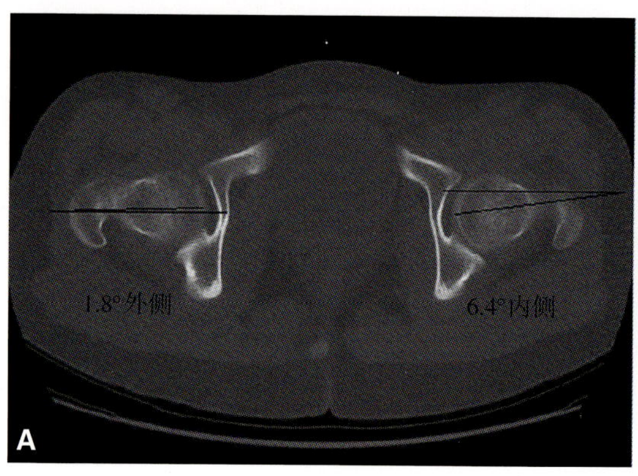

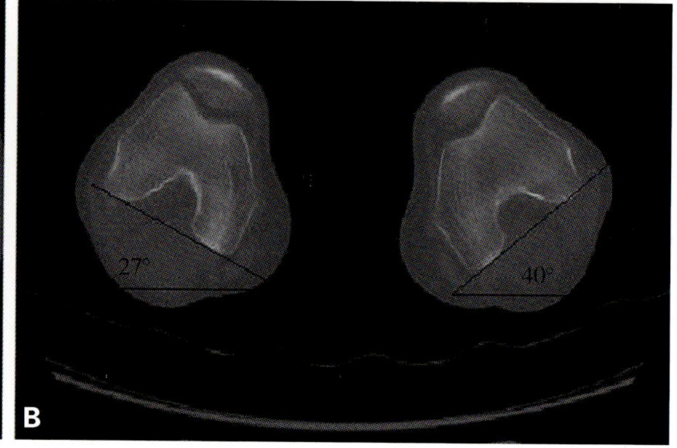

图 38.5 股骨近端（A）与股骨远端（B）之间的股骨前倾角，CT 测量所示左股骨前倾 46.4°，右股骨前倾 25.2°

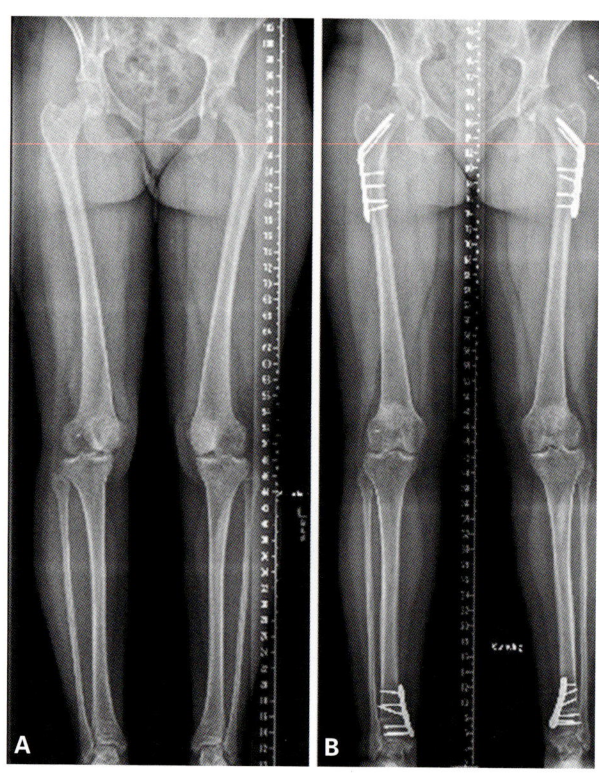

图 38.6 双侧股骨前倾胫骨外旋患者，右侧髌骨稳定性手术失败。术前 CT 显示右侧股骨前倾角 32°、胫骨外旋 53°；左侧股骨前倾角 22°、胫骨外旋 46°。A. 旋转畸形可在全长的 X 线片上看到。B. 患者同时行双侧股骨近端和胫骨远端旋转截骨术。她从依赖轮椅（术前 1 年）发展到术后无须轮椅行走

常见的危险因素。然而，与失败因素相比，关节松弛对手术稳定性的影响没有显著差异，因此，由于组织松弛而导致的手术失败难以评估。

- 虽然不能通过外科手术纠正关节松弛，但在存在这种危险因素的情况下，在翻修 MPFLR 病例中，影响某些手术选择的相关阈值可能会改变。

下肢力线

- 可以在站立位置和步态期间评估下肢力线，以确定静态和动态外翻的证据。
- 站立时髋到踝的 X 线片可用来测量机械轴。
- 在 MPFLR 术后髌股关节不稳定或手术失败的情况下，没有关于矫正外翻的指南。
- 如果患者出现静态或动态外翻，可以考虑内翻截骨术。
- 对于骨骼发育不全的膝外翻和股骨远端开放性骨折患者，可以在重建手术时进行半生长板融合术来调节生长（见第二十七章）。

髌骨倾斜

- 通过尝试在仰卧位将髌骨纠正至中立位，可以确定髌骨过度倾斜。
- 倾斜在髌股关节不稳定患者中更为普遍。
- 髌骨倾斜虽然在单独的情况下可能不是病理性的，但是在 MPFLR 失败的情况下，髌骨外侧过度倾斜的矫正可能是很重要的。
- 当轴位片上髌骨倾斜超过 20°时，应考虑外侧支持带延长或谨慎松解。此外，临床上也存在无法改善的髌骨倾斜增加的情况。

医源性的内侧不稳定

- 有些患者可能出现内侧不稳定的症状和体征，如果在先前的外侧松解后有内侧不稳定和恐惧的迹象，可以将松解的外侧重新紧缩或重建（图 38.8）。

神经肌肉原因

- 在这个患者群体中，康复是一个挑战，基本力量和

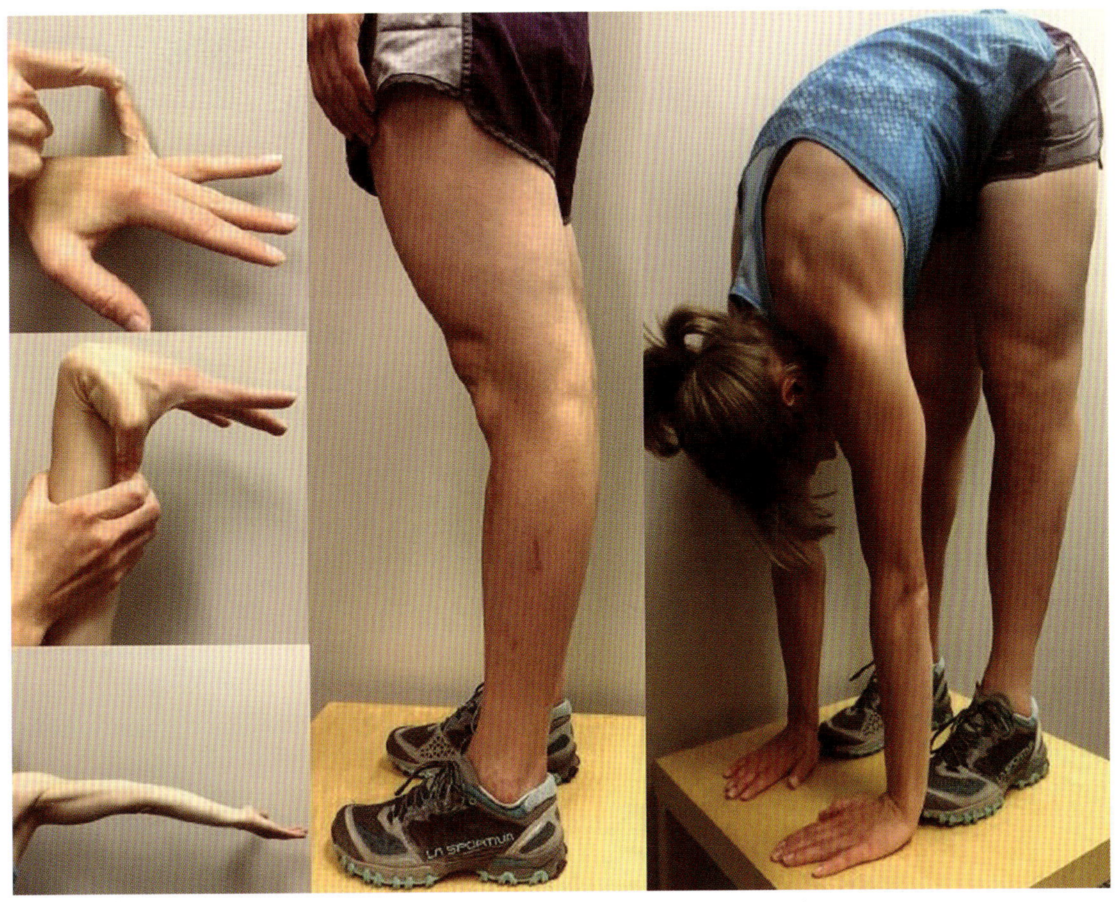

图 38.7 Beighton 评分中关节松弛的阳性标准

肌肉长度的评估是快速且容易进行的（表 38.1）。

- 重要的是评估对比双侧肢体和观察任何不稳定症状。
- 对下肢和核心神经肌肉控制进行更深入的评估，可以充分显示患者已达到的康复水平（表 38.2）。
  - 双侧评估对比肢体，并在横断面和矢状面进行检查。
  - 进一步的测试可能包括单腿跳跃的距离和垂直跳跃。

术前预康复

- 术前康复或预康复，旨在改善下肢和核心活力，应考虑优化术前神经肌肉功能或考虑 MPFLR 翻修。
- 应仔细检查股四头肌、臀肌和核心肌的肌力下降和肌肉募集模式改变。
- 术前加强力量和改善功能，有利于术后恢复，使患者在术后急性期能更充分地进行康复。
- 预康复应解决所有确定的肌力和柔韧性问题，以改善在日常生活中的生物力学功能并使身体运动模式正常化。
- 建议用电刺激肌肉以促进股四头肌的适应，股四头肌由于髌股关节反复不稳造成的反复损伤，常常无力，很难活动自如。
- 在最初专注于股四头肌的强化和启动之后，预康复也应该专注于开发髋关节和核心力量，因为这些缺陷会显著改变步态和其他功能性活动。

失败 MPFLR 的评估

临床评估

- 当一个复发性髌骨脱位患者在进行稳定性手术时，任何断裂的韧带均应考虑重建。
- 必须进行全面评估，以充分了解可能导致失败的原因。
- 确定失败的机制、失败的时间、应用的手术技术、充分的术后康复，以及评估最有可能导致失败的

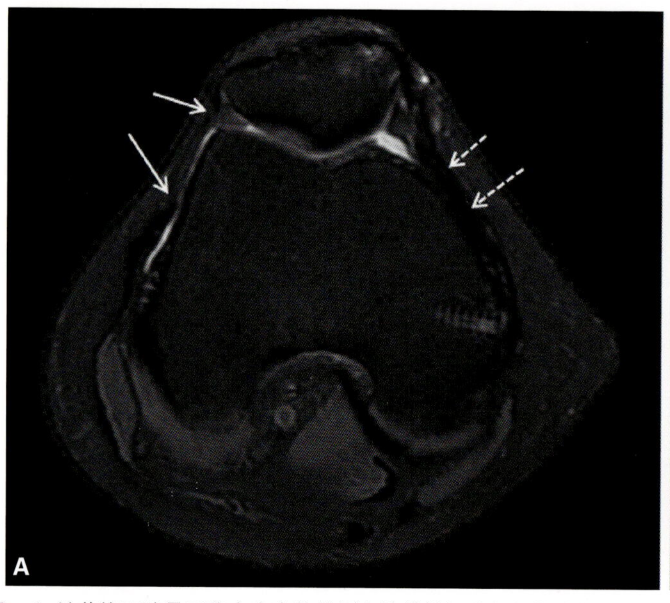

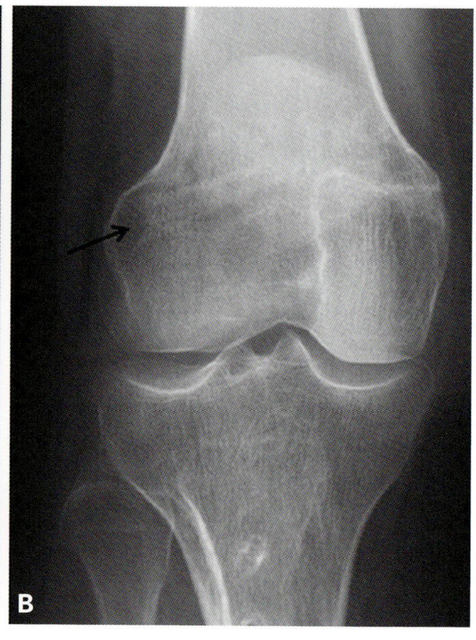

图 38.8 A. 关节镜下髌骨不稳定患者的外侧支持带松解（白色箭头）和随后的内侧髌股韧带重建（白色虚线箭头）。B. 5 年后又做了 5 次手术，她仍然感到疼痛，并被诊断为髌骨内侧不稳定，而后接受了髌股外侧韧带重建术（黑色箭头），所有症状均得到缓解

表 38.1　评估控制力和肌力缺陷的临床神经肌肉测试示例

基础力量和肌肉长度	评估	测试	观察
伸膝肌力	评估坐位时踝关节的阻力和触诊肌张力，也可以仰卧位时直腿抬高的抗阻来评估		由于肌肉无力或改变的启动模式，可观察大腿、髋关节屈曲和（或）躯干旋转的侧向偏移
髋关节外展肌力	侧卧位，保持骨盆中立，评估膝关节以上的抗阻		观察因肌无力或者肌肉活动模式的改变而导致的髋关节和（或）躯干弯曲
髋关节外旋肌力	仰卧位或者坐位时，保持髋关节和膝关节屈曲 90°，评估膝关节或踝关节的抗阻		观察髋关节屈曲和（或）不佳的旋髋力量
股四头肌柔韧性	俯卧位，保持骨盆稳定，评估膝关节屈曲		比较足跟与臀部的距离，观察髋关节屈曲、髋关节或大腿的极度旋转

表 38.2 评估 MPFL 重建失败患者功能缺陷的神经肌肉测试示例

神经肌肉力量和控制试验	评估	正常的神经肌肉控制	异常的神经肌肉控制	观察
单腿下蹲	指导患者单腿站立并下蹲，测试核心肌、臀肌和股四头肌力量和控制力	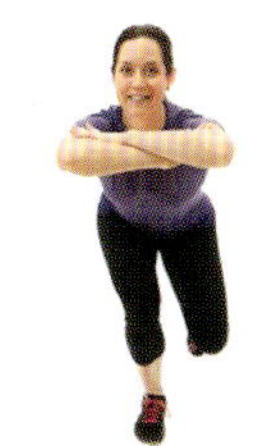	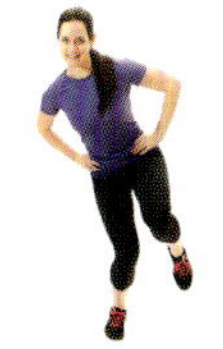	比较深蹲深度和控制力、股四头肌控制力、动态外翻和（或）躯干侧弯
跳步	指导患者单腿站立，然后跳下台阶，在台阶前10~15 cm落地。测试动态核心肌、臀肌、股四头肌力量和平衡	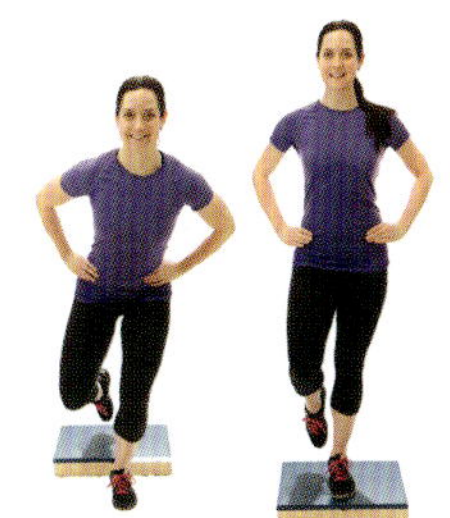	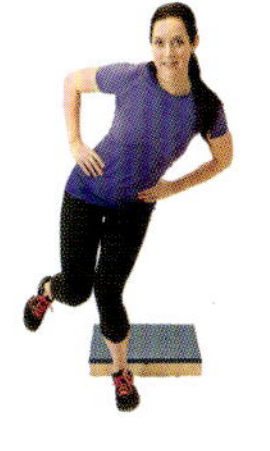	由于臀部和（或）核心力量不佳，观察动态外翻、髋关节下沉或旋转或躯干侧弯的证据
平衡	在 Bosu 球或泡沫块上，指导患者单腿平衡 30 s。比较平衡持续时间和质量	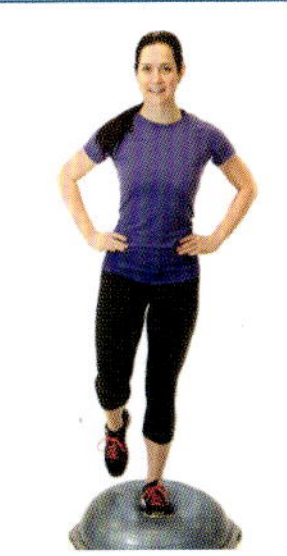	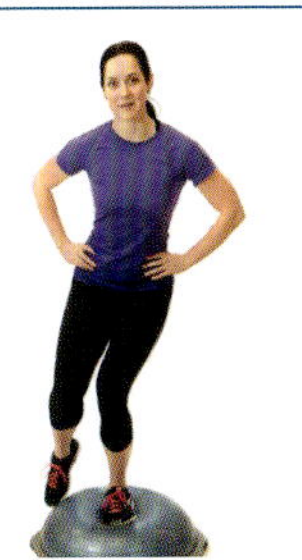	由于肌力下降和控制力的减弱，监测其动态外翻、髋关节下沉或旋转，和（或）躯干侧弯
伸髋	患者俯卧，指导他们将腿抬离床 5~10 cm，检查者触诊臀肌和腘绳肌的活动。理想情况下，臀大肌应该先活动以稳定骨盆	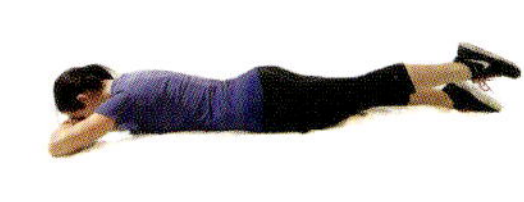	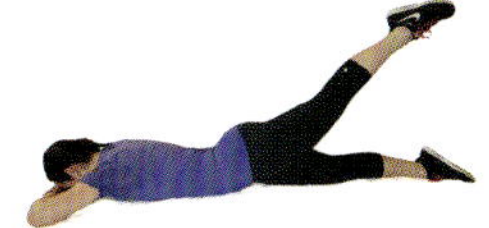	监测过度活动，腘绳肌和臀肌启动时机的改变，和（或）腰椎前凸，髋关节或躯干的旋转

病理解剖因素，也是至关重要的。

- 最后，确定哪些因素导致了手术失败可能是一个挑战，在进行翻修手术之前，必须确定处理这些影响因素的风险和收益。

影像学评估

- 对受影响的膝关节行 X 线检查来初步研究手术的失败，正位、侧视和天线位（Skyline Views）可以评估先前的手术过程，并确定是否存在任何新的病理因素，股骨隧道位置的精度可以在侧位片上测量。
- 体格检查可以为一些进一步的影像学诊断提供指导，CT 或 MRI 可用于评估滑车发育不良、TT—TG 距离以及任何新的软骨病变。
- 股骨和胫骨旋转异常的临床评估，可用于确定是否需要使用 CT 或 MRI 来观察旋转轮廓。
- 力线异常可通过站立位全长片进行评估。

MPFLR 失败后的翻修手术

股骨隧道

- 股骨隧道的位置可以在翻修手术时纠正。
- 如果常规的步骤过程中（Index Procedure）隧道位置可以接受，则可以对原始隧道进行扩孔且可重复使用。
- 如果隧道位置差，可以在正确的位置钻取新隧道。
- 如果有疑问或需要，行开放入路和识别内侧解剖标志（内收肌腱和内收肌结节、内上髁和内收结节之间的鞍、内上髁）有助于更好地确定股骨附着点。
- 股骨隧道内固定的选择包括一枚界面螺钉（如果有新的股骨隧道壁）、骨皮质纽扣固定（如果没有），用锚钉缝合固定到出血的骨表面。

髌骨固定

- 多种方法可用于固定髌骨侧的移植物，髌骨固定在翻修手术中的固定方式将取决于最初的固定方法。
- 在以前的非金属锚钉固定的情况下，斜隧道将避免锚定失效风险，并且在之前的固定位置很易被钻孔。
- 其他选择包括锚钉缝合、界面螺钉固定和穿过髌骨隧道以缝线系在骨桥上。
- 如果髌骨的骨性固定有困难，可以行内侧股四头肌腱转移重建内侧髌股韧带，把移植物固定在股四头肌腱上。
- 避免髌骨固定的另一个选择是将移植物放置在髌骨前部的骨膜下隧道中（见第二十八章）。

移植物选择

- 翻修手术移植物的选择将由 Index Procedure 中的移植物选择来指导。
- 最近的系统回顾和 Meta 分析显示，自体移植物、同种异体移植物或人工合成的 MPFLR 移植物在复发不稳率方面没有显著差异，小儿及自体内收肌腱移植术后复发不稳定率较高。
- 在另一个系统回顾和 Meta 分析中，自体移植和异体移植在复发不稳定性方面没有差异（5.7% 比 6.7%），但是自体移植与异体移植 MPFLR 相比，术后 kujala 评分有更大的改善。与单肢重建（股四头肌腱和内收肌腱）相比，双肢重建与术后低失败率和 kujala 评分的改善有相关性。
- 可供的选择包括腘绳肌腱移植（半腱肌或股薄肌）、股四头肌腱移植或同种异体移植。
- 如果患者有全身性的关节松弛，可以考虑使用更硬的移植物，如股四头肌腱或同种异体移植物。

MPFLR 翻修术后的结果

- MPFLR 翻修后的结果很少有发表。
- Chatterton 等报道了 23 例患者，他们在有或无胫骨结节截骨术的情况下，进行了 MPFLR 翻修重建。与首次 MPFLR 组相比，这些作者报道了在翻修的髌股稳定术后，其 Kujala 评分较低，而疼痛评分较高。
- Nelitz 等报道了 19 例 MPFLR 翻修术后患者，与首次 MPFLR 相比，膝关节评分降低。
- 与其他膝韧带手术的结果一致，两个病例系列的结果显示在髌骨稳定失败的翻修手术后的结果较差。
- 显然，需要对 MPFLR 术后失败的原因和翻修手术的结果进行更多的研究。

结论

- 几个因素已被证实与 MPFLR 失败风险明显相关，这些技术原因包括股骨隧道定位错误、MPFLR 移植物的软组织固定和髌骨骨折。
- 股骨隧道错误已被确定为 MPFLR 术后失败的主要原因，在进行翻修手术时需要仔细的影像学、临床和生物力学评估。
- 幸运的是，MPFLR 外科技术和教育的发展降低了由于技术原因导致的失败。
- MPFLR 翻修面临的挑战是缺乏循证医学的指南来确定是否需要翻修。此外，两种或两种以上的病理解剖因素可能是移植失败的原因。因此，在进行翻修手术之前，外科医生必须尽可能客观地评估每个因素。
- 在所有病例中，都需要仔细考虑患者的体格检查、神经肌肉功能评估、诊断影像学结果以及患者的耐受能力。有了这些信息，就有可能更客观地平衡翻修手术以及伴随手术的风险和潜在收益，从而降低再脱位的风险。
- 有文献支持由于重度滑车发育不良而导致髌股关节生物力学异常和 MPFLR 移植物张力异常的患者，应进行滑车成形术联合 MPFLR。
- 同样，TT—TG 距离的增加可能导致髌骨外侧应力增加，结合 MPFLR 的矫正可以减少复发不稳定的可能性。
- 股骨旋转问题也应仔细评估，因为这也与 MPFLR 的失败有关。

- 在 MPFLR 失败的情况下可能发现的其他危险因素，如高位髌骨、髌骨倾斜，全身关节松弛可能不会独立地增加移植失败的风险。
- 毫无疑问，外科医生在计划 MPFLR 翻修时面临的最大挑战是确定哪些病理解剖因素或因素组合对移植失败的影响最为显著，并确定适当的手术组合以降低将来移植失败的可能性。

参考文献

[1] Servien E, Fritsch B, Lustig S, et al. In vivo positioning anal- ysis of medial patellofemoral ligament reconstruction. Am J Sports Med. 2011;39:134-139.

[2] Hiemstra LA, Kerslake S, O'Brien CL, Lafave MR. Accuracy and learning curve of femoral tunnel placement in medial patellofemoral ligament reconstruction. J Knee Surg. 2017;30:879-886.

[3] Stupay KL, Swart E, Shubin Stein BE. Widespread implementation of medial patellofemoral ligament reconstruction for recurrent patellar instability maintains functional outcomes at midterm to long-term follow-up while decreasing complication rates: a systematic review. Arthroscopy. 2015;31:1372-1380.

[4] Yeung M, Leblanc MC, Ayeni OR, et al. Indications for medial patellofemoral ligament reconstruction: a systematic review. J Knee Surg. 2015;29:543-554.

[5] Schneider DK, Grawe B, Magnussen RA, et al. Outcomes af- ter isolated medial patellofemoral ligament reconstruction for the treatment of recurrent lateral patellar dislocations:a systematic review and meta-analysis. Am J Sports Med. 2016;44:2993-3005.

[6] Sanchis-Alfonso V. Guidelines for medial patellofemoral ligament reconstruction in chronic lateral patellar instability. J Am Acad Orthop Surg. 2014;22:175-182.

[7] Fisher B, Nyland J, Brand E, Curtin B. Medial patellofemoral ligament reconstruction for recurrent patellar dislocation: a systematic review including rehabilitation and return-to-sports efficacy. Arthroscopy. 2010;26:1384-1394.

[8] Howells NR, Barnett AJ, Ahearn N, Ansari A, Eldridge JD. Medial patellofemoral ligament reconstruction: a prospective outcome assessment of a large single centre series. J Bone Joint Surg Br. 2012;94:1202-1208.

[9] Lippacher S, Dreyhaupt J, Williams SR, Reichel H, Nelitz M. Reconstruction of the medial patellofemoral ligament: clinical outcomes and return to sports. Am J Sports Med. 2014;42:1661-1668.

[10] Shah JN, Howard JS, Flanigan DC, Brophy RH, Carey JL, Lattermann C. A systematic review of complications and failures associated with medial patellofemoral ligament reconstruction for recurrent patellar dislocation. Am J Sports Med. 2012;40:1916-1923.

[11] Wagner D, Pfalzer F, Hingelbaum S, Huth J, Mauch F, Bauer G. The influence of risk factors on clinical outcomes following anatomical medial patellofemoral ligament (MPFL) reconstruction using the gracilis tendon. Knee Surg Sports Traumatol Arthrosc. 2013;21:318-324.

[12] Nelitz M, Theile M, Dornacher D, Wolfle J, Reichel H, Lippacher S. Analysis of failed surgery for patellar instability in children with open growth plates. Knee Surg Sports Trauma- tol Arthrosc. 2012;20:822-828.

[13] Parikh SN, Nathan ST, Wall EJ, Eismann EA. Complications of medial patellofemoral ligament reconstruction in young patients. Am J Sports Med. 2013;41:1030-1038.

[14] Tanaka MJ, Bollier MJ, Andrish JT, Fulkerson JP, Cosgarea AJ. Complications of medial patellofemoral ligament reconstruc- tion: common technical errors and factors for success: AAOS Exhibit Selection. J Bone Joint Surg Am. 2012;94:e87(1-8).

[15] Elias JJ, Cosgarea AJ. Technical errors during medial patellofemoral ligament reconstruction could overload medial patellofemoral cartilage: a computational analysis. Am J Sports Med. 2006;34:1478-1485.

[16] Parikh SN, Wall EJ. Patellar fracture after medial patellofemoral ligament surgery: a report of five cases. J Bone Joint Surg Am. 2011;93:e97(1-8).

[17] Thaunat M, Erasmus PJ. Recurrent patellar dislocation after medial patellofemoral ligament reconstruction. Knee Surg Sports Traumatol Arthrosc. 2008;16:40-43.

[18] Thaunat M, Erasmus PJ. Management of overtight medial patellofemoral ligament reconstruction. Knee Surg Sports Traumatol Arthrosc. 2009;17:480-483.

[19] Testa EA, Camathias C, Amsler F, Henle P, Friederich NF, Hirschmann MT. Surgical treatment of patellofemoral instability using trochleoplasty or MPFL reconstruction: a systematic review. Knee Surg Sports Traumatol Arthrosc. 2017;25:2309-2320.

[20] Tompkins MA, Arendt EA. Patellar instability factors in iso- lated medial patellofemoral ligament reconstructions-what does the literature tell us? a systematic review. Am J Sports Med. 2015;43:2318-2327.

[21] Erickson BJ, Mascarenhas R, Sayegh ET, et al. Does operative treatment of first-time patellar dislocations lead to increased patellofemoral stability? A systematic review of overlapping meta-analyses. Arthroscopy. 2015;31:1207-1215.

[22] Astur DC, Gouveia GB, Borges JH, et al. Medial patellofem- oral ligament reconstruction: a longitudinal study compar- ison of 2 techniques with 2 and 5-years follow-up. Open Orthop J. 2015;9:198-203.

[23] Nelitz M, Williams RS, Lippacher S, Reichel H, Dornacher D. Analysis of failure and clinical outcome after unsuccessful medial patellofemoral ligament reconstruction in young patients. Int Orthop. 2014;38:2265-2272.

[24] Chatterton A, Nielsen TG, Sorensen OG, Lind M. Clinical outcomes after revision surgery for medial patellofemoral ligament reconstruction. Knee Surg Sports Traumatol Arthrosc. 2018;26:739-745.

[25] Hiemstra LA, Kerslake S, Lafave M. Surgical stabilisation of the patella: failure rates and patient risk factors. Unpublished

[26] Lewallen L, McIntosh A, Dahm D. First-time patellofemo- ral dislocation: risk factors for recurrent instability. J Knee Surg. 2015;28:303-309.

[27] Jaquith BP, Parikh SN. Predictors of recurrent patellar instability in children and adolescents after first-time dislocation. J Pediatr Orthop. 2017;37:484-490.

[28] Fithian DC, Paxton EW, Stone ML, et al. Epidemiology and natural history of acute patellar dislocation. Am J Sports Med. 2004;32:1114-1121.

[29] Mehta VM, Inoue M, Nomura E, Fithian DC. An algorithm guiding the evaluation and treatment of acute primary patellar dislocations. Sports Med Arthrosc. 2007;15:78-81.

[30] Dejour H, Walch G, Nove-Josserand L, Guier C. Factors of patellar instability: an anatomic radiographic study. Knee Surg Sports Traumatol Arthrosc. 1994;2:19-26.

[31] Hopper GP, Leach WJ, Rooney BP, Walker CR, Blyth MJ. Does degree of trochlear dysplasia and position of fem-

oral tunnel influence outcome after medial patellofem- oral ligament reconstruction? Am J Sports Med. 2014;42: 716-722.

[32] Bollier M, Fulkerson JP. The role of trochlear dyspla- sia in patellofemoral instability. J Am Acad Orthop Surg. 2011;19:8-16.

[33] Balcarek P, Jung K, Ammon J, et al. Anatomy of lateral patel- lar instability: trochlear dysplasia and tibial tubercle-troch- lear groove distance is more pronounced in women who dislocate the patella. Am J Sports Med. 2010;38:2320-2327.

[34] Stephen JM, Kaider D, Lumpaopong P, Deehan DJ, Amis AA. The effect of femoral tunnel position and graft tension on patellar contact mechanics and kinematics after medial patellofemoral ligament reconstruction. Am J Sports Med. 2013;42:364-372.

[35] Bollier M, Fulkerson J, Cosgarea A, Tanaka M. Technical failure of medial patellofemoral ligament reconstruction. Arthroscopy. 2011;27:1153-1159.

[36] Sanchis-Alfonso V, Ramirez-Fuentes C, Montesinos-Berry E, Domenech J, Marti-Bonmati L. Femoral insertion site of the graft used to replace the medial patellofemoral ligament influences the ligament dynamic changes during knee flexion and the clinical outcome. Knee Surg Sports Traumatol Arthrosc. 2017;25:2433-2441.

[37] Hiemstra LA, Kerslake S, Lafave M. Medial patellofemoral ligament reconstruction femoral tunnel accuracy: relationship to disease-specific quality of life. Orthop J Sports Med. 2017;5:2325967116687749.

[38] Sanchis-Alfonso V, Ramirez-Fuentes C, Montesinos-Berry E, Aparisi-Rodriguez F, Marti-Bonmati L. Does radiographic location ensure precise anatomic location of the femoral fixation site in medial patellofemoral ligament surgery? Knee Surg Sports Traumatol Arthrosc. 2016;24(9): 2838-2844.

[39] Ziegler CG, Fulkerson JP, Edgar C. Radiographic reference points are inaccurate with and without a true lateral radiograph: the importance of anatomy in medial patellofemoral ligament reconstruction. Am J Sports Med. 2016;44:133-142.

[40] Lind M, Enderlein D, Nielsen T, Christiansen SE, Fauno P. Clinical outcome after reconstruction of the medial patellofemoral ligament in paediatric patients with recurrent patella instability. Knee Surg Sports Traumatol Arthrosc. 2016;24:666-671.

[41] Dhinsa BS, Bhamra JS, James C, Dunnet W, Zahn H. Patella fracture after medial patellofemoral ligament reconstruction using suture anchors. Knee. 2013;20:605-608.

[42] MacKay JW, Godley KC, Toms AP, Donell ST. Trochlear boss height measurement: a comparison of radiographs and MRI. Knee. 2014;21:1052-1057.

[43] Hiemstra LA, Kerslake S, Loewen M, Lafave M. Effect of trochlear dysplasia on outcomes after isolated soft tissue stabilization for patellar instability. Am J Sports Med. 2016;44:1515-1523.

[44] Song GY, Hong L, Zhang H, et al. Trochleoplasty versus nontrochleoplasty procedures in treating patellar instability caused by severe trochlear dysplasia. Arthroscopy. 2014;30:523-532.

[45] Munch JL, Sullivan JP, Nguyen JT, et al. Patellar articular overlap on MRI is a simple alternative to conventional measurements of patellar height. Orthop J Sports Med. 2016;4:2325967116656328.

[46] Insall J, Goldberg V, Salvati E. Recurrent dislocation and the high-riding patella. Clin Orthop Relat Res. 1972;88: 67-69.

[47] Blackburne JS, Peel TE. A new method of measuring patellar height. J Bone Joint Surg Br. 1977;59:241-242.

[48] Steensen RN, Bentley JC, Trinh TQ, Backes JR, Wiltfong RE. The prevalence and combined prevalences of anatomic factors associated with recurrent patellar dislocation: a magnetic resonance imaging study. Am J Sports Med. 2015;43:921-927.

[49] Fabricant PD, Ladenhauf HN, Salvati EA, Green DW. Medial patellofemoral ligament (MPFL) reconstruction improves radiographic measures of patella alta in children. Knee. 2014;21:1180-1184.

[50] Lykissas MG, Li T, Eismann EA, Parikh SN. Does medial patellofemoral ligament reconstruction decrease patellar height? A preliminary report. J Pediatr Orthop. 2014;34:78-85.

[51] Schottle PB, Fucentese SF, Romero J. Clinical and radiologi- cal outcome of medial patellofemoral ligament reconstruc- tion with a semitendinosus autograft for patella instability. Knee Surg Sports Traumatol Arthrosc. 2005;13:516-521.

[52] Franciozi CE, Ambra LF, Albertoni LJ, et al. Increased femoral anteversion influence over surgically treated recurrent patellar instability patients. Arthroscopy. 2017;33: 633-640.

[53] Hiemstra LA, Kerslake S, Lafave M, Tucker A. Clinical out- comes in patellar alta and the effect of MPFL-R on patellar height. Am J Sports Med. 2018;138:1563-1573.

[54] Cooney AD, Kazi Z, Caplan N, Newby M, St Clair Gibson A, Kader DF. The relationship between quadriceps angle and tibial tuberosity-trochlear groove distance in patients with patellar instability. Knee Surg Sports Traumatol Arthrosc. 2012;20:2399-2404.

[55] Camp CL, Stuart MJ, Krych AJ, et al. CT and MRI measure- ments of tibial tubercle-trochlear groove distances are not equivalent in patients with patellar instability. Am J Sports Med. 2013;41:1835-1840.

[56] Ho CP, James EW, Surowiec RK, et al. Systematic technique-dependent differences in CT versus MRI measurement of the tibial tubercle-trochlear groove distance. Am J Sports Med. 2015;43:675-682.

[57] Tensho K, Akaoka Y, Shimodaira H, et al. What components comprise the measurement of the tibial tuberosity-troch- lear groove distance in a patellar dislocation population? J Bone Joint Surg Am. 2015;97:1441-1448.

[58] Heidenreich MJ, Camp CL, Dahm DL, Stuart MJ, Levy BA, Krych AJ. The contribution of the tibial tubercle to patel- lar instability: analysis of tibial tubercle-trochlear groove (TT-TG) and tibial tubercle-posterior cruciate ligament (TT-PCL) distances. Knee Surg Sports Traumatol Arthrosc. 2017;25:2347-2351.

[59] Seitlinger G, Scheurecker G, Hogler R, Labey L, Innocenti B, Hofmann S. Tibial tubercle-posterior cruciate ligament distance: a new measurement to define the position of the tibial tubercle in patients with patellar dislocation. Am J Sports Med. 2012;40:1119-1125.

[60] Elias JJ, Mattessich SM, Kumagai M, Mizuno Y, Cosgarea AJ, Chao EY. In vitro characterization of the relationship be- tween the Q-angle and the lateral component of the quad- riceps force. Proc Inst Mech Eng H. 2004;218:63-67.

[61] Elias JJ, Cech JA, Weinstein DM, Cosgrea AJ. Reducing the lat- eral force acting on the patella does not consistently decrease patellofemoral pressures. Am J Sports Med. 2004;32:1202-1208.

[62] Stephen JM, Lumpaopong P, Dodds AL, Williams A, Amis AA. The effect of tibial tuberosity medialization and lateralization on patellofemoral joint kinematics, contact mechanics, and stability. Am J Sports Med. 2015;43:186-194.
[63] Matsushita T, Kuroda R, Oka S, Matsumoto T, Takayama K, Kurosaka M. Clinical outcomes of medial patellofemoral ligament reconstruction in patients with an increased tibial tuberosity-trochlear groove distance. Knee Surg Sports Trau- matol Arthrosc. 2014;22:2438-2444.
[64] Nelitz M, Dreyhaupt J, Reichel H, Woelfle J, Lippacher S. Anatomic reconstruction of the medial patellofemoral ligament in children and adolescents with open growth plates: surgical technique and clinical outcome. Am J Sports Med. 2013;41:58-63.
[65] Askenberger M, Janarv PM, Finnbogason T, Arendt EA. Morphology and anatomic patellar instability risk factors in first-time traumatic lateral patellar dislocations: a prospective magnetic resonance imaging study in skeletally immature children. Am J Sports Med. 2017;45:50-58.
[66] Kohn LM, Meidinger G, Beitzel K, et al. Isolated and combined medial patellofemoral ligament reconstruction in revision surgery for patellofemoral instability: a prospective study. Am J Sports Med. 2013;41:2128-2135.
[67] Kuroda R, Kambic H, Valdevit A, Andrish JT. Articular cartilage contact pressure after tibial tuberosity transfer. A cadaveric study. Am J Sports Med. 2001;29:403-409.
[68] Kaiser P, Schmoelz W, Schoettle P, Zwierzina M, Heinrichs C, Attal R. Increased internal femoral torsion can be regarded as a risk factor for patellar instability—a biomechanical study. Clin Biomech (Bristol, Avon). 2017;47:103-109.
[69] Nelitz M, Dreyhaupt J, Williams SR, Dornacher D. Combined supracondylar femoral derotation osteotomy and patellofemoral ligament reconstruction for recurrent patellar dislocation and severe femoral anteversion syndrome: surgical technique and clinical outcome. Int Orthop. 2015; 39:2355-2362.
[70] Beighton P, Horan F. Orthopaedic aspects of the Ehlers-Dan- los syndrome. J Bone Joint Surg Br. 1969;51:444-453.
[71] Howells NR, Eldridge JD. Medial patellofemoral ligament reconstruction for patellar instability in patients with hypermobility: a case control study. J Bone Joint Surg Br. 2012;94:1655-1659.
[72] Hiemstra LA, Kerslake S, Lafave M. Generalized joint hypermobility and clinical outcomes following isolated MPFL reconstruction for patellofemoral instability. Unpublished
[73] Hermans K, Claes S, Bellemans J. Valgus instability as a cause for recurrent lateral patellar dislocation: a new mechanism for patellofemoral instability? Acta Orthop Belg. 2013;79:495-501.
[74] Sanchis-Alfonso V, Merchant AC. Iatrogenic medial patellar instability: an avoidable injury. Arthroscopy. 2015;31:1628-1632.
[75] Sanchis-Alfonso V, Montesinos-Berry E, Monllau JC, Merchant AC. Results of isolated lateral retinacular reconstruction for iatrogenic medial patellar instability. Arthroscopy. 2015;31:422-427.
[76] McNeilan RJ, Everhart JS, Mescher PK, Abouljoud M, Mag- nussen RA, Flanigan DC. Graft choice in isolated medial patellofemoral ligament reconstruction: a systematic re- view with meta-analysis of rates of recurrent instability and patient-reported outcomes for autograft, allograft, and syn- thetic options. Arthroscopy. 2018;34(4):1340-1354.
[77] Weinberger JM, Fabricant PD, Taylor SA, Mei JY, Jones KJ. Influence of graft source and configuration on revision rate and patient-reported outcomes after MPFL reconstruction: a systematic review and meta-analysis. Knee Surg Sports Traumatol Arthrosc. 2017;25(8):2511-2519. doi:10.1007/ s00167-016-4006-4.

第三十九章

胫骨结节过度内移处理

Jack Andrish

概述

- 胫骨结节截骨术是治疗髌骨软骨疾病相关的髌骨不稳和（或）膝关节前方疼痛症的一种常用手术技术。
- 结节通常是向内侧或前内侧移位，以减少股四头肌的角度（Q 角）或将受损的外侧髌骨小关节面从磨损处移位下来。有相当多的证明其疗效的支持性研究。
- 然而，如果术前没有对胫骨结节的位置进行评估，可能会导致医源性过度内移。
- 当对胫骨结节进行处理时，其目的是使伸肌结构正常对齐。
- 这意味着通过 Q 角和（或）胫骨结节—滑车沟（TT—TG）距离，或胫骨结节—后交叉韧带（TT—PCL）距离来进行的术前对线是异常的。这些测量值应作为辅助参考，而不是绝对指导。
- 根据所使用的成像技术［磁共振成像（MRI）与计算机断层扫描（CT）］以及临床对 Q 角的估计，TT—TG 距离的测定是存在差异的。
- TT—TG 距离也存在测量误差。当对同一膝关节连续两次 CT 检查，TT—TG 距离测量的平均差值为 3.2 mm（范围为 0~13 mm）。因此，术前对 TT—TG 距离的测量值应作为辅助参考（而不是绝对指导），并应与胫骨结节外偏移的临床评估相结合。
- 当膝关节伸直时，正常的 TT—TG 距离为 12 mm，“正常”截骨临界距离为 20 mm。
- 在髌骨稳定手术中，如果 TT—TG 距离大于 20 mm，建议对胫骨结节进行位置。然而，最近的一项研究报道了 19 例 TT—TG 距离大于 20 mm 的患者经单独髌股内侧韧带（MPFL）重建后的良好临床结果。因此，TT—TG 距离大于 20 mm 不一定是做胫骨结节内移的绝对指征。
- 另一项研究显示，不论术前或术后 TT—TG 距离如何，胫骨结节内移大于 10 mm 均与较差的临床结果相关。
- 在胫骨结节内移前，除了 TT—TG 距离外，还应考虑股四头肌矢状位的临床评价（伸展时的 Q 角和 90°屈曲时的滑车沟角），以避免矫正过度。
- 如果 TT—TG 距离降低到 8 mm 或更小，则存在过度内移的风险。
- 有人说，“膝关节是一个耦合的机械系统。不能在不影响这个系统其余部分的情况下单独改变系统中的任何一部分”。
- 当考虑胫骨结节截骨术和过度内移的可能性时，应考虑对关节负荷的潜在不良影响。

评估

临床表现

- 胫骨结节过度内移患者的临床表现为从关节负荷异常引起的膝关节疼痛进展为关节疾病导致的功能障碍。
- 大多数情况下，关节病发生于髌骨内侧 / 滑车关节面和（或）胫股关节内侧间隙内。
- 胫骨结节过度内移也可能与髌骨内侧不稳定有关，这种情况不太常见。正如第十一章所讨论的，髌骨内侧不稳定可能是个问题。最常见的症状是膝前疼痛。

体格检查

- 体格检查时，髌骨向内侧移动，常引起一种“恐惧感”。这些症状可以通过在膝关节移动时对髌骨施加侧向压力来缓解。
- 膝关节伸直位正测量 Q 角可用于股四头肌矢状位的术前和术中评估。
- 滑车沟角类似于“坐位 Q 角”，因为它是在膝关节 90°屈曲时测量的。正常值为 0°。

影像学检查

- 若在 Merchant 位的 X 线片或是 CT、MRI 上看到内侧髌股关节（PF）对齐，可怀疑胫骨结节过度内移。
- 然而，最终的评估是通过测量 TT—TG 距离或 TT—PCL 距离。
- 使用 TT—TG 测量进行术后评估较为困难，因为解剖标志物在术后会发生改变。在 48 例膝关节患者手术中，测量的内移距离（平均 6.9 mm）与术后 CT 扫描测量值（平均 8.6 mm）进行比较，差异为 4.6 mm（范围 0~20 mm）。因此，临床评估、临床测量和影像学测量应在手术决策之前进行谨慎性分析。

决策

- 若存在膝关节前方疼痛和（或）髌骨内侧半脱位，并伴有病理上的低 TT—TG（或类似的）距离，因此行胫骨结节过度内移的手术矫正。
- 胫骨结节截骨翻修术的目的是通过恢复 TT—TG 的正常距离使 PF 对齐正常。

手术技术（视频 39.1）

- 测量 TT—TG 距离，计算胫骨结节外侧移位距离，通过手术将 TT—TG 距离调整正常范围（9~15 mm）。
- 通常之前的手术切口用于显露胫骨结节。
- 采用 Elmslie-Trillat 型横向截骨术，通过一系列钻孔（3.2 mm）勾勒出截骨轮廓。
- 截骨将向远端延伸 4~5 cm，并向远端略微变细。
- 截骨部位的远端将被一个 2 mm 的钻孔钻穿，从而截骨形成青枝骨折。截骨远端拐角的切口将有助于这一操作（图 39.1）。
- 接下来，在结节最突出部分的近端准备单固定螺钉。将钻孔扩大到 4.5 mm，并进行螺钉埋头，以使螺钉头凸起最小化（图 39.2）。
- 用一个 1 cm 的骨凿将勾勒出截骨轮廓的螺钉孔的点连接起来，然后用一个 2 cm 的骨凿完成截骨的

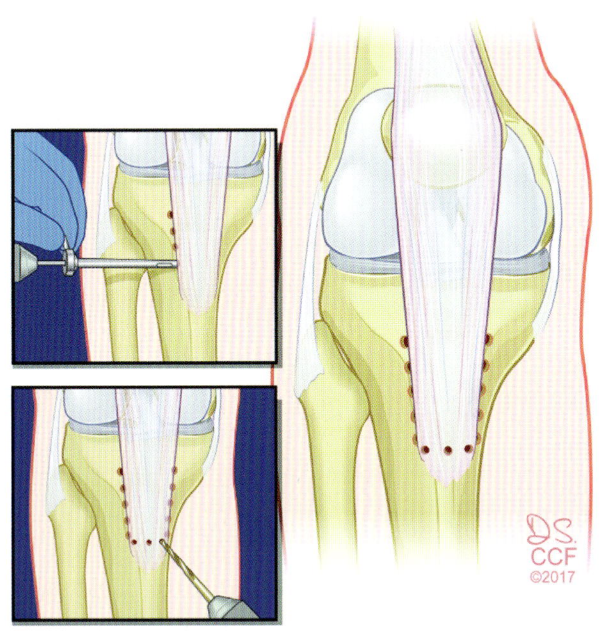

图 39.1 首先用一系列 3.5 mm 的钻孔勾勒出建议的内外侧截骨位置。截骨的远端是由 2.0 mm 的钻孔勾勒出来的，因此可以移位 4~5 cm 长的骨头

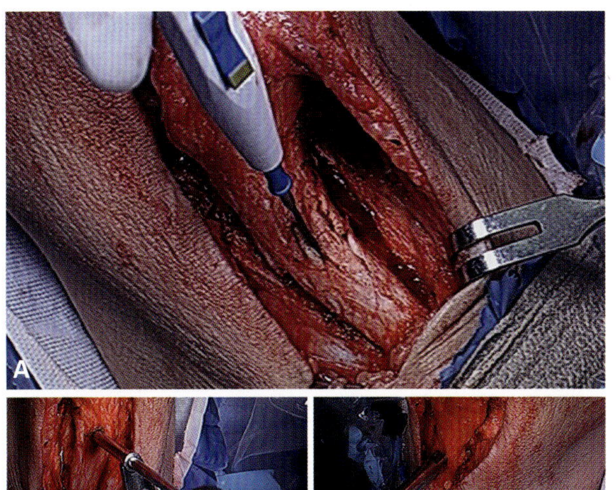

图 39.2 A. 在结节最突出的位置用 Bovie 选择并勾画螺钉置放置位置。B. 外侧皮质先用 3.2 mm 钻头钻孔，然后用 4.5 mm 钻头扩孔，以便用于拉力螺钉固定。C. 在结节处的钻孔可以用埋头孔加深，以减小螺钉头凸起

横向平面操作（图 39.3）。

- 轻微抬高截骨凿可促进截骨远端青枝骨折并保留骨膜套。
- 一旦截骨完成，结节可以侧移到预先计算的正常位置（图 39.4 A）。
- 然后用一枚 4.5 mm 的拉力螺钉完成固定（图 39.4 B、C）。

术后管理

- 穿戴支具，允许完全伸展并将屈曲限制到 30°。

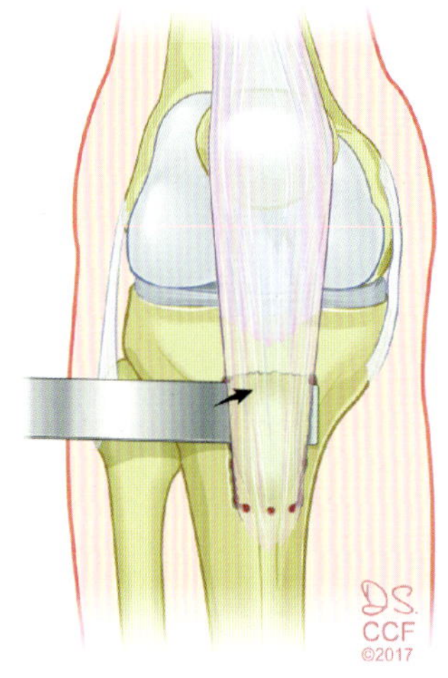

图 39.3 使用 1 cm 骨凿首先连接“点”，然后用一个 2 cm 骨凿完成操作。轻微抬高骨凿可在保留被覆骨膜则完整的同时，在胫骨结节处发生青枝骨折

- 术后第一次随访，允许屈曲度每周增加 10° ~20°，5 周时增加至 70°。
- 在头 6 周内允许非负重着地。
- 支具在 6 周后停止使用，允许渐进式负重。
- 根据股四头肌的情况，拐杖在 8~10 周后停止使用。

典型案例（SHITAL N. PARIKH，MD）

- 一名 20 岁女性患有 Ehlers–Danlos 综合征，表现为 PF 疼痛和不稳定。她之前在外院接受过多次手术治疗外侧髌骨不稳定。2 个月前她最后一次手术的 X 线片显示胫骨结节截骨术中使用的生物可吸收螺钉固定（图 39.5）。
- 该患者的临床体格检查显示恐惧试验阴性，但有 2~3 个象限内外侧髌骨滑动，Q 角减少，髌股关节活动时有捻发音。膝关节周围有全局性压痛。
- MRI 显示 MPFL 重建和胫骨结节截骨证据。TT—TG 距离测量为 0（图 39.6）。
- 由于过去多次手术，疼痛问题，过度活动，核心和近端肌肉无力，因此建议他她进行物理治疗和对症治疗。
- 她随后失访，2 年后再次复诊时，疼痛加重，现在局限于内侧 PF。X 线片和 MRI 显示内侧 PF 退行性改变（图 39.7）。同时还患有髌骨内侧不稳定。
- 行横向胫骨结节截骨术（Elmslie–Trillat 截骨术），将结节向横向外侧移动 8 mm（图 39.8）。截骨后

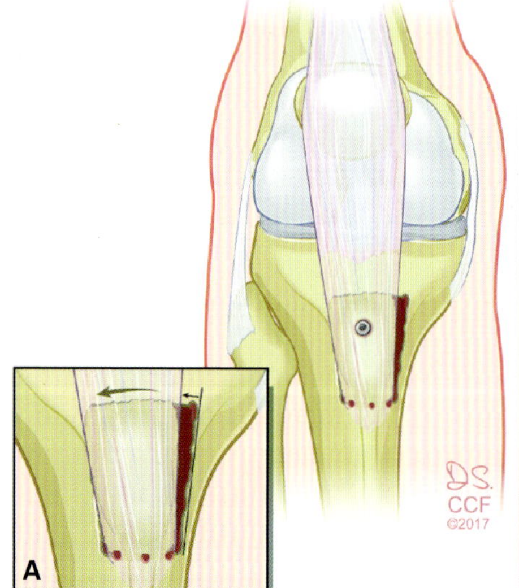

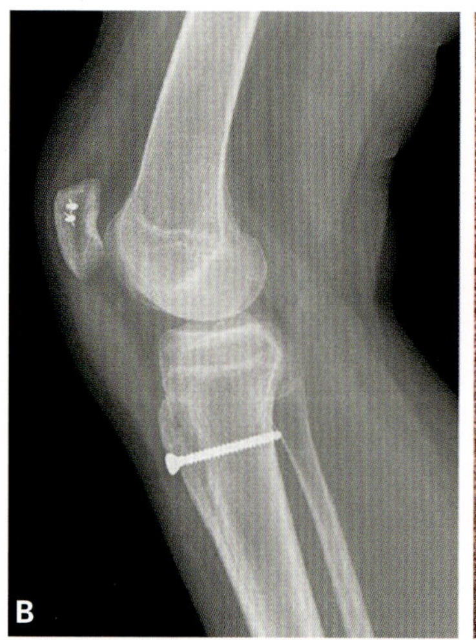

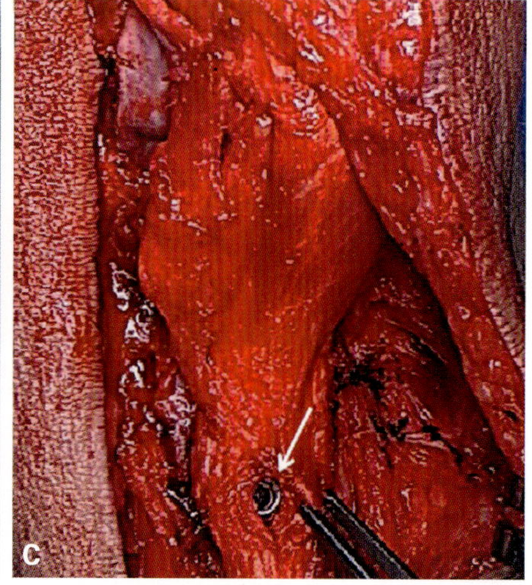

图 39.4 A. 在进行 5~10 mm 的横向外侧移位以纠正现有的过度内移后，仔细地钻孔并轻敲后皮质。B. 然后将一枚 4.5 mm 皮质螺钉使用拉力螺钉技术完成固定。C. 在结节处的钻孔可以用埋头孔进行加深，以减小螺钉头凸起（白色箭头）

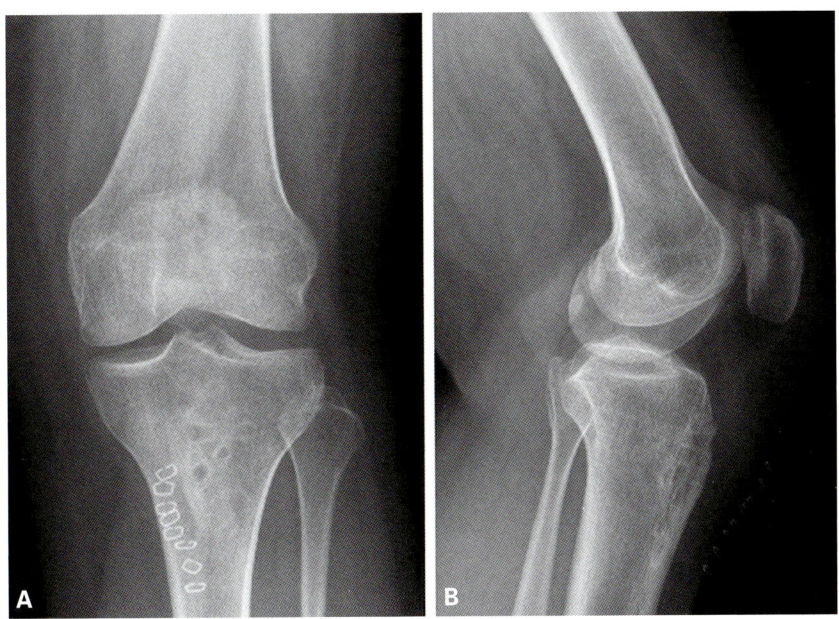

图 39.5　胫骨结节截骨内移术后的正位（A）及侧位（B）X 线片。采用可吸收螺钉固定

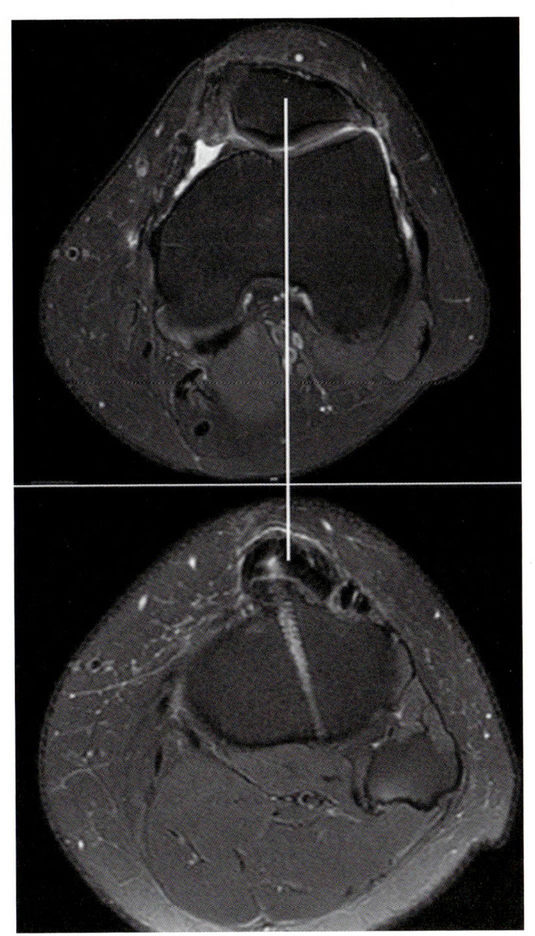

图 39.6　磁共振成像显示术后胫骨结节—滑车沟距离为 0，提示矫正过度

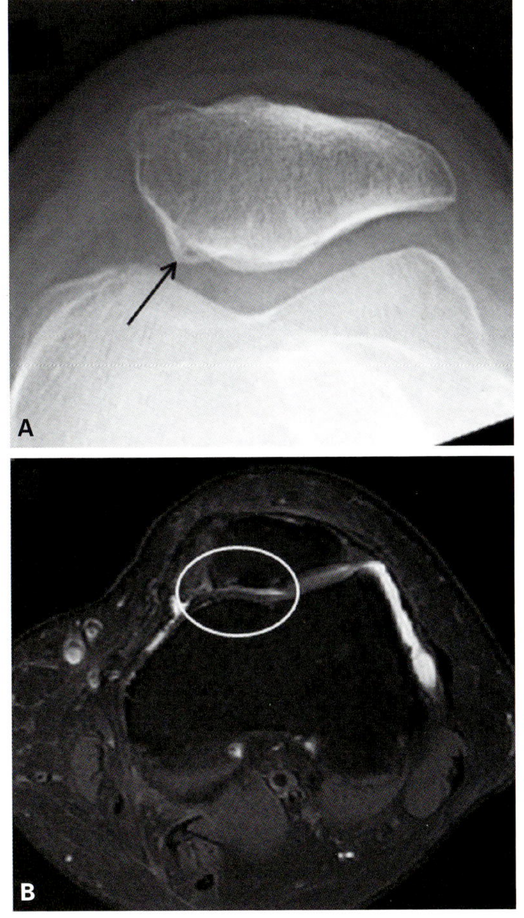

图 39.7　截骨 2 年后，患者仍有髌股关节（PF）疼痛。膝关节的 Merchant 视图（A）显示了髌骨内侧面的骨赘（黑色箭头）。磁共振成像（B）显示内侧 PF 关节的退行性改变（圆圈）

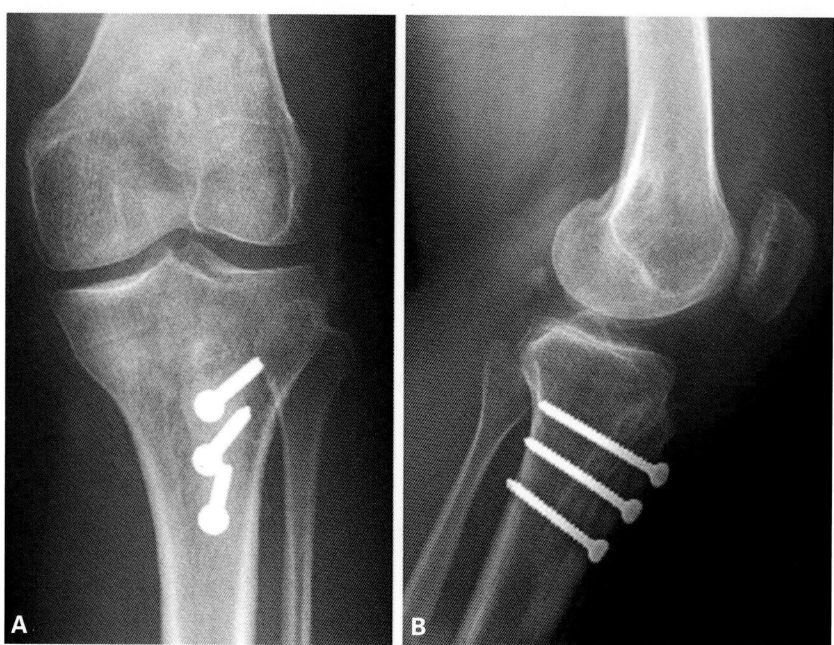

图 39.8 胫骨结节外移横向截骨减压髌股内侧间室后的膝关节正位（A）和外侧位（B）X 线片

的胫骨结节与骨干连接处较长，因此用 3 枚螺钉固定。同时进行外侧 PF 韧带重建。手术的基本原理是行内侧 PF 关节间室减压，并治疗内侧不稳定。手术时，她的外侧 PF 关节间室未予处理。

- 术后，她的内侧 PF 关节疼痛有所改善。与她的 PF 关节有关的所有问题在本章不再赘述。这个案例凸显了过度治疗的缺陷。过度矫正是胫骨结节截骨术最常见的并发症之一。

结论

- 在对内移的胫骨结节（> 10 mm）过度进行手术矫正及仅基于 TT—TG 距离进行手术决策，可能会导致更差的临床结果，包括致残性疼痛和（或）内侧不稳定。因此，在做胫骨结节移位手术时，可能需要采用 Elmslie–Trillat 截骨术进行胫骨结节横向外侧移位。

参考文献

[1] Sherman SL, Erickson BJ, Cvetanovich GL, et al. Tibial tuberosity osteotomy. Am J Sports Med. 2014;42(8):2006-2017. doi:10.1177/0363546513507423.

[2] Rue JPH, Colton A, Zare SM, et al. Trochlear contact pressures after straight anteriorization of the tibial tuberosity. Am J Sports Med. 2008;36(10):1953-1959. doi:10.1177/0363546508317125.

[3] Fulkerson JP, Becker GJ, Meaney JA, Miranda M, Folcik MA. Anteromedial tibial tubercle transfer without bone graft. Am J Sports Med. 1990;18(5):490-497. doi:10.1177/036354659001800508.

[4] Mitani G, Maeda T, Takagaki T, et al. Modified Elmslie-Trillat procedure for recurrent dislocation of the patella. J Knee Surg. 2017;30(5):493-500. doi:10.1055/s-0036-1593363.

[5] Pidoriano AJ, Weinstein RN, Buuck DA, Fulkerson JP. Correlation of patellar articular lesions with results from anteromedial tibial tubercle transfer. Am J Sports Med. 1997;25(4):533-539. doi:10.1177/036354659702500417.

[6] Boutefnouchet T, Downham C, Bassett J, Thompson P, Sprowson A. The efficacy of medial patellofemoral ligament reconstruction combined with tibial tuberosity transfer in the treatment of patellofemoral instability. Knee Surg Relat Res. 2016;28(2):99-109. doi:10.5792/ksrr.2016.28.2.99.

[7] Carofino BC, Fulkerson JP. Anteromedialization of the tibial tubercle for patellofemoral arthritis in patients >50 years. J Knee Surg. 2008;21(2):101-105.

[8] Hinckel BB, Gobbi RG, Filho ENK, et al. Are the osseous and tendinous-cartilaginous tibial tuberosity-trochlear groove distances the same on CT and MRI? Skeletal Radiol. 2015;44(8):1085-1093. doi:10.1007/s00256-015-2118-4.

[9] Anley CM, Morris GV, Saithna A, James SL, Snow M. Defining the role of the tibial tubercle-trochlear groove and tibial tubercle-posterior cruciate ligament distances in the work-up of patients with patellofemoral disorders. Am J Sports Med. 2015;43(6):1348-1353. doi:10.1177/0363546515576128.

[10] Ho CP, James EW, Surowiec RK, et al. Systematic technique-dependent differences in CT versus MRI measurement of the tibial tubercle-trochlear groove distance. Am J Sports Med. 2015;43(3):675-682. doi:10.1177/0363546514563690.

[11] Balcarek P, Jung K, Frosch KH, Stürmer KM. Value of

the tibial tuberosity-trochlear groove distance in patellar instability in the young athlete. Am J Sports Med. 2011;39(8):1756-1762. doi:10.1177/0363546511404883.

[12] Lustig S, Servien E, Ait Si Selmi T, et al. Factors affecting reliability of TT-TG measurements before and after medialization. A CT-scan study. Rev Chir Orthop Reparatrice Appar Mot. 2006;92(5):429-436.

[13] Dickens AJ, Morrell NT, Doering A, Tandberg D, Treme G. Tibial tubercle-trochlear groove distance. J Bone Joint Surg Am. 2014;96(4):318-324. doi:10.2106/JBJS.M.00688.

[14] Matsushita T, Kuroda R, Oka S, Matsumoto T, Takayama K, Kurosaka M. Clinical outcomes of medial patellofemoral ligament reconstruction in patients with an increased tibial tuberosity-trochlear groove distance. Knee Surg Sports Traumatol Arthrosc. 2014;22:2438-2444.

[15] Allen MM, Krych AJ, Johnson NR, Mohan R, Stuart MJ, Dahm DL. Combined tibial tubercle osteotomy and medial patellofemoral ligament reconstruction for recurrent lateral patellar instability in patients with multiple anatomic risk factors. Arthroscopy. 2018;34(8):2420-2426.

[16] Graf KH, Tompkins MA, Agel J, Arendt EA. Q-vector measurements: physical examination versus magnetic resonance imaging measurements and their relationship with tibial tubercle-trochlear groove distance. Knee Surg Sports Traumatol Arthrosc. 2018;26:697-704.

[17] Mani S, Kirkpatrick MS, Saranathan A, Smith LG, Cosgarea AJ, Elias JJ. Tibial tuberosity osteotomy for patellofemoral realignment alters tibiofemoral kinematics. Am J Sports Med. 2011;39(5):1024-1031. doi:10.1177/0363546510390188.

[18] Johnson AA, Cosgarea AJ. Complications of tibial tuberosity osteotomy. Sports Med Arthrosc. 2017;25(2):85-91.

[19] Kuroda R, Kambic H, Valdevit A, Andrish JT. Articular cartilage contact pressure after tibial tuberosity transfer. A cadaveric study. Am J Sports Med. 2001;29(4):403-409. doi :10.1177/03635465010290040301.

[20] Sanchis-Alfonso V, Dye SF. How to deal with anterior knee pain in the active young patient. Sports Health. 2017;9(4): 346-351. doi:10.1177/1941738116681269.

[21] Sanchis-Alfonso V, Montesinos-Berry E, Monllau JC, Andrish J. Deep transverse lateral retinaculum reconstruction for medial patellar instability. Arthrosc Tech. 2015;4(3):e245-e249. doi:10.1016/j.eats.2015.02.003.

[22] Sanchis-Alfonso V, Merchant AC. Iatrogenic medial patellar instability: an avoidable injury. Arthroscopy. 2015;31(8): 1628-1632. doi:10.1016/j.arthro.2015.01.028.

[23] Sanchis-Alfonso V, Torga-Spak R, Cortes A. Gait pattern normalization after lateral retinaculum reconstruction for iatrogenic medial patellar instability. Knee. 2017;14(6): 484-488. doi:10.1016/j.knee.2007.07.006.

[24] Murray TF, Dupont JY, Fulkerson JP. Axial and lateral radiographs in evaluating patellofemoral malalignment. Am J Sports Med. 1999;27(5):580-584. doi:10.1177/036354659 90270050601.

[25] Thomas S, Rupiper D, Stacy GS. Imaging of the patellofemoral joint. Clin Sports Med. 2017;33(3):413-436. doi:10.1016/j.csm.2014.03.007.

第四十章

内侧髌股韧带重建术后髌骨骨折

Robin V. West, Shital N. Parikh

概述

发病机制

- 医源性髌骨骨折是内侧髌股韧带（MPFL）重建术后的主要并发症。1992 年，Ellera Gomes 在 30 例经髌骨横行隧道行 MPFL 重建术患者中，报道了第一例髌骨骨折。此后，其他几项研究也报道了这种并发症。Parikh 和 Wall 报道了 195 例采用不同髌骨固定技术进行 MPFL 手术的患者序列中，有 5 例出现髌骨骨折。
- 通常，在 MPFL 重建过程中，游离的软组织移植物要么穿过髌骨内的隧道，要么沿着髌骨表面进行缝合。当将移植物放置入髌骨时，容放移植物的隧道可能是横向穿骨（从内侧到外侧横穿髌骨全程）、斜向穿骨（从内侧到前方）、盲钻或仅限于髌骨内侧 1/3 的隧道。可能使用单隧道或双隧道。移植物的固定选择包括界面螺钉，带缝线固定的对接技术，使用皮质纽扣钢板的悬吊固定，或使用骨桥和（或）缝线的非置入技术。当将移植物放置在髌骨表面时，可使用缝合锚钉或缝线进行固定。
- 每种固定技术（包括缝合锚置入）都可能削弱髌骨的强度，并可能使髌骨固定点周围应力升高。当受到直接或间接力量时，这些脆弱区域可能成为骨折的起始部位，然后传导并最终导致髌骨骨折这种破坏性并发症的发生。
- 无论是在生物力学实验或是在临床实践中，髌骨前方皮质破坏或皮质缺损都是术后髌骨骨折的主要原因之一。
- 双横行骨隧道和粗骨隧道（＞ 4.5 mm）已证明能增加髌骨骨折发生率。
- 从血管的角度来看，膝降动脉与髌骨内上极之间平均距离约为 13.5 mm。据推测，髌骨骨折可继发于同期内侧（MPFL、内侧关节切开术）和外侧（外侧支持带松解）手术所导致的髌骨失血管化，或由于髌骨上方附近的骨膜过度剥离。
- Fithian 和 Gupta 报道 1 例、Thaunat 和 Erasmus 报道 3 例患者发生了髌骨复发性脱位，且合并 MPFL 固定区域的髌骨内侧骨桥骨折。与其他报道的髌骨骨折相比，该骨折模式的独特在于髌骨复发性脱位与这些内侧髌骨骨折有关。从理论上讲，当存在髌股解剖危险因素（如滑车发育异常或 TT—TG 距离增加）的情况下进行单纯的 MPFL 重建时，外侧应力可能会对 MPFL 移植物造成显著的拉力。当髌骨由于明显的外侧应力而最终导致再次脱位时，MPFL 移植物将牵拉髌骨内侧的骨桥，从而导致髌骨骨折和复发性脱位。
- Dhinsa 等报告了 2 例 MPFL 重建患者，术后在髌骨缝合锚钉固定的位置发生了经钻孔的髌骨骨折。
- 已经有 MPFL 经缝合锚钉固定后发生髌骨上极撕脱性骨折的报道。
- Mikashima 等报告说，当移植物通过 4.5 mm 的髌骨隧道时，一组 12 例患者中有 2 例发生髌骨骨折。而在另一组 12 例患者中，移植物被缝合至髌骨前方，则没有发生此类骨折。
- 因此，大多数报道髌骨固定技术，包括经骨隧道和锚钉固定，都可能导致髌骨骨折。

分类

- Parikh 和 Wall 将 MPFL 重建术后髌骨骨折分为 3

种类型（图 40.1）。

- Ⅰ型骨折是通过髌骨隧道或缝合锚钻孔发生的横行骨折。当以下情况发生时，皮质破坏，特别是髌骨的背面 / 前方破坏，当承受拉力时可能会引起应力增加。如果这些骨折发生移位，则按髌骨经典横行骨折一样使用张力带固定原则。
- Ⅱ型骨折是髌骨上极骨折或袖套撕脱性骨折，类似于股四头肌腱从髌骨上方撕脱。据推测这些骨折可能继发于髌骨内外双侧联合切开而导致的髌骨近端周围血管受损。它们也可能是由于骨膜剥离过多或缝合锚钉 / 钻孔太靠近髌骨近端所引起。这型骨折可以像股四头肌腱撕裂一样通过使用缝合锚或骨隧道将肌腱缝合至髌骨。
- Ⅲ型骨折通过髌骨的内侧骨桥，并伴发复发性髌骨外侧脱位。如果Ⅲ型骨折的骨折块较大且有移位，其治疗原则包括切开复位并使用螺钉和（或）缝合锚钉进行内固定。
- 表 40.1 列出了髌骨骨折修复的适应证和禁忌证。

评估

病史

- 患者陈述有跌倒导致膝前方直接撞击或膝关节间接扭伤的病史。没有任何外伤的自发性骨折较为罕见。
- 髌骨稳定重建手术后的患者可能有膝关节僵硬和屈曲受限的病史。跌倒或膝关节突然强行屈曲或过度屈曲会导致股四头肌撕脱性骨折（Ⅱ型骨折）。

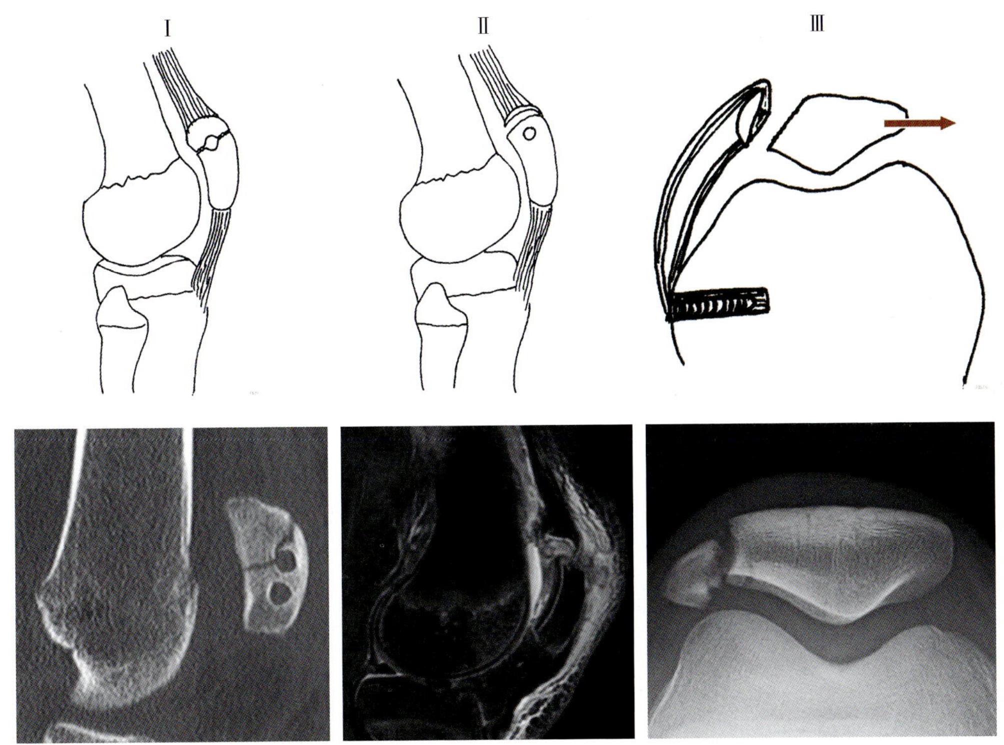

图 40.1 髌骨骨折的 3 种类型（Ⅰ型、Ⅱ型和Ⅲ型）及其相应的影像学特征。箭头指示髌骨半脱位 / 脱位

表 40.1 髌骨骨折修复的适应证和禁忌证

适应证	禁忌证
• 移位的髌骨骨折 • 上极或近端袖套式撕脱骨折 • 移位的髌骨内侧骨折伴复发性髌骨脱位 • 伸膝装置破坏	• 无移位的髌骨骨折 • 伸膝装置完整且髌骨稳定

- 髌骨稳定重建术后的前 3 个月内发生的通常是Ⅰ型和Ⅱ型髌骨骨折。然而，Ⅲ型骨折可能在初次手术后较晚出现（报告统计为 1~7 年），通常有严重跌倒或运动损伤的病史。
- 常见的症状是突发疼痛、肿胀、伸膝不能和（或）伤侧下肢无法承重。

体格检查

- 体格检查会发现髌骨触诊明显压痛、积液、伸膝迟滞，有时甚至在髌骨骨折部位可触及明显的缝隙。
- 直腿抬高受限是否由于伸膝装置破坏而导致尚未定论。
- 除了髌骨骨折外，确定髌股关节的稳定性也很重要。在急性情况下可能难以引出髌骨恐惧试验阳性和其他不稳定征象。对于大多数横行或髌骨近端骨折（Ⅰ型和Ⅱ型），髌股关节可能维持稳定。对于通常并发髌骨再脱位的内侧骨折（Ⅲ型），髌股关节的稳定性可能会受到破坏。

影像学检查

- 所有患者均应行膝关节的 X 线检查，包括正位（AP）位、侧位和轴位。
- 髌骨横行骨折或近端撕脱性骨折可在侧位片上发现。
- 尽管急性情况下可能难以放置膝关节，但可以从轴位片上观察涉及内侧骨桥的髌骨内侧骨折。
- 计算机断层扫描（CT）将有助于评估骨折线、移位程度、髌骨隧道的位置、隧道与骨折之间的关系以及骨量估计。
- 磁共振成像（MRI）可以评估 MPFL 移植物、关节表面、髌骨脱位的间接征象（骨挫伤形式）以及髌骨不稳定的解剖危险因素。
- 对于近端撕脱性骨折，MRI 可能有助于评估软骨袖状撕裂碎片和股四头肌腱。

非手术治疗

- 不完全、无移位或轻微移位的髌骨骨折，且伸膝装置完整并 MPFL 形态功能完整，可通过石膏或伸膝支具制动进行处理（图 40.2）。

手术治疗

术前准备

- 移位骨折、伸膝装置破坏和（或）MPFL 移植物功能不全将需要手术治疗。手术目的是稳定骨折，以实现解剖愈合并恢复 MPFL 移植物的功能。
- 术前计划应包括骨折类型的评估和最佳固定工具选择，例如克氏针、3.5 mm 或 4 mm 螺钉、不锈钢钢线和牢固的不可吸收缝线。
- 术前应评估骨量、髌骨隧道的大小、隧道的膨胀、皮质破损和粉碎程度。CT/MRI 可为术前评估提供帮助。
- 自体骨移植或骨移植替代物可能需要填充骨隧道或骨空隙。
- MPFL 移植物的骨稳定性和完整性应进行临床评

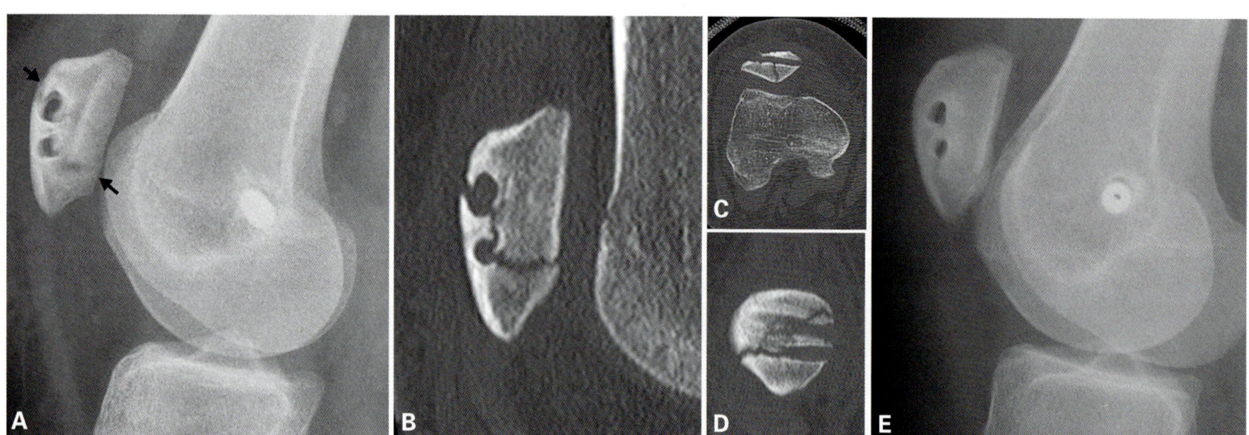

图 40.2 A. 膝关节高处跌落伤导致的无移位髌骨横行骨折。骨折累及近端和远端隧道（黑色箭头）。B~D. 矢状位、轴位和冠状位 CT 扫描显示骨折与内侧髌股韧带隧道之间的关系。E. 患者进行石膏固定制动治疗。最近 6 个月随访显示骨折已愈合

估，必要时行 MRI 评估。在与患者进行术前讨论时，应讨论可能需要 MPFL 翻修手术。如果 MPFL 移植物已与隧道愈合，或者骨折不累及髌骨隧道，则可以保留该移植物。如果 MPFL 在髌骨的固定受到损害，则选择缝合锚钉或缝线将 MPFL 与髌骨固定。

- 髌骨骨折固定时通常没必要翻修 MPFL，因为现有的 MPFL 移植物可以补救。但是，如果确定股骨隧道位置不理想，或者 MPFL 移植物过度拉伸或撕裂，则 MPFL 翻修重建可能是髌骨骨折固定术中更好的选择。

手术技术

体位

- 将患者仰卧在可透视手术台上。
- 将垫护好的止血带套在大腿近端。
- 术侧髋关节下需要放置一垫枕，以确保髌骨指向天花板。
- C 臂透视机用于确保获得合适的膝关节正位和侧位 X 线片。

麻醉下检查

- 首先在麻醉下进行检查。
- 评估髌骨的内侧和外侧偏移程度。
- 通过特别留意髌骨是否在 0° 和 30° 发生脱位来评估髌骨的稳定性。

手术步骤

- 原膝关节前方切口可能必须向近端和（或）远端延伸以显露髌骨骨折。
- 在进行骨折固定之前，先评估 MPFL 移植物的完整性。手术期间通常不需要关节镜检查，但可用于诊断目的。

Ⅰ型骨折

- 移植物可能与骨隧道已腱骨愈合，在这种情况下仅固定骨折就足够了。任何暴露的现有植入物或缝合锚均应取出。如果保留移植物，硬质材料置入时应避免对移植物造成危害。
- 如果 MPFL 移植物受损，则将其从骨折处进行精细分离。
- 应当清除骨隧道或骨空隙的所有软组织，将其新鲜化并用骨移植物或骨替代物填充。
- 应将骨折临时复位并行透视检查确认。然后应用张力带钢丝或加螺钉的基本原理进行确切的骨折固定（图 40.3 和图 40.4）。
- 如果将 MPFL 移植物从以前的位置移除，则使用牢固的不可吸收缝线（2 号 Fiberwire；Arthrex 公司，那不勒斯市，佛罗里达州）或类似的缝线或缝合锚钉将其缝合到髌骨骨膜上。
- 或者，可以将 MPFL 移植物缝合到靠近髌骨止点的股四头肌远端肌腱。

Ⅱ型骨折

- 骨折可能会或不会累及骨隧道。
- 与 X 线片上所见相比，近端袖套撕脱骨折碎片可能附着更多的骨、软骨或软组织。
- 如果骨块或骨软骨块足够大，则应像骨折一样进行固定。
- 如果骨折块较小或粉碎，可以不处理，按标准方法修复股四头肌腱（图 40.5 和图 40.6）。
- 用牢固的不可吸收缝线沿着股四头肌腱远端按 Krackow 法进行缝合。制作纵向骨隧道使缝线能穿过髌骨，然后将其拴系在骨桥上。注意保持髌骨高度并防止高位髌骨。
- 或者将缝合锚置入髌骨的近端，然后用缝线修复股四头肌腱。

Ⅲ型骨折

- 这些累及髌骨隧道的内侧骨折会导致 MPFL 移植物失效，从而影响髌骨的稳定性。
- 如果骨折块足够大，则可使用 3.5 mm 或 4 mm 螺钉将其固定。MPFL 移植物可保留在其原来隧道里，也可使用缝合锚钉或缝线将其重新缝到髌骨前内侧（图 40.7）。
- 如果骨折碎片很小或被粉碎，则可以不处理。然后将 MPFL 移植物缝到髌骨完好的内侧缘。
- MPFL 重建术后髌骨骨折的经验与教训见表 40.2。

术后管理

- 康复取决于骨折类型及其固定方式，而不是 MPFL 重建方案。
- 一旦骨折愈合，就需要进行强化物理治疗以恢复膝关节的屈曲度和力量。
- 首次手术后 3 个月内的骨折将明显延迟总的康复时间。自手术之日起，重返运动可能会延迟长达 1 年。

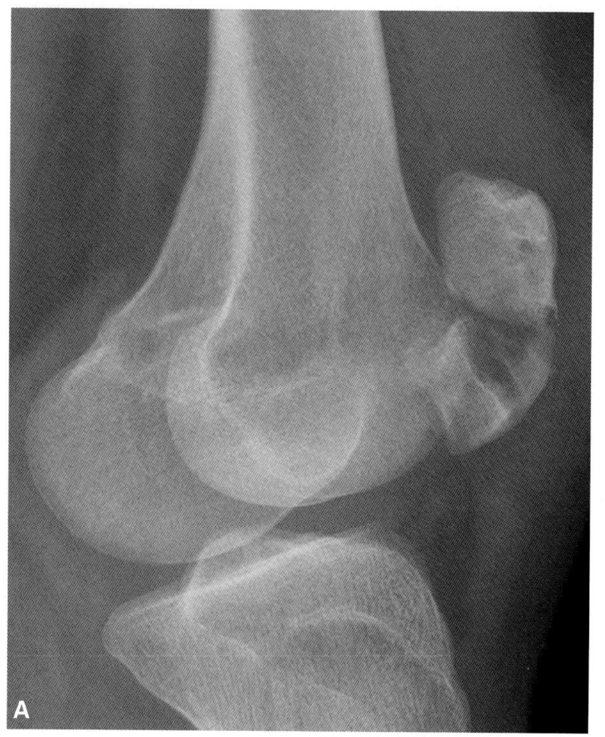

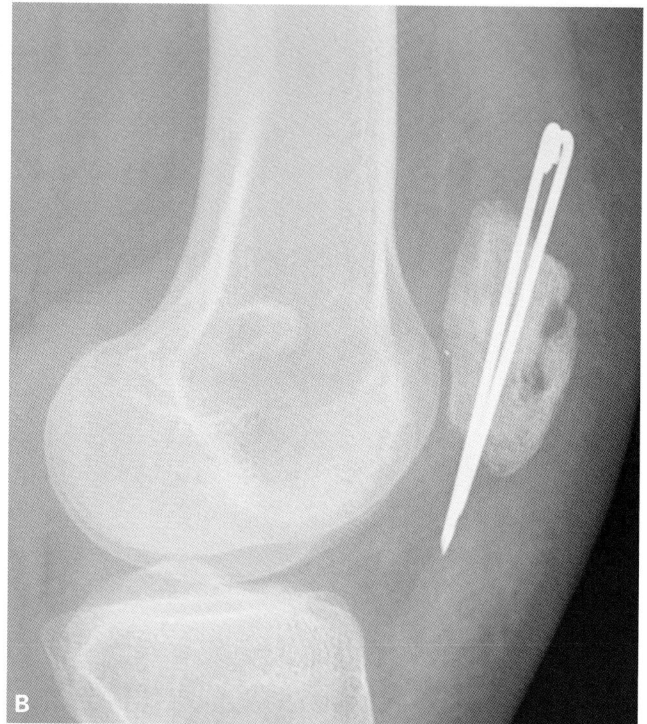

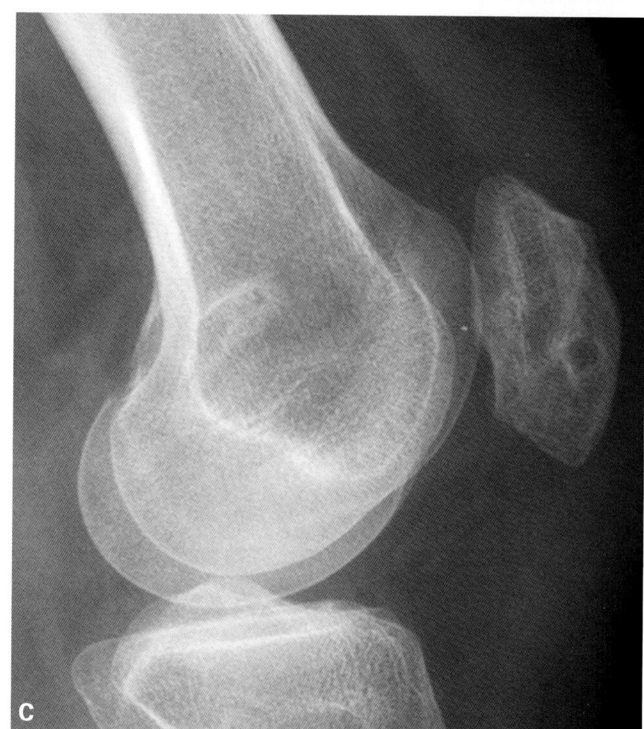

图 40.3 A. 经髌骨隧道的移位的横行骨折。B. 采用张力带原理，用克氏针固定和 2 号 Fiberwire（Arthrex 公司，那不勒斯市，佛罗里达州）缝合处理骨折。C. 再次手术取出内植物，骨折愈合

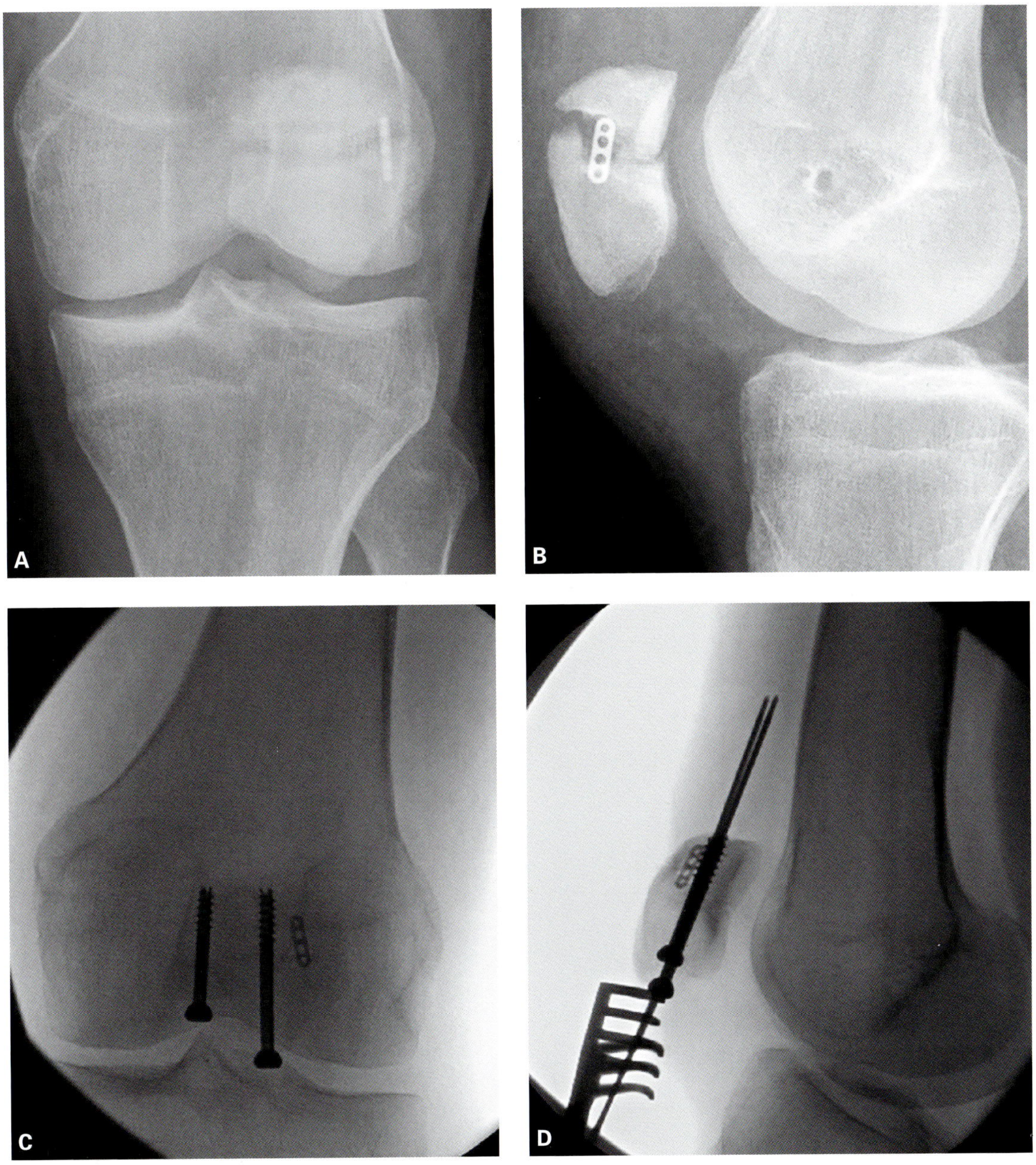

图 40.4 A、B. 髌骨悬吊固定重建内侧髌股韧带后的髌股骨折。C、D. 通过髌骨隧道下方的加压螺钉稳定髌骨骨折

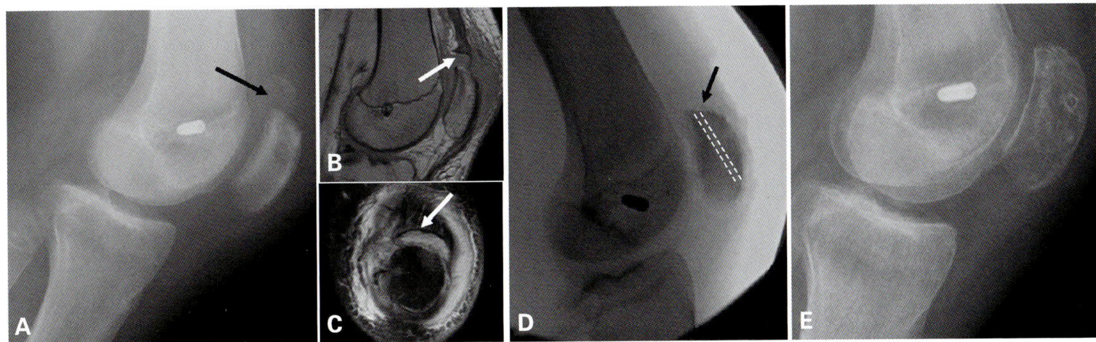

图 40.5 A. 一例 II 型近端袖套式撕脱性骨折（黑色箭头）。注意股骨隧道的前方位置偏差可能导致髌股关节生物力学的改变。B、C. 矢状位和冠状位磁共振成像显示附着在股四头肌腱上的撕脱骨片（白色箭头）。D. 股四头肌腱用缝线和纵向骨隧道修复（白色虚线）。由于撕脱的骨片（黑色箭头）太小，无法固定。E. 最终的 X 线片显示撕脱性骨折已经愈合

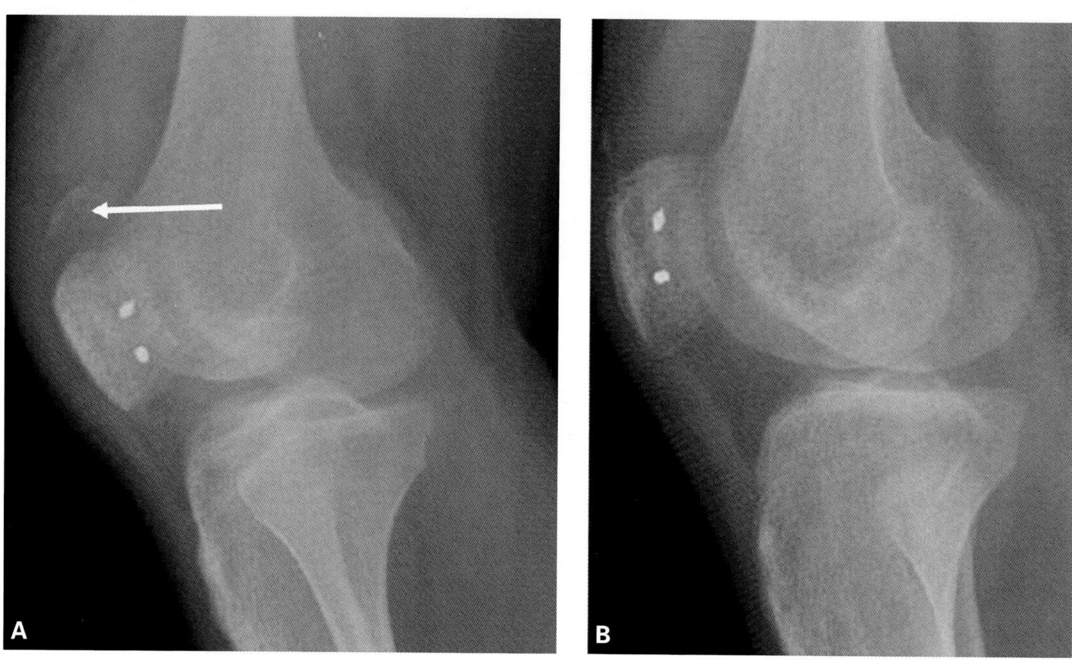

图 40.6 A. 一例内侧髌股韧带缝合锚钉固定后的 II 型近端袖套式撕脱性骨折（白色箭头）。B. 最近的 X 线片显示股四头肌腱修复后撕脱性骨折已经愈合

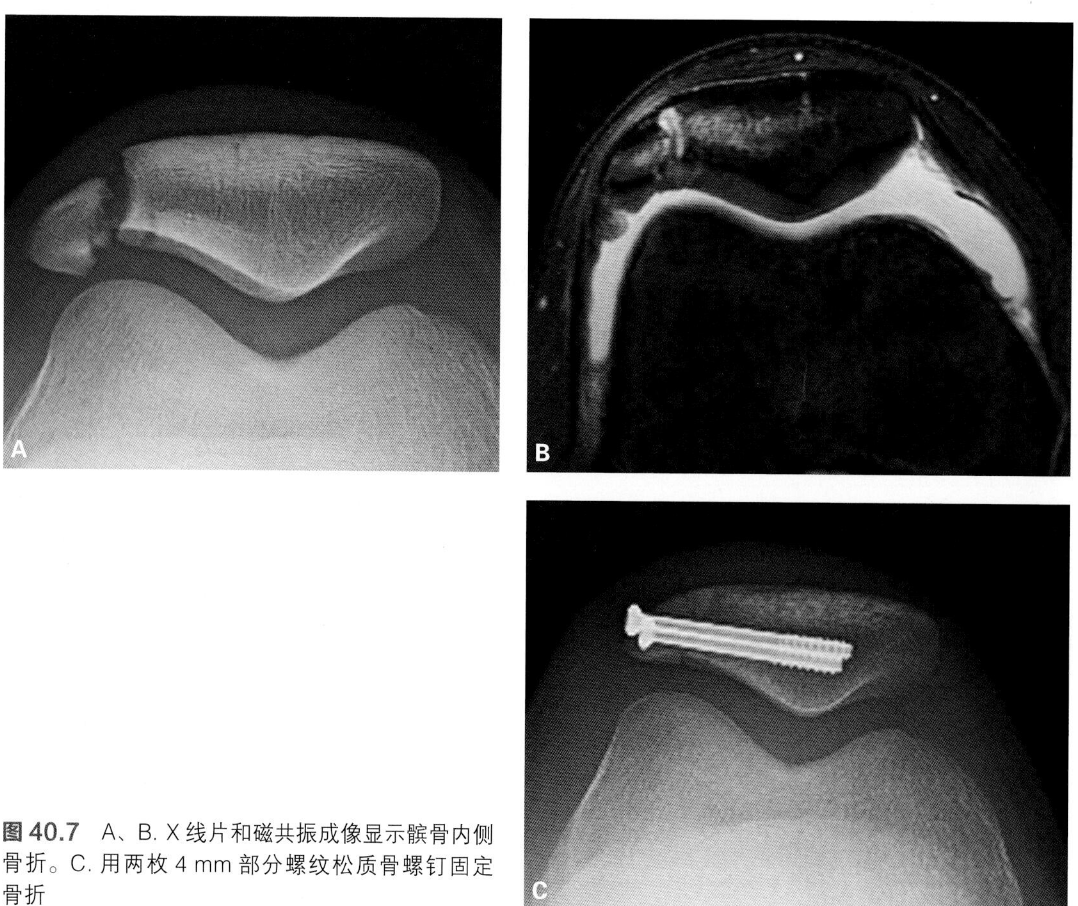

图 40.7 A、B. X 线片和磁共振成像显示髌骨内侧骨折。C. 用两枚 4 mm 部分螺纹松质骨螺钉固定骨折

表 40.2　MPFL 重建术后髌骨骨折的经验与教训

经验	教训
• 与需要 4 mm 或更大隧道直径的半腱肌相比，股薄肌腱将有助于将隧道直径最小化至 3.5 mm • 隧道直径最小化并使移植物适合隧道直径，而不是增大隧道直径以匹配移植物尺寸 • 仔细解剖防止髌骨近端失血运 • 警示患者术后前 3 个月内的许可活动	• 避免髌骨从内到外全程贯穿的横行骨隧道 • 除非隧道仅限于髌骨内侧 1/3，否则避免破坏髌骨前方的皮质 • 快速可吸收的生物降解植入物会导致隧道扩张，应避免使用 • 避免 MPFL 移植物过度紧张，并避免股骨隧道位置错误 • 避免髌骨隧道或缝合锚位置过度偏向近端

结果

- Ellera Gomes 报道的 30 例患者中，1 例临床结果“更差”的病例是 MPFL 重建后发生髌骨骨折的患者。
- 在 MPFL 重建术后发生 Ⅰ 型和 Ⅱ 型髌骨骨折的 5 例患者中，1 例患者继续出现间歇性膝关节疼痛，1 例患者持续不稳定，1 例患者出现伸膝 10° 迟滞。在 5 例 MPFL 重建术后髌骨骨折的患者中有 3 例因硬质材料相关问题而需要进行再次手术。
- Thaunat 和 Erasmus 报道的所有 3 例 Ⅲ 型骨折的患者在 6 个月的随访中无症状。1 例患者接受了 3 年的随访，能够恢复以前的体育活动。

髌骨骨折的预防

- 据报道，MPFL 重建术后髌骨骨折大多发生在手术后的前 3 个月内。
- 大多数髌骨骨折是由于首次手术时的技术错误造成的。
- 有多种类型的 MPFL 重建技术可避免髌骨钻孔进行固定。
- 可以将游离的移植物在髌骨骨膜上进行缝合或环套，而不必使用髌骨隧道、缝合锚钉或界面螺钉（见第二十八章）。
- 如 Fulkerson 和 Edgar 所述（见第十章），可以将游离的移植物环套或缝合到股四头肌腱远端的内侧。
- 仍然附着在髌骨上的带蒂的股四头肌腱移植物，其使用可消除任何髌骨固定的需要（见第八章）。
- 当髌骨必须固定时，可以通过避免横穿髌骨全程的髌骨横行隧道，减小隧道直径尺寸，在钻孔过程中不破坏前方皮质，避免隧道或缝合锚钉太靠近从而保持良好的骨量，减少骨膜剥离从而避免髌骨上极失血运，解剖建立的股骨和髌骨隧道通过重建更加等长的移植物从而避免髌骨承载的应力，这些都能降低髌骨骨折的风险。
- 在 MPFL 重建过程中，我们目前首选的髌骨固定技术是穿过髌骨内侧 1/3 的单个 3.5 mm 隧道（图 40.8）。在冠状位上，隧道的创建位置恰好高于髌骨的最宽部分。该隧道是通过从内到外钻孔，深约 1~1.5 cm。将器械（例如引流管）放置于隧道内以标记其位置。从前到后创建第二条隧道，直到它接触到标记物。因此，两个通道被连接起来，并且使用小刮匙对它们的前方进行倒角，以防止产生任何造成移植物损伤的尖锐边缘。然后将自体股薄肌腱移植物置于隧道中，并在 1 cm 的内侧骨桥周围环套。因此，没有将任何植入物或缝线用于髌骨固定。自 2011 年以来，使用该技术还未遇到任何髌骨骨折。
- 重建后的术后处理应着重于恢复股四头肌的力量和膝关节的运动，同时应避免引起髌骨应力增加的活动。在 MPFL 重建后经常需要佩戴支具，直至股四头肌具有良好的控制力，这样使膝关节不会交锁，避免导致跌倒而使髌骨直接挫伤并随后骨折。

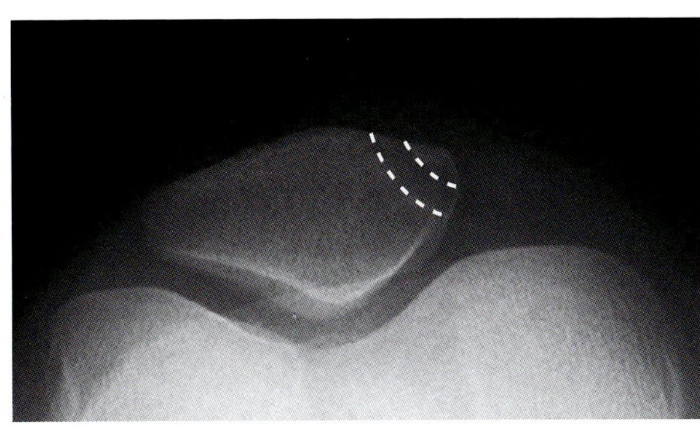

图 40.8　目前内侧髌股韧带重建术中的髌骨固定技术。通过髌骨的内侧缘建立一个 3.5 mm 的隧道（白色虚线），刚好高于髌骨的最宽部分。自体股薄肌腱移植物穿过隧道，并在 1 cm 的内侧骨桥上环套，从而不需要任何植入物

结论

- MPFL 重建术后髌骨骨折是可以预防的。较小的隧道尺寸和避免前皮质损伤是避免这些骨折的关键技术要点。不同的骨折类型有不同的预后。术前应告知患者这种潜在的并发症，因为这将需要进行额外的手术，并且康复可能会受到重大影响。MPFL 重建术后的长期疗效总体上是令人满意的。

参考文献

[1] Ellera Gomes JL. Medial patellofemoral ligament reconstruction for recurrent dislocation of the patella: a preliminary report. Arthroscopy. 1992;8:335-340.

[2] Bollier M, Fulkerson J, Cosgarea A, Tanaka M. Technical failure of medial patellofemoral ligament reconstruction. Arthroscopy. 2011;27(8):1153-1159.

[3] Buckens CF, Saris DB. Reconstruction of the medial patellofemoral ligament for treatment of patellofemoral instability: a systematic review. Am J Sports Med. 2010;38(1):181-188.

[4] Shah JN, Howard JS, Flanigan DC, Brophy RH, Carey JL, Lattermann C. A systematic review of complications and failures associated with medial patellofemoral ligament reconstruction for recurrent patellar dislocation. Am J Sports Med. 2012;40(8):1916-1923.

[5] Tanaka MJ, Bollier MJ, Andrish JT, Fulkerson JP, Cosgarea AJ. Complications of medial patellofemoral ligament reconstruction: common technical errors and factors for success: AAOS Exhibit Selection. J Bone Joint Surg Am. 2012;94:e871-e878.

[6] Tompkins M, Arendt EA. Complications in patellofemoral surgery. Sports Med Arthrosc. 2012;20(3):187-193.

[7] Parikh SN, Wall EJ. Patellar fracture after medial patellofemoral ligament surgery: a report of five cases. J Bone Joint Surg Am. 2011;93:e97(1-8).

[8] Bonazza NA, Lewis GS, Lukosius EZ, Roush EP, Black KP, Dhawan A. Effect of transosseous tunnels on patella fracture risk after medial patellofemoral ligament reconstruction: a cadaveric study. Arthroscopy. 2018;34(2):513-518.

[9] Christiansen SE, Jacobsen BW, Lund B, Lind M. Reconstruction of the medial patellofemoral ligament with gracilis tendon autograft in transverse patellar drill holes. Arthroscopy. 2008;24:82-87.

[10] Schiphouwer L, Rood A, Tigchelaar S, Koëter S. Complications of medial patellofemoral ligament reconstruction using two transverse patellar tunnels. Knee Surg Sports Traumatol Arthrosc. 2017;25(1):245-250.

[11] Basarir K, Erdemli B, Tuccar E, Esmer AF. Safe zone for the descending genicular artery in the midvastus approach to the knee. Clin Orthop Relat Res. 2006;451:96-100.

[12] Thaunat M, Erasmus PJ. Recurrent patellar dislocation after medial patello-femoral ligament reconstruction. Knee Surg Sports Traumatol Arthrosc. 2008;16:40-43.

[13] Thienpont E, Druez V. Patellar fracture following combined proximal and distal patella realignment. Acta Orthop Belg. 2007;73(5):658-660.

[14] Brennan SA, Walls R, Jackson M, Moran R. Superior pole sleeve fracture following patellar stabilization. Knee. 2009;16(3):235-237.

[15] Muthukumar N, Angus PD. Patellar fracture following surgery for patellar instability. Knee. 2004;11(2):121-123.

[16] Fithian DC, Gupta N. Patellar instability: principals of soft tissue repair and reconstruction. Tech Knee Surg. 2006;5(1):19-26.

[17] Dhinsa BS, Bhamra JS, James C, Dunnet W, Zahn H. Patella fracture after medial patellofemoral ligament reconstruction using suture anchors. Knee. 2013;20(6):605-608.

[18] Mikashima Y, Kimura M, Kobayashi Y, Miyawaki M, Tomatsu T. Clinical results of isolated reconstruction of the medial patellofemoral ligament for recurrent dislocation and subluxation of the patella. Acta Orthop Belg. 2006;72:65-71.

[19] Parikh SN, Nathan ST, Wall EJ, Eismann EA. Complications of medial patellofemoral ligament reconstruction in young patients. Am J Sports Med. 2013;41(5):1030-1038.

[20] Parikh SN. Medial patellofemoral ligament reconstruction in skeletally immature patients. Tech Knee Surg. 2011;10:171-177.

[21] Fulkerson JP, Edgar C. Medial quadriceps tendon-femoral ligament: surgical anatomy and reconstruction technique to prevent patella instability. Arthrosc Tech. 2013;2(2): e125-e128.

[22] Fink C, Veselko M, Herbort M, Hoser C. MPFL reconstruction using a quadriceps tendon graft: part 2: operative technique and short term clinical results. Knee. 2014;21(6):1175-1179.

[23] Nelitz M, Dreyhaupt J, Williams SRM. Anatomic reconstruction of medial patellofemoral ligament in children and adolescents using a pedicled quadriceps tendon graft shows favourable results at a minimum of 2-year follow-up. Knee Surg Sports Traumatol Arthrosc. 2018;26(4):1210-1215.

[24] Harrison RK, Magnussen RA, Flanigan DC. Avoiding complications in patellofemoral surgery. Sports Med Arthrosc. 2013;21(2):121-128.